急诊与战伤医学

主　　编　尹　文　黄　杨

副 主 编　王玉同　余厚友　赵　威　卢瑗瑗

编　　者（按照姓氏笔画排序）

马辰洁　王　玮　王　莉　王　蕾　王仙琦
王彦军　王倩梅　艾美梅　冯　婷　冯云飞
朱朝娟　刘　健　刘传明　刘善收　李俊杰
杨　婧　杨　鹏　杨振村　吴　林　张　莉
张　雄　张　楠　张芝瑞　张松涛　张燕群
陈　实　陈赵乐　武金盼　范颖楠　虎晓岷
赵　鹏　赵　磊　赵晓迪　郝　璐　姚翠娥
莫　非　贾文元　徐云云　高新星　龚晓亮
蒋金泉　程　盈　程向娟　鲁传豪　谢建刚
蓝　雨　雷　磊　樊菲菲

学术秘书　王倩梅　朱朝娟　徐云云

人民卫生出版社

图书在版编目（CIP）数据

急诊与战伤医学 / 尹文，黄杨主编. —北京：人民卫生出版社，2017

ISBN 978-7-117-25016-0

Ⅰ. ①急… Ⅱ. ①尹…②黄… Ⅲ. ①军事医学－创伤－急救 Ⅳ. ①R826.1

中国版本图书馆 CIP 数据核字（2017）第 201961 号

人卫智网	www.ipmph.com	医学教育、学术、考试、健康，购书智慧智能综合服务平台
人卫官网	www.pmph.com	人卫官方资讯发布平台

急诊与战伤医学

主　　编：尹　文　黄　杨
出版发行：人民卫生出版社（中继线 010-59780011）
地　　址：北京市朝阳区潘家园南里 19 号
邮　　编：100021
E - mail：pmph @ pmph.com
购书热线：010-59787592　010-59787584　010-65264830
印　　刷：北京机工印刷厂
经　　销：新华书店
开　　本：787 × 1092　1/16　　印张：36
字　　数：899 千字
版　　次：2017 年 9 月第 1 版　2021 年 1 月第 1 版第 2 次印刷
标准书号：ISBN 978-7-117-25016-0/R · 25017
定　　价：95.00 元

前　言

近年来我校本科学员普遍使用的人民卫生出版社《急诊与灾难医学》教材是在第1版《急诊医学》的基础上，增加了灾难救援的相关内容，对于教育培养急诊医疗服务和灾难救援的专业人才具有重要意义。然而，对照我校最新修订的教学大纲和课程标准，该教材与之不完全吻合和匹配，亦缺乏与军事医学相关内容，不能完全满足军队学员需求。

在军改特殊时期，我校作为军队院校，为贯彻落实习主席"能打仗、打胜仗"的总体指示和要求，实现建设一支"听党指挥、能打胜仗、作风优良"的人民军队这一新形势下的强军目标，必须坚持秉承"仗怎么打，卫勤就怎么保，兵就怎么练"，制定服务部队近期和远期规划，并确保资源配置紧贴战场，教学科研实战牵引。

因此，急诊医学教研室根据临床医学专业的培训目标要求，并紧密结合急诊医学的学科特点，围绕最新版《执业医师考核大纲》和《国家住院医师规培标准》，立足于国家军事医学需求，以培养优秀的医学人才为目标，增加国家执业医师考试大纲部分内容、增加军事医学有关内容，通过多次会议商榷、历时数月，最终完成了《急诊与战伤医学》这本教材的撰写。

本教材主要用于五年制本科、七年制本硕、八年制本硕博、军队继续医学教育等多轨道多层次学员的教学，旨在切实提高学员急诊医学相关理论基础及临床技能，培养学员边救治、边观察、边诊断的急诊思维模式。本教材包括13篇，主要涉及人体的生理、病理、病因，疾病的诊断、防治等基本理论知识，并且涵盖了院前急救、院内急诊、灾害医学、军事医学、急救规范流程等内容。

我们衷心希望广大学员能够有效利用该教材提供的丰富资源，系统学习急诊及军事医学相关理论知识，深刻全面认知急危重症疾病的诊疗决策。在临床实践过程中，发挥理论联系实际，成为一名合格的军医，为军队及国家医疗事业贡献自己的力量。

该教材的编写与修订凝聚了每一位编者的心血，在此向他们表示衷心感谢。敬请同道和读者提出宝贵意见。

尹　文

西京医院急救中心

目　　录

第一篇　急诊医学概论

第二篇　常见急症与疾病

第三篇 水和电解质平衡紊乱

第四篇 创伤与多发伤

第五篇 急性脏器衰竭与危重症

第六篇 急性中毒

第七篇 环境及理化因素损伤

第八篇 感染性疾病

第九篇 妇产科急诊

第十篇 战场急救

第十一篇 常用规范

第十二篇 常用急救技术与操作

第十三篇 常见急症急诊救治流程

第一篇

急诊医学概论

第一章
急诊医学发展史

一、急诊医学的概念与范畴

急诊医学（emergency medicine）是一门临床医学专业，其学科范畴贯穿在院前急救（first aid）、院内急救和危重病监护过程中，心肺复苏、现场急救、创伤急救、急性中毒、急危重病、灾害救援的理论和技能也属于其学科范畴。急诊医疗的主要任务是对不可预测的急危重病（症）、创伤，以及患者自己认为患有的疾病，进行初步评估判断、急诊处理、治疗和预防，或对人为及环境伤害给予迅速的处理和精神心理救助。

一般认为，急诊是紧急救治的过程和医疗的前期阶段，仅对住院前患者的伤、病情简单评估，经专科会诊及初步处理后，再收入院进行治疗。随着现代医学的发展，对创伤、疾病早期发展影响临床预后认识的深入，公众对急诊医疗服务（emergency medical service，EMS）需求的日渐提高，以及医疗技术的快速进展，要求医生在患者致伤或发病早期快速采取有效的救治措施，如现场基本生命支持、止血、包扎、固定、镇痛、液体复苏、抗感染初始治疗、确定性手术、早期冠状动脉再开通等。其目的是在“黄金时间”内抢救生命，控制病情发展，保护器官功能，争取良好的临床预后。因此，集中人力、技术和设备的优势资源来发展急诊学科，对提高社会和医疗机构急诊医疗水平和急救反应能力至关重要。

“急诊”与“急救”含义有所差别却经常被混用。急诊医学是对急危重症、创伤和意外伤害评估、急诊处理、治疗和预防的学科专业体系，其核心是判断、救治急危重症和创伤。急救医学则侧重对急危重症、创伤、灾害事件的急救反应能力，包括急救人员、车辆、通讯的调动准备，现场初级抢救、转运过程，到达医院的抢救，更加突出抢救生命和稳定生命指征的救治和组织管理，其核心是急救的合理过程；此外，还涉及熟练急救技术的有效使用，也包括培训非专业人员或普通公众了解和掌握必要的急救知识和技能，鼓励他们参与到突发伤病的自救互救中。由此可见，急诊与急救二者所涉及的理论和实践相互交叉和重叠，在医疗任务上有所不同，但二者可以融合在一个完整的急诊医疗服务体系之中。

二、我国急诊医学的发展阶段

在20世纪70年代，急诊医学作为一门新兴的临床学科在美国率先出现，随之各国的急诊医学也快速发展。1980年卫生部颁布了《关于加强城市急救工作的意见》，促进了急救相关领域的学术交流，先后成立了全国危重病急救医学筹委会、中国中西医结合急救医学委员会。1986年卫生部颁布《中华人民共和国急救医疗法（草案）》，规定“市、县以上地区都要成立急救医疗指挥系统，实行三级急救医疗体制”，成立医院急诊科、城市急救站（中心）。

1987 年 5 月，中国正式成立了急诊医学学会，1997 年中华医学会决定将下属各专科学会更名为相应的分会，急诊医学分会下设：复苏学、院前急救、危重病医学、创伤学、急性中毒、儿科急诊、灾难医学和继续教育 8 个专业学组。2003 年，国务院正式颁布了《突发公共卫生事件应急条例》，更加体现出我国政府对人民健康事业的关心。

我国急诊医学经过 20 多年的艰辛历程，正进入一个快速发展阶段，其进步和发展主要表现为：①国家和各地卫生主管部门的高度重视和大力支持，急诊医疗的许多问题由政府来督办，而且很多地区已逐步落实；② EMSS 得到快速发展，在突发公共卫生事件和群体伤害的急救上发挥重要作用；③各地有关部门、学会、医学院校、医院重视继续教育和人才培养，贯彻落实医务人员必须接受终生教育的理念；④现代化诊疗设备和药品不断更新，生命监测手段和重要器官支持技术广泛应用，提高了危重症患者的存活率；⑤全国范围对急症、意外伤害、事故预防意识不断增强。

中华急诊医学分会的成立作为我国急诊医学正式创建的里程碑，中国卫生部规定我国三级医院必须建有急诊科，这标志着中国急诊医学从无到有。我国急诊医学发展需经历 3 个阶段。

1. **第一阶段** 三级以上医院分别成立急诊科，但总体水平不高，多数是采取分诊和专科支援方式来解决临床急诊的医疗问题。

2. **第二阶段** 急诊学科概念逐渐形成，急诊科围绕急诊发展的需求逐渐形成自主型的急诊发展模式，着手解决大多数的急诊内、外科问题；能对急诊危重症、创伤做好初期评估和处理，进行危重症监护和生命、器官功能支持。有些医院还形成了专科急诊特色。急诊教学和科研工作由浅入深，急诊专业人员队伍不断壮大，相对稳定，急诊科的规模也不断扩大，但大多数急诊执业人员都来自不同学科专业，多未经过急诊专业学习和专科培训。

3. **第三阶段** 急诊医学专业逐步形成，急诊医学教育列入医学院校本科教学课程，国家卫生行政管理部门评审出急诊专科医师培训基地，由专科基地培养急诊医师被纳入考核及准入制度，使今后从事急诊工作的人员专科化，能够解决临床涉及的急诊问题，急诊科真正意义上成为跨专科、综合性强的临床专业。

值得指出的是，我国急诊医学发展还不均衡，即使在条件较好的城市医院每个阶段发展也需要 10 年或更长时间。

三、急诊医学专业的特点

传统医学专科划分是以解剖系统为基础，随着现代医学专业越分越细，过细的分科削弱了患者多系统疾病或病变之间的交叉联系，势必造成专业知识和思维方式的局限性，各专科处理急危重病影响了医疗质量。在解决急危重病的复杂医疗问题时，急诊医学专业可发挥其理论和医疗实践突出的特点，来弥补专科会诊方式诊治的弊端。其特点如下：

1. **综合分析** 专科多倾向采用还原论方法从器官、组织细胞、基因和分子水平认识疾病，但当多个器官功能相继发生病理改变时，机体超出了单一器官对整体影响的原有机制，而表现为新的和更复杂的特殊规律。急诊医学正是探讨当多个器官功能共同发生障碍时机体反应的新规律。

2. **侧重功能** 专科医生常用辨认解剖异常来诊断疾病，如肿瘤、溃疡、狭窄和栓塞等。单处病变和伤情可能并不直接致命，而功能障碍或衰竭却可致命。急诊医学将人的整体分为若干功能组成部分，可能与器官相关，也可能跨越解剖器官，并将各种功能按其生理的储备进行区分，作为急危重症临床评分的基础。

3. 逆向思维 专科医生遇到患者首先考虑疾病部位、性质和严重程度，遵循先诊后治的逻辑顺序。在急诊中，往往是先稳定病情，再弄清病因，急诊医学倾向采用这种逆向思维。面对急症患者，考虑的顺序是：有生命危险吗？导致的可能原因有哪些？原发病的性质和部位为何？注重对急症的判断和紧急处理，并非要立即确诊为某种疾病，因为在疾病的急危重阶段有其独特的规律和特点，临床急症往往并不表现为原发病的特征。

4. 时限紧迫 患者急危重病进展快，缺乏代偿，预后差。尽早阻止病情恶化，比延误的积极治疗代价更低、效果更好。因此，急诊医学强调"时间窗"的概念，在时间窗内实行目标治疗，临床预后则更好。

第二章

我国急诊医疗服务体系

2009年卫生部为指导和加强医疗机构急诊科的规范化建设和管理，促进急诊医学的发展，根据《执业医师法》、《医疗机构管理条例》和《护士条例》等有关法律和法规，组织专家制定了《急诊科建设与管理指南（试行）》，对二级以上综合医院急诊科的硬件设置、人员配备、科室管理和检查评估等作出了规定，要求各级卫生行政部门加强对急诊科的指导和监督，医院加强对急诊科的建设和管理，以提高急诊科急救能力和诊疗水平。

《急诊科建设与管理指南（试行）》的颁布有利于我国急诊科标准化建设，稳定急诊医学专业技术队伍，提高医疗质量和保证医疗安全，使急诊学科的发展进入快车道。现阶段我国完整的急诊医疗服务体系是院前急救、医院急诊和危重病监护三位一体的发展模式。

一、院前急救（prehospital emergency）

院前急救指到达医院前急救人员对急症和（或）创伤患者开展现场或转运途中的医疗救治，急救人员也可以包括经培训的非专业人员。院前急救机构包括急救中心和各级急救站点，也可以是承担院前急救任务的医院急诊科。其主要任务是：①对急危重症和创伤患者进行现场生命支持，包括快速稳定病情和安全转运；②对突发公共卫生事件或灾难事故紧急医疗救援；③在特殊重大集会、重要会议、赛事和重要人物活动中，承担预防意外的救护；④承担急救通讯指挥，是联络急救中心（站）、医院和上级行政部门的信息枢纽；⑤参与非专业人员急救知识的普及和培训。

院前急救作为急诊医疗服务体系的重要组成部分，对其技术指标的评价可以控制急救医疗服务质量。院前急救的技术指标有如下：

1. **院前急救时间**　包括：①急救反应时间：是从接到求救电话到派出救护车抵达伤病现场的平均时间。受通讯、交通状况、急救人员数量、车辆配置、急救站点分布、急救半径等因素的影响。国际目标要求为5～10分钟。②现场抢救时间：是急救人员在现场对伤病员救治的时间。要视伤病员情况是否允许安全转运而定，也根据是否急需送往医院接受关键性治疗的要求而定。③转运时间：即从现场到医院的时间。其往往取决于交通状况、有能力接受危重伤病员医院的分布等因素。

2. **院前急救效果**　除上述影响急救反应时间的因素外，急救设施的装备、急救人员的素质和急救技术水平，以及院前急救系统的管理水平都会影响急救的实际效果，如院前心脏骤停的复苏成功率常作为评价急救效果的主要客观指标之一。完善急救设施建设、提高急救技术和管理水平及其实施标准化急救流程都是非常必要的。

3. **院前急救需求**　随着人们对EMSS的认识和了解，院前急救需求也在不断增加，能否满足对求救出车和及时出车的需求，救护车值班数量、分布，急救电话的反应，急救人员素质等都会制约需求的满足。对突发公共卫生事件或灾害事故的紧急救援能力也是衡量满足需求的重要指标，同时要求急救医疗机构与其他救援机构相互协调，共同完成重大灾害事故的救援任务。从这一角度看来，院前急救也是政府通过急救机构实现向公众提供急救医疗服务的职能。

二、医院急诊(hospital emergency)

医院急诊是EMSS中最重要而又最复杂的中心环节，处于医院医疗的第一线，承担24小时不间断的各类伤病员的急诊和紧急救治。医院急诊的能力及质量是医院管理、医护人员素质和急救技术水平的综合体现。

急诊科(emergency department，ED)作为一个跨多学科专业的二级临床科室，在医院中应是区域相对独立、设置布局合理、急救设施齐备、人员相对固定，能承担医疗、教学和科研的综合性科室。其主要任务是担负急诊伤、病员院内急诊和部分危重症患者的急诊监护治疗，也可根据所在地区特点参加院前急救。医院急诊又面向整个社会承担大量非急诊患者的门诊工作，合理处置和分流病员，准备应对随时可能发生的成批量伤病员的急救，充分利用好有限的急救资源，是医院急诊中需要特别注意的问题。因此，组织协调好医院各专业科室参加急诊会诊、救治，尽快收容危重患者入院治疗也是急诊工作的职责。

急诊分诊根据病情的轻重缓急可分为5类。

1. **急需心肺复苏或生命垂危患者**　要刻不容缓地立即抢救。
2. **有致命危险的危重患者**　应在5～10分钟内接受病情评估和急救措施。
3. **暂无生命危险的急症患者**　应在30分钟内经急诊检查后，给予急诊处理。
4. **普通急诊患者**　可在30分钟至1小时内给予急诊处理。
5. **非急诊患者**　可根据当时急诊抢救情况适当延时给予诊治。

经过急诊诊治的患者，根据病情决定给予急诊手术、入院治疗、危重症监护治疗、急诊留观、转专科门诊或离院等处理。

医院急诊存在多种运行模式：①具有相对独立的综合诊治能力，可以解决大多数急诊的内、外科问题，对急诊危重症及创伤病情进行初期评估和处理；②仅能解决部分急诊内科问题，要依靠各专科参与急诊、会诊和收容；③较不发达地区的急诊，仍只提供分诊和简单处置后收入院。根据我国医院急诊发展现状，许多以急症就诊的患者一时难以明确诊断，或者合并多器官功能障碍或衰竭，造成专科收容困难，使大量急危重症患者较长时间滞留在急诊科。这就要求医院急诊具备对各类疾病的综合诊治能力，从而使我国很多地区有一定规模医院的急诊科形成具有危重病监护、疑难病诊治和创伤救治功能的模式。

三、危重病监护(critical care)

在国外发达国家医院中未设置独立的急诊危重病监护室，但在急诊抢救区内具有实现完备抢救和监护的功能，即抢救床单位都有完备监护设备，能进行生命及器官功能支持。危重病医学(critical care medicine)的2个基本特征是：①在严重伤病发生后的“黄金时间”内给予适当的救治，以避免死亡和伤残；②经过危重病特别培训的医护人员较内、外专科人员会更加有效地处理危重患者。在急诊医学发展较完善的发达国家，对急诊危重患者在急诊停留的时间有所要求，甚至用23小时危重病监护的概念，为使危重患者在急诊停留时间不超过一整天，目的是随时提供一个快速、有效的急救资源。危重症患者入住重症监护病房（intensive care unit，ICU）有其标准，ICU 患者的住院时间本身就是一项评价医疗效果的指标，在急诊和 ICU 停留的时间已用于衡量医疗质量。

根据我国现阶段医疗资源分布情况，在我国较大的综合型医院急诊科中建立急诊危重症监护病房（emergency intensive care unit，EICU）已是很普遍的现象。由于急诊救治的危重症患者难以按时间要求收入院，急危重症患者在急诊科长时间停留更需要实施严密监护，这类危重患者的特点是：①心肺复苏后生命指征不稳定，需要持续进行循环呼吸功能支持；②病情垂危已不能搬动、转运；③只需要短时间监护救治即可治愈，无需住院治疗；④其他专科难以收住院的危重患者；⑤病情复杂，涉及多系统的危重患者。

EICU 从急诊综合救治的理念和急诊实际功能上已得到肯定，但从 EICU 各项质量控制指标上，让所有急诊科建立起标准化的 ICU 很难实现，特别是对 EICU 环境要求较高，如消毒隔离、空气洁净等。急诊危重病抢救中，医务人员、医疗器械、物品快速频繁流动，常难以实现 ICU 的质量控制标准，实际上形成了 EICU 半开放的监护环境特点。为便于突出 EICU 的特点，应称之为急诊监护病房，如同 CCU 所特指冠心病监护室（coronary care unit），是以监护心律失常和心脏功能障碍为主，并不要求特殊洁净环境。EICU 建设应更注重快速、有效的抢救原则，加强各器官功能的监护与支持，如对急性冠脉综合征患者进行早期诊断，实施静脉溶栓或冠状动脉介入治疗；对社区获得性肺炎的危重患者采取早期危险评估，经验性初始抗感染治疗，液体复苏和器官功能支持；对急性中毒患者采取反复洗胃、活性炭吸附、血液灌流和器官功能支持；对暂无手术适应证的创伤患者采取生命支持和治疗等。

总之，建立急诊危重症监护室或监护床单元要更注重对急危重症患者连续的急救，加强监护治疗，适时收入院优化后续治疗的救治流程，以控制危重患者的救治质量和效果。

第三章

构建和谐医患关系，防范医疗纠纷

医患关系是一种群体关系，属于现代医学伦理学研究的内容，是指在医疗卫生保健活动过程中特定的人际关系，也是最重要、最基本的医疗人际关系。狭义的医患关系是指行医者与患者的关系，这是一种个体关系，属于传统医学道德研究的内容，也是最古老的医疗人际关系；广义的医患关系是指以医务人员（包括医师、护士、医技人员、医疗行政和后勤人员）为一方的群体与以患者及其家属（包括患者本人、患者的亲属、监护人、单位组织等）为一方的群体之间的医疗人际关系，这是一种群体关系，属于现代医学伦理学研究的内容。

希波克拉底说过，医生的法宝有3个：语言、药物和手术刀。实践证明，80%的医患冲突是由于医患沟通不良造成的，患方对医患沟通越满意，对医患关系的评价就越高。医患关系一直是社会各界关注的焦点，和谐的医患关系是医学事件成功的保障，是医院发展的前提及基础，是社会安定和谐的需要，也是防止医疗纠纷的关键。构建和谐的医患关系是防止医疗纠纷的关键，医疗安全和医疗纠纷防范是目前急诊科管理中的一大课题。由于医院级别不同，服务的对象和病情的疑难程度不同，发生医疗纠纷的几率及原因也不尽相同，但都是各级医院管理者非常重视的一个问题。本文重点阐述急诊科医疗纠纷产生的原因及防范对策。

一、医疗纠纷产生的原因

1. 服务不到位引发纠纷

（1）医务人员服务工作不到位：该医院做的医院未做，该医护人员做的让患者家属做。简单讲就是患者到门诊看病，医生问问了之；甚至患者就诊即问开什么药，不问、不看、不查；日常查房医生，不认真检查患者病情，只走形式；检查报告单误报、漏报、错报和（或）丢失；该巡诊的不巡视；该换液体的迟迟不换液体等，家属去找去催；重症、危症该陪检的不陪检。

（2）医患关系处理不当：因熟人造成办理住院简单、诊治过程有意就简，甚至个别医护人员脱岗、怠岗、服务态度恶劣等。

2. 制度不健全或执行不到位导致医疗质量低下

（1）医院制度不健全导致医疗质量低下：如准入制度执行不规范引发纠纷，医院在市场经济条件下，为取得好的经济效益，不断引进新技术和技术人才。有的科室在开展新技术、新项目中“自以为是”，不通过医院领导和主管部门审批和备案，自行其是；在发生过失后才上报，使医院在开展新技术方面失去全面论证和防范，准入制度忽视，导致医疗纠纷。

（2）制度落实不到位造成医疗质量不能有效提高：主要为各层管理人员怕得罪人，不能严格按照制度处理问题，造成医疗质量止步不前。

3. 病历管理不当引发纠纷

（1）由于医务人员责任心及法律意识不强，服务观念滞后，在履行保密工作方面存在薄弱环节，未尽到为患者保守隐私的责任和义务，造成非医护人员随意翻阅病历导致患者的隐私传播、泄露；或某种原因造成病历档案丢失，导致工伤鉴定不能或病历复印不能等现象从而引发纠纷。

（2）因病历记录不全，管理部门监督不到位引发纠纷。病历记录及时、完整、全面、真实，是病历书写的基本要求。医院的个别医师往往是因为与患者熟悉而忽视记录，工作做完后未记录，项目检查后未记录，病情交代后未签字，不良反应告知后未记录，临时抢救未及时记录或补记，该按时完成的病历未完成，上级医师查房意见特别是重要诊治意见未记录和执行，患者的重大病情变化及采取的主要措施未记录等，从而在发生纠纷时使医院失去了司法举证的依据，导致举证不能、依据不足。针对这些问题，管理部门不能进行有效的督导，病历不能得到有效的管理，造成医院承担法律责任或发生不必要的经济损失。

4. 因沟通不到位引发纠纷

（1）医务人员之间缺乏有效沟通：在基层医院普遍存在患者选择医生后，医生只了解自己分管的患者病情，而不主动去了解其他患者病情，以至于单独值班时，其他患者出现症状时不能进行有效的救治。

（2）医患之间缺乏沟通或沟通不畅：医务人员在长期的工作中，重视仪器检查、诊断、治疗，忽视与患者及家属的沟通。不善于交代病情，忽视患者对病情的知情权；选择药品特别是贵重药品、药物的不良反应及注意事项、手术、麻醉方式的选择、贵重仪器检查的必要性和费用等未能如实地向患者及亲属说明情况，征得患方的意见，忽视了患者的知情同意权；特别是对刚住院病情相对稳定但存在潜在危险因素易发生病情急剧变化的患者，因未及时与患者家属沟通交代，使患者没有提前思想准备，突然病情恶化，难以接受现实或不理解引发纠纷。良好有效的医患沟通可以打消患方对医务人员的专业技术、人品及收费问题的顾虑，实现和谐的医患关系。

5. 因特殊环境引发纠纷

（1）因区域经济发展滞后，政府财政投入严重不足，造成医疗设备落后，基础设施简陋，不能满足广大患者日益增长的医疗需求。

（2）设备简陋和后勤保障等服务不到位，急危重患者的抢救准备工作不到位，如：器械设备维修不及时，救护车辆保养不佳，急救电源、插销、插座不能及时更换；甚至急救操作中停水停电等，该抢救的人员、设备、器械不到位或不能使用，影响检查和诊治，从而发生纠纷。

6. 因诊疗、收费不规范引发纠纷 由于经济效益的影响，有些科室为单纯追求经济指标，对患者进行多检查、增加不相关的检查项目；甚至利用工作之便把自己或亲戚朋友的检查费用加到患者的医疗费用上；采取多收费，增加收费项目、增加单项收费标价、重复收费等，甚至该医院提供的医疗服务项目未正常履行照样收费，造成患者不满意引发纠纷。

二、重视医疗质量，控制医疗缺陷发生

1. 建立质量管理体系 建立质量管理领导小组，完善三级质控制度，强化质量管理、完善检查、考核、评价、控制、信息反馈的质量管理体系。该小组由专职和部分兼职的医疗和护理管理及法律等有关人员组成，检查医务人员诊疗技术操作规范及各类文书书写规范和管理、抢救物资的完备状态等情况，接受患者投诉，向患者提供咨询服务。定期开展社会满

意度调查，同时强化医疗、护理工作质量，尤其对患者的了解、巡视、观察，对病情提出预见性预防措施。不断提高医护人员职业道德，完善服务理念，有效地避免因医疗服务不到位，诊疗操作不规范造成的医患纠纷。

2. **完善各项制度并抓好落实** 医院要抓好自身安全，防范医疗纠纷：①随着医学新技术的不断开展和引进，抓好准入制度的审批、落实至关重要，在引进和开展新技术、新业务时相关部门要及时制定操作规程和考核标准，并列入质量考核范围内，在不断完善准入制度的同时，进一步加强其他各项制度并抓好落实，也是预防医患纠纷的重要措施。②要抓好首诊医生负责制的落实。③要落实岗位责任制。要求各级医护人员要坚守岗位，做到职责明确，责任到人。保证做好每一位患者在就诊、急救、检查、陪护、入院、治疗、操作、记录、出院等每一个环节的医疗服务，履行告知义务，尊重患者的知情权和知情选择权，做好全方位的医疗服务工作。对待患者一视同仁。④三级查房制度要到位。通过三级查房和病历讨论、会诊等，提高各级医师对疾病的诊治能力。⑤坚持实行危重、疑难、手术、死亡病例讨论制度，严格落实院内感染管理制度和规范，执行病历书写规范。⑥严格按照医院各项诊疗技术规范实施各项操作。⑦要落实绿色安全抢救通道，对急症、重症无钱患者实行先抢救后补办住院手续等应急措施，防止事后医疗争议和医疗纠纷的发生。

3. **严格执行病案管理制度和保密制度，严防档案丢失、泄露，保护患者隐私** 根据医疗文书书写规范要求，狠抓病历书写质量，一份准确、真实、完整的病历，不仅反映一名医师的综合业务水平，也直接反映了一个医院的医疗质量，同时也有利于保护自己，进行有利的司法举证。提高病历书写质量也是提高医疗质量的一个重要环节，特别是现在实行电子病历，更要抓好病历书写质量，强调一定要做到病历书写的及时性、准确性和真实性。院病案质量管理领导小组每季度组织一次活动，进行本季度病历质量讲评，并不定期举办病历展评。

4. **重视有效的医患沟通，建立平等、和谐的医患关系** 医务人员从我做起，提高自身素质，丰富专业知识，掌握沟通技巧，建立相互尊重、相互谅解和平等和谐的医患关系，尊重患者及家属的知情权和治疗选择权。做到由“以疾病为中心”转变为“以患者为中心”，沟通模式由“单向沟通”转变为“双向互动沟通”，由“简单的语言”转变为“医务工作者对患方尊重、关心，一个微笑、一个眼神的多种沟通手段综合运用”。

5. **建立完善的抢救设施** 根据医院的实际情况可适当考虑医疗设备的投入，改善基础设施和基本的医疗设备，满足不断发展的医疗救治需要。要重视急救设备的投入、使用、维修和保养，特别是就地抢救和转诊过程中的应急设备，要保持良好的待机状态。要保证水电等基础设施及急救车辆的保障，防止因设备不全、设施简陋、后勤保障不利，影响检查项目、监护和急救而导致纠纷。

6. **规范临床诊疗行为及收费管理** 严格执行国家医疗收费标准，避免患者不必要的开支，减少医疗资源的浪费，加强医德教育，严防检查过度、处方过大、收费过高而导致医疗纠纷。

三、提高人员素质，强化医疗安全意识

1. **建立高素质的医务人员队伍** 建立高素质的医务人员队伍是防范医患纠纷的一条根本途径。开展医务人员素质教育，树立爱岗敬业、救死扶伤精神，做到“以人为本”，实行人性化服务，切实做到“一切为了安全，一切服从安全，一切服务安全，一切优先安全，一切保证安全”，以热情、文明、优质、可信、诚信的服务防止医疗纠纷。

2. **不断开展相关法律、法规和安全教育**　使大家认识到医院制定的各种医疗制度、操作常规是医护人员的行为准则，从而提高依法行医的自觉性，促使医务人员学法、懂法、守法、用法。树立质量意识，强化医务人员安全防范意识，做到安全服务，防范医患纠纷。

3. **加强岗位培训，提高广大医护人员的综合素质**　制定医务人员培训制度，围绕本职专业技术，本着“增新、补缺、提高”的原则，完善岗位训练计划，突出基本理论、基本技能、基本操作和新理论、新知识、新技术、新技能的训练内容。做到医护人员熟练掌握各项操作常规和各种仪器使用的技能。

4. **在实践中培养人**　引导青年医师勤奋学习和善于实践，在对患者的观察和治疗中，医生思考越仔细，疑问越多，得到的经验和教训越丰富。对提高医疗技能应当是循序渐进，由浅入深，一步一步地走，要学的不仅是某项操作技术，而是指导一系列技术的科学知识与基础理论。

5. **狠抓继续医学教育**　我们充分利用信息资源，建立继续医学教育网络管理系统，切实抓好继续医学教育学分制工作，实现全员岗位培训，建立专业技术干部业务档案，充分发挥高年资人员的作用。

6. **建立职业阳光心态**　职业阳光心态可把兴趣和愉快这两类正面情绪调动起来，把悲伤、厌恶、愤怒、恐惧、轻蔑和羞愧6类负面情绪化解掉。有阳光心态的人，每一天都会处于积极的情绪当中。近年来由于执业环境的进一步恶化，医务人员的工作压力越来越大，工作难度越来越高，服务对象越来越复杂，医患关系紧张，极易出现医患纠纷。好心情会使人产生积极向上的力量，使人喜悦、生机勃勃、沉着、冷静，从而缔造和谐，缓解医患关系，减少医疗纠纷。

总之，急诊科医务工作者在日常工作中，务必要按照法律法规的要求办事，做到医疗行为有制度，医疗操作按规程，医疗服务做到位，按章操作，依法运作，建立和谐的医患关系，防范医疗纠纷。

第二篇

常见急症与疾病

第一章

发　　热

发热（fever）是指机体在致热原作用下或各种原因引起体温调节中枢功能障碍时，体温升高超出正常范围。正常人的体温受体温调节中枢所调控，并通过神经、体液因素使产热和散热过程呈动态平衡，保持体温在相对恒定的范围内。

一、正常体温与生理变异

正常人体温一般约为36～37℃，正常体温在不同个体之间略有差异，且常受机体内、外因素的影响稍有波动。在24小时内下午体温较早晨稍高，剧烈运动、劳动或进餐后体温也可略升高，但一般波动范围不超过1℃。妇女月经前及妊娠期体温略高于正常。老年人因代谢率偏低，体温低于青壮年。另外，在高温环境下，体温也可稍升高。

二、发生机制

在正常情况下，人体的产热和散热保持动态平衡。由于各种原因导致产热增加或散热减少，则出现发热。

（一）致热原性发热

致热原包括外源性和内源性两大类。

1. **外源性致热原**（exogenous pyrogen）　外源性致热原的种类甚多，包括：①各种微生物病原体及其产物，如细菌、病毒、真菌及支原体等；②炎性渗出物及无菌性坏死组织；③抗原抗体复合物；④某些类固醇物质，特别是肾上腺皮质激素的代谢产物还原胆烷醇酮；⑤多糖体成分及多核苷酸、淋巴细胞激活因子等。外源性致热原多为大分子物质，特别是细菌内毒素分子量非常大，不能通过血脑屏障直接作用于体温调节中枢，而是通过激活血液中的中性粒细胞、嗜酸性粒细胞和单核-吞噬细胞系统，使其产生并释放内源性致热原，通过下述机制引起发热。

2. **内源性致热原**（endogenous pyrogen）　又称白细胞致热原，如白介素（IL-1）、肿瘤坏死因子（TNF）和干扰素等。该致热原透过血-脑脊液屏障直接作用于体温调节中枢的体温调定点，使调定点（温阈）上升，体温调节中枢对体温加以重新调节发出冲动，并通过垂体内分泌因素使代谢增加，或通过运动神经使骨骼肌阵发性收缩（临床表现为寒战），使产热增多；此外，它还可通过交感神经使皮肤血管及竖毛肌收缩，停止排汗，散热减少。这一综合调节作用使产热大于散热，体温升高引起发热。

（二）非致热原性发热

常见于以下几种情况：

1. **体温调节中枢直接受损**　如颅脑外伤、出血、炎症等。

2. **引起产热过多的疾病**　如癫痫持续状态、甲状腺功能亢进症等。

3. **引起散热减少的疾病**　如广泛性皮肤病、心力衰竭等。

三、病因与分类

发热的病因很多，临床上可分为感染性与非感染性两大类，而以前者多见。

1. **感染性发热**　见于各种病原体如病毒、细菌、支原体、立克次体、螺旋体、真菌、寄生虫等引起的感染，不论是急性、亚急性或慢性，局部性或全身性，均可出现发热。

2. **非感染性发热**　主要有下列几类原因：

（1）血液病：如白血病、淋巴瘤、恶性组织细胞病等。

（2）结缔组织疾病：如系统性红斑狼疮、皮肌炎、硬皮病、类风湿关节炎和结节性多动脉炎等。

（3）变态反应性疾病：如风湿热、药物热、血清病、溶血反应等。

（4）内分泌与代谢疾病：如甲状腺功能亢进、甲状腺炎、痛风和重度脱水等。

（5）血栓及栓塞疾病：如心肌梗死、肺梗死、脾梗死和肢体坏死，通常称为吸收热。

（6）颅内疾病：如脑出血、脑震荡、脑挫伤等，为中枢性发热。癫痫持续状态可引起发热，为产热过多所致。

（7）皮肤病变：皮肤广泛性病变致皮肤散热渐少而发热，见广泛性皮炎、鱼鳞癣等。慢性心力衰竭使皮肤散热减少也可引起发热。

（8）恶性肿瘤：各种肿瘤均有可能出现发热。

（9）物理及化学因素：如中暑、大手术后、内出血、骨折、大面积烧伤及重度安眠药中毒等。

（10）自主神经功能紊乱：由于自主神经功能紊乱，影响正常的体温调节过程，使产热大于散热，体温升高，多为低热，常伴有自主神经功能紊乱的其他表现，属功能性发热范畴。常见的功能性低热有以下几种：

1）原发性低热：由于自主神经功能紊乱所致的体温调节障碍或体质异常，低热可持续数月甚至数年之久，热型较规则，体温波动范围较小，多在0.5℃以内。

2）感染治愈后低热：由于病毒、细菌、原虫等感染致发热后，低热不退，而原有感染已愈。此系体温调节功能仍未恢复正常所致，但必须与因机体抵抗力降低导致潜在的病灶（如结核）活动或其他新感染所致的发热相区别。

3）夏季低热：低热仅发生于夏季，秋凉后自行退热，每年如此反复出现，连续数年后多可自愈。多见于幼儿，因体温调节中枢功能不完善，夏季身体虚弱，且多见于营养不良或脑发育不全等。

4）生理性低热：如精神紧张、剧烈运动后均可出现低热。月经前及妊娠初期也可有低热现象。

四、临床表现

（一）发热的分度

以口腔温度为标准，可将发热分为：

1. **低热**　37.3～38.0℃。

2. **中等度热** 38.1～39.0℃。

3. **高热** 39.1～41.0℃。

4. **超高热** 41.0℃以上。

（二）发热的临床过程及特点

发热的临床过程一般分为以下3个阶段：

1. **体温上升期** 常有疲乏无力、肌肉酸痛、皮肤苍白、畏寒或寒战等现象。皮肤苍白是因体温调节中枢发出的冲动经交感神经而引起皮肤血管收缩，浅层血流减少所致，甚至伴有皮肤温度下降。由于皮肤散热减少刺激皮肤的冷觉感受器并传至神经中枢引起畏寒。神经中枢发出的冲动再经运动神经传至运动终板，引起骨骼肌不随意的周期性收缩，发生寒战及竖毛肌收缩，使产热增加。该期产热大于散热，使体温上升。

体温上升有如下两种方式：

（1）骤升型：体温在几小时内达39～40℃或以上，常伴有寒战。小儿易发生惊厥。见于疟疾、大叶性肺炎、败血症、流行性感冒、急性肾盂肾炎、输液或某些药物反应等。

（2）缓升型：体温逐渐上升在数日内达高峰，多不伴寒战。如伤寒、结核病、布氏杆菌病等所致的发热。

2. **高热期** 是指体温上升达高峰之后保持一定时间，持续时间的长短可因病因不同而有差异。如疟疾可持续数小时，大叶性肺炎、流行性感冒可持续数天，伤寒则可为数周。在此期中体温已达到或略高于上移的体温调定点水平，体温调节中枢不再发出寒战冲动，故寒战消失；皮肤血管由收缩转为舒张，使皮肤发红并有灼热感；呼吸加快变深；开始出汗并逐渐增多。使产热与散热过程在较高水平保持相对平衡。

3. **体温下降期** 由于病因的消除，致热原的作用逐渐减弱或消失，体温中枢的体温调定点逐渐降至正常水平，产热相对减少，散热大于产热，使体温降至正常水平。此期表现为出汗多，皮肤潮湿。体温下降有两种方式：①骤降：指体温于数小时内迅速下降至正常，有时可略低于正常，常伴有大汗淋漓。常见于疟疾、急性肾盂肾炎、大叶性肺炎及输液反应等。②渐降：指体温在数天内逐渐降至正常，如伤寒、风湿热等。

（三）热型及临床意义

发热患者在不同时间测得的体温数值分别记录在体温单上，将各体温数值点连接起来成体温曲线，该曲线的不同形态（形状）称为热型（fever-type）。不同的病因所致发热的热型也常不同。临床上常见的热型有以下几种：

1. **稽留热（contimled fever）** 是指体温恒定地维持在39～40℃以上的高水平，达数天或数周，24小时内体温波动范围不超过1℃。常见于大叶性肺炎、斑疹伤寒及伤寒高热期。

2. **弛张热（remittent fever）** 又称败血症热型。体温常在39℃以上，波动幅度大，24小时内波动范围超过2℃，但都在正常水平以上。常见于败血症、风湿热、重症肺结核及化脓性炎症等。

3. **间歇热（intermittent fever）** 体温骤升达高峰后持续数小时，又迅速降至正常水平，无热期（间歇期）可持续1天至数天，如此高热期与无热期反复交替出现。常见于疟疾、急性肾盂肾炎等。

4. **波状热（undulant fever）** 体温逐渐上升达39℃或以上，数天后又逐渐下降至正常水平，持续数天后又逐渐升高，如此反复多次。常见于布氏杆菌病。

5. **回归热（recurrent fever）** 体温急剧上升至39℃或以上，持续数天后又骤然下降至正常水平。高热期与无热期各持续若干天后规律性交替一次。可见于回归热、霍奇金病等。

6. **不规则热**(irregular fever)　发热的体温曲线无一定规律，可见于结核病、风湿热、支气管肺炎、渗出性胸膜炎等。

不同的发热性疾病各具有相应的热型，根据热型的不同有助于发热病因的诊断和鉴别诊断。但必须注意：①由于抗生素的广泛应用，及时控制了感染，或因解热药或糖皮质激素的应用，可使某些疾病的特征性热型变得不典型或呈不规则热型。②热型也与个体反应的强弱有关，如老年人休克型肺炎时可仅有低热或无发热，而不具备肺炎的典型热型。

(四)伴随症状

1. **寒战**　常见于大叶性肺炎、败血症、急性胆囊炎、急性肾盂肾炎、流行性脑脊髓膜炎、疟疾、钩端螺旋体病、药物热、急性溶血或输血反应等。

2. **结膜充血**　常见于麻疹、流行性出血热、斑疹伤寒、钩端螺旋体病等。

3. **单纯疱疹**　口唇单纯疱疹多出现于急性发热性疾病，常见于大叶性肺炎、流行性脑脊髓膜炎、间日疟、流行性感冒等。

4. **淋巴结肿大**　常见于传染性单核细胞增多症、风疹、淋巴结结核、局灶性化脓性感染、丝虫病、白血病、淋巴瘤、转移癌等。

5. **肝脾大**　常见于传染性单核细胞增多症、病毒性肝炎、肝及胆管感染、布氏杆菌病、疟疾、结缔组织病、白血病、淋巴瘤及黑热病、急性血吸虫病等。

6. **出血**　发热伴皮肤黏膜出血可见于重症感染及某些急性传染病，如流行性出血热、病毒性肝炎、斑疹伤寒、败血症等。也可见于某些血液病，如急性白血病、重症再生障碍性贫血、恶性组织细胞病等。

7. **关节肿痛**　常见于败血症、猩红热、布氏杆菌病、风湿热、结缔组织病、痛风等。

8. **皮疹**　常见于麻疹、猩红热、风疹、水痘、斑疹伤寒、风湿热、结缔组织病、药物热等。

9. **昏迷**　先发热后昏迷者常见于流行性乙型脑炎、斑疹伤寒、流行性脑脊髓膜炎、中毒性菌痢、中暑等；先昏迷后发热者见于脑出血、巴比妥类药物中毒等。

五、问诊要点

1. 起病时间、季节、起病情况(缓急)、病程、程度(热度高低)、频度(间歇性或持续性)、诱因。

2. 有无畏寒、寒战、大汗或盗汗。

3. 应包括多系统症状询问，是否伴有咳嗽、咳痰、咯血、胸痛；腹痛、恶心、呕吐、腹泻；尿频、尿急、尿痛；皮疹、出血、头痛、肌肉关节痛等。

4. 患病以来一般情况，如精神状态、食欲、体重改变、睡眠及大小便情况。

5. 诊治经过(药物、剂量、疗效)。

6. 传染病接触史、疫水接触史、手术史、流产或分娩史、服药史、职业特点等。

六、急诊治疗

(一)病因治疗

尽早找出病因，及时治疗。

(二)对症治疗

1. 卧床休息，高热量、富有维生素饮食，必要时静脉补充营养。

2. 每天需水2000ml以上，不能口服者可静脉滴注。

3. 物理降温　用冰水敷前额、腹股沟置冰袋及冰水灌肠，50%乙醇溶液擦浴腋窝等处。

4. 药物降温　口服复方阿司匹林、对乙酰氨基酚或肌内注射复方氨基比林，使用退热栓等，注意出汗、虚脱、低血压及其他不适。

5. 高热惊厥者，则需要退热镇静，甚至采用冬眠疗法。

第二章
意 识 障 碍

意识障碍(disturbance of consciousness)是指人对周围环境及自身状态的识别和觉察能力出现障碍。多由于高级神经中枢功能活动(意识、感觉和运动)受损所引起，可表现为嗜睡、意识模糊和昏睡，严重的意识障碍为昏迷。

一、病因

1. **重症急性感染** 如败血症、肺炎、中毒性菌痢、伤寒、斑疹伤寒、恙虫病和颅脑感染(脑炎、脑膜脑炎、脑型疟疾)等。

2. **颅脑非感染性疾病** 如①脑血管疾病：脑缺血、脑出血、蛛网膜下腔出血、脑栓塞、脑血栓形成、高血压脑病等；②脑占位性疾病：如脑肿瘤、脑脓肿；③颅脑损伤：脑震荡、脑挫裂伤、外伤性颅内血肿、颅骨骨折等；④癫痫。

3. **内分泌与代谢障碍** 如尿毒症、肝性脑病、肺性脑病、甲状腺危象、甲状腺功能减退、糖尿病性昏迷、低血糖、妊娠中毒症等。

4. **水、电解质平衡紊乱** 如低钠血症、低氯性碱中毒、高氯性酸中毒等。

5. **外源性中毒** 如安眠药、有机磷杀虫药、氰化物、一氧化碳、酒精和吗啡等中毒。

6. **物理性及缺氧性损害** 如高温中暑、日射病、触电、高山病等。

二、发生机制

由于脑缺血、缺氧、葡萄糖供给不足、酶代谢异常等因素引起脑细胞代谢紊乱，从而导致网状结构功能损害和脑活动功能减退，均可产生意识障碍。意识有两个组成部分，即意识内容及其“开关”系统。意识内容即大脑皮质功能活动，包括记忆、思维、定向力和情感，还有通过视、听、语言和复杂运动等与外界保持紧密联系的能力。意识状态的正常取决于大脑半球功能的完整性，急性广泛性大脑半球损害或半球向下移位压迫丘脑或中脑时，则可引起不同程度的意识障碍。意识的“开关”系统包括经典的感觉传导径路(特异性上行投射系统)及脑干网状结构(非特异性上行投射系统)。意识“开关”系统可激活大脑皮质并使之维持一定水平的兴奋性，使机体处于觉醒状态，从而在此基础上产生意识内容。“开关”系统不同部位与不同程度的损害，可发生不同程度的意识障碍。

三、临床表现

(一) 意识障碍可有不同程度的表现

1. **嗜睡(somnolence)** 是最轻的意识障碍，是一种病理性倦睡，患者陷入持续的睡眠状态，可被唤醒，并能正确回答并做出各种反应；当刺激去除后，患者很快又再入睡。

2. **意识模糊（confusion）** 是意识水平轻度下降，较嗜睡重的一种意识障碍。患者能保持简单的精神活动，但对时间、地点、人物的定向能力发生障碍。

3. **昏睡（stupor）** 是接近于人事不省的意识状态。患者处于熟睡状态，不易唤醒。虽在强烈刺激下（如压迫眶上神经，摇动患者身体等）可被唤醒，但很快又再入睡。醒时答话含糊或答非所问。

4. **昏迷（coma）** 是严重的意识障碍，表现为意识持续的中断或完全丧失。按其程度可分为3个阶段：

（1）轻度昏迷：意识大部分丧失，无自主运动，对声、光刺激无反应，对疼痛刺激尚可出现痛苦的表情或肢体退缩等防御反应。角膜反射、瞳孔对光反射、眼球运动、吞咽反射等可存在。

（2）中度昏迷：对周围事物及各种刺激均无反应，对于剧烈刺激可出现防御反射。角膜反射减弱，瞳孔对光反射迟钝，眼球无转动。

（3）深度昏迷：全身肌肉松弛，对各种刺激全无反应。深、浅反射均消失。

此外，还有一种以兴奋性增高为主的高级神经中枢急性活动失调状态，称为谵妄（delirium）。临床上表现为意识模糊、定向力丧失、感觉错乱（幻觉、错觉）、躁动不安、言语杂乱。谵妄可发生于急性感染的发热期间，也可见于某些药物中毒（如颠茄类药物中毒、急性酒精中毒）、代谢障碍（如肝性脑病）、循环障碍或中枢神经疾患等。由于病因不同，有些患者可以康复，有些患者可进展为昏迷。

（二）伴随症状

1. **伴发热** 先发热然后有意识障碍，可见于重症感染性疾病；先有意识障碍然后有发热，见于脑出血、蛛网膜下腔出血、巴比妥类药物中毒等。

2. **伴呼吸缓慢** 是呼吸中枢受抑制的表现，可见于吗啡、巴比妥类、有机磷杀虫药等中毒、蛇咬伤等。

3. **伴瞳孔散大** 可见于颠茄类、酒精、氰化物等中毒以及癫痫、低血糖状态等。

4. **伴瞳孔缩小** 可见于吗啡类、巴比妥类、有机磷杀虫药等中毒。

5. **伴心动过缓** 可见于颅内高压症、房室传导阻滞以及吗啡类、毒蕈等中毒。

6. **伴高血压** 可见于高血压脑病、脑血管意外、肾炎尿毒症等。

7. **伴低血压** 可见于各种原因的休克。

8. **伴皮肤黏膜改变** 出血点、瘀斑和紫癜等可见于严重感染和出血性疾病；口唇呈樱桃红色提示一氧化碳中毒。

9. **伴脑膜刺激征** 见于脑膜炎、蛛网膜下腔出血等。

四、问诊要点

1. 起病时间、发病前后情况、诱因、病程、程度。

2. 有无发热、头痛、呕吐、腹泻、皮肤黏膜出血及感觉与运动障碍等相关伴随症状。

3. 有无急性感染休克、高血压、动脉硬化、糖尿病、肝肾疾病、肺源性心脏病、癫痫、颅脑外伤、肿瘤等病史。

4. 有无服毒及毒物接触史。

五、急诊治疗

1. **病因治疗** 脑肿瘤行手术切除、糖尿病用胰岛素、低血糖者补糖、中毒者排毒解毒等。

2. **对症治疗**

（1）保持呼吸道通畅，给氧、注射呼吸中枢兴奋剂，必要时行气管切开或插管辅以人工呼吸。

（2）维持有效的循环功能，给予强心、升压药物，纠正休克。

（3）有颅压增高者给予脱水、降颅压药物，如皮质激素、甘露醇、速尿等利尿脱水剂。

（4）抗菌药物防治感染。

（5）控制过高血压和过高体温。

（6）控制抽搐。

（7）纠正水电解质平衡紊乱，补充营养。

（8）给予脑代谢促进剂、苏醒剂等。

第三章

心　　悸

心悸（palpitation）是一种自觉心脏跳动的不适感或心慌感。当心率加快时感到心脏跳动不适，心率缓慢时则感到搏动有力。心悸时，心率可快、可慢，也可有心律失常，心率和心律正常者亦可有心悸。

一、病因

1. **心脏搏动增强**　心脏收缩力增强引起的心悸，可为生理性或病理性。生理性者见于：①健康人在剧烈运动或精神过度紧张时；②饮酒、喝浓茶或咖啡后；③应用某些药物，如肾上腺素、麻黄碱、咖啡因、阿托品、甲状腺片等。病理性者见于下列情况：心室肥大：高血压性心脏病、主动脉瓣关闭不全、二尖瓣关闭不全等引起的左心室肥大，心脏收缩力增强。动脉导管未闭、室间隔缺损回流量增多，增加心脏的负荷量，导致心室肥大，也可引起心悸。其他引起心脏搏动增强的疾病：①甲状腺功能亢进，系由于基础代谢与交感神经兴奋性增高，导致心率加快。②贫血，以急性失血时心悸为明显。贫血时血液携氧量减少，器官及组织缺氧，机体为保证氧的供应，通过增加心率，提高排出量来代偿，心率加快导致心悸。③发热，此时基础代谢率增高，心率加快、心排血量增加，也可引起心悸。④低血糖症、嗜铬细胞瘤等引起的肾上腺素释放增多，心率加快，也可发生心悸。

2. **心律失常**　心动过速、过缓或其他心律失常时，均可出现心悸。

（1）心动过速：各种原因引起的窦性心动过速、阵发性室上性或室性心动过速等均可发生心悸。

（2）心动过缓：高度房室传导阻滞、窦性心动过缓或病态窦房结综合征，由于心率缓慢，舒张期延长，心室充盈度增加，心搏强而有力，引起心悸。

（3）其他心律失常：期前收缩、心房扑动或颤动等，由于心脏跳动不规则或有一段间歇，使患者感到心悸，甚至有停跳感觉。

3. **心脏神经症**　由自主神经功能紊乱所引起，心脏本身并无器质性病变。多见于青年女性。临床表现除心悸外，常伴有心率加快、心前区或心尖部隐痛，以及疲乏、失眠、头晕、头痛、耳鸣、记忆力减退等神经衰弱表现，且在焦虑、情绪激动等情况下更易发生。β-肾上腺素能受体反应亢进综合征也与自主神经功能紊乱有关，易在紧张时发生，其表现除心悸、心动过速、胸闷、头晕外尚可有心电图的一些改变，出现窦性心动过速，轻度 ST 段下移及 T 波低平或倒置，易与心脏器质性病变相混淆。本病进行普萘洛尔试验可以鉴别，β-肾上腺素能受体反应亢进综合征，在应用普萘洛尔后心电图改变可恢复正常，提示其改变为功能性。

二、发生机制

心悸发生的机制尚未完全清楚，一般认为，心脏活动过度是心悸发生的基础，常与心率及心搏出量改变有关。在心动过速时，舒张期缩短、心室充盈不足，当心室收缩时心室肌与心瓣膜的紧张度突然增加，可引起心搏增强而感心悸；心律失常如过早搏动，在一个较长的代偿期之后的心室收缩，往往强而有力，会出现心悸。心悸与心律失常出现及存在时间长短有关，如突然发生的阵发性心动过速，心悸往往较明显，而在慢性心律失常，如心房颤动可因逐渐适应而无明显心悸。心悸的发生常与精神因素及注意力有关，焦虑、紧张及注意力集中时易于出现。心悸可见于心脏病患者，但与心脏病不能完全等同，心悸者不一定有心脏病，反之心脏病患者也可不发生心悸，如无症状的冠状动脉粥样硬化性心脏病，就无心悸发生。

三、伴随症状

1. **伴心前区痛**　见于冠状动脉粥样硬化性心脏病（如心绞痛、心肌梗死）、心肌炎、心包炎、亦可见于心脏神经症等。

2. **伴发热**　见于急性传染病、风湿热、心肌炎、心包炎、感染性心内膜炎等。

3. **伴晕厥或抽搐**　见于高度房室传导阻滞、心室颤动或阵发性室性心动过速、病态窦房结综合征等。

4. **伴贫血**　见于各种原因引起的急性失血，此时常有虚汗、脉搏微弱、血压下降或休克。慢性贫血，心悸多在劳累后较明显。

5. **伴呼吸困难**　见于急性心肌梗死、心肌炎、心包炎、心力衰竭、重症贫血等。

6. **伴消瘦及出汗**　见于甲状腺功能亢进。

四、问诊要点

1. 发作诱因、时间、频率、病程。

2. 有无心前区疼痛、发热、头晕、头痛、晕厥、抽搐、呼吸困难、消瘦及多汗、失眠、焦虑等相关症状。

3. 有无心脏病、内分泌疾病、贫血性疾病、神经症等病史。

4. 有无嗜好浓茶、咖啡、烟酒情况，有无精神刺激史。

五、急诊治疗

1. 将病因治疗与对症治疗相结合进行，对心脏神经官能症患者特别要重视将对症治疗与心理治疗相结合。

2. 心律失常患者需根据症状、心律失常的类型及其对血流动力学的影响，来判断是否需要治疗，通常包括发作时心律失常的纠正、去除病因病灶、预防复发等几个方面。治疗方法上可分为非药物治疗和药物治疗。

（1）非药物治疗方法：包括压迫眼球、按摩颈动脉窦、捏鼻用力呼气和屏气等反射性兴奋迷走神经的方法，电复律、电除颤、心脏起搏器植入和消融术等电生理学治疗方法，外科手术等。①反射性兴奋迷走神经方法可用于终止多数阵发性室上性心动过速，可在药物治疗前或同时采用。②电复律和电除颤分别用于终止异位快速心律失常发作、心室扑动、心室颤动。③心脏起搏器多用于治疗窦房结功能障碍、房室传导阻滞等缓慢性心律失常。④导管消融术可以根治多种室上性心动过速，如预激综合征、房室折返性心动过速。⑤外科手术治疗目前主要是用于治疗房颤合并其他心脏病需要开胸手术者。

（2）常用抗心律失常药物：根据药物对心脏的不同作用原理将抗心律失常药物分以下四类，以指导临床合理用药。其中Ⅰ类药又分为A、B、C 3个亚类。

1）Ⅰ类：即钠通道阻滞药。ⅠA类适度阻滞钠通道，代表性药物为奎尼丁等药。ⅠB类轻度阻滞钠通道，代表性药物为利多卡因等药。ⅠC类重度阻滞钠通道，代表性药物为普罗帕酮等药。

2）Ⅱ类：为β肾上腺素受体阻断药，因阻断β受体而有效，代表性药物为普萘洛尔。

3）Ⅲ类：为选择地延长复极过程的药物，代表性药物为胺碘酮。

4）Ⅳ类：即钙通道阻滞剂。它们阻滞钙通道而抑制 Ca^{2+} 内流，代表性药物为维拉帕米。

第四章

呼 吸 困 难

呼吸困难(dyspnea)是指患者主观感到空气不足、呼吸费力,客观上表现呼吸运动用力,严重时可出现张口呼吸、鼻翼翕动、端坐呼吸甚至发绀、呼吸辅助肌参与呼吸运动,并且可有呼吸频率、深度、节律的改变。

一、病因

引起呼吸困难的原因很多,主要为呼吸系统和心血管系统疾病。

1. **呼吸系统疾病** 常见于:①气道阻塞:如喉、气管、支气管的炎症水肿、肿瘤或异物所致的气道狭窄或阻塞及支气管哮喘、慢性阻塞性肺疾病等。②肺部疾病:如肺炎、肺脓肿、肺结核、肺不张、肺淤血、肺水肿、弥漫性肺间质疾病、细支气管肺泡癌等。③胸壁、胸廓、胸膜腔疾病:如胸壁炎症、严重胸廓畸形、胸腔积液、自发性气胸、广泛胸膜粘连、肺结核、外伤等。④神经肌肉疾病:如脊髓灰质炎病变累及颈髓、急性多发神经根神经炎和重症肌无力累及呼吸肌,药物导致呼吸肌麻痹等。⑤膈运动障碍:如膈麻痹、大量腹腔积液、腹腔巨大肿瘤、胃扩张和妊娠末期。

2. **循环系统疾病** 常见于各种原因所致的左心和(或)右心衰竭、心脏压塞、肺栓塞和原发性肺动脉高压等。

3. **中毒** 系各种中毒所致,如糖尿病酮症酸中毒、吗啡类药物中毒、有机磷杀虫药中毒、氰化物中毒、亚硝酸盐中毒和急性一氧化碳中毒等。

4. **神经精神性疾病** 如脑出血、脑外伤、脑肿瘤、脑炎、脑膜炎、脑脓肿等颅脑疾病引起呼吸中枢功能障碍和精神因素所致的呼吸困难,如焦虑症、癔症等。

5. **血液病** 常见于重度贫血、高铁血红蛋白血症等。

二、发生机制及临床表现

根据发生机制及临床表现特点,将呼吸困难归纳分为以下5种类型:

1. **肺源性呼吸困难** 主要是呼吸系统疾病引起的通气、换气功能障碍导致缺氧和(或)CO_2潴留引起。临床上常分为以下3种类型:

(1)吸气性呼吸困难:主要特点表现为吸气显著费力,严重者吸气时可见“三凹征”,表现为胸骨上窝、锁骨上窝和肋间隙明显凹陷,此时亦可伴有干咳及高调吸气性喉鸣。三凹征的出现主要是由于呼吸肌极度用力,胸腔负压增加所致。常见于喉部、气管、大支气管的狭窄与阻塞。

(2)呼气性呼吸困难:主要特点表现为呼气费力、呼气缓慢、呼吸时间明显延长,常伴有呼气相哮鸣音。主要是由于肺泡弹性减弱和（或）小支气管的痉挛或炎症所致。常见于慢性支气管炎（喘息型）、慢性阻塞性肺疾病、支气管哮喘、弥漫性细支气管炎等。

（3）混合性呼吸困难：主要特点表现为吸气相及呼气相均感呼吸费力，呼吸浅快，可伴有呼吸音异常或病理性呼吸音。主要是由肺胸膜腔病变使肺呼吸面积减少导致换气功能障碍所致。常见于重症肺炎、重症肺结核、大面积肺栓塞（梗死）、弥漫性肺间质疾病、大量胸腔积液、气胸、广泛性胸膜增厚等。

2. **心源性呼吸困难** 主要是由于左心和（或）右心衰竭引起，尤其是左心衰竭时呼吸困难更为严重。

左心衰竭发生的主要原因是肺淤血和肺泡弹性降低。其机制为：①肺淤血，使气体弥散功能降低；②肺泡张力增高，刺激牵张感受器，通过迷走神经反射兴奋呼吸中枢；③肺泡弹性减退，使肺活量减少；④肺循环压力升高对呼吸中枢的反射性刺激。

左心衰竭引起的呼吸困难特点为：①有引起左心衰竭的基础病因，如风湿性心瓣膜病、高血压性心脏病、冠状动脉粥样硬化性心脏病等；②呈混合性呼吸困难，活动时呼吸困难出现或加重，休息时减轻或消失，卧位明显，坐位或立位时减轻，故为缓和病情，患者往往被迫采取端坐体位呼吸；③两肺底部或全肺出现湿啰音；④应用强心剂、利尿剂和血管扩张剂改善左心功能后，呼吸困难症状可缓解。

急性左心衰竭时，常可出现夜间阵发性呼吸困难，表现为夜间睡眠中突感胸闷、气急，被迫坐起，惊恐不安。轻者数分钟至数十分钟后症状逐渐减轻、消失；重者可见端坐呼吸、面色发绀、大汗，有哮鸣音，咳浆液性粉红色泡沫痰，两肺底有较多湿性啰音，心率加快，可有奔马律，此种呼吸困难称心源性哮喘。

右心衰竭严重时也可引起呼吸困难，但程度较左心衰竭轻，其主要原因为体循环淤血所致。其发生机制为：①右心房和上腔静脉压升高，刺激压力感受器反射性地兴奋呼吸中枢；②血氧含量减少，乳酸、丙酮酸等代谢产物增加，刺激呼吸中枢；③肝淤血、腹腔积液和胸腔积液时，呼吸运动受限，肺交换面积减少。临床上主要见于慢性肺源性心脏病、某些先天性心脏病，或由左心衰竭发展而来。另外，也可见于各种原因所致的急性或慢性心包积液。其发生呼吸困难的主要机制是大量心包积液致心脏压塞，或心包纤维性增厚、钙化、缩窄，使心脏舒张受限，引起体循环静脉淤血所致。

3. **中毒性呼吸困难** 代谢性酸中毒可导致血中代谢产物增多，刺激颈动脉窦、主动脉体化学受体或直接兴奋刺激呼吸中枢引起呼吸困难。其主要表现为：①有引起代谢性酸中毒的基础病因，如尿毒症、糖尿病酮症等；②出现深长而规律的呼吸，可伴有鼾音，称为酸中毒大呼吸（Kussmaul 呼吸）。

某些药物（如吗啡类、巴比妥类等中枢抑制药物）和有机磷杀虫药中毒时，可抑制呼吸中枢引起呼吸困难。其主要特点为：①有药物或化学物质中毒史；②呼吸缓慢、变浅伴有呼吸节律异常的改变，如潮式呼吸（Cheyne-Stokes 呼吸）。

化学毒物中毒可导致机体缺氧引起呼吸困难，常见于一氧化碳中毒、亚硝酸盐和苯胺类中毒、氰化物中毒。其发生机制分别为：一氧化碳中毒时，吸入的一氧化碳与血红蛋白结合形成碳氧血红蛋白，血红蛋白失去携带氧的能力，导致缺氧而产生呼吸困难；亚硝酸盐和苯胺类中毒时，使血红蛋白变为高铁血红蛋白失去携带氧的能力导致缺氧；氰化物中毒时，氰离子抑制细胞色素氧化酶的活性，影响细胞呼吸作用，导致组织缺氧而引起呼吸困难，严重时引起脑水肿抑制呼吸中枢。

4. **神经精神性呼吸困难** 神经性呼吸困难主要是由于呼吸中枢受增高的颅内压和供血减少的刺激，使呼吸变为慢而深，并常伴有呼吸节律的改变，如抽泣样呼吸、吸气突然停止等。临床上常见于重症颅脑疾患，如脑出血、脑炎、脑膜炎、脑脓肿、脑外伤及脑肿瘤等。

精神性呼吸困难主要表现为呼吸频率快而浅，伴有叹息样呼吸或出现手足抽搐。临床上常见于焦虑症、癔症患者，患者可突然发生呼吸困难。其发生机制多为过度通气而发生呼吸性碱中毒所致，严重时也可出现意识障碍。

5. **血源性呼吸困难** 多为红细胞携氧量减少，血氧含量降低所致。表现为呼吸浅，心率快。临床常见于重度贫血、高铁血红蛋白血症，除此以外，大出血或休克时，因缺氧和血压下降，刺激呼吸中枢，也可使呼吸加快。

伴随症状

1. **哮鸣音** 多见于支气管哮喘、心源性哮喘；突发性重度呼吸困难见于急性喉水肿、气管异物、大面积肺栓塞、自发性气胸等。

2. **发热** 多见于肺炎、肺脓肿、肺结核、胸膜炎、急性心包炎等。

3. **单侧胸痛** 见于大叶性肺炎、急性渗出性胸膜炎、肺栓塞、自发性气胸、急性心肌梗死、支气管肺癌等。

4. **咳嗽、咳痰** 见于慢性阻塞性肺疾病、肺部感染、支气管扩张、肺脓肿等；伴大量泡沫痰可见于有机磷中毒；伴粉红色泡沫痰见于急性左心衰竭。

5. **意识障碍** 见于脑出血、脑膜炎、糖尿病酮症酸中毒、尿毒症、肺性脑病、急性中毒、休克型肺炎等。

三、问诊要点

1. **发生的诱因** 包括有无引起呼吸困难的基础病因和直接诱因，如心肺疾病、肾病、代谢性疾病病史和有无药物或毒物摄入史及头痛、意识障碍、颅脑外伤史。

2. **发生的快与慢** 询问起病是突然发生、缓慢发生、还是渐进发生或者有明显的时间性。

3. **与活动、体位的关系** 如左心衰竭引起的呼吸困难，患者常被迫采取端坐体位呼吸。

4. **伴随症状** 如发热、咳嗽、咳痰、咯血、胸痛等。

四、急诊治疗

1. 保证气道通畅。
2. 高浓度氧疗（百草枯中毒和 AECOPD 除外）。
3. 气管插管，机械通气。
4. 心电、血压、血氧监测。
5. 大动脉搏动消失、意识丧失者行心肺复苏。
6. 建立静脉通路，生理盐水纠正低血压状态。

第五章

咯　　血

喉及喉部以下的气道及肺任何部位的出血，经口腔咯出称为咯血（hemoptysis）。少量咯血有时仅表现为痰中带血，大咯血时血液从口鼻涌出，常可阻塞呼吸道，造成窒息死亡。

一、病因与发生机制

咯血原因很多，主要见于呼吸系统和心血管系统。

1. **支气管疾病**　常见的有支气管扩张、支气管肺癌、支气管结核和慢性支气管炎等；少见的有支气管结石、支气管腺瘤、支气管黏膜非特异性溃疡等。其发生机制主要是炎症、肿瘤、结石致支气管黏膜或毛细血管通透性增加，或黏膜下血管破裂所致。

2. **肺部疾病**　常见的有肺结核、肺炎、肺脓肿等；较少见于肺淤血、肺栓塞、肺寄生虫病、肺真菌病、肺含铁血黄素沉着症和肺出血肾炎综合征等。肺炎出现的咯血，常见于链球菌肺炎、金黄色葡萄球菌肺炎和军团菌肺炎，支原体肺炎有时也可出现痰中带血。在我国，引起咯血的首要原因仍为结核杆菌。发生咯血的肺结核多为浸润型、空洞型肺结核和干酪样肺炎，急性血行播散型肺结核较少出现咯血。肺结核咯血的机制为结核病变使毛细血管通透性增高，血液渗出，导致痰中带血或小血块；如病变累及小血管管壁破溃，则造成中等量咯血；如空洞壁肺动脉分支形成的小动脉瘤破裂，或继发的结核性支气管扩张形成的动静脉瘘破裂，则造成大量咯血，甚至危及生命。

3. **心血管疾病**　较常见于二尖瓣狭窄，其次为先天性心脏病所致肺动脉高压或原发性肺动脉高压，另有肺栓塞、肺血管炎等。心血管疾病引起咯血可表现为小量咯血或痰中带血、大量咯血、粉红色泡沫样血痰和黏稠暗红色血痰。其发生机制多因肺淤血造成肺泡壁或支气管内膜毛细血管破裂，以及支气管黏膜下层支气管静脉曲张破裂所致。

4. **其他**　血液病（如白血病、血小板减少性紫癜、血友病、再生障碍性贫血等）、某些急性传染病（如流行性出血热、肺出血性钩端螺旋体病等）、风湿性疾病（如结节性多动脉炎、系统性红斑狼疮、Wegener 肉芽肿、白塞病等）或气管、支气管子宫内膜异位症等均可引起咯血。

二、临床表现

（一）一般症状

1. **年龄**　青壮年咯血常见于肺结核、支气管扩张、二尖瓣狭窄等。40 岁以上有长期吸烟史者，应高度注意支气管肺癌的可能性。儿童慢性咳嗽伴少量咯血与低色素贫血，须注意特发性含铁血黄素沉着症。

2. **咯血量**　咯血量大小的认定尚无明确的标准。一般认为每日咯血量在100ml以内为小量，100～500ml为中等量，500ml以上或一次咯血100～500ml为大量。大量咯血主要见于空洞型肺结核、支气管扩张和慢性肺脓肿。支气管肺癌少有大咯血，主要表现为痰中带血，呈持续或间断性。慢性支气管炎和支原体肺炎也可出现痰中带血或血性痰，但常伴有剧烈咳嗽。

3. **颜色和性状**　因肺结核、支气管扩张、肺脓肿和出血性疾病所致咯血，其颜色为鲜红色；铁锈色血痰可见于典型的链球菌肺炎，也可见于肺吸虫病和肺泡出血；砖红色胶冻样痰见于典型的肺炎克雷伯杆菌肺炎。二尖瓣狭窄所致咯血多为暗红色；左心衰竭所致咯血为浆液性粉红色泡沫痰；肺栓塞引起的咯血为黏稠暗红色血痰。

（二）伴随症状

1. **咯血伴发热**　多见于肺结核、肺炎、肺脓肿、流行性出血热、肺出血性钩端螺旋体病、支气管肺癌等。

2. **咯血伴胸痛**　多见于链球菌肺炎、肺结核、肺栓塞（梗死）、支气管肺癌等。

3. **咯血伴呛咳**　多见于支气管肺癌、支原体肺炎等。

4. **咯血伴脓痰**　多见于支气管扩张、肺脓肿、空洞型肺结核继发细菌感染等。

5. **咯血伴皮肤黏膜出血**　可见于血液病、风湿性及肺出血性钩端螺旋体病和流行性出血热等。

6. **咯血伴杵状指**　多见于支气管扩张、肺脓肿、支气管肺癌等。

7. **咯血伴黄疸**　须注意钩端螺旋体病、链球菌肺炎、肺栓塞等。

三、问诊要点

1. **确定是否咯血**　首先须鉴别是咯血还是呕血。注意询问出血有无明显病因及前驱症状，出血的颜色及血中有无混合物等。一旦出现经口腔排血，究竟是口腔、鼻腔、上消化道的呕血还是咯血，是需要医师仔细鉴别的。鉴别时，须先检查口腔与鼻咽部，观察局部有无出血灶，鼻出血多自前鼻孔流出，常在鼻中隔前下方发现出血灶；鼻腔后部出血，尤其是出血量较多时，易与咯血混淆。此时，由于血液经后鼻孔沿软腭与咽后壁下流，患者在咽部有异物感，用鼻咽镜检查即可确诊。其次，还需要与呕血进行鉴别。呕血是指上消化道出血经口腔呕出，出血部位多见于食管、胃及十二指肠。对于咯血与呕血可根据病史、体征及其他检查方法进行鉴别（表2-5-1）。

表2-5-1　咯血与呕血的鉴别

	咯血	呕血
病因	肺结核、支气管扩张、肺癌、肺炎、肺脓肿、心脏病等	消化性溃疡、肝硬化、急性胃黏膜病变、胆管出血、胃癌等
出血前症状	喉部痒感、胸闷、咳嗽等	上腹部不适、恶心、呕吐等
出血方式	咯出	呕出，可为喷射状
血的颜色	鲜红	暗红色、棕色、有时为鲜红色
血中混有物	痰、泡沫	食物残渣、胃液
酸碱反应	碱性	酸性
黑便	无，若咽下血液量较多时可有	有，可为柏油样便、呕血停止后仍可持续数日
出血后痰的性状	常有血痰数日	无痰

2. **发病年龄及咯血性状** 仔细询问发病年龄及咯血性状，对分析咯血病因有重要意义。如青壮年大咯血多考虑肺结核、支气管扩张等；中年以上患者间断或持续痰中带血则须高度警惕支气管肺癌；中老年患者有慢性潜在疾病，出现咳砖红色胶冻样血痰时，多考虑克雷伯杆菌肺炎等。

3. **伴随症状** 询问有无伴随症状是进行鉴别诊断的重要步骤。如伴有发热、胸痛、咳嗽、咳痰，首先须考虑肺炎、肺结核、肺脓肿等；伴有呛咳、杵状指须考虑支气管肺癌；伴有皮肤黏膜出血须注意血液病、风湿病及肺出血型钩端螺旋体病和流行性出血热等。

4. **个人史** 注意有无结核病接触史、吸烟史、职业性粉尘接触史、生食海鲜史及月经史等。如肺寄生虫病所致咯血、子宫内膜异位症所致咯血均须结合上述病史作出诊断。

四、急诊治疗

1. **镇静、休息与对症处理** 少量咯血，如痰中带血，一般无需特殊处理，适当减少活动量，对症治疗即可。中等量咯血卧床休息，大量咯血则应绝对卧床休息。取患侧卧位，患侧可放置冰袋，嘱患者将血轻轻咳出，避免吸入性肺炎、肺不张或窒息，出血部位不明时取平卧位。对精神紧张、恐惧不安者，应解除不必要的顾虑，必要时可给少量镇静药，如地西泮（安定）10mg 或苯巴比妥钠 0.1～0.2g 肌注等。鼓励患者咳出残留呼吸道的陈旧血液，避免呼吸道阻塞。对频咳或剧咳者，可给予镇咳药，但大咯血时一般不常规用镇咳剂，可在血液咳出后临时使用；年老体弱、肺功能不全者不宜使用，禁用吗啡、哌替啶等，以免过度抑制呼吸，使血液及分泌物淤积气道，引起窒息。

2. **严密观察与护理** 进食易消化食物，保持大便通畅，避免用力屏气排便。对大、中量咯血者，应密切观察，做好大咯血与窒息的各项抢救准备；定期记录咯血量、测呼吸、脉搏和血压，若有口渴、烦躁、厥冷、面色苍白、咯血不止或窒息表现者，应立即进行抢救。

3. **止血药物的应用** 常见止血药物如下：

（1）垂体后叶素：疗效迅速而显著，使肺循环压力降低，肺小动脉收缩而利于血凝块形成。用法：大咯血时以垂体后叶素 5～10U 加 25% 葡萄糖液 20～40ml 缓慢注射（10～15 分钟）；咯血持续者可用垂体后叶素 10～20U 加 5% 葡萄糖液 500ml，缓慢滴注。禁用：高血压、冠状动脉疾病、肺源性心脏病、心率衰竭患者和孕妇。注射过快可引起面色苍白、心悸、出汗、胸或腹痛、血压升高等副作用，应及时减慢速度或停药。

（2）普鲁卡因：用于对垂体后叶素有禁忌者。普鲁卡因 150～300mg 加 5% 葡萄糖液 500ml，缓慢静滴；或普鲁卡因 50mg 加 25% 葡萄糖液 40ml，缓慢静滴。本药可诱发过敏反应，用药前应做皮试。药物使用量过大或注射过快可导致惊厥、谵妄、兴奋、面色潮红，应立即停药，对症处理。

（3）酚妥拉明：为 α 肾上腺素能受体阻滞剂，能有效扩张血管平滑肌，降低肺循环阻力及心房压、肺毛细血管楔压和左心室充盈压，可起到较好的止血作用。酚妥拉明 10～20mg 加入 5% 葡萄糖液 250～500ml 中，持续静滴。使用时应监测血压并保持有足够的血容量。

（4）纠正凝血障碍药物：① 6- 氨基己酸 6.0g＋5% 葡萄糖液 250mg 静滴，通过抑制纤维蛋白溶酶，达到止血目的，适用于肺部疾病、血液病引起的咯血。②止血芳酸 100～200mg＋25% 葡萄糖液 40ml 静滴，或 200mg 止血芳酸＋5% 葡萄糖液 500ml 静滴，适用于纤维蛋白溶解亢进引起的出血。③氨甲环酸 250mg＋25% 葡萄糖液 40ml 静注；或 750mg＋5% 葡萄糖液 500ml 静脉滴注。④酚磺乙胺（止血敏）：有收缩肺毛细血管、增加毛细血管抵抗、加速管壁回缩及轻微的促血小板聚集作用。0.25～0.75g 肌内注射或缓慢静脉注射，一日 2～3 次，静脉注射不宜过快，以免血压下降。⑤注射用血凝酶（立止血）：该药对纤维蛋白原的降解有选择性作用，在出血部位生理性凝血因子的作用下，纤维蛋白多聚体迅速形成稳固的纤维蛋白，在出血部位发挥凝血作用。1～2U 静脉注射或肌内注射，一日 1～2 次。

（5）其他止血药物：硝酸甘油适用于与垂体后叶素合用，5～10mg 加入 5%～10% 葡萄糖液 250～500ml 中静滴；氯丙嗪能降低肺循环、左心室与支气管动脉压力，必要时可小剂量（10～15mg）配合使用，肝、肾功能不全者慎用。另外，阿托品、糖皮质激素、中药如三七粉或云南白药、鱼精蛋白注射液、维生素 C、凝血酶原复合物等根据病情均可酌情选用。

4. **维持血容量**　持续大咯血出现循环容量不足时，应及时补充血容量。输入新鲜血不但能补充血容量，而且有止血作用。

5. **手术止血**　对反复咯血者，上述治疗无效，出血部位明确而无手术禁忌者，可采用手术止血。指征包括：①肺部病变（如各型结核动脉破裂、支气管扩张、肺脓肿、肺癌等）所引起的致命性大咯血；②可能发生气道阻塞和（或）窒息者。

6. **局部止血治疗**　适用于大咯血并发窒息和严重反复咯血、病情严重、肺功能较差、不适于手术治疗者。治疗前提是出血部位明确经气管插管或纤支镜边插边吸，到达出血部位后，将导管由活检口插至出血部位，注入冷生理盐水（4℃），每次 50ml，留置 30～60 秒后吸出，反复数次直至出血停止，通过冷刺激使血管收缩达到止血的目的；或者注入凝血酶 200～400U，或去甲肾上腺素液 1～2mg 稀释后局部使用。

7. **支气管动脉栓塞**　对药物治疗无效且不能手术治疗的患者，可选择介入栓塞治疗。经股动脉插管，将漂浮导管插到病变区域的支气管动脉分支血管腔内，注入明胶海绵或聚乙烯醇微粒，栓塞支气管动脉，达到止血目的。因肺循环可能有多支动脉供血，本法对不是来自支气管动脉（分支血管）破裂的咯血者无效，而且造影剂和栓塞物还可能进入脊髓动脉引起脊髓缺血损伤，因此应严格掌握适应证。

8. **病因治疗**　应尽快明确病因，采用相应的治疗措施。

第六章
急性胸痛

一、肺血栓栓塞症

（一）概论

肺栓塞（pulmonary embolism，PE）是以各种栓子阻塞肺动脉系统为其发病原因的一组疾病或临床综合征的总称，包括肺血栓栓塞症（pulmonary thromboembolism，PTE）、脂肪栓塞综合征、羊水栓塞、空气栓塞等。肺血栓栓塞症多来自静脉系统或右心系统的血栓阻塞肺动脉或其分支所致的疾病，为肺栓塞中最常见的类型，占肺栓塞中的绝大多数，通常所称的肺栓塞即指肺血栓栓塞症。栓塞后如肺组织产生严重的血供障碍，可发生坏死，即称为肺梗死（pulmonary infarction，PI）。引起肺血栓栓塞症的血栓主要来源于深静脉血栓形成（deep venous thrombosis，DVT），最常见于下肢静脉及盆腔静脉。深静脉血栓形成与肺血栓栓塞症实质上为一种疾病过程在不同部位、不同阶段的表现，两者合称为静脉血栓栓塞症（venous thromboembolism，VTE）。急性肺血栓栓塞症为内科急症之一，病情凶险。慢性肺血栓栓塞症主要由反复发生的较小范围的肺栓塞所致，早期常无明显的临床表现，但经过数月至数年可引起严重的肺动脉高压。

（二）危险因素

大多数肺血栓栓塞症患者都可能存在着危险因素。静脉血液淤滞、静脉系统内皮损伤和血液高凝状态，是导致静脉内血栓形成的3个主要因素。表2-6-1中列举的多种疾病可以通过这3种因素而增加深静脉血栓形成的风险，从而增加肺血栓栓塞症的发病风险。

（三）临床表现

肺血栓栓塞症的临床表现均不具备特异性，对诊断的敏感性和特异性都不高。临床病情轻重差异很大，轻的基本无临床表现，重的可以发生休克，甚至发生猝死。相应的临床症状和体征差异也很大，以下阐述比较典型的症状和体征。

1. 症状

（1）呼吸困难及气促：为肺血栓栓塞症最常见的症状。常于活动后出现或加重，静息时可缓解或减轻。患者有时主诉大便后、上楼梯时出现胸部“憋闷”，很容易与劳力性“心绞痛”相混淆，尤须注意鉴别。特别要重视仅表现为轻度呼吸困难的患者。

（2）胸痛：可见于大多数肺血栓栓塞症患者，包括胸膜炎样胸痛和心绞痛样疼痛。胸膜炎样胸痛较多见，其特点为深呼吸或咳嗽时疼痛明显加重，它提示应注意有无肺梗死存在。心绞痛样胸痛仅见于少数患者，为胸骨后较剧烈的挤压痛，患者难以忍受，向肩部和胸部放射，酷似心绞痛发作。

表 2-6-1 深静脉血栓形成和肺血栓栓塞症的危险因素

原发危险因素	抗凝血酶缺乏 凝血酶原 20210A 基因变异 先天性异常纤维蛋白原血症 Ⅻ因子缺乏 血栓调节因子异常 Ⅴ因子 Leiden 突变（活性蛋白 C 抵抗） 高同型半胱氨酸血症 纤溶酶原不良血症 抗心磷脂抗体综合征 蛋白 S 缺乏 纤溶酶原激活物抑制因子过量 蛋白 C 缺乏
继发危险因素	创伤 / 骨折（尤其多见于髋部骨折和脊髓损伤） 充血性心力衰竭 急性心肌梗死 外科手术后（尤其多见于全髋关节置换或膝关节置换术后） 恶性肿瘤 肿瘤静脉内化疗 脑卒中 肥胖 肾病综合征 因各种原因的制动 中心静脉插管 长期卧床 慢性静脉疾病 长途航空或乘车旅行 吸烟 口服避孕药 妊娠 / 产褥期 真性红细胞增多症 血液黏滞度增高 巨球蛋白血症 血小板异常 植入人工假体 克罗恩病 高龄

（3）咯血：见于约 1/3 的患者，是提示肺梗死的症状，多发生于肺梗死后 24 小时之内，常为小量咯血，大咯血少见。

（4）烦躁不安、惊恐甚至濒死感：见于约半数患者，发生机制不明，可能与胸痛或低氧血症有关。

（5）咳嗽：见于约 1/3 的患者，多为干咳或有少量白痰。

（6）晕厥：可为肺血栓栓塞症的唯一或首发症状，其主要原因是大块肺血栓栓塞阻塞 50% 以上的肺血管，使心排血量明显减少，引起脑供血不足。

（7）腹痛：肺血栓栓塞症患者有时主诉腹痛，可能与膈肌受刺激或肠出血有关，偶见腰痛为主诉者。

各病例可出现以上症状的不同组合。临床上有时出现所谓“肺梗死三联征”，即同时出现呼吸困难、胸痛及咯血，但仅见于不足30%的患者。

2. 体征

（1）呼吸系统体征：呼吸急促常见发绀。肺部有时可闻及哮鸣音和（或）细湿啰音，肺野偶可闻及血管杂音；合并肺不张和胸腔积液时出现相应的体征。

（2）循环系统体征：主要是急性肺动脉高压和右心功能不全的体征，以及左心心搏量急剧减少的体征。常见窦性心动过速，并可见心律失常，如期前收缩、室上性心动过速、心房扑动和心房纤颤等。半数以上患者可闻及肺动脉瓣区第二心音亢进或分裂，少数患者可闻及收缩期喷射性杂音，颈静脉充盈或异常搏动；存在三尖瓣反流时三尖瓣区可闻及收缩期杂音，可闻及右心奔马律，并可见肝脏增大、肝颈静脉反流征和下肢肿胀等右心衰竭的体征。少数患者可有心包摩擦音。病情严重的患者可出现血压下降甚至休克，通常提示为大块肺血栓栓塞。

（3）其他：可伴发热，多为低热，少数患者有38℃以上的发热。可由肺梗死、肺出血、肺不张继发肺部感染等引起，也可由下肢血栓性静脉炎引起。

3. **深静脉血栓形成** 由于绝大多数肺血栓栓塞症的血栓来源于深静脉血栓形成，深静脉血栓形成被认为是肺血栓栓塞症的标志。因此，在怀疑肺血栓栓塞症诊断时，必须注意是否存在深静脉血栓形成的症状和体征，特别是下肢深静脉血栓形成的症状和体征。可见患肢肿胀、周径增粗、疼痛或压痛、皮肤色素沉着，行走后患肢易疲劳或肿胀加重，特别是两下肢不对称性肿胀应引起重视。应测量双侧下肢的周径来评价其差别。进行大、小腿周径的测量点分别为髌骨上缘以上15cm处，髌骨下缘以下10cm处。双侧相差>1cm即考虑有临床意义。但是，约半数以上的下肢深静脉血栓形成患者无自觉症状和明显体征。

（四）诊断与鉴别诊断

由于肺血栓栓塞症的临床表现缺乏特异性，临床漏诊率很高；而且漏诊患者与得到及时诊断和治疗的患者相比，病死率增高数倍。因此，提高对本病的认识和警惕性非常重要。

对存在危险因素，特别是并存多个危险因素的患者应考虑有无本病。对出现不明原因的呼吸困难、胸痛、晕厥或休克等临床表现者，尤其是伴有单侧或双侧不对称性下肢肿胀、疼痛等症状者，应进行心电图、X线胸片、动脉血气分析、心脏超声和下肢血管超声等检查。依据这些结果可以初步疑诊肺血栓栓塞症或排除其他疾病。应常规行D-二聚体检测，阴性结果基本可以排除肺血栓栓塞症诊断。

对经上述检查后仍然怀疑肺血栓栓塞症的患者，应尽快进行肺血栓栓塞症的确诊检查，首选CT肺血管造影检查。对于因造影剂过敏或其他原因而不能行CT肺血管造影的患者，可酌情选用放射性核素肺通气/灌注扫描或磁共振成像。对确诊肺血栓栓塞症的患者，应注意查找深静脉血栓，并寻找可能的危险因素。

对急性肺血栓栓塞症患者，可依据其病情危险程度分为3组：①低危险肺血栓栓塞症：血压正常，无右心室功能不全；②次大块肺血栓栓塞症：血压正常，但出现右心室功能不全；住院病死率为5%～10%。③大块肺血栓栓塞症：右心室功能不全，伴低血压或心源性休克，即体循环动脉收缩压<90mmHg，或较基础值下降幅度≥40mmHg，持续15分钟以上。住院病死率可高达30%。

慢性血栓栓塞性肺动脉高压患者，多可出现慢性进行性发展的肺动脉高压相关临床表现，后期出现右心衰竭的体征。各种特殊检查除可发现肺动脉分支内血栓栓塞外，心脏超声检查可见右心室壁肥厚等慢性肺源性心脏病的改变。

鉴别诊断时，根据栓塞范围大小、发生快慢不同，应与冠心病、急性左心衰竭、主动脉夹层、张力性气胸、重症哮喘、重症肺炎、胸膜炎、其他原因引起的晕厥、其他原因引起的休克、其他原因引起的慢性肺动脉高压（如原发性肺动脉高压）和慢性肺源性心脏病等相鉴别。

（五）治疗

1. 一般治疗 本病起病急骤，需作急救处理。应绝对卧床休息，监测呼吸、心率、血压、心电图及血气的变化；经鼻导管或面罩吸氧，缺氧严重者使用机械通气；有严重胸痛时注射吗啡止痛，但休克者禁用；注射阿托品以降低迷走神经张力，防止肺血管和冠状动脉反射性痉挛；抗心衰及抗休克治疗，可酌情使用多巴酚丁胺和多巴胺等血管活性药物；防止用力排便引起栓子脱落，必要时用通便药或灌肠。

2. 溶栓治疗 该疗法使用药物直接或间接将血浆纤维蛋白溶解酶原（纤溶酶原）转变为纤维蛋白溶解酶（纤溶酶），迅速破坏纤维蛋白，溶解血栓；同时通过清除和灭活凝血因子Ⅱ、Ⅴ和Ⅷ，阻碍凝血过程，发挥抗凝效应。溶栓治疗可迅速溶解部分或全部肺动脉分支内的血栓，恢复肺组织再灌注，减小肺动脉阻力，降低肺动脉压，改善右室功能，减少严重肺血栓栓塞症患者的病死率和复发率，因而是治疗严重肺血栓栓塞症最重要的方法，使用得当时可以迅速缓解患者症状，挽救生命。溶栓的时间窗一般定为14天以内，但鉴于可能存在血栓的动态形成过程，这一时间窗的规定并不是绝对的。溶栓治疗应尽可能在肺血栓栓塞症确诊的前提下慎重进行。对有溶栓指征的病例宜尽早开始溶栓。

（1）溶栓治疗的适应证：①2个肺叶以上的大块PTE者；②不论肺动脉血栓栓塞部位及面积大小只要血流动力学有改变者；③并发休克和体循环低灌注者，如低血压、乳酸酸中毒和（或）心排血量下降；④原有心肺疾病的次大块PTE引起循环衰竭者；⑤有呼吸窘迫症状（包括呼吸频率增加，动脉血氧饱和度下降等）的PTE患者；⑥PTE后出现窦性心动过速的患者。

（2）溶栓治疗的禁忌证

1）绝对禁忌证：①活动性内出血；②有自发性颅内出血或有出血性卒中病史。

2）相对禁忌证：①2周内的大手术、分娩、器官活检或不能压迫止血部位的血管穿刺；②2个月内的缺血性卒中；③10天内的胃肠道出血；④15天内的严重创伤；⑤一个月内的神经外科或眼科手术；⑥难于控制的重度高血压（收缩压>180mmHg，舒张压>110mmHg）；⑦近期曾行心肺复苏；⑧血小板计数低于$100 \times 10^9/L$；⑨妊娠；⑩细菌性心内膜炎；⑪严重肝肾功能不全；⑫糖尿病出血性视网膜病变；⑬出血性疾病；⑭动脉瘤；⑮左心房血栓；⑯年龄>75岁。

（3）溶栓治疗的并发症：溶栓治疗最重要的并发症是出血，发生率约为5%，其中致死性出血发生率约为1%。为减少并发症的发生，应认真选择治疗病例；治疗前查血型、配血；治疗中规范操作，密切监测。溶栓治疗的其他副作用还可能有发热、过敏反应（多见于使用链激酶者）、低血压、恶心、呕吐、肌痛、头痛等。

（4）常用溶栓治疗方案：①尿激酶：20 000IU/（kg·2h）静脉滴注。②重组组织型纤溶酶原激活剂（rt-PA）：50～100mg持续静脉注射2小时。

当使用尿激酶溶栓时，不强调同时使用肝素治疗；但以rt-PA溶栓时，溶栓时是否停用肝素无特殊要求，一般也不使用。

溶栓治疗结束后，应每2～4小时测定一次凝血酶原时间（PT）或活化部分凝血活酶时间（APTT），当其水平降至正常值的2倍时，即应开始规范的肝素抗凝治疗。

3. **抗凝治疗** 抗凝治疗是肺血栓栓塞症的基础性治疗方法，可以显著提高患者的生存率，降低血栓栓塞的复发率。

（1）抗凝治疗的适应证：对血压正常且无右心室功能不全的急性肺血栓栓塞症低危险组患者，应给予抗凝治疗；对于血压下降和右心室功能不全的大块肺血栓栓塞症患者，应先行溶栓治疗，随后使用抗凝治疗；对血压正常而右心室功能不全的次大块肺血栓栓塞患者，无论是否溶栓，都应该进行抗凝治疗。

（2）抗凝治疗的禁忌证和并发症：禁忌证包括活动性出血、凝血功能障碍、未予控制的严重高血压等，在急性肺血栓栓塞症时多不是绝对禁忌证。主要并发症是出血。

（3）常用抗凝治疗方案：①普通肝素：多主张静脉滴注，作用发生快，停药后消失得也快。给予2000～5000IU或按80IU/kg静注，继之以18IU/（kg·h）持续静滴。在开始治疗后的最初24小时内每4小时测定APTT，根据APTT调整剂量，尽快使APTT达到并维持于正常值的1.5～2.5倍。达稳定治疗水平后，改为每天测定APTT一次。使用过程中应注意监测血小板计数，若出现血小板迅速或持续降低达30%以上，或血小板计数$<100\times10^9$/L，应停用肝素。②低分子肝素：现有多种制剂供临床选用，一般根据体重决定给药剂量，不需监测APTT和调整剂量，使用较普通肝素方便，疗效等同于普通肝素。③华法林：是最常用的口服抗凝药，竞争性对抗维生素K的作用，抑制凝血因子合成，但对于已有的凝血因子没有作用，故起效较慢，需要数天时间才能充分发挥作用。其药代动力学的个体差异性较大，且受多种因素影响，使用时需要定期检测国际标准化比率（INR），以免引起严重的出血。在给予肝素治疗时即可开始应用华法林，初始计量为3.0～5.0mg，与肝素需至少重叠应用4～5天，当连续两天测定INR达到2.5（2.0～3.0）时，或PT延长至正常值的1.5～2.5倍时，即可停止使用肝素，单独口服华法林治疗。应根据INR或PT调节华法林的剂量。华法林的主要并发症是出血，可用维生素K拮抗。

若肺血栓栓塞症患者能够寻找到特殊危险因素（如手术、外伤等），且这些危险因素能够去除，抗凝治疗的疗程一般是6个月。对于寻找不到特殊危险因素的患者，或虽可确认危险因素但一时难以去除者，抗凝时间应适当延长，部分患者需终身抗凝治疗。

4. **其他治疗** 肺血栓栓塞症除上述内科药物治疗方法外，还有多种其他治疗方法，包括外科肺动脉血栓摘除术、使用介入技术经肺动脉导管碎解和抽吸血栓、防止下肢深静脉血栓脱落行腔静脉滤器植入等，各有其优、缺点，一般用于经内科药物治疗效果不佳的患者。

对慢性栓塞性肺动脉高压患者应进行长期抗凝治疗，可使用华法林口服，疗程6个月以上，定期监测INR。部分患者可考虑行肺动脉血栓内膜切除术。可使用硝苯地平、地尔硫䓬等血管扩张剂。出现右心室功能衰竭者可使用洋地黄类药物和利尿剂等。

由于绝大多数肺动脉血栓栓塞症的栓子来源于深静脉血栓形成，因此应重视其处理。治疗原则为卧床、患肢抬高、抗凝、消炎等，溶栓治疗尚不成熟。

（六）预防

针对肺血栓栓塞症的危险因素进行预防，如积极医治下肢软组织感染，防治下肢静脉曲张，对住院患者认真评估血栓形成风险，鼓励患者手术后早期下床活动，对血栓形成风险较大者行预防性抗凝治疗等。

二、急性冠脉综合征

急性冠状动脉综合征（ACS）指冠心病中急性发病的临床类型，包括不稳定型心绞痛（UA）、非ST段抬高型心肌梗死（NSTEMI）和ST段抬高型心肌梗死（STEMI）。近年又将前两者合称为非ST段抬高型ACS，约占3/4；后者称为ST段抬高型ACS，约占1/4（包括小部分变异型心绞痛）。它们主要涵盖了以往分类中的Q波性急性心肌梗死（AMI）、非Q波性AMI和UA，由于Q波的形成发生于心肌缺血发生后数小时，因此无助于早期诊断和治疗方案的选择。所以为了指导早期治疗方案（主要是再灌注策略）的制定，目前临床上更常用ST段抬高型和非ST段抬高型ACS的分类。ACS有共同的病理生理机制，心肌缺血程度、范围和侧支循环形成速度不同，患者可出现不同的症状。需要指出的是ACS是由危险程度和预后不同的一系列临床症状组成，也可能是疾病进展的不同阶段，其中UA和NSTEMI若未及时治疗，可能进展成STEMI。

三、急性心肌梗死

（一）临床表现

与梗死的面积大小、部位、冠状动脉侧支血管情况密切有关。

1. **诱因** 大约有1/2的AMI患者有诱因和前驱症状，如剧烈运动、情绪波动、急性失血、出血性或感染性休克、主动脉瓣狭窄、发热、心动过速等引起心肌耗氧增加的因素，都可能是心肌梗死的诱因。其他诱因还有呼吸道感染、各种原因引起的低氧血症、肺栓塞、低血糖、应用可卡因和血清病、过敏以及少见的蜂蛰伤等。在变异型心绞痛患者中，反复发作的冠状动脉痉挛也可发展为AMI。

2. **先兆** 半数以上患者在发病前数日有乏力、胸部不适、活动时心悸、气急、烦躁、心绞痛等前驱症状，其中以初发型心绞痛和恶化型心绞痛为最突出。心绞痛发作较以往频繁、性质较剧烈、持续较久、硝酸甘油疗效差、诱发因素不明显。疼痛时伴有恶心、呕吐、大汗和心动过速，或伴有心功能不全、严重心律失常、血压大幅度波动等，同时ECG示ST段一过性明显抬高（变异型心绞痛）或压低，T波倒置或增高（“假性正常化”），应警惕近期内发生MI的可能。出现先兆及时住院处理，可使部分患者避免发生MI。

3. **症状**

（1）疼痛：为最先出现的症状，疼痛强度轻重不一。对于原有心绞痛的患者，疼痛发生的部位和性质常类似于心绞痛，但多无明显诱因，且程度较重、持续时间较长，可达数小时或数天，休息和含服硝酸甘油片多不能缓解。患者常烦躁不安、出汗、恐惧或有濒死感。少数患者无明显疼痛，一开始即表现为休克或急性心衰，在老年人和糖尿病患者多见。部分患者疼痛位于上腹部，被误认为胃穿孔或急性胰腺炎等急腹症，部分患者疼痛放射至下颌、背部上方，被误认为骨关节痛。

（2）全身症状：有发热、心动过速、白细胞计数增高和血沉增快等，由坏死物质吸收所引起，一般在疼痛发生24～48小时出现，程度与梗死范围常呈正相关，体温一般在38℃左右，很少超过39℃，持续约1周。

（3）胃肠道症状：可伴有频繁的恶心、呕吐和上腹胀痛，与迷走神经受坏死心肌刺激和心排出量降低、组织灌注不足等有关，多见于下壁心肌梗死。

（4）心律失常：见于75%～95%的患者，多发生在起病1～2周内，而以24小时内最多见，可伴乏力、头晕、晕厥等症状。各种心律失常中以室性心律失常最多，尤其是室早频发（每分钟5次以上）、成对出现或短阵室速，多源性或落在前一心搏的易损期（R-on-T现象）需积极处理。房室传导阻滞和束支传导阻滞也较多见。完全性房室传导阻滞多见于下壁心肌梗死。前壁心肌梗死如发生房室或（和）室内传到阻滞表明梗死范围广泛。室上性心律失常则较少，多见于心衰患者。

（5）心力衰竭：主要是急性左心衰竭，可在起病最初几天内发生，或在疼痛、休克好转阶段出现，为梗死后心脏舒缩力显著减弱或不协调所致。发生率约为32%～48%。出现呼吸困难、咳嗽、发绀、烦躁等症状，严重者可发生肺水肿，随后可发生颈静脉怒张、肝大、水肿等右心衰竭表现。右心室心肌梗死者可一开始即出现右心衰表现，伴血压下降。

（6）低血压和休克：疼痛期血压下降常见，未必是休克。如疼痛缓解而收缩压仍低于80mmHg，有烦躁不安、面色苍白、皮肤湿冷、脉细而快、大汗淋漓、尿量减少（<20ml/h）、神志淡漠等则为休克表现。休克多在起病后数小时至1周内发生，约20%的患者出现，主要是心源性，为心肌广泛（40%以上）坏死、心排出量急剧下降所致，神经反射引起的周围血管扩张属次要因素，有些患者尚有血容量不足的因素。

根据有无心衰表现及其相应的血流动力学改变严重程度，按Killp分级法（表2-6-2）将AMI的心功能分为4级。

表2-6-2　急性心肌梗死后心衰的Killip分级

分级	临床表现
Ⅰ级	无明显心功能损害证据
Ⅱ级	轻、中度心衰主要表现为肺底啰音（<50%的肺野）、第三心音及X线胸片上肺淤血的表现
Ⅲ级	重度心衰（肺水肿）啰音>50%的肺野
Ⅳ级	心源性休克

AMI时，重度左室衰竭或肺水肿与心源性休克同样由左心室排血功能障碍所引起，两者可以不同程度合并存在，常统称为心脏泵功能衰竭或泵衰竭。在血流动力学上（表2-6-3），肺水肿是以左心室舒张末期压及左房与肺毛细血管压力的增高为主，而休克则以心排出量和动脉压的降低更为突出。心源性休克是较左心室衰竭更重的泵衰竭，一定水平的左室充盈后，心排血指数比左心室衰竭时更低，亦即心排血指数与充盈压之间关系的曲线更为平坦而下移。

表2-6-3　Forrester等对血流动力学分类

分级	血流动力学变化
Ⅰ级	无肺淤血和周围灌注不足；肺毛细血管压力（PCWP）和心排血指数（CI）正常
Ⅱ级	单有肺淤血；PCWP增高（>18mmHg），CI正常[>2.2L/（min•m^2）]
Ⅲ级	单有周围灌注不足；PCWP正常（<18mmHg），CI降低[<2.2L/（min•m^2）]，主要与血容量不足或心动过缓有关
Ⅳ级	合并有肺淤血和周围灌注不足；PCWP增高（>18mmHg），CI降低[<2.2L/（min•m^2）]

4. **体征**　AMI时，心脏叩诊可在正常范围内。体征异常者大多数无特征性，心脏可有轻度至中度增大，心率增快或减慢，心尖区第一心音减弱，可出现第三或第四心音听诊区奔马律，反映左室舒张压和舒张期容积增高，常提示左心室衰竭。前壁心肌梗死的早期，可能

在心尖区和胸骨左缘之间扪及迟缓的收缩期彭出，是由心室壁反常运动所致，常在几天至几周内消失。约10%～20%的患者在发病后2～3天出现心包摩擦音，多在1～2天内消失，少数持续1周以上。发生二尖瓣乳头肌功能失调者，心尖区可出现粗糙的收缩期杂音；发生心室间隔穿孔者，胸骨左下缘出现收缩期杂音，常伴震颤。右心室梗死较重者可出现颈静脉怒张，深吸气时显著。除发病极早期出现一过性血压增高外，几乎所有患者在病程中都会有血压降低，起病前有高血压者，血压可降至正常；起病前无高血压者，血压可降至正常以下，且可能不再恢复到发病之前的水平。

（二）辅助检查

1. **心电图（Electrocardiography，ECG）** 大部分AMI患者连续监测ECG检查，能记录到典型的ECG动态变化，但是许多因素限制了ECG对心肌梗死的诊断和定位能力。这些因素包括心肌损伤的范围、梗死的时间及其位置、束支传导阻滞、陈旧性MI、急性心包炎、电解质浓度异常及一些药物等。不过，标准12导联ECG的系列观察，仍然是临床上进行MI检出和定位的有用方法。

（1）特征性改变：有Q波MI者，在面向透壁心肌坏死区的导联上出现：①宽而深的Q波（病理性Q波）；②ST段抬高呈弓背向上型；③T波倒置，往往宽而深，两支对称。在背向梗死区的导联上则出现相反的改变，即R波增高、ST段压低、T波直立并增高。

（2）动态性改变：STEMI者的ECG动态改变包括：①起病数小时内可无异常，或出现异常高大、两支不对称的T波，为超急性期改变。②数小时后，ST段明显抬高、弓背向上，与直立的T波连接，形成单相曲线；数小时到2天内出现病理性Q波，同时R波减低，为急性期改变；Q波在3～4天内稳定不变，以后70%～80%永久存在。③如不进行治疗干预，ST段抬高持续数日至2周左右，之后逐渐回到基线水平，T波则变为平坦或倒置，是为亚急性期改变。④数周至数月以后，T波呈V形倒置、两肢对称、波谷尖锐，为慢性期改变，T波倒置可永久存在，也可在数月到数年内逐渐恢复。

（3）定位和定范围：有Q波心肌梗死者，可根据出现特征性和动态性改变的导联数来判断心肌梗死的部位和范围（表2-6-4）。

注：表中①即膈面。右心室心肌梗死不易从心电图得到诊断，但V_{4R}导联的ST段抬高，可作为下壁合并右心室心肌梗死的参考指标；②在V_5、V_6、V_7导联高1、2处有正面改变；③在V_1、V_2、V_3导联R波高，同理，在前侧壁梗死时，V_1、V_2导联R波也增高。“+”为正面改变，表示典型Q波、ST段上抬和T波变化。“−”为反面改变，表示ARS主波向上，ST段下降及与“+”部位T波方向相反的T波；“±”为由可能有正面改变。

2. **血清心肌标志物检查** 肌钙蛋白（cTn）是诊断心肌坏死最特异和敏感的心肌损伤标志物，通常在STEMI症状发生后2～4小时开始升高，10～24小时达到峰值，并可持续升高7～14天。肌酸激酶同工酶（CK-MB）对判断心肌坏死的临床特异性较高，STEMI时其测值超过正常上限并有动态变化。溶栓治疗后梗死相关动脉开通时CK-MB峰值前移（14小时以内）。CK-MB测定也适于诊断再发心肌梗死。肌红蛋白测定有助于STEMI早期诊断，但特异性较差。

3. **放射性核素检查** 利用坏死心肌细胞中的钙离子能结合放射性锝-焦磷酸盐，或坏死心肌细胞的肌凝蛋白，可与其特异性抗体结合的特点，静脉注射^{99m}TC-焦磷酸盐进行“热点”扫描；利用坏死心肌血供断绝和瘢痕组织中无血管，以致^{299m}TC-MIBI不能进入细胞的特点，静脉注射这些放射性核素进行“冷点”扫描或照相；两者均可显示心肌梗死的部位和范围。前者主要用于急性期，后者用于慢性期。用门电路闪烁照相法进行放射性核素心腔造影（常用 ^{99m}TC 标记的红细胞或白蛋白），可观察心室壁的运动和左心室的射血分数，有助于判断心室功能，判断梗死后造成的室壁运动失调和室壁瘤。目前多用单光子发射计算机断层扫描（SPE-CT）来检查。新的方法正电子发射计算机断层扫描（PET）可观察心肌的代谢变化，判断是否有存活心肌。

表 2-6-4 心肌梗死的心电图定位诊断

导联	前间隔	局限前壁	前侧壁	广泛前壁	下壁①	下间壁	下侧壁	高侧壁②	正后壁③
V_1	+			+		+			
V_2	+			+		+			
V_3	+	+		+		+			
V_4		+		+					
V_5		+	+	+			+		
V_6			+				+		
V_7			+				+		+
V_8									+
aVR									
aVL		±	+	±	−	−	−	+	
aVF					+	+	+	−	
Ⅰ		±	+	±	−	−	−	+	
Ⅱ					+	+	+	−	
Ⅲ					+	+	+	−	

4. **超声心动图** 根据超声心动图上所见的室壁运动异常可对心肌缺血区域作出判断，在评价有胸痛而无特征性 ECG 变化时，超声心动图可以帮助鉴别主动脉夹层。早期超声心动图可以评估心脏功能、乳头肌功能不全和室间隔穿孔的发生。

5. **磁共振成像** 磁共振成像对心肌显像具有时间与空间分辨率方面的优势，可评价室壁厚度、左室整体和节段性室壁运动。梗死区域心肌表现为厚度变薄，收缩活动减弱至消失或出现矛盾运动。利用顺磁特性对比剂 Gd-DTPA 的延迟增强显像，还可评价心肌灌注缺损、微血管床堵塞以及心肌瘢痕或纤维化。磁共振成像有取代 PET 而成为评估心肌活力金标准的趋势。

6. **其他实验室检查** 在起病 24～48 小时后，白细胞可增至（10～20）×10^9/L，中性粒细胞增多，嗜酸性粒细胞减少或消失，血沉加快，均可持续 1～3 周。起病数小时至 2 日血中游离脂肪酸增高。CRP 的增高和预后不良有关，BNP 或 NTpro-BNP 的升高提示心室壁张力的升高，反映心功能不全。

7. **选择性冠状动脉造影** 冠状动脉造影可明确冠状动脉闭塞的部位，用于考虑行介入治疗者。

（三）诊断

WHO 的 AMI 诊断标准：典型的临床表现、特征性的 ECG 改变、血清心肌标志物水平动态改变。3 项中具备 2 项，特别是后 2 项即可确诊，一般并不困难。无症状的患者，诊断较困难。老年患者血压突然降低且无原因可循者，都应想到 AMI。此外，有较重而持久的胸闷或胸痛者，即使ECG无特征性改变，也应考虑本病的可能，都宜先按AMI处理，并在短期内反复进行ECG观察和血清心肌标志物等测定，以确定诊断。当存在左束支传到阻滞时，MI的ECG诊断较困难，因它与STEMI的ECG变化类似。此时，与QRS波同向的ST段抬高和至少2个胸导联ST段抬高>5mm，强烈提示MI。一般来说，有疑似症状并新出现左束支传到阻滞，应按STEMI来治疗。对有病理性Q波的MI和透壁性或非透壁性或微型MI，血清肌钙蛋白和CK-MB测定的诊断价值更大，参见“不稳定型心绞痛和非ST段抬高型心肌梗死”部分。

2007年欧洲和美国心脏病血会对MI制定了新的定义，将MI分为急性进展性和陈旧性两类，把血清心肌标志物水平动态改变列为诊断急性进展性MI的首要和必备的条件。

1. **急性进展性MI** 定义为：①心肌标志物典型的升高和降低，至少伴有下述情况之一：ⅰ. 心肌缺血症状；ⅱ. ECG病理性Q波形成；ⅲ. ST段改变提示心肌缺血；ⅳ. 做过冠状动脉介入治疗，如血管成形术。②病理检查发现AMI。

2. **陈旧性MI** 定义为：①系列ECG检查提示新出现的病理性Q波，患者可有或可不记得有任何症状，心肌标志物已降至正常。②病理检查发现已经或正在愈合的MI。

然后将MI再分为5种临床类型。Ⅰ型：自发性MI，与原发的冠状动脉事件，如斑块糜烂、破裂、夹层形成等引起的心肌缺血相关；Ⅱ型：MI继发于心肌的供氧和耗氧不平衡所导致的心肌缺血，如冠状动脉痉挛、冠状动脉栓塞、贫血、心律失常、高血压或低血压；Ⅲ型：心脏性猝死，有心肌缺血的症状和新出现的ST段抬高或新的左束支传导阻滞，造影或尸检证实冠状动脉内有新鲜血栓，但未及采集血样之前或血液中心肌标志物升高之前患者就已经死亡；Ⅳa型：MI与PCI相关；Ⅳb型：MI与支架内血栓有关，经造影或尸检证实；Ⅴ型：MI与CABG相关。

STEMI的患者具有以下任何一项者可被确定为高危患者：①年龄>70岁；②前壁MI；③多部位MI（2个部位以上）；④伴有血流动力学不稳定，如低血压、窦性心动过速、恶性室性心律失常、快心率房颤、肺水肿或心源性休克等；⑤左、右束支传导阻滞源于AMI；⑥既往有MI病史；⑦合并糖尿病和未控制的高血压。

（四）鉴别诊断

1. **心绞痛** 尤其是不稳定型心绞痛。鉴别要点，详见表2-6-5。

此外还需与变异型心绞痛相鉴别。本病由Prinzmetal于1959年首先描述，心绞痛几乎都在静息时发生，常呈周期性，多发生在午夜至上午8时之间，常无明显诱因，历时数十秒至30分钟。发作时ECG显示：有关导联的ST段短时抬高、R波增高，相对应导联的ST段压低；T波可有高尖表现；常并发各种心律失常。由冠状动脉痉挛所致，多发生在已有冠状动脉狭窄的基础上，但其临床表现与冠状动脉狭窄程度不成正比，少数患者冠状动脉造影可以正常。吸烟是本病的重要危险因素，麦角新碱或过度换气试验可诱发冠状动脉痉挛。药物治疗以CCB和硝酸酯类最有效，病情稳定后根据冠状动脉造影结果再定是否需要血运重建治疗。

2. **急性肺动脉栓塞** 可发生胸痛、咯血、呼吸困难、低氧血症和休克。单有右心负荷急剧增加的表现，如发绀、肺动脉瓣区第二心音亢进、颈静脉充盈、肝大、下肢水肿等。ECG示Ⅰ导联S波加深，Ⅲ导联Q波显著、T波倒置，胸导联过渡区左移，右胸导联T波倒置等改变。超声心动图检查可发现肺动脉高压、右心扩大和右心符合增加的表现。肺动脉CTA检查多较大分支肺动脉栓塞的诊断价值较大。D-二聚体正常可除外。

表 2-6-5 心绞痛和心肌梗死的鉴别诊断要点

鉴别诊断项目	心绞痛	急性心肌梗死
疼痛		
1. 部位	胸骨上、中段之后	位置相同，但可在较低位置或上腹部
2. 性质	压榨性或窒息性	相似但更剧烈
3. 诱因	劳力、情绪激动、受寒、饱食	不如前者常用
4. 时限	短，1～5分钟或15分钟以内	长，数小时或1～2天
5. 频率	频繁发作	不频繁
6. 硝酸甘油疗效	显著缓解	作用较差
气喘或肺水肿	极少	常有
血压	升高，或无显著改变	常降低，甚至发生休克
心包摩擦音	无	可有
坏死物质吸收表现		
1. 发热	无	常有
2. 血白细胞增加 嗜酸性粒细胞减少	无	常有
3. 血沉增快	无	常有
4. 学清新剂标志物增高	无	有
心电图变化	无变化或暂时性 ST段和T波变化	有特征性 动态性变化

3. **主动脉夹层** 胸痛一开始即达高峰，常放射到背、肋、腹、腰和下肢，两上肢的血压和脉搏可有明显差别，可有下肢暂时性瘫痪、偏瘫和主动脉瓣关闭不全的表现等可用于鉴别。经食管超声心动图检查、X线、增强CT或磁共振成像有助于诊断。

4. **急性心包炎** 尤其是急性非特异性心包炎可有较剧烈而持久的心前区疼痛。但心包炎的疼痛与发热同时出现，呼吸和咳嗽时加重，早期即有心包摩擦音，摩擦音和疼痛在心包腔出现渗液时均消失；全身症状一般不如AMI严重。ECG除aVR外，其余导联均有ST段弓背向下的抬高，T波倒置，无异常Q波出现。

5. **急腹症** 急性胰腺炎、消化性溃疡穿孔、急性胆囊炎、胆石症等，均有上腹部疼痛，可伴休克。仔细询问病史、体格检查、ECG检查和血清心肌标志物测定可协助鉴别。

（五）治疗

早期、快速和完全地开通梗死相关冠状动脉是改善STEMI患者预后的关键。

1. **缩短自发病至首次医疗接触（first medical contact，FMC）的时间** 应通过健康教育和媒体宣传，使公众了解急性心肌梗死的早期症状。教育患者在发生疑似心肌梗死症状（胸痛）后尽早呼叫“120”急救中心、及时就医，避免因自行用药或长时间多次评估症状而延误治疗。缩短发病至FMC的时间、在医疗保护下到达医院可明显改善STEMI的预后。

2. **缩短自FMC至开通梗死相关动脉的时间** 建立区域协同救治网络和规范化胸痛中心是缩短FMC至开通梗死冠状动脉时间的有效手段。有条件时应尽可能在FMC后10分钟内完成首份心电图记录，并提前电话通知或经远程无线系统将心电图传输到相关医院。确诊后迅速分诊，优先将发病12小时内的STEMI患者送至可行直接PCI的医院（特别是FMC后90分钟内能实施直接PCI者），并尽可能不经过急诊室和冠心病监护病房或普通心脏病房直接将患者送入心导管室行直接 PCI。对已经到达无直接 PCI 条件医院的患者，若能在 FMC 后 120 分钟内完成转运 PCI，则应将患者转运至可行 PCI 的医院实施直接 PCI。应在公众中普及心肌再灌注治疗知识，以减少签署手术知情同意书时的犹豫和延误。

3. **住院治疗** 所有 STEMI 患者应立即给予吸氧和心电、血压和血氧饱和度监护，及时发现和处理心律失常、血流动力学异常和低氧血症。合并左心衰竭（肺水肿）和（或）机械并发症的患者常伴严重低氧血症，需面罩加压给氧或气管插管并机械通气。STEMI 伴剧烈胸痛患者应迅速给予有效镇痛剂，如静脉注射吗啡 3mg，必要时间隔 5 分钟重复一次，但吗啡可引起低血压和呼吸抑制，并降低 P_2Y_{12} 受体拮抗剂的抗血小板作用。注意保持患者大便通畅，必要时使用通便药，避免用力排便导致心脏破裂、心律失常或心力衰竭。

4. **再灌注治疗**

（1）溶栓治疗

1）总体考虑：溶栓治疗快速、简便，在不具备 PCI 条件的医院或因各种原因使 FMC 至 PCI 时间明显延迟时，对有适应证的 STEMI 患者，静脉内溶栓仍是较好的选择。院前溶栓效果优于入院后溶栓。对发病 3 小时内的患者，溶栓治疗的即刻疗效与直接 PCI 基本相似；有条件时可在救护车上开始溶栓治疗。但目前我国大部分地区溶栓治疗多在医院内进行。决定是否溶栓治疗时，应综合分析预期风险 / 效益比、发病至就诊时间、就诊时临床及血流动力学特征、并发症、出血风险、禁忌证和预期 PCI 延误时间。左束支传导阻滞、大面积梗死（前壁心肌梗死、下壁心肌梗死合并右心室梗死）患者溶栓获益较大。

2）适应证：①发病 12 小时以内，预期 FMC 至 PCI 时间延迟大 120 分钟，无溶栓禁忌证；②发病 12～24 小时仍有进行性缺血性胸痛和至少 2 个胸前导联或肢体导联 ST 段抬高 >0.1mV，或血流动力学不稳定的患者，若无直接 PCI 条件，溶栓治疗是合理的；③计划进行直接 PCI 前不推荐溶栓治疗；④ ST 段压低的患者，除正后壁心肌梗死或合并 aVR 导联 ST 段抬高，不应采取溶栓治疗；⑤ STEMI 发病超过 12 小时，症状已缓解或消失的患者不应给予溶栓治疗。

3）禁忌证：绝对禁忌证包括：①既往脑出血史或不明原因的卒中；②已知脑血管结构异常；③颅内恶性肿瘤；④ 3 个月内缺血性卒中（不包括 4.5 小时内急性缺血性卒中）；⑤可疑主动脉夹层；⑥活动性出血或出血素质（不包括月经来潮）；⑦ 3 个月内严重头部闭合伤或面部创伤；⑧ 2 个月内颅内或脊柱内外科手术；⑨严重未控制的高血压[收缩压 >180mmHg 和（或）舒张压 >110mmHg，对紧急治疗无反应]。

相对禁忌证包括：①年龄≥75 岁；② 3 个月前有缺血性卒中；③创伤（3 周内）或持续 >10 分钟心肺复苏；④ 3 周内接受过大手术；⑤ 4 周内有内脏出血；⑥近期（2 周内）不能压迫止血部位的大血管穿刺；⑦妊娠；⑧不符合绝对禁忌证的已知其他颅内病变；⑨活动性消化性溃疡；⑩正在使用抗凝药物[国际标准化比值（INR）水平越高，出血风险越大]。

4）溶栓剂选择：建议优先采用特异性纤溶酶原激活剂。重组组织型纤溶酶原激活剂阿替普酶可选择性激活纤溶酶原，对全身纤溶活性影响较小，无抗原性，是目前最常用的溶栓剂。但其半衰期短，为防止梗死相关动脉再阻塞需联合应用肝素（24～48 小时）。其他特异性纤溶酶原激活剂还有替奈普酶等。非特异性纤溶酶原激活剂包括尿激酶和尿激酶原，可直接将循环血液中的纤溶酶原转变为有活性的纤溶酶，无抗原性和过敏反应。

5）剂量和用法：①阿替普酶：全量 90 分钟加速给药法：首先静脉推注 15mg，随后 0.75mg/kg 在 30 分钟内持续静脉滴注，最大剂量不超过 50mg；继之 0.5mg/kg 于 60 分钟持续静脉滴注，最大剂量不超过35mg。半量给药法：50mg溶于50ml专用溶剂，首先静脉推注8mg，其余42mg于90分钟内滴完。②替奈普酶：30～50mg溶于10ml生理盐水中，静脉推注（如体质量<60kg，剂量为30mg；体质量每增加10kg，剂量增加5mg，最大剂量为50mg）。③尿激酶：150万单位溶于100ml生理盐水，30分钟内静脉滴入。溶栓结束后12小时皮下注射普通肝素7500U或低分子肝素，共3～5天。④重组人尿激酶原：20mg溶于10ml生理盐水，3分钟内静脉推注，继以30mg溶于90ml生理盐水，30分钟内静脉滴完。

6）疗效评估：溶栓开始后60～180分钟内应密切监测临床症状、心电图ST段变化及心律失常。血管再通的间接判定指标包括：①60～90分钟内心电图抬高的ST段至少回落50%。②cTn峰值提前至发病12小时内，CK-MB酶峰提前到14小时内。③2小时内胸痛症状明显缓解。④2～3小时内出现再灌注心律失常，如加速性室性自主心律、房室传导阻滞（AVB）、束支阻滞突然改善或消失，或下壁心肌梗死患者出现一过性窦性心动过缓、窦房传导阻滞，伴或不伴低血压。上述4项中，心电图变化和心肌损伤标志物峰值前移最重要。冠状动脉造影判断标准：心肌梗死溶栓（TIMI）2或3级血流表示血管再通，TIMI 3级为完全性再通，溶栓失败则梗死相关血管持续闭塞（TIMI 0～1级）。

7）溶栓后处理：对于溶栓后患者，无论临床判断是否再通，均应早期（3～24小时内）进行旨在介入治疗的冠状动脉造影；溶栓后PCI的最佳时机仍有待进一步研究。无冠状动脉造影和（或）PCI条件的医院，在溶栓治疗后应将患者转运到有PCI条件的医院。

8）出血并发症及其处理：溶栓治疗的主要风险是出血，尤其是颅内出血（0.9%～1.0%）。高龄、低体重、女性、既往有脑血管疾病史、入院时血压升高是颅内出血的主要危险因素。一旦发生颅内出血，应立即停止溶栓和抗栓治疗；进行急诊CT或磁共振检查；测定红细胞比容、血红蛋白、凝血酶原、活化部分凝血活酶时间（APTT）、血小板计数和纤维蛋白原、D-二聚体，并检测血型及交叉配血。治疗措施包括降低颅内压；4小时内使用过普通肝素的患者，推荐用鱼精蛋白中和（1mg鱼精蛋白中和100U普通肝素）；出血时间异常可酌情输入6～8U血小板。

（2）介入治疗：开展急诊介入的心导管室每年PCI量≥100例，主要操作者具备介入治疗资质且每年独立完成PCI>50例。开展急诊直接PCI的医院应全天候应诊，并争取STEMI患者首诊至直接PCI时间≤90分钟。

1）直接PCI：根据以下情况作出直接PCI决策。

Ⅰ类推荐：①发病12小时内（包括正后壁心肌梗死）或伴有新出现左束支传导阻滞的患者；②伴心源性休克或心力衰竭时，即使发病超过12小时者；③常规支架置入；④一般患者优先选择经桡动脉入路，重症患者可考虑经股动脉入路。

Ⅱa类推荐：①发病12～24小时内具有临床和（或）心电图进行性缺血证据；②除心源性休克或梗死相关动脉PCI后仍有持续性缺血外，应仅对梗死相关动脉病变行直接PCI；③冠状动脉内血栓负荷大时，建议应用导管血栓抽吸；④直接PCI时首选药物洗脱支架。

Ⅲ类推荐：①无血流动力学障碍患者，不应对非梗死相关血管进行急诊PCI；②发病超过24小时、无心肌缺血、血流动力学和心电稳定的患者不宜行直接PCI；③不推荐常规使用主动脉内气囊反搏泵（IABP）；④不主张常规使用血管远端保护装置。

2）溶栓后PCI：溶栓后尽早将患者转运到有PCI条件的医院，溶栓成功者于3～24小时进行冠状动脉造影和血运重建治疗；溶栓失败者尽早实施挽救性PCI。溶栓治疗后无心肌缺血症状或血流动力学稳定者不推荐紧急PCI。

3）FMC 与转运 PCI：若 STEMI 患者首诊于无直接 PCI 条件的医院，当预计 FMC 至 PCI 的时间延迟＜120 分钟时，应尽可能地将患者转运至有直接 PCI 条件的医院；如预计 FMC 至 PCI 的时间延迟＞120 分钟，则应于 30 分钟内溶栓治疗。

4）未接受早期再灌注治疗 STEMI 患者的 PCI（症状发病＞24 小时）：病变适宜 PCI 且有再发心肌梗死、自发或诱发心肌缺血或心源性休克或血流动力学不稳定的患者建议行 PCI 治疗。左心室射血分数（LVEF）＜0.40、有心力衰竭、严重室性心律失常者应常规行 PCI；STEMI 急性发作时有临床心力衰竭的证据，但发作后左心室功能尚可（LVEF＞0.40）的患者也应考虑行 PCI。对无自发或诱发心肌缺血证据，但梗死相关动脉有严重狭窄者可于发病 24 小时后行 PCI。对梗死相关动脉完全闭塞、无症状的 1～2 支血管病变，无心肌缺血表现，血流动力学和心电稳定患者，不推荐发病 24 小时后常规行 PCI。

5）STEMI 直接 PCI 时无复流的防治：综合分析临床因素和实验室测定结果，有利于检出直接 PCI 时发生无复流的高危患者。应用血栓抽吸导管，避免支架置入后过度扩张；冠状动脉内注射替罗非班、钙拮抗剂等药物有助于预防或减轻无复流。在严重无复流患者，IABP 有助于稳定血流动力学。

（3）CABG：当 STEMI 患者出现持续或反复缺血、心源性休克、严重心力衰竭，而冠状动脉解剖特点不适合行 PCI，或出现心肌梗死并发症需外科手术修复时可选择急诊 CABG。

5. **抗栓治疗**　STEMI 的主要原因是冠状动脉内斑块破裂诱发血栓性阻塞。因此，抗栓治疗（包括抗血小板和抗凝）十分必要。

（1）抗血小板治疗

1）阿司匹林：通过抑制血小板环氧化酶使血栓素 A_2 合成减少，达到抗血小板聚集的作用。所有无禁忌证的 STEMI 患者均应立即口服水溶性阿司匹林或嚼服肠溶阿司匹林 300mg，继以 75～100mg/d 长期维持。

2）P_2Y_{12} 受体抑制剂：干扰二磷酸腺苷介导的血小板活化。氯吡格雷为前体药物，需肝脏细胞色素 P_{450} 酶代谢形成活性代谢物，与 P_2Y_{12} 受体不可逆结合。替格瑞洛和普拉格雷具有更强和快速抑制血小板的作用，且前者不受基因多态性的影响。STEMI 直接 PCI（特别是置入 DES）患者，应给予负荷量替格瑞洛 180mg，以后每次 90mg，每日 2 次，至少 12 个月；或氯吡格雷 600mg 负荷量，以后每次 75mg，每日一次，至少 12 个月。肾功能不全（肾小球滤过率＜60ml/min）患者无需调整 P_2Y_{12} 受体抑制剂用量。

3）血小板糖蛋白（glycoprotein，GP）Ⅱb/Ⅲa 受体拮抗剂：在有效的双联抗血小板及抗凝治疗情况下，不推荐 STEMI 患者造影前常规应用 GPⅡb/Ⅲa 受体拮抗剂。高危患者或造影提示血栓负荷重、未给予适当负荷量 P_2Y_{12} 受体抑制剂的患者可静脉使用替罗非班或依替巴肽。直接 PCI 时，冠状动脉脉内注射替罗非班有助于减少无复流、改善心肌微循环灌注。

（2）抗凝治疗

1）直接 PCI 患者：静脉推注普通肝素（70～100U/kg），维持活化凝血时间（ACT）250～300 秒。联合使用 GPⅡb/Ⅲa 受体拮抗剂时，静脉推注普通肝素（50～70U/kg），维持 ACT 200～250 秒。或者静脉推注比伐卢定 0.75mg/kg，继而 1.75mg/（kg•h）静脉滴注（合用或不合用替罗非班），并维持至 PCI 后 3～4 小时，以减低急性支架血栓形成的风险。出血风险高的 STEMI 患者，单独使用比伐卢定优于联合使用普通肝素和 GPⅡb/Ⅲa 受体拮抗剂。使用肝素期间应监测血小板数量，及时发现肝素诱导的血小板减少症。磺达肝癸钠有增加导管内血栓形成的风险，不宜单独用作 PCI 时的抗凝选择。

2）静脉溶栓患者：应至少接受48小时抗凝治疗（最多8天或至血运重建）。建议：①静脉推注普通肝素4000U，继以1000U/h滴注，维持APTT 1.5～2.0倍（约50～70秒）；②根据年龄、体重、肌酐清除率（CrCl）给予依诺肝素。年龄＜75岁的患者，静脉推注30mg，继以每12秒皮下注射1mg/kg（前2次最大剂量100mg）；年龄≥75岁的患者仅需每12小时皮下注射0.75mg/kg（前2次最大剂量75mg）。如CrCl＜30ml/min，则不论年龄，每24小时皮下注射1mg/kg。③静脉推注磺达肝癸钠2.5mg，之后每天皮下注射2.5mg。如果CrCl＜30ml/min，则不用磺达肝癸钠。

3）溶栓后PCI患者：可继续静脉应用普通肝素，根据ACT结果及是否使用GPⅡb/Ⅲa受体拮抗剂调整剂量。对已使用适当剂量依诺肝素而需PCI的患者，若最后一次皮下注射在8小时之内，PCI前可不追加剂量；若最后一次皮下注射在8～12小时之间，则应静脉注射依诺肝素0.3mg/kg。

4）发病12小时内未行再灌注治疗或发病＞12小时的患者：须尽快给予抗凝治疗，磺达肝癸钠有利于减少死亡和再梗死，而不增加出血并发症。

6. 其他药物治疗

（1）抗心肌缺血

1）β受体阻滞剂：有利于缩小心肌梗死面积，减少复发性心肌缺血、再梗死、心室颤动及其他恶性心律失常，降低急性期病死率有肯定的疗效。无禁忌证的STEMI患者应在发病后24小时内常规口服β受体阻滞剂。建议口服美托洛尔，从低剂量开始，逐渐加量。若患者耐受良好，2～3天后换用相应剂量的长效控释制剂。

以下情况时需暂缓或减量使用β受体阻滞剂：①心力衰竭或低心排血量；②心源性休克高危患者（年龄＞70岁、收缩压＜120mmHg、窦性心率＞110次/分）；③其他相对禁忌证：P-R间期＞0.24秒、二度或三度AVB、活动性哮喘或反应性气道疾病。发病早期有β受体阻滞剂使用禁忌证的STEMI患者，应在24小时后重新评价并尽早使用；STEMI合并持续性房颤、心房扑动并出现心绞痛，但血流动力学稳定时，可使用β受体阻滞剂；STEMI合并顽固性多形性室性心动过速（室速），同时伴交感兴奋表现者可选择静脉给予β受体阻滞剂治疗。

2）硝酸酯类：静脉滴注硝酸酯类药物用于缓解缺血性胸痛、控制高血压或减轻肺水肿。如患者收缩压＜90mmHg或较基础血压降低＞30%、严重心动过缓（＜50次/分）或心动过速（＞100次/分）、拟诊右心室梗死的STEMI患者不应使用硝酸酯类药物。静脉滴注硝酸甘油应从低剂量（5～10μg/min）开始，酌情逐渐增加剂量（每5～10分钟增加5～10μg），直至症状控制、收缩压降低10mmHg（血压正常者）或30mmHg（高血压患者）的有效治疗剂量。在静脉滴注硝酸甘油过程中，应密切监测血压（尤其大剂量应用时），如出现心率明显加快或收缩压≤90mmHg，应降低剂量或暂停使用。静脉滴注二硝基异山梨酯的剂量范围为2～7mg/h，初始剂量为30μg/min，如滴注30分钟以上无不良反应则可逐渐加量。静脉用药后可过渡到口服药物维持。使用硝酸酯类药物时可能出现头痛、反射性心动过速和低血压等不良反应。如硝酸酯类药物造成血压下降而限制β受体阻滞剂的应用时，则不应使用硝酸酯类药物。此外，硝酸酯类药物会引起青光眼患者眼压升高；24小时内曾应用磷酸二酯酶抑制剂的患者易发生低血压，应避免使用。

3）钙拮抗剂：不推荐STEMI患者使用短效二氢吡啶类钙拮抗剂；对无左心室收缩功能不全或AVB的患者，为缓解心肌缺血、控制房颤或心房扑动的快速心室率，如果β受体阻滞剂无效或禁忌使用（如支气管哮喘），则可应用非二氢吡啶类钙拮抗剂。STEMI后合并难以控制的心绞痛时，在使用β受体阻滞剂的基础上可应用地尔硫䓬，STEMI合并难以控制的高血压患者，可在血管紧张素转换酶抑制剂（ACEI）或血管紧张素受体阻滞剂（ARB）和β受体阻滞剂的基础上应用长效二氢吡啶类钙拮抗剂。

（2）其他治疗

1）ACEI和ARB：ACEI主要通过影响心肌重构、减轻心室过度扩张而减少慢性心力衰竭的发生，降低死亡率。所有无禁忌证的STEMI患者均应给予ACEI长期治疗。早期使用ACEI能降低死亡率，高危患者临床获益明显，前壁心肌梗死伴有左心室功能不全的患者获益最大。在无禁忌证的情况下，即可早期开始使用ACEI，但剂量和时限应视病情而定。从低剂量开始，逐渐加量。不能耐受ACEI者用ARB替代。不推荐常规联合应用ACEI和ARB；可耐受ACEI的患者，不推荐常规用ARB替代ACEI。ACEI的禁忌证包括：STEMI急性期收缩压＜90mmHg、严重肾功能衰竭（血肌酐＞265μmol/L）、双侧肾动脉狭窄、移植肾或孤立肾伴肾功能不全、对ACEI过敏或导致严重咳嗽者、妊娠及哺乳期妇女等。

2）醛固酮受体拮抗剂：通常在ACEI治疗的基础上使用。对STEM后LVEF≤0.4、有心功能不全或糖尿病，无明显肾功能不全（血肌酐男性≤221μmol/L（2.5mg/dl），女性≤177μmol/L（2.0mg/dl）、血钾≤5.0mmol/L）的患者，应给予醛固酮受体拮抗剂。

3）他汀类药物：除调脂作用外，他汀类药物还具有抗炎、改善内皮功能、抑制血小板聚集的多效性。因此，所有无禁忌证的STEMI患者入院后应尽早开始他汀类药物治疗，且无需考虑胆固醇水平。

四、主动脉夹层

（一）病理生理改变

当血液进入主动脉血管壁中层后，将内膜与中层分隔开，如果血压继续增高或层内的压力不断增大，血肿不断向近心端或远心端蔓延扩展。升主动脉夹层向近心端蔓延，可引起低灌注综合征、心脏压塞、主动脉瓣关闭不全及急性心肌缺血等严重的并发症；向远心端蔓延，可波及头背动脉、左颈总动脉及左锁骨下动脉等血管，并引起相应血管供血不足的症状。降主动脉夹层扩展可引起肾脏、消化系统及下肢缺血。

（二）临床分型

通常依据起病位置以及病变累及范围对主动脉夹层进行临床分型，最常用的分型标准包括DeBakey分型和Stanford分型（表2-6-6）。Stanford A型包括DeBaKey Ⅰ型及DeBakey Ⅱ型，约占全部病变的2/3。Stanford B型与DeBakey Ⅲ型相同，约占1/3。

表2-6-6　主动脉夹层临床分型

分型	
Stanford分型	
A型	夹层病变累及升主动脉，而不论其起病位置，也称“近端型”
B型	不累及升主动脉的主动脉夹层病变，也称“远端型”
DeBakey分型	
Ⅰ型	夹层源于升主动脉，病变延展超过主动脉弓至降主动脉，此型最常见
Ⅱ型	夹层源于升主动脉，而病变仅局限于升主动脉内
Ⅲ型	夹层源于降主动脉并向下延展至胸/腹主动脉，少数情况下病变也可反向延展至主动脉弓和升主动脉

（三）临床表现

本病分为急性期、亚急性期及慢性期。急性期指发病3天之内，症状重、死亡率高；亚急性期指发病3天到2个月；慢性期则为发病后2个月以上的患者。本病临床表现多变，病情复杂。

1. **突发剧烈疼痛** 高达96%的患者以剧烈疼痛为主诉。疼痛的特点：①性质：多为刀割样、撕裂样或针刺样；②程度：剧烈、难以忍受，可出现烦躁、大汗、恶心、呕吐等症状，伴濒死感；③部位：多位于胸骨区，可向肩胛部及后背部扩展，疼痛的部位往往与夹层病变的起源部位密切相关。以前胸痛为主要表现提示夹层病变累及近端升主动脉；而肩胛间区疼痛则提示降主动脉夹层；颈、咽肌下颌部疼痛往往提示夹层侵及升主动脉或主动脉弓；而后背、腹部及下肢痛则强烈提示腹主动脉夹层形成；④持续时间长。

2. **晕厥** 大约16%的主动脉夹层患者发生晕厥，部分患者以晕厥为首发表现。晕厥通常由一些严重并发症，如心脏压塞、急性左心衰、脑动脉梗阻等引起。当然，剧痛本身也可诱发晕厥。

3. **休克** 部分患者表现为面色苍白、出汗、四肢皮肤湿冷等类似休克的临床表现，但真正发生休克者不多，可见于合并急性左心衰恶化、急性心脏压塞、夹层破裂大出血等。

4. **夹层血肿延展、压迫引起的相关系统表现**

（1）心血管系统：Stanford A型病变可合并严重主动脉瓣关闭不全，导致急性左心衰；波及冠状动脉可以引起急性心肌梗死；夹层血肿破入心包引起急性心脏压塞。

（2）神经系统：夹层波及无名动脉及颈总动脉患者，可以有头晕、嗜睡、失语、定向力障碍及对侧偏瘫等表现。

（3）消化系统：反复发作的腹痛、恶心、呕吐及黑便等症状，通常提示夹层病变延展至腹主动脉主干或肠系膜动脉。

（4）泌尿系统：病变累及肾动脉时，则常引起腰痛、血尿、少尿、无尿甚至急性肾衰竭。

（四）诊断

急性主动脉夹层病变病情进展迅速，早期死亡率高，因此快速诊断意义重大。对于合并剧烈胸痛、后背痛、腹痛、晕厥等患者，均考虑发生主动脉夹层的可能，但确诊仍有赖于超声心动图、多排螺旋CT、MRI和主动脉造影等检查。

（五）治疗

1. **一般处理** 明确诊断或高度怀疑主动脉夹层者，应当迅速将患者送入心脏监护病房，绝对卧床休息，避免用力，保持大便通畅。严密监测生命体征，给予吸氧。

2. **药物治疗**

（1）止痛药物：应给予足量的止痛剂（如吗啡、哌替啶等）缓解疼痛，并解除患者的焦虑情绪。

（2）降压或降低心肌收缩力的药物：血压高可加重夹层血肿的蔓延，因此维持适当的血压非常重要。收缩压控制目标为110～120mmHg。降压治疗首选静脉β受体阻滞剂，如口服美托洛尔；艾司洛尔50～300μg/（kg·min），β受体阻滞剂不仅有降压的作用，而且可以降低心肌收缩力及心率。血管扩张剂，如硝普钠0.25～10μg/（kg·min），也是常用而降压效果非常好的药物。硝普钠可以单独使用，也可以联合β受体阻滞剂。当患者存在β受体阻滞剂禁忌证时，可以静滴非二氢吡啶类CCB，如地尔硫䓬2.5～15mg/h。

3. 外科手术治疗

（1）A型（Ⅰ型和Ⅱ型）主动脉夹层的患者往往需要手术治疗，手术的目的是预防主动脉破裂、心脏压塞并纠正主动脉瓣关闭不全，以减少患者死亡。常用的术式包括：Bentall术（适用于Marfan综合征合并A型主动脉夹层者）、Wheat术（适用于非Marfan综合征合并A型主动脉夹层伴主动脉瓣关闭不全者）、升主动脉移植术（适用于主动脉瓣正常的A型主动脉夹层患者）和次全主动脉弓移植术（适用于Ⅰ型主动脉夹层伴主动脉弓部分支狭窄患者）等。

（2）B型（Ⅲ型）主动脉夹层的患者通常以内科治疗为主。手术适应证包括：剧烈疼痛不能缓解、急性胸（腹）主动脉扩张以及胸（腹）主动脉旁或纵隔内血肿形成等。常用的术式为胸腹主动脉移植术等。

4. 介入治疗 血管内支架移入术可以有效治疗慢性B型（Ⅲ型）主动脉夹层病变。目前支架植入术也可用于A型和B型主动脉夹层并发的低灌注综合征的治疗。

第七章
恶心与呕吐

恶心（nausea）、呕吐（vomiting）是临床常见症状。恶心为上腹部不适和紧迫欲吐的感觉。可伴有迷走神经兴奋的症状，如皮肤苍白、出汗、流涎、血压降低及心动过缓等，常为呕吐的前奏。一般恶心后随之呕吐，但也可仅有恶心而无呕吐，或仅有呕吐而无恶心。两者均为复杂的反射动作，可由多种原因引起。

一、病因

引起恶心与呕吐的病因很多，按发病机制可归纳为下列几类：

1. 反射性呕吐

（1）咽部受到刺激：如吸烟、剧咳、鼻咽部炎症或溢脓等。

（2）胃、十二指肠疾病：急慢性胃炎、消化性溃疡、功能性消化不良、急性胃扩张、幽门梗阻等。

（3）肠道疾病：急性阑尾炎、各型肠梗阻、急性出血坏死性肠炎、腹型过敏性紫癜等。

（4）肝胆胰疾病：急性肝炎、肝硬化、肝淤血、急慢性胆囊炎或胰腺炎等。

（5）腹膜及肠系膜疾病：如急性腹膜炎。

（6）其他疾病：肾输尿管结石、急性肾盂肾炎、急性盆腔炎、异位妊娠破裂等。急性心肌梗死早期、心力衰竭、青光眼、屈光不正等亦可出现恶心、呕吐。

2. 中枢性呕吐

（1）神经系统疾病：①颅内感染：各种脑炎、脑膜炎、脑脓肿；②脑血管疾病：脑出血、脑栓塞、脑血栓形成、高血压脑病及偏头痛等；③颅脑损伤：脑挫裂伤、颅内血肿、蛛网膜下腔出血等；④癫痫，特别是持续状态。

（2）全身性疾病：尿毒症、糖尿病酮症酸中毒、甲状腺危象、甲状旁腺危象、肾上腺皮质功能不全、低血糖、低钠血症及早孕均可引起呕吐。

（3）药物：某些抗生素、抗癌药、洋地黄、吗啡等可因兴奋呕吐中枢而致呕吐。

（4）中毒：乙醇、重金属、一氧化碳、有机磷农药、鼠药等中毒均可引起呕吐。

（5）精神因素：胃神经官能症、癔症、神经性厌食等。

3. 前庭障碍性呕吐　凡呕吐伴有听力障碍、眩晕等症状者，需考虑前庭障碍性呕吐。常见疾病有迷路炎，是化脓性中耳炎的常见并发症；梅尼埃综合征，为突发性的眩晕伴恶心呕吐；晕动病，一般在航空、乘船和乘车时发生。

二、发生机制

呕吐是一个复杂的反射动作，其过程可分为3个阶段，即恶心、干呕（vomiturition）与呕吐。恶心时胃张力和蠕动减弱，十二指肠张力增强，可伴或不伴有十二指肠液反流；干呕时胃上部放松而胃窦部短暂收缩；呕吐时胃窦部持续收缩，贲门开放，腹肌收缩，腹压增加，迫使胃内容物急速而猛烈地向上反流，经食管、口腔排出体外。呕吐与反食不同，后者是指无恶心呕吐动作而胃内容物经食管、口腔溢出体外。

呕吐中枢位于延髓，它有2个功能不同的机构，一是神经反射中枢，即呕吐中枢，位于延髓外侧网状结构的背部，接受来自消化道、大脑皮质、内耳前庭、冠状动脉以及化学感受器触发带的传入冲动，直接支配呕吐动作；二是化学感受器触发带，位于延髓第四脑室的底面，接受各种外来的化学物质或药物（如阿扑吗啡、洋地黄、依米丁等）及内生代谢产物（如感染、糖尿病酮症酸中毒、尿毒症等）的刺激，并由此引发神经冲动，传至呕吐中枢引起呕吐反射。

三、临床表现

（一）一般表现

1. **呕吐的时间** 育龄妇女晨起呕吐见于早期妊娠，亦可见于尿毒症、慢性酒精中毒或功能性消化不良；鼻窦炎患者因起床后脓液经鼻后孔流出刺激咽部，亦可致晨起恶心、干呕。晚上或夜间呕吐见于幽门梗阻。

2. **呕吐与进食的关系** 进食过程中或餐后即刻呕吐，可能为幽门管溃疡或精神性呕吐；餐后1小时以上呕吐称为延迟性呕吐，提示胃张力下降或胃排空延迟；餐后较久或数餐后呕吐，见于幽门梗阻，呕吐物可有隔夜宿食；餐后近期呕吐，特别是集体发病者，多由食物中毒所致。

3. **呕吐的特点** 进食后立即呕吐，恶心很轻或缺如，吐后又可进食，长期反复发作而营养状态不受影响，多为神经官能性呕吐。喷射状呕吐多为颅内高压性疾病。

4. **呕吐的性质** 带发酵、腐败气味提示胃潴留；带粪臭味提示低位小肠梗阻；不含胆汁说明梗阻平面多在十二指肠乳头以上，含多量胆汁提示在此平面以下；含有大量酸性液体者多有胃泌素瘤或十二指肠溃疡，无酸味者可能为贲门狭窄或贲门失弛缓症。上消化道出血常呈咖啡色样呕吐物。

（二）伴随症状

1. **伴腹痛、腹泻** 多见于急性胃肠炎、霍乱、副霍乱、细菌性食物中毒及其他原因引起的急性食物中毒。

2. **伴右上腹痛及发热、寒战或有黄疸** 应考虑急性胆囊炎或胆石症。

3. **伴头痛及喷射性呕吐** 常见于颅内高压症或青光眼。

4. **伴眩晕、眼球震颤** 见于前庭器官疾病。

5. **应用阿司匹林、某些抗生素及抗癌药物呕吐** 可能与药物副作用有关。

6. **已婚育龄妇女早晨呕吐** 应注意早孕。

四、问诊要点

1. 呕吐情况

（1）呕吐的起病，如急起或缓起、有无酗酒史、晕车晕船史以及以往同样的发作史、过去腹部手术史、女性患者的月经史等。

（2）呕吐的时间，晨起还是夜间、间歇或持续，与饮食、活动等有无关系。

（3）呕吐物的特征及呕吐物性状及气味，由此可以推测是否中毒、消化道器质性梗阻等。

（4）根据是否有酸味可区别胃潴留与贲门失弛缓；是否有胆汁，可区分十二指肠乳头平面上或下的梗阻。

（5）根据呕吐物的量可确定有无上消化道梗阻，并估计液体丢失量。

2. **发作的诱因** 如体位、进食、药物、精神因素、咽部刺激等。

3. **症状的特点与变化** 如症状发作频率、持续时间、严重程度等。

4. **加重与缓解因素**。

5. **诊治情况** 如是否做X线钡餐、胃镜、腹部B超、CT、血糖、尿素氮等检查。

五、急诊治疗

由于引起恶心、呕吐的疾病很多，恶心、呕吐仅是疾病的症状之一。因此，在未明确病因之前，不应该盲目应用作用于呕吐中枢的强镇吐药物，否则会贻误病情。只有在明确了导致呕吐的病因之后，在积极治疗病因的基础上，才能进行必要的对症治疗。

1. **胃肠道疾病** 包括食管、胃、十二指肠直至空肠、回肠、结肠及直肠在内的任何部位的病变都有可能导致恶心、呕吐的症状，其中以食管狭窄、食管癌、贲门失弛缓、贲门癌、胃窦部嗜酸性肉芽肿、胃窦部巨大溃疡或癌肿、十二指肠溃疡或郁积症、多种原因导致的小肠与大肠梗阻或急性胃、小肠或大肠炎症病变为最常见的病因。因消化道良性或恶性病变造成的狭窄或梗阻所致的呕吐，药物治疗是无效的，只有经扩张、置入支架或手术治疗解除狭窄或梗阻后，呕吐症状才会消失。对于贲门失弛缓症患者，在未进行扩张或手术治疗之前可用钙离子通道拮抗剂，或硝酸甘油餐前半小时口服或餐前15～30分钟舌下含化治疗，早期可改善呕吐及梗阻症状。胃肠道急性炎症病变引起的呕吐，应积极选用抗生素并纠正电解质紊乱及补充维生素；胃肠动力障碍引起的恶心与呕吐则可应用莫沙比利5mg口服，每日3次、甲氧氯普胺（胃复安，5～10mg口服或10～20mg肌内注射）等促胃肠动力剂；如果呕吐是由胃肠道痉挛所致，则可应用东莨菪碱（0.3mg口服或注射）等抗胆碱能药物。

2. **肝脏、胆管及胰腺疾病** 导致恶心、呕吐最常见的病因之一。恶心、呕吐可以是急性病毒性肝炎的早期症状，可与食欲减退、厌食油腻食物及上腹部饱胀同时出现，随着护肝治疗及适当的休息之后，恶心与呕吐可逐渐消失。呕吐也是胆管梗阻或绞痛常伴随的症状，只有当胆管梗阻或炎症消除之后，呕吐才会停止；急性胰腺炎时常伴随有恶心、呕吐的症状，采用胃肠减压、减少胰液分泌等措施后呕吐逐渐缓解或终止。

3. **中枢神经系统病变** 各种原因所致的脑炎、脑膜炎、脑肿瘤、脑寄生虫病、脑血管病及颅脑外伤等病变，均可引起颅内压力增高而导致恶心、呕吐。治疗的重要措施之一就是应用降低颅内压、减轻脑细胞水肿的药物治疗。脱水治疗后，不仅可改善呕吐的症状，更重要的是起到了保护脑神经功能的作用。

4. **药物所致的呕吐** 多种药物可引起恶心与呕吐的不良反应。一般而言，只要立即停止应用引起呕吐的药物，呕吐症状就会减轻直到消失，因此并不需要应用镇吐类药物。目前临床上对某些恶性肿瘤或血液系统的恶性疾病采用联合化疗或放疗，对某些恶性肿瘤采用抗癌药物进行介入治疗，在治疗过程中或治疗之后，均可引起较为严重的胃肠道不良反应，最突出的表现就是恶心与呕吐。为了预防或减轻此不良反应，常可应用镇吐药物进行治疗。

5. **神经、精神因素所致的呕吐** 对此类原因所致的呕吐，心理治疗是关键。首先应消除患者的精神心理障碍，其次可配合药物治疗，常用的药物是镇静药与胃肠动力药，重者可采用多塞平或氟西汀等抗抑郁药物治疗。禁忌应用昂丹司琼等作用强烈的镇吐药。

第八章
腹 泻

腹泻(diarrhea)指排便次数增多，粪质稀薄，或带有黏液、脓血或未消化的食物。如解液状便，每日3次以上，或每天粪便总量大于200g，其中粪便含水量大于80%，则可认为是腹泻。腹泻可分为急性与慢性两种，超过2个月属慢性腹泻。

一、病因

(一) 急性腹泻

1. **肠道疾病** 常见的是由病毒、细菌、真菌、原虫、蠕虫等感染所引起的肠炎及急性出血性坏死性肠炎。此外，还有Crohn病或溃疡性结肠炎急性发作、急性缺血性肠病等。亦可因抗生素使用不当而引起抗生素相关性小肠、结肠炎。

2. **急性中毒** 食用毒蕈、桐油、河豚、鱼胆及化学药物如砷、磷、铅、汞等引起的腹泻。

3. **全身性感染** 败血症、伤寒或副伤寒、钩端螺旋体病等。

4. **其他** 变态反应性肠炎、过敏性紫癜；服用某些药物如氟尿嘧啶、利血平及新斯的明等；某些内分泌疾病，如肾上腺皮质功能减退、甲状腺危象。

(二) 慢性腹泻

1. **消化系统疾病**

(1) 胃部疾病：慢性萎缩性胃炎、胃大部切除术后胃酸缺乏。

(2) 肠道感染：肠结核、慢性细菌性痢疾、慢性阿米巴痢疾、血吸虫病、肠鞭毛原虫病、钩虫病、绦虫病等。

(3) 肠道非感染性疾病：Crohn病、溃疡性结肠炎、结肠多发性息肉、吸收不良综合征等。

(4) 肠道肿瘤：结肠绒毛状腺瘤、肠道恶性肿瘤。

(5) 胰腺疾病：慢性胰腺炎、胰腺癌、胰腺切开术后。

(6) 肝胆疾病：肝硬化、胆汁淤积性黄疸、慢性胆囊炎与胆石症。

2. **全身性疾病**

(1) 内分泌及代谢障碍疾病：甲状腺功能亢进、肾上腺皮质功能减退、胃泌素瘤、血管活性肠肽(VIP)瘤、类癌综合征及糖尿病性肠病。

(2) 其他系统疾病：系统性红斑狼疮、硬皮病、尿毒症、放射性肠炎等。

(3) 药物副作用：利血平、甲状腺素、洋地黄类、考来烯胺等药物。某些抗肿瘤药物和抗生素亦可导致腹泻。

(4) 神经功能紊乱：如肠易激综合征。

二、发生机制

腹泻的发病机制相当复杂，有些因素又互为因果。从病理生理角度可归纳为下列几个方面。

1. **分泌性腹泻** 系肠道分泌大量液体超过肠黏膜吸收能力所致。霍乱弧菌外毒素引起的大量水样腹泻即属于典型的分泌性腹泻。肠道非感染或感染性炎症，如阿米巴痢疾、细菌性痢疾、溃疡性结肠炎、Crohn 病、肠结核、放射性肠炎以及肿瘤溃烂等均可使炎性渗出物增多而致腹泻。某些胃肠道内分泌肿瘤，如胃泌素瘤、VIP 瘤所致的腹泻也属于分泌性腹泻。

2. **渗出性腹泻** 肠黏膜炎症渗出大量黏液、脓血而致腹泻，如炎症性肠病、感染性肠炎、缺血性肠炎、放射性肠炎等。

3. **渗透性腹泻** 由肠内容物渗透压增高，阻碍肠内水分与电解质的吸收而引起，如乳糖酶缺乏，乳糖不能水解即形成肠内高渗。服用盐类泻剂或甘露醇等引起的腹泻亦属此型。

4. **动力性腹泻** 由肠蠕动亢进致肠内食糜停留时间缩短，未被充分吸收所致的腹泻，如肠炎、甲状腺功能亢进、糖尿病、胃肠功能紊乱等。

5. **吸收不良性腹泻** 由肠黏膜吸收面积减少或吸收障碍所引起，如小肠大部分切除术后、吸收不良综合征、小儿乳糜泻、成人乳糜泻及消化酶分泌减少，如慢性胰腺炎引起的腹泻等。

腹泻病例往往不是单一的机制致病，可涉及多种原因，仅以其中之一机制占优势。

三、临床表现

了解临床表现，对明确病因和确定诊断有重要意义。

1. **起病及病程** 急性腹泻起病急骤，病程较短，多为感染或食物中毒所致。慢性腹泻起病缓慢，病程较长，多见于慢性感染、非特异性炎症、吸收不良、消化功能障碍、肠道肿瘤或神经功能紊乱等。

2. **腹泻次数及粪便性质** 急性感染性腹泻常有不洁饮食史，于进食后 24 小时内发病，每天排便数次甚至数十次，多呈糊状或水样便，少数为脓血便。慢性腹泻表现为每天排便次数增多，可为稀便，亦可带黏液、脓血，见于慢性细菌性痢疾、炎症性肠病及结肠、直肠癌等。阿米巴痢疾的粪便呈暗红色或果酱样。粪便中带黏液，而无异常发现者常见于肠易激综合征。

3. **腹泻与腹痛的关系** 急性腹泻常有腹痛，尤以感染性腹泻较为明显。小肠疾病的腹泻，疼痛常在脐周，便后腹痛缓解不明显。结肠病变疼痛多在下腹，便后疼痛常可缓解。分泌性腹泻往往无明显腹痛。

四、伴随症状和体征

了解腹泻的伴随症状，对了解腹泻的病因和发病机制、腹泻引起的病理生理改变，乃至作出临床诊断都有重要价值。

1. **腹泻伴发热者** 可见于急性细菌性痢疾、伤寒或副伤寒、肠结核、肠道恶性淋巴瘤、Crohn 病、溃疡性结肠炎急性发作期、败血症等。

2. **腹泻伴里急后重者** 提示改变以直肠、乙状结肠为主，如细菌性痢疾、直肠炎、直肠肿瘤等。

3. **腹泻伴明显消瘦者**　多提示病变位于小肠，如胃肠道恶性肿瘤、肠结核及吸收不良综合征。

4. **腹泻伴皮疹或皮下出血者**　见于败血症、伤寒或副伤寒、麻疹、过敏性紫癜、糙皮病。

5. **腹泻伴腹部包块者**　见于胃肠道恶性肿瘤、肠结核、Crohn 病及血吸虫病性肉芽肿。

6. **腹泻伴重度失水者**　常见于分泌性腹泻，如霍乱、细菌性食物中毒或尿毒症。

7. **腹泻伴关节痛或关节肿胀者**　见于 Crohn 病、溃疡性结肠炎、系统性红斑狼疮、肠结核、Whipple 病等。

五、问诊要点

1. **腹泻的起病**　是否有不洁饮食、旅行、聚餐等病史，是否与摄入脂肪餐有关，或与紧张、焦虑有关。腹泻的次数及大便量有助于判断腹泻的类型及病变的部位，分泌性腹泻粪便量常超过每日 1L，而渗出性腹泻粪便远少于此量。腹泻次数多而量少，多与直肠刺激有关。

2. **大便的性状及臭味**　除仔细观察大便性状外，配合大便常规检查，可大致区分感染与非感染、炎症渗出性与分泌性、动力性腹泻。大便奇臭多提示消化吸收障碍，无臭多为分泌性水泻。

3. **同食者群体发病史及地区和家族中的发病情况**　了解上述情况对诊断食物中毒、流行病、地方病及遗传病具有重要价值。

4. **腹泻加重、缓解的因素**　如与进食、与油腻食物的关系及抗生素使用史等。

5. **病后一般情况变化**　功能性腹泻、下段结肠病变对患者一般情况影响较小；而器质性疾病（如炎症、肿瘤、肝胆胰疾患）、小肠病变的影响则较大。

六、急诊治疗

腹泻是症状，针对病因是根本性治疗。在未明确病因前，根据腹泻的病理生理特点给予对症和支持治疗也很重要，但必须谨慎使用止泻和止痛药物，以免造成误诊和漏诊。

（一）病因治疗

1. **抗病原体治疗**　经验性的抗生素治疗并不适用于所有急性腹泻患者，这是由于：①大多数急性腹泻患者凭借自身的抵抗力足以有效的清除病原，研究发现，50% 的感染性腹泻患者，不使用抗生素也可在 3 天内恢复；②应用抗生素后反而会引起药物的不良反应，如难辨梭状芽胞杆菌感染和细菌耐药；③应用抗生素可延长病原菌的毒素排出时间等。

下列急性腹泻患者推荐经验性的使用抗生素：①有明确细菌感染征象者，如发热伴粪便镜检中有白细胞者；②临床诊断的痢疾（粪便镜检白细胞大于 15/HP，同时出现红细胞）患者；③危及生命的感染，如霍乱；④旅行者腹泻，这些患者往往需要较短的时间内迅速缓解症状；⑤免疫缺陷或免疫低下者。

抗感染治疗以针对病原体的抗菌治疗最为理想，如复方新诺明、环丙沙星、诺氟沙星、左旋氧氟沙星、加替沙星等喹诺酮类适用于志贺菌属、沙门菌、弯曲杆菌、大肠埃希菌等所致的腹泻；甲硝唑或万古霉素适用于难辨梭状芽胞杆菌感染引起的假膜性肠炎；利福平、异烟肼、乙胺丁醇、吡嗪酰胺、对氨基水杨酸、链霉素等抗结核药物中的 3 种或 4 种联合应用治疗肠结核；阿米巴痢疾可选用甲硝唑。病毒性腹泻常不用抗生素，可使用盐酸小檗碱（黄连素）。

2. **其他**　主要针对发病机制治疗，如对乳糖不耐受者不宜用乳制品或应剔除食物中的乳糖成分，而成人乳糜泻患者则需进食麦制品（包括大麦、小麦、燕麦和裸麦）或剔除食物中的麦胶类成分。

（二）对症支持疗法

1. **饮食治疗**　急性腹泻时的饮食应以易消化、易吸收的流质或半流质为宜，避免牛奶和乳制品食物。

2. **纠正腹泻引起的水、电解质和酸碱平衡紊乱**　腹泻有时可引起不同程度的脱水，轻症者可口服补液，严重腹泻伴失水者应立即静脉补液。应根据脱水的性质和血清电解质情况补充氯化钠、氯化钾等；若伴有酸碱平衡紊乱，也应及时纠正。一般来说，由于肠液电解质几乎与血浆浓度相仿且偏碱性，故水与电解质的补充大部分应以碳酸氢钠 - 生理盐水或林格氏液较适宜。

3. **纠正营养平衡**　对腹泻引起营养缺乏者，应根据病情相应的补充各种水溶性和（或）脂溶性维生素、葡萄糖、氨基酸、脂肪乳、白蛋白、丙种球蛋白等营养物质。若伴有缺铁、缺钙、缺镁亦应及时补充。必要时可予输注血浆、全血等。锌缺乏易致腹泻，与锌参与肠道水和电解质的转运、小肠渗透性、肠细胞酶的功能，增强肠道组织的修复和局部免疫，控制细菌过度生长及与早期病原菌清除等有关。故在急性腹泻时补锌可缩短病程，减轻症状，如大便次数和粪便排出量的减少，使未来2～3个月中腹泻发病率下降。

4. **胃肠黏膜保护剂**　硫糖铝、枸橼酸铋钾、米索前列醇、蒙脱石散（思密达）等有胃肠黏膜保护作用。硫糖铝和枸橼酸铋钾可黏附覆盖在溃疡面上阻止胃酸和胃蛋白酶继续侵袭溃疡面、促进内源性前列腺素的合成和刺激表皮生长因子分泌，但为避免铋在体内蓄积，枸橼酸铋钾不宜长期服用；米索前列醇具有抑制胃酸分泌、增加胃十二指肠黏膜黏液 / 碳酸氢钠盐分泌和黏膜血流的作用，但可引起子宫收缩和腹泻，孕妇忌服。蒙脱石散可用于感染性和非感染性腹泻，可口服亦可灌肠。

5. **微生态制剂**　常用双歧杆菌嗜酸乳杆菌肠球菌三联活菌、嗜酸乳杆菌、双歧杆菌、复合乳酸菌、地衣芽胞杆菌活菌、乳酶生等以调节肠道菌群。以上药物可以减少抗生素的应用，对旅行者腹泻、抗生素相关性腹泻、儿童腹泻和难辨梭状芽胞杆菌引起的腹泻有较好的疗效。

6. **止泻药**　排便太频、失水、电解质过多，或引起痛苦时宜用止泻剂。使用止泻剂应注意以下原则：①严格掌握指征，主要针对严重失水者、非感染性腹泻者、并不是对所有腹泻均需使用止泻药，以免影响腹泻将胃肠的有害物质排出体外的保护作用。针对病因治疗时，对轻度腹泻者不必止泻，不一定要抑制腹泻。②因止泻药可引起肠动力障碍使致病菌定植或侵袭肠黏膜，延长排泄时间，故对诊断不明又不能排除感染时需慎用，明确感染性腹泻者禁用。③局限于直肠、乙状结肠的溃疡性结肠炎患者，腹泻主要是由炎症激惹、刺激所致，而内容物全胃肠道通过时间并不缩短，应予抗炎治疗。④诊断不明又未能排除严重疾病时，用止泻剂应慎重，不能因症状控制而忽略诊断性检查。⑤尽量避免或仅短期服用可引起药瘾性的药物，如复方樟脑酊、可待因等。

7. **止痛剂**　对伴有明显腹泻的患者应使用止痛剂治疗。654-2、阿托品等具有解痉、止痛作用，但青光眼、前列腺肥大者慎用；严重炎症性肠病患者可诱发巨结肠，亦应慎用。胃肠道选择性钙拮抗剂匹维溴铵、西托溴铵等副作用较少。抗焦虑药有时也可缓解症状。

第九章

黄　　疸

黄疸(jaundice)是由于血清中胆红素升高致使皮肤、黏膜和巩膜发黄的症状和体征。正常血清总胆红素为1.7～17.1μmol/L(0.1～1.0mg/dl)。胆红素在17.1～34.2μmol/L(1～2mg/dl),临床不易察觉,称为隐性黄疸,超过34.2μmol/L(2mg/dl)时出现临床可见黄疸。

一、胆红素的正常代谢

正常血循环中,衰老的红细胞经单核-巨噬细胞破坏,降解为血红蛋白,血红蛋白在组织蛋白酶的作用下形成血红素和珠蛋白,血红素在催化酶的作用下转变为胆绿素,后者再经还原酶还原为胆红素,占总胆红素来源的80%～85%。另外,还有少量胆红素来源于骨髓幼稚红细胞的血红蛋白和肝内含有亚铁血红素的蛋白质,约占总胆红素的15%～20%。

上述形成的胆红素称为游离胆红素或非结合胆红素(unconjugated bilirubin, UCB),与血清白蛋白结合而输送,不溶于水,不能从肾小球滤出,故尿液中不出现非结合胆红素。非结合胆红素通过血循环运输至肝脏,与白蛋白分离后被肝细胞摄取,在肝细胞内和Y、Z两种载体蛋白结合,并被运输至肝细胞光面内质网的微粒体部分,经葡萄糖醛酸转移酶的催化作用与葡萄糖醛酸结合,形成胆红素葡萄糖醛酸酯或称结合胆红素(conjugated bilirubin, CB)。结合胆红素为水溶性,可通过肾小球滤过从尿中排出。

结合胆红素从肝细胞经胆管排入肠道后,在回肠末端及结肠经细菌酶的分解与还原作用,形成尿胆原。尿胆原大部分从粪便排出,称为粪胆原;小部分(约10%～20%)经肠道吸收,通过门静脉血回到肝内,其中大部分再转变为结合胆红素,又随胆汁排入肠内,形成所谓"胆红素的肠肝循环"。被吸收回肝的小部分尿胆原经体循环由肾排出体外(图2-9-1)。

正常情况下,血中胆红素浓度保持相对恒定,总胆红素(TB)1.7～17.1μmol/L(0.1～1.0mg/dl),其中CB 0～3.42μmol/L(0～0.2mg/dl),UCB 1.70～13.68μmol/L(0.1～0.8mg/dl)。

二、黄疸分类

1. 按病因学分类　①溶血性黄疸;②肝细胞性黄疸;③胆汁淤积性黄疸;④先天性非溶血性黄疸。

2. 按胆红素性质分类　①以UCB增高为主的黄疸;②以CB增高为主的黄疸。

三、病因、发生机制和临床表现

1. 溶血性黄疸　凡能引起溶血的疾病都可引发溶血性黄疸。常见病因有:①先天性溶血性贫血,如海洋性贫血、遗传性球形红细胞增多症;②后天性获得性溶血性贫血,如自身

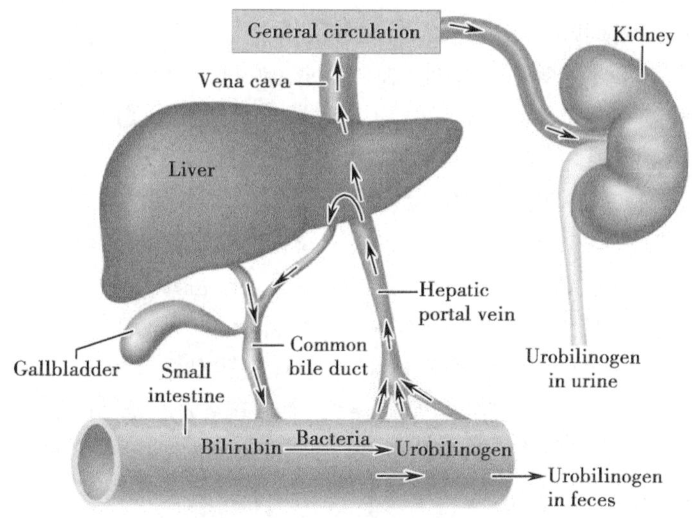

图 2-9-1　胆红素的肠肝循环

注：gallbladder：胆囊，liver：肝，vena cava：腔静脉，general circulation：总循环（全身循环），common bile duct：胆总管，hepatic portal vein：肝门静脉，small intestine：小肠，bilirubin：胆红素，bacteria：细菌，urobilinogen：尿胆素原，kidney：肾，urobilinogen in urine：尿液中的尿胆素原，urobilinogen in feces：粪便中的尿胆素原

引自：Essentials of Human Physiology

免疫性溶血性贫血，新生儿溶血，不同血型输血后的溶血以及蚕豆病、伯氨喹、蛇毒、毒蕈、阵发性睡眠性血红蛋白尿等引起的溶血。由于大量红细胞的破坏，形成大量的非结合胆红素，超过肝细胞的摄取、结合与排泌能力。另外，由于溶血造成的贫血、缺氧和红细胞破坏产物的毒性作用，削弱了肝细胞对胆红素的代谢功能，使非结合胆红素在血中潴留，超过正常水平而出现黄疸。

溶血性黄疸一般为轻度，呈浅柠檬色，不伴皮肤瘙痒。急性溶血时可有发热、寒战、头痛、呕吐、腰痛，并有不同程度的贫血和血红蛋白尿（尿呈酱油或茶色），严重者可有急性肾衰竭；慢性溶血多为先天性，除伴贫血外尚有脾大。

实验室检查，血清 UCB 增加为主，CB 基本正常。由于血中 UCB 增加，故 CB 形成也代偿性增加，从胆管排至肠道也增加，致尿胆原增加，粪胆原随之增加，粪色加深。肠内的尿胆原增加，重吸收至肝内者也增加。由于缺氧及毒素作用，肝脏处理增多尿胆原的能力降低，致血中尿胆原增加，并从肾排出，故尿中尿胆原增加，但无胆红素。急性溶血性黄疸尿中有血红蛋白排出，隐血试验阳性。血液检查除贫血外尚有网织红细胞增加、骨髓红细胞系列增生旺盛等。

2. 肝细胞性黄疸　多由各种使肝细胞严重损害的疾病引起，如病毒性肝炎、肝硬化、中毒性肝炎、钩端螺旋体病、败血症等。由于肝细胞的严重损伤致肝细胞对胆红素的摄取、结合功能降低，因而血中的 UCB 增加。而未受损的肝细胞仍能将部分 UCB 转变为 CB。CB 部分仍经毛细胆管从胆管排泄，另一部分则由于肿胀的肝细胞及炎性细胞浸润压迫毛细胆管和胆小管，或因胆栓的阻塞使胆汁排泄受阻而反流入血循环中，致血中 CB 亦增加而出现黄疸。

肝细胞性黄疸临床表现为皮肤、黏膜浅黄至深黄色，可伴有轻度皮肤瘙痒，其他为肝脏原发病的表现，如疲乏、食欲减退，严重者可有出血倾向、腹水、昏迷等。实验室检查，血中

CB与UCB均增加；黄疸型肝炎时，CB增加幅度多高于UCB。尿中胆红素定性试验阳性，而尿胆原可因肝功能障碍而增高。此外，血液生化检查有不同程度的肝功能损害。

3. **胆汁淤积性黄疸**　胆汁淤积可分为肝内性或肝外性。肝内性又可分为肝内阻塞性胆汁淤积和肝内胆汁淤积，前者见于肝内泥沙样结石、癌栓、寄生虫病。后者见于病毒性肝炎、药物性胆汁淤积（如氯丙嗪、甲睾酮、避孕药等）、原发性胆汁性肝硬化、妊娠期复发性黄疸等。肝外性胆汁淤积可由胆总管结石、狭窄、炎性水肿、肿瘤及蛔虫等阻塞所引起。由于胆管阻塞，阻塞上方的压力升高，胆管扩张，致小胆管与毛细胆管破裂，胆汁中的胆红素反流入血。此外肝内胆汁淤积有些并非由机械因素引起，而是由于胆汁分泌功能障碍、毛细胆管的通透性增加，胆汁浓缩而流量减少，导致胆管内胆盐沉淀与胆栓形成。

胆汁淤积性黄疸一般皮肤呈暗黄色，胆管完全阻塞者颜色呈深黄色，甚至呈黄绿色，并有皮肤瘙痒及心动过缓，尿色深，粪便颜色变浅或呈白陶土色。实验室检查血清CU增加为主，尿胆红素试验阳性，因肠肝循环途径被阻断，故尿胆原及粪胆素减少或缺如。血清碱性磷酸酶及总胆固醇增高。

4. **先天性非溶血性黄疸**　系由肝细胞对胆红素的摄取、结合和排泄有缺陷所致的黄疸，临床较少见，有以下四种类型。

（1）GiIbert综合征：系由肝细胞摄取UCB功能障碍及微粒体内葡萄糖醛酸转移酶不足，致血中UCB增高而出现黄疸。一般黄疸较轻，呈波动性，肝功能检查正常。

（2）Dubin-Johnson综合征：系由肝细胞对CB及某些阴离子（如靛青绿、X线造影剂）向毛细胆管排泄发生障碍，致血清CB增加而发生的黄疸。

（3）Crigler-Najjar综合征：系由肝细胞缺乏葡萄糖醛酸转移酶，致UCB不能形成CB，导致血中UCB增多而出现黄疸，本病由于血中UCB甚高，故可产生核黄疸，见于新生儿，预后极差。

（4）Rotor综合征：系由肝细胞对摄取UCB和排泄CB存在先天性缺陷致血中胆红素增高而出现黄疸。

综上所述，黄疸可根据血生化及尿常规检查作出初步分类，再根据临床表现及辅助检查确定病因和性质。三种黄疸实验室检查的区别，见表2-9-1。

表2-9-1　三种黄疸的胆色素代谢检查结果

	血清胆红素（μmol/L）			尿胆色素（μmol/L）	
	CB	UCB	CB/STB	尿胆红素	尿胆原
正常人	0～6.8	1.7～10.2	0.2～0.4	阴性	0.84～4.20
胆汁淤积性黄疸	明显增加	明显增加	>0.5	强阳性	减少或缺如
溶血性黄疸	轻度增加	轻度增加	<0.2	阴性	明显增加
肝细胞性黄疸	中度增加	中度增加	0.2～0.5	阳性	正常或轻度增加

溶血性黄疸一般黄疸程度较轻，慢性溶血者黄疸呈波动性，临床症状较轻。肝细胞性与胆汁淤积性黄疸鉴别常有一定困难，胆红素升高的类型与血清酶学改变的分析最为关键。应特别注意直接胆红素与总胆红素的比值，胆汁淤积性黄疸比值多在60%以上，甚至高达80%以上；肝细胞黄疸则偏低，但二者多有重叠。血清酶学检查项目繁多，ALT、AST反映肝细胞损害的严重程度，ALP、GGT反映胆管阻塞，但二者亦有重叠或缺乏明确界线。因此，需要在此基础上选择适当的影像学检查、其他血清学试验和活体组织学检查等检查措施。

四、辅助检查

下列各项检查，对黄疸的病因诊断有较大帮助。

1. **B型超声波检查**　对肝脏的大小、形态、肝内有无占位性病变、胆囊大小及胆管系统有无结石及扩张、脾脏有无肿大、胰腺有无病变等有较大的帮助。

2. **X线腹部平片及胆管造影**　X线检查腹部平片可发现胆管结石、胰腺钙化等病变。X线胆管造影可发现胆管结石、狭窄、肿瘤等异常，并可判断胆囊收缩功能及胆管有无扩张。

3. **逆行胰胆管造影(ERCP)**　可通过内镜直接观察壶腹区与乳头部有无病变，可经造影区别肝外或肝内胆管阻塞的部位，也可间接了解胰腺有无病变。

4. **经皮肝穿刺胆管造影(PTC)**　能清楚地显示整个胆管系统，可区分肝外胆管阻塞性黄疸与肝内胆汁淤积性黄疸，并对胆管阻塞的部位、程度及范围进行了解。

5. **上腹部CT扫描**　对显示肝、胆、胰等病变，特别对发现肝外梗阻有所帮助。

6. **放射性核素检查**　应用 ^{99}锝肝扫描可了解肝有无占位性病变，用 ^{131}碘玫瑰红扫描对鉴别肝外阻塞性黄疸与肝细胞性黄疸有一定的帮助。

7. **磁共振胰胆管成像(MRCP)**　是利用水成像原理进行的一种非介入性胰胆管成像技术，可清晰显示胆管系统的形态结构。对各种原因引起的梗阻性黄疸胆管扩张情况可以作出比较客观的诊断。特别适用于B超或CT有阳性发现，但又不能明确诊断的患者。

8. **肝穿刺活检及腹腔镜检查**　对疑难黄疸病例的诊断有重要的帮助。但肝穿刺活检用于胆汁淤积性黄疸时可发生胆汁外溢造成腹膜炎，伴肝功能不良者亦可因凝血机制障碍而致内出血，故应慎重考虑指征。

五、伴随症状

伴随症状对黄疸患者的鉴别诊断有重要意义。

1. **黄疸伴发热**　见于急性胆管炎、肝脓肿、钩端螺旋体病、败血症、大叶性肺炎及病毒性肝炎。急性溶血可先有发热而后出现黄疸。

2. **黄疸伴上腹剧烈疼痛**　可见于胆管结石、肝脓肿或胆道蛔虫病；右上腹剧痛、寒战高热和黄疸为Charcot三联征，提示急性化脓性胆管炎。持续性右上腹钝痛或胀痛可见于病毒性肝炎、肝脓肿或原发性肝癌。

3. **黄疸伴肝大**　若轻度至中度肝大，质地软或中等硬度且表面光滑，见于病毒性肝炎、急性胆道感染或胆管阻塞。明显肝大，质地坚硬，表面凹凸不平有结节者见于原发或继发性肝癌。肝大不明显，而质地较硬边缘不整，表面有小结节者见于肝硬化。

4. **黄疸伴胆囊肿大**　提示胆总管有梗阻，常见于胰头癌、壶腹癌、胆总管癌、胆总管结石等。

5. **黄疸伴脾大**　见于病毒性肝炎、钩端螺旋体病、败血症、疟疾、肝硬化、各种原因引起的溶血性贫血及淋巴瘤等。

6. **黄疸伴腹水**　见于重症肝炎、肝硬化失代偿期、肝癌等。

六、问诊要点

1. **确定是否黄疸**　患者所指发黄应注意与皮肤苍白、球结膜下脂肪及高胡萝卜素血症等相区别。应仔细检查巩膜有无黄染及尿色有无改变。

2. 黄疸的起病　急起或缓起，是否群集发病、外出旅游史、药物使用史，有无长期酗酒或慢性肝病史。

3. 黄疸的时间与波动情况　有利于区别梗阻性与肝细胞性黄疸。

4. 黄疸对全身健康的影响　肝细胞性黄疸的深度与肝功能损害程度呈正相关，先天性非溶血性黄疸全身情况较好。

总之，对黄疸患者应首先确定黄疸的类型，再确定黄疸的病因。应从临床、实验室、器械检查等多项指标入手，认真分析、合理安排必要的辅助检查，及时作出判断。

七、急诊治疗

1. 溶血性黄疸　应根据溶血性贫血的病因进行积极治疗，若无法针对病因，则针对其发病机制治疗。

（1）去除病因，如对药物诱发的溶血性黄疸，应立即停用该药物；若是厌氧菌、链球菌、溶血性葡萄球菌等感染引起，应分别给予敏感的抗生素治疗。

（2）药物治疗：如糖皮质激素可用于自身免疫性溶血性黄疸和阵发性睡眠性血红蛋白尿。

（3）输血：因可加重自身免疫性溶血性黄疸和阵发性睡眠性血红蛋白尿发作，须严格掌握输血指征，可用洗涤红细胞，不宜用血浆。

（4）脾切除，对由于遗传性球型细胞增多症引起的溶血性贫血和溶血性黄疸可能有效。

2. 肝细胞性黄疸　应针对不同的肝损害病因作相应的治疗，包括休息、抗氧化剂、对症支持治疗、手术治疗，甚至肝移植等。

3. 胆汁淤积性黄疸

（1）肝内胆汁淤积：主要采取对症治疗的方法以减轻黄疸和瘙痒，对明确病因者同时也予以对因治疗。常用的有：

1）熊去氧胆酸：可增加胆汁酸池亲水性性质，从而防止厌氧性单羟和双羟胆汁酸包括石胆酸的堆积而引起的肝损害；它还有引起富含碳酸氢盐的高利胆的作用。利胆：每次 50mg，每日 3 次；溶结石：每日 450～600mg，分 2 次口服。胆管完全阻塞和严重肝功能减退患者禁用。

2）腺苷蛋氨酸：适用于各种肝病的肝内胆汁淤积，特别是妊娠期肝内胆汁淤积。初始治疗：口服每日 500～1000mg，共两周；维持治疗：口服每日 500～1000mg。

3）酚妥拉明和强力宁合用：可改善病毒性肝炎性胆汁淤积。一般酚妥拉明 10mg 加入 10% 葡萄糖液 250ml 中，每日静滴一次。

4）考来烯胺：可减轻瘙痒，它可中断胆盐的肝肠循环，在小肠内与胆盐结合从粪排出，从而缓解或减轻瘙痒。早餐前后各服 2～4g，力求药物达到十二指肠时恰好胆囊排空，需要时午、晚餐再各服 4g，一天总量为 12g。一般 4～7 天后瘙痒即可减轻。它适用于原发性胆汁性肝硬化、胆管狭窄、不完全性胆管梗阻，其血清胆汁酸浓度、胆固醇均可降低，黄疸消失，其副作用为部分患者可有恶心。

5）利福平：每日 300～450mg，服用 1 周后瘙痒也可减轻，其作用机制不明。

6）泼尼松：能减轻胆红素的血清浓度，但不缩短病程。

（2）肝外胆管梗阻性胆汁淤积：根据不同的病因可采用内镜治疗或手术治疗。将病灶彻底清除是癌性梗阻性黄疸唯一有效的治疗方式。高位胆管梗阻易侵犯门静脉和肝动脉，根治性手术方式一般采用胆管癌肿物切除、肝十二指肠韧带骨骼化；低位胆管梗阻则行胰十二指肠切除术。对于部分位于中段胆管的肿瘤也可采取肿瘤局部切除、肝十二指肠韧带清扫及肝总管空肠吻合术，同样可以达到根治目的。手术方式根据病变局部情况及患者全身情况决定，不能盲目扩大手术范围、追求手术的根治性而忽视患者耐受性。

第十章
少尿与无尿

正常成人24小时尿量约为1000～2000ml。如24小时尿量少于400ml，或每小时尿量少于17ml称为少尿（oliguria）；如24小时尿量少于100ml，12小时完全无尿称为无尿。

一、病因与发生机制

1. 基本病因 有如下3类：

（1）肾前性

1）有效血容量减少：多种原因引起的休克、重度失水、大出血、肾病综合征和肝肾综合征，大量水分渗入组织间隙和浆膜腔，血容量减少，肾血流减少。

2）心脏排血功能下降：各种原因所致的心功能不全，严重的心律失常，心肺复苏后体循环功能不稳定。血压下降所致肾血流减少。

3）肾血管病变：肾血管狭窄或炎症、肾病综合征、狼疮性肾炎、长期卧床不起所致的肾动脉栓塞或血栓形成，高血压危象，妊娠期高血压疾病等引起肾动脉持续痉挛，肾缺血导致急性肾衰。

（2）肾性

1）肾小球病变：重症急性肾炎、急进性肾炎和慢性肾炎因严重感染，血压持续增高或肾毒性药物作用引起肾功能急剧恶化。

2）肾小管病变：急性间质性肾炎，包括药物性和感染性间质性肾炎；生物毒或重金属及化学毒所致的急性肾小管坏死；严重的肾盂肾炎并发肾乳头坏死。

（3）肾后性

1）各种原因引起的机械性尿路梗阻：如结石、血凝块、坏死组织阻塞输尿管、膀胱进出口或后尿道。

2）尿路的外压：如肿瘤、腹膜后淋巴瘤、特发性腹膜后纤维化、前列腺肥大。

3）其他：输尿管手术后，结核或溃疡愈合后瘢痕挛缩，肾严重下垂或游走肾所致的肾扭转，神经源性膀胱等。

二、伴随症状

少尿伴肾绞痛见于肾动脉血栓形成或栓塞、肾结石。少尿伴心悸、气促、胸闷、不能平卧见于心功能不全。少尿伴大量蛋白尿、水肿、高脂血症和低蛋白血症见于肾病综合征。少尿伴有乏力、纳差、腹水和皮肤黄染见于肝肾综合征。少尿伴血尿、蛋白尿、高血压和水肿见于急性肾炎、急进性肾炎。少尿伴有发热、腰痛、尿频、尿急、尿痛见于急性肾盂肾炎。

少尿伴有排尿困难见于前列腺肥大。

三、问诊要点

1. 开始出现少尿的时间。
2. 少尿程度即具体尿量，应以24小时尿量为准。
3. 有无引起少尿的病因，如休克、大出血、脱水或心功能不全等。
4. 过去和现在是否有泌尿系统疾病，如慢性肾炎、尿路结石、前列腺肥大等。
5. 少尿伴随何种症状。

四、急诊治疗

1. 应优先处理危及生命的严重液体过量或水不足、高血钾。
2. 如果血容量不足，应进行补液治疗。
3. 在上述治疗基础上，应进一步处理酸中毒、低钠血症。
4. 病因治疗。

第十一章
血　　尿

血尿（hematuria）包括镜下血尿和肉眼血尿。前者是指尿色正常，须经显微镜检查方能确定，通常离心沉淀后的尿液镜检每高倍视野有红细胞 3 个以上。后者是指尿呈洗肉水色或血色，肉眼即可见的血尿。

一、病因

血尿是泌尿系统疾病最常见的症状之一。98% 的血尿是由泌尿系统疾病引起，2% 的血尿由全身性疾病或泌尿系统邻近器官病变所致。

1. **泌尿系统疾病**　肾小球疾病，如急 / 慢性肾小球肾炎、IgA 肾病、遗传性肾炎和薄基底膜肾病；各种间质性肾炎、尿路感染、泌尿系统结石、结核、肿瘤、多囊肾；血管异常，包括肾静脉受到挤压如胡桃夹现象、尿路憩室、息肉和先天性畸形等。

2. **全身性疾病**

（1）感染性疾病：败血症、流行性出血热、猩红热、钩端螺旋体病和丝虫病等。

（2）血液病：白血病、再生障碍性贫血、血小板减少性紫癜、过敏性紫癜和血友病。

（3）免疫和自身免疫性疾病：系统性红斑狼疮、结节性多动脉炎、皮肌炎、类风湿性关节炎、系统性硬化症等引起肾损害。

（4）心血管疾病：亚急性感染性心内膜炎、急进性高血压、慢性心力衰竭、肾动脉栓塞和肾静脉血栓形成等。

3. **尿路邻近器官疾病**　急、慢性前列腺炎、精囊炎、急性盆腔炎或脓肿、宫颈癌、输卵管炎、阴道炎、急性阑尾炎、直肠和结肠癌等。

4. **化学物品或药品对尿路的损害**　如磺胺药、吲哚美辛、甘露醇、汞、铅、镉等重金属对肾小管的损害；环磷酰胺引起的出血性膀胱炎；抗凝剂，如肝素过量也可出现血尿。

5. **功能性血尿**　平时运动量小的健康人，突然加大运动量可出现运动性血尿。

二、临床表现

1. **尿颜色的改变**　血尿的主要表现是尿颜色的改变，除镜下血尿其颜色正常外，肉眼血尿根据出血量多少而尿呈不同颜色。尿呈淡红色像洗肉水样，提示每升尿含血量超过 1ml。出血严重时尿可呈血液状。肾脏出血时，尿与血混合均匀，尿呈暗红色；膀胱或前列腺出血尿色鲜红，有时有血凝块。但红色尿不一定是血尿，需仔细辨别。如尿呈暗红色或酱油色，不混浊无沉淀，镜检无或仅有少量红细胞，见于血红蛋白尿；棕红色或葡萄酒色，不混浊，镜检无红细胞见于卟啉尿；服用某些药物，如大黄、利福平，或进食某些红色蔬菜也可排红色尿，但镜检无红细胞。

2. **分段尿异常**　将全程尿分段观察颜色。如尿三杯试验，用3个清洁玻璃杯分别留起始段、中段和终末段尿观察，如起始段血尿提示病变在尿道；终末段血尿提示出血部位在膀胱颈部、三角区或后尿道的前列腺和精囊腺；三段尿均呈红色即全程血尿，提示血尿来自肾脏或输尿管。

3. **镜下血尿**　尿颜色正常，但显微镜检查可确定血尿，并可判断是肾性或肾后性血尿。镜下红细胞大小不一、形态多样为肾小球性血尿，见于肾小球肾炎；因红细胞从肾小球基底膜漏出，通过具有不同渗透梯度的肾小管时，化学和物理作用使红细胞膜受损，血红蛋白溢出而变形。如镜下红细胞形态单一，与外周血近似，为均一型血尿，提示血尿来源于肾后，见于肾盂肾盏、输尿管、膀胱和前列腺病变。

4. **症状性血尿**　血尿的同时，患者伴有全身或局部症状，以泌尿系统症状为主。如伴有肾区钝痛或绞痛提示病变在肾脏，膀胱和尿道病变则常有尿频、尿急和排尿困难。

5. **无症状性血尿**　部分患者血尿时，既无泌尿道症状也无全身症状，见于某些疾病的早期，如肾结核、肾癌或膀胱癌早期。隐匿性肾炎也常表现为无症状性血尿。

三、伴随症状

1. 血尿伴肾绞痛是肾或输尿管结石的特征。

2. 血尿伴尿流中断，见于膀胱和尿道结石。

3. 血尿伴尿流细和排尿困难，见于前列腺炎、前列腺癌。

4. 血尿伴尿频、尿急、尿痛，见于膀胱炎和尿道炎；同时伴有腰痛、寒颤高热常为肾盂肾炎。

5. 血尿伴有水肿、高血压、蛋白尿，见于肾小球肾炎。

6. 血尿伴肾肿块，单侧肿块可见于肿瘤、肾积水和肾囊肿；双侧肿大见于先天性多囊肾；触及移动性肾脏见于肾下垂或游走肾。

7. 血尿伴有皮肤黏膜及其他部位出血，见于血液病和某些感染性疾病。

8. 血尿合并乳糜尿见于丝虫病、慢性肾盂肾炎。

四、问诊要点

1. 尿的颜色，如为红色尿液应进一步了解是否进食引起红色尿的药品或食物，是否为女性月经期，以排除假性血尿。

2. 血尿出现在尿程的哪一段，是否全程血尿，有无血块。

3. 是否伴有全身或泌尿系统症状。

4. 有无腰腹部新近外伤和泌尿道器械检查史。

5. 是否有高血压史和肾炎史；

6. 家族中有无耳聋和肾炎史。

五、急诊治疗

（一）一般治疗

1. 注意休息，避免剧烈的活动。

2. 维持充足有效循环血容量，保证肾灌注，注意监测尿量。如出现肾功能损害，则按照肾衰进行处理。

3．慎用肾毒性药物。

（二）血尿病因明确者

应针对病因，制订治疗方案，予以积极治疗。

1．尿路邻近器官疾病，如急性阑尾炎、盆腔炎、输卵管炎、直肠癌、结肠癌、卵巢恶性肿瘤等引起的血尿，可通过抗感染、手术切除或放疗、化疗等病因性治疗消除。

2．全身性疾病所致的肾小球性血尿，可在治疗原发病的基础上，进行肾脏保护性治疗。如狼疮性肾炎应在应用激素和免疫抑制剂控制疾病活动的基础上，注意肾脏保护。

3．对于泌尿系结石、肿瘤、先天性疾病等因素所致的非肾小球性血尿，可经碎石、外科手术等手段进行治疗。

4．泌尿系感染，如肾盂肾炎、前列腺炎、肾结核等引起的非肾小球性血尿，应给予相应的抗感染、抗结核治疗。

（三）血尿病因未明确者

在对症治疗的同时，应积极采用有关辅助检查措施（如腹部平片及IVP、B超、CT扫描、膀胱镜检查等），争取尽早确诊以便于根治。对于不明原因的血尿患者，宜定期追踪观察，应每半年做一次尿常规和尿细胞血检查，每年做一次IVP，必要时做膀胱镜检查。若血尿持续存在，应至少随访3年以上。有些血尿可自动消失，在血尿消失后，仍需要随访1年。

第十二章

脑　梗　死

脑梗死（cerebral infarction）又称缺血性卒中（cerebral ischemic stroke），是指因脑部血液循环障碍，缺血、缺氧所致的局限性脑组织的缺血性坏死或软化，一般是指发病后2周内。

一、缺血性脑卒中临床分型

采用牛津郡社区卒中计划（oxfordshire community stroke project，ACSP）的分型方法，分为以下4型：

1. **全前循环梗死（total anterior circulation infarct，TACI）** 大脑高级神经活动（意识、语音、空间定位等）障碍，同向偏盲，对侧面、上肢和下肢较为严重的运动和（或）感觉障碍。多为颈动脉颈内段或大脑中动脉（MCA）主干近端闭塞所引起的大梗死。

2. **部分前循环梗死（partial anterior circulation infarct，PACI）** 偏瘫、偏盲、偏身感觉障碍及高级神经活动障碍较TACI轻和局限，多为MCA主干近端或其各级分支、大脑前动脉（ACA）及其分支闭塞所引起的中小梗死。

3. **后循环梗死（posterior circulation infarct，POCI）** 表现为椎 - 基底动脉综合征，如同侧脑神经麻痹、对称感觉运动障碍及小脑功能障碍等。

4. **腔隙性脑梗死（lacunar infarct，LACI）** 表现为各种腔隙综合征，如单纯运动性瘫痪、单纯感觉障碍、共济失调轻偏瘫等。多为基底节或脑桥的穿支动脉病变引起的小梗死，梗死灶直径约3～20mm。

缺血性脑卒中病因分型，当前国际公认的采用TOAST（trial of org 10 172 in acute stroke treatment）病因分型，分为以下5型：

1. **大动脉粥样硬化型** 因增龄、高血压、高脂血症、糖尿病、吸烟、遗传等多种因素影响，颅内外的大动脉容易发生粥样硬化病变，是缺血性卒中的首要病因，且我国患者多为颅内动脉粥样硬化。大动脉粥样硬化导致卒中的机制包括：粥样硬化导致大、中动脉的严重狭窄，在一定诱因和侧支循环不佳的情况下，产生远端灌注不足，如所谓分水岭脑梗死。粥样硬化斑块不稳定，斑块脱落或斑块表面形成的血栓脱落，产生动脉 - 动脉栓塞；粥样硬化斑块堵塞穿支动脉开口，使之狭窄或闭塞导致远端缺血，多数患者有多种机制并存。其临床表现可具有皮质损害的体征，如意识障碍、失语、肢体运动障碍或其他皮质功能损害，累及后循环则有脑干或小脑的损害体征。影像学可见皮质、皮质下、脑干或小脑的大梗死灶，病灶直径大于20mm。相关影像学检测可见脑梗死与脑梗死相对应的颅内外大动脉狭窄（程度超过50%）。

2. **心源性栓塞型** 心房颤动、心脏瓣膜病、近期心肌梗死、心房心耳血栓等病因所导致的心脏血栓可随血流进入脑动脉，多累及前循环系统。其临床及影像学表现与大动脉粥样硬化性者相似，诊断要求有至少一个心源性卒中的高或中度危险因素，出现多个血管支配区的梗死支持该诊断。

3. **小动脉闭塞型** 脑的小动脉可因增龄、高血压和吸烟等因素发生动脉硬化，引起穿支动脉病变和闭塞。因所引起的梗死较小，故传统上又称为腔隙性梗死。临床表现多为经典的腔隙综合征，影像学上病灶直径为 3～20mm，同时易伴随有无症状的小腔隙灶和较为明显的脑白质病变。

4. **其他明确病因型** 动脉夹层、烟雾病、各种类型的动脉炎、结缔组织病、血高凝状态、遗传性疾病等少见病因也可导致缺血性卒中。

5. **不明原因型** 临床上，少部分卒中虽经多种检查，仍然不能明确病因，包括存在两种或多种病因，辅助检查不充分或阴性、找到病因等情况。

二、临床表现

多见于老年人群，常伴有高血压、高脂血症、糖尿病、冠心病等个人疾病史，易有吸烟、不运动等不良生活方式以及家族性心脑血管病史，少数患者起病前近期有 TIA 史。多数为静态发病，在 24 小时内达到高峰，约 1/3 可在 48～72 小时内进展，快速起病且迅速到达高峰者，多提示为栓塞症。

1. 不同动脉支配区梗死的临床表现

（1）眼动脉：单眼黑矇。

（2）大脑前动脉：皮质支闭塞导致对侧下肢的运动和感觉障碍，可伴排尿障碍，深穿支闭塞导致对侧下面部、舌、上肢瘫痪，下肢受累轻，累及优势半球会出现运动性失语。

（3）大脑中动脉：是最易发生闭塞的血管。主干闭塞出现对侧偏瘫、偏身感觉障碍和偏盲（三偏征）；若累及优势半球，会出现失语、失读等症状；累及非优势半球，可有偏侧忽略等体象障碍，深穿支（豆纹动脉）闭塞导致对侧一致性偏瘫、不伴偏身感觉障碍和偏盲。

（4）大脑后动脉：皮质支（距状裂分支）闭塞导致对侧同向偏盲或象限性盲，深穿支的丘脑膝状体动脉闭塞导致对侧深浅感觉障碍，可伴自发性疼痛及一过性轻偏瘫。深穿支的丘脑穿通动脉闭塞导致对侧肢体舞蹈、震颤等锥体外系损害表现。

（5）椎 - 基底动脉：基底动脉主干闭塞，引起广泛脑桥梗死，出现意识障碍、四肢瘫痪、眼肌麻痹、瞳孔缩小、高热等，还可有多个脑神经麻痹及小脑症状，常迅速死亡。脑桥梗死可产生闭锁综合征，表现为神志清晰，但四肢瘫痪、面无表情、不能言语，仅能通过眼球运动示意。

脑干结构致密，有大量的上下行传导束和脑神经核，故而梗死后易产生交叉性损害的特点，如大脑脚底综合征（Weber syndrome）为中脑穿支动脉闭塞所致，表现为病侧动眼神经麻痹和对侧肢体瘫痪。小脑后下动脉闭塞导致延髓背外侧综合征（Wallenberg syndrome），表现为：眩晕、呕吐、眼球震颤（前庭神经核）；交叉性感觉障碍（同侧三叉脊束核及对侧交叉的脊髓丘脑束）；同侧 Horner 征；同侧Ⅸ、Ⅹ脑神经麻痹；同侧小脑共济失调。

（6）分水岭梗死：即边缘带梗死，是相邻两血管供血区分界处的梗死。分为以下 3 种：①皮质前型：为 MCA 与 ACA 皮质支的供血交界区，病灶位于颞中回，沿前后中央回上部带状走行。②皮质后型：为 MCA 与 PCA 皮质支的供血交界区，病灶位于顶、枕、颞叶交界区。③皮质下型：为皮质支与深穿支的供血交界区，或是 ACA 的回返支（Huber 动脉）、MCA 与豆纹动脉分水岭区的梗死，病灶位于深部白质。

2. 其他临床表现

（1）出血性梗死：也称为出血转化，为梗死灶内动脉的损害导致血脑屏障破坏，在血流灌注时出现血液漏出，产生出血，多见于大面积脑梗死后。

（2）静止性梗死：是指无明显临床表现的小的梗死，多因影像学检查所发现，病因不明，多与脑小血管病或小的心源性栓塞有关。目前认为静止性梗死并非完全无症状，可能因为症状轻微、不典型及持续时间短暂而未被觉察，而且容易伴随有认知功能损害。

（3）早期神经功能恶化：早期称为进展性卒中，指在起病后数天（多为48～72小时）病情仍然不稳定，进行性加重。其病因多复杂，临床上尤其要注意有无早期出血转化、分水岭梗死、明显脑水肿、严重内环境紊乱等情况。

三、辅助检查

（1）脑CT检查：发病6小时内多正常，24小时后病灶呈边界不清的低密度改变，脑CT检查对于排除出血有很大帮助。

（2）脑MRI检查：起病数小时后病灶表现为T_1加权低信号，T_2加权高信号，弥散加权成像（DWI）可在起病2小时内显现病灶，为早期诊断的重要方法。

（3）脑血管检查：颈动脉超声、经颅多普勒超声、CT血管造影、MRI血管造影及数字减影血管造影等方法有助于评估血管通畅性（狭窄、闭塞）及管壁情况（斑块性质、大小、溃疡等）。

（4）其他检查：对疑似心源性卒中者应积极开展心动超声检查、长程心律监测等。

四、诊断和鉴别诊断

1. 诊断要点 ①突然起病；②有高血压、高脂血症、糖尿病、卒中、冠心病、吸烟、TIA等危险因素；③局灶性神经功能缺损的症状和体征；④CT和MRI检查有相应的发现。

2. 鉴别诊断 应与其他脑血管病、颅内占位性病变相鉴别。有时还需与晕厥、低血糖发作、癫痫发作等相鉴别。

五、治疗

缺血性卒中的治疗包括急性期治疗和后遗症期治疗，急性期治疗的核心是尽早开通血管，挽救缺血半暗带，减少缺血损害，以实现挽救生命和降低残疾。急性期治疗还包括积极的支持治疗，早期启动二级预防、防治并发症、开展康复等措施。缺血性卒中的后遗症期治疗包括严格的不良生活方式调整、积极的危险因素控制、长期康复和防治卒中后神经功能损害（如卒中后抑郁、卒中后认知障碍）等。

1. 血管再通治疗

（1）药物治疗：对有适应证者，在起病3.0～4.5小时内应予以静脉注射重组的组织型纤溶酶原激活剂（rt-PA），剂量为0.9mg/kg（总量不超过90mg），总量的10%在1分钟内静脉推注，余下在1小时内输注完。静脉溶栓适应证、禁忌证详见表2-12-1。

对无条件开展rt-PA静脉溶栓者，可考虑尿激酶100万～150万IU，溶于生理盐水200ml，连续静脉滴注30分钟。适应证及禁忌证见表2-12-1。

（2）介入治疗：有条件者，可以行血管内介入治疗，包括动脉溶栓、桥接、机械取栓、血管成形和支架术。

表 2-12-1 4.5 小时内 rt-PA 静脉溶栓的适应证、禁忌证及相对禁忌证

适应证	1. 有缺血性卒中导致的神经功能缺损症状 2. 症状出现＜3 小时 3. 年龄≥18 岁 4. 患者或家属签署知情同意书
禁忌证	1. 近 4 个月有重大头颅外伤史或卒中史 2. 可疑蛛网膜下腔出血 3. 近 1 周内有在不易压迫止血部位的动脉穿刺 4. 既往有颅内出血 5. 颅内肿瘤、动静脉畸形、动脉瘤 6. 近期有颅内或椎管内手术 7. 血压升高：收缩压≥180mmHg，或舒张压≥100mmHg 8. 活动性内出血 9. 急性出血倾向，包括血小板计数低于 100×10^9/L 或其他情况 10. 48 小时内接受过肝素治疗（APTT 超出正常范围上限） 11. 已口服抗凝剂者 INR＞1.7 或 PT＞15 秒 12. 目前正在使用凝血酶抑制剂或Xa 因子抑制剂，各种敏感的实验室检测异常（如 APTT、INR、血小板计数、ECT、TT 或恰当的Xa 因子活性测定等） 13. 血糖＜2.7mmol/L 14. CT 提示多脑叶梗死（低密度影＞1/3 大脑半球）
相对禁忌证	1. 轻型卒中或症状快速改善的卒中 2. 妊娠 3. 癫痫发作后出现的神经功能损害症状 4. 近 2 周内有大型外科手术或严重外伤 5. 近 3 周内有胃肠或泌尿系统出血 6. 近 3 个月内有心肌梗死史

rt-PA：重组组织型纤溶酶原激活物；INR：国际标准化比值；APTT：活化部分凝血活酶时间；ECT：蛇静脉酶凝结时间；TT 凝血酶时间

2. **抗血小板聚集治疗** 未接受溶栓治疗者应尽早，或溶栓治疗 24 小时后，开展抗血小板聚集治疗。选择阿司匹林 100～300mg/d，不推荐使用其他抗血小板药物。对轻卒中或 TIA 者，可选择 3 周的阿司匹林（50～100mg）联合氯吡格雷（75mg）治疗。

3. **脑水肿和颅内压增高** 可选择甘露醇、甘油果糖、高渗盐水等短期降低颅压。对于严重者，需进行去骨瓣减压术。

4. **积极的支持治疗** 对严重神经功能缺损者，应予以生命体征、神经功能的监测，注意体位和保持气道通畅，避免低氧血症发生。积极控制体温、癫痫发作，保持内环境稳定，避免高血糖或低血糖发生。不推荐早期积极降低血压，除非血压超过 220/120mmHg。应进行吞咽评估和营养支持。进行深静脉血栓的评估，必要时予以加压弹力袜或抗凝治疗，如皮下注射低剂量肝素或低分子肝素。

5. **其他治疗** 因缺乏有效的证据支持，不推荐常规予以神经保护剂、扩容治疗、抗凝治疗（抗凝治疗仅用于预防深静脉血栓形成或系统栓塞）、降低纤维蛋白原、血管扩张、血液稀释等治疗。

6. **康复治疗** 起病后数天内，若病情稳定，应尽早在康复评估后开始针对性的康复训练。降低残疾，减少并发症。康复治疗包括肢体康复、语言康复和认知康复等。

7. 二级预防治疗 TIA或缺血性卒中后早期是血管性事件复发的高峰期，因此必须及时启动二级预防治疗措施。

（1）抗栓治疗：对所有缺血性卒中患者，应尽早行抗血小板聚集治疗。病情稳定后，对心源性者，应尽快转为抗凝治疗，可选华法林（保持INR在2～3）或新型口服抗凝剂。对非心源性缺血性卒中者，应长期予以抗血小板聚集治疗，可选阿司匹林（50～100mg/d），氯吡格雷（75mg/d）或其他药物，不推荐长期双重抗血小板治疗（仅限于轻卒中或颅内动脉粥样硬化性狭窄者使用数周或数月）。

（2）降低胆固醇治疗：非心源性缺血性卒中者，尤其是动脉粥样硬化性者，应早期启动降低胆固醇治疗（动脉粥样硬化性者应使低密度脂蛋白胆固醇水平自基线下降50%或达到小于18mmol/L）。可选择他汀类药物或其他药物。

（3）血压管理：急性期病情稳定者，应及时启动加压治疗，目标血压小于140/90mmHg。

（4）血管介入治疗：对由颅外颈动脉粥样硬化病变所引起者，可考虑行颈动脉内膜剥离术或动脉成形和支架植入术。对颅内动脉粥样硬化狭窄者，目前证据显示积极的药物治疗优于血管介入治疗。

第十三章
脑出血

脑出血是指原发性颅内血管非外伤性破裂，血液进入脑实质内或脑室形成血肿，也称为自发性脑出血。占急性脑血管病20%～30%。年发病率为（60～80）/10万人，急性期病死率为30%～40%，是急性脑血管病中病死率最高的。在脑出血中大脑半球出血约占80%，脑干和小脑出血约占20%。

一、病因

长期高血压导致脑小动脉动脉硬化是最重要的病因，也称为高血压性脑出血。次要的病因是与增龄相关的脑淀粉样血管病（CAA）。其他少见的病因包括动脉瘤、动静脉畸形、血液病、肿瘤、抗凝或溶栓治疗等。

二、临床表现

高血压性脑出血多见于长期高血压或血压控制不佳的中老年人，CAA则多见于无特殊血管性危险因素的老年及高龄人群，情绪激动或用力多为诱因。起病急骤，突发局灶性神经功能缺损，易伴随血压升高、头痛、恶心呕吐及意识障碍。临床表现多变，病情轻重与出血部位和出血量密切相关。

1. 基底节区出血 为脑出血的最常见发病部位，主要病因是高血压，占所有脑出血的60%～70%。

（1）壳核出血：主要是豆纹动脉尤其是其外侧支破裂引起。血肿常向内扩展波及内囊。临床表现与血肿的部位和血肿量有关，但是损伤内囊引起的对侧偏瘫是较常见的症状。还可表现有双眼向病灶侧凝视，病灶对侧偏身感觉障碍，同向性偏盲，优势半球受累可有失语。出血量大时患者很快出现昏迷，病情在数小时内迅速恶化。出血量较小则可表现为纯运动或纯感觉障碍，仅凭临床表现无法与脑梗死区分。

（2）丘脑出血：主要是丘脑穿通动脉或丘脑膝状体动脉破裂引起。出血侵及内囊可表现对侧肢体瘫痪，下肢多重于上肢。感觉障碍较重，深、浅感觉同时受累，但深感觉障碍明显，可伴有偏身自发性疼痛和感觉过度。优势半球出血的患者，可出现失语，非优势半球受累，可有体象障碍及偏侧忽视等。丘脑出血可出现精神障碍，表现为情感淡漠、视幻觉及情绪低落等。还可出现丘脑语音（言语缓慢不清、重复言语、发音困难、复述差、朗读正常）和丘脑痴呆（记忆力减退、计算力下降、情感障碍、人格改变）。

丘脑出血向下扩展到下丘脑或中脑上部时，可引起一系列眼位异常，如垂直凝视或侧视麻痹、双眼分离性斜视、凝视鼻尖、瞳孔对光反射迟钝、假性展神经麻痹及会聚障碍等。

血肿波及丘脑下部或破入第三脑室，表现为意识障碍加深，瞳孔缩小，中枢性高热及去大脑强直状态等症状。

（3）尾状核头出血：较少见。一般出血量不大，多经侧脑室前角破入脑室。临床表现为头痛、呕吐、对侧中枢性面舌瘫、轻度颈项强直；也可无明显肢体瘫痪，仅有脑膜刺激征，与蛛网膜下腔出血表现类似。

2. **脑叶出血** 占脑出血的5%～10%。常见原因有CAA、脑动静脉畸形、血液病、高血压等。血肿常局限于一个脑叶内，也可同时累及相邻的两个脑叶，一般以顶叶最多见，其次为颞叶、枕叶及额叶。与脑深部出血相比，一般血肿体积较大。临床可表现为头痛、呕吐等，癫痫发作比其他部位出血常见，肢体瘫痪较轻，昏迷较少见。根据累及脑叶的不同，出血局灶性定位症状和体征也不同。额叶出血可有前额痛、呕吐、痫性发作较多见；对侧轻偏瘫、共同偏视、精神障碍；尿便障碍，并出现摸索和强握反射等；优势半球脑出血时可出现运动性失语。顶叶出血偏瘫较轻，而偏瘫感觉障碍显著，对侧下象限盲；优势半球出血是可出现混合性失语，非优势侧受累有体象障碍。颞叶出现表现为对侧中枢性面舌瘫及上肢为主的瘫痪；对侧上象限盲；优势半球出血时可出现感觉性失语或混合性失语；可有颞叶癫痫、幻嗅、幻视等。枕叶出血表现为对侧同向性偏盲并有黄斑回避现象，可有一过性黑矇和视物变形，多无肢体瘫痪。

3. **脑干出血** 约占脑出血的10%，绝大多数为脑桥出血，由基底动脉的脑桥支破裂导致。偶见中脑出血，延髓出血极为罕见。

脑桥出血临床表现为突然头痛、呕吐、眩晕、复视、眼球不同轴、侧视麻痹、交叉性瘫痪或偏瘫、四肢瘫等。出血量少时，患者意识清楚，可表现为一些典型的综合征，如Foville综合征、Millard-Gubler综合征、闭锁综合征等。大量出血（>5ml）时，血肿波及脑桥双侧基底和被盖部，患者很快进入意识障碍，针尖样瞳孔、侧视麻痹、四肢瘫痪、呼吸障碍、去大脑强直、应激性溃疡、出现中枢性高热等中线症状，常在48小时内死亡。

中脑出血较少见，轻症患者表现为突然出现复视、眼睑下垂、一侧或两侧瞳孔扩大、眼球不同轴、水平或垂直震颤、同侧肢体共济失调，也可表现Weber或Benedikt综合征。严重者很快出现意识障碍、四肢瘫痪、去大脑强直，常迅速死亡。延髓出血更为少见，临床表现突然猝倒、意识障碍、血压下降、呼吸节律不规则、心律失常，继而死亡。轻症患者可表现为不典型的Wallenberg综合征。

4. **小脑出血** 约占脑出血的10%。最常见的出血动脉为小脑上动脉分支，病变多累及小脑齿状核。发病突然，眩晕和共济失调明显，可伴有频繁呕吐及后头部疼痛等。当出血量不大时，主要表现为小脑症状，如眼球震颤、病变侧共济失调、站立和步态不稳、肌张力降低及颈项强直、构音障碍和吟诗样语言，患者无偏瘫。出血量增加时，还可表现有脑桥受压体征，如展神经麻痹、侧视麻痹、周围性面瘫、吞咽困难及出现肢体瘫痪和（或）锥体束征等。大量小脑出血，尤其是蚓部出血时，患者很快进入昏迷，双侧瞳孔缩小呈针尖样，呼吸节律不规则，有去脑强直发作，最后致枕骨大孔疝而死亡。

5. **脑室出血** 占脑出血的3%～5%。分为原发性和继发性脑室出血。原发性是指脉络丛血管出血或室管膜下1.5cm内出血破入脑室，继发性是指脑实质出血破入脑室者。在此仅描述原发性脑室出血。出血量较少时，仅表现头痛、呕吐、脑膜刺激征阳性、无局限性神经体征。临床上易误诊为蛛网膜下腔出血，需通过头颅CT扫描来确定诊断。出血量大时，很快进入昏迷或昏迷逐渐加深，双侧瞳孔缩小呈针尖样，四肢肌张力增高，病理反射阳性，早期出现去脑强直发作，脑膜刺激征阳性，常出现丘脑下部受损的症状及体征，如上消化道出血、中枢性高热、大汗、应激性溃疡、急性肺水肿、血糖增高、尿崩症，预后差，多迅速死亡。

三、诊断

50岁以上中老年患者，有长期高血压病史，活动中或情绪激动时起病，发病突然，血压常明显升高，出现头痛、恶心呕吐等颅内压升高的表现，有偏瘫、失语等局灶性神经功能缺损症状和脑膜刺激征，可伴有意识障碍，应高度怀疑脑出血。头部CT检查有助于明确诊断。

四、鉴别诊断

1. 与脑梗死、脑栓塞和蛛网膜下腔出血相鉴别。

2. 与外伤性颅内血肿相鉴别　特别是与硬膜下血肿鉴别。这类出血以颅内压增高的症状为主，但多有头部外伤史，头颅CT检查有助于确诊。

3. 与其他昏迷患者鉴别　对发病突然，迅速昏迷，局灶体征不明显的患者，应与引起昏迷的全身性疾病鉴别，如中毒（CO中毒、酒精中毒、镇静催眠药中毒等）和某些系统性疾病（低血糖、肝性昏迷、肺性脑病、脓毒症等）。应仔细询问病史，并进行相关的实验室检测，头颅CT能除外脑出血。

五、治疗

基本治疗原则：脱水降颅压，减轻脑水肿；调整血压；防止继续出血；减轻血肿造成的继发性损害；促进神经功能恢复；防治并发症。

（一）内科治疗

1. 一般治疗

（1）卧床休息：一般应卧床休息2～4周，避免情绪激动及血压升高。

（2）保持呼吸道通畅：昏迷患者应将头歪向一侧，以利于口腔分泌物及呕吐物流出，并可防止舌根后坠阻塞呼吸道，随时吸出口腔内的分泌物和呕吐物，必要时气管切开。

（3）吸氧：有意识障碍、血氧饱和度下降或有缺氧现象（PaO_2<60mmHg或$PaCO_2$>mmHg）的患者应给予吸氧。

（4）鼻饲：昏迷或有吞咽困难者在发病第2～3天即应鼻饲。

（5）对症治疗：过度烦躁不安的患者可适量用镇静剂；便秘者可选用通便药。

（6）加强口腔护理，及时吸痰，保持呼吸道通畅；留置导尿时应做膀胱冲洗；昏迷患者可酌情用抗生素预防感染。

（7）观察病情：严密注意患者的意识、瞳孔大小、血压、呼吸等改变，有条件时应对昏迷患者进行心电及脑功能监护。

2. 脱水降颅压，减轻脑水肿　颅内压升高的主要原因为早期血肿的占位效应和血肿周围脑组织的水肿，脑出血后3～5天，脑水肿达到高峰。颅内压升高是脑出血患者死亡的主要原因，因此降低颅内压为治疗脑出血的重要任务。脑出血的降颅压治疗首先以高渗脱水药为主，药物治疗的主要目的是减轻脑水肿、降低颅内压，防止脑疝形成。渗透性脱水剂甘露醇是最重要的降颅压药物。20%的甘露醇用量为125～250ml，快速静脉滴注，每6～8小时1次，使血浆渗透压维持在310～320mOsm/kg，时间不宜过长，建议用5～7天。可同时应用呋塞米 20～40mg，静脉或肌内注射，两者交替使用，维持渗透梯度。用药过程中应监测尿量、水及电解质平衡。20% 人血白蛋白 50～100ml 静脉滴注，每日 1 次，能提高血浆胶体渗透压，减轻脑水肿，但价格昂贵，应用受限。甘油果糖 500ml 静脉滴注，每日 1～2 次，脱水作用温和，没有反跳现象，适用于肾功能不全患者。皮质激素因其副作用大，且降颅压效果不如高渗脱水药，不建议使用。

3. **调控血压** 脑出血时血压升高，是在颅内压增高情况下，为了保证脑组织供血出现的脑血管自动调节反应，当颅内压下降时血压也随着下降，所以首先应进行脱水、降颅压治疗，暂不使用降压药。但血压过高时，容易增加再出血的危险性，则应及时控制高血压。脑出血患者血压的控制并无一定的标准，应视患者的年龄、既往有无高血压、有无颅内压增高、出血原因、发病时间等情况而定。一般可遵循下列原则。

（1）脑出血患者不要急于降血压，因为脑出血后的血压升高是对颅内压升高的一种反射性自我调节，应先降颅内压后，再根据血压情况决定是否需进行降血压治疗。

（2）血压≥200/110mmHg 时，在降颅压的同时可慎重平稳降血压治疗，使血压维持在略高于发病前水平或 180/105mmHg 左右；收缩压在 170～200mmHg 或舒张压在 100～110mmHg，暂时可不必使用降压药，先脱水降颅压，并严密观察血压情况，必要时再用降压药。血压降低幅度不宜过大，否则可能造成脑低灌注。收缩压＜165mmHg 或舒张压＜95mmHg，不需降血压治疗。

（3）血压过低者应升压治疗，以保持脑灌注压。

4. **亚低温治疗** 局部亚低温治疗是脑出血的一种新的辅助治疗方法，能够减轻脑水肿，减少自由基生成，促进神经功能缺损恢复，改善患者预后，且无不良反应，安全有效。初步的基础和临床研究认为亚低温是一项有前途的治疗措施，而且越早应用越好。

5. **并发症的防治** 肺部感染、上消化道出血、吞咽困难和水电解质紊乱的治疗；中枢性高热主要是由于下丘脑散热中枢受损所致，表现为体温迅速上升，出现 39～40℃以上的高热，躯干温度高而肢体温度次之，解热止痛剂无效，物理降温治疗有效。其他常见并发症有下肢深静脉血栓形成、肺栓塞、肺水肿、冠状动脉性疾病、心肌梗死、心脏损害、癫痫发作等。要注意识别，并给予相应的治疗。

（二）外科治疗

主要目的是清除血肿，降低颅内压，挽救生命，其次是尽可能早期减少水肿对周围脑组织的损伤，降低致残率。同时可以针对脑出血的病因，如脑动静脉畸形、脑动脉瘤等进行治疗。主要采用的方法有以下几种：去骨瓣减压术、小骨窗开颅血肿清除术、钻孔或锥孔穿刺血肿抽吸术、内镜血肿清除术、微创血肿清除术和脑室出血穿刺引流术等。

目前对手术适应证和禁忌证尚无一致意见。如患者全身状况允许条件下，下列情况考虑手术治疗：①基底节区出血中等量（壳核出血≥30ml，丘脑出血≥15ml）。②小脑出血已形成脑疝，出血量≥10ml，或直径≥3cm，或合并脑积水，应尽快手术。③脑叶出血：高龄患者常为淀粉样血管病出血，除血肿较大危及生命或由血管畸形引起需外科治疗外，宜行内科保守治疗。④脑室出血：轻型的部分脑室出血可行内科保守治疗；重症全脑室出血（脑室铸型），需侧脑室穿刺引流加腰大池穿刺放脑脊液治疗。

（三）康复治疗

早期将患肢置于功能位，如病情允许，危险期过后，应尽早进行肢体功能、言语障碍及心理的康复治疗。

六、预后

与出血部位、出血量及是否有并发症有关。

第十四章

短暂性脑缺血发作

短暂性脑缺血发作（transient ischemic attack，TIA）是颅内动脉病变引起的一过性或短暂性、局灶性脑或视网膜功能障碍，临床症状一般持续 10～15 分钟，多在 1 小时内恢复，不超过 24 小时。不遗留神经功能缺损症状和体征，影像学（CT、MRI）检查无责任病灶。

一、病因与发病机制

有关 TIA 的病因和发病机制的学说很多，主要有以下几个方面：

1. 血流动力学改变 在脑血管壁动脉粥样硬化或管腔狭窄的基础上，当出现低血压或血压波动时，引起病变血管的血流减少，发生一过性脑缺血症状，当血压回升后，局部脑血流恢复正常，TIA 的症状消失。另外，血流成分的改变，如真性红细胞增多症，血流中有形成分在脑部微血管中淤积，阻塞微血管，也可导致 TIA。其他血液系统疾病如贫血、白血病、血小板增多症、异常蛋白血症、血纤维蛋白原含量增高和各种原因所致的血液高凝状态等所引起的血流动力学异常都可能引起 TIA。

2. 微栓塞 来源于颈部和颅内大动脉，尤其是动脉分叉处的动脉粥样硬化斑块、附壁血栓或心脏的微栓子脱落，随血液流入脑中，可引起颅内相应动脉闭塞，产生临床症状。而当微栓子崩解或向远端血管移动后，局部血流恢复，症状便消失。

3. 其他 颅内动脉炎和脑盗血综合征也会引起一过性脑缺血发作。当无名动脉和锁骨下动脉狭窄或闭塞时，上肢活动可能引起椎动脉的锁骨下动脉盗血现象，导致椎 - 基底动脉系统 TIA。脑血管痉挛或受压也可引起脑缺血发作。

二、临床表现

TIA 好发于 50～70 岁，男性多于女性，患者多伴有高血压、动脉粥样硬化、心脏病、糖尿病和血脂异常等脑血管病的高危因素。起病突然，迅速出现局灶性神经系统或视网膜的功能缺损，一般持续 10～15 分钟，多在 1 小时内恢复，最长不超过 24 小时，不遗留神经功能缺损体征。多有反复发作的病史，每次发作时的临床表现基本相似。椎 - 基底动脉系统 TIA 更易出现反复发作。TIA 的症状多种多样，取决于受累血管的分布。

1. 颈内动脉系统 TIA

（1）常见症状：病灶对侧发作性的肢体单瘫、偏瘫和面瘫，病变对侧单肢或偏身麻木。

（2）特征性症状：病变侧眼一过性黑矇或失明，对侧偏瘫及感觉障碍（眼动脉交叉瘫）；同侧 Horner 征，对侧偏瘫（Horner 征交叉瘫）；优势半球受累可出现失语，非优势半球受累可出现脑功能障碍。

（3）可能出现的症状：病灶对侧同向性偏盲（大脑中 - 后动脉皮质支分水岭区缺血，颞 - 枕交界区受累所致）。

2. 椎 - 基底动脉系统 TIA

（1）常见症状：最常见的症状是眩晕、恶心和呕吐，大多数不伴有耳鸣，为脑干前庭系统缺血的表现，少数伴有耳鸣，是迷路动脉缺血的症状。

（2）特征性症状：脑干网状结构缺血可引起跌倒发作，表现为突然出现双下肢无力而倒地，但可随即自行站起，整个过程中意识清楚；短暂性全面遗忘症（transient global amnesia，TGA）：TGA 是一种突然起病的一过性记忆丧失，伴时间、空间定向力障碍，无意识障碍，患者的自知力存在，较复杂的皮层高级活动如书写、计算和对话等保留完整，无神经系统其他的异常表现，症状持续数分钟或数小时后缓解，大多不超过 24 小时，遗留有完全的或部分的对发作期事件的遗忘（颞叶、海马等部位的缺血所致）；大脑后动脉缺血致枕叶视皮层受累可出现一侧或两侧视力障碍或视野缺损。

（3）可能出现的症状：脑干和小脑缺血也可引起下列症状，包括复视（眼外肌麻痹）、交叉性感觉障碍（延髓背外侧综合征，即 Wallenberg 综合征）、眼震、脑神经交叉性瘫痪（Weber、Millard-Gubler、Foville 和 Dejerine 综合征）、吞咽困难和构音障碍（真性和假性延髓性麻痹）、共济失调及平衡障碍（小脑或小脑 - 脑干联系纤维损害）、意识障碍（脑干网状结构受损）等。

除上述常见的症状外，颈内动脉系统及椎 - 基底动脉系统 TIA 还可表现有精神症状、意识障碍、半侧舞蹈样发作或偏身投掷等。

三、辅助检查

一般头部 CT 和 MRI 检查可正常。在 TIA 发作时，MRI 弥散加权成像（DWI）和灌注加权成像（PWI）可显示脑局部缺血性改变；SPECT 和 PET 检查可发现局部脑血流量减少和脑代谢率降低；神经心理学检查可能发现轻微的脑功能损害。常规的化验，例如血常规、血流变、血脂、血糖和同型半胱氨酸等，对查找病因、判断预后及预防脑卒中是十分必要的；通过超声对颈动脉和椎 - 基底动脉的颅外段进行检查，常可显示动脉硬化斑块和狭窄；通过 TCD 可发现颅内大动脉狭窄、评估侧支循环的情况，进行微栓子监测，在血管造影前评估脑血流循环状况；MRA 和 CTA 是无创性血管成像技术，可以初步了解脑部血管狭窄等情况；DSA 检查是评估颅内外血管病变最为准确的诊断方法，其严重并发症的发生率为 0.5%～1.0%。

四、诊断

多数 TIA 患者就诊时临床症状已经消失，故诊断主要依靠病史。中老年人突然出现局灶性脑损害症状，符合颈内动脉系统与椎 - 基底动脉系统及其分支缺血后的表现，持续数分钟或数小时，24 小时内完全恢复，应高度怀疑 TIA 的诊断。头部 CT 和 MRI 正常或未显示责任病灶，在排除其他疾病后，即可诊断 TIA。新近的神经影像学检测技术，如 DWI、PWI 和 SPECT 等有助于 TIA 的早期诊断。TIA 发病后 2～7 天内为卒中的高风险期，对患者进行紧急评估与干预可以减少卒中的发生。

五、鉴别诊断

1. 癫痫的部分性发作　一般表现为局部肢体抽动，多起自一侧口角，然后扩展到面部或一侧肢体，或者表现为肢体麻木感和针刺感等，一般持续时间更短。EEG 可有异常。部分性癫痫大多由脑部局灶性病变引起，头部CT和MRI可能发现病灶。

2. **梅尼埃病** 好发于中年人，表现为反复发作性眩晕伴恶心、呕吐，每次持续数小时，一侧耳鸣，耳内胀满感，随着发作次数的增多，逐渐出现听力减退。除自发性眼震，中枢神经系统检查正常。冷热水试验可见前庭功能减退或消失。

3. **偏头痛** 首次发病在青年或成人早期，多有家族史。头痛前可有视觉先兆，表现为亮点、闪光等，先兆消退后出现头痛。有的患者以偏头痛等发作为主要表现，如头晕。神经系统无阳性体征。麦角胺制剂止痛有效。

4. **其他** 某些疾病偶尔也可出现发作性症状，应注意鉴别，如多发性硬化的发作性症状可表现有构音障碍、共济失调等，类似于TIA；某些颅内接近于皮质或皮质内的占位性病变，如脑膜瘤和脑转移瘤等，也会引起近似于TIA的症状；低血糖、低血压、慢性硬膜下血肿和小灶性脑出血也可以出现TIA的症状，对这些疾病要注意鉴别。

六、治疗

TIA是卒中的高危因素，需对其积极进行治疗，遵循个体化和整体化原则。

1. 药物治疗

（1）抗血小板聚集药物：已证实对有卒中风险因素的患者行抗血小板治疗能有效预防卒中。抗血小板药物的选择以单药治疗为主。不推荐常规应用双重抗血小板药物。对非心源性缺血性脑卒中或TIA除少数需要抗凝治疗，大多数情况均建议给予抗血小板药物。但急性冠状动脉疾病或近期有支架成形术的患者，推荐联合应用氯吡格雷和阿司匹林。

阿司匹林，100mg，每日1次。阿司匹林通过抑制环氧化酶而抑制血小板聚集，长期服用对消化道有刺激性，严重时可致消化道出血。氯吡格雷，75mg，每日1次。氯吡格雷是ADP诱导血小板聚集的抑制剂，与阿司匹林相比上消化道出血的发生率显著减少，在预防血管性事件发生方面优于阿司匹林。

（2）抗凝治疗：抗凝治疗不应作为TIA患者的常规治疗，对于伴发心房颤动（包括阵发性）、风湿性二尖瓣病变，二尖瓣关闭不全、有人工机械瓣膜的缺血性脑卒中和TIA患者（感染性心内膜炎除外），建议使用华法林口服抗凝治疗，目标剂量是国际标准化比值（INR）在2.0～3.0；不能接受抗凝治疗的患者，推荐使用抗血小板治疗。有出血倾向、溃疡病、严重高血压及肝肾疾病的患者禁忌抗凝治疗。一般选用华法林6～12mg，每日1次，口服，3～5天后改为2～6mg维持，监测凝血酶原时间（PT）为正常值的1.5倍或INR为2.0～3.0。必要时可用静脉肝素或低分子肝素皮下注射。

（3）钙拮抗剂：能阻止细胞内钙超载，防止血管痉挛，增加血流量，改善微循环。尼莫地平20～40mg，每日3次；盐酸氟桂利嗪（5～10mg，每日睡前口服1次。

（4）其他：可应用中医中药，也可用改善循环药物。如患者血纤维蛋白原明显增高，可以考虑应用降纤药物如巴曲酶、降纤酶等。

2. **病因治疗** 对TIA患者要积极查找病因，针对可能存在的脑血管病危险因素如高血压、糖尿病、血脂异常、心脏疾病等要进行积极有效的治疗。高血压患者在考虑高龄、基础血压、平时用药、可耐受性的情况下，降压目标一般可达到≤140/90mmHg，理想目前应达到≤130/80mmHg；低密度脂蛋白水平降至2.59mmol/L以下，或下降幅度达到30%～40%，伴有大动脉易损斑块、冠心病、糖尿病等多种危险因素应控制在2.07mmol/L以下。同时应建立健康的生活方式，合理运动，避免酗酒，适度降低体重等。病因治疗是预防TIA复发的关键。

3. **手术和介入治疗** 常用方法包括颈动脉内膜切除术（CEA）和动脉血管成形术（PTA）。对于有或无症状，单侧的重度颈动脉狭窄 > 70%，或经药物治疗无效者可考虑行 CEA 或 PTA 治疗。

七、预后

TIA 患者发生卒中的几率明显高于一般人群。一次 TIA 后 1 个月内发生卒中的几率为 4%～8%，1 年内 12%～13%，5 年内则达 24%～29%。TIA 患者发生卒中几率第 1 年内较一般人群高 13～16 倍，5 年内可达 7 倍之多。

不同病因的 TIA 患者预后不同。表现为大脑半球症状的 TIA 和伴有颈动脉狭窄的患者有 70% 的人预后不佳，2 年内发生卒中的几率是 40%。当眼动脉受累时，可有单眼一过性失明。椎 - 基底动脉系统 TIA 发生脑梗死的比例较少。在评估 TIA 患者病情时，应尽快确定病因以判断预后和决定治疗策略。

第十五章

癫痫持续状态

癫痫持续状态（status epilepticus，SE）是神经科及急诊科临床常见的急危重症。持续的癫痫发作不仅可引起细胞代谢紊乱、葡萄糖和氧耗竭、离子的跨膜运动障碍，以致不能维持细胞正常的生理功能导致脑部神经元的死亡，而且还可因合并高热、感染、电解质紊乱、酸碱平衡失调、呼吸循环衰竭和肝肾功能障碍加速患者的死亡。幸存者也常常遗留严重的神经功能障碍，给社会和家庭造成沉重的负担。所以尽快、有效地终止癫痫持续状态，同时正确处理癫痫持续状态的并发症是降低癫痫患者死亡率和致残率的重要途径，直接关系到患者的健康和生存质量。

一、定义

传统定义认为癫痫持续状态指“任何类型的单次癫痫发作或反复癫痫发作持续 30 分钟及以上，发作间期意识状态未完全恢复”。2012 年，美国神经重症监护学会（NCS）在指南中将 SE 定义修订为：①持续的癫痫临床发作或脑电图提示的痫样放电持续 5 分钟及以上；②反复癫痫发作持续≥5 分钟，发作间期意识未恢复到基线水平。

二、临床表现

1. **强直 - 阵挛性癫痫持续状态**　当反复出现癫痫强直 - 阵挛性发作，在发作间歇期意识不恢复，或一次发作持续 5 分钟以上，且脑电图上有癫痫放电时就称为强直 - 阵挛性癫痫持续状态。它是所有癫痫持续状态中最常见和最严重的类型，死亡率高。

（1）前驱期：癫痫患者出现强直 - 阵挛性持续状态前常有数小时的前驱期，表现为癫痫活动较平常增多，癫痫发作频率和程度逐渐增加，部分患者还可出现进行性肌阵挛或有亚临床癫痫活动所致的精神改变或意识混乱。临床症状恶化具有预示性，提示有即将到来癫痫持续状态风险。对于之前无癫痫发作的患者，癫痫持续状态可能突然发生。

（2）癫痫持续状态的发作频率：发作频率各不相同。若未干预，发作频率常为 4～5 次 / 小时。

2. **全身强直或阵挛性癫痫持续状态**　全身阵挛性癫痫持续状态：占儿童癫痫持续状态的 50%～80%。常合并发热。还可见于智力发育迟滞的儿童，如 Lennox-Gastaut 综合征的患儿等。临床表现为反复、发作性的双侧肌阵挛，可以不对称，有时也可为非节律性。脑电图表现为双侧同步的棘波，可以出现暴发性尖波或节律恢复后出现棘 - 慢综合波。

全身强直性癫痫持续状态：可见于儿童或成人，Lennox-Gastaut 综合征的儿童最常见。癫痫发作表现为短暂性、频繁的肢体强直性收缩，常伴有眼球凝视，眼肌、颈肌、咽喉肌的收缩和下肢的外展，脊柱的弯曲可能导致粉碎性骨折和截瘫。在收缩间期各项功能一般不会回到基线水平。脑电图显示为去同步化，但更典型的为低电压快活动，频率为 20～30Hz，逐渐减慢为 10～20Hz，振幅增加，也可见到多棘 - 慢综合波。尽管对数种抗癫痫药物耐药，但总体预后仍较好。

3. **肌阵挛性癫痫持续状态** 肌阵挛性癫痫持续状态较为少见，多发生在症状性癫痫患者中。在儿童，以肌阵挛为主要表现的癫痫持续状态主要见于癫痫综合征和非进行性脑病。

4. **连续部分性癫痫持续状态** 连续部分性癫痫持续状态典型的临床表现为反复的、规律或不规律的、局限于身体某一部分的肌阵挛，可持续数小时、数天，甚至数年，频率为 0.06～6.00Hz。远端肢体和上肢更易受累，体育锻炼、感觉刺激或精神运动都可增加肌阵挛的幅度或频率。患者可合并轻偏瘫或其他皮质源性障碍如震颤、共济失调等。还可有其他类型的癫痫发作，如继发性全面性癫痫发作或精神运动性发作。此外还有手足徐动症、视觉障碍、腹壁肌肉阵挛和单侧面肌痉挛作为连续部分性癫痫持续状态表现的报道。最好的抗肌阵挛药物是吡拉西坦、丙戊酸、乙琥胺、苯二氮䓬类的氯硝西泮。但是，连续部分性癫痫持续状态常常对抗癫痫药物不敏感，而且随着时间的延长有效性降低。

5. **持续先兆** 患者主观感觉到的发作现象，可能先于所观察到的发作出现，如果单独出现就是感觉性发作，这种感觉性发作持续出现就是持续先兆，是部分性癫痫持续状态的一种亚型。主要是指没有明显运动成分的癫痫持续状态。

从临床上看，可分为 4 种亚型：①躯体感觉，如波及躯干、头部及四肢的感觉异常等；②特殊感觉，如视觉、听觉、嗅觉、平衡觉及味觉异常；③自主神经症状明显的持续先兆；④表现为精神症状的持续先兆。

持续性先兆的诊断需要满足两个基本条件：①有表现为躯体感觉、特殊感觉、自主神经症状及精神异常的持续性先兆的临床表现；②脑电图可表现为痫样放电。持续性先兆一般不会引起明显的神经系统功能损伤，但有些可引起脑功能障碍，需合理地进行处理。88%的持续性先兆能被地西泮、咪达唑仑及劳拉西泮所控制，因而这些药物可作为治疗的首选。

6. **边缘叶癫痫持续状态** 起自边缘系统，由临床表现和脑电图确定的癫痫发作。临床表现包括行为紊乱和精神症状，如复杂视幻觉、短暂意识改变、自动症等多种形式，这种发作至少持续 30 分钟。

诊断依据主要有：①有反复的类似复杂部分性发作的临床表现，两次发作间期意识没有完全恢复，或有持续性意识蒙眬，对外界刺激有部分反应或完全无反应交替的周期，每次发作时间持续 30 分钟以上；②发作期脑电图有反复的痫样放电；③静脉注射抗癫痫药多数有效。

7. **偏侧惊厥 - 偏瘫 - 癫痫综合征** 偏侧惊厥 - 偏瘫 - 癫痫综合征意指偏侧惊厥，继而出现与惊厥同侧、持续时间不等的单侧偏瘫和通常起源于颞叶的局灶性癫痫共同组成的一种综合征。

一般发生在 4 岁以下，患儿出生时多数正常。该病发作时主要表现为阵挛性发作，头眼转向一侧，偶有肢体的剧烈抽搐。"单侧阵挛发作"的特征是：①持续时间长，如果不治疗会持续发作，有时会超过 24 小时。②脑电图可见到在阵挛对侧半球有高振幅、节律性 2～3Hz 的慢波，阵挛侧枕部有阵发性 10Hz 的新节律，发作终止后有短暂的电抑制，继而患侧半球出现弥漫性高波幅 δ 波，而健侧半球则逐渐恢复正常背景活动。③意识损伤不确定。④发作起始多样化（头眼向一侧转动，单侧抽搐或者双侧抽搐演变为单侧抽搐）。⑤在长时间发作中出现或可能出现严重的自主神经症状（如唾液分泌过多等）和发绀。偏侧惊厥终止后出现惊厥一侧的运动障碍，程度不等，可为持续而严重的偏瘫，也可为逐渐减轻的轻偏瘫，运动障碍与惊厥持续时间及原发病有关。

三、治疗

（一）治疗目标

癫痫持续状态的治疗需要解决几个主要问题：①维持生命体征平稳和进行心肺功能支持；②终止呈持续状态的癫痫发作，减少发作对脑部神经元的损害；③寻找并尽可能根除病因及诱因；④处理并发症。

（二）治疗的一般措施

治疗的一般措施就是要维持生命体征的稳定，为后继治疗提供机会。

1. **明确诊断** 尽可能详细地询问家属及目击者发作时的情况以寻找可能的病因或诱因，在明确癫痫诊断后，还需分清发作类型及是否是特殊的癫痫综合征。

2. **保持呼吸道通畅** 将患者仰卧，头颈半伸位，然后转向一侧，以利口腔分泌物的流出；吸痰；尽可能清除呼吸道分泌物以保持呼吸道的通畅。

3. **吸氧** 吸氧，并密切监测病情变化，随时做好气管插管或切开准备。

4. **建立静脉通路** 终止癫痫持续状态最迅速有效的治疗为静脉注射地西泮，如果不能静脉给药，需做好其他给药途径的准备，如直肠给药等。动脉应用抗癫痫药物可能引起血管痉挛和坏死，不宜采用。

5. **血压调控** 血压监测与心电、呼吸、体温、脑电监测一样重要。

6. **体温监测** 癫痫持续状态中常见体温增高，在体温高、持续时间长时可行物理降温。

7. **血糖调控** 癫痫持续状态中的高血糖多为应激反应所致，随着癫痫发作的停止，血糖会逐渐恢复正常，一般不需要降糖药。

8. **处理诱发因素** 有酒精滥用、营养障碍的患者，静脉注射维生素 B_1 250mg（>10 分钟）可能是必要的。

9. **纠正电解质紊乱** 电解质紊乱在癫痫持续状态中很常见，尤其是钠离子缺乏或分布异常对癫痫持续状态的影响最为明显。

10. **防治脑水肿和其他潜在并发症** 癫痫持续状态常有脑水肿，加重病情甚至诱发死亡，需要加以注意，并选择合适的脱水剂。

11. **处理酸中毒** 癫痫持续状态中由于肌肉持续性收缩和呼吸停止，脑部糖代谢由有氧代谢转变成无氧酵解，引起乳酸堆积，导致酸中毒的产生。

12. **决定是否送入神经重症疾病监护病房（NICU）** 有下列情况者需急送 NICU 治疗：①首选药物治疗无效者；②难治性癫痫持续状态或由急性疾病导致的症状性癫痫持续状态；③病因不明的非惊厥性癫痫持续状态；④癫痫持续状态患者有威胁生命或可能带来明显后果的并发症。

（三）终止发作

1. **癫痫强直-阵挛性持续状态、强直性持续状态、阵挛性持续状态**

（1）地西泮加地西泮：成人首先用地西泮 10～20mg 静脉注射，每分钟不超过 2～5mg。如有效，再将 60～100mg 地西泮溶于 5% 葡萄糖中，于 12 小时内缓慢静脉泵入，每日总量不超过 40～50mg。地西泮偶可因静脉注射速度过快抑制呼吸，当出现呼吸抑制时，需停止注射，予吸氧处理，必要时加用呼吸兴奋剂，并做好气管插管准备。儿童首次静脉剂量为0.25～0.5mg/kg，最大限用量10mg。近几年，临床研究发现劳拉西泮抗癫痫持续状态的作用比地西泮强，不良反应更少，所以，欧洲抗癫痫协会推荐用劳拉西泮4mg静脉注射代替地西泮治疗成人癫痫持续状态。

（2）地西泮加苯妥英钠：首先用地西泮10～20mg静脉注射取得疗效后，再用苯妥英钠0.3～0.6g加入生理盐水500ml中静脉滴注，速度不超过50mg/min。用药中如出现血压降低或心律不齐时需减缓静滴速度或停药。

（3）单用苯妥英钠：部分患者也可单用苯妥英钠，剂量与方法同上。

磷苯妥英是苯妥英前体，经静脉入血后，在碱性磷酸酶的作用下释放活性苯妥英。可静脉或肌内注射。静脉注射后30分钟内癫痫发作的控制率为85%。不产生呼吸抑制和意识改变，临床上有用磷苯妥英代替苯妥英钠治疗癫痫持续状态的趋势。

（4）10%水合氯醛：20～30ml加等量植物油保留灌肠，8～12小时1次，适用于肝功能不全或不宜使用苯巴比妥类药物者。

（5）副醛：8～10ml（儿童0.3ml/kg）植物油稀释后保留灌肠。

经上述处理，发作控制后，可考虑使用苯巴比妥0.1～0.2g肌注，每日3次，巩固和维持疗效。同时鼻饲抗癫痫药，达稳态血浓度后逐渐停用苯巴比妥。上述方法均无效者，需按难治性癫痫持续状态处理。

2. **失神性癫痫持续状态和肌阵挛性癫痫持续状态** 首先按病因治疗。酒精中毒、苯二氮䓬类戒断引起者可选用地西泮；抗癫痫药物服用剂量不足者可增加服药剂量至正常用量；服用过量抗精神病药物引起者则需减少服用的抗精神病药物的量。终止发作首选地西泮和氯硝西泮静脉注射，也可考虑用丙戊酸钠静脉滴注。无效者，可选用长效的苯二氮䓬类药物氯巴占。防止其复发以丙戊酸为首选。如用上述方法不能终止发作，可考虑按难治性癫痫持续状态处理。

3. **连续部分性癫痫持续状态** 80%以上患者的部分性发作能被地西泮、咪达唑仑及劳拉西泮所控制，因而这些药物可作为治疗的首选。苯妥英钠及丙戊酸注射剂也可能有效。劳拉西泮作用时间短，如果必要亦可长时间滴注。伴暴发抑制的婴儿癫痫性脑病或伴皮质发育不全的重症持续性部分性发作的患者，维生素B_6治疗可能有效。

4. **难治性癫痫持续状态** 指持续的癫痫发作，对初期的一线药物如地西泮、氯硝西泮、苯巴比妥、苯妥英钠等无效，连续1小时以上者。难治性癫痫持续状态治疗的首要任务就是要迅速终止发作，可选用下列药物。

（1）异戊巴比妥：是治疗难治性癫痫持续状态的标准疗法，多数有效，成人每次0.25～0.5g，1～4岁的儿童每次0.1g，>4岁的儿童每次0.2g，用注射用水稀释后缓慢静注（每分钟不超过100mg）。低血压、呼吸抑制、复苏延迟是其主要的副作用，因呼吸抑制发生的概率较高，因而在使用中需准备气管插管及呼吸机辅助通气。

（2）咪达唑仑：由于其起效快（1～5分钟出现药理学效应，5～15分钟出现抗癫痫作用），使用方便，对血压和呼吸的抑制作用比传统药物小，近年来，有广泛用于替代异戊巴比妥成为治疗难治性癫痫持续状态标准疗法的趋势。常用剂量为首剂静脉注射0.15～0.20mg/kg，然后按0.06～0.60mg/(kg·h)静滴维持。新生儿可按0.1～0.4mg/(kg·h)持续静脉滴注。

（3）丙泊酚：是一种非巴比妥类的短效静脉用麻醉剂，能明显增加GABA能神经递质的释放，可在几秒钟内终止癫痫发作和脑电图上的痫样放电，平均起效时间为2.6分钟。建议剂量 1～2mg/kg 静注，继之以 1～10mg/（kg•h）持续静滴维持。控制发作所需的血浓度为 2.5mg/ml，突然停用可使发作加重，逐渐减量则不出现癫痫发作的反跳。丙泊酚可能的不良反应包括诱导癫痫发作，但并不常见，且在低于推荐剂量时出现。还可出现其他中枢神经系统的兴奋症状，如肌强直、角弓反张、舞蹈手足徐动症。与难治性癫痫持续状态的其他治疗一样，咪达唑仑和丙泊酚在使用前也要进行气管插管，机械呼吸和血流动力学监测。

（4）利多卡因：对苯巴比妥治疗无效的新生儿癫痫持续状态有效，终止发作的首剂负荷剂量为 1～3mg/kg，大多数患者发作停止后仍需静脉维持给药。虽在控制癫痫发作的 1.5～2.0mg/kg 范围内很少有毒副反应发生，但在应用利多卡因的过程中仍应注意其常见的不良反应：烦躁、谵妄、精神异常、心律失常及过敏反应。

（5）其他：对难以控制的癫痫持续状态也可选用氯胺酮、硫喷妥英等进行治疗。对药物治疗无效的难治性癫痫，可考虑手术治疗。半球切除术、软脑膜下横断术、病灶切除术、胼胝体切开术都是目前常用的方法，可根据病情酌情选用。

四、寻找病因和处理并发症

癫痫持续状态的发生往往有明确的病因或诱因，国内流行病学调查发现抗癫痫药物的突然停用、中枢神经系统的感染是癫痫持续状态最常见的病因，急查血药浓度和进行相关检查可以帮助明确诊断，长时间癫痫发作可能引起脑细胞死亡，需要进行合理的脑保护治疗，低温、抗兴奋性氨基酸的药物，如托吡酯、拉莫三嗪等都被临床选用。

第十六章

急性上呼吸道感染

急性上呼吸道感染简称上感，为外鼻孔至环状软骨下缘包括鼻腔、咽或喉部急性炎症的总称。主要病原体是病毒，少数是细菌。发病不分年龄、性别、职业和地区，免疫功能低下者易感。通常病情较轻、病程短、可自愈，预后良好。但由于发病率高，不仅可影响工作和生活，有时还可伴有严重并发症，并有一定的传染性，应积极防治。

一、流行病学

上感是人类最常见的传染病之一，多发于冬春季节，多为散发，且可在气候突变时小规模流行。主要通过患者的喷嚏和含有病毒的飞沫空气传播，或经污染的手和用具接触传播。可引起上感的病原体大多为自然界中广泛存在的多种类型病毒，同时健康人群亦可携带，机体对其感染后产生的免疫力较弱、短暂，病毒间也无交叉免疫，故可反复发病。

二、病因和发病机制

急性上感约有 70%～80% 由病毒引起，包括鼻病毒、冠状病毒、腺病毒、流感和副流感病毒以及呼吸道合胞病毒、埃可病毒和柯萨奇病毒等。另有 20%～30% 的上感为细菌引起，可单纯发生或继发于病毒感染后发生，多见口腔定植菌溶血性链球菌，其次为流感嗜血杆菌、肺炎链球菌和葡萄球菌等，偶见革兰氏阴性杆菌。但接触病原体后是否发病，还取决于传播途径和人群易感性。淋雨、受凉、气候突变、过度劳累等可降低呼吸道局部防御功能，致使原存的病毒和细菌迅速繁殖，或者直接接触携带病原体的患者，由喷嚏、空气以及污染的手和用具诱发本病。老幼体弱，免疫功能低下或有慢性呼吸道疾病，如鼻窦炎、扁桃体炎者更易发病。

三、病理变化

组织学上可无明显病理学改变，也可出现上皮细胞坏死，因有炎症因子的参与，可使上呼吸道黏膜血管充血和分泌物增多、浆液性及黏液性炎性渗出。继发细菌感染后，有中性粒细胞浸润和脓性分泌物。

四、临床表现

（一）普通感冒

普通感冒俗称“伤风”，又称急性鼻炎，以鼻咽部卡他症状为主要临床表现。成人多数由鼻病毒引起，也可由副流感病毒、呼吸道合胞病毒感染、埃可病毒、柯萨奇病毒等引起。

本病起病较急，初期有咽部干、痒或烧灼感，可有喷嚏、鼻塞、流清水样鼻涕等症状。2～3天后鼻涕变稠，常伴咽痛、流泪、听力减退、味觉迟钝、咳嗽、声音嘶哑和呼吸不畅等上呼吸道症状。通常无全身症状和发热，有时可出现低热、轻度畏寒和头痛。体检时可见鼻黏膜充血、水肿，有分泌物，咽部轻度充血等。

（二）急性病毒性咽炎、喉炎

1. **急性病毒性咽炎** 多数由鼻病毒、腺病毒、流感病毒、副流感病毒、肠病毒或呼吸道合胞病毒等引起。临床主要表现为咽部发痒和烧灼感，咳嗽少见。流感病毒和腺病毒感染时可有发热和乏力，咽部明显充血、水肿，颌下淋巴结肿痛；腺病毒感染时常常合并咽结膜炎；当有吞咽疼痛时，提示链球菌感染。

2. **急性病毒性喉炎** 常有鼻病毒、甲型流感病毒、副流感病毒或腺病毒等引起。临床特征为声音嘶哑、说话困难、咳嗽伴咽喉疼痛及发热等。体检时可见喉部水肿、充血、局部淋巴结轻度肿大伴触痛，有时可闻及喘息音。

（三）疱疹性咽峡炎

疱疹性咽峡炎主要有柯萨奇病毒引起。临床表现为明显咽痛、发热，体检时可见咽部充血，软腭、悬雍垂、咽部和扁桃体表面有灰白色疱疹和浅表溃疡，周围有红晕。病程约1周。夏季好发，儿童多见，偶见于成人。

（四）咽结膜热

咽结膜热主要由腺病毒和柯萨奇病毒引起。临床表现为发热、咽痛、畏光、流泪等；体检时可见咽部和结膜充血明显。病程为4～6天，夏季好发，儿童多见，游泳者中易于传播。

（五）细菌性咽 - 扁桃体炎

细菌性咽 - 扁桃体炎主要由溶血性链球菌引起，也可由流感嗜血杆菌、肺炎链球菌、葡萄球菌等致病菌引起。临床特点为起病急、咽痛明显、畏寒、发热，体温可达39℃以上等。体检时可见咽部充血明显，扁桃体肿大、充血、表面有脓性分泌物，颌下淋巴结肿大、压痛，肺部检查无异常发现。

五、并发症

本病如不及时治疗，易于并发急性鼻窦炎、中耳炎、气管炎 - 支气管炎或肺炎。少数患者可并发风湿病、肾小球肾炎和病毒性心肌炎等。

六、辅助检查

1. **外周血象** 病毒性感染时白细胞计数正常或偏低，淋巴细胞比例升高；细菌性感染时，白细胞总数和中性粒细胞比例增多，出现核左移现象。

2. **病原学检查** 一般情况下可不做。必要时可用免疫荧光法、酶联免疫吸附检测法、血清学诊断法或病毒分离和鉴定方法确定病毒的类型；细菌培养和药物敏感试验有助于细菌感染的诊断和治疗。

七、诊断和鉴别诊断

（一）诊断

1. **临床诊断** 根据患者的病史、流行情况、鼻咽部的卡他和炎症症状以及体征，结合外周血象和胸部X线检查结果等，可作出本病的临床诊断。

2. **病因学诊断** 借助于病毒分离、细菌培养，或病毒血清学检查、免疫荧光法、酶联免疫吸附检测法或血凝抑制试验等，可确定病原学诊断。

（二）鉴别诊断

本病应与下列疾病相鉴别。

1. **过敏性鼻炎** 临床症状与本病相似，易于混淆。过敏性鼻炎与本病不同之处包括：①起病急骤，可在数分钟内突然发生，亦可在数分钟至 2 小时内症状消失；②鼻腔发痒、频繁喷嚏、流出大量清水样鼻涕；③发作与气温突变或与接触环境中的变应原有关；④鼻腔黏膜苍白、水肿，鼻分泌物涂片可见大量嗜酸性粒细胞。

2. **流行性感冒** 患者可有上呼吸道感染表现，但具有下列特点：①传染性强，常有较大范围的流行；②起病急，全身症状重，有高热、全身酸痛和咽结膜炎；③鼻咽部炎症症状和体征较轻；④致病原是流感病毒，患者鼻洗液中黏膜上皮细胞的涂片标本，经过荧光标记的流感病毒免疫血清染色检查、核酸或病毒分离等可明确诊断。

3. **急性传染病** 麻疹、脊髓灰质炎、脑炎等急性传染病的早期常有上呼吸道症状，易与本病混淆。为了防止误诊和漏诊，对于在上述传染病流行季节和流行地区有上呼吸道感染症状的患者，应密切观察，进行必要的实验室检查。

八、治疗

对于呼吸道病毒感染目前尚无特效抗病毒药物，故本病的治疗以对症和中医治疗为主。

（一）对症治疗

1. **休息** 发热、病情较重或年老体弱的患者应卧床休息，多饮水，保持室内空气流通，防止受寒。

2. **解热止痛** 有头痛、发热、周身肌肉酸痛症状者，可酌情应用解热镇痛药如对乙酰氨基酚、阿司匹林、布洛芬等。

3. **抗鼻塞** 有鼻塞，鼻黏膜充血、水肿，咽痛等症状者，可应用盐酸伪麻黄碱等选择性收缩上呼吸道黏膜血管的药物，也可用 1% 麻黄碱滴鼻。

4. **抗过敏** 有频繁咳嗽、多量流涕等症状的患者，可酌情选用马来酸氯苯那敏或苯海拉明等抗过敏药物。为了减轻这类药物引起的头晕、嗜睡等不良反应，宜在临睡前服用。

5. **镇咳** 对于咳嗽症状较为明显者，可给予右美沙芬、喷托维林等镇咳药。

鉴于本病患者常常同时存在上述多种症状，有人主张应用由上述数种药物组成的复方制剂，以方便服用，还可抵消其中有些药物的不良反应。为了避免抗过敏药物引起的嗜睡对白天工作和学习的影响，有一些复方抗感冒药物分为白片和夜片，仅在夜片中加入抗过敏药物。

（二）病因治疗

1. **抗病毒治疗** 有一定的疗效。金刚烷胺及其衍生物甲基金刚烷胺可用于预防和治疗甲型流感病毒；吗啉胍对流感病毒、腺病毒和鼻病毒等有一定的疗效；广谱抗病毒药利巴韦林和奥司他韦对流感病毒、副流感病毒、呼吸道合胞病毒感染等 RNA 病毒和 DNA 病毒均有较强的抑制作用，主张早期使用可缩短病程。

2. **抗细菌治疗** 如有细菌感染，可酌情选用适当的抗生素，如青霉素类、头孢菌素类、大环内酯类。在高水平青霉素耐药肺炎链球菌感染时，可使用呼吸喹诺酮类，如左氧氟沙星、莫西沙星和吉米沙星等。对于单纯病毒感染者不应用抗菌药物。

（三）中医治疗

根据中医辨证施治的原则，应用中药治疗本病有一定疗效。正柴胡饮、小柴胡冲剂和板蓝根冲剂等在临床应用较为广泛。

九、预后和预防

（一）预后

多数上呼吸道感染的患者预后良好，但极少数年老体弱、有严重并发症的患者预后不良。

（二）预防

增强机体抵抗力是预防本病的主要方法。

1. **避免发病诱因** 包括避免与感冒患者的接触；避免受凉、淋雨；避免过度疲劳等。

2. **增强体质** 坚持有规律的、适度的运动；坚持耐寒锻炼等。

3. **免疫调节药物和疫苗** 对于经常、反复发生上呼吸道感染的患者，可酌情应用卡介苗素或黄芪口服液，有适应证者可注射呼吸道多价菌苗。

第十七章

社区获得性肺炎

社区获得性肺炎（community acquired pneumonia，CAP）亦称院外肺炎，是指在社区环境中机体受微生物感染而发生的肺炎，包括在社区感染，尚在潜伏期，因其他原因住院后而发病的肺炎，并排除在医院内感染而于出院后发病的肺炎。

一、病原学

细菌、真菌、衣原体、支原体、病毒和寄生虫均可引起CAP，其中以细菌最为常见，肺炎链球菌居首位。由于地理位置的差异、研究人群的不同，采用的微生物诊断技术及方法各异等原因，CAP病原体分布或构成比不尽一致。不同病情严重程度和治疗场所CAP的主要病原体分布亦有差异：①无基础疾病的急诊患者，主要有肺炎链球菌、肺炎支原体、流感嗜血杆菌、肺炎衣原体以及呼吸道病毒，如流感病毒、腺病毒、呼吸道合胞病毒和副流感病毒。②有基础疾病急诊患者和住院患者（非重症监护病房），主要有肺炎链球菌、肠杆菌科细菌、流感嗜血杆菌、卡他莫拉菌、肺炎支原体、肺炎衣原体、军团菌、呼吸道病毒、混合感染等。③重症监护病房患者，主要有肺炎链球菌、金黄色葡萄球菌、军团菌、肠杆菌科细菌、流感嗜血杆菌、铜绿假单胞菌（具备相应危险因素）。宿主状态及其相关状况是影响CAP病原体分布的重要因素，是经验性治疗根据可能病原体的参考的要点之一（表2-17-1）。

表2-17-1　我国不同治疗场所常见病原学特点

患者分类	常见病原体
无基础疾病的急诊患者	肺炎链球菌、肺炎支原体、流感嗜血杆菌、肺炎衣原体、呼吸道病毒等
基础疾病急诊患者和住院患者（非重症监护病房）	肺炎链球菌、肠杆菌科细菌、流感嗜血杆菌、卡他莫拉菌、肺炎支原体、肺炎衣原体、军团菌、呼吸道病毒和混合感染等 酗酒者：肺炎链球菌、厌氧菌、肠杆菌（如肺炎克雷伯菌） 支气管扩张、囊性纤维化等结构性肺病：铜绿假单胞菌、金黄色葡萄球菌、流感嗜血杆菌 慢性阻塞性肺疾病：流感嗜血杆菌、卡他莫拉菌、肺炎链球菌 静脉吸毒：金黄色葡萄球菌 脑血管意外后误吸：口腔菌群（如厌氧菌）、肺炎链球菌 流感后：金黄色葡萄球菌、肺炎链球菌
重症监护病房患者	肺炎链球菌、金黄色葡萄球菌、军团菌、肠杆菌科细菌、流感嗜血杆菌以及铜绿假单胞菌（具备相应危险因素）

二、病理改变

1. **大叶性病变**　以叶间胸膜为界，病变局限叶、段，通常不累及支气管。炎症过程分4期，即充血期、红色肝变期、灰色肝变期和消散期。这4期有时并不完全按时序出现，可以在同一病肺有2～3期病变同时存在。典型的大叶性肺炎主要见于肺炎链球菌。而肺炎克雷伯杆菌、流感嗜血杆菌、金黄色葡萄球菌、军团菌和其他链球菌肺炎也可呈大叶性改变。

2. **小叶性病变**　表现为一个或多个肺小叶实变。因为渗出物（分泌物）重力作用，病变通常在肺底部或后部。病变界限不清楚，呈现较干的颗粒状，灰红色或黄色。有时病变影响整个肺小叶，而间隔的另一侧肺组织完全正常。组织学上见化脓性中性粒细胞渗出物充满支气管、细支气管和毗邻肺泡。常见病原体为葡萄球菌、链球菌、流感嗜血杆菌、铜绿假单胞菌和大肠杆菌。

3. **间质性病变**　病灶呈片状或弥漫性，单侧或双侧性分布。肉眼观肺实质呈现红色和充血，无明显实变。胸膜光滑，很少出现胸膜炎或胸腔渗液。镜下炎症主要累及肺间质，包括支气管壁和支气管血管周围的结缔组织。肺间隔见单核细胞（淋巴细胞、浆细胞、组织细胞）浸润。没有明显的肺泡渗出，但不少病例在肺泡腔内见有蛋白样物质。常见病原体包括肺炎支原体、病毒（如呼吸道病毒、带状疱疹病毒）、衣原体、考克斯体以及肺孢子菌等。

4. **混合性病变**　病毒性肺炎并发细菌二重感染时，间质和肺泡的病变同时存在，导致纤维脓性气腔炎症反应，有单核细胞间质性炎症和细支气管上皮坏死。

5. **粟粒性病变**　除血行播散性肺结核外，粟粒性病变亦可见于疱疹病毒、难治性组织胞浆菌、球孢子菌等所致肺炎。其组织学表现从干酪性肉芽肿到灶性坏死、纤维素渗出、急性坏死性出血灶各不相同，但共同特点是细胞反应甚少。

三、临床表现

1. **起病**　CAP大多呈急性起病，但可以因病原体、宿主免疫状态和并发症、年龄等不同而有差异。

2. **胸部症状**　咳嗽是最常见症状，见于80%～90%的患者，大多（约64%）伴有咳痰，呼吸困难占66%～75%，此3种症状频率在成年人和老年人各年龄段的分布上无甚差别。胸痛的发生率随年龄增长而减少（从60%降至30%）。而呼吸困难的发生率随年龄增长呈现增加趋势（从36%增至65%）。咯血在CAP并不少见（10%～20%）。

3. **全身症状和肺外症状**　绝大多数有发热和寒战。高热见于超过30%的患者，随增龄而略减。乏力很常见（约90%）。其他常见（>60%）症状为出汗、头痛、肌肉酸痛、厌食，老年组发生率低于青壮年组。相对少见症状（<50%）有咽痛、不能进食、恶心、呕吐、腹泻等，不同年龄段差别不大。有研究认为老人肺炎临床表现常不典型，呼吸道症状少，而精神不振、神志改变、活动能力下降和心血管方面改变较多。

4. **体征**　患者呈热性病容，重者有呼吸急促、发绀。胸部检查可有患侧呼吸运动减弱、触觉语颤增强、叩诊浊音、听诊闻及支气管呼吸音或支气管肺泡呼吸音，可有湿啰音。如果病变累及胸膜可闻及胸膜摩擦音，出现胸腔积液则有相应体征。胸部体征随病变范围、实变程度、累及胸膜与否等情况而异。心率通常加快，如并发中毒性心肌病变，可出现心音低钝、奔马律、心律失常和周围循环衰竭。老年人心动过速可比较常见。缓脉多见于军团菌病、Q热和鹦鹉热支原体肺炎，有诊断参考价值。

四、辅助检查

（一）白细胞计数

中、重症细菌性肺炎常见外周血白细胞升高，伴菌血症者的白细胞总数大多超过 10×10^9/L。部分患者白细胞减少。出现白细胞减少、酗酒和肺炎链球菌感染的“三联征”是年轻 CAP 患者预后不良的重要征兆。一般来说，非典型病原体支原体和衣原体所导致的肺炎白细胞很少升高，军团菌肺炎白细胞计数超过 10×10^9/L 的比率亦低于肺炎链球菌肺炎（分别为 60% 和 85%）。但各家报道并不完全一致。

（二）C- 反应蛋白（CRP）

CRP 是一种机体对感染或非感染性炎症刺激产生应答的急性期蛋白，由肝脏合成。它是细菌性感染很敏感的生物反应标志物，感染后数小时即见升高，在肺炎患者大多超过 100mg/L，而急性支气管炎和慢性阻塞性肺疾病急性加重患者的 CRP 虽亦升高，但数值较低；病毒性肺炎 CRP 通常较低。抗菌药物治疗后 CRP 迅速下降，而持续高水平或继续升高则提示抗菌治疗失败或出现感染性并发症，如静脉炎、二重感染、肺炎旁渗液等。

（三）降钙素原（PCT）

它是降钙素的前肽物，可能代表一种继发性介质，对感染的炎症反应具有放大效应，本身并不启动炎症反应。对入住 ICU 的 CAP 患者研究发现，细菌性感染血浆 PCT 升高是病毒性感染的 2 倍，是正常人的 5 倍，以 PCT$>$0.1μg/L 为界，PCT 诊断细菌性感染的敏感性特异性分别在 64.4% 和 79.6%。连续监测 PCT 水平可以作为评估 CAP（也包括 HAP/VAP）严重程度和预测预后的指标，病情可以指导临床抗菌治疗，减少不必要的抗菌药物使用和早期停药。

（四）血氧

脉氧仪测定血氧饱和度被不少 CAP 指南列为常规，包括门诊 CAP 初诊患者。入院的 ICU 患者则需行动脉血气分析，以了解动脉血氧分压（PaO_2）和酸碱状态。氧合状态是肺炎严重程度的基本评估参数，也是估计预后的重要参考。

（五）血生化

血清电解质、肝肾功能是住院患者包括 ICU 患者的基本检测项目。低钠血症在 CAP 颇常见，低钠血症和低磷血症是军团菌肺炎诊断的重要参考。尿素氮是 CAP 严重程度的评价参数之一，肝肾功能是选择抗菌药物的基本考虑因素。

（六）影像学检查

1. **胸部 X 线检查** 是确立肺炎（实质）还是气道感染（传导性）的基本检查，也是评估病情严重程度的必要资料。

2. **胸部 CT 扫描** CT 特别是薄层 CT 或高分辨率 CT（HRCT）的敏感性更高，在显示气腔病变、腺泡水平的细小结节、毛玻璃样阴影、支气管充气征以及病灶分布等方面远优于普通 X 线胸片，而在肺间质病变的发现和病变特征的揭示上更是普通 X 线胸片所不能达到的。此外 CT 对于了解肺炎并发症（类肺炎性胸腔积液等）、发现掩蔽部位肺炎（心脏后、纵隔）等非常有帮助。对于普通胸片上病灶显示不清、怀疑掩蔽部位病变、结节性肺炎、弥漫性肺炎、病灶需要鉴别诊断、重症肺炎而需要更进一步评估、免疫抑制宿主肺炎、抗菌治疗无反应性肺炎等患者胸部 CT 检查示必要的。

3. **超声检查** 肺炎患者的超声检查目的在于探测肺炎旁胸腔积液和贴近胸膜病灶的

引导经皮穿刺肺活检。超声检查可以显示胸液是否分隔，用以指导胸腔穿刺；缺点是不能显示叶间积液、纵隔胸膜积液以及被肩胛遮盖的包裹性积液。超声引导经皮肺活检较 CT 定位方便且可实时监测，不足之处是显像分辨率不高。

五、诊断

1. **诊断标准** ①新近出现的咳嗽、咳痰或原有呼吸道疾病症状加重，并出现脓性痰，伴或不伴胸痛；②发热；③肺实变体征和（或）闻及湿性啰音；④白细胞 $>10\times10^9/L$ 或 $<4\times10^9/L$ 伴或不伴核左移；⑤胸部 X 线检查显示片状、斑片状浸润性阴影或间质性改变，伴或不伴胸腔积液。

以上①～④项中任何 1 项加第⑤项，并排除肺结核、肺部肿瘤、非感染性肺间质疾病、肺水肿、肺不张、肺栓塞、肺嗜酸性粒细胞浸润症及肺血管炎等后，可建立临床诊断。

2. **病原学诊断** 门诊治疗患者病原学检查可以不列为常规，但对可疑有抗菌治疗方案通常不能覆盖的病原体感染（如结核）或初始经验性抗菌治疗无反应者，需要进一步做病原学检查。住院患者需做血培养（2 次）、痰涂片与培养。经验性抗菌治疗无效者、免疫低下者、怀疑特殊感染而咳痰标本无法获得或缺少特异性者、需要鉴别诊断者，可选择性通过纤维支气管镜下呼吸道防污染样本毛刷采样或 RAL 采样做细菌或其他病原体检测。重症 CAP 应作军团菌有关检测。

3. **病情评估** 需要通过病情严重程度的评估对 CAP 患者治疗作出安排（门诊或住院），并评估其预后。评估内容包括年龄、生活状况、基础疾病（如免疫低下，酒精中毒，慢性心、肝、肾疾病，糖尿病，肿瘤，贫血等）、体检发现（如意识和神志、呼吸频率、心率、血压变化等）。动脉血气和血液生化检测等。行 CAP 病情评估的方法有多种，为应用方便，我国 2011 年急诊 CAP 专家诊治共识中，重症 CAP 的判定标准要求，需满足以下两条主要标准之一：①气管插管机械通气；②感染性休克，须使用血管活性药物。或者满足以下次要标准之中的 3 项：①呼吸频率≥30 次 / 分；②氧合指数（PaO_2/FiO_2）≤250；③多叶、段性肺炎；④意识障碍、定向力障碍；⑤氮质血症（BUN≥7mmol/L）；⑥白细胞减少症（WBC≤$4\times10^9/L$）；⑦血小板减少症（PLT≤$100\times10^9/L$）；⑧低体温（中心体温 <36℃）；⑨低血压、需积极的液体复苏。

六、治疗

（一）抗感染治疗

按不同病情和治疗场所，参考影响病原体的宿主因素、所在地区和医院抗菌药物敏感性监测资料，在留取病原学监测标本时，立即（距就诊不超过 4 小时）开始经验性抗菌治疗。2013 年中华医学会呼吸病学会推荐方案见表 2-17-2。

我国 2013 年社区获得性肺炎诊断和治疗指南中指出，根据成人 CAP 中青霉素肺炎链球菌对青霉素耐药率不高的特点，以及我国幅员辽阔、经济社会发展不平衡的现状，青霉素类（青霉素 G、阿莫西林）和第一、二代头孢菌素仍作为重要选择。在我国肺炎链球菌对大环内酯类的耐药率较美国明显为高，不推荐单独使用。

（二）并发症的处理

1. **类肺炎性胸腔积液** 指肺炎、肺脓肿和支气管扩张等感染引起的胸腔积液。肺炎时其发生率约 40%，病死率远高于单纯性肺炎，双侧性者更高于单侧性者。类肺炎性胸腔积液的发生分为 3 个阶段，即渗出期、纤维脓性期和机化期。初始经验性抗生素治疗药物

表 2-17-2 不同人群 CAP 的初始经验性抗感染治疗的建议

人群	常见病原体	初始经验性治疗的抗菌药物选择
青壮年、无基础疾病患者	肺炎链球菌 肺炎支原体 流感嗜血杆菌 肺炎衣原体等	①青霉素类（青霉素、阿莫西林等）；②多西环素（强力霉素）；③大环内酯类；④第一代或第二代头孢菌素；⑤呼吸喹诺酮类（如左氧氟沙星、莫西沙星等）
老年人或有基础疾病患者	肺炎链球菌 流感嗜血杆菌 需氧革兰阴性杆菌 金黄色葡萄球菌 卡他莫拉菌等	①第二代头孢菌素（头孢呋辛、头孢丙烯、头孢克洛等）单用或联合大环内酯类；② β 内酰胺类 / β 内酰胺酶抑制剂（如阿莫西林 / 克拉维酸、氨苄西林 / 舒巴坦）单用或联合大环内酯类；③呼吸喹诺酮类
需入院治疗、但不必收住 ICU 的患者	肺炎链球菌 流感嗜血杆菌 混合感染（包括厌氧菌） 需氧革兰阴性杆菌 金黄色葡萄球菌 肺炎支原体 肺炎衣原体 呼吸道病毒等	①静脉注射第二代头孢菌素单用或联用静脉注射大环内酯类；②静脉注射呼吸喹诺酮类；③静脉注射 β- 内酰胺类 /β- 内酰胺酶抑制剂（如阿莫西林 / 克拉维酸、氨苄西林 / 舒巴坦）单用或联用注射大环内酯类；④头孢噻肟、头孢曲松单用或联用注射大环内酯类
需住 ICU 重症患者		
A 组：无铜绿假单胞菌感染危险因素	肺炎链球菌 需氧革兰阴性杆菌 嗜肺军团菌 肺炎支原体 流感嗜血杆菌 金黄色葡萄球菌等	①头孢曲松或头孢噻肟联合静脉注射大环内酯类；②静脉注射呼吸喹诺酮类联合氨基糖苷类；③静脉注射 β- 内酰胺类 /β- 内酰胺酶抑制剂（如阿莫西林 / 克拉维酸、氨苄西林 / 舒巴坦）联合静脉注射大环内酯类；④厄他培南联合静脉注射大环内酯类
B 组：有铜绿假单胞菌感染危险因素	A 组常见病原体 + 铜绿假单胞菌	①具有抗假单胞菌活性的 β- 内酰胺类（如头孢他啶、头孢吡肟、哌拉西林 / 他唑巴坦、头胞哌酮 / 舒巴坦、亚胺培南、美洛培南等）联合静脉注射大环内酯类，必要时还可同时联用氨基糖苷类；②具有抗假单胞菌活性的 β- 内酰胺类抗生素联合静脉注射喹诺酮类；③静脉注射环丙沙星或左氧氟沙星联合氨基糖苷类

选择和剂量并不影响积液的出现，影响类肺炎性胸腔积液和脓性预后的因素包括：脓胸、细菌涂片和培养阳性、胸液葡萄糖 <2.2mmol/L（40mg/dl）、胸液 pH<7.0、胸液 LDH 正常上限、胸液局限化。临床处理的关键在于早期发现，如果游离积的宽度（经侧卧位 X 线摄片评估）>10mm，必须诊断性胸穿采样，以了解胸液的性质和对预后的影响。凡胸液 pH<7.0 和（或）葡萄糖 <2.2mmol/L 和（或）革兰染色和培养阳性，无局限化，即使外观呈非明显脓性，也需要胸腔置管引流。

2. **呼吸衰竭、脓毒性休克、多器官衰竭** 60%～85% 重症 CAP 出现需要机械通气的呼吸衰竭，其低氧血症纠正颇为困难。约 5% 的重症肺炎可发展为 ARDS，病死率达 70%。

七、预防

1. **戒烟、避免酗酒** 有助于预防肺炎的发生。

2. **接种疫苗** 多价肺炎链球菌疫苗是从多种血清型中提取的多糖荚膜抗原，可以有效预防侵袭性肺炎链球菌的感染。建议接种肺炎链球菌疫苗的人员包括：体弱的儿童和成年人，60 岁以上老年人，反复发生上呼吸道感染（包括鼻窦炎、中耳炎）的儿童和成年人，具有肺脏、心脏、肝脏、肾脏慢性基础疾病者，糖尿病患者，癌症患者，镰状细胞贫血患者，霍奇金病患者，免疫系统功能紊乱者，脾切除者，需要接受免疫抑制治疗者，长期居住在养老院或其他长期护理机构者。流感疫苗可以保护易感人群，减少流感及其并发症肺炎的发生，接种的范围可以较肺炎链球菌疫苗更广。接种人员包括：60 岁以上老年人，慢性病患者及体弱多病者，医疗卫生机构工作人员特别是临床一线工作人员，小学生和幼儿园儿童，养老院、老年人护理中心、幼托机构的工作人员，出租车司机，民航、铁路、公路交通的司乘人员，商业及旅游服务的从业人员等以及经常出差或到国内外旅行的人员。

第十八章
气 道 异 物

一、病因及主要病理生理改变

气道异物多见于学龄前儿童，尤以婴幼儿最多见，5 岁以下者占 80%～90%。其次是重症或昏迷患者，特别是脑血管疾病患者由于吞咽反射减弱或消失，也常将呕吐物、血液、食物、牙齿等呛入气管。

气道异物临床常分两类：①内生性：较少见。如破溃的支气管淋巴结和各种炎症所致的肉芽、假膜、分泌物和干痂等；②外界性：甚多见。其种类繁多，可分固体性、液体性，可分为植物性、动物性、矿物性等。临床所见如瓜子、花生米、黄豆、栗子、橘核、玉米粒、图钉、骨片、发卡及小球等。

二、临床表现

各种异物造成口、鼻、咽、喉、气管、甚至支气管的阻塞，导致通气功能障碍，甚至死亡。异物吸入下呼吸道后，即刻出现剧烈呛咳，有时口唇发绀，稍后常有症状缓解，然后根据异物停留部位产生不同症状，如有喉部常有声嘶、呼吸困难等，常停留于气管、支气管，为阵发性咳嗽和呼吸不畅，若异物嵌顿在小支气管，继发感染可出现肺炎症状。

三、院前急救

1. **腹部冲击法** 即海姆立克法是一种简便有效地解除气道异物阻塞的急救方法（图 2-18-1）。腹部冲击法的原理是在上腹部猛推，以抬高膈肌而使得空气由肺内压出，如此产生人工咳嗽，将阻塞气道的异物排出。为了清除气道内的异物，必要时多次重复这个推动的动作。

2. **胸部冲击法** 此法适用于不方便使用腹部冲击法进行急救的气道异物阻塞患者，例如妊娠后期、明显肥胖的患者。

（1）患者立位或坐位的胸部猛推法：救助者站在患者后方，双臂由腋下抱胸，一只手握拳并将拇指倒置于患者胸骨中部，注意避开剑突肋骨缘，另一只手抓住拳头，向后猛推，直到把异物推出或患者神志丧失为止。

（2）患者卧位时的胸部冲击法：患者仰卧位，救助者贴近患者侧面并跪下，手的位置与心肺复苏时的胸外心脏按压的位置相同，即：手掌根部置于胸部下部的一半，每一次猛推应慢而有节奏地进行，以保证将气道内的异物排出。

（3）小儿气道异物阻塞的急救手法：对儿童推荐使用减小的腹部冲击法，对婴儿完全性

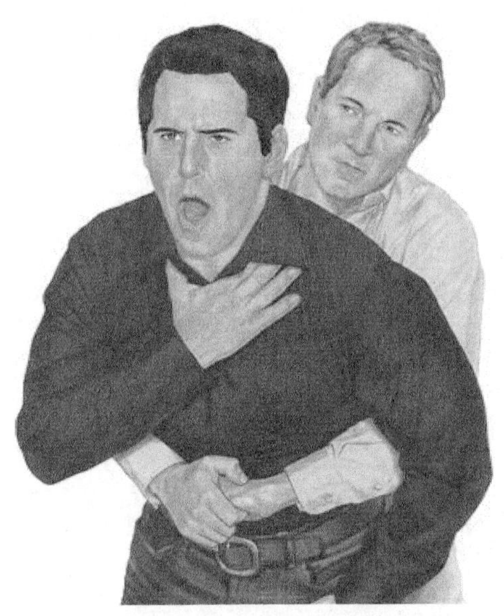

图 2-18-1 海姆立克法

注：站在患者身后，轻推压使对方身体稍微向前倾，右手握成拳状，用双臂将对方抱住，右手拳头顶住对方胃部、胸腔肋骨下，迅速用力挤压。引自 https://googl/images/pWzXP5

气道异物阻塞，推荐使用胸部推击法和背部拍打法。第一步打开气道，掏出异物，取出可见的异物。如无效，行背部拍击法，婴儿俯卧位，面朝下，骑跨在救助人员的前臂上，支持住头颈部，使之低于躯干，救助者前臂支在大腿上，以支持婴儿，用手掌根部在婴儿双肩之间拍击背部 5 次，重复第一步（图 2-18-2）；如无效，进行第三步胸部推击法，婴儿仰卧位或在拍背后，仔细地托住婴儿头颈部，旋转或仰卧位，放在救助者大腿上，头部低于身体，在两个乳

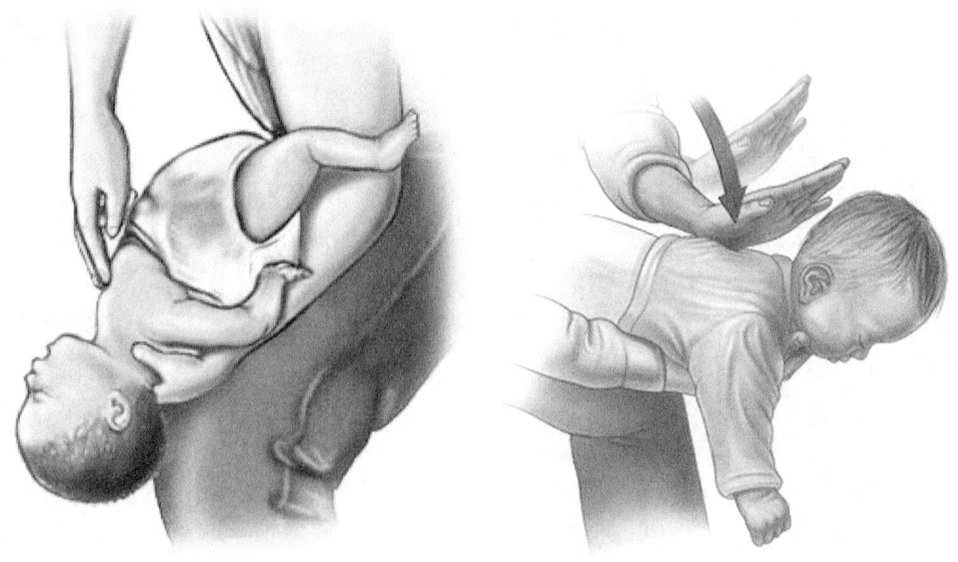

图 2-18-2 小儿气道异物阻塞的急救手法

注：引自 http://www.nucleusinc.com

头连线、胸部下部一半的位置或在剑突上大约一指的地方，进行 5 次快速胸部推压。最后打开口腔，检查被排出的异物，并用手指掏取出来。

四、急诊检查

1. **影像学检查** X 线检查对不透 X 线的异物，可确定其部位、大小及形状，以区别气管或食管异物。除拍正位片外，应拍侧位片，以确定异物在气管内或在食管内。对透 X 线的异物，可以观察呼吸道梗阻情况，如肺气肿、肺不张及纵隔移位等而确定诊断。体层照相可照出 X 线透明度较低的异物。

2. **支气管镜检查** 如有异物存留的可疑时，应做支气管镜检查。

五、诊断要点

1. 可有误咽异物、呕吐、咯血、外伤及昏迷病史。

2. 发病急骤，呈吸气相呼吸困难，吸气时出现三凹征，并可出现呛咳、口唇及颜面发绀或苍白、肺部呼吸音消失。

3. 病情危重患者，可以立即给予腹部、胸部冲击法，排除异物；若病情允许且诊断困难时，可行胸部影像学检查、支气管镜检查。

六、鉴别诊断

1. **支气管哮喘** 常有喘息发作史。有喘鸣性呼气性呼吸困难，重症端坐呼吸。经 β 受体激动剂或激素治疗后，症状大都在短时期内即可缓解。此类药物对呼吸道异物所致的呼吸困难则无效。

2. **支气管炎及肺炎** 支气管异物极易误诊为肺炎，但肺炎常有上呼吸道感染史及发热等症状。肺部常有粗、细音，而无明显的单侧呼吸音降低。

七、急诊治疗

异物已进入气管或支气管，自然咳出的机会只有 1%～4%，因此必须设法将异物取出。对急诊患者处理如下：

1. 吸氧。

2. 一般可经直接喉镜，将气管或部分支气管异物取出。

3. 对支气管异物或诊断不清的病例，可应用支气管镜检查，取出异物。

4. 若因取出异物以致喉部损伤而可能发生喉水肿时，术后应给以 1～2 天的抗生素及肾上腺皮质激素治疗，严重者可适当延长用药时间，喉梗阻严重者应行气管切开术。

5. 误吸入液状物质时，应及时刺激咳嗽，或经鼻腔将导管放入气管吸引，必要时也可做直接喉镜或支气管镜吸引。

八、留观指征及住、出院指征

1. **留观指征** ①不能确认异物完全取出；②取异物过程中发生喉水肿。

2. **住院指征** ①喉水肿严重需要行气管切开术；②长时间异物停留引起肺部感染。

3. **出院指征** ①异物完全取出；②无肺部感染、喉水肿等并发症出现。

第十九章

慢性阻塞性肺疾病急性发作

慢性阻塞性肺疾病急性发作（acute exacerbation chronic obstructive pulmonary disease，AECOPD）是患者在感染等诱因的作用下，短时间内出现咳嗽咳痰发热加重，甚至伴随呼吸衰竭的日常变异，并且导致需要改变药物治疗。除呼吸系统表现外，患者可能因为呼吸衰竭导致肺脑综合征，引起胡言乱语等精神状态的改变，甚至可能因脑组织缺氧或 CO_2 潴留，导致意识障碍，危及生命。

一、病因和发病机制

AECOPD 最常见的病因是呼吸道感染，约 78% 的 AECOPD 患者有明确的病毒或细菌感染依据，其他诱发因素包括吸烟、空气污染、吸入过敏原、重大疾病或创伤、应用镇静药物、气胸、胸腔积液、心力衰竭、心律不齐及肺栓塞等。目前认为 AECOPD 发病因素为多源性，病毒感染、空气污染等因素可加重气道炎症，劳累、受凉等因素可使机体气道黏膜抵御能力减弱，从而引起细菌感染。但仍有约 1/3 的 AECOPD 原因不明确。

1. **AECOPD 与病毒感染** 目前已有明确证据表明上呼吸道病毒感染会诱发 AECOPD，约 50% 的患者合并上呼吸道病毒感染，常见病毒为鼻病毒、呼吸道合胞病毒及流感病毒，约 64% 患者在发病前有上感病史。部分患者可同时合并有病毒及细菌的混合感染，这类患者病情重，治疗时间明显延长。

2. **AECOPD 与细菌感染** 40%～60% 的 AECOPD 患者可从痰液中分离出细菌，最常见的为流感嗜血杆菌和肺炎链球菌，其次为铜绿假单胞菌及金黄色葡萄球菌。支气管镜检查提示 25% 稳定期慢阻肺患者存在下呼吸道细菌定植，而急性加重期则 50% 患者可检测出下呼吸道细菌定植。COPD 稳定期患者肺泡灌洗液中，中性粒细胞、白细胞介素 -8（IL-8）、α- 肿瘤坏死因子（TNF-α）水平增高，提示下呼吸道细菌定植，而这些炎症感染指标升高的程度可在一定程度上反映感染的严重程度。

3. **AECOPD 与环境因素** 气道炎症也可以由非感染因素引起，如吸烟、大气污染、吸入变应原等均可引起气道黏膜水肿、平滑肌痉挛及分泌物增加，从而导致移位细菌的过度生长。除此之外，吸烟是下呼吸道细菌定植的独立危险因素。流行病学数据表明，空气污染，尤其是 10μm 左右的微粒浓度（PM10）与 AECOPD 发病相关。

二、病理生理改变

COPD 发病早期，反应大气道功能的（FEV1、MMFR、最大通气量）多正常，但部分小气道（直径在 2mm 以下）已发生异常。AECOPD 时小气道气流受限，严重时大气道亦可出现气流受限，引起呼吸衰竭，此时大多需要呼吸机辅助通气，气道受限的情况可在缓解期恢复正常。随疾病发展，可逐渐由小气道的狭窄和阻塞进展到大气道的阻塞，此时气道阻力增加和气流受限则变为不可逆。

三、临床表现及病程分期

(一) 症状

疾病早期，患者在 AECOPD 可表现为气促加重、常伴有喘息、胸闷、咳嗽加剧、痰量增加、痰液颜色或黏度改变及发热；当疾病进展为晚期，急性加重期，患者可呈现出咳嗽咳痰，呼吸困难，不能平卧，甚至昏迷等意识状态的改变，当患者出现运动耐力下降、发热和（或）胸部 X 线异常时，可能为慢阻肺加重的征兆，而发热及脓痰则提示细菌感染可能。

1. **咳嗽咳痰** 急性期可变为黄浓痰，量多，多有不易咳出的特点。

2. **气短或呼吸困难** 早期可在重体力劳动及急性发作时后出现，逐渐加重，后期可进展为休息时即有发作，气短及呼吸困难是 COPD 标志性症状。

3. **其他** COPD 晚期常合并肺心病，心功能不全，甚至心功能衰竭，故患者可因心衰表现为夜间不能平卧，双下肢凹陷性水肿，胃肠道淤血导致食欲减退，体重下降。

(二) 体征

疾病早期可无明显体征，随疾病进展后可出现以下体征。

1. **视诊** 桶状胸，胸廓前后径增大，肋间隙增宽，部分患者呼吸浅快，严重时可有缩唇样呼吸。

2. **触诊** 因肺气肿而导致语颤减弱。

3. **叩诊** 肺部过清音，心脏绝对浊音界缩小，肺下界及肝浊音界下降。

4. **听诊** 急性期多可闻及干啰音，甚至喘鸣音。

四、辅助检查

辅助检查及其临床意义，见表 2-19-1。

表 2-19-1 慢性阻塞性肺疾病相关检查及临床意义

检查项目	临床意义
血常规	作为 AECOPD 的常规检查，白细胞及中性粒细胞可升高，升高程度与疾病严重程度呈正相关
血气分析	当患者出现明显呼吸费力时，可进行此项检查，对低氧血症、高碳酸血症、酸碱失衡及判断呼吸衰竭有重要价值。呼吸衰竭的程度可估测预后
痰涂片及痰培养	当痰液脓性或者黏痰时，应在使用抗生素之前留取深部气道的痰液进行痰涂片和痰培养
胸部 CT	AECOPD 的常规检查，肺气肿、渗出等非特异性表现，可因合并肺心病而呈现肺淤血改变
第一秒用力呼气容积/用力肺活量（FEV1/FVC）	是评价气流受限的敏感指标，急性加重时该指标可明显下降，下降程度与疾病严重程度呈正相关
FEV1% 预计值	是评价 COPD 严重程度的良好指标，其变异性小，易于操作

五、诊断及严重程度评估

根据患者的高危因素（吸烟、工作环境空气中颗粒物多）、临床表现及肺功能的检测等综合分析确定COPD。不完全可逆的气流受限是诊断COPD的必要条件。吸入支气管舒张剂后FEV1/FVC<70%，FEV1<80%预计值，可确定为不完全可逆的气流受限。

而目前AECOPD的诊断完全依赖于临床表现，即患者主诉症状（气短、咳嗽咳痰）的突然变化超过日常变异范围，使用日常用药已不能缓解症状。至今没有一项单一的生物标记物可应用于AECOPD的临床诊断和评估。

AECOPD严重程度评估：AECOPD发生后应该与患者加重前的症状、体征、肺功能检查、血气分析及其他实验室检查指标进行比较，以判断AECOPD的严重程度。应特别注意了解本次疾病加重或新症状出现的时间，气短咳嗽的严重程度和频率，痰量及痰液颜色，日常活动的受限程度，是否出现水肿及持续时间，既往加重的病情及有无住院治疗，以及目前治疗方案。一般认为急性期这些指标的改变较绝对值更能有效评估AECOPD的严重程度。对于AECOPD患者，意识改变是病情恶化及危重的指标，一旦出现，需尽快送医院抢救，当患者同时合并发绀、下肢水肿等心衰表现、血流动力学不稳定等征象亦有利于判断AECOPD的严重程度。

AECOPD严重程度的分级目前尚无统一临床适用标准，为方便临床操作，2004年美国胸科学会（ATS）/欧洲呼吸学会（ERS）推出慢阻肺的诊断标准，并将AECOPD的严重程度分为3级：Ⅰ级　门诊治疗；Ⅱ级　普通病房住院治疗；Ⅲ级　入ICU治疗（急性呼吸衰竭）。

1. **普通病房住院治疗指征**　①症状显著加剧，如突然出现静息状态下呼吸困难；②重度慢阻肺；③出现新的体征或原有体征加重（如发绀、神志改变、外周水肿）；④有严重的并发症（有心力衰竭或心律失常）；⑤初始药物治疗急性加重失败；⑥高龄患者；⑦诊断不明确；⑧院外治疗无效或医疗条件差。

2. **入住ICU指征**　①严重呼吸困难且对初始治疗反应差；②意识状态改变（如意识模糊甚至昏迷等）；③经氧疗和无创通气后，低氧血症仍持续或进行性加重，和（或）进行性加重的呼吸性酸中毒（pH<7.25）；④需要有创机械通气；⑤血流动力学不稳定，需要使用升压药。

六、鉴别诊断

1. **支气管哮喘**　多在儿童或青少年时期起病，以发作性喘息为特征，发作时双肺布满哮鸣音，常有家族或个人过敏史，但其发作时的气流受限是可逆的，当支气管哮喘合并慢性支气管炎时，也会表现为不完全可逆的气流受限，则此时两种疾病较难鉴别。

2. **支气管扩张**　除咳嗽咳痰外，可因炎症、支气管动脉扩张而出现反复咯血表现，查体时可有固定位置的湿啰音，高分辨CT显示支气管扩张，而COPD的CT无特征性表现。

3. **肺结核**　有午后低热、盗汗等特点，T-Spot检查阳性或者痰找结核杆菌阳性可确诊为结核感染，胸部CT也会呈现出肺门淋巴结肿大、肺实质空洞钙化等特征性表现。

4. **支气管肺癌**　有咳嗽咳痰及咯血的表现，胸部CT可发现占位性病变、阻塞性肺不张或阻塞性肺炎，此时活检可确定诊断。

七、并发症

1. **呼吸衰竭**　常在AECOPD时出现，血气分析提示低血氧症和（或）高碳酸血症，具有缺氧或CO_2潴留的临床表现。

2. **自发性气胸** 因COPD发生过程中，可出现肺气肿的病理改变，患者表现为突然加重的呼吸困难，并伴有明显的发绀，肺部叩诊为鼓音，听诊病变部位呼吸音减弱或消失，通过站立位的胸部放射片可明确诊断。

3. **慢性肺源性心脏病** COPD时可引起肺血管床减少或缺氧，两者均可导致肺动脉痉挛、血管重塑，导致肺动脉高压，右心室肥厚扩大，最终发展成为右心功能不全、右心功能衰竭。

八、临床治疗

AECOPD的分级治疗，方法如下。

1. **Ⅰ级门诊治疗** ①患者教育：检查吸入技术，考虑应用储雾罐装置。②使用支气管舒张剂：短效β_2受体激动剂和（或）应用储雾罐或湿化器定量吸入异丙托溴铵，可考虑家用长效支气管舒张剂。③糖皮质激素：泼尼松30～40mg，口服10～14天；考虑使用吸入糖皮质激素。④抗菌药物：按照患者痰液特征的改变，根据经验使用广谱抗生素。

2. **Ⅱ级住院治疗** 重症AECOPD（但无生命危险）患者治疗方案。①氧疗和系列测定动脉血气。②支气管舒张剂：增加短效支气管舒张剂的剂量和（或）次数；联合应用短效β_2受体激动剂和抗胆碱药物；应用储雾罐或气动雾化装置。③加用口服或静脉糖皮质激素。④当有发热或浓痰等细菌感染症状时，应考虑使用广谱抗生素。⑤当患者呼吸困难，血气分析提示呼吸衰竭时可考虑无创通气。⑥随时注意监测液体平衡和营养；考虑应用肝素或低分子肝素皮下注射；鉴别和治疗并发症（心力衰竭、心律不齐），密切监护患者。

3. **Ⅲ级入住ICU治疗** 急性呼吸衰竭重症AECOPD患者治疗方案。①氧疗或机械通气支持。②支气管舒张剂：应用气动雾化装置雾化吸入短效β_2受体激动剂，异丙托溴铵或复方异丙托溴铵；如果患者已进行呼吸机治疗，考虑定量雾化吸入。③糖皮质激素：如果患者耐受，口服泼尼松30～40mg/d，10～14天；如果患者不耐受口服，则可应用等剂量的糖皮质激素静脉滴注，或者定量吸入或雾化吸入糖皮质激素。④根据当地细菌的耐药情况选用广谱抗生素。⑤随时注意监测液体平衡和营养；考虑应用肝素或低分子肝素皮下注射；鉴别和治疗并发症（心力衰竭、心律不齐），密切监护患者。

抗生素的应用指征：虽然AECOPD的感染病原体可能是细菌或病毒，但抗菌药在AECOPD中的应用仍存在争议。推荐AECOPD患者接受抗菌药物治疗的指征为：①发病过程中同时出现呼吸困难加重、痰量增加和痰液变浓；②患者仅出现两种症状，但包括痰液变浓这一症状；③严重的急性加重，需要呼吸机辅助通气。3种临床表现出现2种加重，但无痰液变浓或者只有1种临床表现加重的AECOPD，一般不建议使用抗生素。

九、预防

AECOPD通常可预防。戒烟、流感疫苗接种和肺炎球菌疫苗接种、掌握药物吸入技术等现有治疗的相关知识，长效支气管舒张剂治疗联合或不联合吸入糖皮质激素，应用磷酸二酯酶-4抑制剂，均可减少AECOPD的发生和住院次数。国际权威文献尤其最强力推荐COPD稳定期吸入糖皮质激素/支气管舒张剂治疗，适用于AECOPD的预防。此外，茶碱、免疫调节剂、黏液溶解剂的使用，以及家庭氧疗、肺康复锻炼等均可作为AECOPD的预防措施。其中，戒烟是预防COPD的最重要的措施。

第二十章
急诊心律失常

心律失常(cardiac arrhythmia)是指心脏冲动的频率、节律、起源部位、传导速度或激动次序的异常。按其发生的原理,可区分为冲动形成异常和冲动传导异常两大类。

一、病因

生理状态下,患者情绪激动、劳累;窦房结病变;心肌传导系统病变,心肌病变等原因均可导致心律失常。

1. **冲动形成异常** 窦房结、结间束、冠状窦口附近、房室结的远端和希氏束-浦肯野系统等处的心肌细胞均有自律性。自主神经系统兴奋性改变或其内在病变,均可导致不适当的冲动发放。此外,原来无自律性的心肌细胞,如心房、心室肌细胞,亦可在病理状态下出现异常自律性,如心肌缺血、药物、电解质紊乱、儿茶酚胺增多等均可导致自律性异常增高而形成各种快速性心律失常。

2. **冲动传导异常** 折返是快速心律失常的最常见的机制。产生折返的基本条件是传导异常,包括:①心脏两个或多个部位的传导性与不应期各不相同,相互连接形成一个闭合环;②其中一条通道为单向传导阻滞;③另一条通道传导缓慢,使原来发生阻滞的通道有足够时间恢复兴奋性;④原先阻滞的通道再次激动,从而完成一次折返激动。冲动在环内反复循环,产生持续而快速的心律失常。冲动传导至某处心肌,若正好落在生理不应期,可形成生理性阻滞或干扰现象。传导障碍并非由于生理性不应期所致者,称为病理性传导阻滞。

二、病理生理改变

心脏内的激动起源或者激动传导异常,导致整个或部分心脏的活动变得过快、过慢或不规则,或者各部分的激动顺序发生紊乱,引起心脏跳动的速率或节律发生改变。

三、症状

不同心律失常有不同的表现,非特异性的表现有心悸、胸闷、气促、头晕、乏力、恶心、呕吐,当心律失常导致血流动力学不稳定时,可出现晕厥及休克。

四、辅助检查

1. 心律失常最重要的体格检查为心脏的听诊,可闻及心率异常和(或)心律异常,当出现房颤时,可闻及心律绝对不齐,第一心音强弱不等,脉率小于心率的特点,当出现室颤时,因电-机械分离,可出现患者大动脉搏动消失,四肢冰冷潮湿的表现。

2. 心电监护和心脏相关检查　在吸氧的基础上完善心电图、心肌酶、心脏彩超检查。

3. 化验电解质。

五、院前急救

心律失常的发生和发展受许多因素影响。心律失常的处理不能仅着眼于心律失常本身，还需要考虑基础疾病及纠正诱发因素。通过纠正或控制心律失常，达到稳定血流动力学状态、改善症状的目的。心律失常紧急处理需遵循以下总体原则。

1. **首先识别和纠正血流动力学障碍**　心律失常急性期应根据血流动力学状态来决定处理原则。血流动力学状态不稳定包括进行性低血压、休克、急性心力衰竭、进行性缺血性胸痛、晕厥、意识障碍等。严重血流动力学障碍症，需立即纠正心律失常。对快速心律失常应采用电复律，见效快且安全，对电复律不能纠正的心律失常，则需兼用药物。心动过缓引起阿斯发作者，如病态窦房结综合征，三度房室传导阻滞，需同时使用药物及临时起搏器治疗。

2. **基础疾病和诱因的纠正和处理**　基础疾病和心功能状态，与心律失常的发生相关，尤其与室性心律失常的发生密切相关。心律失常的病情明确者，应在紧急纠正心律失常的同时兼顾基础疾病的治疗。如急性冠脉综合征、心力衰竭、低钾血症者，要尽快解除病因及诱因，有助于尽快纠正心律失常。

3. **衡量获益与风险**　对危及生命的心律失常应采取积极措施加以控制，追求抗心律失常治疗的有效性，对非危及生命的心律失常，需更多考虑治疗措施的安全性，过度治疗反而可导致新的风险。在心律失常紧急处理时经常遇到治疗矛盾，要首先顾及对患者危害较大的方面，如室上性心动过速患者既往有缓慢心律失常的病史，既要终止心动过速，又要防止心脏停搏，可选食管心房调搏。

4. **治疗和预防兼顾**　心律失常容易复发，在纠正后应采取预防措施，尽力减少复发，根本措施是加强基础疾病的治疗，控制诱发因素。恶性室性心律失常终止后一般都要使用药物预防发作。

5. **对心律失常本身的处理**　简单了解患者既往心脏病史、家族史、近期服药史，在血流动力学稳定基础上记录心电图，终止心律失常及改善症状。

六、诊断及急诊处理

心电图是诊断心律失常的重要依据，电解质、心肌损伤标记物等实验室检查有助于判断心律失常的病因及诱因，下面是急诊常见心律失常的诊断和急诊处理。

1. **窦性心动过速**　窦性心动过速可由多种生理（运动、兴奋）和病理原因引起，临床窦性心动过速常见于心肌缺血、贫血、心力衰竭、休克、发热、血容量不足等情况。在诊断上需要与室上性心动过速及房性心动过速相鉴别，在治疗上，寻找引起窦性心动过速的原因，进行病因治疗是根本措施。在无病因可查，窦性心动过速又引起一定相关症状，可选用β受体阻滞剂。

2. **室上性心动过速**　包括房室结折返性心动过速和旁路参与的房室折返心动过速。阵发性室上性心动过速常见于无器质性心脏病的中青年，突发突止，易反复发作，在诊断上需要与房扑、房性心动过速相鉴别。急性处理包括：

（1）机械刺激：①嘱患者深吸气后憋住气，然后用力作呼气动作；②刺激患者咽喉部，引起恶心、呕吐。

（2）药物治疗：静推毛花苷 C（西地兰）0.4mg 或维拉帕米（异搏定）10mg，室上性心动过速终止后即可停止注射，静推过程中需严密监测心率变化；腺苷具有起效快、作用消除迅速的特点，对窦房结和房室结传导有很强的抑制作用，心动过速终止后可出现窦性停搏、房室阻滞等缓慢心律失常。

（3）特殊情况下室上性心动过速的治疗：伴明显低血压和严重心功能不全者，应使用电复律终止发作，不接受电复律或者有禁忌证的可选用食管调搏；伴窦房结功能障碍的室上性心动过速首选食管调搏，可配合药物治疗；孕妇合并室上速，应用药物需考虑孕妇及胎儿的近期和长期安全。当孕妇风险超过胎儿时应进行治疗，首选刺激迷走神经或食管调搏，血流动力学不稳定者，可电复律，上述措施无效者，可选美托洛尔、腺苷。

3. 心房颤动和心房扑动

（1）心房颤动：简称房颤，是最常见的心律失常之一，可发生在器质性病变或无器质性心脏病的患者，根据持续的时间，房颤可分为阵发性房颤，长期持续性房颤，持久性房颤。①阵发性房颤是指发作 7 天内可自行终止（≥2 次），以及持续时间≤48 小时，经药物或电复律转为窦性心律者；持续时间在超过 48 小时而小于 7 天经药物或电复律可转律者称为长期持久性房颤；不适合或不愿接受包括导管、外科射频消融在内的任何转律及维持窦性心律方法者为持久性房颤。②房颤的诊断比较容易，听诊上具有第一心音强弱不等，心律绝对不齐，脉率小于心率的特点，而心电图也有 p 波消失，代之以 f 波，心室律不齐。但是当房颤伴快速心室率（超过 150 次 / 分），则听诊及心电图表现节律偏整齐，容易与室上性心动过速相混淆，但较长时间心电监护上仍可发现心律不齐。③房颤急性期治疗目标：评价血栓栓塞的风险并确定是否予抗凝治疗；维持血流动力学稳定；减轻房颤的症状。房颤急性发作期患者抗凝的指征：准备进行药物或电复律；可能自行转律（如新发或者阵发性房颤）；瓣膜病伴有房颤；具有血栓栓塞危险因素的非瓣膜病患者；有其他抗凝指征的心房颤动患者，如合并体循环栓塞、肺栓塞、机械瓣置换术后等。房颤抗凝药物的选择：如果已经服用华法林，且 INR 在 2～3 之间，可继续华法林治疗，若患者未口服抗凝药，应在急性期用普通肝素或低分子肝素抗凝。④房颤治疗的方法：急性发作期心室率控制在 80～100 次 / 分；不伴心衰及低血压或预激综合征的患者，可选择 β 受体阻滞剂，也可选择维拉帕米控制心室率；当房颤总体心率缓慢，或出现规整的长 RR 间期，或出现 5s 以上停搏，或伴有头晕、黑矇或晕厥症状，在除外药物及其他因素影响后，应考虑起搏治疗。当房颤急性期出现血流动力学障碍，或者患者虽血流动力学稳定，但出现不可耐受的初发和阵发性房颤，且没有转复禁忌证的，可予复律。对于新发无器质性心脏病的房颤患者，推荐静脉使用普罗帕酮。对新发房颤有器质性心脏病的患者，推荐使用胺碘酮，若短时间内未能转复，可在择期转复时，加用口服胺碘酮。不推荐使用洋地黄类药物、维拉帕米、索他洛尔、美托洛尔用于房颤的转复。

（2）心房扑动：简称房扑，其症状取决于心室率及是否伴有器质性心脏病。在诊断上，心电图的扑动波有时难以鉴别，当房扑以 2∶1 传导时，心室率约 150 次 / 分，容易与室上性心动过速相混淆，此时应注意在Ⅱ、V 导联寻找房扑波的痕迹。食管导联图可见快速房扑波，对房扑的诊断帮助大。当房扑以 4∶1 传导时，心室率在 70～80 次 / 分之间，且整齐，听诊容易与窦性心律相混淆，心电图则表现为 P 波消失，代之以锯齿形的 F 波。房扑的总体治疗原则及抗凝原则与房颤相同，不同的是，房扑的心室率较难控制，需要的药物剂量较大，而电复律所需能量高可能小于房颤，可从双向波 50J 开始。药物转律过程中。可因心房率减慢，房室传导加速而使心室率突然加快，如果此时症状加重，应立即电复律。

4. 室性期前收缩　室性期前收缩简称室早，可有或无器质性心脏病基础，可由于内环境紊乱，尤其是低钾血症而诱发，故室早治疗的原则是治疗基础疾病，积极纠正内环境紊乱。同时需要判断室早是否可诱发其他严重的心律失常，如室性心动过速或心室颤动，如有此可能，可按照室性心动过速、心室颤动来处理。对合并器质性心脏病者，如不诱发其他严重心律失常，在处理基础疾病和诱因的前提下，可考虑口服β受体阻滞剂、血管紧张素转换酶抑制剂，不建议常规应用抗心律失常的药物。不伴器质性心脏病的室早，不建议常规使用抗心律失常的药物，应积极给予患者解释，减轻患者心理压力，对于情绪焦虑的患者，可使用镇静剂或小剂量的β受体阻滞剂口服，治疗仅以消除症状为目的。

5. 室性心动过速　包括非持续性室性心动过速、持续性单形性室性心动过速加速室性自主心律、多形性室性心动过速。

（1）非持续性室性心动过速：指心电图上连续出现3个及以上的室早，持续时间小于30秒，对于无器质性心脏病者，对于该种类型的心律失常一般不是恶性心律失常的前兆，没有预后意义，注意纠正可能存在的诱因即可，而症状明显者，可服用β受体阻滞剂，但要注意评价是否存在离子通道疾病，如尖端扭转性室性心动过速。而既往有器质性心脏病的非持续性室性心动过速，则可能是恶性心律失常的先兆，需要及时纠正诱因和服用β受体阻滞剂减轻症状，如果上述处理后仍发作频繁，且症状明显者，应按持续性室性心动过速处理。

（2）持续性单形性室性心动过速：指发作持续时间>30秒，或虽然<30秒，但伴有血流动力学不稳定的室性心动过速。该型心律失常可伴或不伴器质性心脏病。有器质性心脏病的持续单形性室性心动过速患者，应同时治疗基础心脏病、纠正诱发因素。对血流动力学不稳定者，立即电复律，而血流动力学稳定者，可选择药物复律，也可电复律。药物复律首选胺碘酮，复律无效或不适用时可选利多卡因。

（3）加速室性自主心律：常见于急性心肌梗死再灌注治疗时，也可见于洋地黄过量、心肌炎、高血钾、外科手术、完全性房室传导阻滞应用异丙肾上腺素后。此种类型的心律失常极少发展成心室颤动，一般不需要特殊治疗，当心室率超过100次/分，且伴有血流动力学障碍时可按室性心动过速处理。同时治疗基础疾病。

（4）多形性室性心动过速：常见于器质性心脏病，多可发展为心室扑动和心室颤动，此型心律失常可分为Q-T间期延长间期多形性室性心动过速、Q-T间期正常间期多形性室性心动过速、短Q-T间期多形性室性心动过速。

尖端扭转性室性心动过速（TdP）是最严重的Q-T间期延长间期多形性室性心动过速，临床上常表现为反复发作的阿斯综合征，重者出现心源性猝死，心电图显示Q-Tc女性>480ms，男性对先天性Q-T>470ms，还可有间歇性依赖现象，即在长RR间期出现巨大T波或U波，RR间期越长，其后的T波或U波越明显，直至激发扭转性室性心动过速。心室率在160～250次/分，有反复发作和自行终止的特点，亦可蜕变为心室颤动。尖端扭转性室速可有先天性及获得性两种，其中获得性多见。常由抗心律失常药物、电解质紊乱（低血钾、低血钙）、心肌缺血、心功能不全引起，也可为颅高压、酗酒所致。在治疗上，纠正诱因及寻找病因，硫酸镁缓慢静脉注射用于发作频繁且不易自行转复者，静脉输注用于发作不严重，直至Q-T间期缩短至500ms之内，积极补钾，将血钾维持在4.5～5.0mmol/L，药物不能纠正时，可临时置入起搏器，使用临时起搏器之前，可使用异丙肾上腺素提高心室率，但不宜用于先天性Q-T间期延长综合征或者冠心病患者；Q-T间期正常的室性心动过速可在去除诱因及病因后，使用利多卡因、胺碘酮及β受体阻滞剂纠正心律失常。

（5）心室颤动／无脉性室性心动过速：心室颤动或无脉性室性心动过速是心脏骤停的常见形式。该疾病治疗建议：①尽早进行规范的心肺复苏（CPR）。高质量的CPR是抢救成功的重要保障；②尽早电复律，一旦取得除颤器，立即予以最大能量（双相波200J，单项波360J）非同步直流电复律。电复律后立即重新恢复CPR，直至5个周期后再判断是否恢复循环，确定是否需要再次电复律；③在CPR及电复律后，可建立静脉通路，考虑药物治疗。实行至少一次电复律和2分钟CPR后心室颤动／无脉性心动过速仍持续时，可静脉应用肾上腺素，之后再次电复律，在胺碘酮不适用时，可用利多卡因；④当心脏骤停为TdP所致时，可静脉注射硫酸镁，对其他心律失常不推荐使用；⑤心室颤动／无脉性室性心动过速终止后，应进行复苏后处理，并积极处理心脏骤停的病因及诱因。

（6）缓慢性心律失常：缓慢性心律失常时指窦性心动过缓、窦性静止、传导阻滞（主要是窦房传导阻滞、房室传导阻滞）等以心率减慢为特征的疾病。轻者可无症状，严重的心动过缓可导致低血压、心绞痛、心力衰竭加重、晕厥前兆和晕厥等血流动力学障碍，有些心动过缓（如三度房室传导阻滞）可继续Q-T间期延长而发生TdP，产生心源性脑缺血症状。治疗上，积极寻找并治疗可逆性诱因，轻度心率过缓（心率50～60次／分）若无症状或仅有轻微症状，可观察，不需紧急处理。如果症状明显，甚至出现晕厥前兆等血流动力学改变的窦性心动过缓、窦性停搏、二度Ⅰ型房室传导阻滞，则可使用阿托品，但二度Ⅱ型房室传导阻滞、三度房室传导阻滞伴室性异搏心律的患者则不宜使用阿托品，老年性前列腺肥大者亦不宜应用；多巴胺、肾上腺素、异丙肾上腺素可用于阿托品无效或不适用的症状性心动过缓，也可用于起搏器治疗前的过渡，多巴胺可单独使用，也可和肾上腺素合用。这些药物可导致心肌耗氧量增加，加重心肌缺血，产生新的快速心律失常，因此合并急性冠脉综合征时应慎用。对症状性心动过缓，应尽早安装起搏器。心室停搏或无脉性电活动为无灌注节律，往往是疾病终末期的表现，应实施心肺复苏，然后再用药物及起搏器治疗。

第二十一章 上消化道出血

上消化道出血（upper gastrointestinal hemorrhage）是指屈氏韧带以上的消化道，包括食管、胃、十二指肠或肝胆等引起的出血，胃空肠吻合术后的空肠病变亦属于此范畴，上消化道出血常表现为急性大量出血，是临床最常见的急症之一。当一次出血量达 800ml 以上，也就是循环血量的 20% 以上时，可称之为大出血，此时患者多有血压下降、尿量减少、皮肤厥冷潮湿等循环不足的表现，死亡率较高。

一、病因

详见表 2-21-1。

表 2-21-1　上消化道出血常见病因及疾病特点

常见病因	疾病特点
胃十二指肠溃疡	最常见的原因（占 50%），其中十二指肠溃疡占 3/4，约 10%～15% 患者无溃疡史
肝硬化门脉高压症	占 25%，常因肝硬化 - 门脉高压后，食管胃底静脉破裂所致
急性糜烂出血性胃炎	占 5%，又称为应激性溃疡或糜烂性胃炎，常见于机体突然出现脑卒中，烧伤等重大疾病；或者大量饮酒及长期服用非甾体药物
胃癌	占 2%～4%
胆管出血	胆囊或胆管结石，胆囊或胆管癌所致多见 ①每次出血量约 200～300ml，很少休克 ②周期性出血，间隔 1～2 周出血 1 次 ③胆管出血三联征—胆绞痛、梗阻性黄疸、消化道出血（痛、黄、血）
其他少见病因	贲门黏膜撕裂综合征—剧吐时食管高压导致贲门黏膜撕裂、食管裂孔疝、强酸碱或强氧化物质腐蚀、胃泌素瘤、血管畸形
全身性疾病	凝血功能异常或血小板数目减少 / 功能减低的血液病、结缔组织病、尿毒症、应激相关的急性胃黏膜损伤、急性感染

二、临床表现

上消化道出血的临床表现主要取决于出血量和出血速度。

1. 呕血和黑便　呕血和黑便是上消化道出血的特征性表现。呕血和黑便的颜色主要取决于出血量及出血速度。出血量小，血在胃内停留时间较长，血红蛋白在胃酸的作用下呕血表现为棕褐色咖啡渣样，而经肠内硫化物作用下表现为黑便；出血量大、出血快，血在胃肠内停留时间短，多表现为呕鲜血及暗红色血便，甚至鲜血便。

2. **失血性周围循环衰竭** 当失血量超过总量的20%可有脉搏细速、血压下降等休克表现，外周血量不足，皮肤厥冷，呈灰白色或紫花斑，患者可出现萎靡不振或烦躁不安，重者反应迟钝、甚至昏迷。

3. **贫血和血象变化** 急性大量出血后，3～4小时内表现为稀释性贫血，24～72小时血液稀释到最大限度。出血24小时内网织红细胞增高。出血2～5小时，白细胞轻至中度升高。

4. **发热** 大量出血后，因循环血量减少，循环衰竭，导致体温调节中枢功能障碍，同时可因贫血及基础代谢增高而出现发热。多数患者出血24小时内可出现低热，持续3～5天后降至正常，如果持续发热7天，且体温超过39℃，应考虑合并感染。

5. **氮质血症** 产生的原因可分为肠源性氮质血症和肾前性氮质血症。上消化道出血后，血液蛋白质的分解产物在肠道被大量吸收，血液中尿素氮的浓度可暂时增高，称肠源性氮质血症；失血后循环衰竭，肾脏血流量减少，肾小球滤过率下降，称之为肾前性氮质血症。一般于一次出血后数小时血尿素氮开始升高，约24～48小时可达高峰，3～4日降到正常，如果血容量恢复后，尿素氮持续升高，提示肾性氮质血症，此时肾脏已出现不可逆转的功能衰竭。

三、诊断

根据患者病史、体征及实验室检查结果，可诊断该病。

1. **判断是否为消化道出血** 根据呕血、黑便和失血性周围循环衰竭的临床表现和实验室检测，一般可确诊，但要排除消化道以外的出血因素。

2. **判断是上消化道出血还是下消化道出血** 内镜检查是消化道出血确诊的金标准。如果患者既往有胃溃疡病史，结合患者呕血黑便的临床表现，则首选胃镜检查，而如果患者主要表现为鲜血便，则下消化道出血的可能性大，此时应先完善肠镜检查。内镜检查的目的在于明确出血部位，而上消化道出血，胃镜检查不但可明确出血部位，亦可在胃镜下套扎止血，有治疗价值。

3. **出血量的估计** 见表2-21-2。

表2-21-2 上消化道出血量估算

临床表现	出血量估算（ml）	生命体征及Hb变化
大便潜血实验阳性	5～10	生命体征及Hb未见明显变化
黑便	50～100	生命体征及Hb未见明显变化
呕血	250～300	生命体征及Hb未见明显变化
无症状或轻微头晕口渴	<500	P<100次/分，BP、Hb均未见明显变化
心悸、少尿、晕厥	500～1500	BP<100mmHg，P>100次/分，Hb<100g/L
休克	>1500	BP<80mmHg，P>120次/分，Hb<70g/L

四、辅助检查

1. **胃镜检查** 是目前判断上消化道出血的首选方法，可在出血24小时内进行，检查越早，诊断的阳性率越高，可达80%～90%。

2. **消化道钡餐** 一般在出血停止数天后进行，仅适用于不能或不愿配合胃镜检查的患者。

3. **选择性腹腔动脉造影或肠系膜上动脉造影** 为有创检查，出血速度 > 0.5ml/min 时可为阳性。

4. **三腔两囊管** 压迫后如果出血停止，可判断为上消化道出血。

5. **放射性核素检查** 出血速度 > 0.05ml/min 可为阳性。

五、鉴别诊断

1. **下消化道出血** 虽然消化道出血的症状可因出血量及出血速度而呈现不同表现，但上消化道出血仍然以呕血及黑便为主要表现，而下消化道出血可因血红蛋白未分解而呈鲜血便，肠镜检测可确诊该病。

2. **咯血** 临床上因各种原因患者及家属不能提供完整病史，且无基础疾病，无法通过病史区分呕血或咯血，需完善胸部 CT、大便常规等检查，排除有无支气管扩张、肺癌等肺部病变。

3. **便血** 患者服用果胶铋、铁剂等药物后出现黑便，但大便潜血试验阴性，非消化道出血。

六、治疗

对典型的呕血、黑便或血便等表现就诊的患者，很容易做出急性上消化道出血的诊断，而对以头晕、乏力、晕厥等不典型症状就诊的患者，需提高警惕，特别是伴有血流动力学不稳定、面色苍白及无法解释的急性血红蛋白（Hb）降低的患者，应积极明确或排除上消化道出血的可能性。消化道大出血的处理原则是卧床休息，监测生命体征，予容量复苏及基本生命支持，经验性联合用药。但上消化道出血的治疗要根据患者失血量制订不同的治疗方案。

1. **初次评估和管理**

（1）对意识丧失、呼吸停止及大动脉搏动不能触及的患者，立即开始心肺复苏。

（2）紧急评估：①意识判断：患者首先要进行意识状态的判断。意识障碍既是急性失血严重程度的重要表现之一，也是患者误吸，导致窒息死亡和坠积性肺炎的重要原因，根据 Glasgow 评分，评分 8 分以下的表示患者昏迷。②气道评估：当评估气道不通畅时，应采用必要措施，保证气道开放；当评估患者呼吸频率、呼吸节律是否正常，是否有呼吸窘迫的表现（如三凹征），是否有氧合不良（末梢发绀或血氧饱和度下降）等。如果患者出现呼吸浅快、呼吸窘迫、血氧饱和度下降，特别是使用高流量吸氧仍不能缓解时，应及时实施人工通气支持。对于伴有意识障碍的上消化道出血患者，因无创通气增加误吸危险，不提倡使用。③血流动力学状态：对怀疑上消化道出血的患者，应进行心电监护，监测生命体征，估计失血量，当出现心率 > 100 次 / 分，收缩压 < 90mmHg（或在未使用药物降压的情况下收缩压较平时下降 30mmHg），四肢末梢厥冷，出现发作性晕厥或其他休克表现，以及持续的呕血或便血。

（3）紧急处置：对紧急评估中出现意识障碍或呼吸循环衰竭的患者，应常规采用吸氧、监护和建立静脉通路，对于严重出血的患者，应开放两条甚至以上的静脉通路，必要时可采用中心静脉穿刺置管，并积极配血，开始液体复苏。意识困难、排尿困难者应留置导尿。意识清楚的患者，应配合侧卧位，以避免呕血误吸。

1）液体复苏：常用的复苏液体包括生理盐水、平衡盐、人工胶体及血液制品，在血液制品尚未得到的情况下，可先使用平衡盐溶液。

2）输血：大出血时，患者血红蛋白大量丢失，血液携氧能力下降，导致组织缺氧，当收缩压 <90mmHg 或基础收缩压下降超过 30mmHg，Hb<70g/L，血细胞比容 <25%，心率 >120 次 / 分，则需要输血。需要注意的是，不能单独输血，因患者急性失血后血液浓缩，单独输血并不能有效改善微循环缺血缺氧状态，故需在补充胶体液的同时注意补充平衡盐容易。当输入库存血较多时，每输入 600ml 血应补充葡萄糖酸钙 10ml，以避免高钾血症的出现。

3）限制性液体复苏与液体控制：和创伤性失血性休克的液体复苏一样，对门脉高压食管胃底静脉破裂出血的患者，血容量的恢复要谨慎。过度的输血或输液可能导致继续或再出血，液体复苏的目标：收缩压 90～120mmHg，脉搏 <100 次 / 分，尿量 >40ml/h，血钠 <140mmol/L，意识清楚或好转，无显著脱水貌，HCT 在 25%～30%。

4）血管活性药物的使用：在积极补液的前提下，如果患者的收缩压仍持续低于 80～90mmHg，舒张压持续低于 50～60mmHg，为了保证重要脏器的血液灌注，可适当选择血管活性药物，如多巴胺。

（4）初始药物治疗：对发病原因不详，病情危重的患者，可在积极补液的同时经验用药。对严重急性上消化道出血的联合用药方案为：静脉使用生长抑素 + 质子泵抑制剂（PPI），该方案可迅速控制不同原因的上消化道出血，而当高度怀疑静脉曲张破裂出血，则需在此基础上联合使用血管升压素 + 抗生素，肝硬化急性静脉曲张破裂出血者，活动性出血时常合并胃黏膜及食管黏膜炎性水肿，预防性使用抗生素有助于止血，并减少早期再出血及感染，提高存活率。止血药物的疗效未证实，不推荐作为一线药物使用。

2. 二次评估 在患者生命体征稳定时开始进行二次评估——全面评估。二次评估的内容主要包括：病史、全面查体和实验室检查等。通过此次评估，对患者病情严重程度、可能的疾病诊断、有无活动性出血及预后可作出判断。在全面评估过程中，如果患者仍有上消化道的活动性出血，可用气囊压迫止血，但因该项治疗出血复发率高，并有吸入性肺炎、气管阻塞等严重并发症发生率高，严重者可导致死亡。目前已很少单独使用，仅作为一种过渡性疗法。

3. 急诊内镜检查和治疗 内镜检查是上消化道出血病因诊断的关键，药物联合内镜治疗是消化道出血治疗的首选治疗方式，内镜检查阴性者，可进行小肠镜检查、血管造影、胃肠钡剂造影或放射核素扫描。

4. 介入治疗（选择性血管造影及栓塞治疗） 急性大出血无法控制的患者应及早考虑进行介入治疗，在等待介入治疗期间可采用药物止血，以提高介入治疗成功率，选择性胃左动脉、胃十二指肠动脉、脾动脉或胰十二指肠动脉血管造影，针对造影剂外溢或病变部位，经血管导管滴注血管加压素或去甲肾上腺素，使小动脉和毛细血管收缩，进而使出血停止。无效者可用明胶海绵栓塞。

5. 经颈静脉肝内门 - 体静脉支架分流术（TIPS） 主要适用于出血保守治疗效果不佳，外科手术后再发静脉曲张破裂出血，或终末期肝病等待肝移植术期间静脉曲张破裂的处理。

6. 再次评估 经上述及外科手术治疗后，再次评估患者出血是否得到有效控制，对仍在出血的患者需重复内镜治疗或外科手术，对病情严重的患者需转入专科 ICU 进行加强监护治疗。

第二十二章

急 性 腹 痛

一、急性胰腺炎

急性胰腺炎（acute pancreatitis）是一种常见的急腹症，按病理分类可分为水肿性和出血坏死性两种。前者病情轻，预后好；后者病情险恶，死亡率高，而且常涉及全身多个脏器。

（一）病因和发病机制

详见表 2-22-1。

表 2-22-1　急性胰腺炎常见病因及发病机制

常见病因	发病机制
胆石症	为我国最常见的急性胰腺炎的病因，原理为共同通道学说
过量饮酒	国外最常见的原因，可因直接损伤胰腺，刺激胰液分泌，乳头水肿，胰管破裂导致发病
暴饮暴食	最常见的诱因，多由刺激胰液过度分泌所致，故又称“节日病”
胰管阻塞	胰管结石、蛔虫、肿瘤、狭窄均可引起胰管阻塞
十二指肠反流	各种原因导致十二指肠内压力增高，十二指肠内容物可反流入胰管，其中肠激酶激活胰液中的各种蛋白分解酶和磷脂酶 A，从而导致急性胰腺炎
手术和创伤	腹部手术（特别是胆胰手术）、腹部外伤（方向盘伤）可导致胰腺炎
感染	继发于传染性疾病，如流行性腮腺炎、传染性单核细胞增多症
药物	噻嗪类利尿剂、硫唑嘌呤、糖皮质激素、四环素、磺胺类药物均可诱发急性胰腺炎
其他	高脂血症，高钙血症，胰腺缺血（十二指肠后壁穿透性溃疡）亦为高危因素

（二）病理学改变

急性胰腺炎的基本病理改变是胰腺呈不同程度的水肿、充血、出血和坏死。

1. **急性水肿性胰腺炎**　病变轻，多局限于体尾部。胰腺肿胀变硬，充血，被膜紧张，其下可有积液。腹腔内的脂肪组织，特别是大网膜可见散在粟粒样或斑块状黄白色皂化斑（脂肪酸钙）。腹水淡黄色，镜下间质充血、水肿并伴有炎性细胞的浸润。有时可发生局限性脂肪坏死。

2. **急性出血坏死性胰腺炎**　病变重，以胰腺实质的出血、坏死为特征。胰腺组织呈暗紫色，分叶结构模糊，坏死灶呈灰黑色，严重者整个胰腺变黑，腹腔内可见皂化斑和脂肪坏死灶，腹膜后可出现广泛组织坏死。腹腔内或腹膜后有咖啡色或暗红色血性液体或血性混浊渗液，镜下可见脂肪坏死和腺泡破坏，腺泡小叶结构模糊不清。间质小血管壁也有坏死，呈片状出血及炎细胞浸润。晚期坏死组织合并感染形成胰腺或胰周脓肿。

（三）临床表现

由于病变程度不同，患者表现差异很大。

1. **腹痛** 为急性胰腺炎的主要症状，常在暴饮暴食后突然出现，腹痛位于左上腹，可放射到左肩，如果是胆源性胰腺炎，则腹痛始于右上腹，逐渐向左侧转移，当病变累及全胰，腹痛可呈束带状。

2. **腹胀** 早期为反射性，可能是腹腔神经丛受刺激产生肠麻痹，但继发感染后可由腹膜后炎症刺激所致。腹膜炎越重，腹胀越明显，甚至可出现排便排气终止。

3. **恶心呕吐** 剧烈而频繁，呕吐物主要为胃内容物和胃十二指肠液，有呕吐后腹痛不缓解的特点。

4. **腹膜炎体征** 急性水肿性胰腺炎时压痛一般局限在上腹部（剑突下），常无明显肌紧张；而急性坏死性胰腺炎腹痛、肌紧张、反跳痛明显，且范围广，可波及全腹，移动性浊音多为阳性。肠鸣音减弱或消失。

5. **休克** 为最常见的并发症，其原因有：①有效血容量不足；②缓激肽类使血管舒张；③胰腺坏死释放心肌抑制因子使心肌收缩不良；④并发感染或消化道出血。

6. **电解质紊乱及酸碱失衡** 低钙、低钾、低镁、代酸。

7. **腰部、季肋区、下腹部出现大片青紫色（Grey-Turner 征）和脐周青紫色（Cullen 征）**。

8. **主要并发症**

（1）局部并发症：①胰腺脓肿：急性出血坏死性胰腺炎起病 2～3 周后，因胰腺及胰周坏死继发感染而形成脓肿，出现高热、腹痛、上腹包块和中毒症状；②假性囊肿：常在起病 3～4 周形成，多位于胰体尾部，大小约几毫米到几十厘米不等，可压迫邻近组织引起相应症状，囊肿穿破后可导致胰源性腹水。

（2）全身并发症：急性出血坏死性胰腺炎常合并多器官功能障碍综合征：①急性呼吸衰竭；突然发作，进行性呼吸窘迫，发绀等，常规氧疗不能缓解；②急性肾衰竭：表现为少尿、蛋白尿、进行性血浆尿素氮和肌酐升高，多为肾前性有效循环血量不足所致；③心力衰竭和心律失常，可由于有效循环血量下降和胰腺炎后释放的心肌抑制因子，使心肌收缩力下降所致。④消化道出血；⑤胰性脑病；⑥败血症和真菌感染；⑦电解质紊乱；⑧慢性胰腺炎。

（四）辅助检查

1. **实验室检查** 血尿淀粉酶、血清脂肪酶均升高，其中淀粉酶的值越高，该病诊断正确率越大，但淀粉酶升高的程度与病变严重程度不成正相关，而血清淀粉酶同工酶的测定可提高本病的诊断准确性；其他的诸如血钙小于 2mmol/L、代酸、肝功能异常、高血糖这些非特异性指标可提示胰腺炎，诊断性腹穿抽出血性渗出物，且渗出物中所含淀粉酶高对诊断很有帮助。

2. **影像学诊断** 腹部 B 超：为首选的影像学诊断方法，可发现胰腺肿大和胰周液体积聚。胰腺水肿，则表现为均匀的低回声。而出血时则表现为粗大强回声。但由于肠气干扰可影响诊断的准确性；增强 CT：是重要的影像学诊断方法，增强 CT 不仅能诊断急性胰腺炎，而且可区分是水肿性胰腺炎或出血坏死性胰腺炎。在胰腺弥漫性肿大的背景上若出现质地不均、液化和蜂窝状低密度区，则可诊断为胰腺坏死。此外，对其并发症如胰腺脓肿和胰腺假性囊肿也有诊断价值。

（五）诊断

根据患者的左上腹痛、呕吐的症状，血尿淀粉酶、血清脂肪酶的升高，腹部 B 超及腹部 CT 的检查结果可明确诊断，见表 2-22-2。

表 2-22-2 急性胰腺炎相关辅助检查及临床意义

指标 /CT	临床特点	临床意义
血淀粉酶	数小时升高，6～8 小时可测，24 小时高峰，4～5 天降至正常	血淀粉酶 > 500U/dl 可确诊，但淀粉酶高低与病情不平行
尿淀粉酶	24 小时升高，48 小时高峰，1～2 周恢复正常	升高可提示胰腺炎，但尿淀粉酶水平与病情不平行
C- 反应蛋白	有助于评估和监测急性胰腺炎的严重性	胰腺坏死时，该指标明显升高
血清脂肪酶	24～72 小时开始升高，持续 7～10 天	升高可提示胰腺炎，但血清脂肪酶水平与病情不平行
白细胞	升高，但为非特异性改变	无明显临床意义
血清正铁血白蛋白	腹腔内出血时，红细胞释放血红素，依次转化为正铁血红素，正铁血白蛋白	无明显临床意义
血糖	升高，若持续 > 10mmol/L 提示胰腺坏死，预后不良	同左
血钙	降低，血钙 < 1.5mmol/L 提示出血坏死性胰腺炎，预后不良	同左
腹部 B 超	水肿性胰腺炎：胰腺弥漫性肿大，或可见胰腺局部肿大明显，肿大的胰腺回声明显减低；坏死性胰腺炎：胰腺弥漫性或局部肿大，胰腺内可见无回声暗区	为诊断胰腺炎的首选方法，但可因受肠气干扰而不能明确诊断
腹部 CT	可见胰腺局部或弥漫性水肿，胰腺内坏死性低密度灶是坏死性胰腺炎的特征性表现	诊断胰腺炎及病理分类、并发症的最佳方法

（六）鉴别诊断

1. **消化道溃疡穿孔** 患者也有腹痛、反跳痛及肌紧张的腹膜炎表现，但患者腹痛具体表现为上腹部刀割样疼痛，因穿孔后强烈刺激的消化液可造成化学性腹膜炎，故腹痛多迅速波及全腹，患者既往多有消化道溃疡的基础病，立位腹平片可见膈下游离气体，诊断性腹穿抽出液中可见胃液甚至食物残渣。

2. **急性胆囊炎** 当急性胆囊炎并发穿孔，引起急性腹膜炎后，从症状上难以与急性胰腺炎相区分，但急性胆囊炎多伴有胆结石，且常由进食油腻食物诱发，夜晚痛多见，两种疾病可通过腹部 B 超和腹部 CT 相鉴别。

3. **完全性肠梗阻** 当完全性肠梗阻的位置较高时，可出现左上腹的疼痛，并伴随呕吐、排便排气明显减少或终止，如果合并肠管坏死，亦可出现腹膜炎腹痛、反跳痛及肌紧张的表现，但肠梗阻患者多有长期便秘、房颤、肠道原发肿瘤等基础疾病，立位腹平片出现肠管积气、扩张和气液平可与急性胰腺炎相鉴别。

（八）治疗

1. **非手术治疗** 适用于急性胰腺炎的全身反应期、水肿性以及尚无感染的出血坏死性胰腺炎。包括禁食水和胃肠减压、补液防休克、镇痛解痉（常用药为山莨菪碱，禁止使用吗啡，以免引起奥狄括约肌痉挛，加重病情）、生长抑素抑制胰酶分泌、肠外营养支持、广谱抗生素的使用。

2. 手术治疗的适应证和术式选择

（1）手术指征：①不能排除其他急腹症时；②胰腺和胰周坏死组织继发感染；③经非手

术治疗，病情继续恶化；④爆发性胰腺炎经过短期（24 小时内）非手术治疗无效；⑤伴胆总管下端梗阻或胆管感染；⑥合并肠穿孔、大出血或胰腺假性囊肿。

手术方式：胰腺坏死组织清除、胆囊切除、胆管探查 T 管引流、胰周引流、空肠造瘘。其中坏死组织清除加引流术为最常用的术式。胆源性胰腺炎如果伴有胆总管下端梗阻，需急诊或早期（72 小时内）手术，取石解除梗阻并引流；而如果胰腺炎表现较轻，胆管症状为主要表现，可在手术解除胆管梗阻后，行胆管引流和网膜囊引流术，若病情允许，切除胆囊。急性胰腺炎非手术治疗后 2～4 周可行胆管手术。

二、急性胆囊炎

急性胆囊炎（acute cholecystitis）是胆囊管梗阻和细菌感染引起的炎症。可根据有无并发胆结石分为急性结石性胆囊炎和急性非结石性胆囊炎，其中急性非结石性胆囊炎占急性胆囊炎的 5%～10%，虽然未并发现结石，但病因不清，目前认为急性非结石性胆囊炎的发病可能与胆管狭窄、蛔虫、逆行性感染、十二指肠乳头逆流、胆汁淤积和缺血等因素相关，其中逆行性感染以大肠杆菌多见，而胆汁淤积和缺血是导致急性非结石性胆囊炎的主要致病因素。

（一）临床表现

急性结石性胆囊炎好发于 40 岁以上的肥胖女性，可由进食油腻食物诱发，夜间发作为主。其症状有右上腹绞痛，部分患者可伴随恶心、呕吐、厌食、便秘等消化道症状，部分患者腹痛还可放射到右肩，并伴随发热、黄疸等表现。急性结石性胆囊炎患者查体一般无黄疸，Murphy 征阳性，有些患者可触及肿大而压痛的胆囊。

急性非结石性胆囊炎临床表现与急性结石性胆囊炎相似，如果并发穿孔，可有急性弥漫性腹膜炎的表现——腹部压痛、反跳痛及肌紧张，此为急诊手术的指征。因 B 超不能发现结石，且该类患者多伴有其他严重疾病，故容易误诊和延误诊断。查体有右上腹的肌紧张、压痛及反跳痛，可触及肿大的胆囊，Murphy 征阳性，一般也无黄疸的发生。

（二）诊断

结合患者的典型临床表现、实验室及影像学检查，急性胆囊炎很容易被诊断。B 超为急性结石性胆囊炎首选的诊断方法。B 超对急性结石性胆囊炎的诊断准确率高达 85%～95%，B 超检查可见：胆囊增大，囊壁增厚（>4mm）；明显水肿时可见“双边征”；胆囊内结石显示强回声，后伴声影。而对急性非结石性胆囊炎，B 超检查一般未见明显异常，但腹部 CT 检查有时可发现轻微肿胀的胆囊，或者胆管扩张，结合患者查体的结果，高度怀疑该疾病。

（三）鉴别诊断

1. 消化道溃疡穿孔 患者也有腹痛、反跳痛及肌紧张的腹膜炎表现，但患者腹痛具体表现为上腹部刀割样疼痛，因穿孔后强烈刺激的消化液可造成化学性腹膜炎，故腹痛多迅速波及全腹，患者既往多有消化道溃疡的基础病，立位腹平片可见膈下游离气体，诊断性腹穿抽出液中可见胃液甚至食物残渣。

2. 急性胰腺炎 胆源性胰腺炎的腹痛常由右上腹转移到左侧腹部，发病初期容易与急性胆囊炎相混淆，但该病常在暴饮暴食后出现，当病变累及全胰，可出现腰部束带样疼痛，患者多有剧烈呕吐，且呕吐后腹痛不缓解，严重时可有腰部、季肋区、下腹或者脐周皮肤大片青紫色瘀斑。血尿淀粉酶、腹部 B 超可有助于这两种疾病的鉴别。

3. 肝脓肿 其临床表现为寒战、高热及肝区的疼痛，当脓肿位于肝前下缘比较表浅的位置，可出现右上腹肌紧张和触痛阳性，此时可与急性胆囊炎相混淆，腹部B超及CT检查可区分。

4. **急性梗阻性化脓性胆管炎** 该病的病理生理学表现为胆管完全梗阻和胆管内化脓性感染，因胆管的完全梗阻可造成胆汁淤积，细菌感染，甚至是带有细菌的胆汁可逆流入血，患者临床表现更为严重，有腹痛、高热寒战、黄疸，称之为Charcot三联征，如果未得到及时有效的治疗，患者可发展成感染性休克，部分患者可出现神经精神症状，该病治疗的关键在于解除梗阻，常选用经皮肝穿胆汁引流的方式。

5. **胆管蛔虫症** 发作时为剑突下阵发性钻顶样疼痛，但缓解期基本可完全缓解，剧烈腹痛和轻微腹部体征呈明显对比，B超显示胆管内平行强光带及蛔虫影可诊断。

此外，急性胆囊炎还需与高位阑尾炎、胆囊癌、右肾绞痛相鉴别。

（四）急诊手术指征

急性结石性胆囊炎的急诊手术指征：①发病48～72小时以内者；②经非手术治疗无效或者病情恶化者；③有胆囊穿孔、弥漫性腹膜炎、并发急性化脓性胆管炎、急性坏死性胰腺炎者。急性非结石性胆囊炎易坏疽穿孔，一经诊断，应及早手术治疗。可选用胆囊切除术、胆囊造口术等手术方式。

三、泌尿系结石

泌尿系结石也称尿路结石（urolithiasis），包括上尿路结石（肾结石、输尿管结石）和下尿路结石（膀胱结石、尿道结石），是常见的泌尿外科疾病。流行病学显示：年龄、性别、种族、职业、地理环境、高钙饮食、水分摄入过少或者丢失过多、与尿结石相关的遗传疾病（胱氨酸尿症、家族性黄嘌呤尿）均与尿路结石的发生有关。结石部位不同，临床表现也不尽相同，以下是各个部位泌尿系结石的临床表现。

（一）临床表现

泌尿系结石的临床表现，详见表2-22-3。

表2-22-3 泌尿系结石的临床表现

临床表现	肾结石	输尿管结石	膀胱结石	尿道结石
疼痛	肾区疼痛，大肾盂结石和肾盏结石可无此表现	肾绞痛，腰部或上腹部阵发性疼痛，沿腹股沟放射	排尿时突然疼痛，放射至远端尿道，改变排尿姿势后缓解	尿痛，会阴部剧痛
血尿	肉眼、镜下血尿	肉眼、镜下血尿	终末血尿	少见
膀胱刺激征	合并感染时有	合并膀胱壁段结石时有	有	无
典型症状	肾区疼痛，肋脊角叩痛，血尿	典型肾绞痛，放射痛	排尿中断，改变姿势后可继续排尿，放射痛，排尿困难	排尿困难伴尿痛
恶心呕吐	无	尿路完全梗阻时有	无	无

（二）诊断

1. **病史和体检** 与活动相关的血尿和疼痛，有助于此病的诊断，尤其是典型的肾绞痛。体检主要排除其他可引起腹痛的疾病，如急性阑尾炎、异位妊娠、卵巢蒂扭转、急性胆囊炎、胆结石等。查体可有肾区叩痛，或者肋脊角压痛阳性。

2. **实验室检查** 尿常规提示肉眼、镜下血尿，伴感染时可有脓尿。感染性尿结石患者尿细菌培养阳性。当怀疑患者的尿路结石与代谢异常相关时，可化验血、尿中的钙、磷、尿酸、草酸，必要时可做钙负荷试验。此外，应做肾功能测定。

3. **影像学检查** 泌尿系X线可发现95%以上的泌尿系结石。该检查可确定显影结石的位置、大小、特点、解剖形态，评估是否需要治疗，提供制订初步治疗方案；泌尿系B超可显示泌尿系平片不能显示的小结石和X线透光结石，对造影剂敏感、孕妇、无尿或肾功能不全者，不能做排泄性尿路造影，可用泌尿系B超作为诊断方法；逆行肾盂造影可用于其他方法不能确定结石部位或结石以下尿路系统不明的情况；泌尿系CT可发现以上检查不能显示的或较小的输尿管中、下段结石，有助于鉴别透光结石、肿瘤、血凝块等，同时可以了解有无肾畸形。

4. **内镜检查** 包括肾镜、输尿管镜、膀胱镜检查。通常泌尿系平片未显示结石，而排泄性尿路造影有充盈缺损而不能确诊者，借助于内镜可明确诊断和进行治疗。

（三）鉴别诊断

1. **急性阑尾炎** 急性高位阑尾炎也可出现右上腹疼痛，放射至背部时容易与右侧肾结石或输尿管结石相混淆，但阑尾炎患者的呕吐等消化道症状更突出，尿中无红细胞或白细胞的升高，通过尿常规及泌尿系B超可鉴别。

2. **胆石症** 右上腹绞痛伴呕吐，血象升高，这点与右肾结石或输尿管结石类似，但胆石症患者一般多在进食油腻食物后诱发，墨氏征阳性，甚至可出现黄疸的表现，实验室检查中，胆石症患者肝功能可有轻度异常，而尿结石患者一般无此改变，肾结石或输尿管结石的患者有血尿这种特征性表现，胆石症患者则不会出现。此外，两者还可通过腹部B超和泌尿系B超检查初步鉴别。

3. **异位妊娠** 异位妊娠可出现腹痛、呕吐、疼痛向会阴部放射，症状上类似于输尿管结石或者膀胱结石，但异位妊娠的患者多有停经，尿常规无改变，尿妊娠试验阳性的特点，两者可通过泌尿系B超和妇科B超鉴别。

4. **卵巢囊肿蒂扭转** 卵巢囊肿蒂扭转的患者可突然出现下腹剧痛，伴有呕吐甚至疼痛性休克。妇科检查可扪及肿物，张力较大，有压痛，卵巢囊肿的瘤蒂部疼痛最明显，而尿结石患者不会有此表现，两者可通过泌尿系B超和妇科B超鉴别。

（四）治疗

尿结石的部位、大小、形态以及患者个体差异均可影响治疗方案。大体上，尿结石的治疗可分为病因治疗和对症治疗，药物治疗和手术治疗。对于急诊患者，肾绞痛及感染是急需处理的问题。

1. **急症处理** 肾绞痛和感染是急需处理的问题，感染时应及时用敏感抗生素控制，严重时可采用静脉给药的方式，抗生素首选喹诺酮类。解痉治疗以抗胆碱药物、黄体酮类药物为主。排出结石解除梗阻是治疗肾绞痛的根本方法，泌尿系结石导致梗阻性无尿患者，需紧急处理。处理原则是解除梗阻，畅通引流，防治并发症。对于一般情况允许者应手术解除梗阻，而对于一般情况难以耐受手术者，可先透析治疗，待一般情况好转后手术解除梗阻。

2. **病因治疗** 解除引起尿结石的原因，如甲旁亢时，尽早手术切除腺瘤。

3. **对症处理** 主要是解痉、止痛、抗炎、必要时碱化尿液，如果仍无效，可考虑手术治疗。其中4mm以下的光滑结石，90%可自行排出，6mm以下的光滑结石，若无尿道梗阻、感染，可先保守治疗。

4. 药物治疗　泌尿系结石的药物治疗主要是抗炎、解痉、止痛、补液，抗生素首选喹诺酮类抗生素，解痉首选山莨菪碱，若患者单用山莨菪碱解痉后仍有剧烈疼痛，不能耐受时，可联合地佐辛止痛治疗。

各种类型泌尿系结石的治疗方法，详见表2-22-4。

表2-22-4　各类型泌尿系结石的治疗

	肾结石	输尿管结石	膀胱结石	尿道结石
治疗	药物治疗，体外冲击波碎石，肾镜取石、碎石，开放手术	药物治疗，体外冲击波碎石，输尿管镜取石、碎石，腹腔镜输尿管取石，输尿管切开取石	膀胱镜取石、碎石，耻骨上膀胱切开取石	前尿道结石推挤取出，后尿道结石推入膀胱后按膀胱结石处理

（五）预防

多饮水，勤排尿，高钙摄入者需低钙饮食，伴甲状旁腺功能亢进者，必须摘除腺瘤或增生组织。草酸盐结石患者应限制浓茶、菠菜、番茄、花生等的摄入，同时可口服维生素B_6，以减少草酸盐的排出；高尿酸患者应避免动物内脏等高嘌呤饮食，同时服用别嘌呤醇和碳酸氢钠，以抑制结石形成；有尿路梗阻、尿路感染和长期卧床的患者，应尽快治疗原发病，避免结石的发生。

第二十三章
尿潴留

尿潴留(urine retention)是指膀胱内充满尿液而不能自行排出。根据起病的急缓可分为急性尿潴留和慢性尿潴留。急性尿潴留是指既往无排尿困难的病史,突然在短时间内发生膀胱充盈,患者常感到下腹胀痛并膨隆,尿意急迫,但不能自行排尿。慢性尿潴留多由膀胱颈以下的梗阻性病变而引起。持久而严重的梗阻,可使得膀胱逼尿肌初期增厚,后期变薄。

一、病因及发病机制

根据尿潴留发生的原因可分为机械性梗阻和动力性梗阻两大类。

1. **机械性梗阻** 前尿道、后尿道及膀胱颈的任何梗阻性病变都可引起尿潴留,梗阻原因多见于炎症、结石、原位肿瘤或邻近脏器肿瘤的压迫、异物、外伤后的积血积脓或先天性异常。

2. **动力性尿潴留** 是指膀胱出口和尿道无器质性梗阻病变,因支配排尿的神经和肌组织发生病变所导致的尿潴留。

(1)神经受损:当中枢及外周神经受损时,膀胱的压力感受不能上传,导致尿潴留,例如累及到旁中央小叶的脑血管意外、外伤及炎症等原因导致的脊髓和马尾的病变,糖尿病导致的神经受损,下腹部手术,特别是肛门、直肠、子宫等盆腔手术或麻醉造成暂时或永久性排尿障碍。

(2)膀胱平滑肌和括约肌病变:糖尿病时能量代谢障碍使得膀胱肌球蛋白减少,肌膜表面cAMP含量下降,肌球蛋白轻链激酶磷酸化和脱磷酸障碍,平滑肌收缩乏力。此外,使用阿托品、山莨菪碱、硝酸甘油等药物后可使膀胱逼尿肌的平滑肌舒张,诱发尿潴留。

(3)精神因素:排尿反射受意识支配,精神因素导致尿潴留大多数受精神意识过度控制所致,主要是因为排尿环境不良所致,如术后患者需绝对卧床,因不习惯床上排尿,或者下腹手术,因排尿时诱发疼痛而拒绝排尿,时间过久则排尿困难而出现尿潴留。

二、诊断

尿潴留的诊断是在病史基础上,结合膀胱叩诊及泌尿系B超检查可进行诊断。多数尿潴留的患者都有明确的病因或诱因,且患者一般会有排尿困难、腹胀、下腹痛等表现,叩诊可发现耻骨联合上浊音,腹肌稍紧张,泌尿系B超显示膀胱过度充盈,即可诊断。

三、治疗

尿潴留的治疗原则是去除病因和恢复排尿,在难以去除病因时,可先导尿再行病因治疗。

1. **解除病因** 根据尿潴留的原因去除病因,如泌尿系结石、外伤、尿道口狭窄等梗阻性原因，解除梗阻后可恢复排尿；低钾血症纠正后可恢复排尿；腰麻和肛管直肠手术后尿潴留，可针灸或穴位注射新斯的明0.25mg。

2. **导尿** 任何原因引起的急性尿潴留均可先行导尿，以免膀胱过度膨胀导致无功能性膀胱，如果短期内不能去除尿潴留原因，可留置导尿管，待尿潴留病因去除后再行拔出。

3. **耻骨上膀胱造瘘术** 对于不能插入导尿管的患者，应做耻骨上膀胱造瘘或膀胱切开造瘘术，对于梗阻不能解除的患者，可终生保留造瘘管引流尿液。

第二十四章

便　　秘

便秘（constipation）是指大便次数减少，并伴有排便困难、粪便干结，一般每周少于3次。便秘是临床上最常见的症状之一，可由肠道原发疾病和全身疾病的肠道并发症所致，便秘多长期持续存在，给病患带来腹痛腹胀、营养吸收障碍等后果，影响生活质量。

一、病因

1. **功能性便秘**　常见原因如下：①进食少或食物结构单一，食物来源缺乏纤维素或水分不足，对结肠的刺激减少；②长期焦虑、工作紧张、作息不规律等原因干扰正常的排便习惯，和（或）导致自主神经紊乱，有部分患者可表现为腹泻便秘交替；③年老体弱或者长期卧床的患者，因活动减少而导致肠道蠕动减少，排便困难。

2. **器质性便秘**　常见原因如下：①肠道原发疾病：直肠与肛门病变，如痔疮、肛裂、肛周脓肿，可导致肛门括约肌痉挛，引起排便疼痛，患者因惧怕排便而便秘；结肠的肿瘤、先天性巨结肠等各种原因引起的肠粘连、肠扭转和肠套叠导致结肠完全或不完全梗阻，诱发患者排便减少。此外，腹腔或者盆腔的占位，因占位效应，压迫肠管，亦可导致便秘。②全身系统疾病：外伤、脊髓炎及其他原因导致腰骶神经受损后，可使肠道因失去神经控制而蠕动减少，产生便秘；尿毒症、糖尿病、甲状腺功能减退可导致肠道自主神经紊乱，出现便秘；血卟啉病、铅中毒可导致肠肌痉挛，继而出现便秘。③药物的不良反应：因各种原因使用吗啡、抗胆碱能药物、神经阻滞剂、镇静剂及抗抑郁药物，均可使肠肌松弛而引起便秘。

二、发生机制

食物经消化道消化吸收后，剩余的食物残渣经小肠输送至结肠，在结肠中大部分水分及电解质被吸收后，最终形成粪团，再经乙状结肠和直肠，通过一系列排便活动将粪便排出体外。排便过程分为：①粪团在直肠内膨胀所致的机械性刺激，引起便意及排便反射；②直肠平滑肌推动性收缩；③肛门内外括约肌松弛；④腹肌和膈肌收缩使腹压增高，排出粪便。在形成粪团到产生便意、启动排便、排便的各个环节，可因神经性因素、物理性梗阻或压迫、化学性肠肌麻痹及肠平滑肌自身病变、括约肌功能异常或病变而产生便秘，不同年龄段的患者发生便秘的原因多有不同，如幼儿便秘多可能与先天性巨结肠、肠扭转、肠套叠有关，经产妇可能因为生产后肠肌、腹肌、盆底肌的张力降低导致便秘，中老年便秘则可能与腹盆腔肿瘤的压迫、肠管完全或不完全梗阻相关，有全身基础疾病者，如尿毒症或糖尿病，则可能由于肠道支配神经病变出现长期的肠蠕动减慢，诱发便秘。

三、临床表现

1. **症状** 急性便秘多表现为腹痛、腹胀、呕吐，常见于各种原因导致的肠梗阻，慢性便秘则无特异性表现，多表现为下腹部不适、腹胀、食欲减退、口苦等，症状轻重因人而异。两者在排便过程中均可出现左下腹或下腹痉挛性疼痛或下坠感，也有患者出现肛门括约肌痉挛性收缩，引起疼痛。因排便困难、疼痛，多数便秘患者伴有焦虑情绪，就诊过程中常表现为强烈的诉求。

2. **体征** 便秘患者腹部查体：听诊可闻及肠鸣音减弱或未见明显变化，叩诊，急性便秘引起肠梗阻时，可因肠管积气叩诊鼓音，而慢性便秘者多无明显变化，触诊时可在左下腹触及被粪团充盈的乙状结肠。

3. **伴随症状** 各种原因导致肠梗阻后，可伴随痛、吐、胀、闭的表现；若为慢性便秘者，多在查体过程中触及腹部包块，患者本人有时亦可触及，此时需排除结肠肿瘤或结核；肠结核、溃疡性结肠炎、肠易激综合征患者除了便秘表现外，还可表现为腹泻与便秘交替。

四、问诊要点

便秘的病因多种多样，大多数便秘都可找到明确的病因，问诊时需要注意以下几点：

1. 问诊可能引起便秘的原因 有无全身或肠道基础疾病的病史，如糖尿病、尿毒症、脊髓损伤、肠道肿瘤或腹部手术史，这些病史对便秘病因的诊断有很大帮助；有没有长期服用药物的病史，抑郁症、重症肌无力等患有慢性疾病的患者，因长期服用吗啡、抗胆碱能药物、神经阻滞剂、镇静剂及抗抑郁药物，均可使肠肌松弛而引起便秘；也有患者在进食冰冷或者刺激性食物后诱发肠痉挛；排除器质性病变外，问诊患者有无进食单一或情绪紧张焦虑这种功能性因素。

2. 问诊便秘的程度及伴随症状 了解患者每周排便的次数及伴随症状，如果已有明显的腹胀腹痛及呕吐的症状，多半已出现肠梗阻，需通便甚至手术治疗；如果全身症状明显，出现纳差、口苦等表现，大多数通便对症处理后针对病因治疗可见好转。

3. 针对便秘已经进行的治疗，效果如何。

五、急诊治疗

便秘多见于慢性病的并发症，多数患者已在消化内科门诊就诊，需急诊处理的便秘患者多半为合并了痛、吐、胀、闭的肠梗阻患者或者肠痉挛，可根据患者腹部触诊的结果及立位腹平片、血常规的表现，决定是内科保守治疗还是外科手术治疗。

1. **不完全肠梗阻** 患者虽有腹痛但不明显，伴随呕吐及排便排气减少症状，听诊肠鸣音减弱，叩诊未见明显变化，触诊有腹部压痛，但无反跳痛及肌紧张，立位腹平片显示结肠胀气或小的气液平，血常规未见白细胞计数明显变化或轻度升高，多为不完全性肠梗阻，通便或者灌肠后可缓解腹痛症状，建议同时禁食水，待排便排气恢复后方可进食。

2. **完全性肠梗阻** 患者痛、吐、胀、闭症状明显，未及肠鸣音，叩诊可闻及鼓音，触诊有腹部压痛明显，伴反跳痛及肌紧张，立位腹平片显示多个气液平，血常规提示白细胞计数明显升高，多为完全性肠梗阻，此时需要禁食水，抗炎补液的同时紧急联系胃肠外科手术治疗。

3. **肠痉挛** 如果患者明确表述在进食冰冷或者刺激性食物后出现腹痛腹胀及便秘，辅助检查未见明显异常，多考虑肠痉挛，予解痉治疗后可见好转。

第 三 篇

水和电解质平衡紊乱

第一章
低 钠 血 症

低钠血症与体内总钠量(可正常、增高或降低)无关，是指血清钠 <135mmol/L 的一种病理生理状态。可将其分为以下几种类型：

1. **缺钠性低钠血症** 即低渗性失水。体内的总钠量和细胞内钠量均减少，血清钠浓度降低。

2. **稀释性低钠血症** 即水过多，血钠被稀释。总钠量可正常或增加，细胞内液和血清钠浓度降低。

3. **转移性低钠血症** 少见。机体缺钠时，钠从细胞外转移入细胞内。总钠量正常，细胞内液钠增多，血清钠减少。

4. **特发性低钠血症** 多见于恶性肿瘤、肝硬化晚期、营养不良、年老体衰及其他慢性病晚期，亦称消耗性低钠血症。可能是细胞内蛋白质分解消耗，细胞内渗透压降低，水由细胞内移向细胞外所致。

一、低渗性缺水

低渗性缺水的早期即发生有效循环血容量不足和尿量减少，但无口渴；严重者导致细胞内低渗和细胞水肿。临床上，依据缺钠的程度大致分轻、中、重三度。

1. **轻度** 当每公斤体重丢失钠 8.5mmol/L(血浆钠约 130mmol/L)时，收缩压可在 100mmHg 以上，患者有疲乏、无力、尿少、头晕等。尿钠极低或测不出。

2. **中度** 当每公斤体重丢失钠 8.5～12.0mmol/L(血浆钠约 120mmol/L)时，血压降至 100mmHg 以下，表现为恶心、呕吐、肌肉挛痛、手足麻木、静脉下陷及直立性低血压。尿钠测不出。

3. **重度** 当每公斤体重丢失钠在 12.8～21.0mmol(血浆钠约 110mmol/L)时，血压降至 80mmHg 以下，患者出现四肢厥冷、体温降低、脉搏细速等休克表现，并伴木僵等神经症状，严重者昏迷。

低渗性缺水时血钠(<130mmol/L)和血浆渗透压(<280mOsm/L)降低，至病情晚期尿少，尿比重低，尿钠减少；血细胞比容(每增高 3% 约相当于钠丢失 150mmol)、红细胞、血红蛋白、尿素氮均增高，血尿素氮 / 肌酐(mg/dl)比值 >20∶1(正常 10∶1)。临床上应严密注意每日的出入量，监测血常规及电解质等指标的变化。积极治疗原发病。避免不适当的脱水、利尿、鼻饲高蛋白饮食等。已发生失水时，应依据失水的类型、程度和机体情况，决定补充液体的种类、途径和速度。补液总量应包括已丢失液体量及继续丢失的液体量两部分。低渗性失水应以补充高渗液为主。临床上可使用以下配方：0.9% 氯化钠液 1000ml + 10% 葡萄糖液 250ml+5% 碳酸氢钠 100ml。此配方 1000ml 所含的 Na^+ 为 158mmol，Cl^- 为 113mmol/L，HCO_3^- 为 44mmol/L。必要时可再补充适量的 3%～5% NaCl。补液量可按氯化钠 1g 含 Na^+ 17mmol 折算。但补充高渗液不能过快，一般以血钠每小时升高 0.5mmol/L 为宜（严重低钠血症者，补钠每小时可升高 1mmol/L）。补钠量可参照下述公式计算：①补钠量 =（125mmol/L－实测血清钠）× 0.6 × 体重（kg）；②补钠量 =（142mmol/L－实测血清钠）× 0.2 × 体重（kg）。一般先补给补钠量的 1/3～1/2，复查生化指标，并重新评估后再决定下一步的治疗方案。

二、水中毒

水中毒又称稀释性低钠血症，是水在体内过多潴留的一种病理生理状态。当机体摄入水总量超过了排出水量，以致水分在体内潴留，引起血浆渗透压下降和循环血量增多，此时过多的水进入细胞内，导致细胞内水过多。水中毒是稀释性低钠血症的病理表现。

（一）病因和发病机制

多因水调节机制障碍，而又未限制饮水或不恰当补液引起。

1. **抗利尿激素代偿性分泌增多** 其特征是毛细血管静水压升高和（或）胶体渗透压下降，总容量过多，有效循环容量减少，体液积聚在组织间隙。常见于右心衰竭、缩窄性心包炎、下腔静脉阻塞、门静脉阻塞、肾病综合征、低蛋白血症和肝硬化等。

2. **抗利尿激素分泌失调综合征（SIADH）** 其特征是体液总量明显增多，有效循环血容量和细胞内液增加，血钠低；一般不出现水肿。

3. **肾排泄性障碍** 多见于急性肾衰竭少尿期、急性肾小球肾炎等致肾小球滤过率降低，而摄入水分未加限制时。水、钠滤过低而肾近曲小管重吸收增加，水、钠进入肾远曲小管减少，水排泄障碍（如补水过多更易发生），但有效循环容量大致正常。

4. **肾上腺皮质功能减退症** 盐皮质激素和糖皮质激素分泌不足使肾小球滤过率降低，在入水量过多时导致水潴留。

5. **渗透阈重建** 肾排泄水功能正常，但能兴奋 ADH 分泌的渗透阈降低（如孕妇），可能与绒毛膜促性腺激素分泌有关。

6. **抗利尿激素用量过多** 见于中枢性尿崩症治疗不当时。

（二）临床表现

1. **急性水中毒** 起病急，精神神经症状表现突出，如头痛、精神失常、定向力障碍、共济失调、癫痫样发作、嗜睡与躁动交替出现，以至昏迷。也可呈头痛、呕吐、血压增高、呼吸抑制、心率缓慢等颅内高压的表现。

2. **慢性水中毒** 轻度水过多仅有体重增加，当血浆渗透压低于 260mOsm/L（血钠 125mmol/L）时，有疲倦、表情淡漠、恶心、食欲减退等表现和皮下组织肿胀；当血浆渗透压降至 240～250mOsm/L（血钠 115～120mmol/L）时，出现头痛、嗜睡、神志错乱、谵妄等神经精神症状；当血浆渗透压降至 230mOsm/L（血钠 110mmol/L）时，可发生抽搐或昏迷。血钠在 48 小时内迅速降至 108mmol/L 以下可致神经系统永久性损伤或死亡。

（三）诊断与鉴别诊断

依据病史，结合临床表现及必要的实验室检查，一般可作出诊断，并做出以下判断：①水中毒的病因和程度（体重变化、出入水量、血钠浓度等）；②有效循环血容量和心、肺、肾功能状态；③血浆渗透压。

应注意与缺钠性低钠血症鉴别。水中毒时尿钠一般大于20mmol/L，而缺钠性低钠血症的尿钠常明显减少或消失。

（四）防治

积极治疗原发病，记录24小时出入量，控制水的摄入量和避免补液过多可预防水过多的发生或其病情的加重。

1. **轻症水过多中毒**　限制进水量，使入水量少于尿量。适当服用依他尼酸（利尿酸）或呋塞米等袢利尿剂。

2. **急重症水过多和水中毒**　保护心、脑功能，纠正低渗状态（如利尿脱水）。

（1）高容量综合征：以脱水为主，减轻心脏负荷。首选呋塞米或依他尼酸等袢利尿剂。如呋塞米20～60mg，每天口服3～4次。急重者可用20～80mg，每6小时静脉注射1次；依他尼酸25～50mg，用25%葡萄糖液40～50ml稀释后缓慢静脉注射，必要时2～4小时后重复注射。有效循环血容量不足者要补充有效血容量。危急病例可采取血液超滤治疗。用硝普钠、硝酸甘油等保护心脏，减轻其负荷。明确为抗利尿激素分泌过多者，除病因治疗外，可选用利尿剂、地美环素或碳酸锂治疗。

（2）低渗血症：特别是已出现精神神经症状者，应迅速纠正细胞内低渗状态，除限水、利尿外，应使用3%～5%氯化钠液，一般剂量为5～10ml/kg，严密观察心肺功能变化，调节剂量及滴速，一般以分次补给为宜。同时用利尿剂减少血容量。注意纠正钾代谢失常及酸中毒。转移性低钠血症少见，临床上主要表现为低钾血症，治疗以去除原发病和纠正低钾血症为主。特发性低钠血症主要是治疗原发病。严重高脂血症、高蛋白血症等可引起“假性低钠血症”，主要是应针对原发病治疗。

第二章

高钠血症

高钠血症是指血清钠 > 145mmol/L，机体总钠量可增高、正常或减少。其可分为以下几种类型：①浓缩性高钠血症：即高渗性失水，最常见。体内总钠量减少，而细胞内和血清钠浓度增高。见于单纯性失水或失水 > 失钠时。②潴钠性高钠血症：较少见。主要因肾排泄钠减少和（或）钠的入量过多所致，如右心衰竭、肾病综合征、肝硬化腹水、急慢性肾衰竭、库欣综合征，原发性醛固酮增多症，颅脑外伤和补碱过多等。

一、高渗性失水

（一）临床表现

1. **轻度失水**　失水多于失钠，细胞外液容量减少，渗透压升高。当失水量相当于体重的 2%～3% 时，因渴感中枢兴奋而口渴，刺激抗利尿激素释放，水重吸收增加，尿量减少，尿比重增高。如同时伴有多饮，一般不造成细胞外液容量不足和渗透压异常；如伴渴感减退，可因缺乏渴感而发生高渗性失水。

2. **中度失水**　当失水量达体重的 4%～6% 时，醛固酮分泌增加和血浆渗透压升高，此时口渴严重，吞咽困难，声音嘶哑；有效循环容量不足，心率加快；皮肤干燥、弹性下降；继而因细胞内失水，出现工作效率下降、乏力、头晕、烦躁。

3. **重度失水**　当失水量达 7%～14% 时，脑细胞失水严重，出现神经系统异常症状如躁狂、谵妄、定向力失常、幻觉、晕厥和脱水热。当失水量超过 15% 时，可出现高渗性昏迷、低血容量休克、无尿及急性肾衰竭。

（二）诊断

中、重度失水时，尿量减少；除尿崩症外，尿比重、血红蛋白、平均血细胞比容、血钠（> 145mmol/L）和血浆渗透压均升高（> 310mOsm/L）。严重者出现酮症、代谢性酸中毒和氮质血症。依据体重的变化和其他临床表现，可判断失水的程度。

潴钠性高钠血症以神经精神症状为主要表现，病情轻重与血钠升高的速度和程度有关。初期症状不明显，随着病情发展或在急性高钠血症时，主要呈脑细胞失水表现。如神志恍惚、烦躁不安、抽搐、惊厥、癫痫样发作、昏迷乃至死亡。特发性高钠血症的症状一般较轻，常伴血浆渗透压升高。

（三）防治

积极治疗原发病，限制钠的摄入量，防止钠输入过多。

浓缩性高钠血症的治疗具体如下。应严密记录每日的出入量，监测血电解质等指标的变化。积极治疗原发病。避免不适当的脱水、利尿、鼻饲高蛋白饮食等。已发生失水时，应依据失水的类型、程度和机体情况，决定补充液体量的种类、途径和速度。

1. 补液总量 应包括已丢失液体量及继续丢失的液体量两部分。

（1）已丢失量：有 4 种计算方法，现结合病例简介如下：

男性患者，原体重 60kg，失水后烦躁、心率加快，血清钠 152mmol/L（正常 142mmol/L）。现体重 57.5kg，估计失水多少？

1）依据失水程度：该患者符合中度失水，失水相当于体重 4%～6%，即 2400～3600ml。

2）依据体重减少量：与原体重比较，该患者体重下降了 2.5kg，故失水相当于 2500ml。

3）依据血钠浓度：有三种计算方法，适用于高渗性失水。①丢失量 = 正常体液总量 − 现有体液总量。正常体液总量 = 原体重 ×0.6。现有体液总量 = 正常血清钠 ÷ 实测血清钠 × 正常体液总量。②丢失量 =（实测血清钠 − 正常血清钠）× 现体重 ×0.6÷ 正常血清钠。③丢失量 = 现体重 ×K×（实测血清钠 − 正常血清钠）。公式中的系数 K，男性为 4，女性为 3。

（2）继续丢失量：是指就诊后发生的继续丢失量，包括生理需要量（约 1500ml/d）及继续发生的病理丢失量（如大量出汗、肺呼出、呕吐等）。以上的公式计算只能大概反映机体的失水量。临床实践中，应根据患者的实际情况适当增减。

2. 补液种类 一般高渗性失水补液中含钠液体约占 1/3。高渗性失水以补水为主，补钠为辅。经口、鼻饲者可直接补充水分，经静脉者可补充 5% 葡萄糖液、5% 葡萄糖氯化钠液或 0.9% 氯化钠液。适当补充钾及碱性液。

3. 补液方法

（1）补液途径：尽量口服或鼻饲，不足部分或中、重度失水者需经静脉补充。

（2）补液速度：宜先快后慢。重症者开始 4～8 小时内补充液体总量的 1/3～1/2，其余在 24～48 小时补完。具体的补液速度要根据患者的年龄，心、肺、肾功能和病情而定。

（3）注意事项：①记录 24 小时出入水量；②密切监测体重、血压、脉搏、血清电解质和酸碱度；③急需大量快速补液时，宜鼻饲补液；经静脉补充时宜监测中心静脉压（$<12cmH_2O$ 为宜）；④宜在尿量 $>30ml/h$ 后补钾，一般浓度为 3g/L，当尿量 $>500ml/d$ 时，日补钾量可达 10～12g；⑤纠正酸碱平衡紊乱。

潴钠性高钠血症除限制钠的摄入外，可用 5% 葡萄糖液稀释疗法或鼓励多饮水，但必须同时使用排钠性利尿药。因这类患者多有细胞外容量增高，需严密监护心肺功能，防止输液过快过多，以免导致肺水肿。上述方法未见效且病情加重者，可考虑应用 8% 葡萄糖液做透析疗法。氢氯噻嗪可缓解特发性高钠血症的症状。

第三章

钾代谢失常

钾的主要生理作用是维持细胞的正常代谢与酸碱平衡、细胞膜的应激性和心肌的正常功能。正常成年男性的体内钾总量为50～55mmol/kg，女性为40～50mmol/kg。体内98%的钾分布在细胞内，2%在细胞外，血钾仅占总量的0.3%。正常血钾浓度为3.5～5.5mmol/L；细胞间液为3.0～5.0mmol/L。

成人每日需钾约0.4mmol/kg，即3～4g钾（75～100mmol）。肾脏是排钾的主要器官；尿钾占85%，粪和汗液分别排钾10%和5%。肾有较好的排钠功能，但无有效的保钾能力；即使不摄入钾，每日仍排钾30～50mmol/L，尿钾排出量受钾的摄入量、远端肾小管钠浓度、血浆醛固酮和皮质醇的调节。细胞内液的钾约为细胞外液的30～50倍，这主要依赖于细胞膜上的钠泵排钠保钾，因此“钠泵”是维持细胞钾代谢平衡的重要因素。

低钾血症是指血清钾<3.5mmol/L的一种病理状态。造成低钾血症的主要原因是体内总钾量丢失，称为钾缺乏症。临床上，体内总钾量不缺乏，也可因稀释或转移到细胞内而导致血清钾降低；反之，虽然钾缺乏，但如血液浓缩，或钾从细胞内转移至细胞外，血钾浓度又可正常甚至增高。

一、病因、分类和发病机制

（一）缺钾性低钾血症

表现为体内总钾量、细胞内钾和血清钾浓度降低。

1. **摄入钾不足** 长期禁食、少食，每日钾的摄入量<3g，并持续2周以上。

2. **排出钾过多** 主要经胃肠或肾丢失过多的钾。

（1）胃肠失钾：因消化液丢失而失钾，见于长期大量的呕吐、腹泻、胃肠引流或造瘘等。

（2）肾脏失钾：①肾脏疾病：急性肾衰竭多尿期、肾小管酸中毒、失钾性肾病、尿路梗阻解除后利尿、Liddle综合征；②内分泌疾病：原发性或继发性醛固酮增多症等；③利尿药：如呋塞米、依他尼酸、布美他尼、氢氯噻嗪、美托拉宗、乙酰唑胺等排钾性利尿药，或甘露醇、山梨醇、高渗糖液等渗透性利尿药；④补钠过多致肾小管钠-钾交换加强，钾排出增多；⑤碱中毒或酸中毒恢复期；⑥某些抗生素，如青霉素、庆大霉素、羧苄西林、多黏菌素B等。

（3）其他原因所致的失钾：如大面积烧伤、腹水引流、腹腔引流、腹膜透析、不适当的血液透析等。

（二）转移性低钾血症

因细胞外钾转移至细胞内引起，表现为体内总钾量正常，细胞内钾增多，血清钾浓度降低。见于：①代谢性或呼吸性碱中毒或酸中毒的恢复期，一般血pH每升高0.1，血钾约下降

0.7mmol/L；②使用大量葡萄糖液（特别是同时应用胰岛素时）；③周期性瘫痪，如家族性低血钾性周期性瘫痪、Graves 病；④急性应激状态，如颅脑外伤、心肺复苏术后、震颤性谵妄、急性缺血性心脏病等致肾上腺素分泌增多，促进钾进入细胞内；⑤棉籽油或氯化钡中毒；⑥使用叶酸、维生素 B_{12} 治疗贫血；⑦反复输入冷存洗涤过的红细胞，因冷存过程中可丢失钾 50% 左右，进入人体后细胞外钾迅速进入细胞内；⑧低温疗法使钾进入细胞内。

（三）稀释性低钾血症

细胞外液水潴留时，血钾浓度相对降低，机体总钾量和细胞内钾正常，见于水过多和水中毒，或补液过多过快而未及时补钾时。

二、临床表现

取决于低钾血症发生的速度、程度和细胞内外钾浓度异常的轻重。慢性轻型低钾血症的症状轻或无症状，而迅速发生的重型低钾血症往往症状很重，甚至致命。

（一）缺钾性低钾血症

1. **骨骼肌表现** 一般血清钾 <3.0mmol/L 时，患者感疲乏、软弱、乏力；<2.5mmol/L 时，全身性肌无力，肢体软瘫、腱反射减弱或消失，甚至膈肌、呼吸机麻痹，呼吸困难、吞咽困难，严重者可窒息。可伴麻木、疼痛等感觉障碍。病程较长者常伴肌纤维溶解、坏死、萎缩和神经退变等病变。

2. **消化系统表现** 恶心、呕吐、厌食、腹胀、便秘、肠蠕动减弱或消失、肠麻痹等；严重者肠黏膜下组织水肿。

3. **中枢神经系统表现** 萎靡不振、反应迟钝、定向力障碍、嗜睡或昏迷。

4. **循环系统表现** 早期使心肌应激性增强，心动过速，可有房性、室性期前收缩；严重者呈低钾性心肌病，心肌坏死、纤维化。心电图示：血钾降至 3.5mmol/L 时，T 波宽而低，Q-T 间期延长，出现 U 波；重者 T 波倒置，ST 段下移，出现多源性期前收缩或室性心动过速；更严重者可因心室扑动、心室颤动、心脏骤停或休克而猝死。

5. **泌尿系统表现** 长期或严重失钾可导致肾小管上皮细胞变性坏死，尿浓缩功能下降而出现口渴多饮和夜尿多；进而发生失钾性肾病，出现蛋白尿和管型尿等。

6. **酸碱平衡紊乱表现** 钾缺乏时细胞内缺钾，细胞外 Na^+ 和 H^+ 进入细胞内，肾远端小管 K^+ 与 Na^+ 交换减少而 H^+ 与 Na^+ 交换增多，故导致代谢性碱中毒、细胞内酸中毒及反常性酸性尿。

（二）转移性低钾血症

亦称为周期性瘫痪。常在半夜或凌晨突然起病，主要表现为发作性软瘫或肢体软弱乏力，多数以双下肢为主，少数累及上肢；严重者累及颈部以上部位和膈肌；1～2 小时达高峰，一般持续数小时，个别可长达数天。

（三）稀释性低钾血症

主要见于水过多或水中毒时。

三、诊断

反复发作的周期性瘫痪是转移性低钾血症的重要特点，但其他类型的低钾血症均缺乏特异的症状和体征。一般根据病史，结合血清钾测定可作出诊断。特异的心电图表现（如低 T 波、Q-T 间期延长和 U 波）有助于诊断。病因鉴别时，要首先区分是肾性（一般尿钾多

＞20mmol/L）或肾外性失钾；并对可能病因作相应的检查，如疑为原发性醛固酮增多症，要测定血浆肾素活性和醛固酮水平。一般情况下，血清钾水平可大致反映缺钾性低钾血症的钾缺乏程度（血清钾＜3.5mmol/L 表示钾丢失达总量的 10% 以上）。

四、防治

积极治疗原发病，给予富含钾的食物。对缺钾性低钾血症者，除积极治疗原发病外，应及时补钾。

1. **补钾量** 参照血清钾水平，大致估计补钾量：①轻度缺钾：血清钾 3.0～3.5mmol/L，可补充钾 100mmol（相当于氯化钾 8.0g）；②中度缺钾：血清钾 2.5～3.0mmol/L，可补充钾 300mmol（相当于氯化钾 24g）；③重度缺钾：血清钾 2.0～2.5mmol/L，可补充钾 500mmol（相当于氯化钾 40g）。但一般每日补钾以不超过 200mmol（15g 氯化钾）为宜。

2. **补钾种类** 最好是饮食补钾。肉、青菜、水果、豆类含钾量高，100g 约含钾 0.2～0.4g，而米、面约含钾 0.09～0.14g，蛋约含钾 0.06～0.09g。药物补钾：①氯化钾：含钾 13～14mmol/g，最常用；②枸橼酸钾：含钾约 9mmol/g；③醋酸钾：含钾约 10mmol/g，枸橼酸钾和醋酸钾适用于伴高氯血症者（如肾小管性酸中毒）的治疗；④谷氨酸钾：含钾约 4.5mmol/g，适用于肝衰竭伴低钾血症者；⑤ L- 门冬氨酸钾镁溶液：含钾 3.0mmol/10ml，镁 3.5mmol/10ml，门冬氨酸和镁有助于钾进入细胞内。

3. **补钾方法**

（1）途径：轻者鼓励进富含钾的食物。口服补钾以氯化钾为首选；为减少胃肠道反应，宜将 10% 氯化钾溶液稀释于果汁或牛奶中餐后服，或改用氯化钾控释片，或换用 10% 枸橼酸钾，或鼻饲补钾。严重病例需静脉滴注补钾。

（2）速度：一般静脉补钾的速度以每小时不超过 20mmol 为宜。

（3）浓度：如以常规静脉滴注法补钾，静注液体以含钾 20～40mmol/L 或氯化钾 1.5～3.0g/L 为宜。对需要限制补液量及（或）不能口服补钾的严重低钾患者，可采用精确的静脉微量输液泵，以较高浓度的含钾液体行深静脉穿刺或插管微量匀速输注。

4. **注意事项** ①补钾时必须监测肾功能和尿量，每日尿量＞700ml，每小时＞40ml 则补钾安全；②低钾血症时将氯化钾加入生理盐水中静脉滴注，如血钾已基本正常，将氯化钾加入葡萄糖液中补充有助于预防高钾血症和纠正钾缺乏症，如停止静脉补钾 24 小时后血钾正常，可改为口服补钾（血钾 3.5mmol/L，仍缺钾约 10%）；③对每小时输注较高浓度钾溶液的患者，应该进行持续心脏监护和每小时测定血钾，避免严重高钾血症和（或）心脏停搏；④钾进入细胞内较为缓慢，细胞内外的钾平衡时间约需 15 小时或更久，故应特别注意输注中和输注后的严密观察，防止发生一过性高钾血症；⑤难治性低钾血症需注意纠正碱中毒和低镁血症；⑥补钾后可加重原有的低钙血症而出现手足搐搦，应及时补给钙剂。

第四章
高 钾 血 症

高钾血症是指血清钾浓度＞5.5mmol/L 的一种病理状态，此时的体内钾总量可增多（钾过多）、正常或缺乏。

一、病因和发病机制

（一）钾过多性高钾血症

其特征是机体钾总量增多致血清钾过高，主要见于肾排钾减少；一般只要肾功能正常，尿量＞500ml/d 者，很少引起高钾血症。

1. **肾排钾减少** 主要见于肾小球滤过率下降（少尿型急性肾衰竭、慢性肾衰竭）和肾小管排钾减少（肾上腺皮质功能减退症、低肾素性低醛固酮症、肾小管性酸中毒、氮质血症或长期使用潴钾性利尿剂、β 受体阻断药或血管紧张素转换酶抑制剂）。

2. **摄入钾过多** 在少尿基础上，常因饮食钾过多、服用含钾丰富的药物、静脉补钾过多过快或输入较大量库存血等引起。

（二）转移性高钾血症

常由细胞内钾释放或转移到细胞外所致，少尿或无尿诱发或加重病情，但机体总钾量可增多、正常或减少。

1. **组织破坏** 细胞内钾进入细胞外液，如重度溶血性贫血、大面积烧伤、创伤、肿瘤接受大剂量化疗、血液透析、横纹肌溶解症等。

2. **细胞膜转运功能障碍** ①代谢性酸中毒时钾转移到细胞外，H^+ 进入细胞内，血 pH 降低，血清钾升高；②严重失水、休克致组织缺氧；③剧烈运动、癫痫持续状态、破伤风等；④高钾性周期性瘫痪；⑤使用琥珀酸碱、精氨酸等药物。

（三）浓缩性高钾血症

重度失水、失血、休克等致有效循环血容量减少，血液浓缩而血钾浓度相对升高，多同时伴有肾前性少尿及排钾减少；休克、酸中毒、缺氧等使钾从细胞内进入细胞外液。

二、临床表现

常被原发病掩盖。主要表现为心肌收缩功能降低，心音低钝，可使心脏停搏于舒张期；出现心率减慢、室性期前收缩、房室传导阻滞、心室颤动及心跳停搏。心电图是诊断高钾血症程度的重要参考指标：血清钾＞6mmol/L 时，出现基底窄而高尖的 T 波；7～9mmol/L 时，PR 间期延长，P 波消失，QRS 波群变宽，R 波渐低，S 波渐深，ST 段与 T 波融合；＞9～10mmol/L 时，出现正弦波，QRS 波群延长，T 波高尖；进而心室颤动、蠕动。血压早期升高，晚期降低，出现血管收缩等类缺血症：皮肤苍白、湿冷、麻木、酸痛等。因影响神经肌肉细胞复极过程，患者疲乏无力，四肢松弛性瘫痪，腱反射消失，也可出现动作迟钝、嗜睡等中枢神经症状。

三、诊断与鉴别诊断

有导致血钾增高和（或）肾排钾减少的基础疾病，血清钾 > 5.5mmol/L 即可确诊。临床表现仅供诊断的参考，心电图所见可作为诊断、病情判定和疗效观察的重要指标。必须注意，血钾水平和体内总钾含量不一定呈平行关系。钾过多时，可因细胞外液水过多或碱中毒而使血钾不高；反之，钾缺乏时也可因血液浓缩和酸中毒而使血钾增高。确定高钾血症诊断后，还需寻找和确定导致高钾血症的原发疾病。

四、防治

早期识别和积极治疗原发病，控制钾摄入。高钾血症对机体的主要威胁是心脏抑制，治疗原则是迅速降低血钾水平，保护心脏。

（一）对抗钾的心脏抑制作用

1. **乳酸钠或碳酸氢钠液**　作用机制：①造成药物性碱血症，促使钾进入细胞内；②钠拮抗钾的心脏抑制作用；③增加远端小管中钠含量和 Na^+-K^+ 交换，增加尿钾排出量；④ Na^+ 增加血浆渗透压，扩容，起到稀释性低血钾作用；⑤ Na^+ 有抗迷走神经作用，可提高心率。方法：急重症时，立即用 11.2% 乳酸钠液 60～100ml（或 4%～5% 碳酸氢钠 100～200ml）静脉滴注，一般数分钟起作用。注射中应注意防止诱发肺水肿。

2. **钙剂**　可对抗钾的心肌毒性。常用 10% 葡萄糖酸钙 10～20ml 加等量 25% 葡萄糖液，缓慢静脉注射，一般数分钟起作用，但需多次应用。也可用 5% 氯化钙。有心力衰竭者不宜同时使用洋地黄。

3. **高渗盐水**　其作用机制与乳酸钠相似。常用 3%～5% 氯化钠液 100～200ml 静脉滴注，起效迅速，但可增加循环血容量，应注意监测心肺功能。若尿量正常，也可应用等渗盐水。

4. **葡萄糖和胰岛素**　使血清钾转移至细胞内。一般用 25%～50% 葡萄糖液，按每 4g 葡萄糖给予 1IU 普通胰岛素持续静脉滴注。

5. **选择性 β_2 受体激动剂**　可促进钾转入细胞内，如沙丁胺醇等。

（二）促进排钾

1. **经肾排钾**　肾是排钾的主要器官。可给予高钠饮食或静脉输入高钠溶液；应用呋塞米、依他尼酸、氢氯噻嗪等排钾性利尿药，但肾衰竭时效果不佳。

2. **经肠排钾**　在肠道，阳离子交换树脂与钾交换，可清除体内钾。常用聚磺苯乙烯 10～20g，一日口服 2～3 次；或 40g 加入 25% 山梨醇液 100～200ml 中保留灌肠。可单独或联用 25% 山梨醇液口服，一次 20ml，一日 2～3 次。

3. **透析疗法**　适用于肾衰竭伴急重症高钾血症者，以血液透析为最佳，也可使用腹膜透析。

（三）减少钾的来源

1. 停止高钾饮食或含钾药物。
2. 供给高糖高脂饮食或采用静脉营养，以确保热量充足，减少分解代谢所释放的钾。
3. 清除体内积血或坏死组织。
4. 避免应用库存血。
5. 控制感染，减少细胞分解。

第五章

低 钙 血 症

机体中的钙大约99%贮存在骨骼中，细胞外液中钙的含量仅是总钙量的0.1%，血钙浓度是2.25～2.75mmol/L，血钙含量虽然少，但是在维持正常的神经肌肉功能、腺体分泌以及一些酶的活性，特别是在血凝过程中起着非常重要的作用。

钙主要分为非扩散性钙和扩散性钙，非扩散性钙与蛋白质结合，大约占血浆总钙量的40%～50%，而扩散性钙主要是离子钙（Ca^{2+}），还有小部分是以柠檬酸钙及碳酸氢钙等钙盐的形式存在。非扩散性钙与扩散性钙受H^+浓度和HCO_3^-浓度的影响，在生理状态下保持动态平衡。成人正常血清钙浓度为2.2～2.7mmol/L，血清离子钙浓度为1.13～1.35mmol/L。

低钙血症属于钙代谢紊乱，血钙低于正常值。由于钙主要以离子钙的形式发挥生理作用，所以低钙血症一般指离子钙低于正常值（$<$1.1mmol/L）。成人体内总钙量约为1000～1300g，绝大多数以钙盐形式存在于骨骼和牙齿中，其余存在于各种软组织中，细胞外液中的钙仅占人体总钙量的0.1%（约1g）。血钙主要以以下3种形式存在：①游离钙（50%），也称离子钙；②蛋白结合钙（40%）；③可扩散结合钙（10%）。

当血清白蛋白浓度在正常范围时，血钙低于2.2mmol/L时称为低钙血症。不同医院的血钙化验参考值可能存在较小的差异。当机体存在低蛋白血症或者酸中毒时，仅有蛋白结合钙降低，此时血钙低于正常，但是离子钙不低，可能不会发生低钙血症的临床症状；相反，当机体存在高蛋白血症或者碱中毒时，游离钙降低，蛋白结合钙增高，故血清钙仍可正常，但此时会出现低钙血症的临床症状，低蛋白血症时需要计算校正的钙浓度，由此诊断低钙血症。

一、发病机制

1. 甲状旁腺功能减退 包括原发性、继发性及假性甲状旁腺功能减退。①原发性甲状旁腺功能减退：是一组多原因疾病，如先天性甲状旁腺发育不全或不发育、DiGeorge综合征、自身免疫性多腺体综合征Ⅰ型等，新生儿低钙血症可由先天性甲状旁腺功能减退引起，或由于母亲患有甲状旁腺功能亢进或家族性良性高钙尿症而存在高钙血症，从而导致新生儿暂时的甲状旁腺功能减退；②继发性甲状旁腺功能减退：较为常见，多见于甲状腺或甲状旁腺手术及颈部恶性肿瘤术后、放疗后、浸润性疾病如血色病、肝豆状核变性、转移性肿瘤等；此外，骨筋膜室综合征是手术后导致低钙血症的又一原因，见于严重甲状旁腺功能亢进患者在甲状旁腺切除术后，造成相对的甲状旁腺功能减退，使大量Ca^{2+}进入骨细胞所致。严重的镁缺乏是功能性甲状旁腺功能减退的常见原因，能导致甲状旁腺激素（PTH）分泌障碍，效应组织如骨和肾对PTH的抵抗。③假性甲状旁腺功能减退：与甲状旁腺功能减退的表现相似，但甲状旁腺本身无病变，低钙刺激甲状旁腺增生，PTH 分泌增加，因而血清 PTH 常升高。

2. **维生素 D 代谢障碍** ①维生素 D 缺乏：多见于营养不良，特别是接触阳光过少时；此外还见于慢性腹泻、脂肪泻、慢性胰腺炎、囊性纤维化及胃切除术后等。②维生素 D 羟化障碍：见于肾衰竭、肝病、遗传性 1α- 羟化酶缺陷、维生素 D 依赖性骨质软化症Ⅰ型等疾病。由于维生素 D 的羟化障碍，体内不能有效的生成活性维生素 D_3。另外还有维生素 D 依赖性骨质软化症Ⅱ型，是由维生素 D 受体突变引起。③维生素 D 分解代谢加速：长期应用抗癫痫药苯巴比妥能有效地增强肝微粒体酶的活性，使维生素 D 及 25-（OH）维生素 D_3 在肝脏的分解代谢加速。苯妥英钠虽对维生素 D 分解代谢无直接作用，但能减少钙从骨中释放及减少肠对钙的重吸收，亦能导致低钙血症。同时抗癫痫药的使用能增强维生素 D 的需要量。

3. **肾衰竭** 各种原因导致的肾衰竭，1，25-（OH）$_2$ 维生素 D_3 的生成减少，使肠道钙吸收减少；肾衰竭时磷的排泄减少导致磷潴留，使肠道吸收钙减少；而高磷血症及骨对 PTH 的抵抗阻碍骨内钙的动员；酸中毒加速了钙从肾脏排泄而造成血钙进一步降低。

4. **药物因素** ①用于治疗高钙血症及骨吸收过多的药物，如二膦酸盐、普卡霉素、降钙素、磷酸盐等。②抗惊厥药：如苯巴比妥能通过改变维生素 D 代谢而导致低钙血症。③钙螯合剂：常用的有 EDTA、枸橼酸等。④膦甲酸：能够螯合细胞外液中的钙，并导致低镁血症。

5. **恶性肿瘤** 前列腺癌或乳腺癌成骨细胞转移，能加速骨的形成导致低钙血症。另外淋巴瘤、白血病化疗时大量骨组织破坏，使磷酸盐释放入血，血钙可明显下降，称为肿瘤溶解综合征。

6. **其他** 急性出血坏死性胰腺炎时，脂肪坏死可使大量钙沉淀形成皂钙；横纹肌溶解也可产生类似的症状。

二、临床表现

低钙血症常没有明显的临床症状。临床症状的轻重与血钙降低的程度不完全一致，而与血钙降低的速度、持续时间有关。血钙快速下降，即使血钙水平在 2mmol/L，也会引起临床症状。低钙血症的临床表现主要和神经肌肉的兴奋性增高有关。

1. **神经肌肉系统** 由于钙离子可降低神经肌肉的兴奋性，低钙血症时神经肌肉的兴奋性升高。可出现肌痉挛，周围神经系统早期为指 / 趾麻木。轻症患者可用面神经叩击试验（Chvostek 征）或束臂加压试验（Trousseau 征）诱发典型抽搐。严重的低钙血症能导致喉、腕足、支气管痉挛，癫痫发作甚至呼吸暂停。还可出现精神症状，如烦躁不安、抑郁及认知功能减退等。

2. **心血管系统** 主要为传导阻滞等心律失常，严重时可出现心室颤动等，心力衰竭时对洋地黄反应不良。心电图典型表现为 Q-T 间期和 ST 段明显延长。

3. **骨骼与皮肤、软组织** 慢性低钙血症可表现为骨痛、病理性骨折、骨骼畸形等。骨骼病变根据病因可分为骨软化病、骨质疏松症、佝偻病、纤维囊性骨炎等。慢性低钙血症患者常有皮肤干燥、无弹性、色泽灰暗和瘙痒；还易出现毛发稀疏、指甲易脆、牙齿松脆等；低钙血症引起白内障较为常见。

4. **低血钙危象** 当血钙低于 0.88mmol/L（3.5mg/dl）时，可发生严重的骨骼肌及平滑肌痉挛，导致惊厥，癫痫发作，严重哮喘，症状严重时可引起窒息，心功能不全，心脏骤停。

三、诊断

低钙血症的诊断并不困难，主要有以下几个方面。

1. **病史** 采集病史时应该重点询问患者有无手足搐搦发作、肢体感觉异常、慢性肾功能不全、甲状腺和颈部手术史、消化系统疾病、钙摄入不足或者长期缺乏阳光照射的病史。长期应用苯妥英钠、苯巴比妥、卡马西平等抗癫痫药物，或多次输入含枸橼酸钠的血液制品都可能导致低钙血症。

2. **症状及体征** 低钙血症时，神经肌肉的兴奋性增高，可以出现手足抽搐、肢体感觉异常、肌肉痉挛、喉鸣、惊厥，以及容易激动、情绪不稳定、甚至出现幻觉等精神症状。约2/3的患者可能出现陶瑟征（Trousseau）阳性。

3. **辅助检查**

（1）实验室检查：血钙、血磷、血镁、甲状旁腺激素（parathyroid hormone，PTH）、肝功、肾功、白蛋白、尿钙、1，25-（OH）$_2$维生素D_3等。

（2）心电图：常出现Q-T间期延长，有时会出现心动过速。

（3）影像学检查：20%特发性甲状旁腺功能减退患者有颅内基底核钙化，骨骼X线片可了解骨病的性质及程度，同时还可确定有无转移性肿瘤等。

总之，根据病史、体格检查及辅助检查可以确诊低钙血症，明确病因后及时治疗。

四、治疗

严重低钙血症可出现低钙血症危象，甚至危及生命，需要积极治疗。①10%葡萄糖酸钙10～20ml，静脉缓慢注射（大于10～20分钟）。如有必要，1～2小时内可重复一次。注射过程中需要密切监测心率，特别是使用洋地黄的患者，要防止严重心律失常的发生。②如果抽搐症状不能缓解，可将10%葡萄糖酸钙20～30ml，加至5%～10%的葡萄糖溶液1000ml中，持续静脉点滴，速度不宜过快，成人通常2小时滴完后复查血钙，血钙到2.22mmol/L左右即可，不宜过高。③补钙效果不佳，应注意有无低血镁，必要时可补充镁。④低钙症状好转后改为高钙饮食，口服葡萄糖酸钙口服液，加维生素D可以增加钙的吸收。

慢性低钙血症首先要治疗低钙血症病因，如低镁血症、维生素D缺乏、营养不良等；另外可以给予口服钙和维生素D制剂（营养性维生素D或活性维生素D）。口服钙制剂包括葡萄糖酸钙、枸橼酸钙和碳酸钙，根据低钙血症程度选择应用，一般每天可服1～2g。鱼肝油内富含维生素D，可促进钙在肠道内吸收，价格低廉，但起效较慢，一旦起效药效持续较久，应定期监测血钙调整用量。活性维生素D包括25-（OH）维生素D_3及1，25-（OH）$_2$维生素D_3（骨化三醇），两者均起效较快，尤其是后者，用后1～3天开始起效，且作用时间短，较安全，每天0.25～1.00μg。非肾衰竭的慢性低钙血症患者也可在低盐饮食的基础上使用噻嗪类利尿剂，以减少尿钙的排出。

通常低钙血症血钙纠正到正常低值即可，一般低钙血症都有原发病，积极治疗原发病，补充钙剂，适当锻炼，适当日光照射，合理营养可以避免其发生，但是不能过度补充钙剂，以防止发生高钙血症。

第六章

高钙血症

人体血钙正常值为2.25～2.75mmol/L，高钙血症是指人体内血清离子钙浓度的异常升高。由于通常所测定的是总钙，而不是离子钙，因此必须注意影响离子钙的因素。血清白蛋白浓度是影响离子钙的最重要因素之一，因为白蛋白是血循环中主要的钙结合蛋白，血清白蛋白浓度严重降低的情况下（如在慢性肾病患者中），表面上正常的血清总钙浓度实际上代表着异常增高的离子钙浓度。酸碱度也是影响血清钙与蛋白质结合的重要因素之一，酸中毒可使离子钙升高，反之碱中毒可使其浓度降低。当进入细胞外液的钙超过了排出的钙，影响体内钙的平衡时，就会造成高钙血症，血钙浓度高于2.75mmol/L有诊断价值。

一、发病原因

1. **恶性肿瘤**　约20%的恶性肿瘤（如乳腺癌、肺癌、肾癌、甲状腺癌、前列腺癌等）患者在肿瘤晚期可发生高钙血症。这些恶性肿瘤可转移至骨骼，直接破坏骨组织，将骨组织中的钙释放出来，从而引起高钙血症。有些恶性肿瘤（如肾癌）可以产生维生素D样固醇、甲状旁腺素样物质、前列腺素E及破骨细胞活化因子，可以使骨组织发生吸收而释放钙。

2. **原发性甲状旁腺功能亢进**　甲状旁腺激素分泌过多可以导致骨组织吸收，从而大量释放钙，血钙增高。维生素D或其他代谢产物过多，会明显增加钙在肠道内的吸收，从而产生高钙血症。维生素A摄入过多也可以通过增加骨吸收而产生高钙血症。

3. **噻嗪类利尿药**　可使尿液排出过多，引起血容量减少，使肾小管内钙再吸收增加，尿钙排出减少，导致高钙血症。

4. **肾衰竭**　急性肾衰竭的少尿期，钙无法从尿液排出，会在软组织中沉积，低钙血症所引起的甲状旁腺激素增加可产生骨吸收，从而导致高钙血症。

5. **甲状腺功能亢进**　甲状腺功能亢进时，机体的甲状腺激素分泌增多，代谢活跃，甲状腺素及碘塞罗宁（三碘甲状腺氨酸）可促进骨质吸收，使血钙升高，导致高钙血症。

6. **肢端肥大症**　为垂体功能亢进的一种疾病，此时机体肠道钙的吸收增加，也可导致高钙血症的发生。

7. **长期制动**　如截瘫、支具或者石膏固定，使肌肉加于骨骼的应力减少，导致骨吸收增加，如果肾脏无法清除多余的钙，就会导致高钙血症的发生。

二、诊断

1. **症状**　部分患者有恶心、呕吐、厌食、便秘、乏力、肌肉疲劳、肌张力减低，多尿、烦躁、口渴，病情严重时可以出现嗜睡、意识不清，甚至昏迷。慢性高钙血症，可以出现组织内钙的沉积，如发生结膜、关节的钙沉积及泌尿系结石。高钙血症的临床表现与血钙升高幅度和速度有关。

（1）神经系统：由于高钙对脑细胞有毒性，可影响脑细胞电生理活动，当发生高血钙危象时，会出现谵妄、惊厥，甚至昏迷。

（2）心血管系统：可引起多种心律失常或血压升高。心电图可见 Q-T 间期缩短、ST-T 段改变、房室传导阻滞和 U 波（由于高血钙导致的低钾血症），如果不能及时纠正，可引起致命性心律失常。

（3）消化系统：纳差、恶心、呕吐、腹痛、便秘，病情严重时可发生麻痹性肠梗阻、消化性溃疡、胰腺炎等。

（4）泌尿系统：高血钙可以直接导致肾小管损害，使其浓缩功能下降，大量的钙从尿液中排出，引起多尿、多饮，甚至脱水、电解质和酸碱平衡紊乱。钙在泌尿系的沉积可以导致泌尿系感染和结石，甚至发生肾衰竭。

（5）钙的异位沉着：高钙血症时，钙可以在血管壁、角膜、鼓膜、关节、软骨甚至颅内沉积，引起血管钙化、肌萎缩、角膜病变、听力和神经系统及关节功能障碍等。

（6）血液系统：因钙离子是凝血因子Ⅳ，可激活其他凝血因子，导致广泛性血栓的形成。

高血钙危象是指血钙大于 4mmol/L 时，表现为多饮、多尿、严重脱水、循环衰竭、氮质血症的一种临床危象。若抢救不及时，患者可发生急性肾衰竭和循环衰竭，最终导致死亡。

2. **实验室检查**　血浆钙浓度、血清总钙、血清白蛋白、PTH、血 pH 等。

3. **其他辅助检查**　B 超、X 线、心电图、核素扫描和 CT 检查。

三、鉴别诊断

诊断高钙血症时，需要和其他疾病导致的继发性血钙增高相鉴别，例如恶性肿瘤导致的高钙血症，原发性甲状旁腺功能亢进导致的高钙血症，维生素 A 或维生素 D 中毒导致的高钙血症，钙受体病等。

四、治疗

高钙血症治疗的目的是在一定时间内将血钙浓度降低到正常范围。应该根据血钙升高的轻重程度采用不同的治疗方案。

1. **轻度高钙血症**　血钙浓度在 2.75～3.0mmol/L。轻度高钙血症患者应避免使用利尿药，因利尿药可以使细胞外液缩减而增加钙从肾小管重吸收，从而使血钙升高。噻嗪类利尿药可减少尿钙排泄也应禁用。

2. **中度高钙血症**　血钙浓度在 3.0～3.4mmol/L。症状与血钙升高的速度有关。除治疗高钙血症的原发病外，可以静脉滴注生理盐水扩容，轻度水化，稀释血钙。也可使用呋塞米等袢利尿药（但禁用噻嗪类利尿药）。静脉滴注 0.9% 氯化钠溶液加呋塞米可使血钙在 1～2 天内下降 0.25～0.75mmol/L，当降钙效果不理想时，可口服双磷酸盐。

3. **重度高钙血症**　血钙浓度在 3.75mmol/L 以上，即高钙危象。不管有无症状都应该紧急处理，治疗原则及方法有：补液扩容、增加尿钙排泄、减少骨对钙的重吸收和积极治疗原发病。

4. **急性高钙血症**　当患者血钙短时间内超过 3.75mmol/L 以上，就要用多种方法来综合治疗。①静脉补液，增加循环血量，随后用利尿药，如呋塞米（速尿），可增加尿钠排出，而尿钙排出亦相应增加，从而纠正高钙血症。但肾功能不全、充血性心力衰竭的患者禁用。②细胞毒性药物，如普卡霉素（光辉霉素），可使骨组织受到药物的直接毒性作用，对高钙血症有效。③降钙素及肾上腺皮质激素，降钙素可以抑制骨吸收，增加尿钙排出。皮质激素可以抑制肠钙吸收，并可增强降钙素的作用。④二磷酸盐可以抑制骨吸收，抑制肠道钙吸收，可起到纠正高钙血症的作用。

5. **慢性高钙血症** 针对病因治疗，药物选择主要有口服二膦酸盐（肾功能不全的患者禁用）和糖皮质激素（长期应用有不良反应），此外注意控制含钙食物的摄入。

第七章

酸碱平衡紊乱

人体组织细胞进行正常生命活动必须在适宜的酸碱环境下才能进行，正常机体有一套调节酸碱平衡的机制。在物质代谢过程中，尽管酸碱物质有着增减变化，但机体依靠体内的调节系统，使体液维持酸碱平衡，pH 的正常范围维持在 7.35～7.45，但当机体内产生或丢失的酸碱超过调节能力，或酸碱调节机制出现障碍时，就会导致酸碱平衡紊乱。尽管机体对酸碱负荷有一定的缓冲和调节功能，但许多因素会引起酸碱负荷过重或调节机制障碍，最终导致体液酸碱度稳定性破坏，产生酸碱平衡紊乱。

体内碱性或者酸性物质过多，超出机体的调节能力范围，或者肺和肾功能障碍使调节酸碱平衡的功能发生障碍，均可使血浆中 HCO_3^- 与 H_2CO_3 浓度及其比值的变化超出正常范围，最终导致酸碱平衡紊乱。

亨德森 - 哈塞尔巴尔赫方程（Henderson-Hasselbalch 方程）是关于酸碱平衡的一个化学方程。该方程使用酸解离常数（即 pKa）描述 pH 的变化。它可以用来估算缓冲体系的 pH。正常动脉血的 pH 为：

$$pH = 6.1 + logHCO_3^-/(0.03.1 + lo_2) = 6.1 + log24/(0.03 + lo) = 6.1 + log20/1 = 7.40$$

该公式提示，pH、HCO_3^-、$PaCO_2$ 是维持机体酸碱平衡的三大基本要素，HCO_3^- 反映代谢性因素，HCO_3^- 的原发性减少或增加，可引起代谢性酸中毒或代谢性碱中毒。$PaCO_2$ 反映呼吸性因素，该指标的原发性增加或减少，则引起呼吸性酸中毒或呼吸性碱中毒。

血液 $pH < 7.35$ 为酸中毒，$pH > 7.45$ 为碱中毒。HCO_3^- 浓度主要受代谢因素的影响，称为代谢性酸中毒或代谢性碱中毒；H_2CO_3 浓度主要受呼吸性因素的影响而原发性增高或者降低的，称呼吸性酸中毒或者呼吸性碱中毒。

在一定范围内，单纯性酸中毒或者碱中毒时，由于机体自身的调节，虽然体内的 HCO_3^-/H_2CO_3 值发生变化，但 pH 仍在正常范围之内，称为代偿性酸中毒或碱中毒。如果 pH 发生异常，称为失代偿性酸中毒或碱中毒。

一、代谢性酸中毒

代谢性酸中毒（metabolic acidosis）是临床上最常见的酸碱平衡紊乱类型，指细胞外液中 H^+ 增加和（或）HCO_3^- 丢失而引起的以血浆 HCO_3^- 减少为特征的酸碱平衡紊乱。代谢性酸中毒可分为 AG 增高型（血氯正常）和 AG 正常型（血氯升高）两类。阴离子间隙（AG）是指血清中所测定的阳离子总和与阴离子总和之差。可根据血清中的 Cl^-、Na^+、K^+、HCO_3^- 等离子的含量算出。其公式为：$AG = (Na^+ + K^+) - (Cl^- + HCO_3^-)$，由于血清中 K^+ 浓度很低，且相当恒定，故上式可简化为：$AG = Na^+ - (Cl^- + HCO_3^-)$。

正常参考值：8～16mmol/L，平均12mmol/L。

AG增高型代谢性酸中毒：指除氯以外的任何固定酸的血浆浓度增高时的代谢性酸中毒。特点：AG增高，血氯正常。

AG正常型代谢性酸中毒：指HCO_3^-浓度降低，同时伴有Cl^-浓度代偿性升高时，则称AG正常型或高氯性代谢性酸中毒。特点：AG正常，血氯升高。

代偿性代谢性酸中毒：通过机体血液细胞，肺和肾脏的代偿性调节，使HCO_3^-/H_2CO_3趋于20∶1，结果pH趋于正常。

失代偿性代谢性酸中毒：通过机体血液细胞肺和肾脏的代偿性调节，使HCO_3^-/H_2CO_3趋于20∶1，结果pH小于正常值。

（一）病因和发病机制

代谢性酸中毒的常见病因主要有以下几种：碱性物质丢失过多、酸性物质产生过多和肾功能不全。从本质上来说，H^+产生过多或肾泌H^+障碍是引起代谢性酸中毒的两个基本原因。

1. **AG增高型代谢性酸中毒（储酸性）** 任何固定酸的血浆浓度增加，AG就增高，此时HCO_3^-浓度降低，Cl^-浓度无明显变化，即发生AG增大型正常血氯性酸中毒。可见，在AG增大型代谢性酸中毒时，$\Delta AG=\Delta[HCO_3^-]$。

（1）乳酸酸中毒：常见于缺氧（休克、肺水肿、重度贫血等）、肝病、糖尿病等。当乳酸酸中毒时，缓冲作用使HCO_3^-浓度降低，AG增大，但血氯正常。

（2）酮症酸中毒：常见于糖尿病、饥饿、酒精中毒等。酮体中的乙酰乙酸和β羟丁酸在血浆中释放出H^+，血浆HCO_3^-与H^+结合进行缓冲，从而使HCO_3^-浓度降低。

（3）尿毒症性酸中毒：肾小球滤过率降低，酸性代谢产物不能由尿液正常排出，特别是磷酸等体内的非挥发性酸性代谢产物在体内积蓄，使血浆中未测定的阴离子增多，HCO_3^-浓度下降。

（4）水杨酸中毒：大量摄入水杨酸制剂。

2. **AG正常型代谢性酸中毒** 当血浆中HCO_3^-浓度原发性减少时，可引起代谢性酸中毒（失碱性代酸），同时血Cl^-浓度代偿性增高，AG无变化，称为AG正常型高血氯性酸中毒，在该型酸中毒时，$\Delta[HCO_3^-]=\Delta[Cl^-]$。

（1）消化道丢失HCO_3^-：肠液、胰液和胆汁的HCO_3^-浓度都高于血液。严重腹泻、小肠与胆管瘘管和肠引流术等均可引起HCO_3^-大量丢失而使血氯代偿性升高，AG正常。

（2）尿液排出过多的HCO_3^-：常见于①轻、中度慢性肾功能衰竭：因肾小管上皮细胞功能减退，泌H^+、泌NH_4^+减少，$NaHCO_3$重吸收减少而排出过多。②近端肾小管性酸中毒：近曲小管上皮细胞产生H^+的能力减弱，因而近曲小管内H^+-Na^+交换和HCO_3^-重吸收均减少，肾小管中NaCl的重吸收相应增多，大量HCO_3^-随尿排出，尿液呈碱性。③远端肾小管性酸中毒：远曲小管上皮细胞泌H^+障碍，尿液不能被酸化（尿pH＞6.0），引起H^+在体内滞留，同时，HCO_3^-不断随尿排出，而发生轻至中度的AG正常型高血氯性酸中毒。④碳酸酐酶抑制剂的应用：可因抑制肾小管上皮细胞内碳酸酐酶的活性，而使细胞内的H_2CO_3生成减少，使H^+的分泌和HCO_3^-重吸收减少。⑤含氯的酸性药物摄入过多：Cl^-的增多，可促使近曲小管以NaCl的形式重吸收Na^+增多，远曲小管内Na^+含量减少，因而H^+-Na^+交换减少，HCO_3^-回吸收减少，HCO_3^-经缓冲作用又可消耗，导致AG正常型高血氯性酸中毒。大量输入生理盐水也可引起AG正常型高血氯性酸中毒。

（二）机体代偿调节

1. **血液缓冲**　血浆中过量的代谢性 H^+ 可立即与 HCO_3^- 和非 HCO_3^- 缓冲碱结合，如与 Na_2HPO_4 结合而被缓冲，使 HCO_3^- 不断消耗，即：$HCO_3^- + H^+ \rightarrow H_2CO_3 \rightarrow CO_2 + H_2O$，$CO_2$ 通过肺排出，血浆中 HCO_3^- 不断被消耗。

2. **细胞内外液离子交换和细胞内液缓冲**　代谢性酸中毒时，随着细胞外液 H^+ 浓度增加，过多的 H^+ 可透过细胞膜进入细胞内，与细胞内液的缓冲对如 Pr^-/HPr、HPO_4^{2-}/H_2PO_4、Hb^-/HHb 等发生缓冲反应。

$H^+ + Pr$ 缓冲反应　$H^+ + HPO_4^{2-} \rightarrow H_2PO_4^-$　$H^+ + Hb^- \rightarrow HHb$

当细胞外液大量的 H^+ 进入细胞内液，为了维持电荷平衡，细胞内液的 K^+ 转移到细胞外液，造成细胞外液常伴随有血 K^+ 浓度增高。

3. **肺的代偿调节**　兴奋延髓呼吸中枢，引起呼吸加深、加快，增加了肺通气量，CO_2 排出也随之增多，血液中的 H_2CO_3 随之下降，在一定范围内，可有利于维持 $[HCO_3^-]/[H_2CO_3]$ 比值。

4. **肾脏的代偿调节**　酸中毒时，肾小管上皮细胞内碳酸酐酶、谷氨酰胺酶活性增强，肾的代偿调节作用主要表现为：肾小管排泌 H^+、重吸收 HCO_3^- 增加；肾小管产 NH_3 增多、排泌 NH_4^+ 增多；酸化磷酸盐增强。

（三）对机体的影响

代谢性酸中毒主要引起心血管系统和中枢神经系统的功能障碍。严重酸中毒时，对骨骼系统也有一定的影响。

1. **心血管系统**　严重代谢性酸中毒时可引起心律失常、心肌收缩力减弱及心血管系统对儿茶酚胺的反应性降低。

（1）心律失常：代谢性酸中毒所引起的心律失常与血 K^+ 升高有密切相关。严重高 K^+ 血症可引起心脏传导阻滞、心室颤动甚至心脏停搏。血 K^+ 升高的机制：①代谢性酸中毒时，由于酸中毒影响 H^+-K^+ 离子交换，可造成细胞内 K^+ 外溢；②肾小管上皮细胞排 H^+ 增多、排 K^+ 减少。

（2）心肌收缩力减弱：Ca^{2+} 是心肌兴奋 - 收缩偶联因子。在严重酸中毒时，由于 H^+ 与 Ca^{2+} 竞争，使心肌收缩力减弱。

（3）心血管系统对儿茶酚胺敏感性降低：H^+ 浓度增加能降低阻力血管（微动脉、小动脉和毛细血管前括约肌）对儿茶酚胺的反应性，引起血管扩张；可使血压下降，甚至发生休克。

2. **中枢神经系统**　代谢性酸中毒时，中枢神经系统功能障碍主要表现为疲乏、无力、感觉迟钝等抑制效应，严重者出现嗜睡、昏迷等，最后因呼吸中枢和循环中枢麻痹而死亡。其发生机制可能与酸中毒时，谷氨酸脱羧酶活性增强，抑制性神经递质 γ 谢氨基丁酸生成增多，以及酸中毒影响氧化磷酸化导致 ATP 减少，脑组织能量供应不足有关。

（四）诊断

根据患者的病史，当患者有腹泻、肠瘘等体液大量丢失的情况，又有呼吸深快的表现时，应考虑是否有代谢性酸中毒。动脉血气分析既可明确诊断，也可发现酸中毒的严重程度及代偿情况。代偿性代谢性酸中毒时 pH 可以在正常范围，但是碱剩余（BE）和 $PaCO_2$ 会降低。在除外呼吸因素后，CO_2 结合力（正常值 25mmol/L）的下降也可以作为诊断酸中毒的参考。

（五）治疗

1. 预防和治疗原发病，针对病因治疗，是防治代谢性酸中毒的基本原则。
2. 纠正水、电解质代谢紊乱，恢复有效循环血量，改善肾功能。

3．补充碱性药物。① $NaHCO_3$：$NaHCO_3$ 是代谢性酸中毒补碱的首选药物，可直接补充 HCO_3^-。②乳酸钠：乳酸钠在体内可结合 H^+ 而变为乳酸，而乳酸又可在肝脏内彻底氧化生成 H_2O 和 CO_2，为机体提供能量。因此，乳酸钠是一种既能中和 H^+、其产物乳酸又可被机体利用的碱性药物，在临床上也较为常用；但乳酸酸中毒和肝功能损害的患者不宜采用。

二、呼吸性酸中毒

呼吸性酸中毒（respiratory acidosis）是指肺泡通气及换气功能减弱，CO_2 排出障碍或吸入过多，血液中的 $PaCO_2$ 增高，最终引起血浆 H_2CO_3 浓度升高的酸碱平衡紊乱类型。按照发病快慢可以分为以下 2 种类型：

1. **急性呼吸性酸中毒** 通常见于急性气道阻塞，急性心源性肺水肿，呼吸中枢或呼吸肌麻痹引起的呼吸暂停等。急性呼吸性酸中毒时，主要依靠细胞内外离子交换及细胞内缓冲来调节，常表现为代偿不足或失代偿状态。

2. **慢性呼吸性酸中毒** 通常见于气道及肺部慢性炎症引起的慢性阻塞性肺疾病（COPD）及广泛性肺纤维化或肺不张时，一般指 $PaCO_2$ 高浓度潴留持续达 1d 以上。慢性呼吸性碱中毒主要依靠肾脏的代偿功能，可以呈代偿性酸中毒。

（一）病因和发病机制

呼吸性酸中毒发病原因主要是 CO_2 排出障碍或 CO_2 吸入过多。临床上最常见的是以肺通气功能障碍所导致的 CO_2 排出障碍为主。

1. **肺部疾病** 慢性阻塞性肺疾病如肺气肿、慢性支气管炎是临床上呼吸性酸中毒最常见的原因。

2. **呼吸肌麻痹** 严重重症肌无力、有机磷农药中毒、严重低钾血症等，呼吸运动失去动力，导致 CO_2 在体内潴留而发生呼吸性酸中毒。

3. **呼吸道阻塞** 严重的喉头水肿、气道异物、呼吸道阻塞，可引起肺泡通气功能障碍而导致急性呼吸性酸中毒。

4. **胸廓、胸腔疾病** 严重气胸、胸部外伤、大量胸腔积液和胸廓畸形等，可影响肺的通气功能而使 CO_2 在体内潴留。

5. **呼吸中枢抑制** 颅脑损伤、脑血管意外、麻醉药或镇静剂过量等均可引起呼吸中枢抑制，而导致肺通气功能不足，由此引起 CO_2 在体内潴留，常为急性呼吸性酸中毒。

6. **呼吸机使用不当** 呼吸频率过低导致体内 CO_2 积聚。

7. **CO_2 吸入量过多** 在狭小密闭空间活动过久，此类情况导致呼吸性酸中毒。较少见。

（二）机体代偿调节

1. **细胞内外离子交换和细胞内液缓冲** 细胞内外离子交换和细胞内液缓冲是急性呼吸性酸中毒早期的主要代偿方式。血浆中急剧增加的 CO_2 可通过弥散作用进入红细胞，并在碳酸酐酶催化下很快生成 H_2CO_3，进一步解离为 $H^+ + HCO_3^-$，H^+ 可与 Hb 结合为 HHb，而 HCO_3^- 则自红细胞逸出，与血浆 Cl^- 发生交换。其结果是血浆 Cl^- 浓度降低，同时 HCO_3^- 浓度有一些增高。此外 H^+ 可通过 H^+-K^+ 交换进入细胞内，与血红蛋白结合。

2. **肾脏的代偿调节作用** 慢性呼吸性酸中毒的主要代偿方式为肾脏代偿调节。

急性呼吸性酸中毒时，肾脏通常来不及代偿。慢性呼吸性酸中毒，超过 1d，随着 $PaCO_2$ 升高和 H^+ 浓度的增加，可使肾小管上皮细胞内的碳酸酐酶、谷氨酰胺酶活性增高，使肾小管产生 NH_3 和排泌 H^+、NH_4^+ 增加、肾小管重吸收 $NaHCO_3$ 增加。

（三）酸碱指标变化形式

反映呼吸性因素的指标增高，$PaCO_2$ > 6.25kPa（47mmHg），AB > SB；反映代谢性因素的指标则因肾脏是否参与代偿而发生不同的变化。急性呼吸性酸中毒时，pH 常小于 7.35，由于肾脏来不及代偿，反映代谢性因素的指标（如 SB、BE、BB）可在正常范围或轻度升高；慢性呼吸性酸中毒时，由于肾脏参与了代偿则 SB、BB 增高，BE 正值增大，pH < 7.35（机体失代偿）或在正常范围（酸中毒得到机体的完全代偿）。

（四）对机体的影响

呼吸性酸中毒对机体的影响主要表现为中枢神经系统和心血管系统的功能障碍。

1. **中枢神经系统** “肺性脑病”是典型的中枢神经系统功能障碍，严重的呼吸性酸中毒患者早期可出现持续头痛、焦虑不安，进一步发展可有精神错乱、谵妄、震颤、嗜睡、昏迷等表现。其机制为：①高浓度的 CO_2 可直接引起脑血管扩张、脑血流量增加，造成颅内压增高、脑水肿等。② CO_2 可通过扩散的方式迅速通过血脑屏障，而 HCO_3^- 以离子转运的方式通过血脑屏障极为缓慢，因而高浓度的 CO_2 可使脑脊液的 pH 明显降低且持续时间持久。③呼吸性酸中毒时，也可造成脑组织 ATP 供应不足，抑制性递质 γ- 氨基丁酸增多。④高浓度的 CO_2 对中枢神经系统有显著的抑制效应，被称为“中枢麻醉”。

2. **心血管系统** 与代谢性酸中毒相似，呼吸性酸中毒也可以引起心律失常、心肌收缩力减弱及心血管系统对儿茶酚胺的反应性降低等。

3. **组织细胞** 体内 CO_2 堆积，造成组织细胞缺氧。

（五）诊断

患者有呼吸功能受影响的病史，又出现胸闷、呼吸困难、烦躁不安等症状，动脉血气提示 pH 明显下降，$PaCO_2$ 增高，血浆 HCO_3^- 可以正常，慢性呼吸性酸中毒时，血 pH 下降不明显，$PaCO_2$ 增高，血浆 HCO_3^- 也增高。

（六）治疗

1. **积极防治原发病** 慢性阻塞性肺疾病是引起呼吸性酸中毒最常见的原因，临床上应积极抗感染、解痉、平喘和化痰等。急性呼吸性酸中毒应迅速去除引起通气及换气功能障碍的原因。

2. **增加肺泡通气量** 尽快改善通气功能，保持呼吸道畅通，以利于 CO_2 的排出。必要时可做气管插管或气管切开，使用呼吸机改善通气。

3. **低浓度吸氧** 对于长期 CO_2 潴留的患者，如 COPD 的患者，不宜单纯给高浓度氧，因长期 CO_2 浓度过高，呼吸中枢的兴奋性主要靠低氧来刺激，高浓度吸氧后可使呼吸中枢受抑制，通气进一步下降而加重 CO_2 潴留和引起 CO_2 麻醉。

4. **谨慎使用碱性药物** 对严重呼吸性酸中毒的患者，必须保证足够通气的情况下才能应用碳酸氢钠，因为 $NaHCO_3$ 与 H^+ 起缓冲作用后可产生 H_2CO_3，使 $PaCO_2$ 进一步增高，反而加重呼吸性酸中毒的危害。

三、代谢性碱中毒

代谢性碱中毒是指细胞外液碱增多或 H^+ 丢失而引起的以血浆 HCO_3^- 增多为特征的酸碱平衡紊乱。代谢性碱中毒的主要表现是血浆 HCO_3^- 浓度原发性升高。

（一）病因

代谢性碱中毒最常见的病因主要有以下几点：胃液丢失过多，碱性物质摄入过多，利尿剂的过多使用和低钾血症。根据生理盐水对其的疗效，将代谢性碱中毒分为生理盐水治疗有效的代谢性碱中毒和生理盐水治疗无效的代谢性碱中毒两类。

1. 用生理盐水治疗有效的代谢性碱中毒

(1) 胃肠道 H^+ 丢失过多：常见于幽门梗阻、高位肠梗阻等引起的剧烈呕吐和胃肠引流等导致的大量含 HCl 的胃液丢失等。此时肠液中的 HCO_3^- 不能像正常那样和 HCl 中和，而由小肠黏膜大量吸收入血，使血浆 HCO_3^- 浓度升高引起代谢性碱中毒。胃液丧失往往伴有 Cl^- 和 K^+ 的丢失，故可引起低氯血症和低钾血症，后两者又可加重或促进代谢性碱中毒的发生。

(2) 低氯性碱中毒：氯大量丢失和摄入不足时可导致低氯性碱中毒，常见于长期应用利尿剂的患者。呋塞米（速尿）、依他尼酸（利尿酸）等利尿剂能抑制近球小管对 Na^+ 和 Cl^- 的重吸收，使 Na^+ 和 Cl^- 的排泄增加而起利尿作用。由于近球小管重吸收 Na^+ 减少，使远曲小管内 Na^+ 浓度增高，导致 H^+-Na^+ 交换加强，K^+-Na^+ 交换增多，远端小管泌 H^+ 泌 K^+ 增多，与此同时重吸收 HCO_3^- 相应增加。同时由于 HCO_3^--Cl^- 的交换增加，Cl^- 则以 NH_4Cl 形式从尿排出增多，发生低氯性碱中毒。另外，上述的大量胃液丢失也可发生低氯性碱中毒。低氯性碱中毒在补充生理盐水后可以纠正，故又被称为“对氯反应性碱中毒”。

2. 用生理盐水治疗无效的代谢性碱中毒

(1) 盐皮质激素分泌过多：原发性盐皮质激素过多时，可以增加肾脏远曲小管和集合管对 Na^+ 和 H_2O 的重吸收，并促进 K^+ 和 H^+ 的排出。因此，醛固酮过多能导致 H^+ 经肾丢失和 $NaHCO_3$ 重吸收增加，引起代谢性碱中毒，同时还可引起低钾血症。此时，补充生理盐水都不能予以纠正，所以称为“对氯无反应性碱中毒”。

(2) 缺钾：机体缺钾可引起代谢性碱中毒。这是由于低钾血症时，细胞外液 K^+ 浓度降低，细胞内 K^+ 向细胞外转移，而细胞外液中的 H^+ 向细胞内移动；同时，肾小管上皮细胞 K^+ 缺乏可导致 H^+ 排泌增多，因而 H^+-Na^+ 交换增加，HCO_3^- 重吸收增加，于是就发生代谢性碱中毒。此时，患者尿液仍呈酸性，称为反常性酸性尿。治疗时需补充钾盐，单独应用氯化钠溶液不能纠正这类代谢性碱中毒。

(3) 碱性物质摄入过量：见于溃疡病患者长期服用过多 $NaHCO_3$，现已很少应用这类药物治疗消化性溃疡，故这种原因所致的碱中毒已较少见。输入大量 $NaHCO_3$ 和库存血液可以造成医源性代谢性碱中毒，因输入血液中的枸橼酸盐抗凝剂经代谢可产生过多的 HCO_3^-。

（二）机体代偿调节

1. 血液的缓冲作用 血液对碱中毒的缓冲作用较小，因为在大多数缓冲系统组成成分中，碱性成分远多于酸性成分（如 $HCO_3^-:H_2CO_3$ 的比值为 20∶1）。因此，血液对碱性物质增多的缓冲能力有限。细胞外液 H^+ 浓度降低时，OH^- 升高，OH^- 可被缓冲系统中的弱酸所中和。

$$OH^- + H_2CO_3 \rightarrow HCO_3^- + H_2O$$

2. 肺的代偿调节 代谢性碱中毒时，细胞外液的 HCO_3^- 浓度和 pH 增高，H^+ 浓度降低，这都对呼吸中枢有抑制作用，使呼吸运动变浅变慢、肺泡通气量减少和 CO_2 排出减少，从而使血浆 H_2CO_3 浓度上升，$HCO_3^-:H_2CO_3$ 比值又得以接近 20∶1。但是，肺的代偿调节是有一定限度的，且呼吸还受其他因素的影响。浅慢的呼吸固然可以提高 $PaCO_2$，但同时也引起 PaO_2 的下降，当后者达到一定程度，碱中毒得到机体的完全代偿时，pH 值可在正常范围内。

3. 肾的代偿调节 肾脏 H^+、K^+、NH_4^+ 减少，对 HCO_3^- 的重吸收增加，尿 pH 上升。

（三）诊断

根据病史、症状、临床表现和实验室检查一般可以作出初步诊断。代谢性碱中毒一般没有明显症状，有时可以有呼吸浅慢，严重时可出现精神症状，甚至昏迷。动脉血气分析可以确诊并且能够判断严重程度，代偿期血 pH 可以基本正常，但 HCO_3^- 和碱剩余（BE）均有一定程度的增高。失代偿时血 pH 和 HCO_3^- 明显增高，$PaCO_2$ 正常。

（四）治疗

1. **积极治疗原发病** 去除引起代谢性碱中毒的病因及诱因。

2. **轻症患者** 只需输入生理盐水或葡萄糖盐水即可纠正。对于严重的碱中毒患者可给予一定量的弱酸性药物或酸性药物，如可用盐酸的稀释液或盐酸精氨酸溶液来迅速排除过多的 HCO_3^-。

3. **盐皮质激素过多的患者** 应尽量少用髓袢或噻嗪类利尿剂，可给予碳酸酐酶抑制剂乙酰唑胺等治疗；失氯、失钾引起者，则需同时补充氯化钾促进碱中毒的纠正。

4. **使用含氯酸性药** 对于重症、顽固性代谢性碱中毒患者可以考虑使用酸性药物。但应该每 4～6 小时监测血气分析及电解质。

纠正碱中毒不宜过快，一般也不必要完全纠正，最主要的是针对病因治疗，解除引起代谢性碱中毒的病因。

四、呼吸性碱中毒

呼吸性碱中毒是指肺过度通气，体内的 CO_2 排出过多，引起的血浆 H_2CO_3 浓度原发性减少，最终引起低碳酸血症，pH 上升的一种酸碱平衡紊乱。

（一）病因和机制

过度通气是发生呼吸性碱中毒的基本机制。原因如下：

1. **低张性缺氧** 外呼吸功能障碍如肺炎、肺水肿等，以及吸入气氧分压过低均可使 PaO_2 降低而反射性地引起呼吸中枢兴奋，呼吸深快，CO_2 排出增多。

2. **精神性通气过度** 如癔病发作时或小儿哭闹时，可出现过度通气。

3. **中枢神经系统疾病** 脑血管意外、脑炎、脑外伤及脑肿瘤等刺激呼吸中枢可引起过度通气。

4. **某些药物** 如水杨酸、氨等可直接刺激呼吸中枢使通气增强。

5. **机体代谢速度过快** 甲状腺功能亢进、高热等由于机体代谢增强和体温升高可刺激呼吸中枢，致患者呼吸加深、加快。

6. **人工呼吸机使用不当** 通气量过大而发生急性呼吸性碱中毒。

（二）机体代偿调节

1. 细胞内外离子交换和细胞内液缓冲

（1）急性呼吸性碱中毒：细胞外液 H_2CO_3 降低，HCO_3^- 浓度相对增高，于是细胞内液的 H^+ 外溢，与 HCO_3^- 结合形成 H_2CO_3，使血浆中 H_2CO_3 浓度有所增加。当细胞内液的 H^+ 外溢时，细胞外液的 K^+ 内移，其结果是造成细胞外液血 K^+ 浓度降低。

（2）急性呼吸性碱中毒：血浆中 HCO_3^- 浓度相对增高，血浆 HCO_3^- 可与红细胞内的 Cl^- 进行交换。HCO_3^- 进入红细胞后，可与红细胞内的 H^+ 结合形成 H_2CO_3 并释放出 CO_2。CO_2 可自红细胞进入血浆形成 H_2CO_3，提高血浆 H_2CO_3 浓度。由于 HCO_3^--$C1^-$ 交换，可造成血浆 Cl^- 浓度增高。

2. **肾脏的代偿调节作用** 肾脏的代偿调节是慢性呼吸性碱中毒的主要代偿方式。急性呼吸性碱中毒，肾脏来不及代偿。慢性呼吸性碱中毒时，$PaCO_2$降低，血浆H^+浓度降低，肾小管上皮细胞内的碳酸酐酶、谷氨酰胺酶活性降低，因此，肾小管产生NH_3、排泌H^+、NH_4^+减少、肾小管重吸收$NaHCO_3$减少。

（三）酸碱指标的变化形式

反映呼吸性因素的指标降低，$PCO_2 < 35mmHg$；慢性呼吸性碱中毒，由于肾脏参与了代偿，则 SB、BB 降低，BE 负值增大。当机体失代偿时，$pH > 7.45$，若碱中毒得到机体的完全代偿时，pH 可在正常范围内。

（四）对机体的影响

1. **中枢神经系统功能障碍** 急性呼吸性碱中毒时，中枢神经系统的功能障碍除与γ-氨基丁酸含量减少、缺氧有关外，还与低碳酸血症引起的脑血管收缩、脑血流量减少有关。患者易出现头痛、眩晕、易激动、抽搐等症状，严重者甚至意识不清。

2. **神经肌肉应激性增高** 神经肌肉应激性增高与游离钙浓度降低有关。

3. **低K^+血症** 低K^+血症与细胞外液K^+内移及肾排K^+增多有关。

（五）诊断

结合病史，以及呼吸急促、手麻、口角麻木、肌肉抖动，心悸等症状，血气分析 pH 升高，$PaCO_2$和HCO_3^-下降，呼吸性碱中毒的诊断并不困难。

（六）治疗

1. **防治原发病** 去除引起通气过度的原因，稳定情绪，控制呼吸频率。

2. **吸入含CO_2的气体** 急性呼吸性碱中毒可吸含5% CO_2的混合气体或予患者面罩吸氧，提高$PaCO_2$和H_2CO_3。

3. **对症处理** 有反复抽搐的患者，可静脉注射钙剂；有明显缺K^+者应补充钾；缺氧症状明显者，予以吸氧。

第四篇

创伤与多发伤

第一章
概　　述

创伤(trauma)有广义和狭义之分，广义的创伤是指机械、物理化学或者生物等因素造成的人体组织或器官的损伤，狭义的创伤是指机械性致伤因素作用于机体所造成的组织结构完整性破坏或功能障碍。

一、创伤的分类

创伤的分类方法较多，可以按照受伤部位、致伤因素、受伤组织及皮肤完整程度、伤情轻重进行分类。常见的有以下几种分类方式：

1. **按照受伤部位分类**　通常可以分为颅脑伤、颌面部伤、颈部伤、胸(背)部伤、腰(腹)部伤、骨盆伤、脊柱伤和四肢伤等。

2. **按照致伤因素分类**　可以分为烧伤、冻伤、挤压伤、火器伤、冲击伤、刃器伤、爆震伤、放射伤、毒剂伤及多种因素所致的复合伤等。

3. **按照受伤后皮肤完整性分类**　有皮肤破损的称为开放伤，如撕裂伤、切割伤、砍伤和刺伤等。皮肤完整没有开放性伤口的称闭合伤，如挫伤、挤压伤、扭伤、关节脱位、闭合性骨折和闭合性内脏损伤等。

4. **按照伤情轻重分类**　通常分为轻、中、重伤。轻伤主要是指局部软组织伤，中等伤主要是广泛软组织伤、肢体开放性骨折、肢体挤压伤、气道损伤、截肢及一般的腹腔脏器损伤。重伤指危及生命或治疗后有严重残疾者。

二、创伤的诊断

诊断创伤主要是明确损伤的部位、性质、全身性变化及并发症，主要是原发损伤部位相邻或者远处内脏器官是否损伤及其程度。需要详细了解受伤史，进行全面身体检查，借助辅助诊断措施等才能得出准确的诊断。

(一) 受伤史

详细了解患者的受伤史对了解损伤机制和估计伤情发展有重要价值，主要了解受伤的经过、症状及以往的疾病情况等。

1. **受伤情况**　首先了解致伤原因，可以明确创伤类型、性质和程度。

2. **伤后表现及其演变过程**　不同部位的创伤表现不同，还需要了解伤后的处理情况、院前急救物措施等。

3. **伤前情况**　伤前患者是否有饮酒、吸毒等情况，这对判断伤者意识状况意义重大，伤前有无高血压、糖尿病、脑血管意外等情况，应该作为诊治时的参考。

（二）体格检查

首先需要从整体上观察伤员状态，判断伤员的一般情况，初步区分伤情轻重程度。生命体征平稳的可以做进一步详细检查，对于伤情严重的，需要先积极抢救，抢救过程中根据病情情况逐步完善检查。

1. **全身情况检查**　可以采取一般的临床检查步骤，注意患者的精神状态，注意呼吸、脉搏、血压、体温等基本生命体征以及意识状态，注意面容、姿势、体位等。

2. **根据受伤史详细检查**　头部外伤患者需要重点检查头皮、颅骨、耳道、瞳孔、鼻腔有无出血、神经反射、肌力及肌张力等；腹部外伤患者需要重点观察腹肌紧张、压痛、反跳痛、移动性浊音、肠鸣音等；胸部外伤患者需要注意肋骨叩痛、呼吸音等情况；肢体外伤患者需要注意肢体畸形、肿胀、异常活动、骨擦音、肢端动脉搏动等。

3. **伤口创面的观察**　对开放性损伤患者，需要仔细观察创面，注意伤口的形状、大小、深度、边缘以及伤口污染情况、组织外露、出血性状、有无异物残留等。对于火器伤的患者，要注意寻找入口和出口等。

（三）辅助检查

1. **实验室检查**　首先是常规检查。血常规可初步判断失血或者感染的大致情况，尿常规可以提示泌尿系损伤，电解质可以分析是否存在水、电解质和酸碱平衡紊乱。淀粉酶异常时要考虑胰腺损伤等。

2. **影像学检查**　X 线对骨折诊断价值较高，还可以确定异物的位置、大小和形状等。CT 对颅脑损伤和腹部脏器损伤意义较大。超声检查可以发现胸腹腔脏器的积血积气、肝脾破裂等。

总之，根据受伤史、局部症状及全身反应作出诊断，医务人员必须进一步识别这些创伤所引起的不同组织及脏器的破坏情况，首先判断并排除有无危及生命的紧急情况（通气功能不足、循环功能不足及大出血）。要求医务人员有整体观点，不要被局部的伤情所吸引而忽视对身体其他部位系统地、仔细地检查。根据各受伤部位的解剖，逐一寻找或排除局部可能存在的各种组织、脏器的破坏，从而作出准确的诊断，确定伤情的轻重，为急救和治疗提供依据。严密观察伤情的变化和发展。应用相应的化验、X 线、CT 或者穿刺等检查增加诊断的正确性，争取尽快得到准确全面的诊断。

三、创伤的处理

（一）清创术

清创术是一种外科基本手术操作，是用外科手术的方法，清除开放伤口内的异物，切除坏死、失活或严重污染的组织，缝合伤口，使之尽量减少污染，甚至变成清洁伤口，达到一期愈合，有利于受伤部位的功能和形态的恢复。

1. **适应证**　各种类型开放性新鲜伤口，具备以下条件：

（1）伤后 6～8 小时以内。

（2）伤口污染较轻，不超过伤后 24 小时。

（3）头面部伤口，一般在伤后 24～48 小时以内，争取清创后一期缝合。

（4）若不能满足以上条件，则只清创不缝合。

2. **术前准备**

（1）清创前须对伤员进行全面评估，如有休克，应先抢救，待休克好转后争取时间进行清创。

（2）如颅脑、胸、腹部有严重损伤，应先予处理。如四肢有开放性损伤，应注意是否同时合并骨折，可以拍X线片协助诊断。

（3）应用止痛和术前镇痛药物。

（4）如伤口较大，污染严重，应预防性应用抗生素，在术前1小时，术中术后分别用一定量的抗生素。

（5）注射破伤风抗毒素。轻者用1500U，重者用3000U。

3. 步骤

（1）清洗去污：分清洗皮肤和清洗伤口两步。

1）清洗皮肤：用无菌纱布覆盖伤口，再用汽油或乙醚擦去伤口周围皮肤的油污。术者按常规方法洗手、戴手套，更换覆盖伤口的纱布，用软毛刷蘸消毒皂水刷洗皮肤，并用生理盐水冲净。然后换另一只毛刷再刷洗一遍，用消毒纱布擦干皮肤。两遍刷洗共约10分钟。

2）清洗伤口：去掉覆盖伤口的纱布，以生理盐水冲洗伤口，用消毒镊子或小纱布球轻轻除去伤口内的污物、血凝块和异物。

（2）清理伤口：施行麻醉，擦干皮肤，用碘酊、酒精消毒皮肤，铺盖消毒手术巾准备手术。术者重新用酒精或新洁尔灭液泡手，穿手术衣，戴手套后即可清理伤口。对于浅层伤口，可将伤口周围不整皮肤缘切除0.2～0.5cm，切面止血，清除血凝块和异物，切除失活组织和明显挫伤的创缘组织（包括皮肤和皮下组织等），并随时用无菌盐水冲洗。对于深层伤口，应彻底切除失活的筋膜和肌肉，肌肉切面不出血，或用镊子夹镊不收缩者，表示已坏死；但不应将有活力的肌肉切除，以免切除过多影响功能。为了处理较深部伤口，有时可适当扩大伤口和切开筋膜，清理伤口，直至比较清洁和显露血循环较好的组织。如同时有粉碎性骨折，应尽量保留骨折片；已与骨膜游离的小骨片则应予清除。浅部贯通伤的出入口较接近者，可将伤道间的组织桥切开，变两个伤口为一个。如伤道过深，不应从入口处清理深部，而应从侧面切开处清理伤道。如伤口有活动性出血，在清创前可先用止血钳钳夹，或临时结扎止血，待清理伤口时重新结扎，除去污染线头。渗血可用温盐水纱布压迫止血，或用凝血酶等局部止血剂止血。

（3）修复伤口：清创后再次用生理盐水清洗伤口。再根据污染程度、伤口大小和深度等具体情况，决定伤口是开放还是缝合，是一期还是延期缝合。未超过12小时的清洁伤口可一期缝合；大而深的伤口，在一期缝合时应放置引流条；污染重的或特殊部位不能彻底清创的伤口，应延期缝合，即在清创后先于伤口内放置凡士林纱布条引流，4～7日后，如伤口组织红润，无感染或水肿，再作缝合。头、面部血运丰富，愈合力强，损伤时间虽长，只要无明显感染，仍应争取一期缝合。缝合伤口时，不应留有死腔，张力不能太大。对损伤的重要血管应修补或吻合；对断裂的肌腱和神经干应修整缝合。显露的神经和肌腱应以皮肤覆盖；开放性关节腔损伤应彻底清洗后缝合；胸腹腔的开放性损伤应彻底清创后，放置引流管或引流条。

4. 清创术的要求

（1）反复清洗伤口周围皮肤及伤口内的组织，去除污物及异物，并彻底止血。检查伤口内的损伤范围及程度。若伤口过小，则应扩大伤口，使伤口内部的伤情充分显露。将伤缘皮肤切整齐，但切忌切除过多。

（2）肌肉处理。切除失活的肌肉，凡色泽暗红、无张力、不收缩、不出血的肌肉均应切除。

（3）血管处理。除影响远端血循环的断裂血管需缝合或修补外，一般断裂血管均可结扎。

（4）神经处理。断裂神经残端经过修整后，在无张力下对齐缝合；若污染严重，可切除神经鞘，将残端缝合一针或固定于附近组织，以待二期处理。

（5）肌腱处理。破坏、污染严重的肌腱应切除。污染较重的肌腱在清创后，可将二残端固定于附近组织，以待二期处理。无污染或污染较轻的肌腱，清创后可作一期缝合。

（6）骨处理。清洗，刮除或用咬骨钳、骨凿去除骨表面及髓腔内的污物。无骨外膜的游离小骨片可摘除，大游离骨片应在清创后放回原处，以免造成骨缺损。只有轻微污染或无污染又经及时而彻底的清创的伤口，方可考虑作骨折内固定。

伤口超过 12 小时或污染严重者，或在战争环境，清创后不予缝合，而用消毒敷料引流、包扎。对创伤伤员，虽经急救及处理，仍可发生并发症。最常见的并发症有伤口感染、休克和多系统器官功能衰竭。

（二）创伤治疗项目

1. 骨折内固定、骨盆骨折及骨不连、骨缺损、骨髓炎、骨折畸形愈合、肢体不等长、足下垂、肌腱挛缩等各种骨折并发症。

2. 关节骨折、脱位、关节扭伤、膝半月板损伤、韧带损伤。

3. 肢体完全和不完全离断、撕脱伤、毁损伤、皮肤软组织缺损、创面感染、骨外露、骨髓炎、截肢术后疼痛、血管损伤断裂致肢体缺血、坏死。

4. 上肢、下肢、神经急性或陈旧性血管、神经、肌腱损伤及缺损的修复等。

（三）创伤处理原则

1. **急救处理**　在受伤现场或医院，急救的首要目的都是抢救伤员的生命。应根据创伤的严重性决定抢救的先后顺序，分轻重缓急，予以抢救。①最优先考虑并立刻抢救的有：呼吸道阻塞引起窒息，心血管损害及严重外出血。②优先考虑抢救的有：腹腔及腹膜后创伤，颅脑脊髓创伤及广泛软组织创伤。③需抢救的有：泌尿生殖系统创伤，面部创伤，骨折，脱位，周围血管、神经、肌腱创伤，软组织创伤。

窒息如不解救可以即刻致死，对有头面部创伤的伤员要特别注意，可用鼻咽管或气管内插管维持呼吸道通畅。胸腔开放性或吸气性伤口应立即封闭，否则也可因严重缺氧而死亡。严重外出血可用加压包扎，止血带或抗休克裤控制。应用止血带应每隔 1 小时放松一次，以免因长时期缺血引起组织坏死。伤员因出血而休克，可先输入平衡盐，如乳酸钠林格液，以纠正低血容量。骨折或严重软组织创伤应给予固定。经过各种抢救，伤员情况转危为安或保持稳定后再运送。运送过程应注意安全、平稳、迅速。

2. **院内处理**　在院内，经过进一步检查及抢救后，根据伤情的轻重，进行相应的治疗。对软组织的闭合性创伤，宜将受伤肢体抬高、热敷以利静脉回流，减轻水肿或疼痛。不伴有内脏和骨关节创伤的软组织创伤，一般都能顺利痊愈。

对于开放性创伤，还必须进行清创术。根据伤口损伤程度、污染情况及受伤后时间，可以将伤口分为 3 类进行清创。清洁、整齐的伤口，要求 12 小时内清创以后缝合伤口，以达到一期愈合。污染、不整齐的伤口，伤后时间不长，也要求在清创以后缝合，争取一期愈合（伤口直接愈合）。若清创离受伤时间较长，则在清创后观察伤口 2～3 天，若无感染作延期缝合。污染严重，组织破坏广泛的伤口，在清创以后，敞开伤口引流，使达到二期愈合（从伤口底部及两侧有肉芽形成，终而使伤口愈合）。

（四）愈合

创伤经过及时和正确的治疗以后，即可修复愈合。组织修复愈合是一个连续的过程，即使在创伤后的分解代谢时期，也已开始组织的修复。

1. **闭合性创伤的修复愈合** 可以分为3期：①炎性反应期。受伤部位的炎性反应使局部毛细血管扩张，有血浆液、淋巴液渗出，充满于组织之间。渗出液中的巨噬细胞将坏死的组织及细胞吞噬、清扫掉，为组织的修复铺平道路。这一时期持续4～5天。②纤维组织形成期。受伤局部出现的间充质细胞分化为成纤维细胞。成纤维细胞大量增生，不断产生胶原，充盈于受伤部位，恢复局部组织的强度。这一时期持续6～14天。③瘢痕形成期。局部组织中的胶原成熟后，经收缩成为瘢痕。瘢痕不断软化。经过较长的时期，受伤的组织重新恢复原来的状态。

2. **开放性创伤的修复愈合** 开放性创伤的愈合有以下2种：

（1）一期愈合：即伤口经过清创缝合以后，伤口的各层次组织对合良好，并能在无感染情况下愈合。这种愈合同闭合性创伤的愈合相仿，但炎性反应期、纤维组织形成期及瘢痕形成期程度都较重、持续时期都较长，最后恢复局部组织的强度。若纤维组织形成过多，可产生瘢痕疙瘩。

（2）二期愈合：由于较重的污染及组织破坏，伤口无法一期缝合，而在开放的情况下，通过肉芽组织不断增生达到愈合。炎性反应期及纤维组织形成期均延长。伤口内成纤维细胞长期增生，产生丰富的肉芽组织充盈伤口。一旦肉芽组织填满伤口，四周伤缘的上皮细胞向伤面生长，并覆盖伤面，最终伤口愈合。二期愈合的瘢痕组织特别多，虽经长期的塑形，也无法消失。瘢痕组织不仅影响局部组织的强度，还可因收缩而引起畸形。

3. **创伤后恢复** 伴随创伤局部的修复，伤员全身情况也不断得到改善。创伤后的全身恢复虽无一个明确的转折点，但在临床上有一定的表现。伤员食欲不断增加，对周围环境及人物感兴趣，并愿坐起或下地活动。与此同时，机体的代谢也发生改变，如尿氮排出减少，胰岛素恢复正常水平，胰高血糖素活性降低，儿茶酚胺减少，醛固酮分泌停止，体液容量恢复正常。随着这些改变，分解代谢转为合成代谢。伤员的肌肉蛋白质合成迅速。肌肉逐渐变得有力、丰满。伤员可以行走、上楼。体重也逐渐增加。这时创伤后消耗丧失的脂肪也不断恢复，脂肪恢复可持续很长时期，有时甚至可引起肥胖。

4. **影响伤口愈合的因素** 创伤伤口愈合和多种因素有关，影响伤口的因素主要有以下几个方面：

（1）年龄：年龄越大，伤口愈合越慢。

（2）营养：蛋白质、维生素、微量元素缺乏，不能为组织再生提供所需的营养，会使伤口愈合延缓。与伤口愈合有关的微量元素有铜和锌，维生素有维生素A、维生素C和维生素E等。这些物质在正常人体内一般不会缺乏。但是，伤口愈合的需要量大大超过平时，加之患者通常食欲不佳，进食较少，也会造成供不应求。

（3）感染：伤口感染时，渗出物很多，会使正在愈合的伤口或已缝合的伤口裂开，或者导致感染扩散加重损伤，影响伤口愈合。

（4）局部血液循环：局部血液循环一方面保证组织再生所需的氧和营养，另一方面对坏死物质的吸收及控制局部感染也起重要作用。所以术后需要通过适量的活动来促进局部血液循环。

（5）血糖：糖尿病患者血液中含糖较多，同时伴有血管病变，会影响伤口愈合。

（6）吸烟：吸烟者血液中一氧化碳和血红蛋白的结合，降低了对氧的运输能力，尼古丁会使周围血管收缩，影响伤口愈合。

(7) 精神心理因素：心理压力影响神经内分泌免疫系统的功能，使伤口愈合减慢。

(8) 术后并发症：血栓、肺炎、腹膜炎、术后肠梗阻等并发症，对伤口愈合都有着直接影响。

(9) 药物：免疫抑制剂、细胞抑制剂、激素类抗凝剂对伤口有直接的负面影响，会抑制细胞增生，影响组织的修复。

(10) 电离辐射：辐射能破坏细胞，损伤小血管，抑制组织再生，阻止瘢痕形成。

（五）创伤注意事项

1. 预防感染　开放性创伤即使经过清创，也存在着发生感染的机会，特别是在污染严重、失活组织较多的伤口，腹部、会阴部及口腔颌面部的伤口，更易引起感染。因此，应结合具体情况，应用抗生素。此外，开放性创伤患者应接受破伤风抗毒素或破伤风免疫球蛋白治疗以预防破伤风。

2. 预防休克及多系统器官功能衰竭　严重创伤常可引起休克，早期由出血、低血容量所致。后期可因严重感染引起。此外严重创伤还可引起创伤部位以外的不同系统、各种器官功能失常、紊乱和衰竭。最常见的有肝、肾、肺、脑功能衰竭。这种多器官功能衰竭可以由肌肉组织的破坏分解产物、休克、感染及治疗措施不当引起，常加重病情，使伤员濒于死亡。故对严重创伤伤员要密切观察伤情，若有变化，应及时进行相应的处理。

发生急性呼吸窘迫综合征时，用呼吸机加压给氧以支持呼吸是最重要的措施。为此需行气管内插管或气管切开。此外还应控制入水量，使用利尿药以减轻肺间质水肿。用抗生素预防肺部感染和短期使用肾上腺皮质激素类药物等。

四、创伤预防

对创伤不仅要做好救治工作，更重要的是预防。①宣传创伤带来的死亡与残疾的严重后果及其预防的重要意义，引起人们的广泛注意。②严格执行各种工、农业安全生产制度及措施，防止发生生产上的人身伤亡事故。③严格执行交通管理制度及措施，限制车辆高速行驶，减少甚至于杜绝严重事故的发生。

第二章
多 发 伤

多发伤是指在同一机械致伤因素（直接、间接暴力，混合暴力）作用下，机体同时或相继遭受两种以上解剖部位或器官的较严重损伤，至少一处损伤危及生命或并发创伤性休克。多发伤的死亡率较高，对患者生命构成威胁，需要急诊处理。凡遭受两个以上解剖部位的损伤，并符合下列伤情一条以上者可诊断为多发伤。

1. **头颅伤** 颅骨骨折伴有昏迷、半昏迷的颅内血肿，脑挫伤及颌面部骨折。
2. **颈部伤** 颈部外伤伴有大血管损伤、血肿及颈椎损伤。
3. **胸部伤** 多发肋骨骨折，血气胸，肺挫伤，纵隔、心脏、大血管和气管破裂。
4. **腹部伤** 腹内出血、腹内脏器破裂和腹膜后大血肿。
5. **泌尿生殖系统损伤** 肾破裂、膀胱破裂、子宫破裂、尿道破裂和阴道破裂。
6. **复杂性骨盆损伤** 骨折或伴休克。
7. **脊柱损伤** 脊椎骨折、脱位伴脊髓伤，或多发脊椎骨折。
8. **上肢损伤** 上肢肩胛骨、长骨骨折，上肢离断。
9. **下肢损伤** 下肢长管状骨骨折，下肢离断。
10. **四肢广泛皮肤撕脱伤**。

一、特点

1. **损伤机制复杂** 同一患者其不同机制所致损伤可能同时存在，如一交通事故患者可由撞击、挤压等多种机制致伤；高处坠落，可同时发生多个部位多种损伤。

2. **伤情重、变化快** 多发伤具有加重效应，总伤情重于各脏器伤相加。伤情发展迅速、变化快，需及时准确的判断与处理。

3. **生理紊乱严重** 由于多发伤伤情复杂，常累及多个重要脏器，可直接造成组织器官及功能损害。同时由于血容量急性减少，组织低灌注状态与缺氧等病理生理变化，多伴发一系列复杂的全身应激反应，以及脓毒症等引起组织器官的继发性损害，并互相影响，易发生休克、低氧血症、代谢性酸中毒、颅内高压等，如果这些病理生理改变不能得到有效控制，可导致多器官功能障碍综合征（MODS）。

4. **诊断困难，易漏诊、误诊** 因多发伤患者损伤部位多、伤情复杂、伤势重、病史收集困难，很容易造成漏诊与误诊。患者可同时有开放性伤和闭合性伤、明显创伤和隐匿创伤；这些创伤可能互相掩盖，以及各专科会诊时医生只顾本专业的局限性，缺少整体观念；在治疗中往往只注意发现主要的和显而易见的创伤，而容易忽视深在和隐蔽部位的创伤；病情危重时，情况不允许进行相关的辅助检查等，均是常见的漏诊原因。

5. **处理顺序与原则** 严重多发伤常需要手术治疗，由于创伤的严重程度、部位和累及脏器不同，对危及生命的创伤处理重点和先后次序也不一样。有时几个部位的创伤都很严重，多个损伤都需要处理，其先后顺序可能发生矛盾。不同性质的损伤处理原则不同，如颅脑伤合并内脏大出血，休克治疗与脱水治疗的矛盾；腹部创伤大出血合并休克，既要迅速扩容，恢复有效循环血容量和组织灌流，又要立即手术控制出血，而且在手术控制大出血以前不能过快地输血，以防引起或加重出血和凝血功能障碍。

6. **并发症** 多发伤由于组织器官广泛损伤及破坏，失血量大，全身生理紊乱严重，容易发生各种并发症。同时因机体免疫、防御系统功能下降，容易导致严重感染和脓毒症。

二、临床特征和诊断

1. **简要询问病史** 了解伤情。

2. **监测生命体征** 判断有无致命伤。

3. **按照“CRASH PLAN”的顺序检查，以免漏诊** 其含义为C：心脏，R：呼吸，A：腹部，S：脊柱，H：头部，P：骨盆，L：四肢，A：动脉，N：神经。

4. **辅助检查**

（1）穿刺：简单、快速、经济、安全，准确率达90%，可反复进行，为胸腹创伤首选方法。临床上有时会出现假阳性、假阴性。

（2）腹腔灌洗：简便，可在床边进行，阳性率达95%，可反复进行，用于腹部创伤。有假阳性，可造成医源性损伤。

（3）X线：简便、无创、费用低。为骨关节损伤的首选方法，也常用于其他部位伤。

（4）B超：简便，可在床边进行。对腹腔积血、实质性脏器损伤和心脏压塞准确性高，空腔脏器和腹膜后损伤准确性差。主要用于腹部创伤。

（5）CT：实质性脏器损伤可以定性，颅脑、胸腹创伤意义较大。用于血流动力学稳定患者。

（6）MRI：多角度、多层面成像，软组织分辨率极高。但操作复杂，费用高，金属异物影响检查。主要用于脑和脊髓伤。

（7）血管造影：可以同时进行诊断和治疗，能够判定出血来源。但费用昂贵，费时。在特定情况下有意义，用于腹部和盆腔创伤。

（8）内镜技术：可以同时进行诊断和治疗。在特定情况下，用于胸腹创伤。

三、治疗原则

1. **生命支持** 在急诊抢救室对多发伤伤员首先进行生命支持。

（1）呼吸道管理：急救时应迅速除去堵塞气道的各种因素，保持气道通畅。昏迷患者放置口咽通气管，紧急情况下先行环甲膜穿刺术，然后行气管切开术。在急诊科，建立人工气道最可靠的方法是气管插管，其能完全控制气道、防止误吸。保证供氧并便于给药。

（2）心肺复苏：多发伤患者如伴有胸骨骨折、多发肋骨骨折、血气胸、心脏压塞、心肌破裂，可开胸行心脏按压。

（3）抗休克治疗：①迅速建立两条以上静脉通路，可行深静脉穿刺置管术。②立即用乳酸的林格液或5%葡萄糖或生理盐水1000～2000ml在15～20分钟内输入。③小剂量高渗液（7.5%氯化钠200ml）能迅速扩张血容量，直接扩张血管，改善心血管功能，在休克早期有较好的复苏效果。④全血是抗休克最好的胶体液，可提供红细胞、白细胞、白蛋白及其他血浆蛋白和抗体。其他胶体液如血浆、白蛋白、右旋糖酐等均可使用。晶体:胶体比例一般为2:1,严重大出血时可为1:1。⑤当血容量基本补足后可使用血管活性药,扩张小动、静脉,降低外周阻力,可用小剂量多巴胺和酚妥拉明等。⑥如休克时间较长,可使用小剂量碱性药物(5% $NaHCO_3$)。

2. **急救** 多发伤治疗与诊断同时进行,不可等待诊断结束后才开始治疗。严重多发伤威胁患者生命的主要是失血和颅脑损伤。

(1)以颅脑损伤为主的患者:应首先输入甘露醇溶液降低颅压,然后再进行各项检查。

(2)以失血为主的患者:如实质性脏器破裂、血管损伤、盆骨或长骨骨折等,要立即快速补液。

(3)各部位的创伤:视为一个整体,根据伤情的需要从整体的观点制定抢救措施、手术顺序及器官功能的监测与支持,切不可将各部位的损伤孤立地隔离开来。

3. **进一步处理**

(1)颅脑伤的处理:多发伤中颅脑损伤的发生率很高,仅次于四肢伤,是导致患者死亡的首要因素。对于颅脑损伤,关键要防止颅内高压导致脑疝。如果患者全身情况允许,应尽早行颅脑CT检查,了解颅内变化。昏迷患者应保持气道通畅,防止误吸。根据患者意识变化、生命体征、瞳孔反应、眼球活动、肢体运动及颅脑CT检查,判断是否有颅内出血、脑挫裂伤及脑组织受压情况。如脑组织受压明显,应立即行开颅血肿清除和(或)减压术。如同时合并胸腹部损伤需手术治疗。只要患者能耐受手术,可同时进行手术治疗。

(2)胸部伤的处理:胸部多发伤合并腹部损伤时,多数情况下可先行胸腔闭式引流术,再处理腹内脏器损伤和四肢开放性损伤。根据胸腔引流量的多少和速度决定是否行开胸探查术。当置管后一次性引流量大于1000～1500ml,或3小时内引流速度仍大于每小时200ml以上,应行开胸探查术。多发肋骨骨折有反常呼吸伴心脏大血管损伤应争分夺秒地进行手术止血。

(3)腹部伤的处理:多发伤合并腹内脏器损伤是导致患者死亡的主要原因之一。尤其是昏迷患者缺乏主诉、腹部体征不明显,容易漏诊。因此腹部诊断性穿刺及床旁超声检查有助于动态观察及临床诊断。关键是尽早明确是否有剖腹探查的指征,争取早期、快速手术。进腹后首先探查主要损伤脏器,迅速止血,同时予以快速补液输血,待血压稳定后再彻底、有顺序地逐一探查腹内脏器。

(4)四肢骨盆、脊柱伤的处理:对于四肢开放性损伤、血管神经损伤、脊柱骨折、脊髓损伤患者应在生命体征稳定后早期进行手术处理。生命体征平稳者,最好于24小时内进行手术固定。

4. **多发伤的手术处理顺序及一期手术治疗** 多发伤患者具有两个以上需要手术的部位时,顺序选择合理与否是抢救成败的关键。多发伤手术的原则是在充分复苏的前提下,用最简单的手术方式、最快的速度修补受损的脏器,减轻伤员的负担、降低手术危险性,挽救伤员生命。

(1)颅脑伤伴有脏器损伤:根据各脏器损伤轻重程度,按照先重后轻的原则进行处理。

(2)胸腹联合伤:可同台分组行开胸及剖腹探查术。多数情况下可先行胸腔闭式引流,再行剖腹探查术。

(3)腹部伤伴有脏器损伤:腹腔内实质脏器及大血管伤,抗休克的同时积极进行剖腹手术,病情平稳后再依次处理其他部位的损伤。

（4）四肢骨折：开放伤可急诊手术，闭合性骨折可择期处理。

（5）多发性骨折：应争取时间尽早施行骨折复位及内固定术，便于护理及康复。

5. **损伤控制外科** 它是指针对严重创伤患者进行阶段性修复的外科策略，旨在避免严重创伤患者生理潜能的耗竭、避免“致死三联征”（体温不升、酸中毒和凝血障碍，这些损伤因素相互促进，而成为不可逆的病理过程），其目的在于有效降低严重创伤患者的死亡率。

损伤控制手术分为 3 个阶段：

（1）救命手术：包括 3 个方面：①控制出血：可采用填塞、结扎、侧壁修补、血管腔外气囊压迫、血管栓塞、暂时性腔内转流等简单有效的方法。②控制感染：快速修补、残端封闭、简单结扎、置管引流等。③避免进一步损伤和快速关腹：用巾钳、单层皮肤缝合、人工材料、真空包裹技术，突出强调有效、快速和简单。

（2）ICU 复苏：包括复温（如使用电热毯、暖水袋、空调、热湿气体吸入、温盐水腹腔灌洗和加热输液装置）、纠正凝血障碍（血小板、凝血因子、纤维蛋白原）、呼吸机通气功能支持、纠正酸中毒（扩容、吸氧、血管活性药物、碱性药物）及全面体检避免漏诊。

（3）确定性再手术：包括取出填塞、全面探查和重建解剖。

6. **营养支持** 创伤后机体处于高代谢状态，能量消耗增加，大量蛋白质分解，负氮平衡，如不能及时纠正，患者易发生营养不良、感染和多器官衰竭。

（1）胃肠道营养：每日供给量 10 460～12 550kJ，包括碳水化合物、蛋白质、脂肪、各种维生素和微量元素。

（2）胃肠外营养：如患者伴有腹内脏器损伤或胃肠道需要休息，不能从消化道进食，可通过静脉给予全胃肠外营养。成人每天需给总能量 210～290kJ，其中蛋白质 0.4～0.6g 氮 /（kg·d），脂肪乳剂占总能量的 25%～30%，葡萄糖每日供给不超过 600g，输入速度控制在 7mg/（kg·min），并给予适量的外源性胰岛素。另外需补充钾、钠、氯、钙、磷、镁等无机盐，维生素及微量元素。

7. **预防感染**

（1）彻底清创：对于开放性创口，关键在于早期彻底清创，这是任何抗生素都无法替代的。清创应彻底去除异物及坏死组织，逐层缝合，消灭死腔，较深的创口应留置引流管。

（2）预防院内感染：多发伤患者留置的导管比较多，如导尿管、引流管、深静脉置管、气管插管等，应注意定期消毒、无菌操作，完善消毒隔离制度，增强医务人员的无菌观念。对于多发伤患者，可先采取经验性用药，选用广谱强效抗生素，然后再根据细菌培养及药敏结果选择针对性的抗生素。

第三章

复　合　伤

复合伤是指两种或两种以上致伤因素同时或相继作用于人体所造成的损伤，所致机体病理生理紊乱常较多发伤和多部位伤更严重而复杂，是引起死亡的重要原因。常见的原因是工矿事故、交通事故、火药爆炸事故、严重核事故等各种意外事故。临床上依据其主要损伤的特征来命名，如创伤复合伤、烧伤复合伤等。

一、特点

创伤复合伤的基本特点是有两种致伤因素，其中一种主要致伤因素在伤害的发生、发展中起着主导作用。在机体遭受两种或两种以上致伤因素作用后，创伤不是单处伤的简单相加，而是相互影响，使伤情变得更为复杂、棘手。其主要致死原因：要害部位大出血；休克，如失血性休克、感染性休克、创伤性休克和烧伤引起的休克；有害气体急性中毒或窒息；急性肺水肿、肺出血；急性心力衰竭和多器官功能障碍等。

二、临床特征及诊断

1. **致伤因素**　有两种以上致伤因素的受伤史，如冲击伤、烧伤和创伤。

2. **创面或伤口**　能间接地推测可能发生的伤情，如烧伤、冲击伤体表创面为轻伤，但内脏损伤多较重。

3. **症状与体征**　临床不同损伤的部位可出现相应的症状。如肺冲击伤可伴有胸闷、咳嗽或呼吸困难等。

4. **全身反应**　可有不同程度的休克、严重低氧血症、全身免疫力低下，伤后感染发生较早，而且较严重。

5. **辅助检查**　有助于确诊，如各项化验、X 线、超声及 CT 检查等，根据病情需要适当选择。

三、救治原则

1. 迅速而安全地使伤员离开现场，避免再度受伤和继发性损伤。

2. 保持呼吸道通畅，如怀疑有颈部损伤，不宜行仰头抬颌法，采用托颌法，必要时行环甲膜穿刺、气管插管或气管切开术。

3. 心跳呼吸骤停者，立即行心肺复苏。

4. 其他部位或脏器损伤参照多发伤的处理原则。

5. 给予止痛、镇静剂，有颅脑伤或呼吸抑制者，禁用吗啡、哌替啶。

6. 放射性损伤应尽早给予抗放射性药物，如胱胺、巯乙胺、雌激素、S-Z- 氨基丙基磷酸以及中草药等，同时还可与其他促进造血再生药物合用。另外，还要尽早消灭创面或伤口，尤其是清除放射性的污染创面，应注意先将伤口覆盖，以防止带有放射性物质的洗液进入伤口，创口用生理盐水反复冲洗。对于难以冲洗的创口，可采用清创术来消除污染，一般需作延迟缝合。

第四章
创伤性凝血病

创伤性凝血病（coagulopathy of trauma）是在严重创伤的打击下，机体出现以凝血功能障碍为主要表现的临床综合征。近年研究显示，在创伤早期、液体复苏之前，约有 1/4～1/3 的患者伴有创伤性凝血病，其病死率是未发生创伤性凝血病患者的 4～6 倍。低体温、酸中毒和创伤性凝血病是严重创伤患者的“致死三联征”。

一、发病机制

既往观点认为，创伤性凝血病是由凝血因子的丢失、消耗、稀释及其功能障碍所致，于患者入院接受大量液体复苏后发生。但目前越来越多的研究证据表明，组织损伤、休克、血液稀释、低体温、酸中毒和炎症反应在创伤性凝血病的发病过程中起着主要作用，而这些病理生理过程涉及众多分子和细胞。创伤性凝血病本质上是循环中的促凝因子、抗凝因子、血小板、内皮细胞和纤溶系统之间的动态平衡被破坏，而恢复这种平衡能够有效地阻止创伤性凝血病的发展。

1. **组织损伤** 血管内皮损伤后暴露内皮下的胶原蛋白Ⅲ和组织因子，通过与 von Willebrand 因子、血小板以及活化的Ⅶ因子结合启动凝血过程。内皮损伤后释放组织型纤溶酶原激活物，增强纤溶功能。同时休克时纤溶酶原激活物抑制剂Ⅰ的功能受到抑制，从而促进了纤溶亢进。

2. **休克** 休克可能是早期凝血病最初的驱动因素。休克导致的酸中毒可以干扰凝血酶的功能；同时在休克过程中，活化蛋白 C 增加血栓调节素的活性。血栓调节素与凝血酶结合后使凝血酶由促凝转为抗凝，导致纤溶亢进。

3. **血液稀释** 出血导致凝血因子直接丢失，能够迅速降低体内储存的少量纤维蛋白原及血小板。当大量使用不含凝血因子的晶体液或胶体液复苏时，可导致血液稀释，进一步加剧创伤性凝血病；同时，补充过多胶体还可以直接影响凝血块的形成和稳定。大量输血是抢救严重创伤患者的重要措施，但大量输入浓缩红细胞，可导致凝血因子的稀释，并且降低凝血功能。

4. **低体温** 低体温是指体表温度＜35℃。创伤时，很多原因可以导致低体温的发生。低体温主要是通过抑制 von Willebrand 因子与血小板糖蛋白结合来影响血小板活化和黏附作用，同时也可降低凝血酶类的代谢率。在此温度时，FⅪ和 FⅫ只有 65% 的功能，在 32℃时它们的活性分别降低到 17% 和 32%。

5. **酸中毒** 酸中毒能抑制凝血酶的生成，特别是当合并有低体温时，这种作用明显增强。

6. **炎症反应** 凝血系统与免疫系统之间有很重要的“交互对话”作用。如凝血蛋白酶的激活通过细胞表面跨膜蛋白酶受体诱导炎症反应；同时也可直接激活补体系统。血小板脱颗粒释放溶血磷脂介质，后者再活化中性粒细胞和内皮细胞，促使免疫反应发生；炎性反应的激活反过来加剧凝血紊乱。单核细胞表达的组织因子，能够结合到损伤部位的血小板上。

二、诊断标准

目前创伤性凝血病仍缺乏统一的诊断标准。美国病理学家学会于1994年发表的指南推荐：创伤患者APTT＞60秒、PT＞18秒及TT＞15秒即可诊断为创伤性凝血病。创伤性凝血病缺乏特异的临床表现；对高危因素，如严重创伤、低体温、休克、酸中毒和脑外伤等的识别，以及根据创面、黏膜表面、皮肤切缘和穿刺部位广泛渗血可以初步判断。实验室检查可表现为PT和APTT延长；部分患者甚至可合并有Fib及PLT减少。TEG能反映出凝血及纤溶的全过程，敏感性高，利于诊断创伤性凝血病。

三、预防与治疗

1. **注意体温监测，防治低体温** 在现场急救时就应重视，其中控制和减少出血是关键。去除患者身上潮湿的衣物，减少损伤部位的暴露，使用毛毯、加热毯，保持患者干燥，在急诊室、手术室以及重症监护室应注意给患者保温。液体以及血制品使用前应预热。持续的动、静脉复温能快速加温，这种技术可以降低严重创伤患者早期病死率和满足复苏需求。

2. **合理选择液体用于复苏** 为避免高氯性酸中毒，宜使用氯离子浓度接近生理水平的乳酸钠林格液，避免使用高氯的生理盐水。

3. **处理酸中毒** 纠正酸中毒要求维持组织的灌注，但给予碳酸氢钠后可以产生CO_2，增加了呼吸负荷。此外，碳酸氢钠可以降低钙离子的浓度，不利于凝血以及心脏、血管的收缩。三羟甲基氨基甲烷是一种生物性的无活性的氨基乙醇，它能够结合氢离子。研究发现，三羟甲基氨基甲烷可纠正酸中毒，但不能逆转凝血异常。

4. **允许性低血压复苏** 允许性低血压是一种延迟的或限制性的液体复苏，应持续到出血控制，并在这一时期内保证终末器官的灌注。允许性低血压复苏在入院前即开始，静脉补液的容量限制以足以维持桡动脉搏动为宜。另外，允许性低血压复苏需特别注意权衡继续出血的风险和维持足够的器官灌注的风险。当处理合并有脑部外伤的多发性损伤时需特别注意，此时维持脑的灌注压意义更重要。

5. **早期积极补充凝血因子，恰当使用止血药物** 研究表明，对于那些需大量输血的患者而言，新鲜冷冻血浆与浓缩红细胞按1∶1输注与传统的按1∶8相比，病死率降低46%。提高血小板与红细胞的比例，达到1∶1时有利于提高患者的生存率。

6. **损伤控制外科的实施** 早期严重创伤的患者难以耐受长时间复杂的手术，在此基础上提出了损伤控制外科，其目的是用最简单的方法来快速止血和减少污染，尽快确定出血部位。对外出血可由暂时性的钳夹、填塞、结扎等来止血，内脏的破裂、穿孔可以行修补、造瘘等手术，在患者生理恢复正常后再行解剖上的修复和确定性手术。损伤控制外科有可能增加患者病死率，必须谨慎使用。

7. **适当补充钙剂** 低钙血症在重症患者中很常见，并且会增加病死率。钙是很多凝血因子的辅助因子，很多血制品中使用枸橼酸盐抗凝，枸橼酸盐螯合钙离子，进一步恶化了低钙血症。钙低于0.7mmol/L可以导致凝血功能障碍，因此建议至少维持钙在0.9mmol/L。

8. **警惕后期的血液高凝状态和血栓形成，预防脓毒症的发生** 研究表明，入院时凝血病是创伤患者静脉血栓形成的重要危险因素之一，可能是因为蛋白 C 的早期激活导致蛋白 C 的消耗所致。在这段时间内血液呈高凝状态，血栓容易形成。伴有创伤性凝血病的患者，深静脉血栓形成和肺栓塞的危险性增加，需要采取相应的预防措施。此外，患者创伤后期容易发生脓毒症，增加了器官功能衰竭发生的风险，因此应积极预防。

第五章 颅脑损伤

颅脑损伤（craniocerebral injury）在平时和战时均较常见，仅次于四肢伤。平时主要因交通事故、坠落、跌倒等所致，战时则多因火器伤造成。近年来，尽管在颅脑损伤的临床诊治及相关基础研究方面取得了许多进展，但其死亡率和致残率依然高居身体各部位损伤之首。外界暴力造成颅脑损伤一般有两种方式：一种是暴力直接作用于头部引起的损伤，称为直接损伤；另一种是暴力作用于身体其他部位，然后传导到头部所造成的损伤，称为间接损伤。临床实际工作中所见的颅脑损伤，因单一方式所致者固然较多，但几种不同损伤相继发生者并不少见。如车辆从伤员后方撞击其背部，可造成挥鞭性损伤；继而伤员倒地，头部撞于地面，又发生减速性损伤；然后又被碾压于车轮之下，形成挤压性损伤。因此，必须对每个伤员的受伤方式进行认真分析，方能作出正确判断。

一、头皮损伤

头皮损伤均由直接外力造成，损伤类型与致伤种类密切相关。钝器常造成头皮挫伤、不规则裂伤或血肿，锐器大多造成整齐的裂伤，发辫卷入机器则可引起撕脱伤。单纯头皮损伤一般不会引起严重后果，但在颅脑损伤的诊治中不可忽视，因为：①根据头皮损伤的情况可推测外力的性质和大小，而且头皮损伤的部位常是着力的部位，而着力部位对判断脑损伤的位置十分重要；②头皮血供丰富，伤后极易失血，部分伤员尤其是小儿可因此导致休克；③虽然头皮抗感染和愈合能力较强，但如处理不当，一旦感染，便有向深部蔓延引起颅骨骨髓炎和颅内感染的可能。

（一）头皮的解剖结构

头皮是覆盖于颅骨之外的软组织，在解剖学上可分为5层：

1. **皮层**　较身体其他的部位厚而致密，含有大量毛囊、皮脂腺和汗腺。含有丰富的血管和淋巴管，损伤后易污染，外伤时出血多，但愈合较快。

2. **皮下层**　由脂肪和粗大而垂直的纤维束构成，与皮肤层和帽状腱膜层均由短纤维紧密相连，是结合成头皮的关键部位，富含血管神经，伤后出血多。

3. **帽状腱膜层**　帽状腱膜层为覆盖于颅顶上部的大片腱膜结构，前连于额肌，后连于枕肌，坚韧且有张力。

4. **腱膜下层**　由纤细而疏松的结缔组织构成，易剥离，为潜在的腔隙，有血管与颅内相通。

5. **骨膜层**　紧贴颅骨外板，可与颅骨分离，但在骨缝处紧密连接，可自颅骨表面剥离。

（二）损伤的分类

1. **头皮血肿**　皮下血肿、帽状腱膜下血肿、骨膜下血肿。

2. **头皮裂伤**。

3. **头皮撕脱伤**。

（三）头皮损伤的诊断

1. **头皮血肿**　头皮富含血管，遭受钝性打击或碰撞后可使血管破裂，而头皮保持完整，形成血肿。按血肿出现于头皮内的具体层次分为：皮下血肿、帽状腱膜下血肿、骨膜下血肿。

（1）头皮血肿的临床特点及诊断：①皮下血肿（subcutaneous hematoma）：比较局限，无波动，周边较中心区硬，易误诊为凹陷性骨折，必要时拍摄X线平片进行鉴别。②帽状腱膜下血肿（subgaleal hematoma）：较大，甚至遍布全头，不受颅缝限制，触之较软，有明显波动。婴幼儿巨大腱膜下血肿可引起贫血，甚至休克。③骨膜下血肿（subperiosteal hematoma）：也较大，但不超越颅缝，张力较高，可有波动。诊断时应注意是否伴有颅骨骨折。

（2）头皮血肿处理原则：①小的皮下血肿无需处理，数日后可自行吸收。较大的血肿早期可冷敷以减少出血、疼痛，24～48小时后，热敷以促其吸收。稍大血肿4～6周才能吸收。采用局部适当加压包扎，有利于防止血肿的扩大。为避免感染，一般不采用穿刺抽吸。处理头皮血肿时，要着重考虑到颅骨损伤甚至脑损伤的可能。②帽状腱膜下血肿：血肿小者可加压包扎，待其自行吸收；若血肿较大，则应在严格皮肤准备和消毒下穿刺抽液，然后再加压包扎。经反复穿刺加压包扎血肿仍不能缩小者，需注意是否有凝血障碍或其他原因。对已有感染的血肿，需切开引流。婴幼儿巨大腱膜下血肿出现贫血或血容量不足时，可输血治疗。③骨膜下血肿（subperiosteal hematoma）处理与帽状腱膜下血肿相仿，但伴有颅骨骨折者不宜强力加压包扎，以防血液经骨折缝流入颅内，引起硬膜外血肿。

2. **头皮裂伤（scalp laceration）**

（1）临床表现：头皮裂伤较平直，创缘整齐，除少数锐器可进入颅内造成开放性颅脑损伤外，大多数裂伤仅限于头皮，虽可深达骨膜，但颅骨常完整。因钝器或头部碰撞造成的头皮裂伤多不规则，创缘有挫伤痕迹，常伴颅骨骨折或脑损伤。

（2）处理原则：头皮裂伤系头皮的开放伤，处理原则是妥善止血、尽早施行清创缝合；即使伤后已达24小时，只要无明显感染征象，仍可彻底清创一期缝合。较严重的头皮裂伤，条件允许时术前应拍摄颅骨平片和颅脑CT。术中应将裂口内的头发、泥沙等异物彻底清除；明显污染的创缘应切除，但不可切除过多，以免缝合时产生张力；注意有无颅骨骨折或碎片，如发现脑脊液漏或脑组织外溢，应按开放性脑损伤处理。术后给予抗生素。

3. **头皮撕脱伤（scalp avulsion）**

（1）临床表现：头皮撕脱伤是最严重的头皮损伤，几乎均因发辫卷入转动的机器所致。由于皮肤、皮下组织和帽状腱膜三层紧密连接，所以在强烈的牵扯下，往往将头皮自帽状腱膜下间隙全层撕脱，有时还连同部分骨膜。撕脱范围与受到牵扯的头发面积相关，严重者整个头皮甚至连前部的额肌一起撕脱。伤后失血多，易发生休克，应及时处理。

（2）处理原则：应根据伤后时间、撕脱是否完全、撕脱头皮的条件、颅骨是否裸露、创面有无感染征象等情况采取不同的处理方法：①若皮瓣尚未完全脱离，且血供尚好，可在细致清创后原位缝合。②如皮瓣已完全脱落，但完整、无明显污染、血管断端整齐，且伤后未超过6小时，可在清创后试行头皮血管（颞浅动、静脉或枕动、静脉）吻合，再全层缝合撕脱的头皮；如因条件所限，不能采用此法，则需将撕脱的头皮瓣切薄成类似的中厚皮片，置于骨膜上，再缝合包扎。③如撕脱的皮瓣挫伤或污染较重，已不能利用，而骨膜尚未撕脱，且不能做转移皮瓣时，可取腹部或大腿中厚皮片做游离植皮；若骨膜已遭破坏，颅骨外露，可先做局部筋膜转移，再植皮。④伤后已久，创面已有感染或经上述处理失败者，只能行创面清洁及更换敷料，待肉芽组织生长后再行晚期邮票状植皮。如颅骨裸露，还需做多处颅骨钻孔至板障层，等钻孔处长出肉芽后再植皮。

二、颅骨骨折

颅骨骨折（skull fracture）是指头颅受暴力作用致颅骨结构改变。闭合性颅脑损伤中，有颅骨骨折者约占15%～20%。颅骨骨折的重要性并不在于骨折本身，而在于可能同时并发的脑膜、脑、颅内血管和脑神经的损伤。

（一）发生机制

颅骨遭受外力时是否造成骨折，主要取决于外力大小、作用方向和致伤物与颅骨接触的面积以及颅骨的解剖结构特点。外力作用于头部的瞬间，颅骨弯曲变形；外力作用消失后，颅骨又立即弹回。如外力较大，使颅骨的变形超过其弹性限度，即发生骨折。

（二）颅骨骨折的分类

1. **按形态** 分为线型骨折（linear fracture）、凹陷骨折（depressed fracture）、粉碎骨折、洞形（穿入）骨折。粉碎骨折多呈凹陷性，一般列入凹陷骨折内。洞形骨折多见于火器伤。

2. **按骨折部位** 分为颅盖骨折（fracture of skull vault）和颅底骨折（fracture of skull base）。

3. **按骨折部位是否与外界相通** 分为开放性骨折（open fracture）和闭合性骨折（closed fracture）。颅底骨折虽与外界不直接沟通，但如伴有硬脑膜破损引起脑脊液漏或颅内积气，一般视为内开放性骨折。

（三）常见的颅骨骨折

1. 颅盖骨折

（1）颅盖骨折分类：颅盖骨折按形态可分为线形骨折和凹陷性骨折两种。前者包括颅缝分离，较多见；后者包括粉碎性骨折。线形骨折几乎均为颅盖全层骨折，个别仅为内板断裂。婴幼儿颅骨质软，着力部位可产生看不到骨折线的乒乓球样凹陷。

（2）临床表现：线形骨折患者除可能伴有头皮损伤（如挫裂伤、头皮血肿）外，骨折本身仅靠触诊很难发现，常需依靠X线摄片或CT骨窗相。但纤细的骨折线有时仍可能被遗漏。

（3）诊断：①有头部外伤史；②范围较大和明显的凹陷骨折。软组织出血不多时，触诊多可确诊；但小的凹陷骨折易与边缘硬的头皮下血肿混淆，需经X线摄片或CT骨窗相方能鉴别。③凹陷骨折因骨片陷入颅内，使局部脑组织受压或产生挫裂伤，临床上可出现相应的局灶症状和局限性癫痫。如并发颅内血肿，可产生颅内压增高症状。凹陷骨折刺破静脉窦可引起致命的大出血。

（4）治疗：线形骨折本身不需要处理。但如骨折线通过脑膜血管沟或静脉窦时，应警惕发生硬膜外血肿的可能。对凹陷性骨折是否需要手术，意见尚不一致。目前一般认为，患者的骨折部位存在：①凹陷深度超过1cm；②位于重要功能区；③骨折片刺入脑内；④骨折引起瘫痪、失语等功能障碍或局限性癫痫时，应手术治疗，将陷入的骨折片撬起复位，或摘除碎骨片后做颅骨成形。非功能区的凹陷，或无脑受压症状的静脉窦处凹陷骨折，不应手术。

2. **颅底骨折** 颅底骨折（skull base fracture）大多由颅盖骨折延伸而来，少数可因头部挤压伤或着力部位于颅底水平的外伤造成。颅底骨折大多数为线形骨折。由于颅底结构上的特点，横行骨折线在颅前窝可由眶顶达到筛板甚至延伸至对侧，在颅中窝常沿岩骨前缘走行甚至将蝶鞍横断；纵行骨折线邻近中线者，常在筛板、视神经孔、破裂孔、岩骨内侧和岩枕裂直达枕骨大孔的线上，靠外侧者则常在眶顶、圆孔和卵圆孔的线上，甚至将岩骨横断（图 4-5-1）。

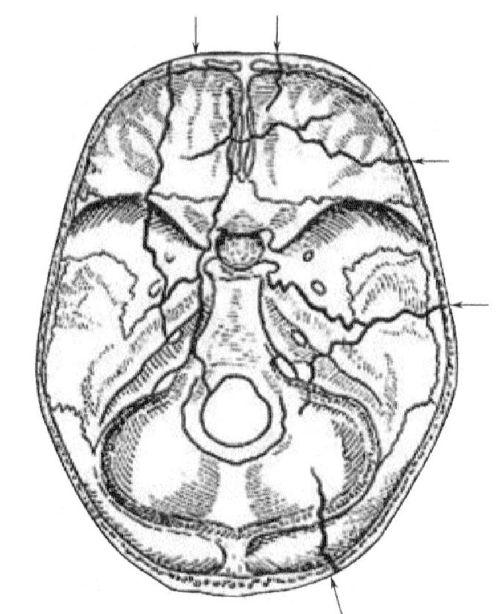

图 4-5-1 常见颅底骨折线位置

（1）临床表现：主要为耳、鼻出血或脑脊液漏，脑神经损伤，皮下或黏膜下瘀斑。

1）颅前窝骨折：骨折多累及额骨水平部（眶顶）和筛骨。骨折出血可经鼻流出，或进入眶内在眼睑和球结膜下形成瘀血斑，俗称“熊猫眼”或“眼镜征”。脑膜撕裂者脑脊液可沿额窦或筛窦经鼻流出形成脑脊液鼻漏。气体经额窦或筛窦进入颅内可引起颅内积气。常常伴有嗅神经损伤。

2）颅中窝骨折：骨折可累及蝶骨和颞骨。血液和脑脊液经蝶窦流入上鼻道，再经鼻孔流出形成鼻漏。若骨折线累及颞骨岩部，血液和脑脊液可经中耳和破裂的鼓膜由外耳道流出，形成耳漏；如鼓膜未破，则可沿耳咽管入鼻腔形成鼻漏。颞骨岩部骨折常发生面神经和听神经损伤，故骨折线居内侧，亦可累及视神经、动眼神经、滑车神经、三叉神经和展神经。靠外侧的颅中窝骨折可引起颞部肿胀。

3）颅后窝骨折：骨折常累及岩骨和枕骨基底部。在乳突和枕下部可见皮下淤血（Battle 征），或在咽后壁发现黏膜下淤血。骨折线居内侧者可出现舌咽神经、迷走神经、副神经和舌下神经损伤。

颅底骨折偶尔可伤及颈内动脉，造成颈动脉 - 海绵窦瘘或大量鼻出血。

（2）诊断：与颅盖骨折不同，颅底骨折的诊断主要依靠头部外伤史、临床表现，头颅 X 线平片的价值有限。但 CT 扫描对颅底骨折有诊断意义，通过对窗宽和窗距的调节（骨窗相）常能显示骨折部位，还能发现颅内积气。

（3）治疗：颅底骨折如为闭合性，骨折本身无特殊处理。合并脑脊液漏时，需预防颅内感染，不可堵塞或冲洗，不做腰穿，取头高卧位休息，避免用力咳嗽和擤鼻涕，给予抗生素。绝大多数瘘口会在伤后 1～2 周内自行愈合。如超过一个月仍未停止漏液，可考虑手术修补硬脑膜，以封闭瘘口。对伤后视力减退，疑为碎骨片挫伤或血肿压迫视神经者，应争取在 12 小时内行视神经探查减压术。

三、脑损伤

颅脑损伤中最为重要的当属脑损伤。颅脑损伤分为原发性损伤和继发性损伤两大类。本节介绍原发性脑损伤，包括脑震荡（cerebral concussion）和脑挫裂伤（cerebral contusion）。继发性脑损伤包括脑水肿、脑肿胀和颅内血肿等。

（一）脑损伤的发生机制

脑损伤的发生机制比较复杂。一般认为造成脑损伤的基本因素有两种：①外力作用于头部，由于颅骨内陷和迅即回弹或骨折引起的脑损伤，这种损伤常发生在着力部位；②头部遭受外力的瞬间，脑与颅骨之间的相对运动造成的损伤，这种损伤既可发生在着力部位，也可发生在着力部位的对侧，即对冲伤。

（二）脑损伤的分类

1. **按脑损伤发生的时间和机制** 分为原发性脑损伤和继发性脑损伤。前者是指外力作用于头部时立即发生的损伤，后者是指受伤一定时间后出现的脑损害。

2. **按脑与外界是否相通** 分为闭合性脑损伤和开放性脑损伤。凡硬脑膜完整的脑损伤均属闭合伤；硬脑膜破裂，脑与外界相通者则为开放伤。

（三）常见的颅脑损伤

1. **脑震荡** 脑震荡是最轻的脑损伤，其特点为伤后即刻发生短暂的意识障碍和近事遗忘。

（1）发生机制和病理改变：关于脑震荡的发生机制，至今尚有争议。一般认为，脑震荡引起的意识障碍主要是脑干网状结构受损的结果。这种损害与颅脑损伤时脑脊液的冲击（脑室液经脑室系统骤然移动）、外力打击瞬间产生的颅内压力变化、脑血管功能紊乱、脑干的机械性牵拉或扭曲等因素有一定关系。传统观念认为，脑震荡仅是中枢神经系统短暂的功能障碍，并无可见的器质性损害。但近年来的研究发现，受力部位的神经元线粒体、轴突肿胀、间质水肿；脑脊液中乙酰胆碱和钾离子浓度升高，影响轴突传导或脑组织代谢的酶系统紊乱。临床资料也证实，有半数脑震荡患者的脑干听觉诱发电位检查提示有器质性损害。

（2）临床表现和诊断：伤后立即发生短暂的意识丧失，持续数分钟至十余分钟，一般不超过半小时。有的仅表现为瞬间意识混乱或恍惚，并无昏迷；同时伴有面色苍白，瞳孔改变，出冷汗，血压下降，脉搏、呼吸浅慢等自主神经和脑干功能紊乱的表现。意识恢复后对受伤当时和伤前的事情不能回忆，即逆行性遗忘。多有头痛、头昏、疲乏无力、失眠、耳鸣、心悸、畏光、情绪不稳、记忆力减退等症状，一般持续数日、数周，少数持续时间较长。神经系统检查无阳性体征，如做腰椎穿刺，颅内压力和脑脊液在正常范围；CT 检查颅内无异常。

（3）治疗：脑震荡不需要特殊治疗，一般卧床休息 5～7 天，酌情使用镇静、镇痛药物，做好解释工作，消除患者的畏惧心理，多数患者在 2 周内恢复正常，预后良好。

2. **脑挫裂伤** 脑挫裂伤是外力造成的原发性脑器质性损伤，既可发生于着力部位，也可在对冲部位。

（1）临床表现：脑挫裂伤患者的临床表现可因损伤部位、范围、程度不同而相差悬殊。轻者仅有轻微症状，重者深昏迷，甚至迅速死亡。

1）意识障碍是脑挫裂伤中最突出的症状之一，伤后立即发生，持续时间长短不一，由数分钟至数小时、数日、数月乃至迁延性昏迷，与脑损伤轻重相关。

2）头痛、恶心、呕吐，也是脑挫裂伤最常见的症状。疼痛可局限于某一部位（多为着力部位），亦可为全头性疼痛，间歇或持续，在伤后 1～2 周内最明显，以后逐渐减轻，可能与蛛网膜下腔出血、颅内压增高或脑血管运动功能障碍相关。伤后的恶心、呕吐可因受伤时第四脑室底的呕吐中枢受到脑脊液冲击、蛛网膜下腔出血对脑膜的刺激或前庭系统受刺激引起，较晚发生的呕吐大多由颅内压变化造成。

3）轻度和中度脑挫裂伤患者的血压、脉搏、呼吸多无明显改变。严重脑挫裂伤，由于出血和水肿引起颅内压增高，可出现血压上升、脉搏徐缓、呼吸深慢，危重者出现病理性呼吸。

4）伤后立即出现与脑挫裂伤部位相应的神经功能障碍或体征，如运动区损伤时出现对侧瘫痪，语言中枢损伤出现失语等。但额叶和颞叶前端等“哑区”损伤后，可无明显局灶症状或体征。

（2）诊断：根据伤后立即出现的意识障碍、局灶症状和体征及较明显的头痛、恶心、呕吐等，脑挫裂伤的诊断多可成立。但由于此类患者往往因意识障碍而给神经系统检查带来困难，加之脑挫裂伤最容易发生在额极、颞极、及其底面等“哑区”，患者可无局灶症状和体征，因而确诊常需依靠必要的辅助检查。CT 扫描能清楚地显示脑挫裂伤的部位、范围和程度，是目前最常应用最有价值的检查手段。脑挫裂伤的典型表现为局部脑组织内有高低密度混杂影，点片状高密度影为出血灶，低密度影则为水肿区（图 4-5-2）。此外，通过 CT 扫描，还可了解脑室受压、中线结构移位等情况。MRI 检查时间较长，一般很少用于急性颅脑损伤的诊断。但对较轻的脑挫伤的显示，MRI 优于 CT。X 线平片虽然不能显示脑挫裂伤，但对了解有无骨折、对着力部位、致伤机制、伤情判断有一定意义。腰椎穿刺检查脑脊液是否含血，可与脑震荡鉴别；同时可测定颅内压或引流血性脑脊液以减轻症状；但对颅内压明显增高的患者，腰穿应谨慎或禁忌。

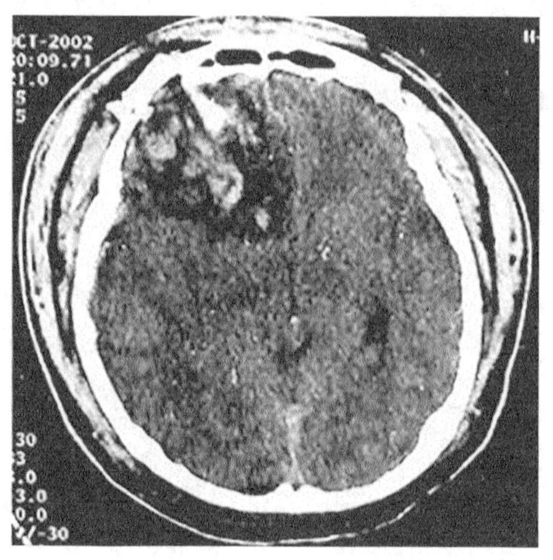

图 4-5-2 脑挫裂伤 CT 扫描（右额叶底面）

（3）治疗和预后

1）严密观察病情：脑挫裂伤患者早期病情变化较大，应由专人护理，有条件者应送入重症监护病室（intensive care unit，ICU），密切观察其意识、瞳孔、生命体征和肢体活动变化，必要时应做颅内压监测或及时复查头颅 CT。

2）一般处理：①体位：如患者意识清楚，可抬高床头 15°～30°，以利于颅内静脉血回流。但对昏迷患者，宜取侧卧位或侧俯卧位，以免涎液或呕吐物误吸。②保持呼吸道通畅：脑挫裂伤处理中的一项重要措施。呼吸道梗阻可加重脑水肿，使颅内压进一步升高，导致病情恶化。因此，对昏迷患者必须及时清除呼吸道分泌物。短期不能清醒者，应及早做气管切开。呼吸减弱、潮气量不足的患者，宜用呼吸机辅助呼吸。定期做呼吸道分泌物细菌培养和药敏试验，选择敏感抗生素，防治呼吸道感染。③营养支持：营养障碍将降低机体的免疫力和修复功能，容易发生并发症。早期可采用肠外营养，经静脉输入 5% 或 10% 葡萄糖液、10% 或 20% 脂肪乳剂、复方氨基酸液、维生素等。一般经 3～4 天，肠蠕动恢复后，即可经鼻胃管补充营养。少数患者由于呕吐、腹泻或消化道出血，长时间处于营养不良状态，可经深静脉输入高浓度高营养液体。个别长期昏迷者，可考虑行胃造瘘术。④躁动和癫痫的处理：对躁动不安者应查明原因，如疼痛、尿潴留、颅内压增高、体位不适、缺氧、休克等，并做相应处理。应特别警惕躁动可能为脑疝发生前的表现。脑挫裂伤后癫痫发作可进一步加重脑缺氧；癫痫呈持续状态者如控制不力可危及生命，应视为紧急情况，应联合应用多种抗癫痫药物控制。⑤高热的处理：高热可使代谢率增高，加重脑缺氧和脑水肿，必须及时处理。中枢性高热，采取亚低温冬眠疗法。其他原因（如感染）所致的高热，应按原因不同分别处理。⑥脑保护、促醒和功能恢复治疗：巴比妥类药物（戊巴比妥钠或硫喷妥钠）有清除自由基、降低脑代谢率的作用，可改善脑缺血、缺氧，有益于重型脑损伤的治疗。神经节苷脂（GM1）、胞磷胆碱、醋谷胺（乙酰谷酰胺）、盐酸吡硫醇和能量合剂等药物及高压氧治疗，对部分患者的苏醒和功能恢复可能有帮助。

3）防止脑水肿或脑肿胀：除原发性脑损伤特别严重、伤后立即或迅速死亡外，继发性脑水肿和颅内血肿是导致脑挫裂伤患者早期死亡的主要原因。因此，控制脑水肿或脑肿胀是治疗脑挫裂伤最为重要的环节之一。具体方法见“颅内压增高”节的治疗部分。

4）手术治疗：下列情况应考虑手术：①继发性脑水肿严重，脱水治疗无效，病情日趋恶化；②颅内血肿清除后，颅内压无明显降低，脑挫裂伤区继续膨出，而又除外了颅内其他部位血肿；③脑挫裂伤灶或血肿清除后，伤情一度好转，之后又恶化出现脑疝。手术方法包括脑挫裂伤病灶清除、额极或颞极切除、颞肌下减压或骨板切除减压等。

脑挫裂伤患者的预后与下列因素相关：①脑损伤部位、程度和范围；②有无脑干或下丘脑损伤；③是否合并其他损伤；④年龄；⑤诊治是否及时恰当。

3. **脑干损伤**（brain stem injury） 在头、颈部受到暴力后立即出现，多不伴有颅内压增高的表现。病理变化有脑干神经组织结构紊乱、轴索断裂、挫伤和软化。由于脑干内除有脑神经核团、躯体感觉运动传导束外，还有网状结构和呼吸、循环等生命中枢，故其致残率和死亡率均较高。

（1）临床表现

1）昏迷：受伤当时立即昏迷，且昏迷程度较深，持续时间较长。意识障碍恢复较慢，恢复后常有智力迟钝和精神状态改变。如网状结构受损严重，患者可长期呈植物人的生存状态。

2）瞳孔和眼球运动变化：双侧瞳孔不等大，极度缩小或大小多变，对光反射无常，眼球向外下或向内凝视。

3）去大脑强直。

4）病理反射阳性，肌张力增高，交叉性瘫痪或四肢瘫。

5）生命体征变化：①呼吸功能紊乱：累及延髓时，常出现呼吸节律紊乱，表现为陈 - 施呼吸、抽泣样呼吸或呼吸停止。②心血管功能紊乱：心跳或血压改变多出现在呼吸功能紊乱之后。③体温变化：多数出现高热，当脑干功能衰竭后体温不升。

6）内脏变化：①消化道出血是脑干损伤后常见的一种临床表现。②顽固性呃逆症状持久，难以控制。

（2）辅助检查

1）腰椎穿刺脑脊液多呈血性，压力多正常或轻度升高，当压力明显升高时应除外颅内血肿。

2）头部 X 线显示多伴有颅骨骨折。

3）头部 CT 在伤后数小时内检查，可显示脑干有点状高密度区，脑干肿大，脚间池、桥池、四叠体池及第四脑室受压或闭塞。

4）头部及上颈部 MRI 扫描有助于明确诊断，了解伤灶确切部位和范围。

5）脑干诱发电位峰波潜伏期延长或分化不良。

（3）治疗

1）一般治疗措施同脑挫裂伤。

2）对一部分合并有颅内血肿者，应及时手术；对合并有脑水肿或弥漫性轴索损伤及脑肿胀者，应用脱水药物等予以控制。

3）伤后1周，病情较为稳定时，为保证患者营养，应由胃管给予胃肠内营养。

4）对昏迷时间较长的患者，应加强护理，防止各种并发症。

5）有条件者，可行高压氧治疗，以帮助康复。

四、颅内血肿

颅内血肿是颅脑损伤中最常见最严重的继发性病变，发生率约占闭合性颅脑损伤的10%和重型颅脑损伤的40%～50%。如不能及时诊断及处理，多因进行性颅内压增高，形成脑疝而危及生命。颅内血肿按症状出现时间分为急性血肿（3日内）、亚急性血肿（3日后到3周内）和慢性血肿（超过3周）；按部位分为硬膜外血肿、硬膜下血肿和脑内血肿。

（一）硬膜外血肿

硬膜外血肿（epidural hematoma）约占外伤性颅内血肿的30%，大多属于急性病变。可发生于任何年龄，但小儿少见。

1. 发生机制 硬脑膜外血肿的出血来源主要是脑膜中动脉。该动脉经颅中窝底的棘孔入颅后，沿脑膜中动脉沟走行，在近翼点处分为前后两支，主干及分支均可因骨折而被撕破，于硬膜外形成血肿。除此之外，颅内静脉窦（上矢状窦、横窦）、脑膜中静脉、板状静脉或导血管损伤也可造成硬膜外血肿。少数患者并无骨折，其血肿可能与外力造成硬脑膜与颅骨分离，硬脑膜表面的小血管被撕裂有关。

硬膜外血肿最多见于颞部、额顶部和颞顶部。因脑膜中动脉主干被撕裂所致的血肿，多在颞部，可向额部或顶部扩展；前支出血，血肿多在额顶部；后支出血，多在颞顶部。由上矢状窦破裂形成的血肿在其一侧或两侧。横窦出血形成的血肿多在颅后窝或骑跨于颅后窝和枕部。

2. 临床表现

（1）意识障碍：进行性意识障碍为颅内血肿的主要症状，其变化过程与原发性脑损伤的轻重和血肿形成的速度密切相关。临床上常见3种情况：①原发脑损伤轻，伤后无原发昏迷，待血肿形成后开始出现意识障碍（清醒→昏迷）；②原发脑损伤略重，伤后一度昏迷，随后完全清醒或好转，但不久又陷入昏迷（昏迷→中间清醒或好转→昏迷）；③原发脑损伤较重，伤后昏迷进行性加重或持续昏迷。因为硬膜外血肿患者的原发脑损伤一般较轻，所以大多数表现为①②两种情况。

（2）颅内压增高：患者在昏迷前或中间清醒（好转）期常有头痛、恶心、呕吐等颅内压增高的症状，伴有血压升高、呼吸和脉搏缓慢等生命体征改变。

（3）瞳孔改变：颅内血肿所致的颅压增高到一定程度，便可形成脑疝。幕上血肿大多先形成小脑幕切迹疝，除意识障碍外，可出现瞳孔改变；早期因动眼神经受到刺激，患侧瞳孔缩小，但时间短暂，往往不被察觉；随即由于动眼神经受压，患侧瞳孔散大；若脑疝继续发展，脑干严重受压，中脑动眼神经核受损，则双侧瞳孔散大。与幕上血肿相比，幕下血肿较少出现瞳孔改变，而容易出现呼吸紊乱甚至骤停。

(4) 神经系统体征：伤后立即出现的局灶症状和体征，系原发脑损伤的表现。单纯硬脑膜外血肿，除非压迫脑功能区，早期较少出现体征。但当血肿增大引起小脑幕切迹疝，则可出现对侧锥体束征。脑疝进展，脑干受压严重时导致去大脑强直。

3. **诊断**

根据头部受伤史，伤后当时清醒、以后昏迷，或出现有中间清醒（好转）期的意识障碍变化过程，结合X线平片显示骨折线经过脑膜中动脉或静脉窦沟，一般可早期诊断。CT扫描不仅可以直接显示硬脑膜外血肿，表现为颅骨内板与硬脑膜之间的双凸镜形或弓形高密度影（图4-5-3），还可以了解脑室受压和中线结构移位的程度及并存的脑挫裂伤、脑水肿等情况，应及早应用于疑有颅内血肿患者的检查。

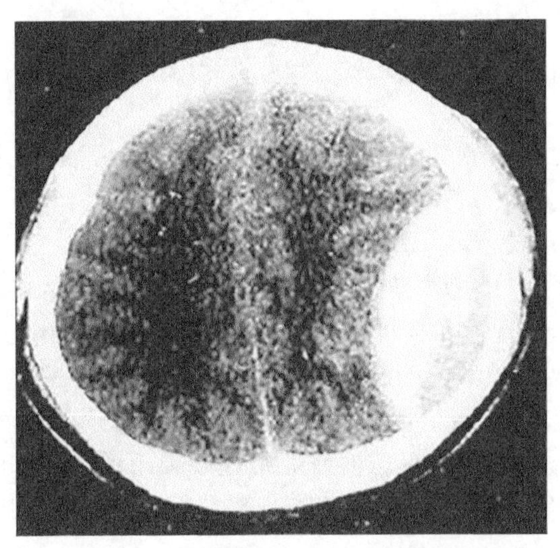

图4-5-3 硬膜外血肿CT扫描（左顶）

4. **治疗和预后**

(1) 手术治疗：适应证包括①有明显颅内压增高的症状和体征；② CT扫描提示：明显脑受压的颅内血肿，幕上血肿量＞40ml、颞区血肿量＞20ml、幕下血肿量＞10ml。手术方法可根据CT扫描所见采用骨瓣或骨窗开颅，清除血肿，妥善止血。血肿清除后，如硬脑膜张力高或疑有硬膜下血肿时，应切开硬脑膜探查。对少数病情危急、来不及做CT扫描等检查者，应直接手术钻孔探查，再扩大成骨窗清除血肿。钻孔顺序可根据损伤方式和机制、瞳孔散大侧别、头部着力点、颅骨骨折部位等来确定。一般先在瞳孔散大侧颞部骨折线处钻孔，可发现约60%～70%的硬膜外血肿。

(2) 非手术治疗：凡伤后无明显意识障碍，病情稳定，CT扫描所示幕上血肿量＜40ml、幕下血肿量＜10ml，中线结构移位＜1cm者，可在密切观察病情的前提下采用非手术治疗。

硬膜外血肿在颅内血肿中疗效最高，目前死亡率已降至10%左右。导致死亡的主要原因有：①诊治延误，脑疝已久，脑干发生不可逆的损害；②血肿清除不彻底或止血不善，术后再度形成血肿；③遗漏其他部位的血肿；④并发严重脑损伤或其他合并伤。

（二）硬膜下血肿

硬膜下血肿（subdural hematoma）约占外伤性颅内血肿的40%，多属于急性或亚急性型。慢性硬膜下血肿有其特殊性，在此一并介绍。

1. **发生机制** 急性和亚急性硬膜下血肿的出血来源主要是脑皮质血管，大多由对冲性脑挫伤所致，好发于额极、颞极及其底面，可视为脑挫伤的一种并发症，称为复合型硬膜下血肿。另一种较少见的血肿是由于大脑表面回流到静脉窦的桥静脉或静脉窦本身撕裂所致，范围较广，可不伴有脑挫裂伤，称为单纯性硬膜下血肿。慢性硬膜下血肿的出血来源和发病机制尚不完全清楚。好发于老年人，多有轻微头部外伤史。部分患者无外伤史，可能与营养不良、维生素C缺乏、硬脑膜出血性或血管性疾病等相关。此类血肿常有厚薄不一的包膜。

2. 临床表现　急性和亚急性硬脑膜下血肿有如下主要表现：

（1）意识障碍：伴有脑挫伤的急性复合型血肿患者多表现为持续昏迷或昏迷进行性加重，亚急性或单纯性血肿则多有中间清醒期。

（2）颅内压增高：血肿及脑挫裂伤继发的脑水肿均可造成颅内压增高，导致头痛、恶心、呕吐及生命体征改变。

（3）瞳孔改变：复合型血肿进展迅速，容易引起脑疝而出现瞳孔改变，单纯型或亚急性血肿瞳孔变化出现较晚。

（4）神经系统体征：伤后立即出现的偏瘫等征象，因脑挫裂伤所致。逐渐出现的体征，则是血肿压迫功能区或脑疝的表现。

慢性硬膜下血肿进展缓慢，病程较长，可为数月甚至数年。临床表现差异很大，大致可归纳为三种类型：①以颅内压增高症状为主，缺乏定位症状；②以局灶症状为主，如偏瘫、失语、局限性癫痫等；③以智力和精神症状为主，表现为头昏、耳鸣、记忆力减退、精神迟钝或失常。①、②两种类型易与颅内肿瘤混淆，③型易误诊为神经症或精神病。

3. 诊断　根据有较重的头部外伤史，伤后即有意识障碍并逐渐加重，或出现中间清醒期，伴有颅内压增高症状，多表明有急性或亚急性硬膜下血肿。CT扫描可以确诊，急性或亚急性硬脑膜下血肿表现为脑表面新月形高密度、混杂密度或等密度影（图4-5-4），多伴有脑挫裂伤和脑受压。

慢性硬膜下血肿容易误诊、漏诊，应引起注意。凡老年人出现慢性颅内压增高症状、智力和精神异常，或病灶症状，特别是曾经有过轻度头部受伤史，应想到慢性硬膜下血肿可能，及时施行CT或MRI检查，可确诊。CT显示新月形或半月形低密度或等密度影（图4-5-5），MRI则为短T_1，长T_2信号影。

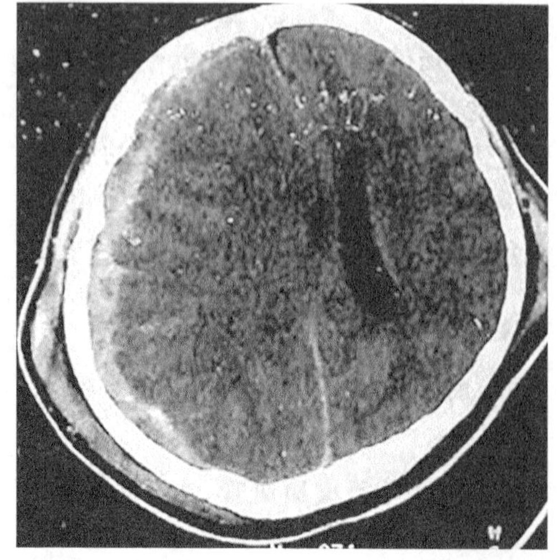

图4-5-4　急性硬膜下血肿CT扫描（右额顶）

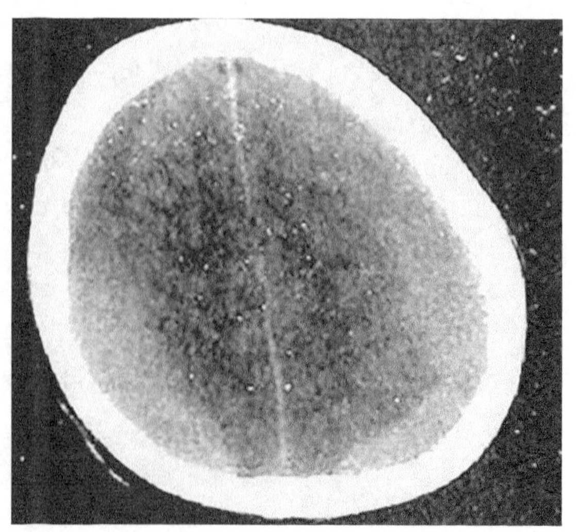

图4-5-5　慢性硬膜下血肿CT扫描（双额顶）

4. 治疗和预后 急性和亚急性硬膜下血肿的治疗原则与硬膜外血肿相仿。需要强调的是，硬脑膜外血肿多见于着力部位，而硬脑膜下血肿既可见于着力部位，也可见于对冲部位。所以，如果病情危急或条件所限，术前未做 CT 确定血肿部位而只能施行探查时，着力部位和对冲部位均应钻孔，尤其是额、颞极及其底部，是硬膜下血肿的最常见部位。此外，此类血肿大多伴有脑挫裂伤，术后应加强相应的处理。

慢性硬膜下血肿患者，凡有明显症状者，应立即手术治疗，且首选钻孔置管引流术；血肿较小者顶结处钻一小孔即可，较大者在额部再钻一孔，切开硬脑膜和血肿的壁层包膜，经骨孔置入导管于血肿腔内，用生理盐水反复冲洗直至流出液清亮为止。保留顶结钻孔处的导管，引流 2～3 天，多可治愈。

急性和亚急性硬脑膜下血肿患者的预后差于硬脑膜外血肿，因为前者大多伴有较严重的脑损伤。慢性硬脑膜下血肿患者虽多较年长，但经引流后多可获得满意效果。

（三）脑内血肿

脑内血肿（intracerebral hematoma）比较少见，在闭合性颅脑损伤中，发生率约为 0.5%～1.0%。常与枕部着力时的额、颞对冲性脑挫裂伤同时存在，少数位于着力部位。

1. 发生机制 脑内血肿有两种类型：浅部血肿和深部血肿。浅部血肿多由挫裂的脑皮质血管破裂所致，常与硬脑膜下血肿同时存在，多位于额极、颞极及其底面；深部血肿系脑深部血管破裂所引起，脑表面无明显挫裂伤，很少见。

2. 临床表现及诊断 脑内血肿与伴有脑挫裂伤的复合型硬脑膜下血肿的症状很相似，而且两者常同时存在。及时行 CT 扫描可证实脑内血肿的存在，表现为脑挫裂伤区附近或脑深部白质区内类圆形或不规则高密度影（图 4-5-6）。

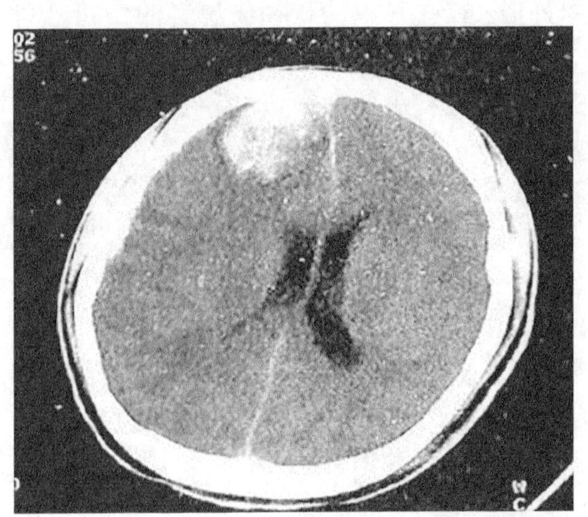

图 4-5-6 脑内血肿 CT 扫描（右额叶）

3. 治疗和预后 脑内血肿的治疗与硬脑膜下血肿相同，多采用骨瓣或骨窗开颅。在清除硬脑膜下血肿和明显挫碎糜烂的脑组织后，大多数脑内血肿即已显露，将其一并清除；对少数脑深部血肿，如颅内压增高显著，病情进行性加重，也应考虑手术，根据具体情况选用开颅血肿清除或钻孔引流术。

脑内血肿患者的预后较差，病情进展较快者死亡率高达 50% 左右。

五、开放性颅脑损伤

非火器性或火器性致伤物所造成的头皮、颅骨、硬脑膜和脑组织与外界相通的创伤统称为开放性颅脑损伤（open craniocerebral injury）。与闭合性颅脑损伤（closed craniocerebral injury）相比，除损伤原因和机制不同外，诊断和治疗也自有特点。

（一）非火器性开放性颅脑损伤

1. 致伤原因和机制 致伤物可分为两类，一类是锐器，如刀、斧、钉、锥、针等；另一类为钝器，如铁棍、石块、树枝等。锐器前端尖锐锋利，容易切破或穿透头皮、颅骨和脑膜，进入脑组织。伤道较整齐光滑，损伤主要限于局部，对周围影响很小。钝器的致伤机制可因致伤物的种类而不同，如铁棍、树枝等穿入颅内，脑损伤情况类似锐器伤；而石块等击中头部造成的开放伤，其损伤机制则类似闭合性颅脑损伤中的加速伤。

2. 临床表现

（1）意识障碍：锐器所致的脑损伤局限，很少或不引起脑震荡或弥漫性损伤，故伤后多无意识障碍。钝器所致的开放伤与闭合伤相似，除着力部位有局部脑损伤外，也伴有脑的弥散性损害，所以多数患者伤后立即出现意识障碍。如合并颅内血肿，也可出现中间清醒（好转）期的意识变化过程。

（2）脑局灶症状：因开放伤的脑局部损伤比较严重，故脑局灶症状较多见，如瘫痪、感觉障碍、失语、偏盲等。

（3）生命体征改变：锐器所致的局限性开放伤，生命体征多无明显变化。但如直接伤及脑干、下丘脑等重要结构，或钝器引起广泛性脑损伤时，生命体征可有明显改变。另外，头部开放伤口大量失血者，可出现休克征象。

（4）脑脊液、脑组织外溢：有些开放性脑损伤患者的伤口处可见脑脊液和（或）脑组织外溢。

3. 诊断 开放性颅脑损伤患者头部有伤口，甚至可见到脑脊液和（或）脑组织外溢，诊断不难。但要了解颅内损伤情况及有无继发血肿、异物存留等，还需依靠辅助检查。

一般摄颅骨正位和侧位 X 线平片，必要时摄切线位片，可以了解颅骨骨折的类型和范围，颅内是否有骨碎片。如有致伤物嵌于颅腔内，可根据其进入的深度和位置，推测可能损伤的结构，作为手术的参考。CT 可以确定脑损伤的部位和范围及是否继发颅内血肿、脑水肿或脑肿胀，可以对存留的骨折片或异物作出精确的定位。

4. 治疗 开放性颅脑损伤的治疗，与闭合性颅脑损伤有许多相似之处，如严密观察病情，保持呼吸道通畅，防治脑水肿或脑肿胀等，但也有其特点。

（1）防治休克：闭合伤引起休克者少见，但开放性颅脑损伤因创伤部位出血过多而造成的出血性休克比较常见。因此，迅速控制出血，补充血容量，纠正休克，十分重要。

（2）对插入颅腔的致伤物的处理：对插入颅腔的致伤物，不可贸然撼动或拔出，以免引起突然的颅内大出血。应将患者送至有条件的单位，在对致伤物可能伤及颅内重要结构（血管等）有所预测并做好充分准备的情况下，才可在术中将致伤物小心取出。

（3）突出脑组织的保护：有时由于创伤和骨折范围较大，破碎脑组织外溢或脑组织经伤口突出较多见。这对缓解急性颅内压增高有利，但同时增加了感染的机会。急救处理时应注意保护突出的脑组织。

（4）清创手术：开放性颅脑损伤应争取在 6～8 小时内施行清创术，在无明显污染并应用抗生素的前提下，早期清创的时限可延长到72小时。术前应认真分析颅骨X线平片和CT，仔细检查伤口，充分了解骨折、碎骨片及异物分布、脑挫伤和颅内血肿等情况。清创由浅入深、逐层进行，彻底清除头发、碎骨片等异物，吸出血肿和破碎的脑组织，彻底止血。硬脑膜应严密缝合，如有困难，可取自体帽状腱膜下或颞肌筋膜修补；最后缝合头皮。术后加强抗感染。

如开放伤累及侧脑室，术中应尽可能清除脑室中的血块、脑碎屑和异物等。累及静脉窦时，术前需准备2000～3000ml血液，以及必要时进行静脉窦修补的器材，才能进行清创。累及鼻窦时，清创术中应严密修复硬脑膜，并处理好受损伤鼻窦。

（二）火器性颅脑损伤

火器性颅脑损伤（missile craniocerebral injury）在战时常见，平时亦有发生，仅次于四肢伤，但死亡率居首位。

1. 分类 火器性颅脑损伤有诸多分类方法，但多较繁琐，下列方法较为简单实用：

（1）头皮软组织损伤：有头皮损伤，颅骨完整，少数患者局部脑组织可能有挫碎。

（2）非穿透伤：有头皮损伤和颅骨骨折，硬脑膜尚完整，脑组织多有挫裂伤，甚至形成颅内血肿。

（3）穿透性：有头皮伤和颅骨骨折，硬脑膜破裂，脑组织损伤较严重，常合并血肿。此类损伤根据损伤发生形式又分为以下3种：

1）盲管伤：致伤物由颅骨或颜面部射入，停留于颅腔内。一般在入口或伤道近断有许多碎骨片，致伤物位于伤道最远端。有时致伤物穿过颅腔，冲击对侧的颅骨内板后弹回，折返一段距离后，停留在脑内，称为反跳伤，脑组织的损伤多较严重。

2）贯通伤：致伤物贯通颅腔，有入口和出口，入口脑组织内有许多碎骨片，出口骨缺损较大。由于伤道长，脑的重要结构和脑室常被累及，损伤严重。

3）切线伤：致伤物与颅骨和脑呈切线性擦过，脑内无致伤物。颅骨和脑组织呈沟槽状损伤，常有许多碎骨片散在浅部脑组织中（图4-5-7）。

2. 损伤机制和病理 火器伤的损伤情况与致伤物的性状、穿行速度、大小密切相关。现代枪弹速度高，弹头尖且圆滑，穿透力强，容易造成贯通伤；弹片不规则，穿透力较弱，容易引起盲管伤。致伤物射入颅腔内，造成的脑组织损伤可分为以下几种。

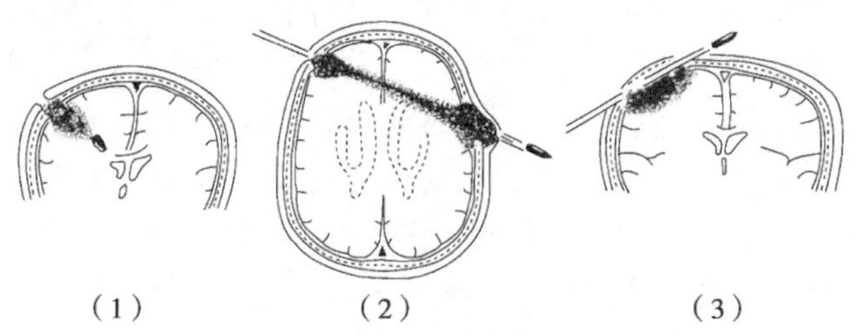

图4-5-7 颅脑穿透伤

（1）盲管伤；（2）贯通伤；（3）切线伤

（1）管道性损伤：任何致伤物进入颅腔后，均可造成长短不一的脑组织损伤伤道，损伤程度与致伤物种类、速度、大小有关。小弹片、低速子弹等穿入颅腔后，脑损伤一般比较局限。但若伤及脑干、下丘脑等重要结构和大血管，则后果严重。脑伤道按损伤程度和性质分为3层：①脑破坏区，系伤道的中心部分，脑组织损伤严重，坏死液化的脑碎屑与血凝块混杂在一起，有时经伤口外溢。②脑挫伤区，在破坏区周围，脑组织有点状出血和水肿，不易完全恢复。③脑震荡区，在挫伤区周围，为伤道的外层，肉眼观察无显变化，伤后短期内可逐渐恢复。

（2）膨胀性损伤：高速致伤物进入颅腔内，除造成管道性损伤外，还可因其穿过脑组织的瞬间产生的膨胀而造成全脑的弥漫性损害。严重时，脑和脑干功能衰竭，患者多在伤后短期内死亡。

3. 临床表现

（1）意识障碍：低速致伤物（如弹片）造成的脑损伤较局限，伤后立即出现的意识障碍较闭合性颅脑损伤少。但高速致伤物（如枪弹）容易引起弥散性脑损伤，伤后意识丧失的发生率较高。如伤后出现进行性意识障碍，应考虑颅内血肿的可能。

（2）生命体征变化：重型火器性颅脑损伤患者，伤后多有生命体征变化，伤及脑干生命中枢者，可迅速出现中枢性呼吸、循环衰竭。伤后呼吸深慢、脉缓有力、血压升高，是颅内压增高的表现，提示有颅内血肿或严重脑水肿。

（3）瞳孔变化：伤后逐渐出现一侧瞳孔散大，对光反应消失，系小脑幕切迹疝的征象，应考虑颅内血肿。双侧瞳孔散大固定，提示脑干受累严重，已处于濒危阶段。

（4）脑局灶症状：伤后立即出现的肢体单瘫或偏瘫，是皮质运动区或其传导束直接损伤的结果。随后出现的瘫痪或瘫痪程度加重，多提示有伤道内血肿形成。顶部切线或穿透伤，损伤矢状窦及其附近运动区，可引起截瘫、三肢瘫或四肢瘫。

4. 诊断 火器性颅脑损伤的诊断与其他颅脑损伤相仿，但特别强调头面部伤口和合并伤的检查。射入口虽小，患者负伤后甚至可行走，但仍可能是颅脑穿透伤；伤口有脑脊液或脑组织碎屑外溢者，即可确诊为穿透伤；既有入口，又有出口，即为贯通伤。弹片、珠弹等除伤及颅脑外，还可损伤其他部位，需作仔细的周身检查。颅脑火器伤患者应常规摄颅骨正位和侧位X线平片，以了解骨折情况，明确异物的种类、数目、大小和位置。如为枕部或颅后窝穿透伤，应摄枕30°（汤氏位）片；凹陷性骨折者需摄切线位片；眼眶穿入伤，应摄顶眶位（柯氏位）片。CT对诊断十分有帮助，可了解伤道、脑挫裂伤部位和范围、颅骨骨折、骨碎片和异物的分布，以及有无颅内血肿、脑脓肿等。

5. 治疗

（1）急救：火器性颅脑损伤发病急，病情重，变化快，应尽力抢救。危重患者在现场、转送途中或急诊入院时，应在检诊的同时实施紧急救治：①包扎伤口，减少出血，有脑膨出时，注意保护。②昏迷患者应采取侧俯卧位，及时清除口、鼻、气管内的血液、呕吐物或分泌物，必要时做气管插管，以确保呼吸道通畅。③对休克患者，在抗休克治疗的同时，迅速查明引起休克的原因（头部伤口失血过多、胸腹脏器伤、骨折等），并做相应的处理。

（2）早期清创：目的是将污染、出血、内有破碎的脑组织和异物的开放性损伤，变成洁净、止血彻底、无异物的闭合性损伤。早期清创力争在伤后数小时到24小时内进行，在应用抗生素的情况下，也可延长到48小时或72小时。清创的基本原则是彻底，方法与非火器性开放伤相似。头发、碎骨片、泥沙、帽子碎片、碎化脑组织和血肿应予以彻底清除，在不增加脑损伤的情况下，摘除或用磁性导针吸出伤道内或其附近的金属异物。清创结束后，严密修复硬脑膜和缝合伤口。术后加强抗感染和抗癫痫治疗。

（3）其他：治疗与闭合性颅脑损伤相同。

第六章

口腔、颌面、颈部创伤

一、口腔颌面部创伤

口腔颌面部是人体的暴露部分，易受损伤，是口腔颌面部常见病。由于该部位是呼吸道和消化道的开口所在，又是人体重要感官集中的区域，该部位的损伤不仅可以引起机体组织器官不同程度的反应和功能障碍，而且常造成外形的缺陷甚至毁损，造成严重的心理创伤。因此，口腔颌面部创伤的正确救治十分重要，其追求的效果不仅在于挽救生命，而且要将伤员的功能和外形尽可能恢复到伤前水平。这就是口腔颌面部创伤救治中功能与外形并重的基本原则。

（一）概述

口腔颌面部损伤的原因很多，平时多为交通事故和工伤，还有日常生活和社会交往的意外跌打损伤等，战时则以火器伤为主。值得注意的是，在高科技战争和恐怖事件中，平民火器伤的发生率有明显的上升，特别是矿山爆炸伤。人体是统一的整体，任何局部的损伤，均可引起不同程度的全身反应。口腔颌面部的多处伤、多发伤以及不同致伤因素造成的复合伤使伤情变得复杂，在救治过程中必须做全面系统的检查，分清轻重缓急，首先抢救生命，然后尽早请专科介入，以免延误治疗时机，造成不应有的后果。口腔颌面部创伤的救治，除需要了解和掌握损伤的共性和处理原则外，尚需掌握口腔颌面部损伤的特点以及救治原则和技能。

（二）损伤的特点

1. **血运丰富，易形成血肿**　口腔颌面部血运丰富，组织再生修复和抗感染的能力很强。因此，伤后48小时或更长时间的伤口，只要没有明显的化脓感染，在清创后，仍可做一期缝合。但是由于血运丰富，伤后一般出血较多，容易形成血肿，作为创伤反应的组织肿胀出现的早而明显；在口底、咽旁、舌根等部位，可因血肿、水肿、组织移位、舌后坠、血凝块、分泌物或异物等阻塞气道而影响呼吸通畅，甚至窒息，必须予以特别重视。

2. **腔窦多，易发生感染**　口腔颌面部腔、窦多，如鼻腔、口腔、鼻窦等，腔窦内常存在一定数量的病原菌。伤口常与这些腔窦相通，容易引起感染；故在清创时，应尽早关闭这些与腔窦相通的创口，以减少感染机会。

3. **咬㕵关系错乱**　颌骨上有牙，颌骨骨折发生骨折段移位时，则引起咬㕵关系错乱，导致咀嚼功能障碍。咬㕵关系错乱是诊断颌骨骨折的重要依据之一。因此，在治疗颌骨骨折时，应以恢复正常咬㕵关系为重要标准，而牙常被用作固定颌骨骨折的基础。另外，在高速撞击伤中被打折的牙或脱位的牙以及碎骨片可能成为“二次弹片”，加重周围组织损伤和增加感染的机会。

4. 饮食受限 口腔是消化道的入口，损伤后常妨碍正常进食，需选用正确的进食方法和食物，以维持伤员的营养。进食后应清洗口腔，注意保持口腔卫生，预防伤口感染。

5. 机械阻塞，诱发窒息 口腔颌面部又是呼吸道的上端，损伤时最容易发生机械性阻塞，故在抢救伤员时首先应保持呼吸道通畅，预防窒息和误吸。

6. 移位、变形，形成瘢痕挛缩畸形 鼻部、唇部、舌、睑部、眶部和颊部开放性损伤时，如处理不当，伤口愈合后可发生不同程度的组织和器官的移位和变形以及瘢痕挛缩畸形。因此，在处理颌面部伤口时，尽量保留有存活可能的组织，进行精确的对位缝合是非常重要的。

7. 邻近腺体、神经受损 颌面部有腮腺、面神经和三叉神经等组织。如腮腺受伤，可并发涎腺瘘；面神经损伤，可出现面瘫；三叉神经损伤，则可出现相关区域的麻木。

8. 合并颅脑损伤 颌面部紧邻颅脑，严重的颌面部损伤常合并颅脑伤，如颅骨骨折、脑震荡、脑挫裂伤、颅内血肿、颈椎骨折等；并发颅底骨折时，可发生脑脊液鼻漏和耳漏，在抢救时必须注意鉴别。

（三）损伤的急救处理

1. 解除窒息

（1）窒息原因：可分为阻塞性窒息和吸入性窒息两大类。

1）阻塞性窒息（obstructive asphyxia）：①异物阻塞：如血凝块、骨碎片、牙碎片，以及各类异物均可阻塞呼吸道而发生窒息。②组织移位；如下颌骨颏部粉碎性骨折或下颌体两侧同时骨折时，下颌骨体部前份的骨折段受降颏肌群（颏舌肌、颏舌骨肌和下颌舌骨肌等）的牵拉移位，舌整体向后下方移位，压迫会厌而造成窒息。在上颌骨发生开放性横断骨折时，上颌骨因重力、撞击力作用和软腭肌牵拉等因素向后下方移位而堵塞咽腔，引起窒息（图 4-6-1）。③气道狭窄：口底、舌根和颈部在损伤后形成血肿、严重的组织反应性肿胀均可压迫上呼吸道而发生窒息。对于面部烧伤的伤员，还应注意其可能吸入灼热气体而使气管内壁发生水肿，导致管腔狭窄引起窒息。④活瓣样阻塞：受伤的黏膜盖住了声门而引起的吸气障碍。

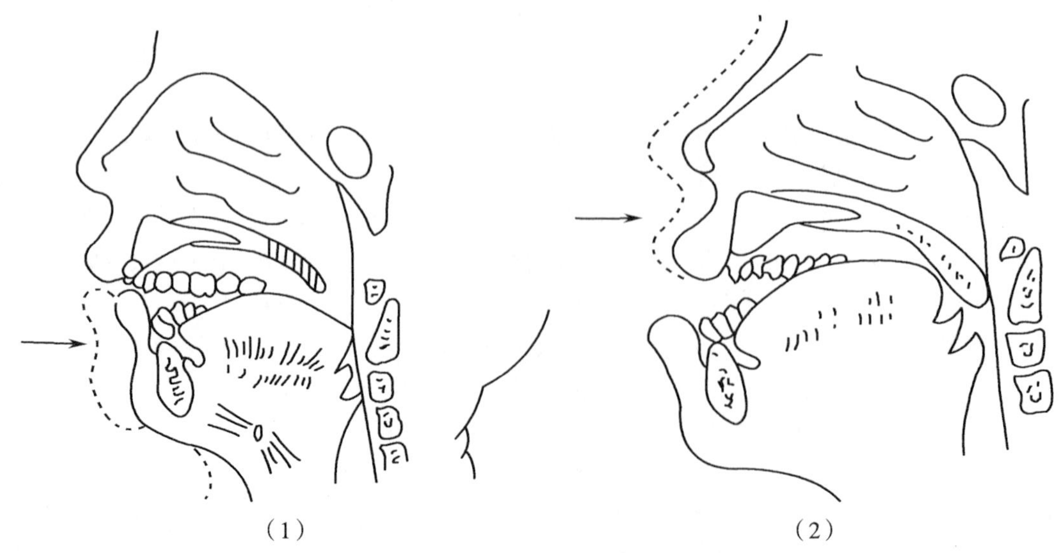

图 4-6-1 组织移位引起窒息

（1）下颌骨后移位和舌后坠堵塞咽腔；（2）上颌骨骨折断向下后方移位，软腭下坠堵塞咽腔

2）吸入性窒息（inspiratory asphyxia）：昏迷的伤员，直接把血液、唾液、呕吐物或异物吸入气管、支气管、甚至肺泡引起窒息。

（2）临床表现：前驱期症状是患者烦躁不安、出汗、鼻翼翕动、吸气长于呼气或出现喉鸣；严重时出现发绀、三凹征（吸气时胸骨上窝、锁骨上窝、肋间隙深陷）、呼吸急促而表浅；继之出现脉弱、脉快、血压下降、瞳孔散大。如不及时抢救，可致昏迷，呼吸、心跳停止而死亡。

（3）急救：窒息是口腔颌面部伤后的一种危急并发症，严重威胁伤员的生命。急救的关键在于早发现，及时处理。如已出现呼吸困难，更应争分夺秒，立即进行抢救。对于因各种异物堵塞咽喉部窒息的患者，应立即用手指（或裹以纱布）掏出，或用塑料管吸出堵塞物；同时改变体位，采用侧卧或俯卧位，继续清除分泌物，以解除窒息；对于因舌后坠引起窒息，应迅速撬开牙列，用舌钳或巾钳把舌牵向口外。即使在窒息缓解后，还应在舌尖后 2cm 处用粗线或别针穿过全层舌组织，将舌牵出（图 4-6-2），并将牵线固定于绷带或衣服上，同时托下颌角向前，保持头偏向一侧，或俯卧位，便于分泌物外流。上颌骨骨折及软腭下坠时，可用夹板、木棍、筷子等，通过两侧上颌磨牙，将下坠的上颌骨托起，并固定在头部的绷带上（图 4-6-3）；对于口咽部的肿胀，可安置不同型号的通气管。如情况紧急，又无适当的通气管，应立即用 15 号以上的粗针头由环甲膜刺入气管，以解除窒息，随后行气管切开术。如呼吸已停止，应立即做气管内插管，或做紧急环甲膜切开术，进行抢救，待伤情平稳后再行气管切开术。对于活瓣样阻塞，应将下垂的黏膜活瓣缝回原处或者剪掉，必要时行气管切开术。对吸入性窒息，应立即进行气管切开，迅速吸出气管内分泌物及其他异物，恢复呼吸道通畅。对这类患者应注意防止并发症的发生。

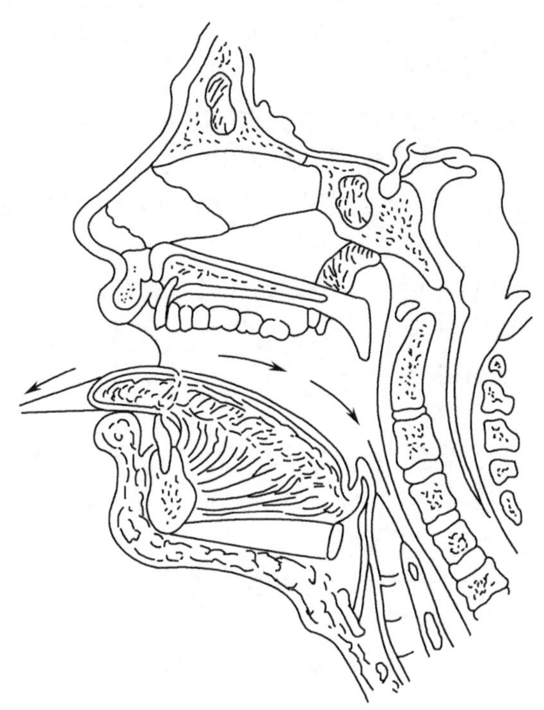

图 4-6-2 用粗丝线将舌牵出口外以解除窒息

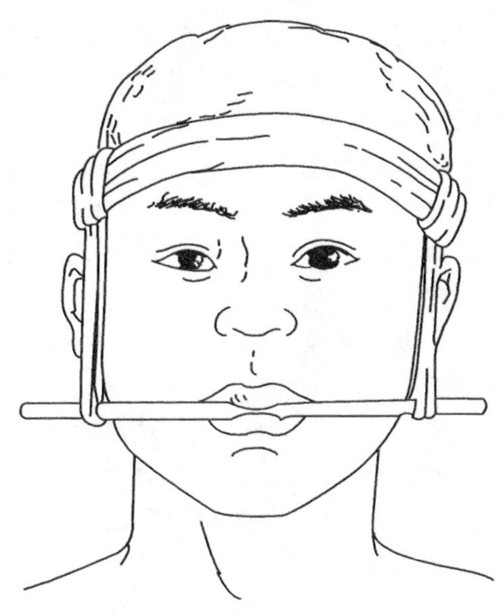

图 4-6-3 简易上颌悬吊法

2. **止血**　对于出血的急救，应根据损伤部位、出血的性质（毛细血管渗血、静脉出血、动脉破裂出血）和现场条件采取相应的措施。

（1）指压出血：在紧急情况下，可用手指将出血部位主要动脉的近心端，压迫于附近的骨骼上，暂时性止血，然后需用其他方法进一步止血。如在耳屏前，用手指压迫颞浅动脉于颧弓根部，以减少头顶及颞部的出血；在咬肌前缘压迫面动脉于下颌骨上，以减少颜面部的出血；在胸乳突肌前缘与舌骨大角交界处稍下方压迫颈总动脉于第6颈椎横突上，可减少头颈部大出血等（图4-6-4）。但此举有时可引起心动过缓、心律失常，因而非紧急时一般不用。

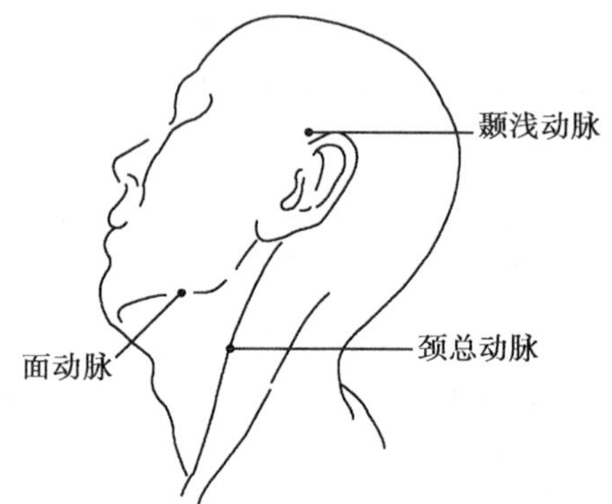

图4-6-4　指压止血部位示意图

（2）包扎止血：适用于头皮、颜面等处的毛细血管和小动静脉的出血。先将移位的组织大致复位，在创口表面盖上敷料，用绷带加压包扎。包扎的压力要适当，否则可能会影响呼吸道的通畅。

（3）填塞止血：有组织缺损和洞穿性创口者，可用纱布填塞，外面再用绷带加压包扎。在颈部或口底创口内填塞时应注意保持呼吸道通畅，防止压迫气管发生窒息。对鼻道出血的患者，在明确无脑脊液漏时，可用油纱布填塞鼻道；效果不好时，可加用后鼻孔止血法。

（4）结扎止血：在创口内结扎出血的血管或在远处结扎出血动脉的近心端，止血效果确切可靠。颌面部严重的出血，如局部不易止血，可结扎颈外动脉。在紧急情况下可用止血钳夹住血管后，连同血管钳一起包扎后送。

（5）药物止血：局部应用粉、胶、海绵、纤维等止血剂或凝血酶，要使药物与出血创面直接接触，并用纱布加压包扎。全身作用的化学止血药如酚磺乙胺（止血敏）、对羧基苄胺、卡巴克洛（安络血）等均可作为辅助用药，以加速血液的凝固。

3. **伤口的包扎**　包扎是急救过程中非常重要的一个步骤，包扎有压迫止血、暂时性固定、保护创面、缩小创面、减少污染、减少唾液外流、止痛等作用。颌面部受伤后常用的传统包扎方法有三角巾风帽式包扎法、三角巾面具式包扎法、头颌绷带十字形包扎法、四尾带包扎法等（图4-6-5）。

4. **伤员的运送**　运送伤员时应注意保持呼吸道通畅。对昏迷的伤员，应采用俯卧位，额部垫高，使口鼻悬空，以利于引流和防止舌后坠。一般伤员可采用侧卧位，避免血凝块及分泌物堆积在咽部（图4-6-6）。运送途中，应严密观察伤员全身和局部情况，防止发生窒息和休克等危急情况。

5. **防止感染**　口腔颌面部损伤的创面常被污染，甚至嵌入砂石、碎布等异物以及自身软硬组织碎片。感染对伤员的危害有时比原发损伤更为严重。因此，及时而有效地预防感染至关重要。在有条件进行清创手术时，应尽早进行。在无清创条件时，应及时包扎伤口，以隔绝感染源。伤口应尽早使用抗生素预防感染。少数伤员在使用抗生素的同时，还可同时给予地塞米松，以防止局部过度肿胀。对于有颅脑损伤特别是有脑脊液漏出的伤员，可采用易透过血脑屏障进入脑组织后能达到有效浓度的药物，如磺胺嘧啶、大剂量青霉素等。对于伤口被泥土污染的伤员，应及时注射破伤风抗毒素。

关于休克、颅脑损伤的急救处理，可参看相关章节，此处不再赘述。

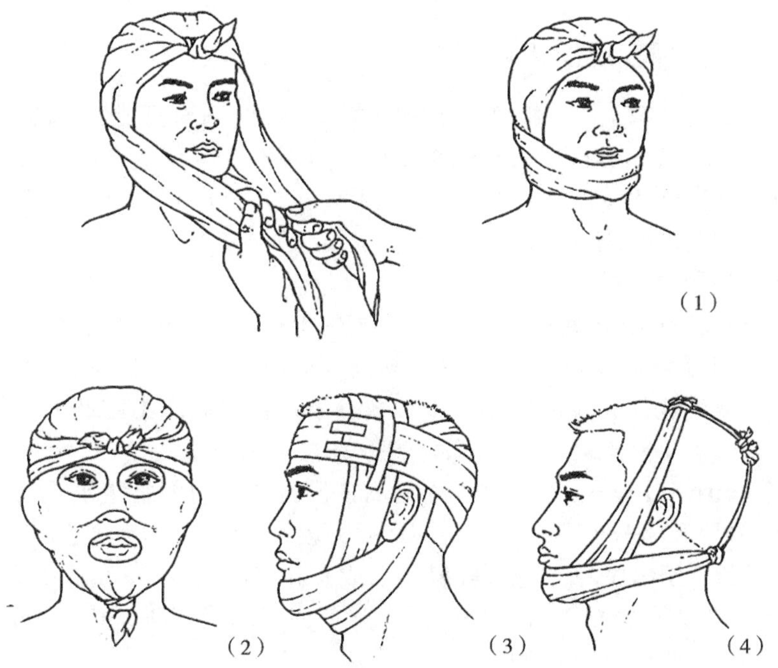

图 4-6-5 颌面部创口包扎法

（1）三角巾风帽式包扎法；（2）三角巾面具式包扎法；
（3）头颌绷带十字形包扎法；（4）四尾带包扎法

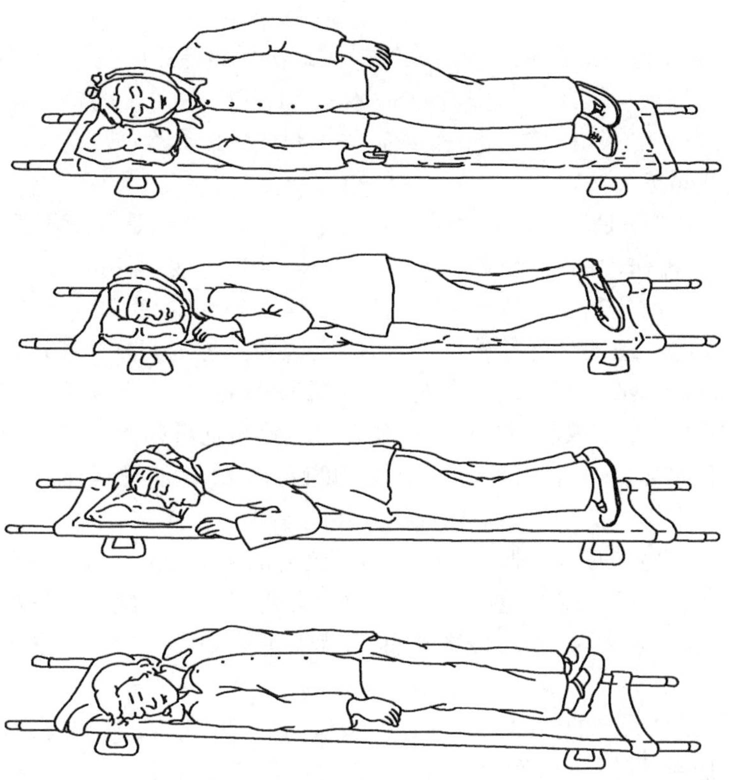

图 4-6-6 颌面部伤员运送的体位

二、口腔颌面部软组织损伤

口腔颌面部血运丰富，具有伤口愈合快的优势，因此，对有可能存活的软、硬组织，早期缝合的适应证更广，甚至包括已游离的组织应予以保存和复位缝合。此外，颌面部损伤后初期处理时间没有明确规定，主要根据处理前伤口的状态来决定，如果伤口没有严重感染，伤后3天内都可以进行清创缝合，这与其他部位伤的处理有明显不同。

（一）闭合性损伤

1. **擦伤**（abrasion wound）　面部擦伤多发生于较为突出的部位，如颏、额、颧、鼻、唇等。临床表现主要是表皮破损，并有少量渗血和疼痛，创面上常附有沙砾或其他异物。

治疗原则：清洗创面和预防感染。多数情况下可任由创面暴露而无需包扎，待其干燥结痂、自行愈合。如发生感染，应行湿敷，一般1周左右即能愈合。

2. **挫伤**（contused wound）　挫伤系没有皮肤开放伤口的软组织损伤，不仅是皮下组织，而且肌肉、骨膜和关节也可同时受伤。在暴力较大的情况下，伤处的小血管和小淋巴管发生破裂，常导致组织出血，形成瘀斑，甚至形成血肿，较大的血肿可以继发感染，还可能形成脓肿。颞下颌关节发生挫伤后，可发生关节内或关节周围出血、疼痛、开口受限或错𬌗，还可因血肿纤维化而导致关节强直。

治疗原则：止血、镇痛、预防感染、促进血肿吸收和功能的恢复。局部血肿首先应止血，在早期可用冷敷和绷带加压包扎；在止血后可用热敷或理疗，以助血肿消散吸收。如血肿较大或颞下颌关节囊内出血，止血后可在无菌条件下，用粗针头将血液抽出，然后加压包扎。如血肿压迫上呼吸道或血肿继发感染，应手术切开，清除血凝块和感染物，同时用抗生素控制感染。

3. **蜇伤**　为蜂、蝎等昆虫的毒刺造成的损伤。伤后局部红肿明显，疼痛剧烈。

治疗原则：先用镊子取出刺入皮内的毒刺，局部用5%～10%的氨水涂擦，以中和毒素。也可外敷清热解毒的中药，如夏枯草等；或行局部封闭，以减轻肿痛。

（二）开放性损伤

1. **挫裂伤**　挫裂伤是较大机械力量的钝器伤，伤口的特点是创缘不整齐，裂口较大，创缘周围的皮肤常有擦伤，并有发绀色坏死组织，还可伴发开放性骨折。

治疗原则：清创时应刮除没有出血的坏死组织，修整创缘，彻底止血，常做减张缝合，充分引流。如伴发骨折，应同时处理骨折。若有组织缺损，可同期整复和待后期整复。

2. **刺伤**（incised wound）　由尖锐的刀、锥、钉、笔尖、树枝等物的刺入而发生。伤口常为小入口，深伤道，多呈盲管状，也可以是贯通伤。致伤物可刺入口腔、鼻腔、眶内，甚至深达颅底；可能损伤重要的血管神经；深入骨面的刺入物末端可能折断而存留在组织内；衣服碎屑、沙土及病原菌均可被带入伤口内而引起继发感染。

治疗原则：清创时应彻底清除异物和止血，应用抗生素预防感染。为取出深部异物、修复神经或彻底止血，必要时需扩创。对于颈部大血管附近的异物，要在做好预防继发性出血准备的前提下摘除异物，切不可轻率从事；否则，可能造成致命的大出血。此点必须引起高度警惕。

3. **切割伤**　是被锋利的刃器、玻璃片等割伤。伤口特点是边缘整齐。如切断致命血管，则出血严重；如切断面神经，可造成面瘫；如切断腮腺导管，可造成涎腺瘘。

治疗原则：切割伤如无感染，缝合后可望一期愈合。遇有面神经分支或腮腺导管被切断时，应尽可能在清创时立即进行神经或导管吻合。

4. **撕裂伤**（lacerated wound）　较大的机械力量造成组织撕裂或撕脱。如长发卷入机轮中，即可发生大块头皮撕脱。伤口特点是边缘不整齐，出血多，常伴有肌肉、血管、神经和骨骼暴露，容易继发感染。

治疗原则：撕裂伤应及时清创、复位缝合。如撕脱的组织有血管可行吻合者，应即刻吻合血管行再植术；如组织已有缺损，应待感染控制后尽早进行皮肤移植，消灭创面。大面积撕脱的组织如不能再植，可以进行吻合血管的游离组织移植。

5. **砍伤**　砍伤为较大机械力的利器所致的损伤。伤口的特点是创口较多，深浅不等，多伴有挫伤、开放性粉碎骨折等。

治疗原则：细致清创，探查神经、导管等重要结构的损伤，尽量保留可以保留的组织，复位缝合。

6. **咬伤**（bite wound）　常见被犬、鼠、猪等动物咬伤，被人和野生动物咬伤也不罕见。伤口创缘常有咬痕，组织常有撕裂，甚至撕脱。犬咬伤可能导致狂犬病。

治疗原则：首先应彻底清洗创面，用含有抗生素的溶液湿敷，控制感染。对眼睑、耳、鼻、唇、舌等处，即使组织大部分游离，也应尽量原位缝合。完全离体的上述组织，最大直径小于 2cm 时，在没有感染的情况下，伤后 6 小时内可用生理盐水 50ml 加入 16 万单位庆大霉素的稀释液浸泡 30 分钟；然后，将其边缘修剪整齐，形成新创面，对位原位缝合，仍有可能愈合。对已有的缺损，一般应待新生肉芽组织生长后，先行游离植皮、消除创面，遗留畸形可在后期处理。如为犬咬伤，应酌情注射狂犬病疫苗。

7. **颜面部烧伤**　面部烧伤在战时与和平时均常见。颜面部烧伤除具有一般烧伤的共性外，也有一定的特殊性。

治疗原则：应遵循全身与局部相结合的原则，并注意颜面部烧伤的特点，全身治疗与外科相同。Ⅰ度烧伤局部创面无需处理。Ⅱ度烧伤主要是防治感染。Ⅲ度烧伤，清创后应待创面肉芽组织生长，尽早进行刃厚皮片移植以消灭创面。还应注意固定头颈部成仰伸位，以防止瘢痕粘连造成的颊颈挛缩。

（三）面部几个特殊部位软组织损伤的处理特点

1. **颊部损伤**　原则上应尽早关闭伤口，注意预防张口受限，特别是磨牙后区的损伤。①如无组织缺损，应将黏膜、肌肉、皮肤分层相对缝合。②皮肤缺损较多而口腔黏膜无缺损或缺损较少者，应立即缝合口腔黏膜，消除口内外贯通伤口，皮肤缺损在无感染的情况下，应立即转瓣修复；如皮肤缺损较多，应力争做带蒂皮瓣或游离皮瓣移植，遗留的畸形后期再行矫正。③如穿通口腔黏膜以及口外皮肤均有大面积缺损，可将创缘皮肤和口内黏膜相对缝合（图 4-6-7），遗留的洞穿缺损待后期整复。

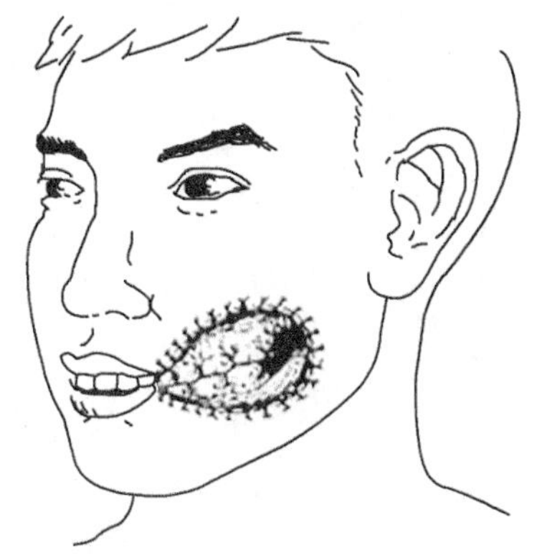

图 4-6-7　颊部贯通伤有较大组织缺损的缝合法

2. **鼻部损伤**　①鼻部软组织撕裂伤，如无组织缺损，应按正常的解剖位置做准确对位缝合；如组织缺损不大，创面无感染，应立即转瓣或游离植皮关闭创面。②组织缺损过大，有时还伴有软骨和软组织的缺损，在清创缝合时，需将软骨置于软骨膜中，再行缝合皮肤，切忌暴露软骨。骨创面也应尽力关闭，遗留畸形待后期修复。③在清创缝合时，应特别注意鼻腔的通畅，可以用与鼻孔相应口径的管子，裹以碘仿纱布支撑鼻孔，以免鼻道阻塞，引起呼吸障碍，并防止鼻孔瘢痕挛缩。

3. **唇部损伤** ①唇部的撕裂伤，特别是全层撕裂时，在清创后特别注意缝合口轮匝肌，恢复其连续性；然后按正常的解剖学形态（如唇弓、唇峰），准确对位缝合皮肤黏膜。②唇部的贯通伤有时内口大、外口小，通道内有时还存留牙碎片。清创时应先缝合黏膜，然后再冲洗，最后缝合皮肤，以减少感染机会。③唇部损伤缺损大者，切忌强行拉拢缝合，以免引起开口受限。如条件许可，应立即用唇周围组织瓣转移修复，遗留的小口畸形或缺损留待后期整复。

4. **腭部损伤** 多见于儿童，也可见于成人。①腭部损伤如无组织缺损，清创后应立即对位缝合，较小的损伤也可不缝合；②腭部损伤如有组织缺损而致口鼻腔相通，不能直接缝合时，应转移邻近粘骨膜瓣以关闭通口（图 4-6-8）。

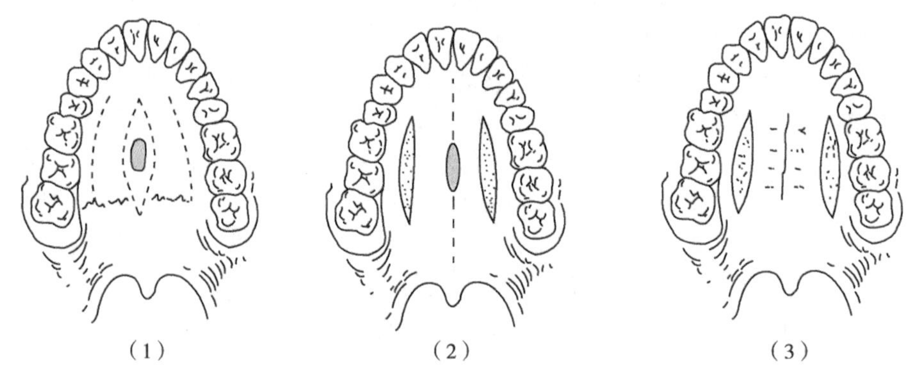

图 4-6-8 腭部穿通伤缝合法

（1）贯通伤部位急松弛切口；（2）潜行分离后向中部移位；（3）缝合

5. **舌部损伤** ①舌部创口有组织缺损时，缝合时应最大限度保持舌的纵行长度（图 4-6-9），以免功能障碍；②舌腹部的创面，在清创缝合时为避免与口底和牙龈粘连，应先缝合舌组织，其余创面可视情况进行转瓣或游离植皮以关闭创面；③舌组织较脆，缝合时应采用大针粗线，进针点应距离创缘至少 5mm 以上，并多带深层组织和做褥式缝合。

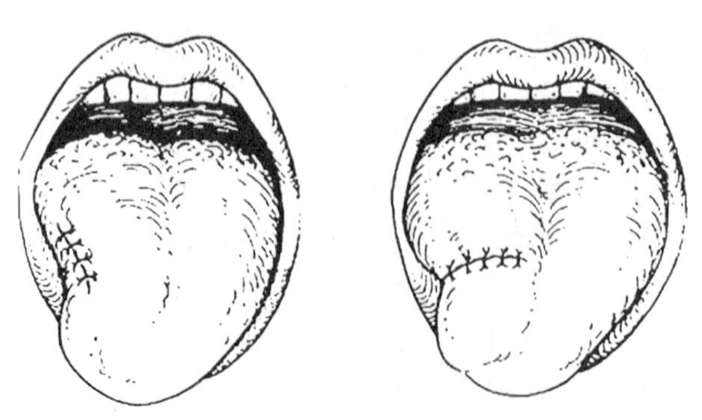

图 4-6-9 舌损伤的缝合

6. **眉、睑部损伤** 眉损伤在清创后应及时做准确对位缝合，避免出现眉毛的断裂和上下错位畸形。在清创缝合时，睑部的损伤应尽量保持上睑的垂直长度（图 4-6-10）；如有组织缺损，应在无感染的情况下立即进行全厚皮片移植术，避免日后睑外翻畸形。注意当眼睑撕裂伤及睑缘时，必须准确对位，妥善缝合，以免发生睑缘内翻或外翻畸形。

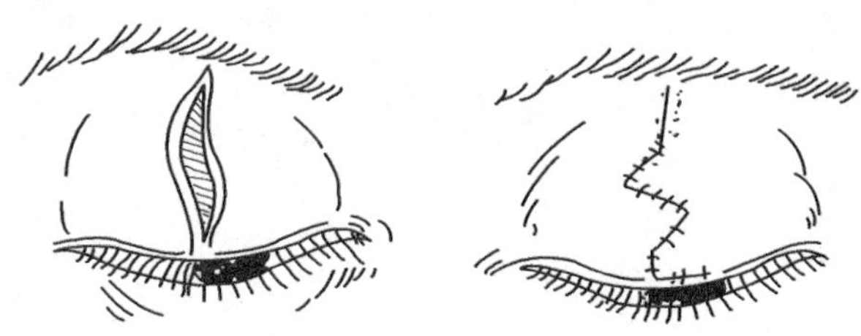

图 4-6-10 上睑创口的 Z 成形缝合法

7. **腮腺及腮腺导管损伤** 清创时应将损伤的腺泡缝扎，并缝合腮腺咬肌筋膜，严密缝合皮下组织和皮肤，局部加压包扎。腮腺导管损伤时，应及时找出两断端，经腮腺导管开口插入细的腰穿管，然后吻合导管断端及周围组织。腰穿管固定于口腔黏膜上，防止脱出，保持 10 天左右，待断端愈合后抽出。如有导管缺损而吻合困难时，可就近取一段静脉行导管再造术，或将导管的腺体侧断端结扎，配合腮腺区加压包扎，使用药物抑制腺体分泌，使腮腺萎缩而达到治疗目的。

8. **面神经损伤** 颜面部开放性损伤应检查面神经功能，发现面瘫体征。清创时应探查面神经分支，如发现神经断裂而无神经缺损时，应在适当减张处理后行神经吻合术；如有神经缺损或神经断端吻合仍有张力时，可就近切取耳大神经行神经移植术，以免贻误治疗时机，造成晚期修复困难。神经吻合和神经移植术的要点是无张力缝合和准确对位。

（四）口腔颌面部火器伤

口腔颌面部火器伤是由子弹、弹片、铁砂或其他碎片高速穿透组织造成的严重损伤，牙齿和颌骨可作为“二次弹片”而加重损伤程度，常见粉碎性骨折和骨缺损。此类创伤的伤口多样，形式各样，伤道复杂，非贯通伤多见，并常有异物存留，容易损伤面颈部的致命血管，造成严重出血，清创时还易发生继发性大出血。伤口感染也较其他损伤严重。对于贯通伤可以从伤口入 / 出口判断致伤性质，一般高能、高速小弹片致伤时入口大于出口，低能、低速的致伤物则入口小于出口。

在高科技战争中，由于大量使用远程高精度制导武器攻击军事目标，对平民的伤害主要为爆炸伤；恐怖袭击主要以平民为目标，所谓“市民伤”已成为现代化战争的一个特点。因此，各级医院应当重视火器伤的诊治。

治疗原则：口腔颌面部火器伤由于致伤因素复杂，伤道周围又分为坏死区、挫伤区和震荡区；坏死区和挫伤区不易区分，因此处理比较特殊。清创时切除坏死组织一般不超过 5mm，这与普通创伤和其他部位伤的处理是不同的；清创时要敞开创面，清除异物，彻底止血，充分引流，尽早使用抗生素控制感染。伤后 2～3 天如无感染征象，进一步清创后可做初期缝合。对于严重肿胀或因大量组织缺损而难以做到初期缝合的伤口，可定向减张缝合以缩小创面（图 4-6-11）。对于有与骨膜相连的骨折片，应尽量保留，在延期缝合时做妥善固定。对于深部非贯通伤，缝合后必须引流。如有创面裸露，则用抗生素溶液湿敷，待新鲜肉芽组织形成后尽早用皮瓣技术修复。

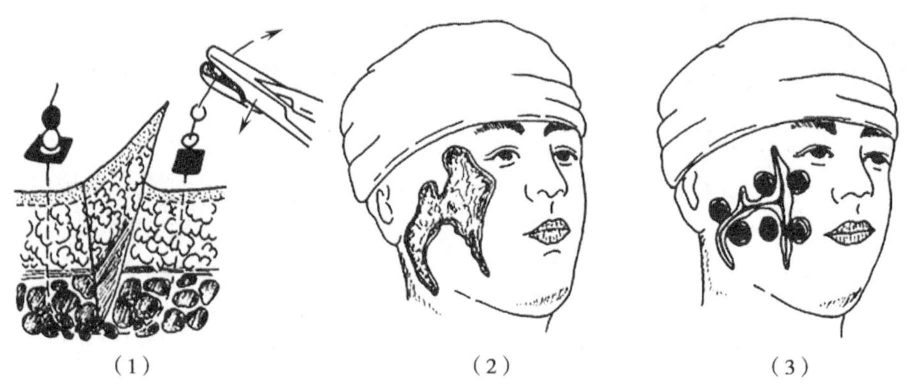
（1）　（2）　（3）

图 4-6-11　金属丝定向减张缝合示意图

（1）钢丝铅丸减张缝合方法；（2）伤口裂开，组织缺损；（3）定向减张缝合后

三、牙和牙槽骨损伤

牙和牙槽骨损伤在颌面部损伤中较为常见，尤其是上下颌前牙位于牙弓前部，损伤机会更多。

（一）牙挫伤

由直接或间接外力撞击所致，其主要特点是牙周膜和牙髓受损而充血、水肿。临床表现为受伤牙松动、疼痛、伸长，有牙周膜炎甚至牙髓炎的表现。若牙龈同时受伤，则可伴发出血、局部肿胀。

治疗原则：对于牙周膜损伤的牙，应做简单的结扎固定，并防止早接触。如牙髓受损，应做牙髓或根管治疗。

（二）牙脱位

在较大的暴力撞击下，牙可部分或完全脱位。由于牙周膜撕裂，甚至从根尖孔进入牙髓的神经血管束也撕裂，临床上出现牙松动、倾斜、伸长和疼痛，妨碍咀嚼。牙完全脱位，则牙脱离牙槽窝，或仅有软组织相连，常同时伴有牙龈撕裂和牙槽骨骨折。

治疗原则：如部分脱位，应使牙恢复到正常位置，并结扎固定 3 周左右。如完全脱位时间不长，应尽快按牙再植的程序，严格消毒，将脱位的牙植入原位，并与邻牙一起结扎固定 3 周左右，再植后要减少咬合，防止创伤。

（三）牙折

牙折可分为冠折、根折及冠根联合折（图 4-6-12）。根据不同的牙折，处理方法也有差异。

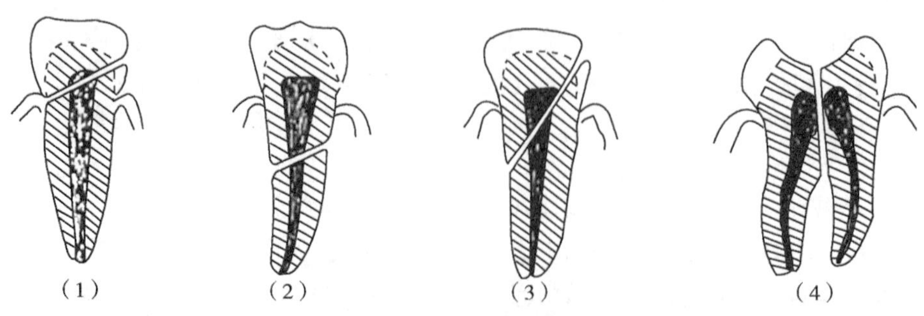
（1）　（2）　（3）　（4）

图 4-6-12　牙折的分类

（1）冠折；（2）根折；（3）冠根联合骨折；（4）冠根联合纵折

1. **冠折** 牙冠轻微折损而无刺激症状，可不做特殊处理。如折缘尖锐，应磨至圆钝；如牙髓有明显的刺激症状，并影响形态和功能，应视其情况做牙冠修复。如冠折已穿通牙髓，应尽早进行牙髓或根管治疗，再进行牙冠修复。

2. **根折** 近牙颈部的根折，尽快进行根管治疗后，应行桩冠修复；根中部折断的应拔除，根尖1/3折断、牙松动，应及时做结扎固定，并做根管治疗。

3. **冠根联合骨折** 冠根联合骨折者，如有条件可行牙髓或根管治疗，然后用金属牙冠恢复其功能。

4. **乳牙损伤** 对乳牙损伤的处理有其特殊性。乳牙的保留对恒牙萌出和颌面部的发育有重要作用。因此，应视具体情况尽量设法保留受伤的乳牙。对于4岁以上的患儿，应做缺隙保持器，以防止邻牙向近中移动致恒牙萌出障碍或错位。

四、颌骨骨折

颌骨骨折有一般骨折的共性，但由于颌骨解剖生理上的特点，颌骨骨折的临床表现及处理原则又具有特殊性。

（一）上颌骨骨折（fractures of the maxilla）

1. **临床分类** Le Fort根据骨折的好发部位将上颌骨骨折分为Ⅰ、Ⅱ、Ⅲ型，详见图4-6-13。

（1）Fort Ⅰ型骨折：又称低位或水平骨折。典型的骨折线从梨状孔外下缘，经根尖下，过颧牙槽嵴，至上颌结节上方，水平的向后延伸至两侧上颌骨翼上颌缝附近。两侧骨折线可以不在同一平面。来自前方的暴力，可使硬腭中缝裂开。

（2）Fort Ⅱ型骨折：又称中位或锥形骨折。骨折线经过鼻骨、泪骨、眶底、颧颌缝区上颌骨翼上颌缝处。

（3）Fort Ⅲ型骨折：又称高位或颅面分离骨折。骨折线经过鼻骨，泪骨，眶内、下、外壁，颧额缝、颧颞缝，向后下至上颌骨翼上颌缝，造成完全性颅与面骨的分离。

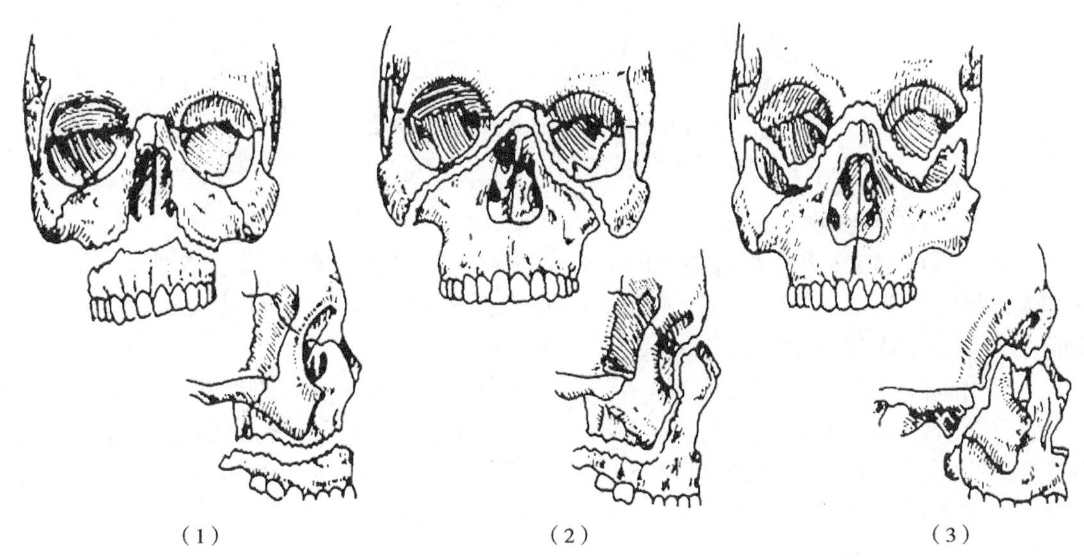

图4-6-13 上颌骨Le Fort骨折线示意图

（1）Le Fort Ⅰ型骨折；（2）Le Fort Ⅱ型骨折；（3）Le Fort Ⅲ型骨折

2. 临床表现与诊断

（1）骨折段移位和咬 错乱：上颌骨骨折段的移位主要受暴力的大小、方向以及上颌骨本身重量的影响。无论上颌骨为哪型骨折，常同时伴有翼突骨折。翼内肌的牵引，使上颌骨的后份下移，而出现后牙早接触，前牙开 。软腭也随之移位接近舌根，使口咽腔缩小，可影响吞咽和呼吸。触诊时，上颌骨可出现异常动度。暴力来自侧方或挤压时，可发生上颌骨向内上方或外上方的嵌顿性错位，局部塌陷，咬 错乱。这种错位触诊时动度可不明显。高位颅面分离的伤员，可见面部中段明显增长，同时由于眶底下陷，还可出现复视。

（2）眶区淤血：由于眼睑周围组织疏松，上颌骨骨折时眶周容易水肿，皮下淤血、青紫，呈蓝紫色，成为典型的“眼镜”症状。球结膜下也可出现瘀斑。如发现鼻腔及外耳道出血，呈淡红色血水，应考虑发生脑脊液鼻漏或耳漏，使筛板骨折或合并颅前窝骨折的体征。

（3）影像学检查：除上述临床表现外，在条件允许的情况下，应拍摄鼻颏位或头颅后前位及侧位X线片，必要时再拍摄CT片，以明确骨折的类型及骨折段移位情况，同时了解有无邻近骨骼的损伤；对合并有严重颅脑损伤的伤员，仅做一般的平片检查即可，切忌过多搬动而加重伤情，待伤情平稳后再做进一步检查。

（二）下颌骨骨折（fractures of mandibular angle）

1. 骨折好发部位（图4-6-14） ①正中联合：胚胎发育时两侧下颌突连接处，并处于面部突出部位。②颏孔处：位于下颌牙弓弯曲部。③下颌角：下颌骨体和下颌支交界处。④髁突：此处较细弱，无论直接暴力或间接暴力均可在此处产生骨折。

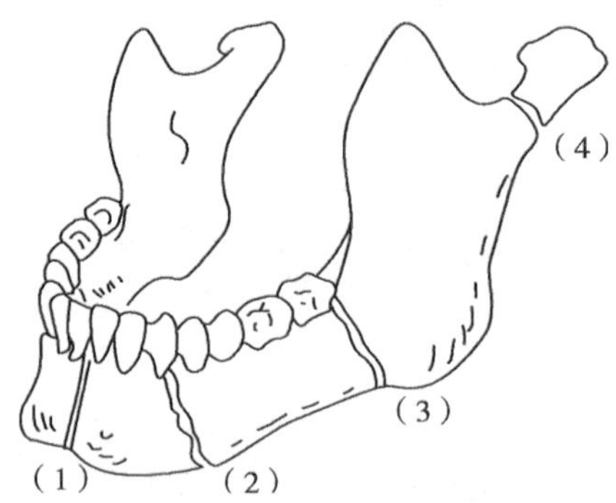

图4-6-14 下颌骨骨折的好发部位

（1）颏正中骨折；（2）颏孔区骨折；（3）下颌角骨折；（4）颏突颈部骨折

2. 临床表现与诊断

（1）骨折段移位：下颌骨有强大的咀嚼肌群附着，如咬肌、翼内肌、翼外肌、颞肌、下颌舌骨肌、颏舌骨肌和二腹肌等。这些肌肉存在上提和下降的运动，即发挥开闭口功能。下颌骨骨折后，肌肉的牵拉是骨折段移位的主要因素。

1）颏部正中骨折：骨折线可为单一的，也可为多骨折线和粉碎性骨折。单发的正中骨折，由于骨折线两侧的牵引力基本相等，常无明显错位；如为双发骨折线，正中骨折段由于颏舌肌和颏舌骨肌的牵拉，骨折可向下后移位（图4-6-15）；如为粉碎性骨折，或有骨质缺损，两侧骨折段由于下颌舌骨肌的牵拉而向中线移位。注意后两种骨折都可使舌后坠而引起呼吸困难，甚至有窒息的危险。

2）颏孔区骨折：单侧颏孔区骨折，骨折线多为垂直，将下颌骨分为长短不同的2个骨折段。短骨折段上附着有一侧的全部升颌肌（咬肌、翼内肌、颞肌），主要牵拉力使短骨折段向上、向内移位；长骨折段与健侧下颌骨保持连续，有双侧降颌肌群的牵拉，向下、向后移位并稍偏向患侧，同时又以健侧关节为支点，稍向内旋而使前牙出现开𬌗（图 4-6-16）。

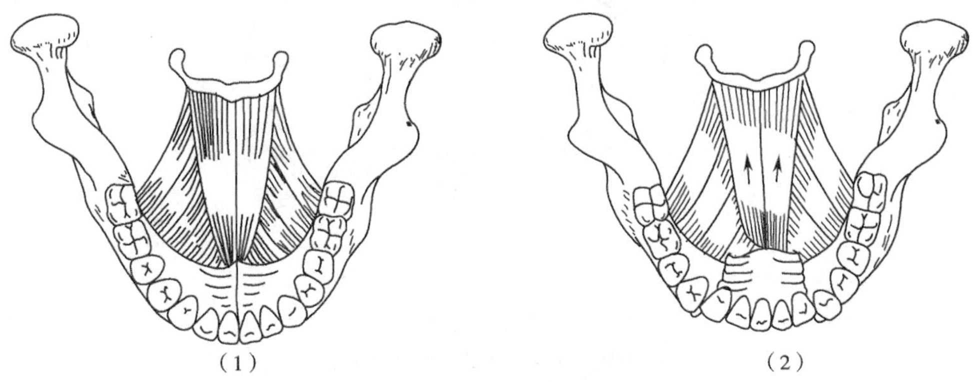

图 4-6-15 下颌正中联合骨折

（1）下颌正中联合骨折，无移位；（2）下颌正中联合双侧骨折，骨折段向后移位

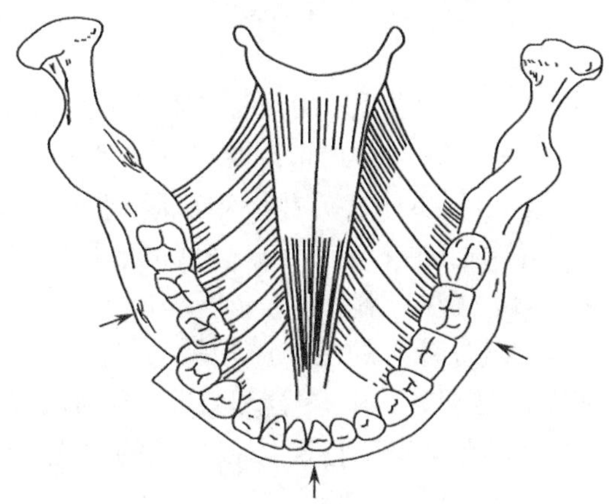

图 4-6-16 下颌骨颏孔区骨折移位

短骨折段被升颌肌群牵拉向上、内移位，长骨折段被颌肌群牵拉向下移位

3）下颌角部骨折：下颌角部骨折后也将下颌骨分为长骨折段和短骨折段。如骨折线位于咬肌和翼内肌附着点之内，骨折片可不发生移位；若骨折线在这些肌群附着之前，则短骨折断向上移位，长骨折段因将颌肌群的牵拉向下、向后移位与颏孔区骨折情况相似。

4）髁突骨折：髁突骨折在下颌骨骨折中所占比例较高，约为 17%～36%。一侧髁突骨折时，耳前区有明显的疼痛，局部肿胀、压痛。以手指伸入外耳道或在髁突部触诊，如张口时髁突运动消失，可能有骨折段移位。低位骨折时，由于翼外肌的牵拉，髁突向前内移位；严重者髁突可从关节窝脱位，向上进入颅中窝。双侧低位骨折时，两侧髁突均被翼外肌拉向前内方，双侧下颌支被拉向上方，可出现后牙早接触，前牙开𬌗（图 4-6-17）。

（2）出血与血肿：由于牙龈仅仅附着于牙槽骨上，其弹性和移动性差。绝大多数的下颌骨骨折都会撕裂牙龈和附着的黏膜，成为开放性骨折，常累及牙槽骨。因此，骨折时局部出血和肿胀，同时也可撕裂下牙槽动、静脉，血液流向疏松的口底组织，形成血肿；严重者可使舌上抬，并使舌后坠，发生呼吸道梗阻。下牙槽神经也可断裂或受压，致使患侧下唇麻木。

（3）功能障碍：咬𬌗紊乱、开口受限、局部出血水肿、疼痛等，致使咀嚼、呼吸、吞咽、言语等功能障碍。严重的颏部粉碎性骨折可发生呼吸窘迫和呼吸道梗阻，必须引起足够的重视。

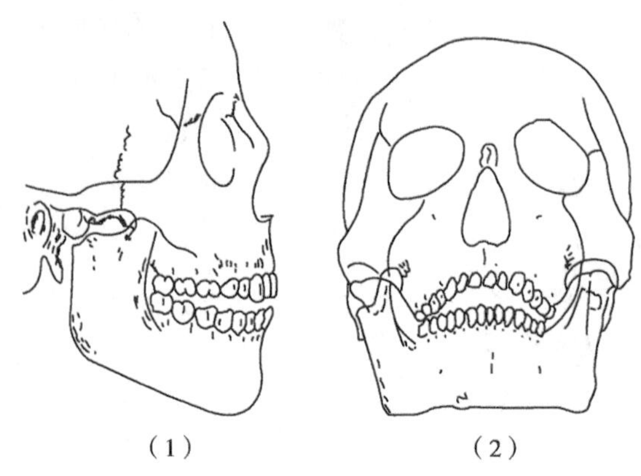
（1）　　　　（2）

图 4-6-17　髁突骨折

（1）单侧髁突骨折；（2）双侧髁突骨折引起开船

（4）骨折段的异常活动：绝大多数伤员可出现骨折段的异常活动，但少数伤员无明显移位，可无明显活动。医师可用双手握住可疑骨折处两侧骨折段，轻轻向相反方向用力，可感觉到骨擦感和骨折段活动。

（5）影像学检查：常拍摄下颌骨侧位片、后前位片和下颌骨全景片。髁突骨折的伤员应加拍颞下颌关节 X 线片，必要时拍颞下颌关节断层片和 CT 片，从而明确骨折类型、范围、性质以及有无邻近骨骼的损伤。下颌骨骨折并不难诊断，但应注意骨折后的一些并发症，如髁突受到严重创伤，可同时伴颞骨骨板的损伤，使此区肿胀明显，外耳道流血；如合并颅中窝骨折时，可出现脑脊液耳漏，应注意鉴别。

3. **颌骨骨折的治疗原则**　颌骨骨折的治疗原则是尽早复位和固定，恢复正常咬合面和面型的对称和匀称，同时使用预防感染、镇痛、合理营养、增强抵抗力等方法，为骨折的愈合创造良好条件。必须密切注意有无全身其他部位合并症的发生，一定要在全身情况稳定后再进行局部处理。

（1）颌骨骨折的复位和固定：颌骨骨折时正确复位是固定的前提。上颌骨血运丰富，骨折愈合快，骨折的复位固定应争取在 2 周内进行，下颌骨应争取在 3 周内复位固定，否则易发生错位愈合，影响疗效。

1）复位和外固定：常用的固定方法包括：①牙间结扎固定法：此法操作简单，特别适用于伤情较重同时伴有骨折严重出血的伤员，复位后可达到止血效果，减轻骨断端的异常活动和疼痛，避免血肿形成。②单颌牙弓夹板固定法：利用骨折段上的牙与颌骨上其余的稳固牙，借成品金属夹板将复位后的骨折段固定在正常的解剖位置上。此法最适用于牙折和牙槽骨骨折。③颌间固定法：既适应于单纯下颌骨骨折、单纯上颌骨骨折，也适用于上下颌骨联合骨折颌骨折段成角小于 30° 的髁突颈部骨折。固定时间上颌骨一般为 3～4 周，下颌骨为 6～8 周。颌间固定有以下几种方法常用：①小环结扎法（又称 8 字结扎法）；②带钩牙弓夹板颌间弹性牵引固定法（图 4-6-18）；③正畸用带钩托槽颌间固定；④颌间牵引钉。

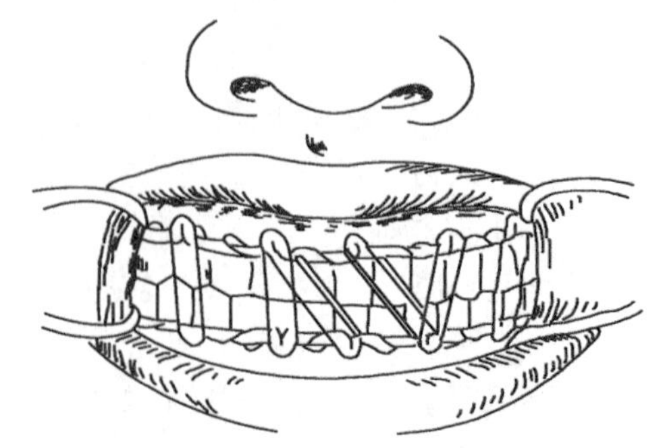

图 4-6-18　带钩牙弓夹板

2）手术复位和固定：手术复位和内固定是在骨折线区切开组织、显露骨折断端，然后复位并固定骨折的方法，手术复位内固定由于快捷准确，效果可靠，是临床作用最广泛的技术。①切开复位和骨间结扎固定法（图 4-6-19）；②切开复位和坚固内固定法（图 4-6-20）。

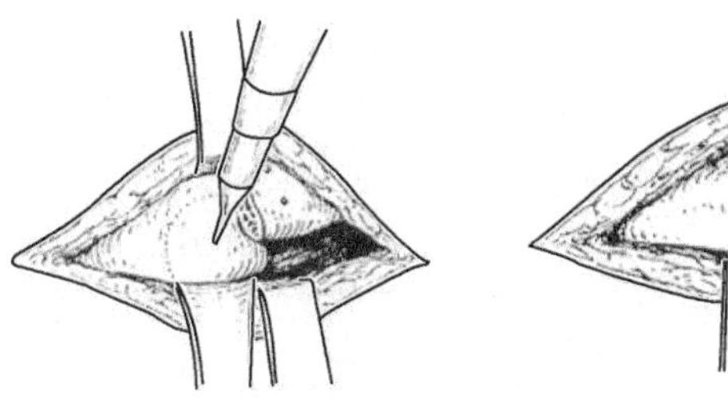

图 4-6-19 骨间结扎固定法

（2）髁突骨折的治疗原则：对于髁突骨折，无论骨折部位在关节囊还是在髁突颈部，分为非手术的闭合性复位固定和手术切开复位固定。如髁突粉碎性骨折复位困难并伴有功能障碍时，可行髁突摘除术。

（3）儿童颌骨骨折的治疗原则

1）尽早复位：儿童期为生长发育旺盛期，组织损伤后愈合快，复位时间一般不超过 1 周，固定时间也因此缩短。

2）咬殆关系的恢复可不必像成人那样严格，因儿童期恒牙尚未完全萌出，随着恒牙的逐渐萌出，咬殆关系可自行调整。

3）尽可能采用保守治疗。如牙面贴钩颌间牵引、颅颌弹性绷带是常见的固定方法；对于必须做切开复位的患儿，术中应尽量避免损伤恒牙胚。

4）儿童期髁突骨折一般采用保守治疗，可采用开口板，效果良好。临床上一旦出现颞下颌关节强直的体征，可以采用切开复位和固定方法，以免严重影响儿童的下颌骨发育。

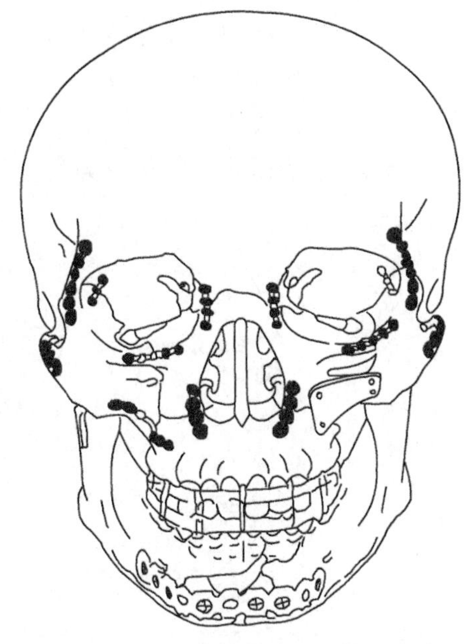

图 4-6-20 颌骨骨折的坚固内固定法

五、颧骨、颧弓骨折

颧骨、颧弓是面中部两侧较为突出的骨性支架，易遭受直接暴力的打击而发生骨折。

（一）临床特点和诊断

1. **骨折移位** 颧弓骨折段由于打击力的方向而向内移位，也可因咬肌的牵拉而向下移位，局部呈现塌陷畸形。

2. **开口受限** 明显内陷的颧弓骨折段可以压迫颞肌并阻碍下颌支冠突的运动，造成开口受限；内陷不明显的骨折，则可出现轻微开口受限或无开口受限的症状。

3. **复视** 颧弓构成眶外侧壁和眶下缘的大部分，颧骨骨折移位后，眼内肌和外侧韧带也随之移位，或受骨折片的挤压，眼球失去支持而发生移位性复视。一般移位 2mm 以内者，可以自行调整恢复，但严重者可形成持久性复视。

4. **出血和淤血**　颧骨眶壁损伤后局部出血可浸润到眶周皮下、眼睑和结膜下，导致眶周组织形成明显青紫色瘀斑。

5. **神经系统症状**　如伤及眶下神经，可出现眶下区皮肤麻木，如出现面神经颧支受损，可出现患侧眼睑闭合不全。

6. **影像学检查**　采用鼻颏位、铁氏位、和颧弓切线位X线检查，必要时加拍CT，以明确骨折的部位和移位方向，判断骨折与眼眶、上颌窦及眶下孔的关系。

根据临床特点及影像学检查，诊断并不困难。值得指出的是，由于颧骨骨折多与邻骨骨折同时发生，包括上颌骨、颞骨颧突、额骨颧突和蝶骨，又常称颧骨复合体骨折。

（二）治疗原则

凡有开口受限、影响功能的伤员，均应进行复位；对塌陷畸形严重者，尽管没有功能障碍，也应复位。无开口受限或者畸形不明显者，可行保守治疗。

以下介绍几种颧骨、颧弓骨折的复位方法，详见图4-6-21。

1. **口内切开复位法**。
2. **面部小切口切开复位法**。
3. **颞部切开复位法**。
4. **巾钳牵拉法**。
5. **冠状切口切开复位内固定**。

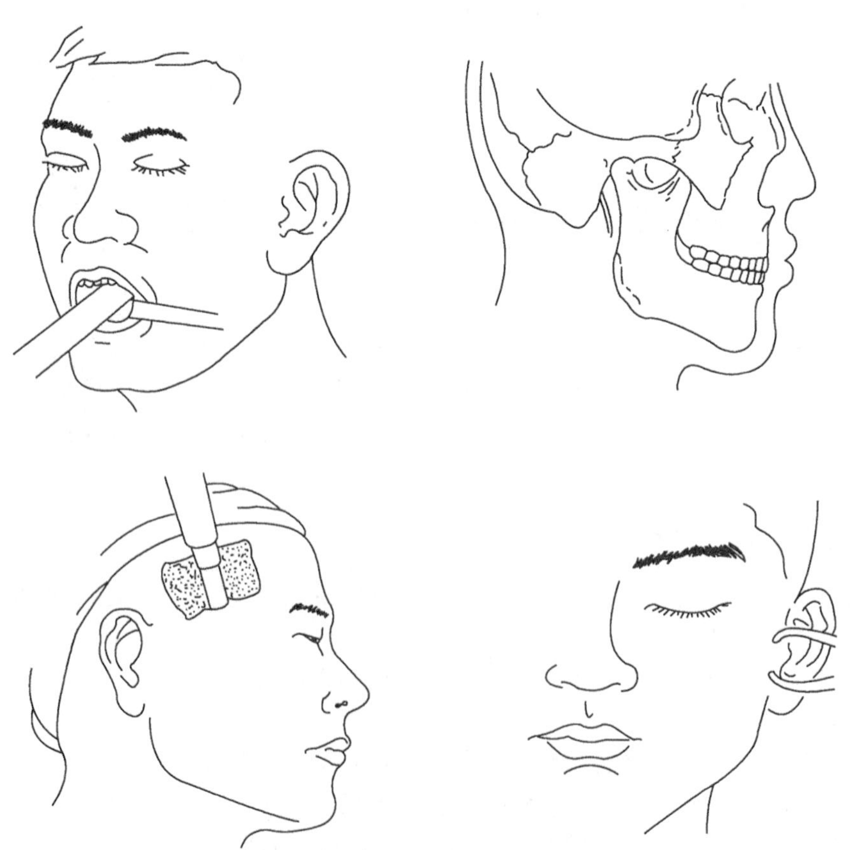

图4-6-21　颧骨、颧弓骨折复位法

六、颈部闭合性创伤

颈部闭合性创伤多由钝力如拳击、车祸等撞击引起。与开放性创伤相比，闭合性创伤由于皮肤无伤口，伤后一段时间症状及体征不明显，往往容易被忽视，不少患者可出现呼吸困难、失血性休克等严重并发症。损伤的部位一般视钝力撞击方向而定，当钝力从正面直接撞击颈部时，多伤及喉、气管、甲状腺；当钝力从侧面直接撞击颈部时，主要损伤血管、神经、食管、肌肉、颈椎等。喉、甲状腺、颈椎创伤已在有关章节论述或由相关学科介绍，本章主要讨论气管闭合性创伤、喉及食管闭合性创伤、动脉创伤性栓塞。

（一）气管闭合性创伤

气管闭合性创伤少见，一旦发生，后果严重。

1. 病因 当钝力直接从正面撞击颈部时，气管被挤压在坚硬的脊柱上，可引起气管软骨环破碎及后部软组织撕裂，甚至气管与环状软骨分离，损伤较严重。当钝力从侧面直接撞击颈部时，气管可向对侧移位，损伤较轻，常无骨折及脱位，仅引起气管黏膜损伤。各种原因引起的气管内压力升高、气管插管麻醉、气囊压力过高，均可引起气管破裂。

2. 临床表现 气管闭合性创伤常伴有喉挫伤，其症状包括：

（1）气管损伤处疼痛：吞咽或头部转动时疼痛加剧，可放射至同侧耳部。

（2）咳嗽及咯血：气管壁损伤后血液流入气管，引起阵发性刺激性咳嗽，咳出带泡沫的血痰；若损伤较粗的血管，可引起大咯血。

（3）呼吸困难：气管黏膜损伤肿胀、软骨损伤或并发纵隔气肿、气胸等，均可引起呼吸困难，多呈进行性加重。若发生气管环状软骨脱位，可引起严重的呼吸困难，甚至迅速窒息死亡。

（4）气肿：气体通过破裂的气管壁进入皮下组织，产生气肿，为气管损伤的重要体征。气肿可以是局限性的，也可以是进行性的，即在短时期内迅速向上下扩张，甚至累及全身，严重者常伴有纵隔气肿和气胸。

（5）声嘶：伴有喉挫伤或喉返神经损伤者，可出现声嘶，重者失声。声门区损伤严重者，还可伴有呼吸困难。

3. 诊断 颈部钝器伤后，颈前气管处皮肤肿胀、淤血、压痛明显，咳嗽及咯血，有皮下气肿，伴或不伴有呼吸困难，均应高度警惕有气管创伤。除密切观察呼吸情况，做好气管切开或气管插管准备外，对呼吸困难不严重，尚可耐受检查的患者，应尽快进行颈部正侧位 X 线片或 CT 扫描，以明确气管损伤情况，了解有无纵隔气肿或气胸。必要时行纤维支气管镜或硬支气管镜检查，进一步明确诊断。对呼吸困难明显者，最好先做预防性气管切开，保障气道通畅后再做进一步检查。

4. 治疗 原则是保持呼吸道通畅，尽量一期修复损伤的气管，防止气管狭窄。

（1）保守治疗：气管轻度损伤无呼吸困难者，密切观察呼吸情况，并予以抗生素及皮质类固醇激素治疗。

（2）气管切开术：气管损伤早期一般无呼吸困难，随着创面渗血和黏膜肿胀，数小时后可出现呼吸困难。一旦出现，应尽早行低位气管切开。

（3）修复损伤：根据损伤的程度、部位，采取不同的手术方式。较小的气管黏膜损伤，不需缝合；较长的黏膜撕裂，予以缝合；气管软骨骨折及移位者应予以复位，并妥善缝合损伤的气管软骨和黏膜；如气管软骨为粉碎性损伤或气管完全断离，气管向上下退缩，可游离损伤的上下两端气管，行气管对端吻合术；胸段气管损伤，需在解除呼吸困难（如低位气管切开或插入支气管镜）的前提下，进行开胸修复气管。急性气管损伤处理的要点是：确保气道通畅，尽量一期妥善修复气管组织的损伤和变形。一期修复失败者，可能遗留难治性的气管狭窄，对患者十分不利。

（二）咽及食管闭合性损伤

1. 病因 除因钝性外力将咽、食管挤压于脊椎引起损伤外，较为常见的原因为咽、食管尖锐性异物，如鱼刺、鸡骨头刺破咽、食管黏膜，尤其是误吞异物后，患者强行吞咽，更容易造成损伤。

2. 临床表现

（1）疼痛：局部有明显压痛，吞咽时疼痛加剧，患者因疼痛不能进食。

（2）呕血或吐血。

（3）气肿与气胸：空气、唾液及食物可经咽、食管破裂处进入皮下及颈深筋膜间隙，引起皮下气肿、纵隔气肿、气胸、颈深部及纵隔感染，患者可出现不同程度的呼吸困难及感染症状。

3. 诊断 颈受外伤后出现局部疼痛，吞咽时疼痛加剧，而且有皮下气肿存在，应考虑有咽、食管损伤。及时进行胸部 X 线片检查了解有无纵隔增宽及空气；食管 X 线造影可显示食管破裂的部位及大小，必要时行纤维食管镜或硬食管镜检查进一步明确诊断。

4. 治疗 原则是积极预防感染，早期修复创伤。①预防感染：保持口腔及咽部清洁，清理口腔分泌物，绝对禁食，静脉维持营养或鼻饲流食，应用有效抗生素；②修复创面：有较大损伤者，应早期行一期缝合术。若伤口已有感染，积极抗感染。有脓肿形成者，及时切开引流，行二期缝合术。

（三）颈动脉创伤性栓塞

较少见。多发生在颈内动脉，一旦发生，后果严重，应引起重视。

1. 病因及发病机制 颈动脉被外力牵拉或直接挫伤后，富有弹性的外膜往往保持完整，而内膜和中层发生损伤。内膜撕裂损伤后，其创面形成血栓，血栓逐渐加大，可引起颈动脉完全闭塞。若动脉内膜和中层因挫伤而撕裂或中断，在较高的动脉压作用下，可引起内膜广泛性剥离，形成剥离性动脉瘤，在原有动脉粥样硬化的基础上更易发生。

2. 临床症状

（1）颈部血肿：颈部挫伤后常在颈动脉三角区形成血肿。

（2）神经受压症状：血肿增大压迫颈交感神经、迷走神经、舌下神经、舌咽神经，可出现 Horner 综合征、声嘶、伸舌偏斜、咽反射消失等。

（3）脑缺血：颈挫伤后血管痉挛、血栓形成阻塞动脉管腔、动脉粥样硬化等均可引起脑缺血，表现为单瘫或偏瘫，但神志尚清楚。

3. 诊断 颈部挫伤后，颈动脉三角区出现血肿，伴或不伴有神经受压及脑缺血症状，均应警惕颈动脉栓塞可能。DSA 检查是可靠的诊断方法。典型的颈动脉栓塞表现为血管呈带捆形或圆锥形变窄。CT、MRI、脑血流图检查可协助诊断。应特别注意颈动脉创伤性栓塞往往伴有头颈部其他部位及胸部的损伤，需及时诊断和处理。

4. 治疗 原则是解除血管痉挛，防止血栓形成及扩展，保证脑供血。

（1）保守治疗：患者绝对卧床休息，严格限制头颈部活动，应用血管解痉药物，如妥拉唑啉、利多卡因，亦可行颈交感链封闭或切断术。适当应用抗凝剂以防止血栓形成，脑出血者禁用。

（2）手术治疗：保守治疗无效，血栓继续增大，阻塞颈动脉引起脑缺血等严重并发症者，可考虑手术取栓，但手术危险性大，死亡率及致残率高。

七、颈部开放性创伤

颈部开放性创伤较为多见，可由火器伤及非火器伤（切伤及刺割伤）引起。切伤（如刎颈）多损伤喉、气管；穿透伤则多损伤颈部软组织，包括血管、神经、咽、食管等。穿透性创伤往往因外面伤口不大，误认为损害较轻，未引起重视，从而造成严重后果。由于血管、神经解剖关系密切，开放性血管损伤常伴有神经损伤，应予注意。

（一）开放性血管损伤

多由颈部直接损伤引起。血管损伤所形成的血肿可压迫神经导致神经损伤。根据损伤的程度，将血管损伤分为三种类型：①损伤性动脉痉挛；②血管壁损伤，主要是内膜或中层损伤，外膜尚完整；③血管部分或完全断裂。

1. 临床表现

（1）出血：受损处可有大出血或血肿形成，严重者可引起失血性休克。外面伤口小的大血管损伤者，可引起大量内出血，而外出血很少，这种情况容易被忽视。应密切观察患者的血压、脉搏情况，注意有无内出血。

（2）神经受损：常伴有迷走神经、舌下、舌咽、面神经损伤的症状，出现声嘶、伸舌偏斜、呛咳、面瘫等。

（3）脑缺血：颈动脉损伤后可引起受伤侧脑缺血，表现为昏迷、偏瘫、失语等。

（4）呼吸困难：颈动脉损伤多伴有喉、气管的创伤，引起呼吸困难。此外，颈动脉损伤后形成的血肿也可压迫喉、气管，加重呼吸困难。

（5）空气栓塞：颈内静脉损伤后，吸气时由于胸腔负压作用，空气通过破损的静脉管壁进入静脉内，引起空气栓塞，造成脑、肝、肾等重要器官的损害。大量空气进入血管，引起的空气栓塞可迅速导致死亡。

（6）颈部其他器官的损伤：较常见的是喉、气管、食管及甲状腺等。

（7）血肿形成：可出现假性动脉瘤的症状。动脉损伤引起的动脉血肿多在伤后第 2 天出现。其特点是搏动明显，并可听到收缩期杂音。杂音常沿动脉传播，常伴有病侧头痛及放射性耳痛，颈内动脉血肿则有病侧视乳头水肿、充血、静脉扩张和视力下降。动、静脉血肿症状出现比较早，常在伤后数小时可听到血肿杂音，而且杂音比较明显，不仅沿血管，而且在远离创伤部位也可听到杂音，并在局部触到持续性震颤。

2. 诊断　颈部有开放性外伤史，局部有出血或血肿形成，血肿搏动明显，并可听到收缩期杂音，伴有脑缺血、神经受压及全身失血症状，应考虑有颈部血管神经损伤。DSA、颈部 B 超检查有助于诊断。必要时行颈部伤口探查，以了解损伤的部位和程度。但必须在充分备血的前提下进行。

3. 治疗　原则是止血、纠正休克、保持呼吸通畅和预防感染。

（1）止血、纠正休克：有活动性出血者应立即压迫止血，迅速输血、输液，补充血容量，纠正酸中毒，密切注意血压、脉搏、呼吸等全身情况，观察有无活动性出血。

（2）保持呼吸道通畅：有呼吸困难者立即行气管插管或气管切开，抽吸气管内分泌物和血液，以保持呼吸道通畅。

（3）抗感染：应用大剂量抗生素控制感染，并注射破伤风抗毒素。

（4）修复受损的血管和神经：对损伤严重、出血量较多、且有活动性出血趋势、估计有较大血管损伤者，应在补充血容量、纠正休克、解除呼吸困难后，立即手术探查，并根据损伤的程度采用不同的修复方法。①血管壁缝合术：适用于颈动脉有小的裂伤，用 5-0 的肠线连续缝合裂口；②对端缝合术；切除受损的动脉，将上下两端游离后对端缝合，此法适合于动脉缺损段不超过 1.5cm 者。③颈内、外动脉吻合术：将颈内动脉的远端及颈外动脉近段游离后缝合，此法适宜于颈内动脉近段受损严重，不能修复者；④移植物修补术；取自体静脉如颈内静脉或大隐静脉移植修补颈动脉，也可用人造血管修补，但后者成活率低，易发生血栓及感染，较少使用，此法适用于颈动脉缺损超过 1.5cm，对端端吻合有张力者；⑤神经修复；可采用神经直接吻合或神经移植术。

（二）开放性气管损伤

多由颈前正中锐器损伤引起，容易诊断。

1. 临床表现

（1）空气逸出：呼吸时气体自气管破口逸出。若皮肤缺损较小，逸出的气体不能顺利排出，进入颈部皮下组织，形成皮下气肿或扩展形成纵隔气肿。

（2）刺激性咳嗽：血液、呕吐物、唾液等吸入气管内引起刺激性咳嗽。

（3）呼吸困难：气管损伤后局部肿胀、血凝块、分泌物、异物阻塞气管等均可引起呼吸困难。

（4）其他邻近器官损伤：气管损伤常伴有喉挫伤，出现声嘶，甚至失声。甲状腺损伤可引起大量出血。胸膜损伤引起气胸，加重呼吸困难。

2. 诊断　颈前正中开放性外伤，损伤处有气体逸出，有皮下气肿发生，即诊断有气管损伤。胸部 X 线片检查，观察有无纵隔气肿及气胸。必要时行纤维支气管镜或硬支气管镜检查可明确损伤的部位。

3. 治疗　原则是解除呼吸困难，保持气道通畅，控制出血，修复损伤。

（1）解除呼吸困难：立即从气管破口处插入导管或麻醉插管，抽出气管内分泌物及血凝块，待情况稳定后再行气管切开。

（2）保持气道通畅：呼吸困难解除后，还要注意严密观察，并采取有效手段保持呼吸道持续通畅，防止因创伤组织继续出血、分泌物堵塞、气道黏膜水肿、局部压迫、气管套管脱出等原因再度形成气道堵塞。

（3）止血：颈部大血管或甲状腺损伤均可引起大量出血，应立即止血。

（4）修复创伤：病情稳定后，应及早行清创缝合术。较小缺损只需简单地对位缝合。较大缺损者，将软骨复位后，缝合软骨膜，并妥善修复软骨周围的软组织；软骨已经完全破碎或断离时，将气管上下断端游离后对端吻合。估计术后有可能发生气管狭窄者，复位后应放置扩张管。胸段气管损伤应行开胸术。值得高度注意的是，妥善的一期修复是防止或避免气管狭窄的最重要的办法。

（三）开放性咽及食管损伤

咽及食管位置深在且柔软，单纯开放性咽及食管损伤较为少见，往往伴有其他处的损伤。

1. 临床症状　吞咽痛，吞咽时有唾液、食物及空气自破口溢出。可伴有呕血、皮下气肿或纵隔气肿。

2. 诊断　较大的破口容易发现，较小的破口，有时难以发现。嘱患者吞气，可见颈部伤口处有气体逸出，或嘱患者吞甲紫或亚甲蓝，可发现咽、食管破口处蓝染。

3. 治疗　一旦确诊，及时治疗。嘱患者禁食，鼻饲流食，大剂量抗生素治疗，预防颈深部及纵隔感染，及时行清创缝合术。

第七章

胸部、心脏、大血管损伤

胸部的骨性胸廓支撑保护胸内脏器，参与呼吸功能。创伤时，骨性胸廓的损伤范围与程度往往反映暴力的大小。在钝性暴力作用下，胸骨或肋骨骨折可破坏骨性胸廓的完整性，并使胸腔内的心、肺发生碰撞、挤压、旋转和扭曲，造成组织广泛挫伤。继发于挫伤的组织水肿可能导致器官功能障碍或衰竭。正常双侧均衡的胸膜腔负压维持纵隔位置居中。一侧胸腔积气或积液会导致纵隔移位，使健侧肺受压，并影响腔静脉回流。胸骨上窝的位置有助于判断纵隔移位。起始于降主动脉的肋间动脉管径较大，走行于背部肋间隙中央，损伤后可发生致命性大出血。上腔静脉无静脉瓣，骤升的胸内压会使上腔静脉压力急剧升高，导致上半身毛细血管扩张和破裂。膈肌分隔 2 个压力不同的体腔，胸腔压力低于腹腔。膈肌破裂时，腹内脏器和腹腔积液会疝入或流入胸腔。

一、分类

根据暴力性质不同和是否造成胸膜腔与外界沟通，胸部损伤可分为钝性伤和穿透伤。钝性胸部损伤多由减速性、挤压性、撞击性或冲击性暴力所致。损伤机制复杂，多有肋骨或胸骨骨折，常合并其他部位损伤。器官组织损伤以钝性挫伤与裂伤多见，继发于心肺组织广泛钝挫伤的组织水肿常导致急性呼吸窘迫综合征、心力衰竭和心律失常；伤后早期容易误诊或漏诊，大多数钝性伤患者不需要开胸手术治疗。穿透性胸部损伤多由火器或锐器暴力所伤，损伤机制较清楚，损伤范围直接与伤道有关，早期诊断较容易。器官组织裂伤所致的进行性出血是伤情进展快、患者死亡的主要原因，相当部分穿透性胸部损伤患者需要开胸手术治疗。依据危及生命的严重程度，胸伤可分为快速致命性胸伤和潜在致命性胸伤。其中，快速致命性胸伤包括心脏压塞、气道梗阻、进行性或大量血胸、张力性气胸、开放性气胸和连枷胸；潜在致命性胸伤包括食管破裂、膈肌破裂、肺挫伤、心脏钝挫伤。对于快速致命性胸伤应在院前急救和院内急诊室给予快速有效的处理，并警惕和搜寻是否存在潜在致命性胸伤的证据。

二、紧急处理

胸部损伤的紧急处理包括院前急救处理和院内急诊处理两部分。

1. **院前急救处理** 包括基本生命支持与快速致命性胸伤的现场紧急处理。原则为维持呼吸道通畅、给氧，控制外出血、补充血容量，镇痛、固定长骨骨折、保护脊髓（尤其是颈椎），并迅速转运。快速致命性胸伤需在现场紧急处理，气道梗阻需立即清理呼吸道，必要时人工辅助呼吸；张力性气胸需放置具有单向活瓣作用的胸腔穿刺针或闭式胸腔引流管；

开放性气胸需迅速包扎和封闭胸部、吮伤口，安置上述穿刺针或引流管；对大面积胸壁软化的连枷胸有呼吸困难者，需有效镇痛，必要时给予人工辅助呼吸。

2. **院内急诊处理**　正确及时地诊治快速致命性胸伤，并排查潜在致命性胸伤至关重要。胸部损伤的急诊处理（图 4-7-1）。

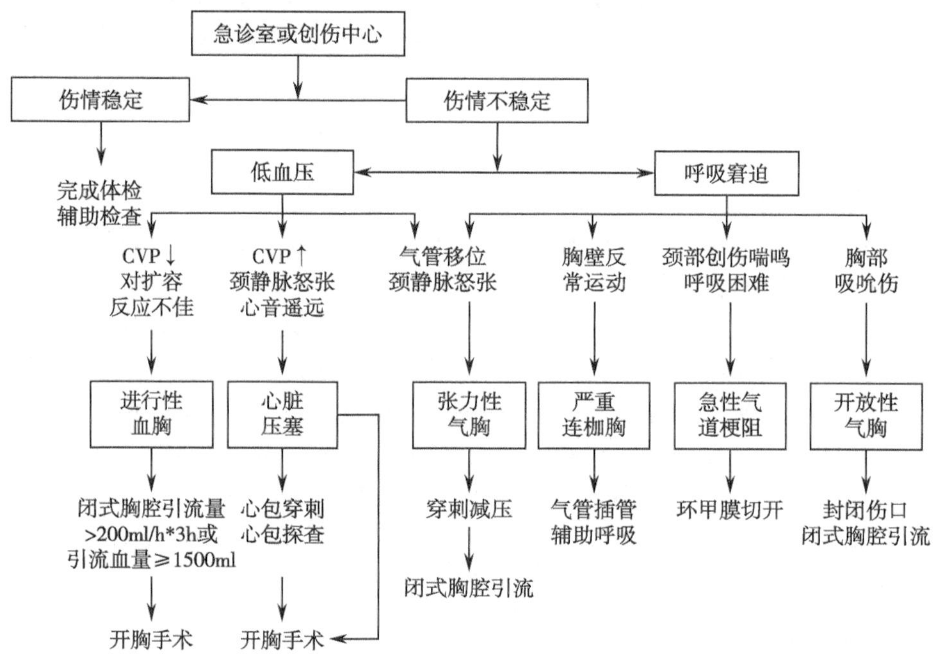

图 4-7-1　胸部损伤的急诊室处理

有下列情况时应行急诊开胸探查手术：①进行性血胸；②心脏大血管损伤；③严重肺裂伤或气管、支气管损伤；④食管破裂；⑤胸部或胸腹联合伤；⑥胸壁大块缺损；⑦胸内存留较大异物。

3. **急诊室开胸手术**　院前急救的进步使更多严重生理紊乱的创伤患者能送达医院急诊室。送入急诊室时，濒死患者意识丧失、叹息呼吸、脉搏细弱，甚至血压消失，但尚有心电活动；重度休克患者尚有意识，收缩压＜80mmHg。濒死与重度休克者需要最紧急的手术处理，方能争取挽救生命的时间，因此提出了急诊室开胸手术的概念。胸部穿透伤患者急诊室开胸手术的预后较好，而钝性伤患者的生存率极低。急诊室开胸手术指征：①穿透性胸伤重度休克者；②穿透性胸伤濒死者，且高度怀疑存在急性心脏压塞。手术在气管插管下经前外侧第 4 或第 5 肋间开胸切口快速施行。手术抢救成功的关键是迅速缓解心脏压塞、控制出血、快速补充血容量和及时回输胸腔或心包内失血。

4. **创伤评分**　创伤评分是用定量的方法评价伤员损伤的严重程度，已广泛地运用于创伤临床救治。在平时的创伤救治中，创伤评分可指导按需转运伤员至不同级别的医院或创伤中心。在大批量伤员的救治中，创伤评分是伤员分类的重要依据，可指导大批量伤员从受伤现场到前、后方医院之间的分级救治。在创伤个体救治中，可用于评价创伤严重程度、预测结局；并用于创伤的临床研究。创伤评分方法大致分 3 类：①生理评分：按生理紊乱程度进行评分，如修订创伤评分（revised trauma score，RTS）；②解剖评分：按各组织器官解剖结构的损伤程度进行评分，如简明损伤评级（abbreviated injury scale，AIS）；③综合评分：结合生理、解剖和年龄因素进行评分，如创伤和损伤严重程度评级（trauma and injury severity scale，TRISS）。

三、常见损伤类型

（一）肋骨骨折

暴力直接作用于肋骨，可使肋骨向内弯曲折断，前后挤压暴力使肋骨腋段向外弯曲折断。第1～3肋骨粗短，且有锁骨、肩胛骨保护，不易发生骨折；一旦该处骨折说明暴力巨大，常合并锁骨、肩胛骨骨折和颈部、腋窝部血管神经损伤。第4～7肋骨长而薄，最易折断。第8～10肋前端肋软骨形成肋弓与胸骨相连，第11～12肋前端游离，弹性都较大，均不易骨折；若发生骨折，应警惕有无腹内脏器和膈肌损伤。多根多处肋骨骨折（rib fracture）使局部胸壁失去完整肋骨支撑而软化，出现反常呼吸运动，即吸气时软化区胸壁内陷，呼气时外突，称为连枷胸（flail chest）（图4-7-2）。老年人肋骨骨质疏松，脆性较大，容易发生骨折。已有恶性肿瘤转移灶的肋骨，也容易发生病理性骨折。肋骨骨折处胸壁皮肤软组织完整，不与外界相通称为闭合性肋骨骨折；与外界相通称为开放性肋骨骨折。

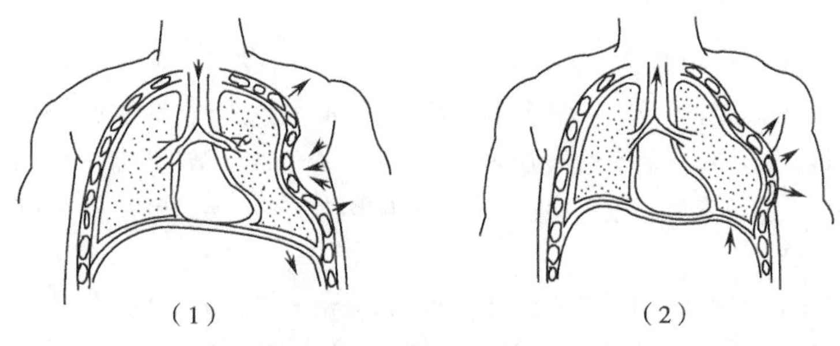

图4-7-2 胸壁软化区的反常呼吸运动

（1）吸气；（2）呼气

1. **临床表现** 肋骨骨折端可刺激肋间神经产生局部疼痛，在深呼吸、咳嗽或改变体位时加剧；胸痛使呼吸变浅、咳嗽无力，呼吸道分泌物增多、潴留，易致肺不张和肺部感染。胸壁可见畸形，局部压痛明显；间接挤压胸痛加重，甚至产生骨擦音，即可与软组织挫伤鉴别。骨折断端向内移位可刺破胸膜、肋间血管和肺组织，产生血胸、气胸、皮下气肿和咯血。伤后晚期，骨折断端移位可能造成迟发性血胸或血气胸。连枷胸的反常呼吸运动可使伤侧肺受到塌陷胸壁的压迫，呼吸时两侧胸腔压力的不均匀造成纵隔扑动，影响肺通气，导致缺氧、CO_2潴留；严重时可发生呼吸和循环衰竭。连枷胸常伴有广泛肺挫伤，挫伤区域的肺间质或肺泡水肿导致氧弥散障碍，出现低氧血症。胸部X线片可显示肋骨骨折裂线和断端错位，但不能显示前胸肋软骨骨折。

2. **治疗** 肋骨骨折处理原则为有效控制疼痛、肺部物理治疗和早期活动。有效镇痛能增加钝性胸伤、连枷胸患者的肺活量、潮气量、功能残气量、肺顺应性和血氧分压，降低气道阻力和浮动胸壁的反常运动。一般肋骨骨折可采用口服或肌内注射镇痛剂，多根多处肋骨骨折则需要持久有效的镇痛效果。方法包括硬膜外镇痛（epidural analgesia）、静脉镇痛、肋间神经阻滞和胸膜腔内镇痛（interpleural analgesia）。硬膜外镇痛可将局麻和镇痛药持续分次地注入相应脊神经分布平面的硬脊膜外腔，具有区域神经阻滞的优点，镇痛效果最为显著，并可借助装置实现患者自控镇痛；其减少了全身性静脉镇痛所产生的嗜睡、抑制咳嗽和呼吸的副作用，避免了肋间神经阻滞镇痛时限短和胸膜腔内镇痛效果不稳定、抑制膈神经功能的缺点。理想的镇痛能够有效改善肺功能，降低肺部并发症，减少机械通气，避免肋骨固定手术，缩短ICU停留和住院时间，促进早日下床活动并降低相关治疗费用。

（1）闭合性单处肋骨骨折：骨折两断端因有上、下完整的肋骨和肋间肌支撑，较少有肋骨断端错位、活动和重叠。固定胸廓能减少肋骨断端活动、减轻疼痛，可采用多头胸带或弹性胸带固定胸廓。这种方法也适用于胸背部、胸侧壁多根多处肋骨骨折，胸壁软化范围小而反常呼吸运动不严重的患者。

（2）闭合性多根多处肋骨骨折：有效镇痛和呼吸管理是主要治疗原则。咳嗽无力、呼吸道分泌物潴留者应施行纤维支气管镜吸痰和肺部物理治疗，呼吸功能障碍者需气管插管、机械通气，正压通气对浮动胸壁有"内固定"作用。长期胸壁浮动且不能脱离呼吸机者可施行手术固定肋骨，术中采用Judet夹板、克氏针和不锈钢丝等固定肋骨断端；近年来也有使用可视胸腔镜下导入钢丝的方法固定浮动的胸壁。因其他指征需要开胸手术时，也可同时施行肋骨固定手术。

（3）开放性肋骨骨折：胸壁伤口需彻底清创，选用上述方法固定肋骨断端。

（二）气胸

胸膜腔内积气称为气胸（pneumothorax）。气胸的形成多由于肺组织、气管、支气管、食管破裂，空气逸入胸膜腔，或因胸壁伤口穿破胸膜，胸膜腔与外界相通，外界空气进入所致。气胸可以分为闭合性气胸、开放性气胸和张力性气胸三类。游离胸膜腔内积气都位于不同体位时的胸腔上部。当胸膜腔因炎症、手术等原因发生粘连，胸腔积气则会局限于某些区域，出现局限性气胸。

1. 闭合性气胸 闭合性气胸（closed pneumothorax）的胸内压仍低于大气压。胸膜腔积气量决定伤侧肺萎陷的程度。随着胸腔内积气与肺萎陷程度增加，肺表面裂口缩小，直至吸气时也不开放，气胸则趋于稳定并可缓慢吸收。伤侧肺萎陷可使肺呼吸面积减少，通气血流比失衡，影响肺通气和换气的功能。伤侧胸内压增加可引起纵隔向健侧移位。根据胸膜腔内积气的量与速度，轻者可无症状，重者可有明显呼吸困难。体检可发现伤侧胸廓饱满，呼吸活动度降低，气管向健侧移位，伤侧胸廓部叩诊呈鼓音，呼吸音降低。胸部X线检查可显示不同程度的肺萎陷和胸膜腔积气，有时尚伴有少量胸腔积液。

气胸发生缓慢且积气量少的患者，不需要特殊处理。胸腔内的积气一般可在1～2周内自行吸收。大量气胸需进行胸膜腔穿刺，或行胸腔闭式引流术，排除积气，促使肺尽早膨胀。

2. 开放性气胸 开发性气胸（open pneumothorax）时，外界空气经胸壁伤口或软组织缺损处，随呼吸自由进出胸膜腔。空气出入量与胸壁伤口大小有密切关系，伤口大于气管口径时，空气出入量多，胸内压几乎等于大气压，伤侧肺将完全萎陷，丧失呼吸功能。伤侧胸内压显著高于健侧，纵隔向健侧移位，进一步使健侧肺扩张受限。呼、吸气时，出现两侧胸膜腔压力不均衡的周期性变化，使纵隔在吸气时移向健侧，呼气时移向伤侧，称为纵隔扑动（mediastinal flutter）。纵隔扑动和移位影响静脉回心血量，引起循环障碍（图4-7-3）。

伤员出现明显呼吸困难、鼻翼翕动、口唇发绀、颈静脉怒张。伤侧胸壁可见伴有气体进出胸腔并发出吸吮样声音的伤口，称为胸部吸吮伤口（sucking wound）。气管向健侧移位，伤侧胸部叩诊鼓音，呼吸音消失，严重者伴有休克。胸部X线检查可见伤侧胸腔内大量积气，肺萎缩塌陷，纵隔移向健侧。

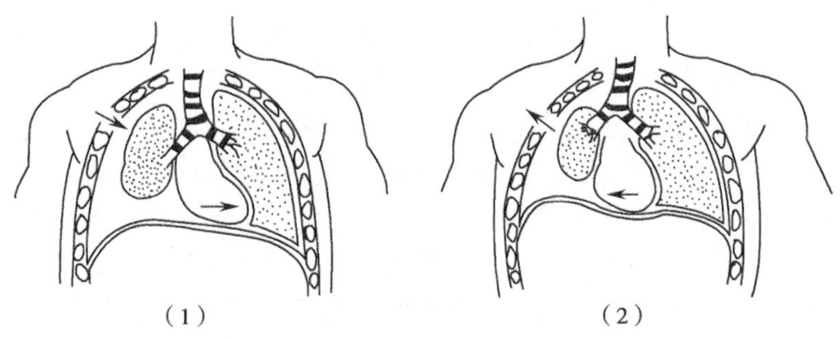

图 4-7-3 开放性气胸的纵隔扑动

（1）吸气；（2）呼气

开放性气胸急救处理要点：将开放性气胸立即变为闭合性气胸，赢得挽救生命的时间，并迅速转送至医院。使用无菌敷料如凡士林纱布、纱布、棉垫，或清洁物品如塑料袋、衣物、碗杯等制作不透气敷料和压迫物，在伤员用力呼气末封盖吸吮伤口，并加压包扎。转运途中如伤员呼吸困难或有张力性气胸表现，应在伤员呼气时开放密闭敷料，排出高压气体。送达医院进一步处理：给氧，补充血容量，纠正休克；清创、缝合胸壁伤口，并作胸腔闭式引流；给予抗生素，鼓励患者咳嗽排痰，预防感染。如疑有胸腔内脏损伤或进行性出血，则需行开胸探查手术。

胸腔闭式引流的适应证为：①中、大量气胸，开放性气胸，张力性气胸；②胸腔穿刺术治疗下肺无法复张者；③需使用机械通气等人工通气的气胸或血气胸者；④拔出胸腔引流管后，气胸或血胸复发者；⑤剖胸手术。方法为：根据临床诊断确定安置引流管的部位，气胸引流一般在前胸壁锁骨中线第 2 肋间隙，血胸则在腋中线与腋后线第 6 或第 7 肋间隙。消毒后在局部胸壁全层做局部浸润麻醉，切开皮肤，钝性分离肌层，经肋骨上缘置入带侧孔的胸腔引流管。引流管的侧孔应深入胸腔内 2～3cm。引流管外接闭式引流装置，保证胸腔内气、液体克服 3～4cmH_2O 的压力能通畅引流出胸腔，而外界空气、液体不会吸入胸腔（图 4-7-4）。术后经常挤压引流管以保持管腔通畅，记录每小时或 24 小时引流量。引流后肺膨胀良好，已无气体和液体排出，可在患者深吸气屏气时拔除引流管，并封闭伤口。

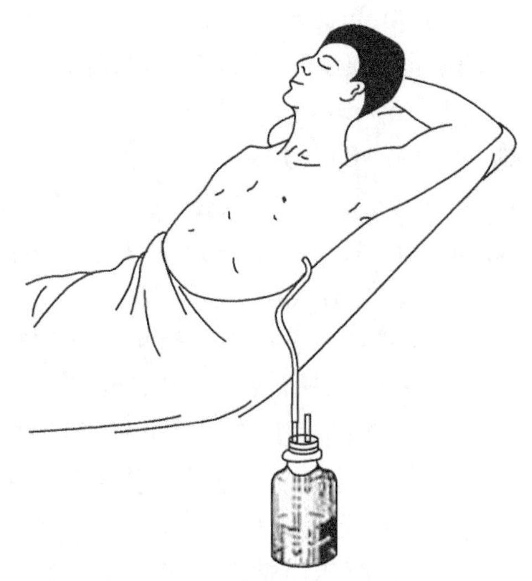

图 4-7-4 闭式胸腔引流术

3. **张力性气胸** 张力性气胸（tension pneumothorax）为气管、支气管或肺损伤处形成活瓣，气体随每次呼吸进入胸膜腔并累积增多，导致胸膜腔压力高于大气压，又称为高压性气胸。伤侧肺严重萎陷，纵隔显著向健侧移位，健侧肺受压，腔静脉回流障碍。高于大气压的胸内压，驱使气体通过支气管、气管周围疏松结缔组织或壁层胸膜裂伤处，进入纵隔或胸壁软组织，形成纵隔气肿（mediastinal emphysema）或面、颈、胸部的皮下气肿（subcutaneous emphysema）。

张力性气胸患者表现为严重或极度呼吸困难、烦躁、意识障碍、大汗淋漓、发绀。气管明显移向健侧，颈静脉怒张，多有皮下气肿。伤侧胸部饱满，叩诊呈鼓音，呼吸音消失。胸部X线检查显示胸腔严重积气，肺完全萎陷、纵隔移位，并可能有纵隔和皮下气肿。胸腔穿刺有高压气体外推针筒芯。不少患者有脉细快，血压降低等循环障碍的表现。

张力性气胸是可迅速致死的危急重症。入院前或院内急救需迅速使用粗针头穿刺胸膜腔减压，并外接单向活瓣装置；在紧急时可在针柄部外接剪有小口的柔软塑料袋、气球或避孕套等，使胸腔内高压气体易于排出，而外界空气不能进入胸腔。进一步处理应安置闭式胸腔引流，使用抗生素预防感染。闭式引流装置可连接负压引流瓶，加快气体排出，促使肺膨胀。待漏气停止24小时后，X线检查证实肺已膨胀，方可拔除引流管。持续漏气而肺难以膨胀时，需考虑开胸探查手术或可视胸腔镜手术。

（三）血胸

胸膜腔积血称为血胸（hemothorax），与气胸同时存在称为血气胸（hemopneumothorax）。胸腔积血主要来源于心脏、胸内大血管及其分支、胸壁、肺组织、膈肌和心包血管出血。血胸发生后不但因血容量丢失影响循环功能，还可压迫肺，减少呼吸面积。血胸推移纵隔，使健侧肺也受压，并影响腔静脉回流。当胸腔内迅速积聚大量血液，超过肺、心包和膈肌运动所引起的去纤维蛋白原作用时，胸腔内积血发生凝固，形成凝固性血胸（coagulating hemothorax）。血凝块机化后形成纤维板，限制肺与胸廓活动，损害呼吸功能。同时，血液是良好的培养基，经伤口或肺破裂口侵入的细菌，会在积血中迅速滋生繁殖，引起感染性血胸（infective hemothorax），最终导致脓血胸（pyohe-mothorax）。持续大量出血所致胸膜腔积血称为进行性血胸（progressive hemothorax）。少数伤员因肋骨断端活动刺破肋间血管或血管破裂处凝血块脱落，发生延迟出现的胸腔内积血，称为迟发性血胸（delayed hemothorax）。

1. **临床表现** 血胸的临床表现与出血量、出血速度和个人体质有关。一般而言，成人血胸量≤0.5L为少量血胸，0.5～1.0L为中量血胸，＞1.0L为大量血胸。伤员会出现不同程度的面色苍白、脉搏细速、血压下降和末梢血管充盈不良等低血容量休克表现，并有呼吸急促、肋间隙饱满、气管向健侧移位、伤侧叩诊浊音和呼吸音减低等胸腔积液的临床表现。胸膜腔穿刺抽出血液可明确诊断。

（1）具备以下征象则提示存在进行性血胸

1）持续脉搏加快、血压降低，或虽补充血容量、血压仍不稳定。

2）胸腔闭式引流量每小时超过200ml，持续3小时。

3）血红蛋白、红细胞计数和血细胞比容进行性降低，引流液的血红蛋白量和红细胞计数与周围血接近，且迅速凝固。

（2）具备以下情况应考虑感染性血胸

1）有畏寒、高热等感染的全身表现。

2）抽出胸腔积血1ml，加入5ml蒸馏水，无感染时呈淡红透明状，出现混浊或絮状物提示感染。

3）胸腔积血无感染时红细胞与白细胞计数比例应与周围血相似，即500∶1；感染时白细胞计数明显增加，比例达100∶1可确定为感染性血胸。

4）积血涂片和细菌培养发现致病菌有助于诊断，并可依此选择有效的抗生素。当胸腔闭式引流量减少，而体格检查和放射学检查发现血胸持续存在的证据，应考虑凝固性血胸。

2. **治疗** 非进行性血胸可根据积血量多少，采用胸腔穿刺或胸腔闭式引流术治疗，及时排出积血，促使肺膨胀，改善呼吸功能，并使用抗生素预防感染。进行性血胸应及时做开胸探查手术。血胸持续存在会增加发生凝固性或感染性血胸的可能性，故放置胸腔闭式引流管的指征应放宽。凝固性血胸应待伤员情况稳定后尽早手术，清除血块，并剥离胸膜表面凝血块和机化形成的包膜；开胸手术可提早到伤后2～3天，更为积极地开胸引流则无益；但明显推迟手术时间可能使清除肺表面纤维蛋白膜变得困难，从而使简单手术复杂化。感染性血胸应及时改善胸腔引流，排尽感染性积血、积脓；若效果不佳或肺复张不良，应尽早手术清除感染性积血，剥离脓性纤维膜。近年，胸腔镜已用于凝固性血胸、感染性血胸的处理，具有创伤小、疗效好、住院时间短、费用低等优点。

四、创伤性窒息

创伤性窒息（traumatia asphyxia）是钝性暴力作用于胸部所致的上半身广泛性皮肤、黏膜、末梢毛细血管淤血及出血性损害。当胸部与上腹部受到暴力挤压时，患者声门紧闭，胸内压骤然剧增，右心房血液经无静脉瓣的上腔静脉系统逆流，造成末梢静脉及毛细血管过度充盈扩张并破裂出血。

1. **临床表现** 表现为面、颈、上胸部皮肤出现针尖大小的紫蓝色瘀斑，以面部和眼眶部明显。口腔、球结膜、鼻腔黏膜瘀斑，甚至出血；视网膜或视神经出血，可产生暂时性或永久性视力障碍；鼓膜破裂可致外耳道出血、耳鸣、甚至听力障碍。伤后多数患者有暂时性意识障碍、烦躁不安、头昏、谵妄，甚至四肢痉挛性抽搐，瞳孔可散大或极度缩小，上述表现可能与脑内轻微点状出血和脑水肿有关。若有颅内静脉破裂，患者可发生昏迷或死亡。

2. **治疗** 创伤性窒息所致出血点及瘀斑，一般于2～3周后自行吸收消退。患者预后取决于承受压力大小、持续时间长短和有无合并伤。少数伤员在压力移除后可发生心跳、呼吸停止，应做好充分的抢救准备。一般患者在严密观察下对症处理，有合并伤者应针对具体伤情给予积极处理。

五、肺损伤

根据损伤的组织学特点，肺损伤分为肺裂伤、肺挫伤和肺爆震（冲击）伤。肺裂伤伴有脏层胸膜裂伤者可发生血气胸，而脏层胸膜完整者则多形成肺内血肿，肺爆震伤（blast injury of the lung）由爆炸产生的高压气浪或水波浪冲击损伤肺组织，详见创伤和战伤的章节。肺挫伤大多为钝性暴力所致伤，在伤后炎症反应中肺毛细血管通透性增加，炎性细胞沉积和炎性介质释放，使损伤区域发生水肿，大面积肺间质和肺泡水肿则引起换气障碍，导致低氧血症。肺裂伤所致血气胸的诊断与处理如前所述。肺内血肿大多在胸部X线检查时被发现，表现为肺内圆形或椭圆形、边界清楚、密度增高的团块状阴影，常在2周至数月自行吸收。肺挫伤患者表现为呼吸困难、咯血、血性泡沫痰及肺部啰音，重者出现低氧血症，并常伴有连枷胸。X线胸片出现斑片状浸润影，一般伤后24～48小时变得更明显，CT检查准确率高于X线检查。治疗原则为：①及时处理合并伤；②保持呼吸道通畅；③氧气吸入；④限制晶体液过量输入；⑤给予肾上腺皮质激素；⑥低氧血症使用机械通气支持。

六、心脏损伤

心脏损伤（cardiac injury）可分为钝性心脏损伤与穿透性心脏损伤。钝性损伤多由胸前区撞击、减速、挤压、高处坠落、冲击等暴力所致，心脏在等容收缩期遭受钝性暴力的后果最为严重。穿透伤多由锐器、刃器、或火器所致。

（一）钝性心脏损伤

钝性心脏损伤（blunt cardiac injury）的严重程度与钝性暴力撞击速度、质量、作用时间、心脏舒缩时相和心脏受力面积相关。轻者为无症状的心肌挫伤，重者甚至可发生心脏破裂。钝性心脏破裂伤员绝大多数死于事故现场，极少数有可能通过有效的现场急救而成功地送达医院。临床上最常见的是心肌挫伤，轻者仅引起心外膜至心内膜下心肌出血、少量心肌纤维断裂；重者可发生心肌广泛挫伤、大面积心肌出血坏死，甚至心内结构，如瓣膜、腱索和室间隔等损伤。心肌挫伤后的修复可能遗留瘢痕，甚至日后发生室壁瘤。严重心肌挫伤的致死原因多为严重心律失常或心力衰竭。

1. 临床表现及诊断 轻度心肌挫伤可能无明显症状，中、重度挫伤可能出现胸痛、心悸、气促，甚至心绞痛等症状。患者可能存在胸前壁软组织损伤和胸骨骨折。心肌挫伤（myocardial contusion）的诊断主要依赖临床医师的警惕性与辅助检查。常用的辅助检查为：①心电图：可存在 ST 段抬高、T 波低平或倒置，房性、室性期前收缩或心动过速等心律失常；②超声心动图：可显示心脏结构和功能改变，经食管超声心动图可减少胸部损伤时经胸探头检查的痛苦，还能提高心肌挫伤的检出率；③心肌酶学检测：传统的检测为磷酸肌酸激酶及同工酶（CK，CK-MB）和乳酸脱氢酶及同工酶（LDH，LDH_1，LDH_2）的测定。近年来，已采用单克隆抗体微粒子化学发光或电化学法检查磷酸肌酸激酶同工酶（CK-MB-mass）的质量，测定心肌肌钙蛋白（cardiac tro-ponin，cTn）I 或 T（cTn I or cTnT）；前者的准确性优于同工酶活性测定，后者仅存在于心房和心室肌内，不会因骨骼肌损伤影响检测值，特异性高。

2. 治疗 主要为休息、严密监护、吸氧、镇痛等。临床特殊治疗主要针对可能致死的并发症，如心律失常和心力衰竭。这些严重并发症一般在伤后早期出现，但也有迟发者。心肌挫伤后是否会发生严重并发症常难以预测，如果患者的血流动力学不稳定、心电图异常或上述心肌标志物异常，应转入 ICU 监护治疗。

（二）穿透性心脏损伤

穿透性心脏损伤（penetrating cardiac injury）多由火器、刃器或钝器致伤。火器致伤多导致心脏贯通伤，多数伤员死于受伤现场，异物留存心脏也比较多见；刃器、钝器致伤多为盲管伤。穿透性心脏损伤好发的部位依次为右心室、左心室、右心房和左心房；此外，还可导致心房、心室间隔和瓣膜装置损伤。近年，心脏介入诊断治疗的普及，使心导管所致的医源性心脏穿透伤有所增多；大多数心导管所致的心脏损伤部位在心房的心耳处。

1. 临床表现 穿透性心脏损伤的病理生理及临床表现取决于心包、心脏损伤程度和心包引流情况。致伤物和致伤动能较小时，心包与心脏裂口较小，心包裂口易被凝血块阻塞而引流不畅，导致心脏压塞。临床表现为静脉压升高、颈静脉怒张，心音遥远、心搏微弱，脉压小、动脉压降低的贝克三联征（Beck's triad）。迅速解除心脏压塞并控制心脏出血，可以成功地挽救患者生命。致伤物和致伤动能较大时，心包和心脏裂口较大，心包裂口不易被凝血块阻塞，大部分出血流入胸腔，主要表现为失血性休克。即使解除心脏压塞、控制出血，也难以迅速纠正失血性休克，抢救相对困难。少数患者由于伤后院前时间短，就诊早期生命体征尚平稳，仅有胸部损伤史与胸部较小伤口，易延误诊断和抢救时机。

2. 诊断 ①胸部伤口位于心脏体表投影区域或其附近；②伤后时间短；③贝克三联征或失血性休克和大量血胸的体征。穿透性心脏伤的病情进展迅速，依赖胸部 X 线、心电图、超声波、超声心动图，甚至心包穿刺术明确诊断都是耗时、准确性不高的方法。对于伤后时间短、生命体征尚平稳、不能排除心脏伤者，应在具备全身麻醉手术条件的手术室，局麻下扩深伤道明确诊断，以避免延误抢救的黄金时机。

3. 治疗 已有心脏压塞或失血性休克者，应立即在急诊室施行开胸手术。在气管插管全身麻醉下，切开心包缓解压塞、控制出血，迅速补充血容量。大量失血者需回收胸腔内积血，经大口径输液通道回输。情况稳定后，采用无损伤带针缝线加垫修补心脏裂口。心脏介入诊治过程中发生的医源性心脏损伤，多为导管尖端所致，因其口径较小，发现后应立即终止操作、拔除心导管，给予鱼精蛋白中和肝素抗凝作用，进行心包穿刺抽吸治疗。经上述处理，一般可获得成功，从而避免开胸手术。穿透性心脏损伤经抢救存活者，应注意心脏内有无遗留的异物及其他病变，如创伤性室间隔缺损、瓣膜损伤、创伤性室壁瘤、心律失常、假性动脉瘤或反复发作的心包炎等。因此，应重视对出院后患者进行随访，尽量发现和诊断心脏内的残余病变，以便及时作出相应的处理。

七、膈肌损伤

根据致伤暴力不同，膈肌损伤(diaphragmatic injury)可分为穿透性损伤或钝性损伤。穿透性损伤多由火器或刃器致伤，伤道的深度、方向直接与受累的胸腹脏器有关，多伴有失血性休克。钝性损伤的致伤暴力大，损伤机制复杂，常伴有多部位损伤。早期膈肌损伤的临床表现较轻，往往被其他重要脏器损伤所掩盖而漏诊，至数年后发生膈疝才被发现。

（一）穿透性膈肌损伤

下胸部或上腹部穿透性损伤都可累及膈肌，造成穿透性膈肌损伤(penetrating diaphragmatic injury)，穿透性暴力同时伤及胸部、腹部内脏和膈肌。火器伤动能大，穿透力强，多造成贯通伤，甚至造成穹窿状膈肌多处贯通伤；刃器则多导致盲管伤。穿透性暴力所致单纯膈肌伤较为少见。致伤物入口位于胸部，称为胸腹联合伤(thoracoabdo minal injuries)；致伤物入口位于腹部，称为腹胸联合伤(abdo minothoracic juries)。受损胸部脏器多为肺与心脏，受损腹部脏器右侧多为肝、左侧常为脾，其他依次为胃、结肠、小肠等。胸腹或腹胸联合伤除了躯体伤口处大量外出血、有失血性休克等临床表现外，一般多同时存在血胸、血气胸、心包积血、腹腔积血、积气和空腔脏器穿孔所致的腹膜炎体征。床旁超声检查可快速、准确地判断胸、腹腔积血情况。胸腔穿刺术和腹腔穿刺术，是判断胸、腹腔积血的简单而有效的措施。胸腹部X线检查和CT检查虽然有助于明确金属异物存留、血气胸、腹内脏器疝入胸腔、膈下游离气体和腹腔积血，但检查需耗费时间和搬动患者，伤情危重者需慎重选择。

穿透性膈肌损伤应急诊手术治疗。首先处理胸部吸吮伤口和张力性气胸，输血补液纠正休克，并迅速手术。根据伤情与临床表现选择经胸或经腹切口，控制胸、腹腔内出血，仔细探查胸、腹腔器官，并对损伤的器官与膈肌予以修补。

（二）钝性膈肌损伤

钝性膈肌损伤(blunt diaphragmatic injury)多由于膈肌附着的胸廓下部骤然变形和胸、腹腔之间压力梯度骤增引起膈破裂。交通事故和高处坠落是导致钝性膈肌伤的最常见原因。随着汽车速度增加与安全带的使用，钝性膈肌损伤日益多见。约90%的钝性膈肌损伤发生在左侧，可能与位于右上腹的肝减缓暴力作用和座椅安全带的作用方向有关。钝性伤所致膈肌裂口较大，有时达10cm以上，常位于膈肌中心腱和膈肌周边附着处。腹内脏器很容易通过膈肌裂口疝入胸腔，常见疝入胸腔的腹内脏器依次为胃、脾、结肠、小肠和肝。严重钝性暴力不仅可致膈肌损伤，还常导致胸、腹腔内脏器挫裂伤，并常伴有颅脑、脊柱、骨盆和四肢多部位伤。血气胸和疝入胸腔的腹腔脏器引起肺受压和纵隔移位，导致呼吸困难、伤侧胸部呼吸音降低，叩诊呈浊音或鼓音等。疝入胸腔的腹内脏器发生嵌顿与绞窄，可出现腹痛、呕吐、腹胀和腹膜刺激征等消化道梗阻或腹膜炎表现。值得注意的是，膈肌破裂后初期可能不易诊断，临床体征和胸部 X 线检查结果均缺乏特异性，CT 检查有助于诊断。由于进入肠道的气体和造影剂可将疝入肠袢的部分梗阻转变为完全梗阻，故禁行肠道气钡双重造影检查。膈疝患者应谨慎作胸腔穿刺或胸腔闭式引流术，因为可能伤及疝入胸腔的腹内脏器。对于怀疑有创伤性膈疝者，禁用充气的军用抗休克裤，以免增加腹内压。

一旦高度怀疑或确诊为创伤性膈破裂或膈疝，应尽早进行手术探查和膈肌修补术。视具体伤情选择经胸或经腹手术路径。无论选择何种手术径路，外科医师均应准备两种不同径路的手术视野，以备改善术中显露之需。仔细探查胸、腹腔内脏器，并予以相应处理。使用不吸收缝线修补膈肌裂口，清除胸、腹腔内积液，并置胸腔闭式引流。

八、大血管损伤

闭合性和穿透性损伤均可引起大血管损伤（great blood vessel injury）。由车祸引起的钝性胸部损伤中，降主动脉破裂绝大部分位于峡部动脉导管韧带部位。降主动脉破裂在未到达医院前的死亡率为 85%，到达医院后经手术治疗的手术死亡率为 15%，成功后的截肢发生率 5%～7%。钝性胸部创伤引起大血管损伤的可能机制是：①减速伤与挤压伤共同作用；②垂直减速，高处跌下；③直接挤压与挫伤；④后仰背部平跌着地，常见于老年人；⑤医源性损伤，随着介入治疗的发展，医源性损伤的发生逐渐增多。

1. 临床表现 ①急性失血性休克型：临床以失血性休克表现为主。②急性心脏压塞型：由于心脏内大血管的损伤，出血量大且又猛又急，故临床表现为急性心脏压塞症状和体征。③临床隐匿型：有部分患者临床症状不典型，仅表现为轻度的血压下降、心律失常，原因为创口位于心室部位，伤口较小，可因室壁心肌较厚、局部血栓形成使出血停止。这类患者容易被漏诊，应予重视，并加强病情观察。

2. 诊断 ①病史：有明确外伤史。②临床表现和体征：如失血性休克、急性心脏压塞症状和体征。③超声检查：床旁超声检查可为诊断提供重要依据，并可确定有无心内结构损伤。④心包内穿刺或剑突下切开探查：如症状不典型，又怀疑心包内大血管创伤者，可行心包内穿刺或剑突下切开探查，对诊断和治疗都有帮助。

3. 治疗 准确及时判断伤情，按不同致伤原因和类型处理，尽早手术是提高大血管损伤生存率的关键。手术主要为修补大血管裂口，或行人造血管置换术。对高度怀疑有大血管创伤且病情突然恶化者应积极剖胸探查，延误的危害远大于阴性探查。对表现为心脏压塞者，若出现血压持续性下降，脉压差进一步减小，应先急诊行剑突下心脏开窗术解除压塞，改善血流动力学，争取抢救时间再进行手术处理。对测不到血压或心跳刚停搏的濒死患者不应放弃救治，及时手术、止血、复苏是抢救成功的关键。术前、术中、术后均应加强抗休克处理，缩短休克时间，防止造成其他器官缺血损伤。

第八章
腹 部 损 伤

腹部损伤（abdominal injury）分为开放性和闭合性两大类。开放性损伤有腹膜破损者为穿透伤，多伴内脏损伤；无腹膜破损者为非穿透伤，偶伴内脏损伤；闭合性损伤可能仅局限于腹壁，也可同时兼有内脏损伤。开放性损伤若涉及内脏，诊断常较明确；而要明确闭合性损伤是否存在内脏损伤则相较困难，因此本章节则对腹部闭合性损伤予以详细说明。

一、临床表现

腹部闭合性损伤常因坠落、碰撞、冲击、挤压等钝性暴力所致，常见的受损内脏依次是脾、肾、小肠、肝、肠系膜等。一般单纯腹壁损伤的症状和体征较轻，严重者主要病理生理变化是腹腔内出血和腹膜炎。

实质性脏器如肝、脾、胰、肾等或大血管损伤主要临床表现为腹腔内（或腹膜后）出血，表现呈面色苍白，脉率加快，严重时脉搏微弱，血压不稳，甚至休克。腹痛持续，一般不很剧烈，腹膜刺激征也并不明显。但肝破裂引起胆汁沾染腹膜，胰腺损伤引起胰液溢入腹腔，可有明显的腹痛及腹膜刺激征。肩部放射痛提示肝或脾的损伤，肾脏损伤时可出现血尿。

空腔脏器如胃肠道、胆管、膀胱等破裂的主要临床表现是弥漫性腹膜炎。除胃肠道症状（恶心、呕吐、便血、呕血等）及稍后出现的全身性感染的表现外，最为突出的是腹膜刺激征，其程度因空腔器官内容物不同而异。通常胃液、胆汁、胰液刺激最强，肠液次之，血液最轻。伤者有时可有气腹征，而后可因肠麻痹而出现腹胀，严重时可发生感染性休克。如果两类脏器同时破裂，则出血和腹膜炎表现可同时存在。

二、辅助检查

当临床症状及体征不能明确诊断时，可采取以下措施。

1. 诊断性腹腔穿刺术和腹腔灌洗术　阳性率可达90%以上，腹腔穿刺术的穿刺点最多选于脐和髂前上棘连线的中、外1/3交界处或经脐水平线与腋前线相交处（图4-8-1）。抽到液体后观察其性状（血液、胃肠内容物、混浊腹水、胆汁或尿液），推断哪类脏器受损。疑有胰腺损伤时，可测定其淀粉酶含量。如果抽到不凝血，提示系实质性器官破裂所致内出血，因腹膜的去纤维作用而使血液不凝。抽不到液体也并不能完全排除内脏损伤的可能，必要时重复穿刺或行腹腔灌洗术。诊断性腹腔灌洗术是经上述诊断性腹腔穿刺置管向腹腔缓慢灌入500～1000ml无菌性生理盐水，然后借虹吸作用使腹内灌洗液流回输液瓶中。取瓶中液体进行肉眼或显微镜下检查。此法有利于早期诊断并提高确诊率。检查结果符合以下任何一项即属阳性：①灌洗液含有肉眼可见的血液、胆汁、胃肠内容物或证明是尿液；②显微镜下红细胞计数超过 $100\times10^9/L$ 或白细胞计数超过 $0.5\times10^9/L$；③淀粉酶超过 100 Somogyi 单位；④灌洗液中发现细菌。

2. **X 线检查**　伤情允许时，尽快行 X 线检查。最常用的是胸片及平卧位腹部平片，必要时拍骨盆片。骨折可提示有关脏器损伤。立位腹平片表现膈下新月形阴影提示腹腔游离气体为胃肠道（主要是胃、十二指肠和结肠，少见于小肠）破裂所致。腹膜后积气提示腹膜后十二指肠或结直肠穿孔。

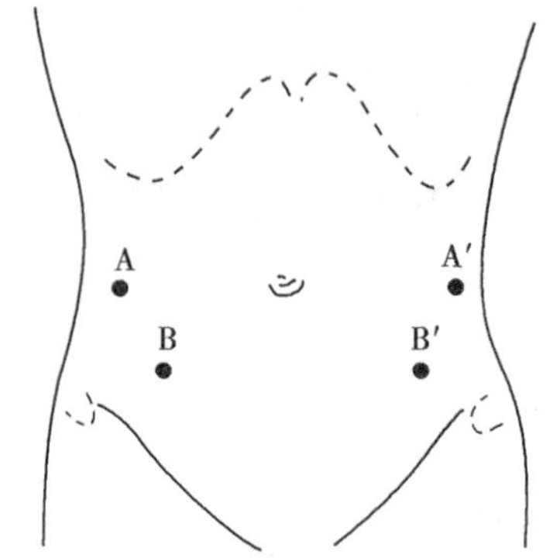

图 4-8-1　诊断性腹腔穿刺术的进针点
（1）A’经脐水平线与腋前线交点 B；
（2）B’髂前上棘与脐连线中、外 1/3 交点

3. **超声检查**　主要用于诊断肝、脾、胰、肾等实质脏器的损伤，可以动态观察，但对空腔脏器损伤的判断因肠腔内气体干扰受限。

4. **CT 检查**　对实质性脏器损伤及其损伤范围、程度有重要的诊断价值；对肠管损伤价值不大；若注入造影剂，CT 对十二指肠破裂的早期诊断很有帮助。血管造影剂增强 CT 能鉴别有无活动性出血及其部位。

5. **诊断性腹腔镜检查**　可用于一般状况良好，而不能明确有无或何种腹内脏器损伤的患者。有些损伤，可在腹腔镜下进行治疗；如无损伤，也避免了较大腹部切口的探查。但需注意由于 CO_2 气腹可引起高碳酸血症和因膈肌抬高而影响呼吸，大静脉损伤时更有发生气体栓塞的危险。

6. **其他检查**　上述方法不能证实时，选择性血管造影可有一定的诊断价值。实质性器官破裂时，可见动脉像的造影剂外漏、实质像的血管缺如及静脉像的早期充盈。MRI 检查对血管损伤和某些特殊部位的血肿如十二指肠壁间血肿有较高的诊断价值，而 MRCP 适用于胆管损伤的诊断。

三、诊断

详细询问外伤史和仔细体格检查是诊断腹部损伤的主要依据，但有时因伤情紧急，了解病史和体检常需和一些必要的急救措施（如止血、输液、抗休克、维护呼吸道通畅等）同时进行。

1. 明确有无内脏损伤

（1）详细了解受伤史：包括受伤时间、地点、致伤条件、伤情、伤情变化和就诊前的急救处理。

（2）重视观察基本生命体征：血压、脉率、呼吸和体温的测定，注意有无休克征象。

（3）全面而重点的体格检查：包括腹部压痛、肌紧张和反跳痛的程度和范围，是否有肝浊音界改变或移动性浊音，肠蠕动是否受抑制，直肠指检是否有阳性发现等。

（4）进行必要的实验室检查：红细胞、血红蛋白与血细胞比容下降，表示有大量失血。血、尿淀粉酶升高提示胰腺损伤或胃肠道穿孔，或是腹膜后十二指肠破裂穿孔。血尿是泌尿系损伤的重要标志，但其程度与伤情可能不成正比。

2. **确定损伤的脏器类型**　首先明确哪一类脏器受损，然后考虑具体脏器和损伤程度。①有恶心、呕吐、便血、气腹者多为胃肠道损伤，再结合暴力打击部位、腹膜刺激征最明显的部位和程度，可确定损伤在胃、上段小肠、下段小肠或结肠；②有排尿困难、血尿、外阴或会阴部牵涉痛者，提示泌尿系脏器损伤；③有膈面腹膜刺激表现及同侧肩部牵涉痛者，提示上腹脏器损伤，其中以肝和脾的破裂为多见；④有下位肋骨骨折者，注意肝或脾破裂的可能；⑤有骨盆骨折者，提示有直肠、膀胱、尿道损伤的可能。

3. **确定是否有多发性损伤** 各种多发损伤可能有以下几种情况：①腹内某一脏器有多处损伤；②腹内有一个以上脏器受到损伤；③除腹部损伤外，尚有腹部以外的合并伤；④腹部以外损伤累及腹内脏器。

4. **急症手术探查的指征** 以上方法不能排除腹内脏器损伤或在观察期间出现以下情况时，应及时剖腹探查。①全身情况有恶化趋势，出现口渴、烦躁、脉率增快，或体温及白细胞计数上升或红细胞计数进行性下降者；②腹痛和腹膜刺激征有进行性加重或范围扩大者；③肠鸣音逐渐减弱、消失或腹部逐渐膨隆者；④膈下有游离气体，肝浊音界缩小或消失，或者出现移动性浊音者；⑤积极救治休克而情况不见好转或继续恶化者；⑥消化道出血者；⑦腹腔穿刺抽出气体、不凝血、胆汁、胃肠内容物等者；⑧直肠指诊有明显触痛者。

四、治疗

对于不能明确有无腹内脏器损伤而生命体征平稳的患者，应严密观察。其中观察的内容应包括：①每15～30分钟测定一次血压、脉率和呼吸；②每30分钟检查一次腹部体征，注意腹膜刺激征程度和范围的改变；③每30～60分钟测定一次红细胞数、血红蛋白和血细胞比容，了解是否有所下降，并复查白细胞数是否上升；④必要时可重复进行诊断性腹腔穿刺或灌洗术、超声等。

除了随时掌握伤情变化外，观察期间应做到：①不随便搬动伤者，以免加重伤情；②禁用或慎用止痛剂，以免掩盖伤情；③暂禁食水，以免存在胃肠道穿孔而加重腹腔污染。

为了给可能需要进行的手术治疗创造条件，观察期间还应进行以下处理：①积极补充血容量，并防治休克；②注射广谱抗生素以预防或治疗可能存在的腹内感染；③疑有空腔脏器破裂或有明显腹胀时，应进行胃肠减压。

内脏损伤者很容易发生休克，故防治休克是治疗的重要环节。诊断明确者，可给予镇静剂或止痛剂。已发生休克的内出血伤者要积极抢救，力争在收缩压回升至90mmHg以上后进行手术。但若在积极的抗休克治疗下，仍未能纠正，提示腹腔有进行性大出血，则应当机立断，在抗休克的同时迅速剖腹止血。空腔脏器穿破者，休克发生较晚，多数属失液引起的低容量性休克，一般应在纠正休克的前提下进行手术。少数因同时伴有感染性休克因素而不易纠正者，也可在抗休克的同时进行手术。同时对于空腔脏器破裂者应当使用足量抗生素。

五、常见腹部脏器损伤

（一）脾脏损伤

脾是腹腔脏器最容易受损的器官之一，脾脏损伤（splenic injury）的发生率在腹部创伤中可高达40%～50%；在腹部闭合性损伤中，脾脏破裂（splenic rupture）占20%～40%；在腹部开放性损伤中，脾脏破裂约占10%左右。按病理解剖，脾脏破裂可分为中央型破裂（破裂在脾实质深部）、被膜下破裂（破裂在脾实质周边部）和真性破裂（破损累及被膜）三种。前两种因被膜完整，出血量受到限制，故临床上并无明显内出血征象而不易被发现，可形成血肿而最终被吸收。但血肿（特别是被膜下血肿）在某些微弱外力的影响下，可突然转为真性破裂，导致诊治中措手不及的局面。

1. 临床特点　临床所见脾破裂，约 85% 是真性破裂。破裂部位较多见于脾上极及膈面，有时在裂口对应部位有下位肋骨骨折存在。破裂如发生在脏面，尤其是邻近脾门者，有撕裂脾蒂的可能。若出现此情况，出血量往往很大，患者可迅速发生休克，甚至未及抢救已死亡。

脾脏损伤分型和分级迄今尚未达成统一标准。我国（第六届全国脾脏外科学术研讨会，天津，2000 年）制定的Ⅳ级分级法为：Ⅰ级：脾被膜下破裂或被膜及实质轻度损伤，手术所见脾裂伤长度≤5.0cm，深度≤1.0cm；Ⅱ级：脾裂伤总长度＞5.0cm，深度＞1.0cm，但脾门未累及，或脾段血管受累；Ⅲ级：脾破裂伤及脾门部或脾部分离断，或脾叶血管受损；Ⅳ级：脾广泛破裂，或脾蒂、脾动静脉主干受损。

2. 治疗　随着对脾功能认识的深化，在坚持“抢救生命第一，保留脾脏第二”的原则下，条件允许时尽量保留脾脏或脾组织。①无休克或容易纠正的一过性休克，影像学检查（超声、CT）证实脾裂伤比较局限、表浅，无其他腹腔脏器合并伤者，可在严密观察血压、脉搏、腹部体征、血细胞比容及影像学变化的条件下行非手术治疗。若病例选择得当，小儿的成功率高于成人。主要措施为绝对卧床休息至少 1 周，禁食、水，胃肠减压，输血补液，止血药、抗生素的应用等。②观察中如发现继续出血或发现有其他脏器损伤，应立即中转手术。不符合非手术治疗条件的伤员，应尽快剖腹探查，以防延误病情。③彻底查明伤情后明确可能保留脾者（主要是Ⅰ、Ⅱ级损伤），可根据伤情，采用生物胶粘合止血、物理凝固止血、单纯缝合修补、脾破裂捆扎、脾动脉结扎及部分脾切除等手段。④脾中心部碎裂，脾门撕裂或有大量失活组织、缝合修补不能有效止血，高龄及多发伤情况严重者需迅速施行全脾切除术。可将 1/3 脾组织切成薄片或小块埋入大网膜囊内进行自体移植，亦可防止日后发生脾切除后凶险性感染（overwhelming postsplenectomy infection，OPSI）。⑤在野战条件下或原先已呈病理性肿大的脾发生破裂时，应行脾切除术。⑥脾被膜下破裂形成的血肿和少数脾真性破裂后被网膜等周围组织包裹形成的局限性血肿，可因轻微外力影响、胀破被膜或凝血块而发展为延迟性脾破裂。一般发生在伤后 2 周，也有迟至数月以后的。此种情况下应切除脾。

（二）肝脏损伤

肝脏损伤（liver injury）在腹部损伤中约占 20%～30%，右肝破裂较左肝为多。

1. 临床表现　肝外伤的致伤因素、病理类型和临床表现与脾外伤相似，主要危险是失血性休克、胆汁性腹膜炎和继发感染。因肝外伤后可能有胆汁溢出，故腹痛和腹膜刺激征常较脾破裂伤者更明显。肝破裂后，血液有时可通过胆管进入十二指肠而出现黑便或呕血，诊断中应注意。肝被膜下破裂也有转为真性破裂的可能，而中央型肝破裂则更易发展为继发性肝脓肿。

肝外伤的分级目前无统一标准。1994 年美国创伤外科协会提出如下肝外伤分级法：

Ⅰ级 - 血肿：位于被膜下，＜10% 肝表面积。裂伤：包膜撕裂，实质裂伤深度＜1cm。

Ⅱ级 - 血肿：位于被膜下，10%～50% 肝表面积；实质内血肿直径＜10cm。裂伤：实质裂伤深度 1～3cm，长度＜10cm。

Ⅲ级 - 血肿：位于被膜下，＞50% 肝表面积或仍在继续扩大；被膜下或实质内血肿破裂；实质内血肿＞10cm 或仍在继续扩大。裂伤：深度＞3cm。

Ⅳ级 - 裂伤：实质破裂累及 25%～75% 的肝叶或在单一肝叶内有 1～3 个 Couinaud 肝段受累。

Ⅴ级-裂伤：实质破裂超过75%肝叶或在单一肝叶超过3个Couinaud肝段受累。血管损伤：近肝静脉损伤，即肝后下腔静脉/主要肝静脉。

Ⅵ级-血管损伤：肝撕脱。

Ⅲ级或以下者如为多处损伤，其损伤程度则增加一级。

国内吴孟超等参照国内外学者意见提出以下肝外伤分级：

Ⅰ级：肝实质裂伤深<1cm，范围小，含小的包膜下血肿。

Ⅱ级：裂伤深1～3cm，范围局限，含周围型穿透伤。

Ⅲ级：裂伤深>3cm，范围广，含中央型穿透伤。

Ⅳ级：肝叶离断、损毁，含巨大中央型血肿。

Ⅴ级，肝门或肝内大血管或下腔静脉损伤。

2. **治疗** 肝外伤手术治疗的基本要求是确切止血、彻底清创、消除胆汁溢漏、处理其他脏器损伤和建立通畅的引流。肝火器伤和累及空腔脏器的非火器伤都应手术治疗，其他的刺伤和钝性伤则主要根据伤员全身情况决定治疗方案。轻度肝实质裂伤、血流动力学指标稳定或经补充血容量后保持稳定的伤员，可在严密观察下进行非手术治疗。生命体征经补充血容量后仍不稳定或需大量输血才能维持血压者，说明仍有活动性出血，应尽早剖腹手术。一些Ⅲ级以下肝外伤亦有成功应用腹腔镜治疗的报道。不论采用何种手术方式，肝外伤手术后，在创面或肝周应留置多孔硅胶双套管，行负压吸引以引流渗出的血液和胆汁。

（三）胰腺损伤

胰腺损伤（pancreatic injury）约占腹部损伤的1%～2%，胰腺损伤多系上腹部强力挤压暴力直接作用于脊柱所致，损伤常在胰腺的颈、体部，常属于严重多发伤的一部分。由于胰腺位置深而隐蔽，早期不易发现，甚至在手术探查时也有漏诊可能。胰腺损伤后常并发胰液漏或胰瘘。因胰液腐蚀性强、又影响消化功能，故胰腺损伤总死亡率高达20%左右。

1. **临床表现** 胰腺破损或断裂后，胰液可积聚于网膜囊内而表现为上腹明显压痛和肌紧张，还可因膈肌受刺激而出现肩部疼痛。外渗的胰液经网膜孔或破裂的小网膜进入腹腔后，可很快出现弥漫性腹膜炎伴剧烈腹痛，结合受伤机制，容易考虑胰腺损伤的可能。但单纯胰腺钝性伤，临床表现不明显，往往容易延误诊断。部分病例渗液局限于网膜囊内，直至形成胰腺假性囊肿才被发现。

胰腺损伤所引起的内出血量一般不多，所致腹膜炎在体征方面也无特异性，血淀粉酶和腹腔穿刺液的淀粉酶升高，有一定诊断参考价值。但血淀粉酶和腹腔液淀粉酶升高并非胰腺创伤所特有，上消化道穿孔时也可有类似表现，且胰腺损伤也可无淀粉酶升高。重要的是，凡上腹部创伤，都应考虑到胰腺损伤的可能。超声可发现胰腺回声不均和周围积血、积液。诊断不明而病情稳定者可做CT检查，能显示胰腺轮廓是否整齐及周围有无积血、积液。

2. **治疗** 高度怀疑或诊断为胰腺损伤，凡有明显腹膜刺激征者，应立即手术治疗。因腹部损伤行剖腹手术，怀疑有胰腺损伤可能者，应探查胰腺。胰腺严重挫裂伤或断裂者，手术时较易确诊；但损伤范围不大者可能漏诊。凡在手术探查时发现胰腺附近后腹膜有血肿、积气、积液、胆汁者，应将此处切开，包括切断胃结肠韧带或按Koncher方法掀起十二指肠等探查胰的腹侧和背侧，以查清胰腺损伤。手术的目的是止血、合理切除胰腺、控制胰腺外分泌、处理合并伤及充分引流。被膜完整的胰腺挫伤，仅做局部引流便可。胰体部分破裂而主胰管未断者，可用丝线做褥式缝合修补。胰颈、体、尾部的严重挫裂伤或横断伤，宜做胰腺近端缝合、远端切除术；胰腺有足够的功能储备，不会发生内、外分泌功能不足。胰腺头部严重挫裂或断裂，为了保全胰腺功能，可结扎头端主胰管、封闭头端腺体断端处，并将远端与空肠行 Rouxen-Y 吻合术。胰头损伤合并十二指肠破裂者，必要时可将十二指肠旷置。只有在胰头严重毁损确实无法修复时，才施行胰头十二指肠切除。

各类胰腺手术之后，充分而有效的腹腔及胰周引流是保证手术效果和预防术后并发症(腹腔积液、继发出血、感染和胰瘘)的重要措施。术后务必保持引流管通畅，亦不能过早取出。可同时使用烟卷引流和双套管负压吸引，烟卷引流可在数日后拔除；胶管引流则应维持 10 天以上，因为有些胰瘘在 1 周后才逐渐出现。如发现胰瘘，应保证引流通畅，一般多可在 4～6 周内自愈，有时可能需维持数月之久，但较少需再次手术。生长抑素八肽及生长抑素十四肽可用于防治外伤性胰瘘。另外，宜禁食并给予全胃肠外营养治疗。

(四) 小肠损伤

小肠占据着中、下腹的大部分空间，故受伤的机会比较多。

1. **临床表现**　小肠损伤(small intestine injury)后可在早期即产生明显的腹膜炎，故诊断一般并不困难。小肠穿孔患者早期表现可以不明显，随时间推移可出现腹痛、腹胀等。而且，仅少数患者有气腹，所以如无气腹表现不能否定小肠穿孔的诊断。一部分患者的小肠裂口不大，或穿破后被食物残渣、纤维蛋白素甚至突出的黏膜所堵塞，可能无弥漫性腹膜炎的表现。

2. **治疗**　小肠损伤一旦诊断，除非外界条件不允许，否则均需手术治疗。手术时，要对整个小肠和系膜进行系统细致地探查，系膜血肿即使不大也应切开检查以免遗漏小的穿孔。手术方式以简单修补为主。一般采用间断横向缝合，以防修补后肠腔发生狭窄。有以下情况时，则应采用部分小肠切除吻合术：①裂口较大或裂口边缘部肠壁组织挫伤严重者；②小段肠管有多处破裂者；③肠管大部分或完全断裂者；④肠管严重挫伤、有血运障碍者；⑤肠壁内或系膜缘有大血肿者；⑥肠系膜损伤影响肠壁血液循环者。

(五) 结肠损伤

1. **临床表现**　结肠损伤(colon injury)发病率仅次于小肠，但因结肠内容物液体成分少而细菌含量多，故腹膜炎出现得较晚，但较严重。一部分结肠位于腹膜后，受伤后容易漏诊，常常导致严重的腹膜后感染。

2. **治疗**　由于结肠壁薄、血液供应差、含菌量大，故结肠损伤的治疗不同于小肠损伤。除少数裂口小、腹腔污染轻、全身情况良好的患者可以考虑一期修补或一期切除吻合(尤其是右半结肠)外，大部分患者先采用肠造口术或肠外置术处理，待 3～4 周后患者情况好转时，再关闭瘘口。近年来随着急救措施、感染控制等条件的进步，施行一期修补或切除吻合的病例有增多趋势。对比较严重的损伤一期修复后，可加做近端结肠造口术，确保肠内容物不再进入远端。一期修复手术的主要禁忌证为：①腹腔严重污染；②全身严重多发伤或腹腔内其他脏器合并伤，须尽快结束手术；③全身情况差或伴有肝硬化、糖尿病等。失血性休克需大量输血(>2000ml)者、高龄患者、高速火器伤者、手术时间已延误者。

(六) 直肠损伤

1. **临床表现**　直肠上段在盆底腹膜返折之上，下段则在返折之下，它们损伤后的表现是不同的。如损伤在腹膜返折之上，其临床表现与结肠破裂是基本相同的。如发生在返折之下，则将引起严重的直肠周围间隙感染，但并不表现为腹膜炎，诊断容易延误。腹膜外直肠损伤临床可表现为：①血液从肛门排出；②会阴部、骶尾部、臀部、大腿部的开放伤口有粪便溢出；③尿液中有粪便残渣；④尿液从肛门排出。直肠损伤(rectal injury)后，直肠指诊可发现直肠内有出血，有时还可摸到直肠破裂口。怀疑直肠损伤而指诊阴性者，可行结肠镜检查。

2. **治疗** 直肠会阴部损伤后，应按损伤的部位和程度选择不同的术式。直肠损伤的处理原则是早期彻底清创，修补直肠破损，行转流性结肠造瘘和直肠周围间隙彻底引流。直肠上段破裂，应剖腹进行修补，如属毁损性严重损伤，可于切除后行断端吻合，同时行乙状结肠双腔造瘘术，2～3 个月后闭合造口。直肠下段破裂时，应充分引流直肠周围间隙以防感染扩散，并应施行乙状结肠造口术，使粪便改道直至直肠伤口愈合。

第九章

泌尿、生殖系统创伤

一、肾损伤

肾质地脆、包膜薄，周围有骨质结构，一旦受暴力打击或挤压均可发生不同程度损伤，还易合并邻近器官的损伤。

（一）病因

1. **闭合性损伤** 因直接暴力（如撞击、跌打、挤压、肋骨或脊椎横突骨折等）或间接暴力（如对冲伤、突然暴力扭转）所致肾损伤。

2. **开放性损伤** 因弹片、刀刃等锐器损伤，常合并胸或腹部损伤，损伤复杂而严重。

此外，肾本身病变如肾积水、肾肿瘤、肾结核或肾囊性疾病等更易受损，有时极轻微的创伤，也可造成严重的“自发性”肾破裂。医疗操作中如肾穿刺、腔内泌尿外科检查或治疗时也可能发生肾损伤。

（二）病理变化

临床上最多见为闭合性肾损伤，根据损伤的程度可分为以下病理类型。

1. **肾挫伤** 损伤仅限于部分肾实质，形成肾瘀斑和（或）包膜下血肿，肾包膜及肾盂黏膜完整。损伤涉及肾集合系统时可有少量血尿。一般症状轻微，可以自愈。

2. **肾部分裂伤** 肾实质部分裂伤伴有包膜破裂时，可致肾周血肿。如肾盏肾盂黏膜破裂，则有明显血尿。通常不需手术治疗，应绝对卧床，止血抗感染，观察患者生命体征，经积极治疗多可自行愈合。

3. **肾全层裂伤** 肾实质重度裂伤，累及肾包膜，内达肾盂肾盏黏膜，常引起广泛性的肾周血肿、血尿和尿外渗。肾横断或碎裂时，可致肾组织缺血。此类肾损伤症状明显，后果严重，均需手术治疗。

4. **肾蒂血管损伤** 肾蒂血管损伤少见，肾蒂或肾段血管部分或全部撕裂时，可引起大出血、休克，需立即救治，否则会危及生命。

晚期病理改变包括：①由于持久尿外渗形成尿囊肿；②血肿、尿外渗引起组织纤维化，压迫肾盂输尿管交界处，导致肾盂积水；③开放性肾损伤偶可发生动静脉瘘或假性动脉瘤；④部分肾实质缺血或肾蒂周围纤维化压迫肾动脉，引起肾血管性高血压。

（三）临床表现

1. **休克** 严重肾裂伤、肾蒂裂伤或合并其他脏器损伤时，因创伤及出血常发生休克，甚至危及生命。

2. **血尿** 肾实质损伤可出现不同程度血尿。肾挫伤血尿较轻；严重肾裂伤则呈大量肉眼血尿，并有血块阻塞尿路；血尿与损伤程度有时不成比例，如肾蒂血管断裂、损伤性肾动脉血栓形成、肾盂广泛撕裂、输尿管断裂或凝血块阻塞时可无明显血尿。

3. **疼痛** 肾包膜下血肿、肾周软组织损伤、出血或尿外渗引起腰腹部疼痛。血液、尿液渗入腹腔或合并腹内脏器损伤时，可出现全腹疼痛和腹膜刺激症状。血块通过输尿管时可出现肾绞痛。

4. **腰腹部包块** 肾周血肿及尿外渗使局部肿胀形成包块，有明显触痛及肌紧张。

5. **发热** 血肿和尿外渗易合并感染，甚至导致肾周脓肿或化脓性腹膜炎，伴有全身中毒症状。

（四）诊断

1. **病史及临床症状** 任何腹部、腰部、下胸部外伤或受对冲力损伤的患者，无论是否有典型的腰、腹部疼痛、肿块、血尿等，均要注意肾损伤的可能。

2. **体格检查** 伤侧腰腹部压痛或有腹膜刺激征，有时可触及伤侧腰部包块。

3. **实验室检查** 尿中含有多量红细胞。血红蛋白与血细胞比容持续降低提示有活动性出血。白细胞计数增多提示有继发感染可能。

4. **特殊检查** ① B 超：能提示肾损伤的部位和程度，有无肾包膜下和肾周血肿及尿外渗。② CT、MRI：可显示肾实质裂伤、血肿、尿外渗范围，并可了解与周围组织和腹腔内其他脏器的关系。

（五）治疗

1. **紧急治疗** 有大出血、休克的患者需迅速输液输血纠正休克，同时明确有无合并其他器官损伤，做好手术探查的准备。

2. **非手术治疗** ①绝对卧床休息 2～4 周，通常肾损伤后 4～6 周肾挫裂伤才趋于愈合，恢复后 2～3 个月不能参加体力劳动。②密切观察，定时测量血压、脉搏、呼吸、体温，注意腰部包块有无增大。检测血尿浓度、血红蛋白及血细胞比容等。③补充血容量，维持水电解质平衡，保持足够尿量。必要时输血。④早期合理应用抗生素预防感染。⑤使用止痛、镇静和止血药物。

3. **手术治疗**

（1）手术指征：①开放性肾损伤；②严重休克经输血、输液仍不能纠正；③血尿逐渐加重，血红蛋白及血细胞比容逐渐下降；④腰部包块逐渐增大；⑤合并腹内脏器损伤。

（2）手术方法：①肾修补术：适用于肾裂伤范围比较局限者；②肾部分切除术：适用于肾一极严重损伤和缺血者；③肾血管修补术：适用于肾血管损伤或损伤性肾血管阻塞者；④肾切除术：适用于肾广泛裂伤无法修补或肾蒂血管损伤不能缝合，而对侧肾正常者；⑤清创引流术：适用于开放性肾损伤、伤口漏尿并严重污染，伤后时间较久，有严重尿外渗或并发感染者。

（3）并发症的治疗：①腹膜后尿囊肿或肾周脓肿要切开引流；②恶性高血压行肾血管修复或患肾切除术；③肾积水做肾盂成形术或肾切除术；④持续性血尿做选择性患侧肾动脉栓塞术。

二、前尿道损伤

（一）病因

男性前尿道损伤中最常见的是尿道球部损伤，骑跨伤是其典型的致病因素。会阴部骑跨伤时，将尿道被挤向耻骨联合下方，引起尿道球部损伤。

（二）病理学变化

1. **尿道挫伤**　仅有尿道水肿和出血，愈合后不发生尿道狭窄。

2. **尿道裂伤**　可有尿道周围血肿和尿外渗，愈合后引起瘢痕性尿道狭窄。

3. **尿道完全断裂**　因尿道断端退缩、分离，血肿较大，可发生尿潴留；用力排尿则发生尿外渗。

（三）临床表现

1. **尿道出血**　伤后尿道外口有鲜血滴出或血尿，严重出血可发生休克。

2. **疼痛**　会阴部疼痛，可放射至尿道外口，排尿时疼痛加重。

3. **排尿困难**　伤后因尿道水肿和疼痛致括约肌痉挛，发生排尿困难。尿道完全断裂时，则可发生尿潴留。

4. **会阴部血肿、瘀斑**　引起会阴部和阴囊肿胀、蝶形血肿。

5. **尿外渗**　尿道断裂后，用力排尿时，尿液自裂口处渗入周围组织，形成尿外渗。尿外渗、血肿并发感染，则出现脓毒血症。如为开放性损伤，尿液可自皮肤、肠道或阴道创口流出，形成尿瘘。

（四）诊断

1. **病史和体格检查**　多有会阴部骑跨伤病史，偶可因尿道器械检查致伤。根据典型的症状及血肿、尿外渗分布，诊断并不困难。

2. **诊断性导尿**　在严格无菌条件下，如能顺利插入导尿管，则说明尿道连续而完整。一旦插入导尿管，应留置导尿 1 周以引流尿液并支撑尿道。如一次插入困难，不应反复试插，以免加重创伤和导致感染。

3. **逆行尿道造影**　尿道造影可显示尿道损伤的部位和程度。尿道断裂时，则可见造影剂外溢。

（五）治疗

1. **抗休克治疗**　尿道海绵体严重出血并发休克者，应立即压迫会阴部止血，紧急抗休克治疗，并尽早施行手术。

2. **保守治疗**　尿道球部挫伤或轻微裂伤而排尿通畅者，采用抗感染及对症治疗。

3. **保留导尿管**　尿道球部裂伤后有排尿困难，但能经尿道顺利插入导尿管者，应保留导尿管引流尿液 2～3 周。拔管后适当做尿道扩张。

4. **手术治疗**　尿道部分裂伤后，如尿道口流血较多、排尿困难、导尿失败、会阴部血肿或尿外渗均应做耻骨上膀胱造瘘。球部尿道撕裂严重或断裂、会阴及阴囊有血肿及尿外渗者，应立即经会阴行尿道断端吻合术，并引流血肿及外渗尿。术后根据排尿情况适当做尿道扩张。

5. **尿道狭窄的治疗**　如术后发生尿道狭窄，轻者行尿道扩张；严重狭窄者，可经尿道内切开或切除狭窄部瘢痕组织，亦可经会阴部切口行瘢痕切除加尿道吻合术。

三、后尿道损伤

（一）病因

骨盆骨折是造成后尿道损伤的最主要原因。

（二）病理学变化

膜部尿道穿过尿生殖膈。当骨盆骨折时，附着于耻骨下支的尿生殖膈突然移位，造成剪切样暴力，使薄弱的膜部尿道撕裂，甚至使前列腺尖端撕断。耻骨前列腺韧带撕裂导致前列腺向后上方移位。骨折及骨盆血管丛损伤引起大出血，在前列腺和膀胱周围形成大血肿。后尿道断裂后，尿液自前列腺尖端处外渗到耻骨后间隙和膀胱周围。

（三）临床表现

1. **休克** 骨盆骨折致后尿道损伤后，一般较严重，常同时合并大出血，引起创伤性、失血性休克。

2. **疼痛** 下腹部疼痛、局部肌紧张及压痛。

3. **排尿困难** 伤后不能排尿，发生急性尿潴留。

4. **尿道出血** 尿道口无流血或仅少量血液流出。

5. **尿外渗及血肿** 伤后多在前列腺周围形成血肿或尿外渗。尿生殖膈撕裂时，血肿及尿外渗可蔓延至会阴及阴囊。

（四）诊断

1. **病史** 骨盆挤压伤后患者出现尿潴留，应考虑后尿道损伤。

2. **体格检查** 骨盆挤压及分离试验阳性；直肠指诊可触及直肠前有柔软的血肿及压痛，有时还可扪及浮动的前列腺尖端。若指套染有血迹，提示合并直肠损伤。

3. **X线检查** 骨盆平片见骨盆骨折，尿道造影可见后尿道有造影剂外渗。

（五）治疗

1. **紧急处理** 取平卧位、减少搬动，以免加重损伤。损伤致大出血可引起休克，应积极纠正休克。一般不宜插入导尿管，避免加重局部损伤及感染。尿潴留者可行耻骨上膀胱穿刺，吸出膀胱内尿液。

2. **手术治疗**

（1）耻骨上膀胱造瘘：后尿道损伤后，排尿困难或尿潴留者，近年来趋向仅行耻骨上膀胱造瘘术，3个月后再行尿道重建术。此法可不加重尿道损伤及出血、减少感染、降低尿道狭窄及阳痿的发生率。

（2）尿道会师牵引术：切开膀胱后，以金属尿道探为引导，经尿道置尿管入膀胱，并做适当牵引，缩短尿道断端的距离。目的是恢复尿道连续性，避免尿道分离形成较大的瘢痕狭窄。

（3）尿道狭窄的处理：后尿道损伤后常并发后尿道狭窄，轻者可定期做尿道扩张；严重狭窄或闭锁者，在伤后3个月经尿道内切开或会阴切开行瘢痕切除及尿道断端吻合术。

（4）并发症的治疗：直肠损伤时，早期立即修补，并做暂时性结肠造瘘术。尿道直肠瘘待3～6个月后再施行修补手术。

第十章
脊柱与脊髓损伤

一、脊柱骨折

脊柱骨折（fractures of spine）是骨科常见创伤。其发生率占骨折的5%～6%，以胸腰段骨折发生率最高，其次为颈椎、腰椎、胸椎，骶椎最少，常可并发脊髓或马尾神经损伤。

（一）分类

依据骨折形态，常分为5类：

1. **压缩性骨折**。
2. **爆裂骨折**。
3. **撕脱骨折**。
4. **Chance骨折**。
5. **骨折脱位**。

（二）临床表现

1. **病史** 有严重外伤病史，如高空坠落，重物撞击，塌方事件，被泥土、矿石掩埋等。

2. **症状** 胸、腰椎损伤后，主要症状为局部疼痛，站立及翻身困难。腹膜后血肿刺激了腹腔神经节，使肠蠕动减慢，常出现腹痛、腹胀，甚至出现肠麻痹症状。

3. **查体** 查体必须逐个按压棘突检查，如有中线部位的局部肿胀和明显的局部压痛，提示后柱已有损伤；胸、腰段脊柱骨折常可摸到后凸畸形。

4. **感觉障碍** 合并脊髓或马尾神经损伤可有感觉或运动障碍等表现。

5. **并发症** 多发伤病例往往合并有颅脑，胸、腹腔脏器的损伤。

6. **影像学检查** 有助于明确诊断，确定损伤部位、类型和移动情况。X线摄片是首选的检查方法。老年人感觉迟钝，胸、腰段脊柱骨折往往主诉为下腰痛，单纯腰椎摄片会遗漏下胸椎骨折，因此必须注明摄片部位应包括下胸椎（T_{10}～T_{12}）在内。通常要拍摄正、侧位两张片子，必要时加摄斜位片。在斜位片上则可以看到有无椎弓峡部骨折。

由于颈椎前方半脱位是一种隐匿性损伤，没有明显的骨折，普通的X线摄片检查时很容易疏忽掉而难以诊断。如果仔细读片，仍可发现有四种特征性X线表现：①棘突间间隙增宽；②脊椎间半脱位；③脊椎旁肌痉挛使颈椎丧失了正常的前凸弧。④上述各种表现在屈曲位摄片时更为明显，可能还伴有下一节椎体前上方有微小突起，表示有轻微的脊椎压缩性骨折。

凡有中柱损伤或有神经症状者均需做CT检查。CT检查可显示椎体的骨折情况，还可显示有无碎骨片突出于椎管内，并可计算椎管的前后径与横径损失了多少。CT片不能显示出脊髓受损情况，为此必要时应做 MRI 检查。在 MRI 片上可以看到椎体骨折出血所致的信号改变和前方的血肿，还可以看到因脊髓损伤所表现出的异常高信号。

（三）诊断

详细询问外伤病史，结合查体的局部肿胀、压痛、叩痛、神经损伤体征及相关影像学检查结果即可明确诊断。

1. **X 线检查** X 线摄片是首选的检查方法，通常要拍摄正、侧位片。

2. **CT 检查** X 线检查有其局限性，它不能显示出椎管内受压情况。凡有脊柱中柱损伤或有神经症状者均需做 CT 检查。CT 检查可显示出椎体的骨折情况，还可以显示出有无碎骨片突出于椎管内，并可计算出椎体高度丢失及椎管的前后径与横径损失了多少。

3. **MRI 检查** 疑有脊髓损伤者应行 MRI 检查，MRI 片上可以看到脊髓损伤所表现出的异常信号，而 CT 则不能显示出脊髓受损情况。

（四）治疗

1. **严重多发伤者** 应优先抢救生命。

2. **骨折脱位者** 应尽快复位固定，以恢复脊椎的原状。

3. **脊髓压迫者** 应及早手术解除压迫，把保证脊髓功能恢复作为首要问题。

4. **积极防治并发症。**

5. **手术治疗** 手术指征：①颈、胸、腰椎骨折脱位，有关节突交锁者；②影像学检查显示有骨折碎片进入椎管内压迫脊髓者；③截瘫平面不断上升者；④非手术治疗效果不佳者。

二、脊髓损伤

（一）分类

按脊髓损伤的部位和程度分为以下几类。

1. **脊髓震荡** 最轻微的脊髓损伤。因在组织形态学上并无明显的病理变化，只表现出暂时性功能抑制，在数分钟或数小时内即可完全恢复。

2. **不完全性脊髓损伤** 为脊髓的实质性破坏，脊髓挫伤的程度有很大的差别，其预后极不相同。

3. **完全性脊髓损伤** 脊髓断裂后恢复无望，预后恶劣。

4. **脊髓受压** 骨折移位、碎骨片与破碎的椎间盘挤入椎管内可以直接压迫脊髓，而皱褶的黄韧带与急速形成的血肿亦可以压迫脊髓。及时去除压迫物后脊髓的功能可望部分或全部恢复；如果压迫时间过久，则瘫痪难以恢复。

5. **马尾神经损伤** 第 2 腰椎以下骨折脱位可引起马尾神经损伤，表现为受伤平面以下出现弛缓性瘫痪。

此外，各种较重的脊髓损伤后均可立即发生损伤平面以下弛缓性瘫痪，这是失去高级中枢控制的一种病理生理现象，称之为脊髓休克。2～4 周后此现象可依脊髓实质性损害程度的不同而发生损伤平面以下不同程度的痉挛性瘫痪。因此，脊髓休克与脊髓震荡是两个完全不同的概念。

（二）临床表现

1. **脊髓损伤** 在脊髓休克期间表现为受伤平面以下出现弛缓性瘫痪，运动、反射及括约肌功能丧失，有感觉丧失平面及大小便不能控制表现。2～4 周后逐渐变成痉挛性瘫痪。胸腰段损伤使下肢的感觉与运动产生障碍，称“截瘫”；颈段脊髓损伤后，双上肢也有神经功能障碍，表现为四肢瘫痪，简称“四瘫”。上颈椎损伤的四肢瘫均为痉挛性瘫痪，下颈椎损伤的四肢瘫由于脊髓膨大部位和神经根的毁损，上肢表现为弛缓性瘫痪，下肢表现为痉挛性瘫痪。

2. **脊髓圆锥损伤** 表现为会阴部皮肤鞍状感觉缺失，括约肌功能丧失致大小便不能控制和性功能障碍，两下肢的感觉和运动功能仍保留正常。

3. **马尾神经损伤** 马尾神经起自第2腰椎的骶脊髓，一般终止于第1骶椎下缘。马尾神经损伤很少为完全性的。表现为损伤平面以下弛缓性瘫痪，有感觉及运动功能障碍及括约肌功能丧失，肌张力降低，腱反射消失，没有病理性锥体束征。

4. **截瘫** 脊髓损伤后各种功能丧失的程度可以用截瘫指数来表示。“0”代表功能完全正常或接近正常；“1”代表功能部分丧失；“2”代表功能完全丧失或接近丧失。一般记录肢体自主运动、感觉及两便的功能情况，相加后即为该患者的截瘫指数。截瘫指数可以反映脊髓损伤程度、发展情况，便于记录、比较治疗效果。

（三）诊断

根据伤后症状、体征和影像学检查结果，即可明确诊断。

（四）并发症

脊髓损伤主要的并发症包括以下几种：

1. **呼吸道感染与呼吸衰竭**。
2. **泌尿生殖道的感染和结石**。
3. **压疮**。
4. **体温失调**。

（五）治疗

1. **合适的固定** 防止因损伤部位的移动而产生脊髓的再损伤。对颈髓损伤者，一般采用颌枕带牵引或持续的颅骨牵引。

2. **减轻脊髓水肿和继发性损害** ①地塞米松滴注；②20%甘露醇滴注；③甲泼尼龙（甲基泼尼松龙）冲击疗法；④高压氧治疗；⑤自由基清除剂、改善循环、兴奋性氨基酸受体阻滞剂等。

3. **手术治疗** 手术指征：①脊柱骨折-脱位有关节突交锁者；②脊柱骨折复位不满意，或仍有脊柱不稳定因素存在者；③影像学显示有碎骨片突出至椎管内压迫脊髓者；④截瘫平面不断上升，提示椎管内有活动性出血者。

第五篇

急性脏器衰竭与危重症

第一章

心肺脑复苏

心肺脑复苏(cardiopulmonary cerebral resuscitation，CPCR)是指针对呼吸和心搏骤停所采取的紧急医疗措施，以人工呼吸替代患者自主呼吸，以心脏胸外按压形成暂时的人工循环并诱发心脏的自主搏动，从而维持组织器官的灌注，尤其是脑组织血液灌注的急救措施。心肺脑复苏的重点是脑组织血流灌注和脑功能的恢复，故复苏一开始就应当积极防治脑组织的损伤，力争中枢神经系统功能的完全恢复。复苏可分为 3 个阶段：基本生命支持、高级生命支持和复苏后治疗。

一、基本生命支持

基本生命支持(basic life support，BLS)又称初期复苏或心肺复苏(cardiopulmonary resuscitation，CPR)，是心搏骤停后挽救生命的基本急救措施。胸外按压和人工呼吸(包括呼吸道的管理)是 BLS 的主要措施。成年人高质量 BLS 的主要内容包括以下几点：

(一)识别心搏骤停和启动急救医疗服务系统(emergency medical services systems，EMSs)

对心搏骤停的早期识别十分重要，一旦犹豫不定，就有可能错失宝贵的抢救时间。对于非专业人员来说，如果发现有人突发神志丧失或晕厥，用力拍其肩部并大声呼叫，如无反应(无回答，无活动)，没有呼吸或有不正常的呼吸(如喘息)，就应立即判断已发生心搏骤停，立即呼叫急救中心，启动 EMSs，以争取时间获得专业人员的救助和得到电除颤仪。专业救治人员一旦发现患者没有反应，须立即就近呼救，同时检查呼吸和脉搏；无论如何，在 10 秒内不能判断是否有脉搏者，应立即开始心肺复苏。如果有两人或两人以上在急救现场，一人立即开始进行胸外心脏按压，另一人打电话启动 EMSs。

(二)尽早开始 CPR

CPR 是复苏的关键，在启动 EMSs 的同时应立即开始 CPR。CPR 期间的组织灌注主要依赖心脏按压，故胸外心脏按压是 CPR 的重要措施。成人 CPR 的顺序为 C-A-B，即现场复苏时，首先进行胸外心脏按压 30 次，然后开放呼吸道并进行人工呼吸 2 次。

1. **心脏按压** 心搏骤停(cardiac arrest)是指心脏突然丧失排血功能而导致周身血液循环停止和组织缺血、缺氧的状态。心搏骤停包括：心室纤颤、无脉性室性心动过速、无脉性心电活动和心搏停止；无脉性心电活动包括：心肌电 - 机械分离、室性自搏心律、室性逸搏心律等。心脏按压是间接或直接施压于心脏，使心脏维持充盈和搏出功能，并能恢复心脏自律搏动的措施。主要有胸外心脏按压和开胸心脏按压。

(1) 胸外心脏按压：是在胸壁外施压，对心脏间接按压的方法，又称闭式心脏按压。操作正确即能建立暂时的人工循环，动脉血压可达 80～100mmHg，足以防止脑细胞的不可逆损害。操作方法：施行胸外心脏按压时，必须使患者平卧，背部垫一木板或平卧于地板上，解开衣扣暴露胸部，术者立于或跪于患者一侧。按压部位：两乳头连线中点或胸骨中下 1/3。按压方法：将一手掌根部置于按压点，另一手掌根部覆于前掌之上，手指向上方翘起，两臂保持伸直，凭自身重力通过双臂和双手掌，垂直向胸部加压。按压应有力而迅速，每次按压后应使胸廓充分回弹，否则可致胸内压升高，冠脉和脑灌注减少。根据 2015 年 AHA 复苏指南，高质量的复苏措施包括：胸外按压频率为 100～120 次 / 分；按压深度成人为 5～6cm，儿童为 5cm，婴儿为 4cm；每次按压后胸部充分回弹；维持胸外按压的连续性，尽量避免或减少因人工呼吸或电除颤而中断；如果有两人以上进行心脏按压时，建议每 2 分钟（或 5 个按压呼吸周期）交换一次；心脏按压与人工呼吸比为 30∶2，直到人工气道建立；人工气道建立后每 6 秒进行一次人工呼吸或 10 次 / 分，且不中断心脏按压。如果心脏按压有效，则可触及大动脉搏动；但只有心肌起搏系统得到足够血液灌注时，才可能恢复自主循环。呼气末 CO_2 分压（$P_{ET}CO_2$）用于判断 CPR 的效果更为可靠。

（2）开胸心脏按压：即切开胸壁直接挤压心脏，又称胸内心脏按压。开胸心脏按压对中心静脉压和颅内压的影响较小，故可增加心肌及脑组织的灌注压和血流量，有利于自主循环的恢复和脑细胞的保护。但开胸心脏按压对技术条件的要求较高，且难以立即开始，可能会延迟复苏时间。对于胸廓畸形、严重胸外伤、多发肋骨骨折、心脏压塞等患者，应首选开胸心脏按压。胸外按压效果不佳且超过 10 分钟者，只要具备开胸条件，应采用开胸心脏按压；手术室内，应在胸外按压的同时，积极准备开胸心脏按压。

2. **人工呼吸** CPR 期间人工呼吸与心脏按压同样重要，尤其是因窒息导致的心搏骤停患者，如儿童、溺水者、已存在低氧血症者。先心脏按压 30 次，再进行人工呼吸 2 次。

（1）气道管理：保持呼吸道通畅是进行人工呼吸的先决条件。昏迷患者很容易因各种原因发生呼吸道梗阻，其中最常见原因是舌后坠和呼吸道内的分泌物、呕吐物或其他异物引起的呼吸道梗阻。因此，在施行人工呼吸之前必须清除呼吸道内的异物。解除因舌后坠引起的呼吸道梗阻，最简单有效的办法是头后仰法；对于存在或怀疑有颈椎或脊髓损伤者，应采用提下颌法；有条件可放置口咽或鼻咽通气道、气管内插管、喉罩通气等，以维持呼吸道通畅。

（2）徒手人工呼吸：以口对口人工呼吸最适于现场复苏。施行口对口人工呼吸时，应先保持呼吸道通畅。操作者一手保持患者头部后仰，并将其鼻孔捏闭，另一手置于患者下颌骨部位并向上抬起。平静吸一口气并对准患者口部吹入；每次吹毕将口移开，此时患者凭胸廓的弹性收缩被动地自行完成呼气。每次送气时间应大于 1 秒，以免气道压过高；潮气量以可见胸廓起伏即可，约 500～700ml（6～7ml/kg），尽量避免过度通气；尽可能不因人工呼吸而中断心脏按压。

（3）简易人工呼吸器和机械通气：凡是便于携往现场施行人工呼吸的呼吸器，都属简易呼吸器。最常见的是面罩 - 呼吸囊人工呼吸器，可将面罩扣于患者口鼻部，也可直接连接人工气道，通过挤压和松开呼吸囊完成人工呼吸。呼吸囊远端可连接氧源，以提高吸入氧浓度。利用呼吸机辅助或取代患者的自主呼吸，称为机械通气，进行机械通气时必须建立人工气道；该方法主要用于医院内、ICU、手术室等固定医疗场所。

（三）尽早电除颤

电除颤（defibrillation）是以一定能量的电流冲击心脏使室颤终止的方法，以直流电除颤法最为广泛应用。心搏骤停中，心室纤颤的发生率最高，而电除颤是目前治疗室颤和无脉性室速的最有效方法。施行电除颤的速度是复苏成功关键，尽早启动 EMSs 的目的之一也是为了尽早得到自动除颤器（AED），以便施行电除颤。除颤器的分类以单相除颤器为例，胸外除颤时将一电极板放在靠近胸骨右缘的第 2 肋间，另一电极板置于左侧胸壁心尖部，电极板下应垫以盐水纱布或导电糊并紧压胸壁，以免局部烧伤和降低除颤效果。首次胸外除颤电能≤200J，第 2 次可增至 200～300J，第 3 次可增至 360J。小儿开始的能量一般为 2J/kg，再次除颤至少 4J/kg，最大不超过 10J/kg。开胸后将电极板直接放在心室壁上进行电击称为胸内除颤；胸内除颤的能量，成人从 10J 开始，一般不超过 40J；小儿从 5J 开始，一般不超过 20J。除颤后应立即行胸外按压和人工呼吸。室上性或室性心动过速也可行电转复治疗，所需电能较低。

二、高级生命支持

高级生命支持（advanced life support，ALS）是基本生命支持的延续，是以高质量的复苏技术、复苏器械、设备和药物治疗，争取最佳疗效和预后的复苏阶段，是生命链中重要环节，其内容如下。

（一）呼吸支持

适时建立人工气道更有利于心脏复苏，最佳选择是气管内插管，不仅可保证 CPR 的通气和供氧，避免中断胸外心脏按压，还可监测 $P_{ET}CO_2$，有利于提高 CPR 的质量。通过人工气道进行正压通气时，频率为 10 次 / 分，气道压低于 30cmH_2O，避免过度通气。

（二）恢复和维持自主循环

注重高质量的 CPR 及对室颤和无脉室速者进行早期除颤，可显著提高患者生存率和出院率。对非室颤者，应该采取高质量的复苏技术和药物治疗以迅速恢复并维持自主循环，避免再次发生心搏骤停，尽快进入复苏后治疗以改善预后。

CPR 开始后即要考虑是否进行电除颤，应用 AED 可自动识别是否为室颤或无脉室速并自动除颤。除颤后立即给予 CPR 2 分钟；如为无脉性电活动或心电静止，则仅应用肾上腺素，每 3～5 分钟可重复给予，同时建立人工气道，监测 $P_{ET}CO_2$；如仍为室颤或无脉室速，则再次除颤，并继续 CPR 2 分钟，同时给予肾上腺素，如此反复救治，直到自主循环恢复。注意针对病因治疗，尤其是自主循环难以恢复或难以维持稳定者。

（三）CPR 期间的监测

CPR 时应建立必要的监测方法和输液通路，以便判断病情和药物治疗效果及提高复苏质量。主要监测内容包括以下几种。

1. **心电监测** 心电图可以明确诊断心搏骤停时心律和复苏过程中出现的其他心律失常，所以监测心电图可为治疗提供极其重要的依据。

2. **呼气末 CO_2（$P_{ET}CO_2$）** 体内 CO_2 的排出主要取决于心排出量和肺组织的灌注量。$P_{ET}CO_2$ 与心排出量和肺组织灌注量呈正相关，所以连续监测 $P_{ET}CO_2$ 可以判断胸外心脏按压的效果，能维持 $P_{ET}CO_2$＞10mmHg 表示 CPR 有效。

3. **中心静脉血氧饱和度（$ScvO_2$）** $ScvO_2$ 是反映组织氧平衡的重要参数，正常值为 70%～80%。心肺复苏过程中，$ScvO_2$ 如果不能达到 40%，提示复苏成功率很低；如果大于 40%，则有自主循环恢复可能；如在 40%～70% 之间，自主循环恢复的可能性逐渐增大；如果大于 72%，自主循环可能已经恢复。

（四）药物治疗

为激发心脏恢复自主搏动、增强心肌收缩力、防治心律失常、纠正急性酸碱失衡、补充液体和电解质，可在复苏时，通过经静脉或骨内给药，此外还可经气管内插管给药。

1. **肾上腺素** 为心肺复苏中首选药物，药理特点：①兴奋α和β受体，有助于自主心律的恢复；②使舒张压升高，周围血管阻力增加而不增加冠脉和脑血管的阻力，进而改善二者的灌注压和灌流量；③增强心肌收缩力，可使室颤由细颤波转为粗颤波，提高电除颤成功率。使用方法：如心脏按压未能使心跳恢复，可给予肾上腺素 0.5～1.0mg 或 0.01～0.02mg/kg 静脉注射，必要时 3～5 分钟重复注射。

2. **利多卡因** 可使心肌因缺血或梗死而降低的纤颤阈值得以恢复或提高，并于心室舒张期使心肌对异位电刺激的应激阈值提高。使用适应证：频发性室性期前收缩、室性二联律、多形性室性期前收缩、室性心动过速，还可于复苏后和放置心导管时预防性应用。2015 年 AHA 指南指出，目前没有证据支持在心搏骤停后常规使用利多卡因；但因室颤或无脉室速导致心搏骤停，恢复自主循环后可给予利多卡因。使用方法：单次静脉注射开始用量为 1.0～1.5mg/kg，每 5～10 分钟可重复用药。

3. **胺碘酮** 胺碘酮具有阻断钠、钾、钙离子通道的作用，同时有阻滞α和β肾上腺素能受体功能。因此，该药对治疗房性和室性心律失常都有效。CPR 时，如果室颤或无脉室速对电除颤、CPR 或肾上腺素等药物无效，可考虑给予胺碘酮。成人初始用量为 300mg（或 5mg/kg）静脉注射，必要时可重复注射 150mg，一天总量不超过 2g。

4. **阿托品** 不作为常规使用；对于因严重心动过缓而引起临床症状或体征时（如神志丧失、心绞痛、低血压等），阿托品可改善心率和症状。

5. **β受体阻滞剂** 2015 年 AHA 指南指出，β受体阻滞剂不作为心搏骤停常规使用药物。但是因室颤或无脉室速导致心搏骤停而入院后，可考虑尽早开始使用。

三、复苏后治疗

进行系统的复苏后治疗（post-cardiac arrest care，PCAC），不仅可以降低因复苏后循环不稳定引起的早期死亡率、因多器官功能障碍和脑损伤引起的晚期死亡率，而且可改善患者的生存质量。所以，一旦自主循环恢复应立即转运至有条件的医疗单位进行复苏后治疗。复苏后治疗的主要内容是防治缺氧性脑损伤和多器官功能障碍或衰竭，其前提是维持呼吸和循环功能的稳定。

（一）呼吸管理

自主循环恢复后的呼吸管理以维持正常通气功能为宜。如已行气管内插管，这时应摄 X 线胸片以判断插管位置，并明确有无肋骨骨折、气胸及肺水肿等。对于自主呼吸已恢复者，常规给予吸氧治疗；对于昏迷、自主呼吸尚未恢复、有通气或氧合功能障碍者，应进行机械通气治疗，维持 SpO_2 为 94%～96%，PaO_2 为 100mmHg 左右；$P_{ET}CO_2$ 为 35～40mmHg，$PaCO_2$ 为 40～45mmHg。避免发生低氧血症，避免高气道压、大潮气量的过度通气。

（二）维持血流动力学稳定

脑损伤程度和血流动力学稳定性是影响心肺复苏后存活的 2 个决定因素。自主循环恢复后，应加强生命体征的监测，全面评价患者的循环状态，最好能建立有创性监测，如直接动脉压、CVP 等。复苏后常规给予适当补液，并结合应用血管活性药物维持理想血压、心排出量和组织灌注。2015 年 AHA 指南指出，应该避免和立即纠正低血压（收缩压低于 90mmHg，平均动脉压低于 65mmHg）。对于顽固性低血压或心律失常者，应积极、尽早针对病因检查和治疗，如急性心肌梗死，急性冠脉综合征。

（三）多器官功能障碍或衰竭的防治

心搏骤停时组织细胞灌流不足导致缺血、缺氧，以致复苏后多器官功能障碍持续数小时甚至数天，这种现象称为心搏骤停后综合征。临床表现为代谢性酸中毒、心排出量降低、肝肾功能障碍、急性肺损伤或急性呼吸窘迫综合征等。所以，复苏后应保持呼吸、循环功能稳定，依据监测结果调整体液平衡、改善组织灌注压和心肌收缩力，进而改善组织的血流灌注和氧供，防治多器官功能障碍或衰竭。

（四）脑复苏

脑组织代谢率高，氧耗量大，且能量储备很有限，容易造成心搏骤停及脑损伤。为了防治心搏骤停后缺氧性脑损伤所采取的措施称为脑复苏。当大脑完全缺血 5 分钟以上，则出现多发性、局灶性脑组织的形态学改变。当自主循环恢复、脑组织再灌注后，脑缺血继续发展，会相继发生脑充血、脑水肿及持续低灌注状态，导致脑细胞变性和坏死等不可逆损伤，称为脑再灌注损伤。脑复苏的主要任务是防治脑水肿和颅内压升高，以减轻或避免脑组织再灌注损伤，保护脑细胞功能。

1. **低温治疗**　低温可使脑细胞的需氧量降低，从而维持脑氧的供需平衡，有利于脑细胞功能的恢复。体温每降低 1℃，脑代谢率降低 5%～6%，脑血流量降低约 6.7%，颅内压下降 5.5%。这对防治复苏后脑水肿和颅内高压十分有利。2015 年 AHA 指南指出，所有在心搏骤停后恢复自主循环的成年昏迷患者（即对语言指令缺乏有意义的反应）都应采用低温治疗，目标温度选定在 32～36℃之间，并至少维持 24 小时。对于接受低温治疗的患者，当镇静和瘫痪可能干扰临床检查时，应等回到正常体温 72 小时后再行检查。低温治疗后积极预防昏迷患者发热是合理的。不建议把入院前在患者恢复自主循环后，对其快速注入冷静脉注射液作为常规做法。

2. **促进脑血流灌注**　脑血流量的多少取决于脑灌注压的高低，脑灌注压为平均动脉压与颅内压之差。故应当提高动脉压、降低颅内压和防治脑水肿。脱水、低温、肾上腺皮质激素是防治急性脑水肿和降低颅内压的重要措施。注意在脱水过程中，适当补充胶体以维持血容量和血浆胶体渗透压，以及维持血管内的容量正常。

3. **药物治疗**　对缺氧性脑细胞保护措施或药物研究甚多，如钙通道阻滞剂、氧自由基清除剂等，但仍缺乏有效应用于临床的药物。肾上腺皮质激素在脑复苏中的应用虽有很多优点，但临床争议亦较大。临床经验认为，激素应短期、适量应用，并积极防止其副作用。

第二章

高血压急症

高血压急症是指原发性或继发性高血压患者，在某些诱因作用下，血压突然和明显升高（一般超过180/120mmHg），伴有进行性心、脑、肾等重要靶器官功能不全的表现。高血压急症包括高血压脑病、颅内出血（脑出血和蛛网膜下腔出血）、脑梗死、急性心力衰竭、急性冠状动脉综合征（不稳定型心绞痛、急性非ST段抬高和ST段抬高心肌梗死）、主动脉夹层、子痫、急性肾小球肾炎、胶原血管病所致肾危象、嗜铬细胞瘤危象及围术期严重高血压等。少数患者病情急骤发展，舒张压持续≥130mmHg，并有头痛，视力模糊，眼底出血、渗出和视盘水肿，肾脏损害突出，持续蛋白尿、血尿与管型尿，称为恶性高血压。应注意血压水平的高低与急性靶器官损害的程度并非成正比，通常需要使用静脉降压药物。高血压亚急症是指血压明显升高但不伴严重临床症状及进行性靶器官损害。患者有血压明显升高造成的症状，如头痛、胸闷、鼻出血和烦躁不安等。血压升高的程度不是区别高血压急症与亚急症的标准，区别两者的唯一标准是有无新近发生的急性进行性靶器官损害。

及时正确处理高血压急症十分重要，可在短时间内使病情缓解，预防进行性或不可逆性靶器官损害，降低死亡率。高血压急症和亚急症降压治疗的紧迫程度不同，前者需要迅速降低血压，采用静脉途径给药；后者需要在24～48小时内降低血压，可使用快速起效的口服降压药。

一、治疗

（一）一般原则

1. **及时降低血压** 对于高血压急症选择适宜、有效的降压药物，静脉滴注给药，同时监测血压。如果情况允许，及早开始口服降压药治疗。

2. **控制性降压** 高血压急症时，短时间内血压急骤下降，有可能使重要器官的血流灌注明显减少，应逐步控制性降压。一般情况下，初始阶段（数分钟到1小时内）血压控制的目标为平均动脉压的降低幅度不超过治疗前水平的25%；随后2～6小时内将血压降至较安全水平，一般为160/100mmHg左右；若可耐受，临床情况稳定，在随后24～48小时逐步将血压降至正常水平。如果降压后重要器官有缺血表现，血压降低幅度应减小；在随后的1～2周内，再将血压逐步降到正常水平。

3. **合理选择降压药** 处理高血压急症的药物，要求起效迅速，短时间内发挥最大作用；作用持续时间短，停药后作用消失较快；不良反应较小，尽可能在降压过程中对心率、心输出量和脑血流量影响较小。

4. **避免使用的药物** 应注意有些降压药不适宜用于高血压急症，甚至有害。肌内注射利血平时，降压作用起效较慢，如果短时间内反复注射可导致难以预测的蓄积效应，发生严重低血压，引起明显嗜睡反应，干扰对神志的判断。治疗开始时也不宜使用强效利尿药，除非有心力衰竭或明显的体液容量负荷过重，因为多数高血压急症时交感神经系统和 RAAS 系统过度激活，外周血管阻力明显升高，体内循环血容量减少，强力利尿存在风险。

（二）降压药物的选择与应用

1. **硝普钠** 同时直接扩张静脉和动脉，降低前、后负荷。开始以 10μg/min 静滴，逐渐增加剂量以达到降压作用，一般临床常用最大剂量为 200μg/min。使用硝普钠必须密切监测血压，根据血压水平仔细调节滴注速率。停止滴注后，作用仅维持 3～5 分钟。硝普钠可用于各种高血压急症。在通常剂量下不良反应轻微，有恶心、呕吐、肌肉颤动。硝普钠在体内红细胞中代谢产生氰化物，长期或大剂量使用应注意可能发生硫氰酸中毒，尤其肾功能损害者更容易发生。

2. **硝酸甘油** 扩张静脉和选择性扩张冠状动脉与大动脉，其降低动脉压作用不及硝普钠。开始时以 5～10μg/min 速率静滴。降压起效迅速，停药后数分钟作用消失，可用至 100～200μg/min。硝酸甘油主要用于高血压急症伴急性心力衰竭或急性冠状动脉综合征。不良反应有心动过速、面部潮红，头痛和呕吐等。

3. **尼卡地平** 二氢吡啶类钙通道阻滞剂，作用迅速，持续时间较短，降压同时改善脑血流量。开始时从 0.5μg/（kg•min）静脉滴注，可逐步增加剂量到 10μg/（kg•min）。主要用于高血压急症合并急性脑血管病或其他高血压急症。不良反应有心动过速、面部潮红等。

4. **地尔硫䓬** 非二氢吡啶类钙离子通道阻滞剂，降压同时具有改善冠脉血流量和控制快速室上性心律失常作用。以每小时 5～15mg 速率静滴，根据血压变化调整滴速。主要用于高血压危象和急性冠脉综合征。不良反应有头痛、面部潮红等。

5. **拉贝洛尔** 兼有 α 受体阻滞作用的 β 受体阻滞剂，起效较迅速（5～10 分钟），持续时间较长（3～6 小时）。开始时缓慢静脉注射 20～100mg，以 0.5～2.0mg/min 速率静脉滴注，总剂量不超过 300mg。拉贝洛尔主要用于高血压急症合并妊娠或肾功能不全患者。不良反应有头晕、直立性低血压、心脏传导阻滞等。

二、高血压脑出血

脑出血是指非外伤性脑实质内出血，高血压合并脑细小动脉硬化是其最常见病因。

（一）发病机制

主要是由于脑内细小动脉在长期高血压作用下发生慢性病变破裂所致。高血压可使脑细小动脉发生玻璃样变性、纤维素样坏死，甚至形成微小动脉瘤或夹层动脉瘤，在此基础上血压骤然升高时易导致血管破裂出血。豆纹动脉和旁正中动脉等深穿支动脉，自脑底部动脉直角发出，承受压力较高的血流冲击，易导致血管破裂。一般高血压性脑出血在 30 分钟内停止出血，血肿保持相对稳定，其临床神经功能缺损仅在出血后 30～90 分钟内进展。少数高血压性脑出血发病后 3 小时内血肿迅速增大，血肿形态往往不规则，密度不均匀，尤其是使用抗凝治疗及严重高血压控制不良时，其神经功能缺损进展时间可延长至 24～48 小时。

高血压性脑出血累及血管依次为大脑中动脉深穿支豆纹动脉、基底动脉脑桥支、大脑后动脉丘脑支、供应小脑齿状核及深部白质的小脑上动脉分支等，所以绝大多数高血压性脑出血发生在基底核的壳核和内囊区，约占脑出血 70%，脑叶、脑干、小脑齿状核出血各占约 10%。壳核出血常侵入内囊区，如出血量大也可破入侧脑室，使血液充满脑室系统和蛛网膜下腔。丘脑出血常破入第三脑室或侧脑室，向外也可损伤内囊；脑桥或小脑出血则可直接破入到蛛网膜下腔或第四脑室。

（二）临床表现

1. 一般表现

（1）有高血压病史，年龄在50岁以上，男性稍多于女性，寒冷季节发病率较高。

（2）多在情绪激动或活动中突然发病，少数在安静状态下发病，病情常于数分钟至数小时内达到高峰。

（3）前驱症状不明显，发病后血压显著升高。

（4）由于颅内压增高，常有头痛、呕吐和不同程度的意识障碍。

2. 局限性定位表现和分型

（1）基底核区出血

1）壳核出血：最常见，系豆纹动脉尤其是其外侧支破裂所致。常有病灶对侧偏瘫、偏身感觉缺失和同向性偏盲，还可出现双眼球向病灶对侧同向凝视不能，优势半球受累可有失语。

2）丘脑出血：系丘脑膝状体动脉和丘脑穿通动脉破裂所致。常有对侧偏瘫、偏身感觉障碍，通常感觉障碍重于运动障碍。深浅感觉均受累，而深感觉障碍更明显。可有特征性眼征，如上视不能或凝视鼻尖、眼球偏斜或分离性斜视、眼球会聚障碍和无反应性小瞳孔等。小量丘脑出血致丘脑中间腹侧核受累可出现运动性震颤和帕金森综合征样表现；累及丘脑底核或纹状体可呈偏身舞蹈-投掷样运动；优势侧丘脑出血可出现丘脑性失语、精神障碍、认知功能障碍和人格改变等。

3）尾状核头出血：较少见，一般出血量不大，多经侧脑室前角破入脑室。神经功能缺损症状不多见，常有头痛、呕吐、颈项强直、精神症状等，临床表现与蛛网膜下腔出血类似。

（2）脑干出血

1）脑桥出血：多由基底动脉脑桥支破裂所致，出血灶多位于脑桥基底部与被盖部之间。大量出血（血肿>5ml）累及双侧被盖部和基底部，常破入第四脑室，患者迅即出现昏迷、双侧针一尖样瞳孔、呕吐咖啡样胃内容物、中枢性高热、中枢性呼吸障碍、眼球浮动、四肢瘫痪和去大脑强直发作等。小量出血可无意识障碍，表现为交叉性瘫痪和共济失调性偏瘫，两眼向病灶侧凝视麻痹或核间性眼肌麻痹。

2）中脑出血：少见，常有头痛、呕吐和意识障碍，轻症表现为一侧或双侧动眼神经不全麻痹、眼球不同轴、同侧肢体共济失调，也可表现为Weber或Benedikt综合征；重症表现为深昏迷，四肢弛缓性瘫痪，可迅速死亡。

3）延髓出血：更为少见，临床表现为突然意识障碍，影响生命体征，如呼吸、心率、血压改变，继而死亡。轻症患者可表现不典型的Wallenberg综合征。

（3）小脑出血：多由小脑上动脉分支破裂所致。常有头痛、呕吐、眩晕和共济失调，起病突然，可伴有枕部疼痛。出血量较少者，主要表现为小脑受损症状，如患侧共济失调、眼震和小脑语言等，多无瘫痪；出血量较多者，尤其是小脑蚓部出血，病情迅速进展，发病时或病后12～24小时内出现昏迷及脑干受压征象，双侧瞳孔缩小至针尖样、呼吸不规则等。暴发型则常突然昏迷，在数小时内迅速死亡。

（4）脑室出血：分为原发性和继发性脑室出血，原发性脑室出血多由脉络丛血管或室管膜下动脉破裂出血所致，继发性脑室出血是指脑实质出血破入脑室。常有头痛、呕吐，严重者出现意识障碍如深昏迷、脑膜刺激征、针尖样瞳孔、眼球分离斜视或浮动、四肢弛缓性瘫痪及去脑强直发作、高热、呼吸不规则、脉搏和血压不稳定等症状，临床上易误诊为蛛网膜下腔出血。

（5）脑叶出血：单纯高血压致脑叶出血较少见，多合并有脑动静脉畸形、硬脑膜动静脉瘘、血管淀粉样变性、血液病或凝血功能障碍等。出血以顶叶最为多见，其次为颞叶、枕叶、额叶。出血部位不同而临床表现亦不同。顶叶出血偏身感觉障碍、轻偏瘫、对侧下象限盲、非优势半球受累可有构象障碍；颞叶出血：命名性失语、精神症状、对侧上象限盲、癫痫；枕叶出血：视野缺损；额叶出血：偏瘫、尿便障碍、运动性失语、摸索和强握反射等。

（6）蛛网膜下腔出血：高血压脑动脉硬化所致脑表动脉或脑底动脉微动脉瘤、动脉瘤破裂，使血液流入蛛网膜下腔，称之为蛛网膜下腔出血。表现为突发的持续性剧烈头痛、呕吐、脑膜刺激征阳性，伴或不伴意识障碍，多无局灶性神经功能缺损。

（三）辅助检查

1. CT　颅脑 CT 是高血压性脑出血的首选检查方法。可清楚显示出血部位、出血量、血肿形态、是否破入脑室及血肿周围有无低密度水肿带和占位效应等。动态 CT 检查可反映血肿的进展及吸收状况。

2. MRI　脑出血急性期诊断不及 CT，但对发现脑结构异常、明确出血病因很有帮助。检出脑干和小脑出血灶和监测脑出血的演进过程则优于 CT。

3. MRA、CTA、DSA　对高度怀有存在有动脉瘤、动静脉畸形等血管异常的患者，首选 CTA 检查，如有条件可行 DSA 明确诊断。MRA 对脑血管病的诊断有重要参考意义。

4. **脑脊液检查**　一般无需进行腰椎穿刺检查，如需排除颅内感染和蛛网膜下腔出血，可谨慎进行。

5. **其他检查**　如血常规、肝肾功能、凝血功能等，主要明确有无血小板低下、凝血功能障碍等。

（四）诊断

中老年患者，有高血压病史，在活动中或情绪激动时突然发病，迅速出现局灶性神经功能缺损症状及头痛、呕吐等颅高压症状，则考虑高血压性脑出血可能，结合 CT 检查，可迅速明确诊断。

（五）治疗

治疗包括内科治疗、外科治疗、康复治疗。总体原则：安静卧床、调整血压、防止继续出血、脱水降颅压、加强护理防治并发症、降低残死率和减少复发。

1. **内科治疗**

（1）一般处理：卧床休息 2～4 周，保持安静，避免情绪激动和血压升高。有意识障碍、消化道出血者应禁食至少 24～48 小时，必要时胃肠减压；注意保持水电解质平衡、预防误吸和早期积极控制肺部感染；明显头痛、重度烦躁不安者，可酌情适当镇静止痛；便秘者可选用缓泻剂。

（2）调整血压：调控血压时应考虑患者的年龄、有无高血压史、有无颅内高压、出血原因及发病时间等因素，分析血压升高的原因，再根据血压情况决定是否采取降压措施。一般来说，当收缩压 >220mmHg 时，应积极使用静脉降压药物降压；当收缩压 >180mmHg，如果同时有疑似颅内压增高的证据，要考虑监测颅内压，可用间断或持续静脉降压药物来降低血压，但要保证脑灌注压 >60～80mmHg；如果没有颅内压增高的证据，降压目标为 160/90mmHg；降压不能过快，要加强监测，防止因血压下降过快引起脑低灌注；脑出血恢复期应积极控制高血压，尽量将血压稳定在正常范围内。

（3）降低颅内压：脑水肿可使颅内压增高，并致脑疝形成，是影响脑出血死亡率及功能恢复的主要因素。早期将颅内压控制在合适水平可改善患者的功能预后。将积极控制脑水肿、降低颅内压是高血压性脑出血急性期治疗的重要环节。颅内压升高者，可卧床并适度抬高床头，并监测生命体征变化；脑水肿明显者可根据个体化原则给予甘露醇脱水，必要时可给予呋塞米、白蛋白、甘油果糖等脱水，并注意监测心肾功能及电解质变化，不建议应用激素治疗减轻脑水肿。

（4）止血治疗：由于止血药物治疗脑出血临床疗效尚不确定，且可能增加血栓栓塞的风险，不推荐常规使用。特殊情况：使用抗栓药物发生脑出血时，应立即停药；对口服抗凝药物（华法林）相关脑出血，静脉应用维生素 K、新鲜冻干血浆和凝血酶原复合物（PCC）各有优势，可根据条件选用；对新型口服抗凝药物（达比加群、阿哌沙班、利伐沙班）相关脑出血，目前缺乏快速有效拮抗药物；对普通肝素相关脑出血，推荐使用硫酸鱼精蛋白治疗；目前尚无有效药物治疗抗血小板相关的脑出血。

（5）亚低温治疗：脑出血早期可出现中枢性高热，入院 72 小时内的发热持续时间与临床转归相关。早期发热可给予物理降温，但亚低温和低温治疗脑出血的疗效和安全性还有待深入研究。需注意的是，发病 3 天后，可因感染等原因引起发热，此时应该针对病因治疗。

（6）其他治疗：抗利尿激素分泌异常综合征，又称稀释性低钠血症，因经尿排钠增多，同时体内水分增多，血钠降低，从而加重脑水肿，应限制水摄入在 800～1000ml，补钠 9～12g/d；脑耗盐综合征系因心钠素分泌过高所致的低钠血症，治疗时应输液补钠，低钠血症缓慢纠正，否则可导致脑桥中央髓鞘溶解症；血糖值可控制在 7.7～10.0mmol/L，早期建议使用胰岛素降糖；无癫痫发作者不推荐预防性抗癫痫治疗；卧床患者应积极预防下肢深静脉血栓形成，以物理方法为主，对于下肢深静脉血栓形成高危患者，一般在脑出血出血停止、病情稳定和血压控制良好控制良好的情况下，可给予小剂量的低分子肝素进行预防性抗凝治疗。

2. **外科治疗** 外科手术以其快速清除血肿、缓解颅高压、解除机械压迫的优势成为高血压脑出血治疗的重要手段，主要手术方法有：去骨瓣减压术，颅内血肿清除术，钻孔血肿抽吸术和脑室穿刺引流术。目前对于外科手术的适应证、方法和时机的选择尚无统一意见。主要根据出血量、部位、病因及患者的年龄、意识状态、全身状况决定。一般认为手术宜在早期（6～24 小时内）进行。通常下列情况下考虑手术治疗：基底核区中等量以上出血（壳核出血≥30ml，丘脑出血≥15ml）；小脑出血≥10ml 或直径≥3cm，或合并明显脑积水；重症脑室出血（脑室铸型）；合并脑血管畸形、动脉瘤等血管病变。

3. **康复治疗** 脑出血后，只要患者的生命体征平稳，病情不再进展，宜尽早进行康复治疗。早期分阶段综合康复治疗对恢复患者的神经功能，提高生活质量大有益处。

第三章
急性呼吸衰竭

呼吸衰竭(respiratory failure)是指各种原因引起的肺部通气和(或)换气功能严重障碍,使静息状态下亦不能维持足够的气体交换,导致低氧血症伴或不伴高碳酸血症,进而引起一系列病理生理改变和相应临床表现综合征。诊断标准:在海平面、静息状态、呼吸空气(不吸氧)条件下,动脉血气分析氧分压(PaO_2)<60mmHg,伴或不伴 CO_2 分压($PaCO_2$)>50mmHg,可诊断为呼吸衰竭。按血气分析特点,将呼吸衰竭分为:①Ⅰ型呼吸衰竭(PaO_2<60mmHg,$PaCO_2$ 降低或正常),主要见于肺换气障碍;②Ⅱ型呼吸衰竭(PaO_2<60mmHg,同时伴有 $PaCO_2$>50mmHg),多由肺泡通气不足所致。某突发致病因素,如严重肺疾病、急性气道梗阻、创伤、休克、电击等,使肺通气和(或)换气功能迅速出现严重障碍,短时间内即可发生呼吸衰竭,称为急性呼吸衰竭。机体通常不能很快代偿,若抢救不及时,可危及生命。

一、病因

1. **呼吸系统疾病** 严重呼吸系统感染、急性呼吸道阻塞性病变、重度或危重哮喘、各种原因引起的肺水肿、肺血管疾病、自发性(血)气胸、急剧增加的胸腔积液、胸壁外伤或手术损伤等。

2. **神经-肌肉传导系统受损** 重症肌无力、吉兰-巴雷综合征、脊髓灰质炎、脊髓病变、颈椎外伤、有机磷中毒等引起呼吸肌功能障碍。

3. **呼吸中枢受抑制** 颅脑外伤、脑血管疾病(脑梗死、脑出血)、急性颅内感染、中枢神经抑制药物(如地西泮)过量等。

二、临床表现

急性呼吸衰竭的临床表现是低氧血症所致的呼吸困难和多脏器功能障碍。

1. **呼吸困难** 呼吸衰竭最早出现的症状。可表现为呼吸频率、节律、幅度的改变。早期可有呼吸频率增快;病情加重时,呼吸肌活动加强,呼吸幅度增加,如三凹征;中枢性疾病或中枢神经抑制性药物所致的呼吸衰竭,则表现为呼吸节律的改变,如潮式呼吸、比奥呼吸等。

2. **发绀** 低氧血症的典型表现。动脉血氧饱和度低于90%时,可出现口唇、指甲等处发绀。发绀与还原性血红蛋白含量、末梢循环是否丰富等密切相关,还受肤色及心功能的影响,应注意鉴别和评估。

3. **循环系统表现** 多数患者有心动过速;严重低氧血症和酸中毒可导致心肌损害,亦可引起周围循环衰竭、血压下降、心律失常、心搏骤停等。

4. **消化系统表现** 严重呼吸衰竭可致肝脏功能受损，使丙氨酸氨基转移酶升高；可使胃肠道黏膜屏障受损，导致胃肠道黏膜充血水肿、糜烂渗血或发生应激性溃疡。

5. **泌尿系统表现** 部分患者出现肾功能损害，可有血尿素氮升高，个别患者尿中可出现尿蛋白、红细胞及管型。

6. **神经、精神症状** 急性缺氧可出现精神错乱、狂躁、昏迷、抽搐等症状；如合并急性 CO_2 潴留，可出现嗜睡、淡漠、扑翼样震颤，甚至呼吸骤停。

三、诊断

急性呼吸衰竭的诊断主要依靠动脉血气分析。结合肺功能、胸部影像学检查和纤维支气管镜检查对于明确呼吸衰竭的病因至关重要。

1. **动脉血气分析** 对于判断呼吸衰竭和酸碱失衡的严重程度及指导治疗均具有重要意义。静息状态、呼吸空气（不吸氧）条件下 $PaO_2<60mmHg$ 时，可诊断为呼吸衰竭。pH 可反映机体的代偿状况，有助于鉴别急慢性呼吸衰竭。当 $PaCO_2$ 升高、pH 正常时，称为代偿性呼吸性酸中毒；当 $PaCO_2$ 升高、$pH<7.35$ 时，则称为失代偿性呼吸性酸中毒。由于动脉血气分析受海拔高度、年龄大小、是否氧疗等因素影响，具体分析时应注意结合临床情况。

2. **肺功能检测** 通过肺功能能判断肺通气功能障碍的性质（阻塞性、限制性或混合性）及是否合并换气功能障碍，并能评估通气和换气功能障碍的严重程度。呼吸肌功能测试能提示呼吸肌无力的原因及严重程度。需要注意的是对某些重症患者，完善肺功能检测有一定风险和难度，应注意评估。

3. **胸部影像学检查** 包括普通 X 线胸片、胸部 CT 和放射性核素肺通气 / 灌注扫描、肺血管造影及超声检查等。

4. **纤维支气管镜检查** 对明确气道疾病和获取病理学证据具有重要意义。

四、治疗

急性呼吸衰竭的治疗原则：加强呼吸支持，包括保持呼吸道通畅、纠正缺氧和改善通气等；呼吸衰竭病因及诱因的治疗；加强一般支持治疗及对其他重要脏器功能的监测与支持。

（一）保持呼吸道通畅

保持呼吸道通畅是最基本、最重要的治疗措施。气道不畅使得呼吸阻力增加，呼吸功耗增多，会加重呼吸肌疲劳；气道阻塞致分泌物排出困难将加重感染，同时也易致肺不张，使气体交换面积减少；气道如发生急性完全梗阻，会发生窒息，短时间内致患者死亡。

保持呼吸道通畅的方法有：若患者昏迷应使其处于仰卧位，头后仰，托起下颌并将口打开；清除气道内分泌物及异物；必要时建立人工气道。人工气道建立方法有三种：简便人工气道、气管插管及气管切开。后两者属于气管内导管，气管内导管是重建呼吸道最可靠的方法。简便人工气道主要有口咽通气道、鼻咽通气道和喉罩，是气管内导管的临时替代方式，病情危重不具备插管条件时应用，待病情允许后再行气管内插管或气管切开。

患者有支气管痉挛，需积极使用支气管扩张药物，可选用 β_2 肾上腺素受体激动剂、抗胆碱药、糖皮质激素或茶碱类药物等，主要经静脉给药。

（二）氧疗

通过增加吸入氧浓度来纠正患者缺氧状态的治疗方法称为氧疗。急性呼吸衰竭患者应积极氧疗。

1. 吸氧浓度　确定吸氧浓度的原则是在保证 PaO_2 迅速提高到 60mmHg 或脉搏容积血氧饱和度（SpO_2）达 90% 以上的前提下，尽量降低吸氧浓度。Ⅰ型呼吸衰竭的主要问题是氧合功能障碍而通气功能基本正常，较高浓度（>35%）给氧可迅速缓解低氧血症而不引起 CO_2 潴留。对于伴有高碳酸血症的急性呼吸衰竭，往往需将给氧浓度设定为达到上述氧合目标的最低值。

2. 吸氧装置　①鼻导管或鼻塞：优点是简单、方便，不影响患者进食、咳痰；缺点是氧浓度不恒定，易受患者呼吸的影响，高流量时对局部鼻黏膜有刺激，氧流量不能大于 7L/min。吸入氧浓度与氧流量的关系：吸入氧浓度（%）= 21 + 4 × 氧流量（L/min）。②面罩：包括简单面罩、带储气囊无重复呼吸面罩和文丘里（Venturi）面罩。优点是吸氧浓度相对稳定，可按需调节，且对鼻黏膜刺激小；缺点是在一定程度上影响患者进食、咳痰。

（三）增加通气量、改善 CO_2 潴留

1. 呼吸兴奋剂　主要适用于中枢抑制为主、通气量不足引起的呼吸衰竭，不宜用于以肺换气功能障碍为主所致的呼吸衰竭。呼吸兴奋剂的使用原则：必须保持呼吸道通畅，否则会促发呼吸肌疲劳，加重 CO_2 潴留；确保患者呼吸肌功能基本正常；脑缺氧、脑水肿未纠正而出现频繁抽搐者慎用；不可突然停药。常用药物有尼可刹米和洛贝林，这两种药物在西方国家已基本淘汰，取而代之的有多沙普仑，该药对镇静催眠药引起的呼吸抑制和慢阻肺并发急性呼吸衰竭者均有显著的呼吸兴奋效果。

2. 机械通气　当机体出现严重的通气和（或）换气功能障碍时，以人工辅助通气装置（有创或无创呼吸机）来改善通气和（或）换气功能，称为机械通气。机械通气的作用包括：维持必要的肺泡通气量，降低 $PaCO_2$；改善肺的气体交换效能；使呼吸肌得以休息，有利于恢复呼吸肌功能。机械通气的主要并发症：通气过度，造成呼吸性碱中毒；通气不足，加重原有的呼吸性酸中毒和低氧血症；血压下降，心输出量下降，脉搏增快等循环功能障碍；气道压力过高或潮气量过大导致气压伤，如气胸、纵隔气肿或间质性肺气肿；人工气道长期存在可并发呼吸肌相关肺炎（ventilator associated pneumonia，VAP）。所以在机械通气的过程中应根据血气分析和临床资料调整呼吸机参数。

当急性呼吸衰竭患者昏迷逐渐加深，呼吸不规则或出现暂停，呼吸道分泌物增多，咳嗽或吞咽反射明显减弱或消失时，应行气管插管使用机械通气。气管插管的指征因病而异。近年来，无创正压通气（non-invasive positive pressure ventilation，NIPP）用于急性呼吸衰竭的治疗已取得良好效果。经鼻 / 面罩行无创正压通气，无需建立有创人工气道，简便易行，与机械通气相关的严重并发症发生率低。但患者应具备以下条件：①清醒能够合作；②血流动力学稳定；③不需要气管插管保护（即患者无误吸、气道分泌物过多且排痰不利、严重消化道出血等情况）；④能耐受鼻 / 面罩，且无影响使用鼻 / 面罩的面部创伤。

（四）病因治疗

引起急性呼吸衰竭的原发疾病多种多样，在解决呼吸衰竭本身所致危害的前提下，针对不同病因采取适当的治疗措施十分必要，如积极控制肺部感染等，也是治疗急性呼吸衰竭的根本。

（五）一般支持疗法

积极纠正电解质紊乱和酸碱平衡失调；加强液体管理，防止血容量不足和液体负荷过大，保证血细胞比容在一定水平，可维持氧输送能力和防止肺水过多；保证充足的营养和能量供给。

（六）其他重要脏器功能的监测与支持

呼吸衰竭往往会累及其他重要脏器，因此应及时将重症患者转入ICU，加强对重要脏器功能的监测与支持，预防和治疗肺动脉高压、肺源性心脏病、肺性脑病、肝肾功能不全、消化道功能障碍和弥散性血管内凝血（DIC）等。特别要注意防治多脏器功能障碍综合征。

第四章

急性心力衰竭

急性心力衰竭（acute heart failure，AHF）是指心力衰竭急性发作和（或）加重的一种临床综合征，可表现为急性新发或慢性心衰急性失代偿。

一、类型

（一）临床分类

1. **急性左心衰竭** 左心室急性发作或加重的心肌收缩力明显降低、心脏负荷加重，造成急性心排血量骤降、肺循环压力突然升高、周围循环阻力增加，出现急性肺淤血、肺水肿并可伴组织器官灌注不足和心源性休克的临床综合征。包括慢性心衰急性失代偿、急性冠脉综合征、高血压急症、急性心瓣膜功能障碍、急性重症心肌炎、围生期心肌病和严重心律失常。

2. **急性右心衰竭** 右心室心肌收缩力急剧下降或右心室的前后负荷突然加重，引起右心排血量急剧减低的临床综合征，常由右心室梗死、急性大面积肺栓塞、右心瓣膜病所致。

3. **非心源性急性心衰** 常由高心排血量综合征、严重肾脏疾病（心肾综合征）、严重肺动脉高压等所致。

（二）Killip 心功能分级

Killip 分级适用于评价急性心肌梗死时心力衰竭的严重程度。

Ⅰ级：无心力衰竭的临床症状与体征。

Ⅱ级：有心力衰竭的临床症状与体征。肺部 50% 以下肺野湿性啰音，心脏第三心音奔马律，肺静脉高压，胸片见肺淤血。

Ⅲ级：严重的心力衰竭临床症状与体征。严重肺水肿，肺部 50% 以上肺野湿性啰音。

Ⅳ级：心源性休克。

二、临床表现

突发严重呼吸困难，呼吸频率常达每分钟 30～40 次，强迫坐位、面色灰白、发绀、大汗、烦躁，同时频繁咳嗽，咳粉红色泡沫状痰。极重者可因脑缺氧而致神志模糊。发病开始可有一过性血压升高，病情如未缓解，血压可持续下降直至休克。听诊时两肺满布湿性啰音和哮鸣音，心尖部第一心音减弱，率快，同时有舒张早期第三心音奔马律，肺动脉瓣第二心音亢进。胸部 X 线片显示：早期间质水肿时，上肺静脉充盈、肺门血管影模糊、小叶间隔增厚；肺水肿时表现为蝶形肺门；严重肺水肿时，为弥漫满肺的大片阴影。重症患者采用漂浮导管行床边血流动力学监测，肺毛细血管楔压随病情加重而增高，心脏指数则相反。

三、诊断与鉴别诊断

根据典型症状与体征，一般不难作出诊断。急性呼吸困难、支气管哮喘，以及与肺水肿并存的心源性休克与其他原因所致休克不难鉴别。疑似患者可行 BNP/NT-proBNP 检测鉴别，阴性者几乎可排除急性心力衰竭的诊断。

四、治疗

（一）基本处理

1. **体位** 半卧位或端坐位，双腿下垂，以减少静脉回流。

2. **吸氧** 立即高流量鼻管给氧，严重者采用无创呼吸机持续加压（CPAP）或双水平气道正压（BiPAP）给氧，增加肺泡内压，既可加强气体交换，又可对抗组织液向肺泡内渗透。

3. **救治准备** 静脉通道开放，留置导尿管，心电监护及经皮血氧饱和度监测等。

4. **镇静** 吗啡 3～5mg 静脉注射不仅可以使患者镇静，减少躁动所带来的额外的心脏负荷，同时也具有舒张小血管的功能而减轻心脏负荷。必要时每间隔 15 分钟重复一次，共 2～3 次。老年患者可减量或改为肌内注射。

5. **快速利尿** 呋塞米 20～40mg 于 2 分钟内静脉注射，4 小时后可重复一次。除利尿作用外，还有静脉扩张作用，有利于肺水肿缓解。

6. **氨茶碱** 解除支气管痉挛，并有一定的增强心肌收缩、扩张外周血管作用。

7. **洋地黄类** 毛花苷 C 静脉给药最适合用于有快速心室率的心房颤动并心室扩大伴左心室收缩功能不全者，首剂 0.4～0.8mg，2 小时后可酌情再给 0.2～0.4mg。

（二）血管活性药物

1. 血管扩张药物

（1）硝普钠：为动、静脉血管扩张剂，静脉注射后 2～5 分钟起效，起始剂量 0.3μg/（kg•min）静脉滴注，根据血压逐步增加剂量，因含有氰化物，用药时间不宜连续超过 24 小时。

（2）硝酸酯类：扩张小静脉，降低回心血量，使左室舒张末压（LVEDP）及肺血管压降低，患者对本药的耐受量个体差异很大，常用药物包括硝酸甘油、双硝酸异山梨醇酯，后者作用机制基本类似于硝酸甘油。以异山梨酯（异舒吉）为例，1～3mg/h 扩张小静脉，减轻心脏前负荷；3～7mg/h 扩张动脉，改善冠状动脉血流；7～12mg/h 扩张阻力血管，降低心脏后负荷。其耐药性和血压、浓度稳定性优于硝酸甘油。

（3）α 受体阻滞剂：选择性结合 α 肾上腺受体，扩张血管，降低外周阻力，减轻心脏后负荷，并降低肺毛细血管压，减轻肺水肿，也有利于改善冠状动脉供血。常用药物乌拉地尔（urapidil），扩张静脉的作用大于动脉，并能降低肾血管阻力，还可激活中枢 5- 羟色胺 1A 受体，降低延髓心血管调节中枢交感神经冲动发放，且对心率无明显影响。

2. 正性肌力药物

（1）β 受体激动剂：多巴胺是去甲肾上腺素前体，小剂量［<2μg/（kg•min）］激动多巴胺受体，可降低外周阻力，扩张肾脏血管、冠脉和脑血管；中等剂量［2～5μg/（kg•min）］激动 β_1 和 β_2 受体，表现为心肌收缩力增强，血管扩张，特别是肾小动脉扩张，心率加快不明显，能显著改善心力衰竭的血流动力学异常。故小到中等剂量多巴胺均可通过降低外周阻力，增加肾血流量，增加心肌收缩力和心输出量而均有利于改善 AHF 的病情。但大剂量［5～10μg/（kg•min）］可兴奋 α 受体，出现缩血管作用，增加左心室后负荷而对患者有害。多巴

酚丁胺是多巴胺的衍生物，扩血管作用不如多巴胺明显，加快心率的效应也比多巴胺小。使用时起始剂量同多巴胺，根据尿量和血流动力学监测结果调整，应注意其致心律失常的副作用。

（2）米力农：兼有正性肌力及降低外周血管阻力的作用。AHF时在扩血管利尿的基础上短时间应用米力农可能取得较好的疗效。

（三）机械辅助治疗

主动脉内球囊反搏（intra-aortic balloon counterpulsation，IABP）可用于冠心病急性左心衰患者。对极危重患者，有条件的医院可采用左心辅助装置（LVAD）和临时心肺辅助系统。

（四）病因治疗

应根据条件适时针对病因及诱因进行治疗。

第五章

急性肾损伤

急性肾损伤(acute kidney injury，AKI)以往称为急性肾衰竭(acute renal failure，ARF)，是指由多种病因引起的肾小球滤过率急剧地持续快速下降，导致代谢产物在血液蓄积的一种临床综合征。可发生于既往无肾脏病者，也可发生在原有慢性肾脏病的基础上。与ARF相比，AKI的提出更强调对这一综合征早期诊断、早期治疗的重要性。约5%住院患者可发生AKI，在重症监护室(ICU)其发生率高达30%，尽管肾病学界对AKI日趋重视，但目前仍无特异治疗，死亡率高，是肾脏病中的急危重症。

一、病因和分类

AKI病因多样，根据病因发生的解剖部位不同可分为三大类：肾前性、肾性和肾后性。

肾前性AKI的常见病因包括血容量减少(如各种原因引起的液体丢失和出血)、有效动脉血容量减少和肾内血流动力学改变等。肾后性AKI源于急性尿路梗阻，从肾盂到尿道任一水平尿路上均可发生梗阻。肾性AKI有肾实质损伤，包括肾小管、肾间质、肾血管和肾小球性疾病导致的损伤。肾小管性AKI的常见病因是肾缺血或肾毒性物质(包括外源性毒素，如生物毒素、化学毒素、抗生素、对比剂等和内源性毒素，如血红蛋白、肌红蛋白等)损伤肾小管上皮细胞，可引起急性肾小管坏死(acute tubular necrosis，ATN)。

二、发病机制

(一) 肾前性AKI

肾前性AKI最常见，由肾脏血流灌注不足所致，见于细胞外液容量减少，或虽然细胞外液容量正常，但有效循环容量下降的某些疾病，或某些药物引起的肾小球毛细血管灌注压降低。常见病因包括：①有效血容量不足；②心排量降低；③全身血管扩张；④肾动脉收缩；⑤肾自主调节反应受损。

在肾前性AKI早期，肾脏血流自我调节机制通过调节肾小球出球和入球小动脉的血管张力，即入球小动脉扩张和出球小动脉收缩，以维持肾小球滤过率(GFR)和肾血流量，可使肾功能维持正常。当血压过低，超过自我调节能力即可导致GFR降低，但短期内并无明显的肾实质损伤。如果肾灌注量减少能在6小时内得到纠正，则血流动力学损害可以逆转，肾功能也可迅速恢复。但若低灌注持续，则可发生肾小管上皮细胞明显损伤，继而发展为ATN。

(二) 肾性AKI

按照损伤部位，肾性AKI可分为小管性、间质性、血管性和小球性。其中以ATN最为常见。不同病因、不同程度的ATN，可以有不同的始动因素和持续发展因素。中毒性和缺血性ATN可以是多因素的，如中毒性ATN可发生在老年、糖尿病等多种易患因素基础之上，也可有缺血因素参与。中毒性和缺血性损害也可一起引起ATN。但其发病机制仍未完全阐明，目前认为主要涉及小管、血管和炎症因子等方面。

1. **小管因素**　缺血/再灌注、肾毒性物质可引起近端肾小管损伤，包括亚致死性可逆性功能紊乱、小管上皮细胞凋亡或坏死，并导致小管对钠重吸收减少，管-球反馈增强，小管管型形成导致小管梗阻，管内压增加，GFR下降。小管严重受损可导致肾小球滤过液的反渗，通过受损的上皮或小管基底膜漏出，致肾间质水肿和肾实质进一步损伤。

2. **血管因素**　肾缺血既可通过血管作用使入球小动脉细胞内钙离子增加，从而对血管收缩刺激和肾自主神经刺激敏感性增加，导致肾自主调节功能损害、血管舒缩功能紊乱和内皮损伤，也可产生炎症反应。血管内皮损伤和炎症反应均可引起血管收缩因子（如内皮素、肾内肾素-血管紧张素系统、血栓素A_2等）产生过多，而血管舒张因子，主要为一氧化氮（NO）、前列腺素（PGI2、PGE2）合成减少。这些变化可进一步引起血流动力学异常，包括肾血流量下降，肾内血流重新分布，肾皮质血流量减少，肾髓质充血等，这些均可引起GFR下降。

3. **炎症因子的参与**　缺血性AKI实际是一种炎症性疾病，肾缺血可通过炎症反应直接使血管内皮细胞受损，也可通过小管细胞产生炎症介质（IL-6、IL-18、TNF-α、TGF-β、MCP-1和RANTES等）使内皮细胞受损，受损的内皮细胞表达上调ICAM-1和P选择素，使白细胞黏附及移行增加，炎症反应导致肾组织的进一步损伤，GFR下降。

（三）肾后性AKI

双侧尿路梗阻或孤立肾患者单侧尿路出现梗阻时可发生肾后性AKI。尿路发生梗阻时，尿路内反向压力首先传导到肾小球囊腔，由于肾小球入球小动脉扩张，早期GFR尚能暂时维持正常。如果梗阻持续无法解除，肾皮质大量区域出现无灌注或低灌注状态，GFR将逐渐降低。

三、临床表现

典型AKI临床病程可分为三期。

（一）起始期

起始期患者常遭受低血压、缺血、脓毒血症和肾毒素等因素影响，但尚未发生明显的肾实质损伤，在此阶段AKI是可预防的。但随着肾小管上皮细胞发生明显损伤，GFR下降，则进入维持期。

（二）维持期

维持期又称少尿期。该期一般持续7～14天，但也可短至数天，长至4～6周。GFR保持在低水平。许多患者可出现少尿（<400ml/d）和无尿（<100ml/d）。但也有些患者尿量在400ml/d以上，称为非少尿型AKI，其病情大多较轻，预后较好。然而，不论尿量是否减少，随着肾功能减退，可出现一系列临床表现。

1. **AKI的全身症状**

（1）消化系统：食欲减退、恶心、呕吐、腹胀、腹泻等，严重者可发生消化道出血。

（2）呼吸系统：除感染外，主要是因容量负荷过多导致的急性肺水肿，表现为呼吸困难、咳嗽、憋气等症状。

（3）循环系统：多因少尿和未控制饮水，以致体液过多，出现高血压及心力衰竭表现；因毒素蓄积、电解质紊乱、贫血及酸中毒引起各种心律失常及心肌病变。

（4）神经系统：出现意识障碍、躁动、谵妄、抽搐、昏迷等尿毒症脑病症状。

（5）血液系统：可有出血倾向及轻度贫血表现。

需要指出的是，感染是 AKI 常见而严重的并发症。在 AKI 同时或在疾病发展过程中还可合并多个脏器衰竭，死亡率很高。

2. **水、电解质和酸碱平衡紊乱** 可表现为：①代谢性酸中毒：主要因为肾排酸能力减低，同时又因合并高分解代谢状态，使酸性产物明显增多。②高钾血症：除肾排泄钾减少外，酸中毒、组织分解过快也是原因之一。在严重创伤、烧伤等所致横纹肌溶解引起的 AKI，每日血钾可上升 1.0～2.0mmol/L。③低钠血症：主要由水潴留引起的稀释性低钠。此外，还可有低钙、高磷血症，但远不如慢性肾衰竭时明显。

（三）恢复期

从肾小管细胞再生、修复，直至肾小管完整性恢复称为恢复期。GFR 逐渐恢复正常或接近正常范围。少尿型患者开始出现利尿，可有多尿表现，在不使用利尿剂的情况下，每日尿量可达 3000～5000ml 时，或更多。通常持续 1～3 周，继而逐渐恢复。与 GFR 相比，肾小管上皮细胞功能（溶质和水的重吸收）的恢复相对延迟，常需数月后才能恢复。少数患者可遗留不同程度的肾脏结构和功能缺陷。

四、检查

1. **血液检查** 可有轻度贫血、血肌酐和尿素氮进行性升高，血清钾浓度升高，血 pH 值和碳酸氢根离子浓度降低，血清钠浓度正常或偏低，血钙降低，血磷升高。

2. **尿液检查** 尿蛋白多为 ±～+，常以小分子蛋白为主。尿沉渣检查可见肾小管上皮细胞、上皮细胞管型和颗粒管型及少许红、白细胞等；尿比重降低且较固定，多在 1.015 以下，因肾小管重吸收功能损害，尿液不能浓缩所致；尿渗透压低于 350mOsm/kg H_2O，尿与血渗透浓度之比低于 1.1；尿钠含量增高，多在 20～60mmol/L，肾衰指数和钠排泄分数常大于 1。应注意尿液指标检查须在输液、使用利尿药、高渗药物前进行，否则会影响结果。

3. **影像学检查** 尿路超声显像对排除尿路梗阻很有帮助。必要时 CT 等检查显示是否存在着与压力相关的扩张，如有足够的理由怀疑由梗阻所致，可做逆行性造影。CT、MRI 或放射性核素检查对发现血管病变有帮助，但要明确诊断仍需行肾血管造影。

4. **肾活检** 重要的诊断手段。在排除了肾前性及肾后性原因后，没有明确致病原因（肾缺血或肾毒素）的肾性 AKI 具有肾活检指征。活检结果可确定包括急性肾小球肾炎、系统性血管炎、急进性肾炎及急性间质性肾炎等肾脏疾病。此外，原有肾脏疾病出现 AKI 以及肾功能持续不能恢复等情况，也需行肾活检明确诊断。

五、诊断与鉴别诊断

根据原发病因，肾功能急性进行性减退，结合相应临床表现和实验室检查，一般不难作出诊断。但既往有关诊断标准并不统一。

AKI 诊断标准为：肾功能在 48 小时内突然减退，血清肌酐绝对值升高≥0.3mg/dl（26.5μmol/L），或 7 天内血清肌酐增至≥1.5 倍基础值，或尿量 <0.5ml/（kg·h），持续时间 >6 小时。根据血清肌酐和尿量进一步分期（表 5-5-1）。

表 5-5-1 AKI 分期标准

分期	血肌酐	尿量
1 期	升高≥26.5μmol/L（0.3mg/dl） 或增至基础值的 1.5～1.9 倍	<0.5ml/（kg•h），持续 6～12 小时
2 期	增至基础值的 2.0～2.9 倍	<0.5ml/（kg•h），时间≥12 小时
3 期	增至基础值的 3 倍 或升高≥353.6μmol/（4.0mg/dl） 或开始肾脏替代治疗 或<18 岁患者 eGFR<35ml/（min•1.73m^2）	<0.3ml/（kg•h），时间≥24 小时 或无尿≥12 小时

由于影响因素多，血肌酐和尿量不够敏感，因此不是 AKI 最佳诊断标记物。目前一些新型肾小管上皮细胞损伤标记物试用于 AKI 早期诊断，研究较多的包括肾损伤分子 -1（KIM-l）、白细胞介素 -18（lL-18）及中性粒细胞明胶酶相关脂质运载蛋白（NGAL）等。

在鉴别诊断方面，首先应排除慢性肾脏病（CKD）基础上的 AKI，有 CKD 病史，或存在老年、高血压、糖尿病等 CKD 易患因素，双肾体积缩小，显著贫血、肾性骨病和神经病变等提示 CKD 基础上的 AKI。其次应除外肾前性和肾后性原因。在确定为肾性 AKI 后，尚应鉴别是肾小球、肾血管还是肾间质病变引起。AKI 病因不同，其治疗方法不同。

（一）ATN 与肾前性少尿鉴别

1. **补液试验** 发病前有容量不足、体液丢失等病史，查体发现皮肤和黏膜干燥、低血压、颈静脉充盈不明显者，应首先考虑肾前性少尿，可进行补液试验，即输注 5% 葡萄糖溶液 200～250ml，并注射袢利尿剂呋塞米 40～100mg，以观察输液后循环系统负荷情况。如果补液后血压恢复正常，尿量增加，则支持肾前性少尿的诊断。低血压时间长，特别是老年伴心功能不全时，补液后无尿量增多者应怀疑肾前性 AKI 已进展为 ATN。

2. **尿液分析** 尿液检测对于区分 ATN 和肾前性少尿具有重要意义，同时结合血液检测结果，有助于两者的鉴别。但必须在输液、使用利尿剂或高渗药物前留取尿液标本，否则结果不可靠（表 5-5-2）。

表 5-5-2 鉴别肾前性 AKI 与 ATN 的尿液诊断指标

诊断指标	肾前性 AKI	ATN
尿沉渣	透明管型	棕色颗粒管型
尿比重	>1.020	<1.010
尿渗透压（mOsm/kg H_2O）	>500	<350
血尿素氮 / 血肌酐	>20	<10～15
尿肌酐 / 血肌酐	>40	<20
尿钠浓度（mmol/L）	<20	>40
肾衰指数	<1	>1
钠排泄分数	<1	>1

注：$\text{肾衰指数}=\frac{\text{尿钠}}{\text{尿肌酐}/\text{血肌酐}}$ $\text{钠排泄分数}=\frac{\text{尿钠}/\text{血钠}}{\text{尿肌酐}/\text{血肌酐}}\times 100\%$

（二）ATN 与肾后性尿路梗阻鉴别

有结石、肿瘤或前列腺肥大病史患者，突发完全无尿或间歇性无尿；肾绞痛，季肋部或下腹部疼痛；肾区叩击痛阳性；如膀胱出口处梗阻，则膀胱区因积尿而膨胀，叩诊呈浊音均提示存在尿路梗阻的可能。超声显像和X线检查等可帮助确诊。

（三）ATN与其他肾性AKI鉴别

肾性AKI可见于急进性肾小球肾炎、急性间质性肾炎等以及全身性疾病的肾损害如狼疮性肾炎、过敏性紫癜肾炎等。肾病综合征有时亦可引起AKI。此外，系统性血管炎、血栓性微血管病、恶性高血压等也会引起AKI。通常根据各种疾病所具有的特殊病史、临床表现、辅助检查及对药物治疗的反应可作出鉴别诊断。肾活检常可帮助鉴别。

六、治疗

早期诊断、及时干预能最大限度地减轻肾损伤、促进肾功能恢复。AKT治疗主要包括尽早识别并纠正可逆病因、维持内环境稳定、营养支持、防治并发症及肾脏替代治疗等方面。

（一）尽早纠正可逆病因

AKI治疗首先要纠正可逆的病因。对于各种严重外伤、心力衰竭、急性失血等都应进行相关治疗，包括输血，等渗盐水扩容，处理血容量不足、休克和感染等。停用影响肾灌注或肾毒性的药物。存在尿路梗阻时，应及时采取措施去除梗阻。

（二）维持体液平衡

每日补液量应为显性失液量加上非显性失液量减去内生水量。由于非显性失液量和内生水量估计常有困难，因此每日大致的进液量，可按前一日尿量加500ml计算。发热患者只要体重不增加即可增加进液量。

在容量控制治疗中应用袢利尿剂可增加尿量，从而有助于清除体内过多的液体。当使用后尿量并不增加时，应停止使用以防止不良反应发生。

（三）饮食和营养

补充营养以维持机体的营养状况和正常代谢，有助于损伤细胞的修复和再生，提高存活率。AKI患者每日所需能量应为1.3倍基础能耗量（BEE），即147kJ/（kg•d）[35kcal（kg•d）]，主要由碳水化合物和脂肪供应；蛋白质摄入量应限制为0.8g/（kg•d），对于有高分解代谢或营养不良以及接受透析的患者蛋白质摄入量可放宽。尽量减少钠、钾、氯的摄入量。

（四）高血钾症

血钾超过6.5mmol/L，心电图表现为QRS波增宽等明显的变化时，应予以紧急处理。包括：①钙剂：10%葡萄糖酸钙10～20ml稀释后缓慢静脉注射（5分钟）；②11.2%乳酸钠或5%碳酸氢铀100～200ml静滴，以纠正酸中毒并同时促进钾离子向细胞内流动；③60%葡萄糖溶液50～100ml加胰岛素6～12U缓慢地静脉注射，可促进糖原合成，使钾离子向细胞内移动；④口服聚磺苯乙烯15～30g，每日3次。以上措施无效，或为高分解代谢型ATN的高钾血症患者，血液透析是最有效的治疗。

（五）代谢性酸中毒

应及时治疗，如血清HCO_3^-浓度低于15mmol/L，可选用5%碳酸氢钠100～250ml静滴。对于严重酸中毒患者，应立即予以透析治疗。

（六）感染

感染是常见并发症，也是死亡主要原因之一。应尽早使用抗生素，但不提倡预防使用抗生素。根据细菌培养和药物敏感试验选用对肾脏无毒性或毒性低的药物，并按GFR调整用药剂量。

（七）肾脏替代疗法

严重高钾血症（>6.5mmol/L）、代谢性酸中毒（pH<7.15）、容量负荷过重对利尿剂治疗无效、心包炎和严重脑病等都是透析治疗指征。对非高分解型、非少尿患者，可试行内科综合治疗。重症患者倾向于早期进行透析，其目的在于：①对容量负荷过重者可清除体内过多的水分；②清除尿毒症毒素；③纠正高钾血症和代谢性酸中毒以稳定机体的内环境；④有助于液体、热量、蛋白质及其他营养物质的补充。AKI的透析治疗可选择腹膜透析（PD）、间歇性血液透析（IHD）或连续性肾脏替代治疗（continuous renal replacement therapy，CRRT）。腹膜透析无需抗凝和很少发生心血管并发症，适合于血流动力学不稳定的患者，但其透析效率较低，且有发生腹膜炎的危险，在重症AKI已少采用。血液透析的优点是代谢废物的清除率高、治疗时间短，但易有心血管功能不稳定和症状性低血压，且需要应用抗凝药，对有出血倾向的患者增加治疗的风险。CRRT包括连续性静-静脉血液滤过（CVVH）、连续性静-静脉血液透析（CVVHD）、连续性静-静脉血液透析滤过（CVVHDF）等一系列方法，对血流动力学影响较小，适用于多器官衰竭患者，但要注意监护及肝素用量。

（八）多尿期的治疗

多尿开始时，由于GFR尚未恢复，肾小管的浓缩功能较差，治疗仍应以维持水、电解质和酸碱平衡，控制氮质血症和预防各种并发症为主。已行透析的患者，应继续透析。多尿期1周后可见血肌酐和尿素氮水平逐渐降至正常范围，饮食中蛋白质摄入量可逐渐增加，并逐渐减少透析频率直至停止透析。

（九）恢复期的治疗

一般无需特殊处理，定期随访肾功能，避免使用肾毒性药物。

七、预后

AKI预后与病因及并发症严重程度有关。肾前性因素导致的AKI，如能早期诊断和治疗，肾功能多可恢复至基线值，死亡率小于10%。肾后性AKI如果能及时解除梗阻，肾功能也大多恢复良好。肾性AKI预后存在较大差异，无并发症者死亡率在10%～30%，合并多脏器衰竭时死亡率达30%～80%。部分AKI患者肾功能不能完全恢复。CKD患者发生AKI后，肾功能常不能恢复至基线水平，加快进入终末期肾病。

八、预防

积极治疗原发病，及时发现导致急性肾小管坏死的危险因素并加以去除，是防止发生AKI的关键。在老年、糖尿病、原有CKD及危重病患者，尤应注意避免肾毒性药物、造影剂、肾血管收缩药物的应用及避免肾缺血和血容量减少。高危患者如必须造影检查应给予水化疗法。

第六章

急性肝衰竭

急性肝衰竭（acute liver failure，ALF）的定义：急性肝衰竭是由多种因素引起的，在短期内导致严重肝脏损害，导致其合成、解毒、排泄和生物转化等功能发生严重障碍或失代偿，出现以凝血功能障碍、黄疸、肝性脑病、腹水等为主要表现的一组临床症候群。

一、病因

1. **病毒性肝炎** 是我国ALF的多见病因，甲、乙、丙型肝炎均可发生，在我国尤其以乙型肝炎最常见。

2. **化学物中毒** 较常见的是药物及肝毒性物质（如乙醇、化学制剂等）。在欧美国家，药物是引起急性、亚急性肝衰竭的主要原因（如对乙酰氨基酚）；酒精性肝损害常引起慢性或慢加急性肝衰竭。肝毒性物质如四氯化碳，黄磷等，误食毒蕈也可引起ALF。

3. **外科疾病** 肝巨大或弥漫小恶性肿瘤，尤其合并肝硬化时，易并发ALF。严重肝外伤，或大范围肝组织被手术切除或肝脏血供受影响，如血管损伤，肝血流阻断时间过长等，治疗门静脉高压症的门体静脉分流术，胆管长时间阻塞，肝胆管结石反复炎症导致肝损害，都可能导致ALF。

4. **其他** 妊娠期急性脂肪肝，Wilson病，自身免疫性肝炎，缺血性肝损伤等过程中也可发生肝衰竭。

二、发病机制

1. **宿主因素** ①有众多证据显示宿主遗传背景在乙型肝炎重症化过程中的重要性。目前，对HBV感染与清除、慢性HBV感染相关肝硬化及肝癌等疾病表型的遗传因素研究较多，但对重型乙型肝炎遗传易感性研究较少。仅有的少量研究资料大多来自亚洲人群，是采用候选基因——疾病关联研究策略。主要针对涉及乙型肝炎免疫反应通路的几个基因，如肿瘤坏死因子（TNF）包括TNF-α及TNF-β，白细胞介素-10（IL-10）、干扰素诱生蛋白-10（IP-10，CXCL-10）、维生素D受体（VDR）、人白细胞抗原（HLA）等。②宿主免疫在肝衰竭发病中的作用已被广泛认可。以细胞毒性T淋巴细胞（CTL）为核心的细胞免疫在清除细胞内病毒方面起关键作用，同时也是造成细胞凋亡或坏死的主要因素。

2. **病毒因素** ①病毒对肝脏的直接作用。我国以乙型肝炎患者居多。研究表明，细胞内过度表达的HBsAg可导致肝细胞损伤及功能衰竭。HBV的X蛋白也可引起肝脏损伤，在感染早期，X蛋白使肝细胞对TNF-α等炎性介质更敏感而诱导细胞凋亡，这可能与重型乙型肝炎发病有关。②研究表明，HBV基因变异可引起细胞坏死，导致严重的肝脏损害。

3. 毒素因素　严重肝病患者，由于库普弗细胞功能严重受损，来自门静脉的大量内毒素未经解毒而溢入体循环。内毒素可直接或通过激活库普弗细胞释放的化学介质引起肝坏死，且是其他肝毒物质（如半乳糖胺、四氯化碳和乙醇等）致肝坏死的辅助因素，因而可导致肝衰竭的发生。

4. 代谢因素　各类慢性肝病患者皆存在不同程度的肝脏微循环障碍，血液难以进出肝脏，无法保证对肝细胞的营养供应。胃肠道吸收的营养成分难以进入肝脏，消化不良；吸收在血液中的药物难以进入肝脏与肝细胞接触，无法有效发挥药物疗效；代谢废物难以排出肝脏，成为毒素，滞留于肝脏，导致肝细胞损伤，而加快肝病进展。

三、流行病学

我国肝衰竭的病因主要是HBV感染，这也是我国最常见的肝脏疾病死亡原因，临床表现以慢加急性肝衰竭为主，其次是药物及肝毒性物质（如乙醇、化学制剂等）导致的肝衰竭。我国学者研究表明，免疫抑制剂是HBV再激活的重要诱因之一，任一HBV血清学标志物阳性的感染者均可发生肝衰竭，为直接致病机制。大量病毒复制导致肝细胞营养耗竭；免疫麻痹（与免疫耐受完全不同）是损伤前提。HBV相关肝衰竭病情严重、并发症多、治疗困难、病死率高。发病患者群以男性居多，女性较少，年龄则以青壮年为主，且呈上升趋势。这可能与男性更容易发生重型肝炎有关，也可能与饮酒因素有关。职业以农民、工人所占比例为最多，除农民所占人口比例较大外，可能与该人群的生活工作环境、生活方式、医疗条件以及文化水平较低而不能正确认识疾病，无法及时就诊从而贻误最佳治疗时机有关。在多种民族中，以汉族最多，少数民族较少。随着HBV相关肝衰竭的分型发展及其演变，在我国，急性肝衰竭和亚急性肝衰竭呈减少趋势（因抗病毒治疗有效阻断了慢性乙型肝炎（CHB）的重症化过程）；慢加急性肝衰竭和慢性肝衰竭呈增加趋势（因现有的慢性肝病患者常因各种诱因发生急、慢性肝失代偿）。

四、诊断标准

（一）分类

我国根据病理组织学特征和病情发展速度，肝衰竭可分为四类（表5-6-1）。

表5-6-1　肝衰竭分类及定义

命名	定义
急性肝衰竭	急性起病，2周以内出现以Ⅱ度以上肝性脑病为特征的肝衰竭
亚急性肝衰竭	起病较急，2～26周出现肝功能衰竭的临床表现
慢加急性肝衰竭	在慢性肝病基础上，出现急性（通常4周内）肝功能失代偿
慢性肝衰竭	在肝硬化基础上，出现肝功能进行性减退的慢性肝功能失代偿

（二）ALF诊断标准

主要包括：①既往无肝炎病史，以急性黄疸型肝炎起病；②起病后2周内出现极度乏力，伴有明显的厌食、腹胀、恶心、呕吐等严重消化道症状；③迅速出现Ⅱ度及以上的肝性脑病（按Ⅳ度分类法划分）；④出血倾向明显，血浆凝血酶原活动度（PTA）≤40%或国际标化比率（INR）≥1.5，且排除其他原因；⑤肝脏浊音界进行性缩小（表明肝细胞存在大面积坏死，与预后直接相关）。

（三）分期

根据临床表现的严重程度，亚急性肝衰竭和慢加急性肝衰竭可分为早期、中期和晚期。

1. **早期** ①有极度乏力，并有明显厌食、呕吐和腹胀等严重消化道症状；②黄疸进行性加深（血清 TBIL≥171mol/L 或每日上升≥17.1mol/L）；③有出血倾向，30%＜PTA≤40%（或 1.5＜INR≤1.9）；④未出现肝性脑病或其他并发症。

2. **中期** 在肝衰竭早期表现基础上，病情进一步发展，出现以下两条之一者：①出现Ⅱ度以下肝性脑病和（或）明显腹水、感染；②出血倾向明显（出血点或瘀斑），20%＜PTA≤30%（或 1.9＜INR≤2.6）。

3. **晚期** 在肝衰竭中期表现基础上，病情进一步加重，有严重出血倾向（注射部位瘀斑等），PTA≤20%（或 INR≥2.6），并出现以下 4 条之一者：肝肾综合征、上消化道大出血、严重感染、Ⅱ度以上肝性脑病。

考虑到一旦发生肝衰竭治疗极其困难，病死率高，故对于出现以下肝衰竭前期临床特征的患者，须引起高度的重视，进行积极处理：①极度乏力，并有明显厌食、呕吐和腹胀等严重消化道症状；②黄疸升高（TBIL＞51mol/L，但≤171mol/L），且每日上升≥17.1mol/L；③有出血倾向，40%＜PTA≤50%（或 1.5＜INR≤1.6）。

五、临床表现

1. **早期症状** 初期为非特异性表现，如恶心、呕吐、腹痛、缺水及黄疸。

2. **意识障碍** 主要是肝性脑病。肝衰竭时，代谢发生紊乱，如血中增多的游离脂肪酸、硫醇、酚、芳香族氨基酸等，均可影响中枢神经系统；低血糖、酸碱平衡紊乱也可影响脑功能；此外，缺氧或 DIC 可加重脑损害。肝性脑病根据程度分为 4 度：Ⅰ度（前驱期）轻度性格及情绪改变；Ⅱ度（昏迷前期）为嗜睡和行为异常；Ⅲ度（昏睡期）为昏睡，但尚可唤醒；Ⅳ度（昏迷期）为昏迷不醒，对刺激无反应，反射逐渐消失，常伴有呼吸、循环方面的改变。

3. **肝臭** 呼气常有特殊的甜酸气味（似烂苹果味），可能为肝的代谢紊乱，血中硫醇增多引起。

4. **出血** 纤维蛋白原和肝内合成的凝血因子减少，DIC 或消耗性凝血病，可出现皮肤出血斑点，注射部位出血或胃肠出血等。

5. **并发其他器官系统功能障碍** ①肾功能损害，较常见，部分患者可合并肝肾综合征。②循环系统功能障碍：血压下降，与血管张力减低，心排出量减少有关。③脑水肿和颅内压增高，多发生在Ⅳ度肝性脑病患者，表现为血压高、心率慢、去大脑强直、癫痫发作等。④肺水肿：与肺毛细血管通透性增加有关，表现为呼吸窘迫，呼吸性碱中毒，后期可发生 ARDS。⑤感染：大多数患者合并感染，而且是引起死亡的主要原因之一，常见部位为肺部、尿道、肠道等。

6. **实验室检查** ①转氨酶升高，但大面积肝坏死是可出现胆 - 酶分离现象，此时胆红素持续升高，但转氨酶不升高。②血胆红素升高。③血小板减少，白细胞增多。④血肌酐和尿素氮可增高。⑤血电解质紊乱。⑥酸碱失衡，常为代谢性酸中毒。⑦发生 DIC 时，凝血时间、凝血酶原时间和部分凝血活酶时间延长，纤维蛋白原可减少，而其降解产物（FDP）增多，优球蛋白溶解试验等可呈阳性。

六、疾病预防

ALF 的病死率较高，应尽量预防其发生。临床用药时应注意药物对肝脏的不良作用。

例如，结核患者应用利福平、异烟肼和吡嗪酰胺等治疗时，应定期检查血转氨酶、胆红素等，如发现有肝功能改变，应及时调整药物。外科施行创伤性较大手术时，术前应重视患者的肝功能情况，做好肝功能评估。尤其对原有肝硬化、肝炎、黄疸、低蛋白血症等病变者，要有充分的术前准备。麻醉时避免应用肝毒性药物。手术期间和术后要防止缺氧、低血压或休克、感染等，以免损坏肝细胞。术后要根据病情继续监测肝功能，保持呼吸循环良好，抗感染和维持营养代谢，维护肝脏功能。

七、治疗

目前肝衰竭的内科治疗尚缺乏特效药物和手段。原则上强调早期诊断、早期治疗，针对不同病因采取相应的病因治疗措施和综合治疗措施，并积极防治各种并发症。肝衰竭患者诊断明确后，应进行病情评估和重症监护治疗。有条件者早期进行人工肝治疗，视病情进展情况进行肝移植前准备。

（一）内科综合治疗

1. 一般支持治疗

（1）卧床休息，减少体力消耗，减轻肝脏负担。

（2）加强病情监测处理，建议完善 PTA/INR、血氨及血液生化的监测，动脉血乳酸、内毒素、嗜肝病毒标志物、铜蓝蛋白、自身免疫性肝病相关抗体检测，以及腹部 B 超（肝胆脾胰、腹水）、胸部 X 线、心电图等相关检查。

（3）推荐肠道内营养，包括高碳水化合物、低脂、适量蛋白饮食，提供每公斤体重 35～40kcal 总热量，肝性脑病患者需限制经肠道蛋白摄入，进食不足者，每日静脉补给足够的热量、液体和维生素。

（4）积极纠正低蛋白血症，补充白蛋白或新鲜血浆，并酌情补充凝血因子。

（5）进行血气监测，注意纠正水电解质及酸碱平衡紊乱，特别要注意纠正低钠、低氯、低镁、低钾血症。

（6）注意消毒隔离，加强口腔护理及肠道管理，预防医院感染发生。

2. 病因治疗　肝衰竭病因对指导治疗及判断预后具有重要价值，包含发病原因及诱因两类。对其尚不明确者应积极寻找病因以期达到正确处理的目的。

（1）病毒性肝炎：对病毒性肝炎肝衰竭的病因学治疗，目前主要针对 HBV 感染所致的患者。对 HBV-DNA 阳性的肝衰竭患者，不论其检测出的 HBV-DNA 滴度高低，建议立即使用核苷（酸）类药物抗病毒治疗，应注意晚期肝衰竭患者因残存肝细胞过少、再生能力严重受损，抗病毒治疗似难以改善肝衰竭的结局。在我国上市的核苷（酸）类药物中，拉米夫定、恩替卡韦、替比夫定、阿德福韦酯等均可有效降低 HBV-DNA 水平，降低肝衰竭患者的病死率。其中前三种更加强效快速，而阿德福韦酯则较为慢速，但对于高病毒载量且过去有过核苷（酸）类药耐药者，阿德福韦酯则为不可或缺的药物。今后，随着替诺福韦的上市，将可增加一种选择。考虑到慢性 HBV 相关肝衰竭常为终生用药，应坚持足够的疗程，避免病情好转后过早停药导致复发；应注意后续治疗中病毒耐药变异，并作出及时处理。

对免疫抑制剂所致 HBV 再激活者应以预防为主，放宽核苷（酸）类药物的适应证（HBV 血清学标志物阳性即可）。甲型、戊型病毒性肝炎引起的急性肝衰竭，目前尚未证明病毒特异性治疗有效。对确定或疑似疱疹病毒或水痘 - 带状疱疹病毒感染引发的急性肝衰竭患者，可使用阿昔洛韦（5～10mg/kg，每 8 小时静滴）治疗，并应考虑进行肝移植。

（2）药物性肝损伤所致急性肝衰竭：应停用所有可疑的药物，追溯过去 6 个月服用的处方药、中草药、非处方药、膳食补充剂的详细信息（包括服用数量和最后一次服用的时间）。尽可能确定非处方药的成分。已有研究证明，N- 乙酰半胱氨酸（NAC）对药物性肝损伤所致急性肝衰竭有益。其中，确诊或疑似对乙酰氨基酚（APAP）过量引起的急性肝衰竭患者，如摄入 APAP 在 4 小时之内，在给予 NAC 之前应先口服活性肽。摄入大量 APAP 的患者，血清药物浓度或转氨酶升高提示即将或已经发生了肝损伤，应立即给予 NAC。怀疑 APAP 中毒的急性肝衰竭患者也可应用 NAC。必要时给予人丁肝吸附治疗。对于非 APAP 引起的急性肝衰竭患者，应用 NAC 亦可改善结局。

（3）确诊或疑似毒蕈中毒的急性肝衰竭患者，可考虑应用青霉素 G 和水飞蓟素。

（4）妊娠急性脂肪肝 /HELLP 综合征所导致的肝衰竭，建议立即终止妊娠，如果终止妊娠后病情仍继续进展，须考虑人工肝和肝移植治疗。

3．其他治疗

（1）肾上腺皮质激素：目前对于肾上腺皮质激素在肝衰竭治疗中的应用尚存在不同意见。非病毒感染性肝衰竭，如自身免疫性肝炎是其适应证，可考虑使用泼尼松，40～60mg/d。其他原因所致肝衰竭前期或早期，若病情发展迅速且无严重感染、出血等并发症者，也可酌情使用。

（2）促肝细胞生长治疗：为减少肝细胞坏死，促进肝细胞再生，可酌情使用促肝细胞生长素和前列腺素 E1（PEG1）脂质体等药物，但疗效尚需进一步确定。

（3）微生态调节治疗：肝衰竭患者存在肠道微生态失衡，肠道益生菌减少，肠道有害菌增加，而应用肠道微生态制剂可改善肝衰竭患者预后。根据这一原理，可应用肠道微生态调节剂、乳果糖或拉克替醇，以减少肠道细菌易位或降低内毒素血症及肝性脑病的发生。

4．防治并发症

（1）脑水肿：①有颅内压增高者，给予甘露醇 0.5～1.0g/kg；②袢利尿剂，一般选用呋塞米，可与渗透性脱水剂交替使用；③人工肝支持治疗；④不推荐肾上腺皮质激素用于控制颅内高压；⑤急性肝衰竭患者使用低温疗法可防止脑水肿，降低颅内压。

（2）肝性脑病：①去除诱因，如严重感染、出血及电解质紊乱等；②限制蛋白饮食；③应用乳果糖或拉克替醇，口服或高位灌肠，可酸化肠道，促进氨的排出，调节微生态，减少肠源性毒素吸收；④视患者的电解质和酸碱平衡情况酌情选用精氨酸、鸟氨酸 - 门冬氨酸等降氨药物；⑤对慢性肝衰竭或慢加急性肝衰竭患者可酌情使用支链氨基酸或支链氨基酸与精氨酸混合制剂以纠正氨基酸失衡；⑥对Ⅲ度以上的肝性脑病建议气管插管；⑦抽搐患者可酌情使用半衰期短的苯妥英或苯二氮䓬类镇静药物，但不推荐预防用药；⑧人工肝支持治疗。

（3）合并细菌或真菌感染：①推荐常规进行血液和其他体液的病原学检测；②一旦出现感染，应首先根据经验选择抗菌药物，并及时根据培养及药敏试验结果调整用药。使用强效或联合抗菌药物、激素等治疗时，应同时注意防治真菌二重感染。

（4）低钠血症及顽固性腹水：低钠血症是失代偿肝硬化的常见并发症，而低钠血症、顽固性腹水与急性肾损伤等常见并发症相互关联及连续发展。从源头上处理低钠血症是预防后续并发症的关键措施。水钠潴留所致稀释性低钠血症是其常见原因，而现有的利尿剂均导致血钠排出，且临床上传统的补钠方法不仅疗效不佳，反而易导致脑桥髓鞘溶解症。托伐普坦（tolvaptan）作为精氨酸加压素 V_2 受体阻滞剂，可通过选择性阻断集合管主细胞 V_2 受体，促进自由水的排泄，已成为治疗低钠血症及顽固性腹水的新途径。

（5）急性肾损伤及肝肾综合征：①保持有效循环血容量，低血压初始治疗建议静脉输注生理盐水；②顽固性低血容量性低血压患者可使用系统性血管活性药物，如特利加压素或去甲肾上腺素加白蛋白静脉输注，但在有颅内高压的严重脑病患者中应谨慎使用，以免因脑血流量增加而加重脑水肿；③保持平均动脉压≥75mmHg；④限制液体入量，24 小时总入量不超过尿量加 500～700ml；⑤人工肝支持治疗。

（6）出血：①推荐常规预防性使用 H_2 受体阻滞剂或质子泵抑制剂。②对门静脉高压性出血患者，为降低门静脉压力，首选生长抑素类似物，也可使用垂体后叶素（或联合应用硝酸酯类药物）；食管胃底静脉曲张所致出血者可用三腔二囊管压迫止血；或行内镜下硬化剂注射或套扎治疗止血；可行介入治疗，如 TIPS。③对显著凝血障碍患者，可给予新鲜血浆、凝血酶原复合物和纤维蛋白原等补充凝血因子，血小板显著减少者可输注血小板；对弥漫性血管内凝血（DIC）者可酌情给予小剂量低分子肝素或普通肝素，对有纤溶亢进证据者可应用氨甲环酸或止血芳酸等抗纤溶药物。④肝衰竭患者常合并维生素 K 缺乏，故推荐常规使用维生素 K（5～10mg）。

（7）肝肺综合征：PaO_2＜80mmHg 时应给予氧疗，通过鼻导管或面罩给予低流量氧（2～4L/min），对于氧气需要量增加的患者，可行加压面罩给氧或者行气管插管后上同步呼吸机。

（二）人工肝支持治疗

1. 治疗机制　人工肝支持系统是治疗肝衰竭有效的方法之一，其治疗机制是基于肝细胞的强大再生能力，通过一个体外的机械、理化和生物装置，清除各种有害物质，补充必需物质，改善内环境，暂时替代衰竭肝脏的部分功能，为肝细胞再生及肝功能恢复创造条件或等待机会进行肝移植。

2. 适应证　①各种原因引起的肝衰竭早、中期，INR 在 1.5～2.5 之间和血小板＞50×10^9/L 的患者为宜；晚期肝衰竭患者亦可进行治疗，但并发症多见，治疗风险大，临床医生应评估风险及利益后作出治疗决定；未达到肝衰竭诊断标准，但有肝衰竭倾向者，亦可考虑早期干预。②晚期肝衰竭肝移植术前等待供体、肝移植术后排异反应、移植肝无功能期的患者。

3. 相对禁忌证　①严重活动性出血或并发 DIC 者。②对治疗过程中所用血制品或药品如血浆、肝素和鱼精蛋白等高度过敏者。③循环功能衰竭者。④心脑梗死非稳定期者。⑤妊娠晚期。

（三）肝移植

肝移植是治疗中晚期肝衰竭最有效的挽救性治疗手段。

1. 适应证　①各种原因所致的中晚期肝衰竭，经积极内科综合治疗和（或）人工肝治疗疗效欠佳，不能通过上述方法好转或恢复者；②各种类型的终末期肝硬化。

2. 绝对禁忌证　①难以控制的感染，包括肺部感染、脓毒血症、腹腔感染、颅内感染、活动性结核病；②肝外合并难以根治的恶性肿瘤；③合并心、脑、肺、肾等重要脏器的器质性病变，需要基本生命支持，包括重度心功能不全、颅内出血、脑死亡、肾功能不全行肾脏替代治疗时间大于一个月；④获得性人类免疫缺陷综合征病毒（HIV）感染；⑤难以戒除的酗酒或吸毒；⑥难以控制的精神疾病。

3. 相对禁忌证　①年龄大于 65 岁；②合并心、脑、肺、肾等重要脏器功能性病变；③肝脏恶性肿瘤伴门静脉主干癌栓形成；④广泛门静脉血栓形成、门静脉海绵样变等导致无法找到合适的门静脉流入道者。

第七章

甲状腺功能亢进危象

甲状腺毒症（thyrotoxicosis）是指血液循环中甲状腺激素过多，引起以神经、循环、消化等系统兴奋性增高和代谢亢进为主要表现的一组临床综合征。根据甲状腺的功能状态，甲状腺毒症可分类为甲状腺功能亢进类型和非甲状腺功能亢进类型。甲状腺功能亢进症（hyperthyroidism），简称甲亢，是指甲状腺腺体本身产生甲状腺激素过多而引起的甲状腺毒症，其病因包括弥漫性毒性甲状腺肿（Graves disease）、结节性毒性甲状腺肿和甲状腺自主高功能腺瘤（plummer disease）等。非甲状腺功能亢进类型包括破坏性甲状腺毒症（destructive thyrotoxicosis）和服用外源性甲状腺激素。由于甲状腺滤泡被炎症（例如亚急性甲状腺炎、无痛性甲状腺炎、产后甲状腺炎等）破坏，滤泡内储存的甲状腺激素过量进入循环引起的甲状腺毒症称为破坏性甲状腺毒症。后者甲状腺的功能并不亢进。甲亢的患病率为 1%，其中 80% 以上是 Graves 病引起。

甲状腺功能亢进危象，简称甲亢危象，是甲亢病程中出现的一种严重的并发症，可发生于任何年龄段，女性多发于男性，儿童少见，老年人多见，病死率高达 20% 以上，若抢救不及时，病死率可上升至 75%。一般认为，在甲亢病情较重或治疗效果不佳的人群中，甲亢危险发生的风险较高，像外界坏境刺激、感染、甲状腺手术治疗术前准备不充分等等，都有可能成为甲亢危象的诱发因素。甲亢危象的初期，临床上主要表现为甲状腺毒症显著加重同时伴有发热，体重迅速降低，恶心呕吐等，随着病程的推移，体温逐渐上升，有些患者可达 39℃以上；心慌症状加重，心率增快可达到 140～200 次 / 分，同时可伴有各种心律失常，以房颤和房扑多见；全身大汗，腹痛腹泻，严重者甚至出现谵妄、昏迷。临床上，甲亢危象常见的死因多为高热虚脱，心力衰竭，肺水肿，严重水电解质代谢紊乱、休克等，因此，我们要充分了解如何预防、及时诊断甲亢危象，从而给予甲亢危象的患者更好治疗。

一、病因

大多数甲亢危象的患者在发病前，都受到应激刺激的诱发作用，比如：重症感染、环境刺激、手术外伤、急性心肌梗死、手术挤压甲状腺等，都可以成为甲亢危象发生的诱因。

二、发病机制

甲亢危象确切的发病机制至今尚未完全阐明，但在大量文献和报道中，可能达成以下共识认为与甲亢危象的发病相关：①手术挤压甲状腺或者各种应激因素，可以刺激储存的甲状腺激素（thyroid hormone，TH）突然大量地释放入血，使得原有的甲状腺毒症状在短时间内急剧加重，从而引起甲亢危象的一系列临床表现；②甲亢患者本身已经存在糖皮质激素高代谢，因此，肾上腺皮质始终保持高负荷状态，在还没发生甲亢危象前可能已经存在储备不足，而应激状态下，被激发的肾上腺皮质为了弥补其消耗，代偿性的分泌更多的肾上腺皮质激素，短时间内可导致肾上腺皮质功能的衰竭；③在血液循环中的甲状腺素与儿茶酚胺协同作用，儿茶酚胺在应激状态下活性增强，从而使机体代谢率迅速增高，加重甲亢病情。

三、临床表现

（一）甲亢

主要由循环中甲状腺激素过多引起，其症状和体征的严重程度与病史长短、激素升高的程度和患者年龄等因素相关。

1. 症状　易激动、烦躁失眠、心悸、乏力、怕热、多汗、消瘦、食欲亢进、大便次数增多或腹泻、女性月经稀少。可伴发周期性瘫痪（亚洲，青壮年男性多见）和近端肌肉进行性无力、萎缩，后者称为甲亢性肌病，以肩胛带和骨盆带肌群受累为主。Graves 病有 1% 伴发重症肌无力。少数老年患者高代谢症状不典型，相反表现为乏力、心悸、厌食、抑郁、嗜睡、体重明显减少，称之为 " 淡模型甲亢 "（apathetic hyperthyroidism）。

2. 体征　Graves 病大多数患者有程度不等的甲状腺肿大。甲状腺肿为弥漫性，质地中等（病史较久或食用含碘食物较多者可坚韧），无压痛。甲状腺上、下极可以触及震颤，闻及血管杂音。也有少数病例甲状腺不肿大；结节性甲状腺肿伴甲亢可触及结节性肿大的甲状腺；甲状腺自主性高功能腺瘤可扪及孤立结节。心血管系统表现有心率增快、心脏扩大、心律失常、心房颤动、脉压增大等。少数病例下肢胫骨前皮肤可见黏液性水肿。

眼部表现分为两类：一类为单纯性突眼，病因与甲状腺毒症所致的交感神经兴奋性增高有关；另一类为浸润性突眼，即 Graves 眼病，病因与眶后组织的炎症反应有关。单纯性突眼包括下述表现：眼球轻度突出，眼裂增宽，瞬目减少。浸润性突眼眼球明显突出，超过眼球突度参考值上限的 3mm 以上（中国人群突眼度女性 16.0mm；男性 18.6mm），少数患者仅有单侧突眼。患者自诉有眼内异物感、胀痛、畏光、流泪、复视、斜视、视力下降。查体见眼睑肿胀，结膜充血水肿，眼球活动受限，严重者眼球固定，眼睑闭合不全、角膜外露而形成角膜溃疡、全眼炎，甚至失明。

（二）甲状腺危象（thyroid crisis）

1. 早期表现　在甲亢危象的早期就可以出现发热，体温一般在 38～39℃之间，窦性心动过速，伴或不伴有心律失常，还会出现乏力纳差、恶心呕吐、腹痛腹泻、全身大汗等症状，部分患者还会有焦虑、烦躁等精神症状。

2. 典型甲亢危象

（1）高热大汗：高热大汗是甲亢危象的特征表现，是与重症甲亢的重要鉴别点。甲亢危象中使用一般解热措施无效。患者表现为体温急剧升高，常在 39℃以上，大汗淋漓，皮肤潮红。

（2）上吐下泻：患者出现严重纳差，频繁呕吐，腹痛腹泻明显。有部分老年甲亢危象患者以消化道症状为突出表现。

（3）谵妄昏迷：早期可出现精神神经障碍、焦虑躁动、精神变态等，随着病情加重出现嗜睡，最后陷入昏迷，严重威胁生命。

（4）其他：脉压差明显增大，窦性心动过速，心率可超过 160 次 / 分。患者易出现各种快速心律失常，以心房颤动最为多见。

3. **不典型甲亢危象** 部分特殊类型甲亢或原有多器官功能障碍、恶病质的甲亢。危象发生时症状可不典型，可只有上述某一系统表现，甚至出现体温过低，皮肤干燥无汗等，对于这类患者，应依靠甲状腺功能检测等实验室检查确定诊断。

四、辅助检查

1. **甲状腺功能检查** 通常甲亢危象患者的实验室检查与一般甲亢无明显差异。血清总甲状腺素（TT_4）、血清总三碘甲腺原氨酸（TT_3）、反 T_3（reverse T_3）水平、血清游离甲状腺素（FT_4）、游离三碘甲腺原氨酸（FT_3）水平高于正常，促甲状腺激素（TSH）水平降低。有些患者血清 T_3 可在正常范围，可能与同时存在的非甲状腺疾病有关。其中血清游离甲状腺素（FT_4）、游离三碘甲腺原氨酸（FT_3）的升高速度比浓度更重要，对于甲亢危象的发生有重要提示作用。TSH 受体抗体（TRAb）与 TSH 受体刺激抗体（TSAb）检测是明确甲亢病因，诊断 Graves 病的重要指标之一。

2. **心电图** 心电图可表现为窦性心动过速，各种心律失常，如：房颤、房扑、期前收缩等，对甲亢危象的诊断具有一定的辅助作用。

3. **电解质** 及时检查电解质对于甲亢危象的治疗具有重要意义，由于患者长期处于高热、腹泻、呕吐等高代谢状态中，非常容易出现脱水及电解质紊乱，严重时可危及生命。其中低钠血症最常见，也可合并有代谢性酸中毒及低血钾等。

4. **血常规** 血常规一般无特异改变，在合并感染时可以出现血白细胞总数及中性粒细胞升高。

5. **影像学检查** 行甲状腺 B 超检查，了解基础病因是 Graves 病还是结节性甲状腺肿，尚可与正常甲状腺结节鉴别。

6. **甲状腺放射性核素扫描** 对于诊断甲状腺自主高功能腺瘤有意义。肿瘤区浓聚大量核素，肿瘤区外的甲状腺组织和对侧甲状腺无核素吸收。

五、诊断

（一）甲亢的诊断

1. 高代谢症状和体征。

2. 甲状腺肿大。

3. 血清 TT_4、FT_4 增高，TSH 减低。

具备以上三项诊断即可成立。应注意的是，淡漠型甲亢的高代谢症状不明显，仅表现为明显消瘦或心房颤动，尤其在老年患者；少数患者无甲状腺肿大；T3 型甲亢仅有血清 TT_3 增高。

（二）Graves 病的诊断

1. 甲亢诊断确立。

2. 甲状腺弥漫性肿大（触诊和 B 超证实），少数病例可以无甲状腺肿大。

3. 眼球突出和其他浸润性眼征。

4. 胫前黏液性水肿。

5. TRAb、TSAb、TPOAb 阳性。

以上标准中，1、2 项为诊断必备条件，3、4、5 项为诊断辅助条件。

（三）甲亢危象的诊断

临床上，甲亢危象的诊断主要依靠病史、临床表现及实验室检查，目前尚无统一的诊断标准。1993 年 Burch 等曾提出，按患者发热、心血管表现、胃肠道症状、中枢神经系统症状及有无诱因 5 个方面，以计分的方式进行定量评估（见表 5-7-1）。≥45 分为甲亢危象，25～44 分为危象前期，<25 分则排除甲亢危象。以此判断有无甲亢危象，以及甲亢危象的严重程度。

表 5-7-1 甲亢危象的诊断标准

观察项目	临床表现	分数
体温（℃）	37.2～37.7	5
	37.8～38.3	10
	38.4～38.8	15
	38.9～39.3	20
	39.4～39.9	25
	≥40.0	30
心率（次/分）	99～109	5
	110～119	10
	120～129	15
	130～139	20
	≥140	25
心衰	无	0
	轻度（双足水肿）	5
	中度（双肺底湿啰音）	10
	重度（肺水肿）	15
房颤	无	0
	有	10
中枢神经系统	无	0
	轻度（焦虑）	10
	中度（谵妄、昏睡）	20
	重度（癫痫、昏迷）	30
消化系统	无	0
	中度（恶心、呕吐、腹泻、腹痛）	10
	重度（不能解释的黄疸）	20
诱因	无	0
	有	10

六、鉴别诊断

1. **严重感染** 部分以高热为主的甲亢危象应及时与其他严重感染鉴别，甲亢危象的以持续高热伴大汗淋漓为特征，脉率增快明显，一般降温药物及抗感染治疗效果不明显。

2. **急性胃肠炎** 以恶心呕吐、腹泻为突出表现的甲亢危象应与急性胃肠炎及时鉴别，以免漏诊，甲亢危象腹泻主要表现为大便次数的增多，稀便为主，无明显的腹痛，大便常规无特别，可伴有高热大汗、心动过速等其他甲亢症状以鉴别。

3. **原发性心血管疾病的心律失常** 甲亢危象常合并各种心律失常，如：房颤、房扑、期前收缩等，依据病史及实验室检查注意与原发性心血管疾病的心律失常的鉴别，在药物治疗上是有所差别的。

4. **肝性脑病** 部分有昏迷或躁动不安伴肝功能异常及黄疸的甲亢危象患者，应与肝性脑病及时鉴别。昏迷的甲亢危象患者，其昏迷程度难以用肝脏损害程度与血氨水平解释，加上甲状腺功能的实验室检查及其他甲亢症状的存在可帮助鉴别诊断。

5. **部分老年甲亢及淡漠型甲亢的患者** 发生甲亢危象时，往往缺乏高热、大汗、心率增快等典型表现，对于这部分患者应提高警惕，及时结合实验室甲状腺功能的检查确诊。

七、甲状腺危象的急诊治疗

甲状腺危象一旦确诊，不需等待化验结果，应立即开始治疗，及时祛除诱发病因，纠正严重的甲状腺毒症，保护重要脏器，防止出现脏器功能衰竭。

（一）一般治疗

1. **支持治疗** 静脉补液，根据电解质水平及时补充电解质，预防代谢功能紊乱，给予足够的热量和维生素，保证能量供应。

2. **病因治疗** 祛除诱因，合并感染时，应用足量、有效的抗生素，预防二重感染。

3. **预防并发症** 保护重要脏器功能。

（二）对症治疗

1. **抗甲状腺药物** 甲亢危象发生时，一般选用抗甲状腺药物（ATD）丙硫氧嘧啶（PTU）500～1000mg 首次口服或者经胃管注入，以后每次 250mg，每 4 小时口服。作用机制是抑制甲状腺激素合成和抑制外周组织 T_4 向 T_3 转换。

2. **碘剂** 积极使用复方碘是治疗甲亢危象时最有效的措施，无机碘可抑制甲状腺球蛋白水解，减少甲状腺激素释放，口服或静滴后能够迅速控制甲状腺毒症。复方碘溶液（SSPI），每次 5 滴（0.25ml 或 250mg），每 6 小时一次，首次剂量可适当加大。服用 PTU 一小时后开始服用，一般使用 3～7 天。静脉滴注用量为 3～8ml/d，最大使用剂量为 10ml。

3. **糖皮质激素** 糖皮质激素能够抑制周围组织对甲状腺激素的反应，从而抑制周围组织将 T_4 转化为 T_3，因此，糖皮质激素可改善甲亢危象患者的病情。同时，甲亢危象时可能会诱发肾上腺皮质功能减退，可适当进行外源性补充，临床上一般采用氢化可的松，首次 300mg 静滴，以后每次 100mg，每 8 小时一次。

4. **退热药物** 高热者积极物理降温，可选用对乙酰氨基酚退热剂，不宜选用水杨酸类，因为一方面，此类药可使血中游离甲状腺激素浓度升高，另一方面，它与甲状腺激素具有协同作用，可能加重甲亢危象的病情。

5. **β 受体阻滞药** 如普萘洛尔。研究表明，虽然普萘洛尔对甲亢患者的甲状腺功能无明显改善作用，但是对甲亢患者情绪异常、怕热多汗、心率增快等症状均有明显改善，普萘洛尔可以有效抑制甲状腺激素对交感神经的作用，也可减少末梢中 T_4 转为 T_3。因此，甲亢危象患者可以使用普萘洛尔缓解病情。

6. **镇静药物** 对于烦躁不安的患者可选择地西泮、巴比妥及异丙嗪等镇静治疗，每 2～4 小时交替使用镇静药一次。

7. **利舍平和胍乙啶** 可消耗组织内的儿茶酚胺，大剂量使用可以减轻甲亢的临床表现。

利舍平首次可肌内注射 5mg，以后每 4～6 小时肌注 2.5mg，4 小时以后危象表现减轻。胍乙啶口服剂量为 1～2mg/（kg·d），用药后 12 小时起效。

8. **血浆置换及腹膜透析** 对于经上述各项处理效果不明显，血中 T_3、T_4 仍升高较显著，病情较重不能控制者，可应用血浆置换及腹膜透析以清除血中过量的甲状腺激素。

八、预后及预防

甲亢危象开始治疗的前 3 天，是抢救的黄金时间，因此尽早的诊断和治疗对于甲亢危象的预后具有重大意义。大多数患者经上述治疗后，在 24～48 小时内临床症状有明显改善，36～72 小时病情明显好转，1 周左右可缓解恢复。危象恢复后，碘及肾上腺皮质激素用量可根据病情逐渐减量，抗甲状腺药物恢复常规治疗剂量。甲亢危象患者在症状缓解、脱离危险后，应积极治疗原发疾病，有效控制甲亢症状，避免各种可能诱发甲亢危象的因素。

第八章

糖尿病酮症酸中毒

糖尿病酮症酸中毒（diabetic ketoacidosis，DKA）为最常见的糖尿病急症。以高血糖、酮症和酸中毒为主要表现，是胰岛素不足和拮抗胰岛素激素过多共同作用所致的严重代谢紊乱综合征。酮体包括β-羟丁酸、乙酰乙酸和丙酮。糖尿病加重时，胰岛素缺乏致三大代谢紊乱，不但血糖明显升高，而且脂肪分解增加，脂肪酸在肝脏经β氧化产生大量乙酰辅酶A，由于糖代谢紊乱，草酰乙酸不足，乙酰辅酶A不能进入三羧酸循环氧化供能而缩合成酮体；同时由于蛋白合成减少，分解增加，血中成糖、成酮氨基酸均增加，使血糖、血酮进一步升高。DKA分为几个阶段：①早期血酮升高称酮血症，尿酮排出增多称酮尿症，统称为酮症；②酮体中β-羟丁酸、乙酰乙酸为酸性代谢产物，消耗体内储备碱，初期血pH正常，属代偿性酮症酸中毒，晚期血pH下降，为失代偿性酮症酸中毒；③病情进一步发展，出现神志障碍，称糖尿病酮症酸中毒昏迷。目前本症因延误诊断和缺乏合理处理而造成死亡的情况仍较常见。

一、病因

DKA主要发生在1型糖尿病（T1DM），2型糖尿病（T2DM）也可发生，且相当一部分T2DM患者以DKA为首发表现。T1DM患者有自发DKA倾向，T2DM患者在一定诱因作用下也可发生DKA。DKA最常见的诱因是感染（28%～43%），其中以泌尿系统和肺部感染最常见。其他诱因包括停止注射胰岛素或胰岛素剂量不足（13%～45%），新发糖尿病（10%～20%），各种应激如妊娠、心肌梗死、卒中、急性胰腺炎、外伤、手术、心理创伤、酗酒、吸毒，以及某些药物如糖皮质激素、噻嗪类利尿剂、拟交感药物等。近年来，关于喹硫平、阿立哌唑等新型非经典抗精神病药物导致DKA的病例也时有报道。另有2%～10%病例原因不明。

二、病理生理改变

1. **酸中毒** β-羟丁酸、乙酰乙酸以及蛋白质分解产生的有机酸增加，循环衰竭，肾脏排出酸性代谢产物减少导致酸中毒。酸中毒可使胰岛素敏感性降低；组织分解增加，K^+从细胞内逸出；抑制组织氧利用和能量代谢。严重酸中毒使微循环功能恶化，降低心肌收缩力，导致低体温和低血压。当血pH降至7.2以下时，刺激呼吸中枢引起呼吸加深加快；低至7.0～7.1时，可抑制呼吸中枢和中枢神经功能，诱发心律失常。

2. **严重失水** 高血糖、高血酮和各种酸性代谢产物引起渗透性利尿，酮体从肺排出又带走大量水分，厌食、恶吐、呕吐使水分入量减少，从而引起细胞外失水；血浆渗透压增加，水从细胞内向细胞外转移引起细胞内失水。

3. 电解质平衡紊乱 渗透性利尿同时使钠、钾、氯、磷酸根等大量丢失，厌食、恶心、呕吐使电解质摄入减少，引起电解质代谢紊乱。DKA时体内总钠缺失，但因失水血液浓缩，就诊时血钠水平可能表现为正常、低于或高于正常。胰岛素作用不足，钾离子（K^+）从细胞内逸出导致细胞内失钾，体内严重缺钾；由于血液浓缩、肾功能减退时K^+滞留以及酸中毒致K^+从细胞内转移到细胞外，因此血钾浓度可正常甚或增高。随着治疗过程中补充血容量（稀释作用），尿K^+排出增加，以及纠正酸中毒及应用胰岛素使K^+转入细胞内，可出现严重低血钾，诱发心律失常，甚至心脏骤停。

4. 携带氧系统失常 DKA时红细胞糖化血红蛋白（GHb）增加以及2，3-二磷酸甘油酸（2，3-DPG）减少，使血红蛋白与氧亲和力增高，血氧离解曲线左移。酸中毒时，血氧离解曲线右移，释放氧增加（Bohr效应），起代偿作用。若纠正酸中毒过快，失去这一代偿作用，可使组织缺氧加重，引起脏器功能紊乱，尤以脑缺氧加重、导致脑水肿最为重要。

5. 周围循环衰竭和肾功能障碍 严重失水、血容量减少和微循环障碍可导致低血容量性休克。肾灌注量减少引起少尿或无尿，严重者发生急性肾衰竭。

6. 中枢神经功能障碍 严重酸中毒、失水、缺氧、体循环及微循环障碍可导致脑细胞失水或水肿、中枢神经功能障碍。此外，治疗不当如过快过多补充碳酸氢钠会导致反常性脑脊液酸中毒加重，血糖下降过快或输液过多过快、渗透压不平衡可引起继发性脑水肿并加重中枢神经功能障碍。

三、临床表现

早期“三多一少”症状加重；酸中毒失代偿后，病情迅速恶化，疲乏、食欲减退、恶心呕吐、头痛、嗜睡，呼吸深快，呼气中有烂苹果味；后期严重失水，尿量减少，皮肤干燥，眼眶下陷，脉细速，血压下降，四肢厥冷；晚期出现不同程度的意识障碍。部分患者有腹痛，酷似急腹症，易误诊。虽然患者常有感染，但往往因外周血管扩张而体温不高，甚至偏低，这是预后不良的表现。

四、辅助检查

1. 尿 尿糖强阳性、尿酮阳性，可有蛋白尿和管型尿。

2. 血 血糖增高，一般为16.7～33.3mmol/L，有时可达55.5mmol/L以上。血酮体升高，>1.0mmol/L为高血酮，>3.0mmol/L提示可有酸中毒。血β-羟丁酸升高。血气分析实际HCO_3^-和标准HCO_3^-降低，CO_2结合力降低，酸中毒失代偿后血pH下降；剩余碱负值增大，阴离子间隙增大，与HCO_3^-降低大致相等。血钾在治疗前可正常、偏低或偏高，治疗后若补钾不足可严重降低。血钠、血氯降低，血尿素氮和肌酐常偏高。血浆渗透压轻度上升。部分患者即使无胰腺炎存在，也可出现血清淀粉酶和脂肪酶升高，治疗后数天内降至正常。即使无合并感染，也可出现白细胞数及中性粒细胞比例升高。

五、诊断

早期诊断是决定治疗成败的关键，临床上对于原因不明的恶心、呕吐、酸中毒、失水、休克、昏迷的患者，尤其是呼吸有酮味（烂苹果味）、血压低而尿量多者，不论有无糖尿病病史，均应想到本病的可能性。立即查末梢血糖、血酮、尿糖、尿酮，同时抽血查血糖、血酮、β-羟丁酸、尿素氮、肌酐、电解质、血气分析等以肯定或排除本病。

如血糖＞11mmol/L 伴酮尿和酮血症，血 pH＜7.3 及（或）血碳酸氢根＜15mmol/L 可诊断为 DKA。

DKA 诊断明确后，尚需判断酸中毒严重程度：pH＜7.3 或碳酸氢根＜15mmol/L 为轻度；pH＜7.2 或碳酸氢根＜10mmol/L 为中度；pH＜7.1 或碳酸氢根＜5mmol/L 则为严重酸中毒。

临床上凡出现高血糖、酮症和酸中毒表现之一者都需要排除 DKA。

六、鉴别诊断

1. **高血糖高渗透状态（hyperosmolar hyperglycemic state，HHS）** HHS 的临床特点为血糖＞33.3mmol/L、动脉血气 pH＞7.30、血碳酸氢根＞15mol/L、小量酮尿，微量或无酮血症、有效血浆渗透压＞320mOsm/L、常有意识障碍或昏迷。DKA 可与 HHS 共存，如果患者血糖＞33.3mmol/L，血气分析 pH＜7.3，尿酮体阳性，血酮体升高，有效血浆渗透压＞320mOsm/L，应考虑 DKA-HHS 共存。

2. **酸中毒** 患者可能口服二甲双胍或苯乙双胍、有心肾肺疾病、近期使用造影剂病史，血乳酸水平一般大于 5mmol/L。DKA 和乳酸性酸中毒可共存。其他原因引起的伴阴离子间隙增加的酸中毒，如肾功能不全、乙醇性和甲醇性酸中毒等，这些疾病均有相应的病史，血糖一般不高。

3. **饥饿性酮症** 因进食不足造成脂肪分解加强，血酮呈阳性，但尿糖阴性，血糖多不高，无酸中毒，碳酸氢根通常＞18mmol/L。

4. **其他疾病** 其他疾病所致昏迷：尿毒症、脑血管意外等。部分患者以 DKA 作为糖尿病的首发表现，某些病例因其他疾病或诱发因素为主诉，有些患者 DKA 与尿毒症或脑卒中共存等使病情更为复杂，应注意辨别。

七、治疗

治疗原则：尽快补液以恢复血容量、纠正失水状态；降低血糖；纠正电解质及酸碱平衡失调；同时积极寻找和消除诱因，防治并发症，降低病死率。

1. **补液** 治疗的关键环节。只有在有效组织灌注改善、恢复后，胰岛素的生物效应才能充分发挥。基本原则为“先快后慢，先盐后糖”。轻度脱水不伴酸中毒者可以口服补液，中度以上的 DKA 患者须进行静脉补液。通常先使用生理盐水。输液量和速度的掌握非常重要，DKA 失水量可达体重 10% 以上。开始时输液速度较快，在 1～2 小时内输入 0.9% 氧化钠 1000～2000ml，前 4 小时输入所计算失水量 1/3 的液体，以便尽快补充血容量，改善周围循环和肾功能。如治疗前已有低血压或休克，经快速输液仍不能有效升高血压，应输入胶体溶液并采用其他抗休克措施。以后根据血压、心率、每小时尿量、末梢循环情况及有无发热、吐泻等决定输液量和速度，老年患者及有心、肾疾病患者必要时根据中心静脉压指导治疗。24 小时输液量应包括已失水量和部分继续失水量。当血糖下降至 13.9mmo1/L 时，根据血钠情况以决定改为 5% 葡萄糖液或葡萄糖生理盐水，并按每 2～4g 葡萄糖加入 1U 短效胰岛素。鼓励患者喝水，减少静脉补液量：也可使用胃管灌注温 0.9% 氯化钠温水，但要分次少量缓慢灌注，避免呕吐而造成误吸，不宜用于有呕吐、胃肠胀气或上消化道出血者。对于心、肾功能不全的患者，应避免补液过度，在严密监测血浆渗透压，心、肺、肾功能和神志状态下调整补液量和速度。

2. **胰岛素治疗** 一般采用小剂量（短效）胰岛素治疗方案，即每小时给予每公斤体重

0.1U 胰岛素，使血清胰岛素浓度恒定达到 100～200μU/ml 时，这有抑制脂肪分解和酮体生成的最大效应以及相当强的降低血糖效应，而促进钾离子运转的作用较弱。通常将短效胰岛素加入生理盐水中持续静脉滴注（应另建输液途径），亦可间歇静脉注射。以上两种方案均可加用首次负荷量，静脉注射短效胰岛素 10～20U。血糖下降速度一般以每小时约降低 3.9～6.1mmol/L 为宜，每 1～2 小时复查血糖；若在补足液量的情况下，开始治疗 2 小时后血糖下降不理想或反而升高，胰岛素剂量应加倍。当血糖降至 13.9mmol/L 时开始输入 5% 葡萄糖溶液（或葡萄糖生理盐水），并按比例加入胰岛素，此时仍需每 4～6 小时复查血糖，调节输液中胰岛素的比例及每 4～6 小时皮下注射一次短效胰岛素约 4～6U，使血糖水平稳定在较安全的范围内。病情稳定后过渡到胰岛素常规皮下注射。需要强调的是，在 DKA 的治疗过程中，高血糖的纠正快于酮症酸中毒。使血糖 $<$ 13.9mmol/L 和纠正酮症酸中毒（pH $>$ 7.30 和碳酸氢根 $>$ 18mmol/L）的平均时间分别为 6 小时和 12 小时。在酮症酸中毒被纠正之前，应将血糖维持于 8.3～11.1mmol/L，以利酮体排出和酸中毒的缓解。如果血糖低于 5.6mmol/L 时仍然有酮症或碳酸氢根 $<$ 18mmol/L，不要过快将胰岛素减量，可予 10% 葡萄糖补液减少低血糖风险。在血酮体未完全清除时，胰岛素过早减量或停用会使血糖迅速上升，DKA 有复发的风险。

3. 纠正电解质及酸碱平衡失调 本症酸中毒主要由酮体中酸性代谢产物引起，经输液和胰岛素治疗后，酮体水平下降，酸中毒可自行纠正，一般不必补碱。但严重酸中毒影响心血管、呼吸和神经系统功能，应给予相应治疗，但补碱不宜过多、过快。补碱指征为血 pH $<$ 7.1，HCO_3^- $<$ 5mmol/L。应采用等渗碳酸氢钠（1.25% 或 1.4%）溶液，或将 5% 碳酸氢钠 84ml 加注射用水至 300ml 配成 1.4% 等渗溶液，一般仅给 1～2 次。补碱过多过快，可产生不利影响，包括脑脊液反常性酸中毒加重、组织缺氧加重、血钾下降和反跳性碱中毒等。

DKA 患者有不同程度失钾。如上所述，治疗前的血钾水平不能真实反映体内缺钾程度，补钾应根据血钾和尿量：治疗前血钾低于正常，在开始胰岛素和补液治疗同时立即开始补钾；血钾正常、尿量 $>$ 40ml/h，也立即开始补钾；血钾正常、尿量 $<$ 30ml/h，暂缓补钾，待尿量增加后再开始补钾；血钾高正常，暂缓补钾。氯化钾部分稀释后静脉输入、部分口服。治疗过程中定期监测血钾和尿量，调整补钾量和速度。病情恢复后仍应继续口服钾盐数天。

4. 处理诱发病和防治并发症 在抢救过程中要注意治疗措施之间的协调及从一开始就重视防治重要并发症，特别是脑水肿和肾衰竭，维持重要脏器功能。

（1）休克：如休克严重且经快速输液后仍不能纠正，应详细检查并分析原因，例如确定有无并发感染或急性心肌梗死，并给予相应措施。

（2）严重感染：本症常见诱因，亦可继发于本症。因 DKA 可引起低体温和血白细胞数升高，故不能以有无发热或血象改变来判断，应积极处理。

（3）心力衰竭、心律失常：年老或合并冠心病者补液过多可导致心力衰竭和肺水肿，应注意预防。可根据血压、心率、中心静脉压、尿量等调整输液量和速度，酌情应用利尿药和正性肌力药。血钾过低、过高均可引起严重心律失常，宜用心电图监护，及时治疗。

（4）肾衰竭：本症主要死亡原因之一，与原来有无肾病变、失水和休克程度及持续时间、有无延误治疗等密切相关。强调注意预防，治疗过程中密切观察尿量变化，及时处理。

（5）脑水肿：病死率甚高，应着重预防、早期发现和治疗。脑水肿常与脑缺氧、补碱或补液不当、血糖下降过快等有关。如经治疗后，血糖有所下降，酸中毒改善，但昏迷反而加重，或虽然一度清醒又再次昏迷，或出现烦躁、心率慢而血压偏高、肌张力增高，应警惕脑水肿的可能。可给予地塞米松、呋塞米，或给予白蛋白。慎用甘露醇。

（6）呕吐：因酸中毒引起呕吐或伴有急性胃扩张者，可用1.25%碳酸氢钠溶液洗胃，清除残留食物，预防吸入性肺炎。

八、防治

强调预防为主。良好控制糖尿病，及时防治感染和其他诱因，是主要的预防措施。对早期酮症患者，仅需给予足量胰岛素及补充液体，严密观察病情，定期复查血糖、血酮，调整胰岛素用量，对于酸中毒甚至昏迷患者，一旦诊断应立即积极抢救。

第九章
低 血 糖 症

低血糖症（hypoglycemia）是一组多种病因引起的以静脉血浆葡萄糖（简称血糖）浓度过低，临床上以交感神经兴奋和脑细胞缺糖为主要特点的综合征。按照传统的 Whipple 三联症，一般以静脉血浆葡萄糖浓度低于 2.8mmol/L（50mg/dl）作为低血糖的标准。

一、病因及临床分类

临床上按低血糖症的发生与进食的关系分为空腹（吸收后）低血糖症和餐后（反应性）低血糖症。空腹低血糖症主要病因是不适当的高胰岛素血症，餐后低血糖症是胰岛素反应性释放过多。临床上反复发生空腹低血糖提示有器质性疾病；餐后引起的反应性低血糖症，多见于功能性疾病。某些器质性疾病（如胰岛素瘤）虽以空腹低血糖为主，但也可有餐后低血糖发作。

（一）空腹（吸收后）低血糖症

1. **内源性胰岛素分泌过多** ①胰岛 β 细胞疾病：胰岛素瘤、胰岛增生；②胰岛素分泌过多：促胰岛素分泌剂如磺酰脲类、苯甲酸类衍生物所致；③自主免疫性低血糖：胰岛素抗体、胰岛素受体抗体、胰岛 β 细胞抗体；④异位胰岛素分泌。
2. **药物性** 外源性胰岛素、磺酰脲类、奎宁、水杨酸等。
3. **重症疾病** 肝衰竭、心力衰竭、肾衰竭、脓毒血症、营养不良等。
4. **胰岛素拮抗激素缺乏** 胰高血糖素、生长激素、皮质醇及肾上腺单一或多种激素缺乏。
5. **胰外肿瘤**。

（二）餐后（反应性）低血糖症

1. **糖类代谢酶的先天性缺乏** 遗传性果糖不耐受症、半乳糖血症。
2. **特发性反应性低血糖症**。
3. **滋养性低血糖症（包括倾倒综合征）**。
4. **肠外营养（静脉高营养）治疗**。
5. **功能性低血糖症**。
6. **2 型糖尿病早期出现的进餐后期低血糖症**。

二、病理生理

脑细胞所需要的能量几乎完全来自葡萄糖。血糖下降至 2.8～3.0mmol/L（50～55mg/dl）时，胰岛素分泌受抑制，升糖激素（胰高血糖素、肾上腺素、生长激素和糖皮质激素等）的分泌增加，出现交感神经兴奋症状。血糖下降至 2.5～2.8mmol/L（45～50mg/dl）时，大脑皮质受抑制，继而波及皮质下中枢包括基底节、下丘脑及自主神经中枢，最后累及延髓；低血糖纠正后，按上述顺序逆向恢复。

三、临床表现改变

低血糖呈发作性，时间及频率随病因不同而异，非特异性症状千变万化。低血糖症的临床表现可归纳为以下两个方面：

1. **自主（交感）神经过度兴奋** 低血糖发作时由于交感神经和肾上腺髓质释放肾上腺素、去甲肾上腺素和一些肽类物质，临床表现为出汗、饥饿、感觉异常、流涎、颤抖、心悸、紧张、焦虑、软弱无力、面色苍白、心率加快、四肢冰凉、收缩压轻度升高等。

2. **脑功能障碍** 亦称神经低血糖症状，是大脑缺乏足量葡萄糖供应时功能失调的一系列表现。初期为精神不集中，思维和语言迟钝，头晕、嗜睡、视物不清、步态不稳，可有幻觉、躁动、易怒、行为怪异等精神症状。皮质下受抑制时可出现骚动不安，甚而强直性惊厥、锥体束征阳性。波及延髓时进入昏迷状态，各种反射消失。如果低血糖持续得不到纠正，常不易逆转甚至死亡。

低血糖时临床表现的严重程度取决于：①低血糖的程度；②低血糖发生的速度及持续时间；③机体对低血糖的反应性；④年龄等。低血糖时机体的反应个体差别很大，低血糖症状在不同的个体变异性较大，但在同一个体可基本相似。长期慢性低血糖者多有一定的适应能力，临床表现不太显著，以中枢神经功能障碍表现为主。糖尿病患者由于血糖快速下降，即使血糖高于 2.8mmol/L，也可出现明显的交感神经兴奋症状，称为“低血糖反应（reactive hypoglycemia）”。部分患者虽然低血糖但无明显症状，往往不被觉察，极易进展成严重低血糖症，陷于昏迷或惊厥称为未察觉低血糖症（hypoglycemia unawareness）。

低血糖症对大脑的早期发育有害，5 岁以下儿童反复发生低血糖症会对智商产生永久性损伤。对于病情重笃的患者，有肝、肾、心脏、脑等多器官功能损害者，应重视低血糖症的发生；患者可因年老衰弱，意识能力差，常无低血糖症状；慢性肾上腺皮质功能减退、营养不良、感染、败血症等均易导致低血糖症，应格外引起注意。

四、诊断

（一）低血糖症的确立

根据低血糖典型表现（Whipple 三联征）可确定：①低血糖症状：②发作时血糖低于 2.8mmol/L；③供糖后低血糖症状迅速缓解。少数空腹血糖降低不明显或处于非发作期的患者，应多次检测有无空腹或吸收后低血糖，必要时采用 48～72 小时禁食试验。

（二）评价低血糖症的实验室检查

1. **血浆胰岛素测定** 低血糖发作时，应同时测定血浆葡萄糖、胰岛素和 C 肽水平，以证实有无胰岛素和 C 肽不适当分泌过多。血糖 <2.8mmol/L 时相应的胰岛素浓度 >36pmol/L，提示低血糖为胰岛素分泌过多所致。

2. **胰岛素释放指数** 为血浆胰岛素（mU/L）与同一血标本测定的血糖值（mg/dl）之比。正常人该比值 <0.3，多数胰岛素瘤患者 >0.4，甚至 1.0 以上；血糖不低时此值 >0.3 无临床意义。

3. **血浆胰岛素原和 C 肽测定** 参考 Marks 和 Teale 诊断标准：血糖 <3.0mmol/L，C 肽 >300pmol/L，胰岛素原 >20pmol/L，应考虑胰岛素瘤。胰岛素瘤患者血浆胰岛素原比总胰岛素值常大于20%，可达30%～90%，说明胰岛素瘤可分泌较多胰岛素原。

4. 48～72小时饥饿试验　少数未觉察的低血糖或处于非发作期以及高度怀疑胰岛素瘤的患者应在严密观察下进行，试验期应鼓励患者活动。开始前取血标本测血糖、胰岛素、C肽，之后每6小时一次，若血糖≤3.3mmol/L时，应改为每1～2小时一次；血糖＜2.8mmol/L且患者出现低血糖症状时结束试验；如已证实存在Whipple三联症，血糖＜3.0mmol/L即可结束，但应先取血标本，测定血糖、胰岛素、C肽和β-羟丁酸浓度。

5. 延长（5小时）口服葡萄糖耐量试验　主要用于鉴别2型糖尿病早期出现的餐后晚发性低血糖症。方法：口服75g葡萄糖，测定服糖前、服糖后30分钟、1小时、2小时、3小时、4小时和5小时的血糖、胰岛素和C肽。该试验可判断有无内源性胰岛素分泌过多，有助于低血糖症的鉴别诊断。

五、鉴别诊断

低血糖症的表现并非特异，表现以交感神经兴奋症状为主的易于识别，以脑缺糖为主要表现者，有时可误诊为精神病、神经疾患（癫痫、短暂脑缺血发作）或脑血管意外等。

六、治疗

治疗包括两方面：一是解除神经缺糖症状，二是纠正导致低血糖症的各种潜在原因。对轻度到中等度的低血糖，口服糖水、含糖饮料，或进食糖果、饼干、面包、馒头等即可缓解。对于药物性低血糖，应及时停用相关药物。重者和疑似低血糖昏迷的患者，应及时测定毛细血管血糖，甚至无需血糖结果，及时给予50%葡萄糖液60～100ml静脉注射，继以5%～10%葡萄糖液静脉滴注，必要时可加用氢化可的松100mg和（或）胰高血糖素0.5～1.0mg肌内或静脉注射。神志不清者，切忌喂食以避免呼吸道窒息。

七、预防和治疗

临床医生必须熟悉掌握低血糖的诊断线索，包括酗酒史，用药史，相关疾病史等，应加强合理用药并提倡少饮酒。对于不明原因的脑功能障碍症状应及时监测血糖。反复严重低血糖发作且持续时间长者，可引起不可逆转的脑损害，故应及早识别、及时防治。怀疑胰岛素瘤者，则应术前明确定位并进行肿瘤切除术，预后大多良好。

第十章
休　　克

一、概论

休克（shock）是指各种原因（如创伤出血、烧伤感染、药物过敏、心泵衰竭）引起的急性血液循环障碍，微循环动脉血灌流急剧减少，从而导致各重要器官功能代谢紊乱和结构损害的复杂的全身性病理过程。

确切地说，休克不是一种病，是由各种原因引起的临床状态，是机体以代谢及循环功能紊乱为主的一种综合征，表现为有效循环血容量急剧减少，血流灌注不足导致供氧不足，不能满足代谢的需求，引起组织缺氧和乳酸性中毒，导致组织低灌注、无氧代谢增加、乳酸性酸中毒、再灌注损伤以及内毒素易位，最终导致MODS。休克的病理生理过程是一个进行性发展的过程，传统上为了描述休克的发展过程可以将休克分为代偿期、失代偿期和不可逆期。但是，休克的发展过程实际上是渐进的、连续的、无法绝对分割的。

（一）发病机制

1. **微循环变化**　机体遭受强烈的致病因素侵袭后，由于有效循环血量锐减，机体失去代偿，组织缺血缺氧，神经-体液因子失调，重要器官组织微循环灌流不足，代谢紊乱和全身系统的功能障碍，从而引起组织细胞受损。所谓有效循环血量，是指单位时间内通过心血管系统进行循环的血量。有效循环血量依赖于：充足的血容量、有效的心搏出量和完善的周围血管张力3个因素；其中任何一因素改变，超出人体的代偿限度时，即可导致有效循环血量急剧下降，造成全身组织、器官氧合血液灌流不足和细胞缺氧而发生休克。

2. **体液代谢改变**　损伤因素作用于机体并启动休克的过程后，体内会发生一系列的改变。循环系统的较早变化是由于心输出量的减少或外周阻力的下降而出现的血压下降。在休克发展的早期，血压下降可不出现或非常短暂，临床不易观察。这种早期改变本身马上启动机体的代偿系统，引起机体出现多种的自身反应。交感-肾上腺髓质系统强烈兴奋，使儿茶酚胺大量释放，引起小血管收缩或痉挛；肾素-血管紧张素-醛固酮系统的活动增强，导致血管收缩和水钠潴留；左心房容量感受器对下丘脑合成和释放加压素的反射性抑制作用减弱，神经垂体加压素的分泌释放增加，导致外周及内脏血管收缩；血小板产生血栓素A_2生成也增多。这些因素共同作用导致血管收缩。各个器官对血管收缩物质的反应有所不同，内脏血管和皮肤小血管可强烈收缩，但脑血管和冠状动脉的收缩并不明显，可基本保持原有血流量。整体上，机体的这种代偿机制可维持血压的正常，维持重要器官组织灌注在正常范围。这个时期的血流动力学的改变，在临床上要仔细观察才可能发现。例如血压可以很快恢复正常或略有下降，心率轻度增加，有早期周围血管收缩的表现。此期积极治疗，多数效果良好。

3. **缺血及再灌注损伤** 如果休克过程继续发展，组织器官的灌注将不能维持，细胞的缺血缺氧持续加重，组织中酸性代谢产物大量堆积。此时期由于微循环中毛细血管网流入多而流出少，毛细血管网大量开放，血管内容量明显增加，毛细血管网内大量血液淤积，压力升高；同时因为酸性代谢产物、毒素及细胞因子的作用导致血管通透性增加，血管中大量液体进入组织间隙，循环容量进一步下降，这些改变导致器官功能受损，可出现休克典型的临床症状，意识改变、心率加快、血压下降、呼吸急促、皮肤黏膜湿冷、苍白、发绀、周身皮肤花斑，尿量减少，此期应进行积极的循环功能支持，迅速恢复组织灌注和维持器官功能。治疗及时有效可逆转休克进程。

4. **继发器官损害** 循环功能没有得到有效支持，休克将进一步加重，微循环中淤滞的血液浓缩，血液流动缓慢，血小板红细胞聚集，出现弥漫性血管内凝血。血管内皮损伤，组织细胞损伤进一步加重，释放大量细胞因子。重要器官出现功能性损伤及结构性改变。细胞膜功能改变，组织细胞发生变性坏死。此期临床上表现为多器官功能障碍综合征（MODS），将导致更严重的代谢紊乱及血流动力学异常。这种紊乱和异常又导致组织器官功能及结构损害进一步加剧。由此形成休克恶性循环，休克将不可逆转。

（二）临床表现

1. **低血压** 动脉收缩压低于 90mmHg，或较基础血压降低 30mmHg 以上，脉压减少。临床上怀疑存在休克时，若仰卧位无低血压，可改变体位 3～5 分钟后测量脉搏、血压，收缩压下降超过 10～20mmHg，伴脉搏增加超过 15 次 / 分等体征改变时要考虑休克。

2. **组织灌注不足** 皮肤苍白或发绀，肢端湿冷，外周动脉搏动未扪及或细弱，烦躁不安、易激惹，神志淡漠，嗜睡，昏迷，尿量减少或无尿。

3. **交感神经兴奋** 精神紧张、焦虑，过度换气，大汗。

表 5-10-1 休克的临床表现及分期

休克程度	轻度休克	中度休克	重度休克	极重度休克
神志	神志清楚 表情痛苦	神志尚清 表情淡漠	意识模糊 重者昏迷	昏迷
口渴	口渴	很口渴	非常口渴	无反应
皮肤色泽	开始苍白	苍白	显著苍白 肢端青紫	极度发绀或 皮下出血
皮肤温度	正常、发凉	发冷	厥冷，肢端明显	四肢冰冷
脉搏	<100 次 / 分，有力	100～200 次 / 分	细弱、摸不清	脉搏难以触及
血压	收缩压正常或升高 舒张压增高 脉压差降低	收缩压 70～90mmHg 脉压差降低	收缩压 <70mmHg 或测不到	收缩压 <40mmHg
体表血管	正常	浅静脉塌陷 毛细血管充盈延迟	浅静脉塌陷 毛细血管充盈延迟	毛细血管充盈极度 迟缓
尿量	正常	尿少	尿少或无尿	无尿
失血量	<20% （<800ml）	20%～40% （800～1600ml）	>40% （>1600ml）	>50% （>2000ml）
休克指数	0.5～1.0	1.0～1.5	1.5～2.0	>2.0

注：休克指数 = 脉率 / 收缩压

（三）诊断与检测

1. 诊断　临床实践中休克的诊断标准是：①有诱发休克的原因；②有意识障碍；③脉搏细速，超过 100 次 / 分或不能触知；④四肢湿冷，胸骨部位皮肤指压阳性（压迫后再充盈时间超过 2 秒），皮肤有花纹，黏膜苍白或发绀，尿量少于 30ml/h 或无尿；⑤收缩压低于 80mmHg；⑥脉压差小于 20mmHg；⑦原有高血压者，收缩压较原水平下降 30% 以上。凡符合上述第①项及第②③④项中的两项和第⑤⑥⑦项中的一项者，可诊断为休克。

临床工作中，患者临床表现典型时，诊断休克并不难。血压是一项无创的、易于监测的指标，临床医师往往以血压的变化来判断休克。事实上，在机体受到打击时，机体在休克早期可以通过神经 - 内分泌等调节机制保持血压的稳定，所以，患者休克已经发生时，其血压往往是正常或者轻度升高的。有报道指出，仅有 33% 左右的重度失血患者出现血压下降。如果等待患者的临床表现满足休克的诊断标准，则已经失去了重要的治疗时机。

怀疑患者有休克时，临床医师应明确患者是否已经开始休克的过程，同时应判断患者休克发展到哪个阶段及休克的血流动力学改变类型。

随着基础和临床研究工作的进展，将组织灌注改变作为诊断休克的依据已经成为目前临床可行的方法。越来越多的生物学指标应用于临床并能在较早阶段提示组织灌注不良的情况。如混合静脉血氧饱和度（SvO_2）或上腔静脉血氧饱和度（$ScvO_2$）、血乳酸、消化道黏膜 pH 值或 CO_2 分压、动脉血 pH 值。

表 5-10-2　休克诊断内容

休克	诊断内容
诱发因素	病史和伴随的表现
临床表现	①肢体皮肤的温度和湿度；②甲床再充盈速度；③神志、尿量的变化
生物学指标	①混合静脉血或上腔静脉血氧饱和度；②血乳酸清除率；③组织黏膜 pH 或 CO_2 分压；④血碱剩余及与灌注相关的动脉血 pH 改变
血流动力学变化	①峰值流速；②每分心排出量；③心排血指数；④左室心功能指数；⑤左室射血分数；⑥左室心收缩指数

2. 监测　在休克的诊断及治疗过程中，相关指标的监测尤为重要，对于指导临床休克的评价，如是否需要治疗，何时开始治疗，如何进行治疗以及治疗过程中治疗方案的调整等具有重要意义。

血流动力学监测可以定量的指导治疗如何进行。血流动力学指标如峰值流速、每分心排出量、心排血指数、左室心功能指数、左室射血分数、左室心收缩指数。

组织灌注的评价则提示临床治疗的必要性和时机把握。除临床常规观察尿量、皮肤温度等组织灌注指标，一些生化指标也具有重要意义，如混合静脉血氧饱和度、血乳酸、黏膜 pH 或 CO_2 分压等。

器官功能监测，如果休克的临床过程一直进行性发展，患者将逐步出现多器官或系统功能的改变，直至器官功能衰竭。在治疗过程中监测重要脏器，如心脏、肺脏、肝脏、肾脏的功能，使用必要的器官保护及辅助治疗措施。

（四）治疗原则

休克是由多种致病因素导致的机体病理生理改变的过程，在休克治疗过程中，应针对病因及机体生理病理变化进行处置及支持治疗。病因治疗是基础，低血容量性休克应纠正造成循环容量减少的原因，如创伤导致的出血进行手术止血；心源性休克应针对心脏本身的基本治疗，如心肌梗死；感染性休克在纠正休克的同时，应积极寻找感染源，彻底控制感染；过敏性休克应去除过敏原因，稳定自身炎症反应。

休克是急诊科常见的紧急情况，怀疑休克或诊断休克后应抓紧时间进行救治，在休克早期进行有效干预，控制休克病因，阻止病情发展。

1. **一般治疗**　平卧位，可采取休克体位，头和躯干抬高 20°～30°、下肢抬高 15°～20°，有助于呼吸和下肢静脉回流，保证脑灌注压力；保持呼吸道通畅，并可用鼻导管法或面罩法吸氧，必要时建立人工气道，呼吸机辅助呼吸；维持正常的体温，低体温时注意保温，高温时降温，及早建立静脉通路，控制并维持血压；尽量保持患者安静，避免人为搬动，适时应用镇痛、镇静，防止呼吸和循环抑制。

2. **病因治疗**　休克的临床表现及病理生理过程基本相似，引起休克的病因各异，在抗休克的同时，应控制或解除引起休克的原因，尽快恢复有效循环血量，对原发灶做手术处理。为避免延误抢救的时机，即使生命体征不平稳，仍应在积极抗休克的同时针对病因治疗。

3. **扩充血容量**　休克治疗的共同目标是恢复有效血容量，恢复组织灌注。在早期最有效的办法是补充足够的血容量，不仅要补充已失去的血容量，还要补充因毛细血管床扩大引起的血容量相对不足，因此往往需要过量的补充，以确保心输出量。即使心源性休克有时也不能过于严格的控制入量，可在连续监测动脉血压、尿量和 CVP 的基础上，结合患者皮肤温度、末梢循环、脉率及毛细血管充盈时间等情况，判断所需补充的液体量，动态观察十分重要。

补充血容量的种类很多，休克治疗的早期，输入何种液体当属次要。即使大量失血引起的休克也不一定需要全血补充，只要能维持红细胞压积大于 30%，大量输入晶体液、血浆代用品以维持适当的血液稀释，对改善组织灌注更有利。随着休克的逐渐控制，输入液体的种类即显得有所讲究，主要目的是防止水、电解质和酸碱平衡紊乱，防止系统和脏器并发症，维持能量代谢、组织氧合和胶体渗透压。

如何正确选择扩容剂，应遵循的原则是：时刻考虑使用液体的目的，缺什么补什么，按需补充；其次，还要同时兼顾晶体及胶体的需求及比例，羟乙基淀粉作为临床常用的胶体之一，虽早期剂型存在对凝血及肾功能的影响，随着新产品的出现，提高其在容量复苏中的使用价值。白蛋白在复苏中的作用，并没有随着研究的深入而发生改变，血浆绝不能作为容量复苏的胶体选择，其适应证应为补充凝血因子，纠正酸中毒。

在休克状态下，由于组织灌注不足和细胞缺氧常存在不同程度的代谢性酸中毒，这种酸性环境对心肌、血管平滑肌和肾功能都有抑制作用，应予纠正。但在机体代偿机制下，患者产生过度换气，呼出大量 CO_2 可使患者的动脉血 pH 仍然在正常范围内。由此可见，对于休克患者盲目的输注碱性药物不妥。因为按照血红蛋白氧离曲线的规律，碱中毒环境不利于氧从血红蛋白释出，会使组织缺氧加重。另外，不很严重的酸性环境对氧从血红蛋白解离是有利的，并不需要去积极纠正。而且机体在获得充足血容量和微循环得到改善后，轻度酸中毒常可缓解而不再需要碱性药物。但重度休克经扩容治疗后仍有严重的代谢性酸中毒时，仍需使用碱性药物，用药后 30～60 分钟应复查动脉血气，了解治疗效果后决定下一步治疗措施。乳酸钠因需要在肝脏代谢才能发挥作用，休克时不应首选，因休克可导致肝脏功能下降；5% 碳酸氢钠可以直接中和血液中的氢离子，但要依靠肺肾的功能最终纠正酸中毒，可以静点 200ml 左右。

4. **血管活性药物的应用**

（1）缩血管药物：目前主要用于部分早期休克患者，以短期维持重要脏器灌注为目的，也可以作为休克治疗的早期应急措施，不宜长久使用，用量也应尽量减少。常用的有间羟胺、多巴胺、多巴酚丁胺、去甲肾上腺素，使用从最小剂量和最低浓度开始。

（2）扩血管药物：主要扩张毛细血管前括约肌，以利于组织灌流，适用于扩容后CVP明显升高而临床征象无好转，临床上有交感神经活动亢进征象，心输出量明显下降，有心衰表现及肺动脉高压者。常用的有异丙肾上腺素、酚妥拉明注射液、阿托品、硝普钠、硝酸甘油等。使用扩血管药物时，前提是必须充分扩容，否则将导致明显血压下降，用量和使用浓度也应从最小开始。

二、低血容量性休克

低血容量性休克是各种原因引起的循环容量丢失而导致的有效循环血量与心输出量减少、组织灌注不足、细胞代谢紊乱和功能受损的病理生理过程。包括失血性休克、创伤性休克、烧伤性休克。其中创伤失血是发生低血容量休克最常见的原因。据国外资料统计，创伤导致的失血休克死亡者占创伤总死亡例数的10%～40%。

（一）病因

低血容量性休克的循环容量丢失包括显性丢失和非显性丢失。显性丢失指循环容量丢失至体外，失血是典型的显性丢失，如创伤、外科大手术的失血、消化道溃疡、食管静脉曲张破裂及产后大出血等疾病引起的急性的大失血等。显性丢失也可以由呕吐、腹泻、脱水、利尿等原因所致。非显性容量丢失是指循环容量丢失到循环系统之外，主要为循环容量的血管外渗出或循环容量进入体腔内以及其他的不显性体内丢失。

（二）临床表现

1. 头晕，面色苍白，出冷汗，肢端湿冷。
2. 烦躁不安或表情淡漠，严重者昏厥，甚至昏迷。
3. 脉搏细速，血压下降，呼吸急促，发绀。
4. 尿少，甚至无尿。

（三）诊断

1. 继发于体内外急性大量失血或体液丢失，或有液体严重摄入不足史。
2. 有口渴、兴奋、烦躁不安，进而出现神情淡漠、神志模糊甚至昏迷等。
3. 表浅静脉萎缩，肤色苍白至发绀，呼吸浅快。
4. 脉搏细速，皮肤湿冷，体温下降。
5. 收缩压低于80～90mmHg，或高血压者血压下降20%以上，脉压差在20mmHg以下，毛细血管充盈时间延长，尿量减少。
6. 中心静脉压和肺动脉楔压测定有助于监测休克程度。

（四）治疗原则

1. **迅速补充血容量**　低血容量休克最重要的治疗措施是扩充血容量进行液体复苏，液体复苏时液体种类的选择、液体量的控制。

2. **升压药物**。

3. **病因治疗**　休克所导致的组织器官损害的程度与容量丢失量和休克持续时间直接相关。如果休克持续存在，组织缺氧不能缓解，休克的病理生理状态将进一步加重。在纠正休克的同时，应积极针对病因进行治疗，尽快纠正引起容量丢失的病因是治疗低血容量性休克基本措施。治疗的首要措施是迅速止血并纠正失液，如外伤出血时应立即包扎或压迫伤口止血，及时行手术止血、输血支持治疗。对于创伤后存在进行性失血需要急诊手术的患者，多项研究表明尽可能缩短创伤至接受决定性手术的时间能够改善预后。

三、感染性休克

（一）发病机制

机体被细菌、真菌、病毒、寄生虫等感染时，微生物本身及毒素激活机体免疫系统，引起全身炎症反应，组织细胞破坏，最终导致感染性休克。感染是感染性休克的始动因子，而感染性休克是机体炎症反应失控的结果。

细菌或毒素激活巨噬细胞等炎性细胞，释放大量炎症介质，其中白细胞介素 -1 和肿瘤坏死因子 TNF-α 是最早释放的炎症介质，可进一步激活机体炎性细胞，形成瀑布样连锁反应，引起广泛的全身代谢和生理功能的改变，主要包括：①发热和白细胞动员；②肝脏合成功能改变；③能量利用障碍；④血管通透性增加等。

中枢神经系统感染、肺部感染、腹腔感染或泌尿系感染、皮肤或软组织感染、菌血症等均是感染性休克的常见原因。炎症性细胞因子引起广泛血管舒张效应和毛细血管通透性增高，使有效循环容量明显减少，这是感染性休克最重要的发病机制。

（二）临床表现

严重感染时常伴有发热或体温不升、意识障碍、过度通气、皮肤潮红、脉搏洪大。

1. 有明确感染灶存在。

2. 有全身炎症反应的存在，脉搏大于 90 次 / 分，呼吸大于 20 次 / 分，体温 >38℃或 <36℃，白细胞计数 $>12\times10^9$ 或 $<4\times10^9$/L。

3. 收缩压低于 90mmHg 或较原来基础值下降 40mmHg。

4. 伴有器官组织的低灌注，如意识障碍、尿量 <30ml/h。

5. 血浆 C- 反应蛋白大于正常值的 2 个标准差；血浆降钙素原大于正常值的 2 个标准差。

6. 血培养可能有致病微生物生长。

确诊感染性休克的关键是明确感染灶及其致病菌。结合病史、体检及实验室检查，感染部位常可明确。

（三）治疗原则

感染性休克包括积极抗感染和器官功能支持治疗。根据感染性休克指南，在严重感染和感染性休克确诊后早期立即开始并应在短期内必须迅速完成的治疗措施，是将指南中的重要治疗措施组合在一起，形成集束化治疗措施。

1. **6 小时复苏集束化治疗** 确诊严重感染后，应尽快进行积极的液体复苏，6 小时内达到复苏目标，治疗措施包括血清乳酸水平测定，抗生素使用前留取病因学标本，急诊 3 小时内、ICU 在 1 小时内开始广谱的抗生素治疗；如果有低血压或血乳酸 >4mmol/L，立即给予液体复苏（20ml/kg)；如低血压不能纠正，加用血管活性药物，血管活性药物的应用必须建立在液体复苏治疗的基础上，维持动脉血压 >65mmHg，尿量 >0.5ml/（kg·h)。

2. **24 小时管理集束化治疗** 近年来的研究表明小剂量糖皮质激素、较长疗程的糖皮质激素治疗感染性休克，有利于休克的逆转，改善器官功能损害，降低病死率。控制应激性血糖升高，对于非手术的内科重症患者研究显示，严格控制血糖，总的病死率下降无统计学差异，但可以降低医院内获得性肾损害的发生率，缩短机械通气时间和ICU住院天数。积极控制血糖对危重患者具有重要临床意义。预防深静脉血栓，适当镇静、镇痛及肌松药物。

3. **其他支持治疗**　体温控制、内环境稳定（纠正高血糖、电解质紊乱、低蛋白血症）休克患者，特别是伴有低氧血症时，应纠正贫血，使血红蛋白纠正到10～12g/dl。肾功能支持，营养支持，其他治疗如CRRT及机械通气。

四、心源性休克

（一）病因和发病机制

心源性休克是心力衰竭最严重的阶段，由于心脏严重泵功能抑制，心输出量严重降低，不能满足器官和组织代谢的需要，发生周围循环衰竭和严重微循环功能障碍的临床综合征。心源性休克核心是低血压与组织灌注不足。

凡是能够使心输出量急剧减少的各种原因，均可引起心源性休克。急性心肌梗死是心源性休克最常见的原因。常见原因有：①心室射血障碍：大面积心肌梗死、重症心肌病、心肌炎、各类晚期心脏病、严重心力衰竭等；②心室充盈障碍：心脏压塞、缩窄性心包炎、缩窄性及重度肥厚型心肌病。

（二）临床表现

1. 有原发心脏疾病的表现。

2. 收缩压＜90mmHg，脉压＜20mmHg，持续30分钟以上，并有心输出指数显著下降。

3. 有灌注不良的表现：意识改变，精神迟钝、萎靡或昏迷，皮肤苍白湿冷、四肢厥冷，尿量减少，每小时＜20ml。

（三）诊断

1. **病史**　有急性心肌梗死、急性心肌炎、严重的心律失常、心肌毒性的药物中毒、急性心脏压塞以及心脏手术史等。

2. **起病情况**　早期患者烦躁不安、面色苍白，诉口干、出汗，但神志尚清，后逐渐表情淡漠、意识模糊、神志不清至昏迷。

3. **体检**　发现心率逐渐增快，常＞120次/分。收缩压＜80mmHg，脉压＜20mmHg，后逐渐降低，严重时血压测不出。脉搏细弱、四肢厥冷、肢端发绀、皮肤出现花斑样变。心音低钝，尿量＜20ml/h，甚至无尿。休克晚期出现广泛性皮肤、黏膜及内脏出血，即弥漫性血管内凝血的表现以及多器官衰竭。

4. **血流动力学**　监测提示心输出指数降低、左心室舒张末压升高等相应的血流动力学异常。

（四）治疗原则

心源性休克治疗目的是使心输出量达到保证组织器官有效灌注的水平，应从病因治疗和对症治疗两个方面入手。

1. **一般处理**　绝对卧床休息，有效止痛。由急性心肌梗死所致者，吗啡3～5mg或哌替啶50mg静脉或皮下注射，同时予以地西泮、苯巴比妥。

建立有效静脉通道，深静脉插管。留置尿管监测尿量，持续心电、血压、血氧饱和度监测。

2. **补充血容量**　恰当的容量负荷对于心源性的休克患者至关重要。容量负荷试验，20～30分钟内快速输入250～500ml液体，观察压力、心率和心输出量的变化。如压力不增、心率下降、CO增加，说明前负荷不足，可继续补液；反之，则限制补液。

3. **强心及血管活性药物** 应用强心药物提高心输出量，应用血管活性药物改变血管功能和改善微循环。

4. **辅助循环** 主动脉球囊反搏术、左心室辅助装置、经皮心肺旁路模式氧合器、溶栓治疗、血管重建术，心脏移植。

五、过敏性休克

过敏性休克（anaphylactic shock）是外界某些抗原性物质进入已致敏的机体后，通过免疫机制在短时间内发生的一种强烈的累及多脏器的症候群。过敏性休克是一种极为严重的过敏反应，若不及时抢救，重者可在数分钟内死亡，绝大多数为药物引起。

（一）临床表现

患者与过敏原接触后，如使用致敏药物后，可迅速发病，常在15分钟内发生严重反应；少数患者可在30分钟甚至数小时后才发生反应，又称迟发型反应。早期表现主要是全身不适，口唇、舌及手足麻木，喉部发痒，头晕目眩、心悸、胸闷、恶心、呕吐、烦躁不安等；全身大汗、面色苍白、口唇发绀、喉头阻塞、咳嗽、气促，部分患者有垂死濒死恐怖感；严重者有昏迷及大小便失禁等表现。

（二）诊断

1. **病史** 有接触过敏原病史，如临床使用青霉素、造影检查。

2. **起病情况** 起病急，很快发生全身反应，呼吸困难，意识不清，难以用药物本身的药理作用解释。

3. **查体** 可见神志不清，四肢厥冷，皮肤弥漫潮红和皮疹，手足水肿，心音减弱，心率加快，脉搏细数难以触及，血压下降，严重者不能测出。

（三）治疗原则

过敏性休克起病急，病情重，迅速处理十分关键，应在考虑或者诊断过敏性休克时首先维持呼吸道通畅和保持有效血液循环。

1．凡怀疑过敏者，应首先脱离过敏原，如药物过敏者，必须立即停药，检测血压、脉搏，观察呼吸，保持呼吸道通畅，吸氧，如有威胁生命的气道阻塞，应立即开放气道。

2．保持休克体位，立即静脉注射肾上腺素，初始剂量为0.5mg，皮下或肌内注射，如需要可间隔5～15分钟重复给药一次。根据患者病情可给予糖皮质激素、升压药、脱敏药等，心跳呼吸停止应立即行心肺复苏。

第十一章
多器官功能障碍综合征

一、全身炎症反应综合征

全身炎症反应综合征（systemic inflammatory response syndrome，SIRS）是机体对致病因子防御性的应激反应过度，最终转变为全身炎症损伤病理过程的临床综合征。各种损害因素引起机体强烈的应激反应，导致炎性细胞激活，大量炎症介质释放并产生级联放大效应损伤组织细胞，严重的炎性反应损害组织和器官，导致器官功能障碍甚至衰竭。临床上常以体温、白细胞及呼吸、心率的异常变化反应机体炎症状态。主要表现为持续高代谢、高动力循环状态、过度的炎症反应，SIRS 在严重创伤、休克、感染时发生，其致病因素包括感染性与非感染性：

1. **感染因素**　常见致病菌包括细菌、病毒、真菌、寄生虫等。大部分 SIRS 是由感染引起。

2. **非感染因素**　严重的创伤如多发骨折、大面积烧伤、失血性休克、急性出血性坏死性胰腺炎、自身免疫性疾病及药物中毒。

（一）发病机制

见图 5-11-1。

1. **炎性细胞的激活**　感染、创伤、休克等严重病损可以直接造成组织的损伤，通过激活单核 - 巨噬细胞等炎性细胞，使 TNF-α、白介素 -1β 等促炎症介质的释放，引发全身炎症反应，参与机体的防御反应。

2. **炎症介质释放**　炎症介质过度释放可加重组织细胞损伤，并诱导其他细胞产生白介素 -6、白介素 -8、血小板激活因子（PAF）、一氧化氮（NO）等炎症介质。这些炎症介质又可诱导产生下一级炎症介质，同时又反过来刺激单核 - 巨噬细胞等炎性细胞进一步产生 TNF-α、IL-1β。炎症介质间的相互作用，导致其数量不断增加，形成炎症介质网络体系。

3. **免疫功能失调**　机体有以促炎细胞因子为代表的促炎机制和抗炎细胞因子为代表的抗炎机制，正常时二者处于平衡状态，在 SIRS 不同时期，促炎机制和抗炎机制相互抗衡，任何一方占优势都可以使机体免疫炎症反应紊乱，促炎机制占优势使机体产生过度炎症反应，抗炎机制占优势则出现免疫抑制。

4. **病理生理效应**　高代谢、高循环动力状态是 SIRS 的病理生理特征。促炎症介质和抗炎症介质的表达失衡，引起血管内皮细胞损害、毛细血管通透性增加、血小板黏附、纤维蛋白沉积、多形核中性粒细胞外逸及脱颗粒、蛋白酶和氧自由基释放等，造成局部组织及远隔器官的相继损害。

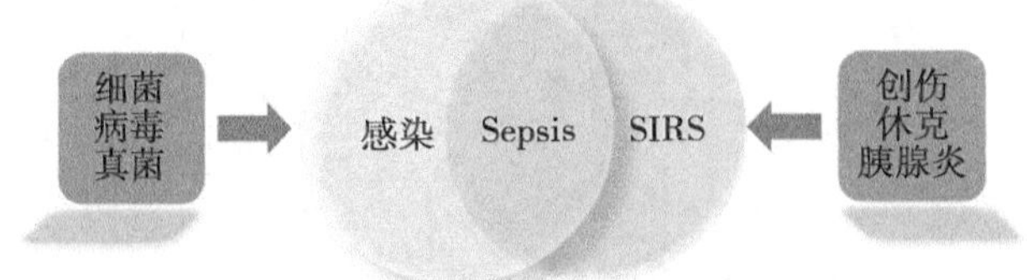

图 5-11-1　SIRS 发病机制

Sepsis：感染导致的全身炎症反应

（二）SIRS 的发展阶段

1. **局部反应期**　致病因素刺激炎症介质产生，对抗致病微生物等致病因子，阻断进一步损伤和修复损伤，使炎症反应局限。机体为防止损伤性炎症反应，启动抗炎症介质的释放。

2. **全身炎症反应始动期**　应激反应过度，局部微环境已不能控制炎症损伤，促炎症介质向全身释放，但全身调节尚未失控。促炎症介质促使中性粒细胞、淋巴细胞、血小板和凝血因子聚集损伤部位，刺激产生代偿性的全身抗炎症介质，调节促炎症反应。此期组织器官受到炎症反应的影响，但未造成严重损害。

3. **严重全身反应期**　炎症介质释放超过代偿性抗炎症介质的释放，或促炎症介质未过度释放，而抗炎症介质却释放不足，促炎症介质和抗炎症介质的产生失衡，而引起 SIRS 的病理生理改变及临床表现。

4. **过度免疫抑制期**　炎症过强刺激或持续刺激导致炎症反应过度失调而引发自身性损害。此外，代偿性抗炎症介质过度释放，促炎症介质 / 抗炎症介质平衡失调，导致免疫抑制状态，称为代偿性抗炎反应综合征（compensatory anti-inflammatory response syndrome，CARS）。其特点是 IL-4，IL-10，IL-11，IL-13，TGF-α、IL-1rα、sTNFr 等抗炎症介质释放过多，单核 - 巨噬细胞活性下降，抗炎呈递功能减弱，人类白细胞 DR 抗原（HLA-DR）表达降低，T 细胞反应低下，免疫功能受到广泛抑制，造成免疫麻痹使感染扩散。

5. **免疫功能紊乱期**　SIRS/CARS 平衡时表现为生理性炎症反应，机体趋于痊愈。SIRS/CARS 失衡时表现为两种极端：一是大量炎症介质释放产生“瀑布效应”，而内源性抗炎症介质不足以抵消其作用，结果导致 SIRS；另一极端是内源性抗炎症介质释放过多，结果导致 CARS，SIRS/CARS 失衡的后果是炎症反应失控，使其由防御性作用转变为自身损害性作用，不但损伤局部组织细胞，同时累及远隔器官，最终导致 MODS。炎症和抗炎反应相互存在、交叉重叠，并引起相应的临床症状，称之为混合型抗炎反应综合征（mixed antagonistic response syndrome，MARS）。

理论上讲 SIRS 的病理生理过程分为过度炎症期、代偿性抗炎反应期及混合性抗炎反应期，但在临床上却缺乏严格区分各个阶段的客观指标。

（三）临床特点及诊断

SIRS 不是单独的疾病，是在原发疾病的基础上全身应激反应过度的临床状态。临床上符合以下 2 项或 2 项以上可诊断为 SIRS：①体温 >38℃或 <36℃；②心率 >90 次 / 分；③呼吸 >20 次 / 分，或 $PaCO_2$<32mmHg；④白细胞计数 >12×10^9/L 或 <4×10^9/L，或未成熟粒细胞 >0.10。

（四）SIRS 的治疗

1. **祛除病因**　寻找病因，彻底清创、清除感染灶和坏死组织；有胃肠道胀气的患者，应及时胃肠减压；休克早期充分液体复苏；改善组织缺氧。

2. **病因治疗** 对感染合理应用抗生素，针对非感染因素所致原发病积极治疗。

3. **清除拮抗炎症介质和免疫调理** 炎症介质拮抗剂在实验研究中有效，临床却缺乏肯定疗效证据。有拮抗内毒素制剂、抗 TNF-α 抗体、IL-1 受体拮抗剂、PAF 拮抗剂等。也有使用胸腺肽等改善 SIRS 患者的免疫状态。

4. **对症支持** 控制体温；合理使用血管活性药物；加强营养支持；维持水、电解质、酸碱平衡和内环境稳定。

5. **中医中药** 中医学在治疗热病等方面积累了丰富的经验，以清热解毒、活血化瘀、扶正养阴为治疗原则。

二、多器官功能障碍综合征

多器官功能障碍综合征（multiple organ dysfunction syndrome，MODS），是指机体在受到严重感染、创伤、烧伤打击引起的病变的基础上，同时或序贯发生 2 个或 2 个以上器官功能障碍，进而导致多器官功能衰竭（MOF）的临床综合征。临床上特别是重症患者中 MODS 发病率高、死亡率高、住院费用高，是重症患者后期死亡的主要原因。

（一）病因

各种病因均可导致 MODS 的发生，常见疾病有严重感染、休克、心肺复苏后、严重创伤、大手术、严重烧烫伤、挤压综合征、重症胰腺炎、急性药物或毒物中毒。原有慢性疾病的基础，遭受急性打击后更易发生 MODS。常见的慢性基础疾病包括慢性心、肾、肝功能障碍，COPD，糖尿病。

诱发 MODS 和死亡高危因素包括：高龄、慢性疾病、营养不良、昏迷、大量输血、诊疗失误、创伤及危重病评分增高等。

（二）发病机制

MODS 的发病机制迄今未完全阐明，随着病理生理学、病理学、免疫学等相关学科的发展，MODS 发病可能与下列学说有关：①组织缺血再灌注损伤；②炎症反应失控；③肠道屏障功能破坏；④细菌毒素；⑤二次打击或双相预激；⑥基因调控等。各种学说相互之间有一定的重叠和联系，从不同的侧面阐明了 MODS 的发病机制。

一般来说，机体遭受严重损害因素打击，激发防御反应，起到保护自身的作用。如果反应过强，释放大量细胞因子、炎症介质及其他病理性产物，损伤细胞组织，导致器官功能障碍，启动了 MODS，在这一过程中，组织缺血 - 再灌注和全身炎症反应是其共同的病理生理基础，二次打击所致的炎症反应失控被认为是 MODS 的最重要的病理生理基础。

（三）临床表现

MODS 的临床表现复杂，由于受损器官的数目、种类在不同的患者不尽一致，个体差异大，且受原发疾病，功能障碍器官受累范围和程度，以及损伤是一次打击还是多次打击的影响，MODS 的临床表现缺乏特异性。其临床特征：①从原发损伤到发生器官功能障碍有一定的时间间隔；②功能障碍的器官多是受损器官的远隔器官；③循环系统处于高排低阻的高动力状态；④持续性高代谢状态和能源利用障碍；⑤氧利用障碍，使内脏器官缺血缺氧，氧供需矛盾突出。MODS 的病程一般约 14～21 天，经历休克、复苏、高分解代谢状态和器官功能衰竭 4 个阶段，各个阶段的临床分期表现不一（表 5-11-1）。

表 5-11-1　MODS 的临床分期和临床表现

临床表现	1 期	2 期	3 期	4 期
一般情况	正常或轻度烦躁	急性病态，烦躁	一般情况差	濒死感
循环系统	需补充容量	容量依赖性高动力学	休克，CO 下降，水肿	依赖血管活性药物维持血压
呼吸系统	轻度呼吸性碱中毒	呼吸急促，呼吸性碱中毒，低氧血症	ARDS，严重低氧血症	呼吸性酸中毒，气压伤，高碳酸血症
肾脏	少尿，利尿剂有效	肌酐清除率降低，轻度氮质血症	氮质血症，有透析指征	少尿，透析时循环不稳定
胃肠道	胃肠道胀气	不能耐受食物	应激性溃疡，肠梗阻	腹泻、缺血性肠炎
肝脏	正常或轻度胆汁淤积	高胆红素血症，PT 延迟	临床黄疸	转氨酶升高，重度黄疸
代谢	高血糖	高分解	代谢性酸中毒	骨骼肌萎缩，乳酸酸中毒
中枢神经系统	模糊	嗜睡	昏迷	昏迷
血液系统	正常或轻度异常	血小板下降，白细胞增多或下降	凝血功能异常	不能纠正的凝血功能障碍

（四）诊断

1. **病史**　有导致 MODS 的诱发因素，如严重的创伤、感染、休克等。

2. **临床表现**　有 SIRS 的临床特征，体温＞38℃或＜36℃、心率＞90 次 / 分、呼吸＞20 次 / 分、白细胞＞10×10^9/L 或＜4×10^9/L。

3. **伴随症状**　存在 2 个或 2 个以上器官功能障碍（详见表 5-11-2）。

4. **其他**　除外其他疾病引起的多脏器损害。

表 5-11-2　多器官功能障碍综合征诊断标准

系统或器官	诊断标准
循环系统	收缩压低于 90mmHg，并持续 1 小时以上，或需药物支持才能使循环稳定
呼吸系统	急性起病，动脉血氧分压 / 吸入氧浓度（PaO_2/FiO_2）＜200mmHg，X 线正位胸片见双肺浸润，肺动脉嵌顿压＜18mmHg，或无左心房压力升高的证据
肾脏	血肌酐＞177.3μmol/L 伴有少尿或多尿，或需要血液净化治疗
肝脏	血胆红素＞35mmol/L，并伴有转氨酶升高，大于正常值 2 倍以上，或已出现肝性脑病
胃肠	上消化道出血，24 小时出血量超过 400ml，或胃肠蠕动消失不能耐受食物，或出现消化道坏死或穿孔
血液	血小板＜50×10^9/L 或降低 25%，或出现 DIC
代谢	不能为机体提高所需的能量，糖耐量降低，需要用胰岛素；或出现骨骼肌萎缩、无力等表现
中枢神经	格拉斯哥昏迷评分＜7 分

（五）鉴别诊断

诊断 MODS 时，发病前大多数器官功能良好，受损器官往往不是原发因素直接损伤的器官，从最初打击到器官功能受损，常有几天间隔，病理表现为广泛的急性炎症反应，病情进展快，病死率高，可治愈，不留后遗症。需除外以下疾病，同时有 2 个或 2 个以上脏器损伤的多发伤，某些慢性疾病终末期出现的多个脏器功能障碍；互不相关的几种疾病出现的多个脏器功能障碍；累及多个脏器的系统性疾病，如结缔组织病。

器官功能障碍是一个先从代偿性功能异常发展为失代偿，最终恶化为功能衰竭的不可逆阶段过程。所以要重视器官功能障碍在临床过程中的动态变化，树立早期诊断和早期干预的理念，可采用计分法定量诊断、动态评价 MODS 病理生理改变和疾病程度。

（六）急救处理

MODS 缺乏特效的治疗方法，对器官功能的监测和支持仍是 MODS 的主要治疗措施，预防 MODS 的发生和发展是降低其病死率的最重要方法。MODS 病情复杂，涉及多个器官，治疗矛盾多，还没有固定的治疗模式。但 MODS 的治疗应遵循以下原则：控制原发病，祛除诱因；合理应用抗生素；加强器官功能支持和保护；改善氧代谢，纠正组织缺氧；重视营养和代谢支持；免疫和炎症反应调节治疗；中医药治疗。

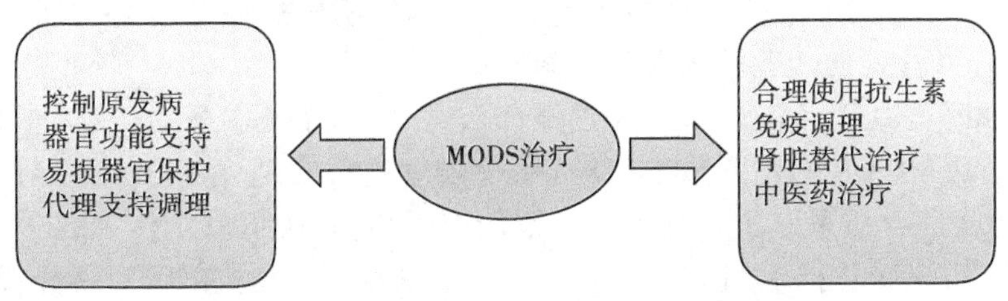

图 5-11-2 MODS 的治疗原则

1. **控制原发病** 控制原发病是治疗 MODS 的关键。及时有效的处理原发病，可减少、阻断炎症介质和毒素的产生释放，防治休克和缺血再灌注损伤。创伤患者采取彻底清创，预防感染；严重感染的患者，清除感染灶、坏死组织、烧伤焦痂等，应用有效抗生素；胃肠胀气的患者，要及时进行胃肠减压和恢复胃肠道功能，避免肠源性感染；休克患者应进行快速和充分的液体复苏，对于胃肠道黏膜屏障功能具有重要意义。

2. **器官功能支持** 循环和呼吸系统功能的支持；氧代谢障碍是 MODS 的重要特征之一，主要维持循环和呼吸功能的稳定，改善组织缺氧状态。治疗重点在增强氧供和降低氧耗。氧供反映循环、呼吸支持的总效果，主要与血红蛋白、氧饱和度和心排血量相关。具体措施包括：①提高氧供：通过氧疗或机械通气以维持血氧饱和度 >90%，增加动脉血氧合；②维持有效的 CO>2.5L/（min•m^2）；适当补充循环血容量，必要时应用正性肌力药物；③增加血红蛋白浓度和血细胞比容，以 Hb>100g/L，血细胞比容 >30% 为目标。④降低氧耗：对于发热患者，及时使用物理和解热镇痛等方法降温；给予合并疼痛和烦躁不安的患者有效镇静和镇痛；对于惊厥患者，需及时控制惊厥；呼吸困难患者，采用机械通气呼吸支持的方法，降低呼吸做功。

3. **易受损器官的保护** MODS 和休克导致全身血流分布异常，胃肠道和肾脏等内脏器官处于缺血状态，持续的缺血缺氧，将导致急性肾衰竭和肠道功能衰竭，加重 MODS。及时充分纠正低血容量和应用血管活性药物是防止内脏功能缺血的有效方法。休克患者可选择去甲肾上腺素加多巴酚丁胺联合应用，具有改善肾脏和肠道等内脏器官灌注的作用。在补足血容量之后可应用袢利尿剂，若 6 小时后无尿状态仍得不到逆转，应停止利尿剂应用，可能情况下尽量停用血管收缩药物，可试用莨菪类药物，或立即行血液净化治疗。预防应激性溃疡时，应早期给予胃黏膜保护剂，胃酸抑制药物；尽可能早期恢复胃肠内营养，以促进胃肠功能恢复；应用氧自由基清除剂减轻胃肠道缺血再灌注损伤；给予微生态制剂恢复肠道微生态平衡；中药大黄对MODS时胃肠功能衰竭有明显的疗效，可使中毒性肠麻痹得以改善。

4. **代谢支持和调理** MODS患者处于高度应激状态，呈现高分解、高代谢为特征的代谢紊乱。需要按照高代谢的特点补充营养，并且对导致高代谢的各个环节进行干预。代谢支持和调理的要求如下：增加能量供给，主要氮和非蛋白氮能量的比例，使热/氮比保持在100∶1左右。提高支链氨基酸的比例，能量供给中蛋白∶脂肪∶糖的比例一般要达到3∶4∶3，使用中、长链脂肪酸以提高脂肪的利用，并且尽可能通过胃肠道摄入营养；代谢支持既要考虑清代谢的需求，又要避免因底物供给过多加重器官的负担；代谢调理是从降低代谢率促进蛋白质合成的角度，应用某些药物干预代谢。

5. **合理使用抗生素** 预防和控制感染，尤其是肺部感染、院内感染及肠源性感染。危重患者一般需要联合用药，在经验性初始治疗时尽快明确病原菌转为目标治疗，采用降阶梯治疗的策略，并注意防止菌群失调和真菌感染。

6. **免疫调理** 基于炎症介质的失控性释放是对MODS本质的认识，拮抗炎症介质和免疫调节治疗是MODS的治疗重要策略，免疫调理的目的是恢复SIRS/CARS的平衡。近年来针对各种炎症介质采取了多种治疗对策，如应用各种类毒素抗体、TNF-α抗体、可溶性TNF-α受体及IL-1受体拮抗剂、E-选择性抗体、LTB4受体拮抗剂等对抗介质的治疗，但均未取得满意疗效。也可应用抗炎症反应药物乌司他丁和自由基清除剂。

7. **连续肾脏替代治疗** 方法有连续动-静脉血液滤过和连续静-静脉滤过等。CRRT能精确控制液体平衡，保持血流动力学稳定，对心血管功能影响小，机体内环境稳定，便于积极的营养和支持治疗，直接清除致病炎症介质及肺间质水肿，有利于通气功能的改善和肺部感染的控制，改善微循环和实体细胞摄氧能力，提高组织氧的利用。在MODS中已得到广泛应用，但其临床效果有待进一步评价。

8. **中医药治疗** 清热解毒、活血化瘀、扶正养阴，可应用大黄、当归、黄芪等。

第六篇

急性中毒

第一章

概　　述

毒物是指在一定条件下以各种形式和剂量作用于人体，产生对人体有害的生物学反应和病理变化，导致机体功能严重损害甚至危及生命的物质，包括化学品药物、植物和气体等。毒物的范围很广，一些毒物对人体有剧烈毒性，如氰化物、有机磷等。另一些毒物则在一定条件下才具备毒性，如食物、药物、维生素、氧等在平时不具备毒物特性，而在过量应用或与其他物质作用后才产生毒性。毒物进入人体后，在体内与体液、组织相互作用后可引起一系列中毒症状表现，组织代谢和器官功能障碍严重者可导致病患死亡或终身残疾。因摄入毒物而产生的一系列危及生命的病理生理改变和相应症状称为中毒。大量毒物短时间内经皮肤、黏膜、呼吸道、消化道等途径进入人体，致使机体受损并发生功能障碍，称之为急性中毒。

一、病因与发病机制

（一）毒物吸收

1. **呼吸道**　烟、雾、蒸气、气体、一氧化碳等。

2. **消化道**　各种毒物经口食入。

3. **皮肤黏膜**　苯胺、硝基苯、四乙铅、有机磷农药等。

（二）毒物代谢

大多数毒物进入体内经肝脏代谢转化后毒性减弱或消失，并由肾脏排泄，一些毒物亦可为原形经肾脏排泄。少数毒物可由皮肤汗腺、乳腺、泪液、呼吸道、胆道或肠道排泄。各毒物间的排泄速度差异很大，主要取决于毒物本身特性和患者肾脏功能，毒物排泄时间最长可达数周甚至数月。毒物代谢动力学中的毒药物体内分布特点对指导中毒治疗具有重要意义。治疗中的促进毒物排泄方法对于中毒早期毒物大部分积聚于血流中的病人效果较好，当毒物的分布在体内达到平衡时，大多数毒物仅有5%左右存在于血液中，此时仅采用排泄治疗效果较差。此外毒物脂溶性高或血浆蛋白结合率高，中毒时毒物剂量较大，休克等因素亦会导致毒物排泄速度减慢。

二、临床表现

1. **皮肤黏膜**　灼伤（强酸、强碱）、发绀（亚硝酸盐）、黄疸（鱼胆）。

2. **眼**　瞳孔散大（阿托品）、瞳孔缩小（吗啡）、视神经炎（见于甲醇中毒）。

3. **神经系统**　昏迷、谵妄（见于阿托品中毒）、肌纤维颤动（见于有机磷）、惊厥（见于有机氯、异烟肼）、瘫痪（见于三氧化二砷）、精神失常（见于一氧化碳、阿托品）。

4. **呼吸系统**　①呼吸气味：酒味、苦杏仁（氰化物）、蒜味等；②呼吸加快：水杨酸类、甲醇；③呼吸减慢：催眠药、吗啡；④肺水肿：磷化锌、有机磷等。

5. **循环系统**　①心律失常：如洋地黄，茶碱类；②心跳骤停：洋地黄，茶碱类是直接作用于心肌；窒息性毒物导致缺氧；钡盐、棉酚导致低钾。

6. **泌尿系统**　急性肾衰竭。

7. **血液系统**　①溶血性贫血：砷化氢；②白细胞减少和再障：氯霉素、抗肿瘤药；③出血：阿司匹林、氯霉素；④血液凝固：蛇毒。

8. **严重并发症**　心脏损害，出现致死性的心力衰竭和休克可并发严重心律失常、肺水肿、呼吸肌麻痹以及呼吸衰竭。肾脏损害，出现血尿、蛋白尿、急性肾衰竭、高血压、氮质血症等。神经系统损害，出现抽搐、瘫痪、昏迷、中枢性呼吸衰竭。血液系统，引起贫血、溶血，诱发 DIC、广泛出血。在度过急性中毒急性期后部分患者可遗留后遗症，如腐蚀性毒物中毒引起的消化道变形和狭窄，影响正常饮食；脑部中毒损害或严重缺氧后发生精神运动功能障碍等。

三、诊断与鉴别诊断

在采取急救措施的同时应尽早掌握中毒的时间、毒物的种类、中毒的途径，初步估计毒物的剂量以及病人中毒前后的情况。治疗中密切观察病人的体温、血压、脉搏、呼吸及意识的变化，注意瞳孔的大小及对光反应，查看皮肤的温度、湿度及色泽，观察有无腹部阳性体征，大小便是否失禁，有无肌肉颤动或痉挛，以协助判断病情。必要时需通过血、尿、粪、呕吐物等鉴定毒物，以进一步确诊。

四、治疗原则

（一）清除毒物、减少毒物吸收

将病人移离毒物污染场地，尤其是气体毒物经呼吸道进入人体时更为重要。毒物污染的衣物要立即脱掉，并用清水洗拭接触毒物的皮肤。经消化道中毒者，如果毒物属强酸，强碱类，则不宜洗胃。强酸中毒者以服用氢氧化铝胶或镁乳 60ml 等弱碱性药物中和毒物。但忌用碳酸氢钠，因为这类溶液遇酸可形成碳酸，产生 CO_2，可使病人胃内胀气。强碱中毒者以服用食醋或 5% 醋酸等弱酸性药物中和毒物，但碳酸盐类中毒时忌用醋酸类。无论是强酸或强碱类中毒均可服用加水鸡蛋清、牛奶或植物油 200ml 左右，此三种液体既可稀释毒物又可保护胃肠道黏膜。

非腐蚀性毒物经消化道进入人体者应立即催吐或洗胃。根据毒物的种类，洗胃液中可酌加解毒剂，如安眠药、磷化锌、安妥中毒可配成 1∶5000 高锰酸钾溶液，有机磷类杀虫剂中毒（敌百虫除外），拟除虫菊酯类杀虫剂中毒可配成 2% 碳酸氢钠溶液洗胃。无特殊解毒药者，清水洗胃后可从胃管注入万能解毒剂 20g，内含鞣酸、氧化镁、活性炭，能起到中和、氧化、吸附或沉淀毒物的作用。

为促使毒物由消化道排泄，于洗胃和灌入万能解毒剂之后再从胃管注入 50% 硫酸镁 50ml 导泻，但磷化锌杀鼠药中毒不用镁类泻剂，因其与磷化锌可生成卤碱类有毒物质，可以服用液状石蜡 30ml，但忌用植物油。

为提高洗胃的效果，需掌握以下要领。

1. **胃管选择**　成人最好用 22 号漏斗式洗胃器皮球以下的长管，为防止洗胃管口被食物残渣阻塞，可于进胃的管口附近交错制孔 2～3 个。胃管与吸引器胶管相连的金属接管直径应大于 0.5cm，以保持洗胃过程中管道通畅。

2. **胃管置入** 经口或鼻腔均可插入胃管，经鼻腔置入胃管者与气管插管等其他急救措施不相干扰。成人胃管经鼻腔入胃的长度应掌握在 60cm 左右。当贲门高度痉挛，插入胃管困难时应立即请外科协助胃造瘘，建立洗胃通道。

3. **病人头位** 患者头稍低，以偏向一侧为宜，可避免呕吐物反流或洗胃液被吸入气道。

4. **洗胃液的温度** 以微温为宜，若太凉易刺激胃肠蠕动，促使毒物向肠腔移动，不利于洗出毒物。若太热，则使胃肠黏膜血管扩张，促使毒物被吸收。

5. **洗胃液量** 每次灌注洗胃液量以 500ml 左右为宜，若注入胃内洗液量过多，不仅易促使毒物下流，还可导致急性胃扩张或洗液反流进入呼吸道。若液量过少，不易清洗彻底，还延长了完成洗胃的时间。抽吸洗胃液时要控制负压不要过大，否则会损伤胃黏膜，造成胃出血。灌入及抽吸时应掌握先吸出后灌入、快入快出、出入量基本相等原则，一直洗到使胃液干净无味为止，一般药物中毒总洗胃液量约 10 000～20 000ml 即可，有机磷酸酯类中毒则需要洗得更彻底，中等量以上中毒者应洗 30 000～50 000ml，洗得不满意时还需酌情加量。

（二）应用特殊解毒剂

某些毒物有特效的解毒剂，比如有机磷酸酯类中毒可用阿托品对抗蓄积的乙酰胆碱，用解磷定类药物恢复胆碱酯酶的活力。亚硝酸钠盐中毒时可用 1% 美蓝纠正其化学性发绀。砷或汞中毒可用二巯基丙醇解毒。但不少毒物并无特殊解毒剂，主要依靠支持对症治疗。

（三）全身支持治疗

对于重症急性中毒者要注意心、肺、肾功能的变化。若出现循环衰竭应酌情应用升压药，有心衰时应用洋地黄制剂。若有呼吸衰竭时也应及时予以纠正。还要注意防治肺水肿或脑水肿，纠正电解质及酸碱失衡。由安眠药中毒所致的中枢神经系统抑制可用贝美格（美解眠）等中枢神经系统兴奋剂。适当予以抗生素预防肺部、尿路等脏器感染。增加危重病人的护理，注意保温，防止发生压疮。

第二章

急性一氧化碳中毒

一、发病机制

一氧化碳经呼吸道被吸收入血后，能与红细胞的血红蛋白结合成稳定的碳氧血红蛋白（COHb），影响了氧与血红蛋白的结合及正常解离，特别是一氧化碳与血红蛋白的亲和力比氧与血红蛋白的亲和力强200～300倍，而碳氧血红蛋白的解离比氧合血红蛋白的解离缓慢约数千倍。因此，一氧化碳以极大的优势与氧争夺血红蛋白，结合成为不易分离的碳氧血红蛋白，严重抑制红细胞血红蛋白与氧结合及随血液循环输送氧的功能，使机体、器官、组织发生急性缺氧。此外，高浓度的一氧化碳还能与细胞色素氧化酶的铁结合，抑制组织细胞的呼吸功能以及对氧的利用，导致各组织器官功能障碍，尤其是中枢神经系统更为敏感。

二、临床表现

临床表现主要为缺氧，其严重程度与HbCO的饱和度呈正比关系。

（一）轻型

中毒时间短，血液中碳氧血红蛋白为10%～20%。表现为中毒的早期症状，头痛眩晕、心悸、恶心、呕吐、四肢无力，甚至出现短暂的昏厥，一般神志尚清醒，吸入新鲜空气，脱离中毒环境后，症状迅速消失，一般不留后遗症。

（二）中型

中毒时间稍长，血液中碳氧血红蛋白占30%～40%，患者可出现胸闷、气短、呼吸困难、幻觉、视物不清、判断力降低、运动失调、嗜睡、意识模糊或浅昏迷。口唇黏膜可呈樱桃红色。如抢救及时，可迅速清醒，数天内完全恢复，一般无后遗症。

（三）重型

中毒时间较长，或在短时间内吸入高浓度的一氧化碳，血液中碳氧血红蛋白占40%～60%，病人呈现深度昏迷、呼吸抑制、肺水肿、心律失常或心力衰竭，各种反射消失，大小便失禁，四肢厥冷，血压下降，呼吸急促，会很快死亡。患者可呈去皮质综合征（decortical syndrome）状态，部分患者因吸入呕吐物引起吸入性肺炎。受压部位皮肤可出现红肿及水疱。

部分急性CO中毒患者于昏迷苏醒后，经2～30天的假愈期，会再度昏迷，并出现痴呆木僵型精神病、震颤麻痹综合征、感觉运动障碍或周围神经病等精神神经后发症状，又称急性一氧化碳中毒迟发脑病。长期接触低浓度CO，可有头痛、眩晕、记忆力减退、注意力不集中、心悸。

三、诊断依据

根据吸入较高浓度 CO 接触史，急性发生的中枢神经系统损害的症状和体征，结合及时血液 COHb 测定的结果，按照国家诊断标准（GB 8781—88）可作出急性 CO 中毒诊断。职业性 CO 中毒多为意外事故，接触史比较明确。疑有生活性中毒者，应询问发病时的环境，如炉火烟囱有无通风不良或外漏现象及同室人员有无类似症状等。

四、治疗

（一）终止 CO 吸入

迅速将患者转移到空气新鲜处，终止 CO 继续吸入。卧床休息，保暖，保持呼吸道畅通。

（二）氧疗

给予氧疗，迅速纠正缺氧状态。

1. **吸氧**　中毒者给予吸氧治疗，如鼻导管和面罩吸氧。吸入新鲜空气时，CO 由 COHb 释放出半量约需 4 小时；吸入纯氧时可缩短至 30～40 分钟；吸入 3 个大气压的纯氧可缩短至 20 分钟。

2. **高压氧舱治疗**　能增加血液中物理溶解氧，提高总体氧含量，促进氧释放和加速 CO 排出，可迅速纠正组织缺氧，缩短昏迷时间和病程，预防 CO 中毒引发的迟发性脑病。

（三）机械通气

呼吸停止时，应行气管内插管，吸入 100% 氧，进行机械通气。危重患者可考虑血浆置换。

（四）脑水肿治疗

重度中毒患者，24～48 小时脑水肿达高峰。应积极降低颅内压和恢复脑功能。昏迷患者，应松开患者衣领，保持呼吸道通畅；监测意识状态、呼吸、血压和心（率）律等。

1. **脱水**　①20% 甘露醇 1～2g/kg 静脉滴注（10ml/min），6～8 小时一次，症状缓解后减量；②呋塞米 20～40mg 静脉注射，8～12 小时一次。

2. **糖皮质激素**　地塞米松 10～30mg/d，疗程 3～5 天。

3. **控制抽搐**　地西泮 10～20mg，静脉注射。抽搐停止后，给予苯妥英钠 0.5～1.0g 静滴，据情况 4～6 小时重复应用。

4. **改善脑代谢药**　静脉给予三磷腺苷、辅酶 A、细胞色素 C、维生素 C 和 γ- 氨酪酸（或 GABA）等。

五、预后

血 HbCO 浓度超过 25% 和碱缺失大于 2mmol/L 表明预后差。严重动脉硬化者血 HbCO 浓度为 20% 也可猝死。轻度患者撤离中毒环境后数分钟至数小时症状缓解，血 HbCO 浓度 $<10\%$ 无症状可以出院；中度患者积极治疗后不留后遗症；严重患者常有神经精神后遗症。及时应用高压氧治疗能减少迟发脑病发生。

六、预防

加强预防 CO 中毒宣教工作。冬季煤炉取暖时，保证烟囱畅通，防止煤气管道泄漏。工业生产中规范操作，工作环境通风良好，室内空气 CO 浓度保持在安全范围，安装 CO 浓度监测和报警装置。进入 CO 浓度较高环境作业时，需携带安全防护面具及急救设备。

第三章
急性有机磷杀虫药中毒

农业杀虫药主要用于杀灭害虫，对人畜也有毒性和致死作用。有机磷杀虫药（organophosphorous insecticides，OPI）中毒是指 OPI 进入人体后抑制胆碱酯酶（cholinesterase，ChE）活性，出现毒蕈碱样、烟碱样和中枢神经系统中毒症状和体征，严重者常因呼吸衰竭而死亡。

OPI 大都为油状或结晶状，呈淡黄或棕色，稍有挥发性，有蒜味。除敌百虫外，一般难溶于水和多种有机溶剂，在碱性溶液中分解失效。

一、发病机制

1. 毒物代谢 OPI 吸收后迅速分布于全身器官，肝组织内含量最高，肾、肺和脾脏组织内次之，肌肉和脑组织含量最少，也可通过母体胎盘屏障进入胎体。OPI 经肝细胞微粒体氧化酶系统进行氧化和水解，也可经脱氨、脱烷基、还原和侧链结构等变化代谢。有的 OPI 氧化代谢产物毒性增强，例如对硫磷氧化成对氧磷后毒性更强，后者抑制胆碱酯酶（ChE）的作用较前者强 300 倍；内吸磷氧化成亚砜后抑制 ChE 作用增强 5 倍。OPI 水解后毒性降低，代谢经尿液排出，小量经肺脏代谢，体内无蓄积。

2. 中毒机制 体内 ChE 分真性 ChE 和假性 ChE。前者主要存在于脑灰质、红细胞、交感神经节和运动终板中，对乙酰胆碱（ACh）水解作用强，特异性高；后者存在于神经胶质细胞、血浆、肝、肾、肠黏膜下层和一些腺体中，能水解丁酰胆碱等，对 ACh 特异性低。OPI 入血后与 ChE 酯解部位丝氨酸羟基结合，形成难以水解的磷酸化 ChE，丧失分解 ACh 的功能，体内 ACh 大量蓄积产生中毒症状。磷酰化 ChE 转归有三种：自活化、老化和重活化。OPI 和 ChE 结合 24～48 小时后呈不可逆状态，称“ChE 老化”，ChE 复能药无效。OPI 抑制 ChE 后，神经末梢 ChE 功能 48 小时后部分恢复。红细胞 ChE 抑制后不能恢复，新生红细胞 ChE 才有活力。假性 ChE 抑制后恢复较快。OPI 可直接作用 ACh 受体出现症状。

二、临床表现

（一）急性中毒

临床表现与 OPI 种类、毒物量及中毒途径和胃肠功能状态有关。口服中毒者 10 分钟至 2 小时内发病；吸入者 30 分钟发病；经皮肤吸入者 2～6 小时发病。倍硫磷、除线磷和对硫磷等脂溶性杀虫药症状出现较晚。对硫磷经肝脏代谢成毒性更强的对氧磷，中毒后起病较慢，中毒症状持续时间延长。

1. 毒蕈碱（M）样症状 副交感神经末梢兴奋引起平滑肌痉挛、外分泌腺分泌增强。中毒后症状出现早，表现多汗、流涎、口吐白沫；恶心、呕吐、腹痛、腹泻、二便失禁；流泪、流涕、视物模糊、瞳孔缩小；心率减慢；咳嗽、气急、呼吸道分泌物增多，两肺干、湿性啰音或肺水肿。有时 Oddi 括约肌痉挛促发急性胰腺炎。

2. **烟碱（N）样症状** 面、眼、舌、四肢或全身肌纤维颤动或强直性痉挛，呼吸肌瘫痪致呼吸衰竭。心率增快、血压升高或降低。

3. **中枢神经系统** 头晕、头痛、烦躁不安、谵妄、共济失调、惊厥或昏迷。

（二）中间综合征

多发生在重度甲胺磷、敌敌畏、乐果、久效磷中毒及复能药用量不足患者。5%～10%患者恢复后 24～96 小时发病，突然出现屈颈肌、四肢近端肌无力和第Ⅲ、Ⅶ、Ⅸ、Ⅹ对脑神经支配的肌肉无力，出现睑下垂、眼外展障碍、面瘫、呼吸肌麻痹和呼吸衰竭。尽早给予足量解毒药和支持治疗可防止发生。

（三）迟发性多神经病

急性重度和中度 OPI（甲胺磷、敌敌畏、乐果和敌百虫等）中毒患者症状消失后 2～3 周出现迟发性神经损害，表现感觉、运动型多发性神经病变，主要累及肢体末端，发生下肢瘫痪、四肢肌肉萎缩等。目前认为这种病变不是 ChE 受抑制引起，可能是由于 OPI 抑制神经靶酯酶（NTE），使其老化所致。全血或红细胞 ChE 活性正常；神经 - 肌电图检查提示神经源性损害。

三、辅助检查

（一）血胆碱酯酶活性测定

这是诊断 OPI 中毒的特异性指标，能帮助判断中毒程度、疗效及预后。

（二）尿有机磷杀虫药代谢物测定

对硫磷和甲基对硫磷在体内氧化分解为对硝基酚，敌百虫代谢为三氯乙醇。尿液检出对硝基酚或三氯乙醇有助于诊断。

（三）其他检查

胸部 X 线片可显示肺水肿影像。心电图可见室性心律失常、尖端扭转型室性心动过速、心脏阻滞和 Q-T 间期延长。

四、诊断和鉴别诊断

（一）诊断

根据毒物暴露史、呼出气味和瞳孔改变不难诊断。血 ChE 活性降低及阿托品治疗 M 样症状缓解能证实诊断。

（二）鉴别诊断

应与中暑、脑炎或毒蕈碱、河豚毒素、拟除虫菊酯类及甲脒类中毒等鉴别。

（三）诊断分级

详见表 6-3-1。

表 6-3-1 急性中毒的诊断分级

	轻度	中度	重度
症状	头晕、头痛、疲乏、无力、视物模糊、胸闷、恶心、呕吐、多汗、瞳孔可小	神清或模糊、肌束纤颤、瞳孔缩小、流涎、腹痛、腹泻、呼吸困难	惊厥、昏迷、肺水肿、呼吸衰竭
ChE 活性	50%～70%	30%～50%	<30%

1. **轻度中毒**　仅以M样症状为主。

2. **中度中毒**　M样症状加重，出现N样症状。

3. **重度中毒**　同时出现M、N样和中枢神经系统症状。

五、治疗

(一) 紧急复苏

呼吸抑制者气管内插管、清除气道内分泌物、保持气道通畅和机械辅助通气；肺水肿者，静注阿托品，不能应用氨茶碱和吗啡；心搏、呼吸停止时，行CPR。

(二) 清除毒物

脱离现场，脱去污染衣服。用肥皂水（敌百虫中毒禁用）清洗污染皮肤和头发，终止毒物吸收。口服1小时内者用清水、2%碳酸氢钠（敌百虫中毒禁用）或1∶5000高锰酸钾溶液（对硫磷中毒禁用）反复洗胃，直至胃液清亮为止。

(三) 解毒药

1. **用药原则**　清除毒物过程中应同时给予解毒药。早期、足量、联合和重复应用才能取得较好疗效和减少并发症。

2. **胆碱酯酶复能药**　肟类化合物能使被抑制的ChE恢复功能。ChE复能药能对抗外周N胆碱受体活性，解除烟碱样毒性作用，对M样症状和中枢性抑制无明显作用。中毒24～48小时者有机磷-ChE复合物老化，ChE复能药无效。对ChE复能药疗效不佳者，加用胆碱受体阻断药。

(1) 氯解磷定为首选药。其作用强，水溶性大，毒性小，可静脉或肌内注射。

轻度患者无需重复给药；中度患者首次量给药要足，重复1～2次；重度患者首次给药30～60分钟后据情重复给药。乐果严重中毒、昏迷时间长、ChE复能药疗效差及血ChE活性低者，维持计量要大，时间5～7天。肌颤消失、血液ChE活性恢复50%～60%以上停药。

(2) 碘解磷定复能作用较差，水溶性小，毒性小，可静脉注射，为次选药。该药对内吸磷、马拉硫磷和对硫磷中毒疗效较好，对敌百虫和敌敌畏中毒疗效差，对乐果中毒无效。

(3) 双复磷重活化作用强，水溶性大，毒性较大，肌肉或静脉注射。双复磷对敌敌畏及敌百虫中毒疗效较碘解磷定好。

注意ChE复能药不良反应，用量过大可引起癫痫样发作和抑制ChE活性。碘解磷定剂量较大和速度过快时可致暂时性呼吸抑制。

3. **胆碱受体阻断药**　OPI中毒时，积聚ACh首先兴奋中枢N受体，使N受体迅速发生脱敏反应，脱敏的N受体还能改变M受体构型，使M受体对ACh更加敏感，对M受体阻断药（如阿托品）疗效降低。外周性与中枢性抗胆碱能药合用有协同作用。

(1) M胆碱受体阻断药：又称外周性抗胆碱能药。代表药阿托品和山莨菪碱主要作用于外周M受体，对N受体无明显作用。根据病情，阿托品每10～30分钟或1～2小时给药一次，直到患者M样症状消失或“阿托品化（atropinization）”，出现口干、皮肤干燥、心率增快（90～100次/分）和肺湿啰音消失。此时，减少阿托品剂量或停用。出现瞳孔明显扩大、神志模糊、烦躁不安、抽搐、昏迷和尿潴留为阿托品中毒（atropine poisoning）。

(2) N胆碱受体阻断药：又称中枢性抗胆碱能药。代表药有东莨菪碱、苯那辛、苯扎托品（苄托品）或丙环定等。对中枢M和N受体作用强，对外周M受体作用弱。盐酸戊乙奎醚（penehyclidine，长托宁）对外周M受体和中枢M、N受体均有作用，但选择性作用于M_1、

M_3受体亚型，对M_2受体作用极弱，对心率无明显影响。较阿托品作用强，有效剂量小，作用时间（半衰期约6～8小时）长，不良反应少。首次用药需与氯解磷定合用。

轻度中毒单用ChE复能药。中或重度中毒者，联合用ChE复能药与胆碱受体阻断药时应减少胆碱受体阻断药用量。重度中毒者治疗恢复后至少观察3～7天。

4. 地西泮 地西泮是治疗OPI中毒的有效抗惊厥药，能预防惊厥引起的中枢神经迟发损害。出现惊厥时，静注地西泮，如与阿托品合用能明显降低病死率。

（四）对症治疗

重度OPI中毒患者常伴有多种并发症，如酸中毒、低钾血症、严重心律失常、脑水肿、中间型综合征和迟发性多神经病等。特别是合并严重呼吸和循环衰竭患者，处理不及时，解毒药尚未发挥作用患者即已死亡。

六、预防

严格执行OPI管理制度，加强安全生产、运输和保管，进行安全常识教育和采取劳动保护措施，普及OPI急性中毒防治知识。对于慢性接触者，定期体检和测定全血ChE活力。

第四章
灭鼠药中毒

一、中毒机制

（一）毒鼠强

对人致死量为一次口服5～12mg（0.1～0.2mg/kg），对中枢神经系统有强烈的兴奋性，中毒后出现剧烈的惊厥。Simyhies研究证明其惊厥时毒鼠强拮抗γ-氨基丁酸（GABA）的结果。当GABA对中枢神经系统的抑制作用被毒鼠强拮抗后，中枢神经系统出现过度兴奋而导致惊厥，说明是毒鼠强抑制了GABA受体所致。由于其剧烈的毒性和稳定性，易造成二次中毒，且无解毒药。

（二）氟乙酰胺

人口服致死量为0.1～0.5g，经消化道、呼吸道及皮肤接触进入机体，经脱胺（钠）后形成氟乙酸，氟乙酸与三磷腺苷和辅酶结合，在草酰乙酸作用下生产氟柠檬酸。由于氟柠檬酸与柠檬酸虽在化学结构上相似，但不能被乌头酸酶作用，反而拮抗乌头酸酶，使柠檬酸不能代谢产生乌头酸，中断三羧酸循环，称之“致死代谢合成”。同时，因柠檬酸代谢堆积，丙酮酸代谢受阻，使心、脑、肺、肝和肾脏细胞发生变性、坏死，导致肺、脑水肿。氟乙酰胺也易造成二次中毒。

（三）溴鼠隆

干扰肝脏利用维生素K，抑制凝血因子Ⅱ、Ⅶ、Ⅸ、Ⅹ及影响凝血酶原合成，导致凝血时间延长。其分解产物苄叉丙酮能严重破坏毛细血管内皮作用。

（四）磷化锌

人致死量4.0mg/kg。口服后在胃酸作用下分解产生磷化氢和氯化锌。磷化氢抑制细胞色素氧化酶，使神经细胞内呼吸功能障碍。氯化锌对胃黏膜的强烈刺激与腐蚀作用导致胃出血、溃疡。磷化锌吸入后会对心血管、内分泌、肝和肾功能产生严重损害，发生多脏器功能衰竭。

二、临床特点与诊断要点

详见表6-4-1。

表 6-4-1 灭鼠药中毒的临床特点与诊断要点一览表

灭鼠药种类	诊断根据		
	中毒病史	主要临床特点	诊断要点
毒鼠强	误服、误吸、误用与皮肤接触及职业密切接触史	经呼吸道或消化道粘膜迅速吸收后导致严重阵挛性惊厥和脑干刺激的癫痫大发作	1. 薄层层析法和气相色谱分析，检出血、尿及胃内容物中的毒物成分 2. 中毒性心肌炎致心律失常和 ST 段改变 3. 心肌酶谱增高和肺功能损害
氟乙酰胺	同上	潜伏期短，起病迅速 临床分三型： 1. 轻型　头痛头晕、视力模糊、乏力、四肢麻木、抽动、口渴、呕吐、上腹痛 2. 中型　除上述，尚有分泌物多、烦躁、呼吸困难、肢体痉挛、心肌损害、血压下降 3. 重型　昏迷、惊厥、严重心律失常、瞳孔缩小、肠麻痹、二便失禁、心肺功能衰竭	1. 巯靛反应法在中毒患者检测标本中，查出氟乙酰胺或氟乙酸钠代谢产物氟乙酸 2. 气相色谱法检出氟乙酸钠 3. 血与尿中柠檬酸含量增高、血酮↑↑、血钙↓↓ 4. CK 明显↑↑↑ 5. 心肌损伤 ECG 表现：Q-T 延长、ST-T 改变
溴鼠隆	同上	1. 早期　恶心、呕吐、腹痛、低热、食欲不佳、情绪不好 2. 中晚期　皮下广泛出血、血尿、鼻和牙龈出血、咯血、呕血、便血和心、脑、肺出血、休克	1. 出血时间延长，凝血时间和凝血酶原时间延长 2. Ⅱ、Ⅶ、Ⅸ、Ⅹ凝血因子减少或活动度下降 3. 血、尿和胃内容物中检出毒物成分
磷化锌	同上	1. 轻者表现　胸闷、咳嗽、口咽 / 鼻咽发干和灼痛、呕吐、腹痛 2. 重者表现　惊厥、抽搐、肌肉抽动、口腔黏膜糜烂、呕吐物有大蒜味 3. 严重者表现　肺水肿、脑水肿、心律失常、昏迷、休克	1. 检出标本中检出毒物成分 2. 血中检出血磷↑↑ 3. 心、肝和肾功能异常

三、临床救治

详见表 6-4-2。

表 6-4-2 灭鼠药中毒临床救治一览表

灭鼠药种类	综合疗法	特效疗法
毒鼠强	1. 迅速洗胃：越早疗效越好 2. 清水洗胃后，胃管内注入： （1）活性炭 50～100g 吸附毒物 （2）20%～30% 硫酸镁导泻 3. 保护心肌：静滴极化液，1，6 二磷酸果糖和维生素 B_6 4. 禁用阿片类药	1. 抗惊厥： （1）地西泮每次 10～20mg 静注或 50～100mg 加入 10% 葡萄糖液 250ml 静滴，总量 200mg （2）苯巴比妥钠 0.1g，每 6～12 小时肌注，用 1～3 天 （3）γ- 羟基丁酸钠 60～80mg/（kg•h）静滴 （4）异丙酚 2～12mg/（kg•h）静滴

续表

灭鼠药种类	综合疗法	特效疗法
毒鼠强		(5) 硫喷妥钠 3mg/(kg·h) 间断静注，直至抽搐停止 (6) 二巯基丙磺酸钠 0.125～0.25g，每 8h 一次，肌注，第 1～2 天；0.125g，每 12 小时一次，肌注，第 3～4 天；0.125g，每天 1 次，肌注，第 5～7 天 2. 血液净化（血液灌流、血液透析、血浆置换）加速毒鼠强排出体外
氟乙酰胺	1. 迅速洗胃：越早越好 2. 1∶5000 高锰酸钾溶液或 0.15% 石灰水洗胃，使其氧化或转化为不易溶解的氟乙酰（酸）钙而降低毒性 3. 活性炭：尽早使用活性炭 4. 支持治疗：保护心肌、纠正心律失常；惊厥患者在控制抽搐同时应气管插管保护气道；昏迷患者考虑应用高压氧疗法	1. 特效解毒剂：乙酰胺（acetamide，解氟灵），每次 2.5～5.0g，肌注，3 次 / 天。或按 0.1～0.3g/(kg·d) 计算总量，分 3 次肌注。重症患者，首次肌注剂量为全日量的 1/2 即 10g，连用 5～7 天 / 疗程 2. 血液净化（血液灌流、血液透析）：考虑用于重度中毒患者
溴鼠隆	1. 立即清水洗胃，催吐，导泻 2. 胃管内注入活性炭 50～100g 吸附毒物 3. 胃管内注入 20%～30% 硫酸镁导泻	1. 特效对抗剂：根据疗效反应调整剂量 (1) PT 显著延长者：维生素 K_1 5～10mg 肌注（成人或 > 12 岁儿童）；1～5mg 肌注（< 12 岁儿童） (2) 出血患者：初始剂量维生素 K_1 10～20mg（成人或 > 12 岁儿童），5mg（< 12 岁儿童），稀释后缓慢静脉注射，根据治疗反应重复剂量，或静滴维持 2. 严重出血者同时输新鲜冰冻血浆 300～400ml
磷化锌	1. 皮肤接触中毒　应更换衣服，清洗皮肤 2. 吸入中毒　应立即转移患者，置于空气新鲜处 3. 口服中毒　应考虑洗胃、导泻 (1) 洗胃前：应考虑控制抽搐和气道保护 (2) 洗胃：反复洗至无磷臭味，澄清液止。不常规推荐用 0.2% 硫酸铜溶液或 1∶5000 高锰酸钾溶液洗胃 (3) 导泻：洗胃完毕后立即导泻，用硫酸钠 20～30g 或石蜡油 100ml 口服导泻。禁用硫酸镁、蓖麻油及其他油类 4. 对症支持治疗	目前尚无磷化锌中毒特效治疗手段，临床上主要以支持治疗和对症治疗为主

第五章

急性百草枯中毒

百草枯（paraquat）又名克芜踪（gramoxone），属联吡啶杂环化合物，有二氯化物和二硫酸甲酯盐两种，白色结晶，易溶于水，稍溶于乙醇和丙酮，在酸或中性溶液中稳定，碱性溶液中易水解。急性百草枯中毒（acute poison of paraquat）是指百草枯入体后出现以进行性弥散性肺纤维化为突出表现的肺损害，患者最终多死于呼吸衰竭的常见农药中毒。其病死率高达 90%～100%。

一、病因和发病机制

常为口服自杀或误服中毒，成年人口服致死量为 2～6g。经皮肤、呼吸道或静脉注射都可造成急性中毒，但较罕见。

百草枯口服吸收后迅速分布到全身组织器官，90 分钟血毒物浓度达高峰，肺组织含量为血液含量的十倍或数十倍。进入体内的毒物很少降解，24 小时经肾排出 50%～70%，约 30% 随粪便排出，少量经乳汁排出。动物实验发现，静注百草枯 6 小时肾排出 80%～90%，24 小时近乎完全排出。目前中毒机制尚未完全明确。百草枯进入体内后，可能作用于细胞内氧化还原反应，在细胞内形成大量活性氧自由基及过氧化物离子，引起组织细胞膜脂质过氧化，导致多器官（如肺、肝、肾、心肌、胃肠道和脑等）系统损害。由于肺泡细胞对百草枯的主动摄取和蓄积特性，使生成的过氧化物离子损伤Ⅰ型和Ⅱ型肺泡上皮细胞，引起肺泡细胞肿胀、变性和坏死，破坏了肺表面活性物质产生。因此，肺损害最严重，有人称为百草枯肺（paraquat lung）。百草枯对皮肤黏膜也有刺激和腐蚀作用。

二、病理

肺的基本病变为增殖性细支气管炎和肺泡炎。组织病理学变化与存活期长短有关。1 周内死亡者，肺脏重量增加，肺水肿、透明膜形成，充血、出血；1 周以上者，肺间质细胞增生和间质增厚，肺纤维化。此外，尚见肾小管、肝中央小叶细胞坏死、心肌炎性变及肾上腺皮质坏死等。

三、临床表现

临床表现取决于毒物摄入途径、速度、量和发病前身体健康状况。

（一）局部损害

皮肤污染者迟发出现红斑、水疱、溃疡和坏死等。口服者出现口腔和食管黏膜灼伤、溃烂。眼污染者常发生结膜或结膜灼伤。吸入者可出现鼻出血。

（二）系统损害

1. **呼吸系统** 肺是主要受损器官。患者呈进行性恶化，表现咳嗽、咳痰、咯血、急性呼吸窘迫和肺水肿。出现肺部损害者，预后不良，对于2～3周死于弥散性肺纤维化所致的呼吸衰竭。

2. **消化系统** 患者服毒后胸骨后烧灼感，恶心、呕吐、腹泻、胃肠道出血和肠麻痹。1～3天出现肝损伤和急性肝坏死。

3. **其他** 患者可有心悸、胸闷、气短；血尿、蛋白尿或急性肾衰竭；头晕、头痛、抽搐、昏迷；发生MODS时于数天内死亡。

四、实验室和辅助检查

1. **毒物测定** 为明确诊断，应进行胃液或服毒4小时后血液百草枯浓度定量测定；服毒6小时后，可行尿液百草枯测定。如果血百草枯浓度≥30mg/L，预后不良。

2. **影像学检查** 肺部X线或CT检查可协助诊断。早期呈下肺野散在细斑点状阴影，可迅速发展呈肺水肿样改变。

五、诊断

根据暴露史和以肺损害为突出表现的多器官系统功能障碍可考虑诊断，结合毒物测定确定诊断。

六、治疗

百草枯中毒无特效解毒药。

（一）减少毒物吸收

1. **催吐和洗胃** 口服者立即刺激咽喉部催吐，用碱性液体（如肥皂水）充分洗胃。百草枯有腐蚀性，洗胃时要慎重。服毒1小时内用白陶土60g或活性炭30g吸附。

2. **清除毒物污染** 脱去毒物污染衣物，肥皂水清洗污染皮肤；服毒者用复方硼砂漱口液或氯己定（洗必泰）漱口；眼污染用2%～4%碳酸氢钠溶液冲洗15分钟，后用生理盐水冲洗。

3. **导泻** 番泻叶（10～15g加200ml开水浸泡后凉服）或硫酸镁、甘露醇、大黄等导泻。

（二）促进毒物排出

积极静脉补液，维持循环容量，应用呋塞米利尿促进毒物排泄。血液灌流对百草枯清除率是血液透析的5～7倍，尽早进行血液灌流能有效降低病死率。

（三）对症支持治疗

1. **器官功能支持** 监测重要器官功能。上消化道出血应用质子泵抑制药；肾衰竭时行血液透析；呼吸衰竭时行呼吸机通气支持。肺纤维化致呼吸衰竭者行肺移植。

2. **吸氧问题** 吸入高浓度氧会加速氧自由基形成，增强百草枯毒性。PaO_2<40mmhg或ARDS时，可吸入21%以上浓度氧气，维持PaO_2>70mmhg。

3. **药物** ①抗自由基药：如过氧化物歧化酶、百草枯单克隆抗体、大剂量维生素C和E等；②免疫抑制药：早期大剂量应用糖皮质激素、环磷酰胺或硫唑嘌呤减轻症状，但不能改善病理损害；③普萘洛尔：30mg/d，能促使与肺组织结合毒物释放；④左旋多巴：小剂量左旋多巴竞争性抑制百草枯通过血脑屏障。

（四）中药治疗

中药治疗百草枯中毒有一定价值，值得研究。当归、川芎提取物增加 NO 合成，降低肺动脉压，减轻肺组织损伤。贯叶连翘提取物有抗脂质过氧化作用，可减轻组织损伤。

七、预防

百草枯中毒无特效治疗，积极预防甚为重要。严格执行百草枯使用管理规定，严禁个人私存百草枯，百草枯应集中管理使用；使用百草枯前应进行安全防护教育，不宜逆风喷洒和暴露皮肤，需穿长衣长裤，戴防护眼镜；在盛装百草枯药液器皿上应有警告标志，以防误服。

第六章

急性有机毒物中毒

一、急性甲醇中毒

甲醇（methanol）亦称木醇、木精，是无色透明、略有酒精气味的液体，易挥发，其相对分子质量为32，易溶于水及有机溶剂。甲醇可经人体的呼吸道、消化道或皮肤吸收后导致急性甲醇中毒（acute methanol poisoning）。甲醇是工业酒精的主要成分之一。摄入甲醇5～10ml就可引起中毒，30ml可致死。

（一）病因

1. **职业中毒** 主要见于甲醇的生产、搬运和以甲醇为原料或溶剂的工业。在用甲醇制造甲醛或生产纤维素、摄影胶片、防冻液和变性剂等接触甲醇岗位，如通风不良或发生意外事故，可在短期内吸入高浓度甲醇，引起急性或亚急性中毒。此外，在包装或搬运时，如容器破裂或泄漏，可经皮肤吸收大量甲醇而引起中毒。

2. **经口中毒** 多数为误服甲醇污染的酒类或饮料所致，部分为企图自杀者。人口服中毒最低剂量约为100mg/kg体重，经口摄入0.3～1g/kg体重可致死。

3. **甲醇中毒的剂量** 甲醇的参考中毒量5～10ml（约4～8g），甲醇参考致死量30ml（约24g），但有少至5ml、多到250ml致死的报道。甲醇中毒多因饮甲醇含量过高的酒引起。近年来国内假酒造成的急性甲醇中毒事件屡有发生。假酒多系用甲醇或含甲醇很高的工业酒精勾兑而成。

（二）发病机制

1. **甲醇的代谢** 口服摄入的甲醇在胃肠道吸收迅速，血清甲醇浓度约在30～60分钟后即达高峰。甲醇吸收后随血液迅速分布于机体各组织中，含量与该组织的含水量成正比。人摄入的甲醇主要经肝脏代谢，其余部分可经胃肠、肺或肾脏排出体外。甲醇在肝内醇脱氢酶（alcohol dehydrogenase，ADH）的作用下转变为甲醛，甲醛很快在醛脱氢酶作用下代谢为甲酸，甲酸与人体内四氢叶酸在10-甲酰四氢叶酸合成酶催化下生成10-甲酰四氢叶酸，之后经10-甲酰四氢叶酸脱氢酶代谢为CO_2和水。

2. **中毒机制** 甲醇中毒时其毒性作用主要是其代谢产物甲酸所致，甲酸经上述代谢途径的半衰期约为20小时，因此代谢缓慢造成了血中甲酸大量累积，从而导致代谢性酸中毒发生。而病程后期的代谢性酸中毒主要是由于甲酸抑制线粒体细胞色素氧化酶的活性致使组织缺氧、乳酸堆积而引起，同时中枢神经系统的细胞和髓鞘等也因组织缺氧、钠钾泵衰竭而受到损害。此外血中累积的甲酸会通过血液循环特异性损害视神经、视网膜和视乳头等。

（三）临床表现

急性甲醇中毒临床表现主要有3个方面：神经系统损害、眼部损害和代谢性酸中毒。

1. **神经系统损害** 可见神经精神的多种表现，如头痛、头晕、步态不稳、不同程度的意识障碍、抽搐、癫痫样发作以及癔病样精神异常、周围神经损害及自主神经功能紊乱。

2. **眼部损害** 轻者表现中毒性弱视，如视物模糊、眼痛、视力下降；重者视力严重障碍以致失明。由于视神经受损视传导通路障碍，临床可见瞳孔散大，对光反射减弱或消失，此为临床诊断特征性指征之一，且与病情预后密切相关。

3. **代谢性酸中毒** 主要依据CO_2结合力及血气分析的测定和呼吸改变等临床表现判断。

以上三个方面的临床损害并非平行或依次出现，而是在初发症状后多以某个系统损害为突出，伴有不同程度的其他系统损害。

（四）辅助检查

1. **血气分析** pH降低、BE（剩余碱）降低、SB（标准碳酸氢根）降低。

2. **血、尿** 甲醇和甲酸浓度增高。潜伏期内血甲醇超过1.6mmol/L（5mg/dl），血甲酸超过7.6mg/dl，尿甲酸超过200mg/dl，对诊断有价值。另外可见白细胞计数增高，肝、肾功能异常，个别患者可见肌红蛋白尿。

3. **视觉诱发电位（VEP）检查** 对诊断视神经早期损伤有帮助。

4. **CT检查** 严重中毒者颅脑CT检查可见白质和基底节密度减低及豆状核病变。

5. **心电图** 可见ST-T改变、室性期前收缩等。

（五）诊断与鉴别诊断

急性甲醇中毒的早期诊断尤为重要，中毒发作的潜伏期一般为6～36小时，最短30分钟，也有长达4天者。甲醇中毒根据接触史、临床表现、实验室及眼底检查，排除类似疾病即可作出诊断。对怀疑急性甲醇中毒病例，应尽早测定血液中甲醇及甲酸浓度，若有残余酒液应及时测定其中的甲醇含量，对早期呕吐者亦可测定呕吐物中的甲醇含量，并及时通知当地工商、质监部门及卫生疾控中心。

该病主要与引起昏迷的疾病相鉴别，如镇静催眠药中毒、一氧化碳中毒、脑血管意外、糖尿病昏迷、颅脑外伤等。

（六）治疗原则

甲醇中毒的治疗包括清除毒物、呼吸循环支持治疗、对症治疗、纠正代谢性酸中毒、特效解毒剂和血液透析治疗。

1. **支持和对症治疗** 主要包括：①保持呼吸道通畅，危重病人床旁应置有呼吸机，以备突发呼吸骤停时用；②积极防治脑水肿；③有意识模糊，蒙眬状态或嗜睡等轻度意识障碍者可给予纳洛酮；④有癫痫样发作者可用苯妥英钠；⑤纠正水与电解质平衡失调；⑥适当增加营养，补充多种维生素；⑦用纱布或眼罩遮盖双眼，避免光线直接刺激。

2. **纠正酸中毒** 根据血气分析或CO_2结合力测定及临床表现，及早给予碳酸氢钠溶液。

3. **使用解毒剂** 国外已普遍应用乙醇治疗口服甲醇中毒。乙醇可口服或将其混溶于5%葡萄糖注射液中，配成10%浓度静脉滴注。在应用乙醇过程中，要经常测定血液中乙醇浓度，以调整乙醇剂量和进入速度，使血液中乙醇浓度维持在21.7～32.6mmol/L（1000～1500mg/L）。但运用乙醇治疗甲醇中毒，不仅治疗过程繁杂，而且乙醇不良反应多，因此国外学者推荐使用安全有效且不良反应少的甲吡唑，儿童患者的使用剂量与成人患者相同。甲吡唑作为治疗急性甲醇中毒的一线药物被广泛使用。其临床应用指征为：血清甲醇浓度≥6.2mmol/L

(20mg/dl)或最近有中毒量甲醇摄入史，并且渗透间隙＞10mOsm/L或强烈怀疑为甲醇中毒，并且至少具备以下2个条件：①动脉血pH＜7.3；②血清碳酸氢盐浓度＜20mmol/L；③渗透间隙＞10mOsm/L。

4. **血液透析** 具备下列情况之一就需要进行血液透析治疗：①代谢性酸中毒(pH为7.25～7.30)；②出现视力、眼底、精神异常；③积极支持治疗病情仍然继续恶化者；④肾功能衰竭；⑤常规治疗不能纠正的电解质紊乱；⑥血清甲醇浓度大于500mg/L。甲醇中毒的预后尤其是永久性视力损害或死亡与酸中毒的严重程度及甲酸浓度有关，而不是血清甲醇浓度。

5. **激素应用** 在急性化学中毒中，糖皮质激素作为减轻发病或增强机体应激能力的药物经常使用，但剂量较低。然而，甲醇中毒主要是影响神经系统和视神经，因此早期、足量、短程给予激素甲泼尼龙1000～2000mg/d冲击治疗，2～3天后减量或改用泼尼松维持，对视神经损伤的患者效果肯定。

二、急性乙醇中毒

乙醇又称酒精，为无色易挥发易燃液体，成人半数致死量LD_{50}为5～8g/kg，易溶于水，能与大多数有机溶剂相溶。乙醇中毒是一种受环境和遗传因素共同影响的毒性反应，系指饮酒所致的精神和机体障碍。一次饮入过量酒精可引起神经精神症状，这种开始兴奋继而抑制的状态称为急性乙醇中毒(acute ethanol poisoning)或称急性酒精中毒(acute alcohol poisoning)。

(一)病因

工业上乙醇是重要的溶剂。酒是含乙醇的饮品，谷类或水果发酵制成的酒含乙醇浓度较低，常以容量浓度(L/L)计，啤酒为3%～5%，黄酒12%～15%，葡萄酒10%～25%；蒸馏形成烈性酒，如白酒、白兰地、威士忌等含乙醇40%～60%。酒是人们经常食用的饮料，大量饮用含乙醇高的烈性酒易引起中毒。大量研究表明压力可提高饮酒量。在经济、工作以及婚姻的压力下，人们易酗酒而导致乙醇中毒。

(二)发病机制

1. **乙醇的代谢** 乙醇由胃和十二指肠吸收，2小时后基本可全部吸收入血并分布于体内所有含水组织和体液中。乙醇90%在肝内代谢、分解，主要经肝代谢酶系统乙醇脱氢酶(alcohol dehydro-genase，ADH)和乙醛脱氢酶(aldehyde dehydrogenase，ALDH)催化氧化生成乙醛，最后代谢为CO_2和水，其余经肾脏和肺代谢。血中乙醇浓度可直接反映全身的浓度。乙醇清除率为2.2mmol/(kg•h)[100mg/(kg•h)]，成人每小时可清除乙醇7g(100%乙醇9ml)。虽然血中乙醇浓度升高程度的耐受性个体差异较大，但血液乙醇致死浓度并无差异。大多数成人致死量为一次饮酒相当于纯酒精250～500ml。

2. **中毒机制**

(1)中枢神经系统抑制作用：乙醇具有脂溶性，可迅速透过大脑神经细胞膜，并作用于膜上的某些酶而影响细胞功能。乙醇对中枢神经系统的抑制作用，随着剂量的增加，小剂量出现兴奋作用。这是由于乙醇作用于大脑细胞突触后膜苯二氮䓬-GABA受体，从而抑制GABA对脑的抑制作用。血中乙醇浓度增高，作用于小脑，引起共济失调，作用于网状结构，引起昏睡和昏迷。

(2)代谢异常：乙醇在肝细胞内代谢生成大量还原型烟酰胺腺嘌呤二核苷酸(NADH)，使之与氧化型的比值(NADH/NAD)增高达正常的2～3倍。相继发生乳酸增高、酮体蓄积导致的代谢性酸中毒以及糖异生受阻所致低血糖。

（三）临床表现

一次大量饮酒中毒可引起中枢神经系统抑制，症状与饮酒量和血乙醇浓度以及个人耐受性有关，临床上分为三期。

1. **兴奋期** 血乙醇浓度达到 11mmol/L（50mg/dl）即感头痛、欣快、兴奋。血乙醇浓度超过 16mmol/L（75mg/dl），健谈、饶舌、情绪不稳定、自负、易激怒，可有粗鲁行为或攻击行动，也可能沉默、孤僻。

2. **共济失调期** 血乙醇浓度达到 33mmol/L（150mg/dl），肌肉运动不协调、行动笨拙、言语含糊不清、视力模糊、复视、步态不稳，出现明显共济失调。

3. **昏迷期** 血乙醇浓度升至 54mmol/L（250mg/dl），患者进入昏迷期，表现昏睡、瞳孔散大、体温降低。血乙醇超过 87mmol/L（400mg/dl），患者陷入深昏迷，心率快、血压下降，呼吸慢而有鼾音，可出现呼吸、循环麻痹而危及生命。

酒醉醒后可有头痛、头晕、无力、恶心、震颤等症状。上述临床表现见于对酒精尚无耐受性者。如已有耐受性，症状可能较轻。此外，重症患者可发生并发症，如轻度酸碱平衡失常、电解质紊乱、低血糖症、肺炎和急性肌病等。

（四）辅助检查

1. **血清乙醇浓度** 急性酒精中毒时呼出气中乙醇浓度与血清乙醇浓度相当。
2. **动脉血气分析** 急性酒精中毒时可见轻度代谢性酸中毒。
3. **血清电解质浓度** 急性酒精中毒时均可见低血钾、低血镁和低血钙。
4. **血浆葡萄糖浓度** 急性酒精中毒时可抑制肝糖原的合成出现低血糖症。
5. **肝功能检查** 急性酒精中毒性可有转氨酶升高等肝损害表现。
6. **心电图检查** 酒精中毒性心肌病可见心律失常和心肌损害。

（五）诊断与鉴别诊断

饮酒史结合临床表现，如急性酒精中毒的中枢神经抑制症状，呼气酒味；血清或呼出气中乙醇浓度测定可以作出诊断。鉴别诊断包括：主要与引起昏迷的疾病相鉴别，如镇静催眠药中毒、一氧化碳中毒、脑血管意外、糖尿病昏迷、颅脑外伤等。

（六）治疗原则

1. 轻症患者无需治疗，兴奋躁动的患者必要时加以约束。

2. 对于 2 小时内就诊的重症患者，如意识不清，应给予导泻、洗胃等处理。4 小时内就诊患者应同时给予胃黏膜保护剂及保肝药物。治疗重点是维持生命脏器的功能：

（1）维持气道通畅，供氧充足，必要时人工呼吸，气管插管。

（2）维持循环功能，注意血压、脉搏，静脉输入 5% 葡萄糖盐水溶液。

（3）心电图监测心律失常和心肌损害。

（4）保暖，维持正常体温。

（5）维持水、电解质、酸碱平衡，血镁低时补镁。治疗 Wernicke 脑病，可肌注维生素 B_1 100mg。

（6）促醒、保护大脑功能，纳洛酮能有效缓解酒精对中枢神经系统的抑制作用。可给予 0.6mg 静脉注射，同时在 5% 葡萄糖溶液中加入 0.8mg 缓慢静滴。

3. 严重急性中毒时可用血液透析促使体内乙醇排出。指征有：对于饮酒在 1000ml 以上或血乙醇含量 >108mmol/L（500mg/dl），伴酸中毒或同时服用甲醇或其他可疑药物时。在以上治疗基础之上给予静脉注射 50% 葡萄糖 100ml，肌注维生素 B_1、维生素 B_6 各 100mg，以加速乙醇在体内氧化。对烦躁不安或过度兴奋者，可用小剂量地西泮，避免用吗啡、氯丙嗪、苯巴比妥类镇静药。

治疗期间严密观察患者在用药时的生理反应，及时调整治疗方案，预防并发症的发生。另外，对于合并心脑血管疾病，糖尿病等高危人群需要提高重视，制订相应的紧急治疗方案，加强对各种风险的因素的预防工作。

（七）预后

急性酒精中毒如经治疗能生存超过24小时多能恢复。若有心、肺、肝、肾病变者，昏迷长达10小时以上，或血中乙醇浓度＞87mmol/L（400mg/dl）者，预后较差。酒后开车发生车祸可导致死亡。

（八）预防

1. 开展反对酗酒的宣传教育。
2. 实行酒类专卖制度，以低度酒代替高度酒。
3. 创造替代条件，加强文娱体育活动。
4. 早期发现嗜酒者，早期戒酒，进行相关并发症的治疗及康复治疗。

第七章 急性重金属中毒和工业中毒

一、概述

重金属中毒(toxicosis metallicus)是指人体因某种金属的含量过多而引起的慢性或急性中毒。通常所说的金属中毒是指相对原子质量大于65的重金属元素或其化合物引起的中毒。值得一提的是，并非只是过量摄入有害金属才会导致金属中毒，即使是人体所需的金属如果摄入量过大也会导致中毒。例如体内的酶就不能够催化化学反应，细胞膜表面的载体就不能运入营养物质、排出代谢废物，肌球蛋白和肌动蛋白就无法完成肌肉收缩，所以体内细胞就无法获得营养，排除废物，无法产生能量，造成细胞结构崩溃和功能丧失。

工业中毒(industrial poisoning)是工业生产过程中，由于接触生产性毒物而引起的中毒。冶金、机械、电子、化工、矿业、交通运输、建筑以及军事工业等中往往使用或产生一些有毒物质，称为工业毒物，其种类很多主要包括：①重金属，如铅，汞，铊等；②有机溶剂，如苯，甲醇等；③高铁血红蛋白生产性毒物，如亚硝酸，苯胺等。

重金属及工业毒物常经呼吸道、消化道、皮肤或黏膜进入人体。经呼吸道引起的中毒较为多见，其次是经皮肤引起者。有些毒物，如苯、农药等，主要经皮肤吸收。生产条件下多见于意外事故如经口吸入或用被污染手拿取食物和吸烟造成的。毒物一次大剂量进入人体后随血液或淋巴分布到全身，引起的中毒称为急性中毒；常见的工业中毒多为慢性中毒，急性中毒(如氯气中毒)往往是由于意外事故所引起的。

二、诊断

重金属及工业毒物中毒患者的临床表现大多缺乏特异性，早期筛查非常关键。应在初诊时认真询问病史和详尽的体格检查。对患者疾病发生发展的经过及诊治状况的了解必须详细和精确，获得的信息越多，对疾病诊断的判定就越准确。重金属中毒患者常伴有神经系统症状：如肢体麻木、疼痛伴感觉减退、运动困难及神经衰弱等症状；部分伴有器官功能的损害，多数经仔细询问病史能找到线索，再进行毒物鉴定，即可明确诊断。常见重金属及工业毒物中毒的发病机制，诊断及治疗要点详见表6-7-2。

三、治疗原则

1. **对症治疗** 多数中毒并无特殊解毒疗法，只能通过积极的对症支持治疗，帮助危重患者渡过难关，为重要器官功能恢复创造条件。具体措施包括：①保持呼吸道通畅，充分供氧；②输液或鼻饲供给营养；③选用适当抗生素防治感染；④应用巴比妥类、地西泮等药物抗惊厥治疗；⑤对脑水肿、肺水肿、呼吸衰竭、休克、心律失常、肾衰竭、电解质及酸碱平衡紊乱等情况给予积极救治。

2. **清除毒物**

（1）催吐：适用于神志清楚并能配合的患者。

（2）洗胃：一般用清水洗胃在6小时内效果最好，大于6小时多数情况下仍需洗胃。对于腐蚀性毒物的患者由于可引起消化道穿孔不宜使用。对昏迷、惊厥患者避免误吸。

（3）导泻：一般不用油类导泻，以免促进脂溶性毒物吸收，常用盐类泻药，如20%硫酸钠或硫酸镁15g溶于水中，口服或经胃管注入。

（4）全肠道灌洗：可在4～6小时内清空肠道，效果显著。主要用于超过6小时或导泻无效者。方法：高分子聚乙二醇等渗电解质溶液连续灌洗，速度为2L/h。

（5）利尿剂：改变尿液酸碱度，主要用于经肾脏排泄的毒物。

3. **对因治疗，金属中毒解毒药**

（1）氨羧螯合剂：依地酸钙钠是最常用的氨羧螯合剂，可与多种金属形成稳定而可溶的金属螯合物排出体外，主要至疗铅中毒；②巯基螯合剂：常用药物有二巯丙醇、二巯丙磺钠、二巯丁二钠等，此类药物均含有活性巯基，进入人体后可与某些金属形成无毒、难解离的可溶性螯合物随尿排出。此外，还能夺取已与酶结合的重金属，使酶恢复活力。主要治疗铊、汞、铜、锑、铅等中毒。金属中毒解毒药的方法见表6-7-1。

表6-7-1　金属中毒解毒的应用

解毒药	用法
二巯丙醇	1g/d稀释后静脉滴注。3日为一疗程，间隔3～4日可再用
二巯丙磺钠	2～3mg/kg肌内注射。第1～2日，每4～6小时一次，第3日及以后每日2次，10～14日为一疗程
二巯丁二钠	1.5g/d，分3次口服，连用3日，停药4日为一疗程

（2）亚硝酸盐中毒解毒药：常用亚甲蓝（美蓝）。小剂量亚甲蓝可使高铁血红蛋白还原为正常血红蛋白，是亚硝酸盐中毒的特效解毒药。用法：1%亚甲蓝5～10ml（1～2mg/kg）稀释后静脉注射，2～4小时后可重复一次，以后视病情变化逐渐减量，直至消失，24小时总量一般不超过600mg。注意，大剂量（10mg/kg）亚甲蓝的效果刚好相反，可产生高铁血红蛋白血症，适用于氰化物中毒的治疗。

（3）氰化物中毒解毒药：氰化物中毒一般采用亚硝酸盐-硫代硫酸钠疗法。中毒后立即给予亚硝酸盐，适量亚硝酸盐可使血红蛋白氧化，产生一定量的高铁血红蛋白。方法：立即给予亚硝酸异戊酯吸入，3%亚硝酸溶液10～15ml缓慢静注，随即使用50%硫代硫酸钠20～40ml缓慢静脉注射。

（4）中枢神经抑制剂中毒解毒药：①纳洛酮：为阿片受体拮抗剂，对麻醉镇痛药所致的呼吸抑制有特异性拮抗作用，对急性酒精中毒和镇静催眠药中毒引起的意识障碍亦有较好疗效。用法：0.4～0.8mg静脉注射，酌情重复，总量可达10～20mg。②氟马西尼：为苯二氮䓬类中毒的特效解毒药。用法：0.2mg静脉注射，酌情重复，总量可达2mg。

表 6-7-2 常见工业毒物中毒的发病机制、诊断及治疗要点

毒物种类	中毒机制	诊断要点	治疗要点
重金属及铊工业毒物	1. 与钾离子受体结合，影响体内与钾离子有关的酶系 2. 与酶分子或蛋白巯基结合，抑制许多酶的活性，抑制细胞有丝分裂 3. 在体内与核黄素牢固结合，干扰其代谢 4. 可通过血脑屏障在脑内蓄积从而产生明显的神经毒作用	1. 接触史 2. 临床表现　全身多处疼痛、视力减退，中毒性脑病，下肢感觉减退。肝、肾损害、皮疹、脱发 3. 实验室及辅助检查　血、尿铊含量升高；血清巯基水平低下、血钙下降；脑电图改变	1. 清除毒物 2. 对症治疗 3. 驱铊治疗　首选普鲁士蓝，二巯丙醇、二巯丙磺钠、二巯丁二钠、巯乙胺、依地酸钙钠及青霉胺（用法参见本章治疗）
铅	1. 抑制 8- 氨基 -Y- 酮戊酸（ALA）合成酶及红细胞膜 Na^+-K^+-ATP 酶，造成血红蛋白合成障碍和溶血 2. 抑制含巯基酶活性，或直接作用于平滑肌，引起血管痉挛，产生腹绞痛 3. 影响 GABA 功能，抑制乙酰胆碱释放，产生中毒性脑病	1. 接触史 2. 临床表现　口腔金属味、齿龈铅线、腹绞痛、中毒性脑病、贫血和溶血、肝肾损害等 3. 实验室及辅助检查　血、尿铅含量升高；驱铅实验阳性；低色素性贫血、溶血性贫血	1. 清除毒物 2. 对症治疗 3. 驱铅治疗　选用依地酸钙钠、二巯丙醇、二巯丁二钠等螯合剂（用法参见本章治疗）
汞	1. 抑制含巯基酶活性 2. 与体内蛋白结合，引起变态反应，诱发肾病综合征；还可直接造成肾小球免疫损伤 3. 刺激口腔黏膜	1. 接触史 2. 临床表现　口服中毒者有口腔炎、消化道损伤；吸入中毒者有意识障碍、精神失常、呼吸道及肾脏损害 3. 实验室及辅助检查　血、尿汞含量增高；驱汞实验阳性	1. 清除毒物 2. 对症治疗 3. 驱汞治疗　选用二巯丙磺钠、二巯丙醇、二巯丁二钠等螯合剂（用法参见本章治疗）
苯	1. 急性毒性作用　麻醉中枢神经系统 2. 慢性毒性作用　影响骨髓造血细胞 DNA 合成，抑制细胞核分裂；引起谷胱甘肽代谢障碍，导致血细胞破坏；抑制 ALA 合成酶，干扰红细胞生成素对红细胞增殖的刺激作用	1. 接触史 2. 临床表现　急性中毒者主要为中枢神经系统抑制症状；慢性中毒者表现为造血系统损害，如再生障碍性贫血、白血病等 3. 实验室及辅助检查　血苯和尿酚增高；外周血细胞减少；骨髓增生异常	1. 清除毒物 2. 解毒措施　应用葡醛内酯或维生素 C 3. 针对造血系统损害予以综合对症处理
亚硝酸盐	1. 产生高铁血红蛋白，使红细胞失去携氧能力 2. 对周围血管的麻痹作用	1. 接触史 2. 临床表现　发绀、呼吸困难、意识障碍等 3. 实验室及辅助检查　血高铁血红蛋白含量增加；亚硝酸盐定性实验阳性	1. 清除毒物 2. 对症治疗 3. 特效药物措施　应用小剂量亚甲蓝，按 1～2mg/kg 给药

第八章 急性镇静催眠药中毒

一、概述

镇静催眠药是中枢神经系统抑制药，具有镇静、催眠作用，过大剂量可麻醉全身，包括延髓。临床上多见于自杀或误服。一次服用大剂量可引起急性镇静催眠药中毒（acute sedative-hypnotic poisoning）。

二、病因

20 世纪 50 年代以前常用的镇静催眠药是巴比妥类。20 世纪 50 年代以后开始使用非巴比妥类药，但缺点也不少。1960 年开始用抗焦虑药物苯二氮䓬类，目前此类药物几乎取代了其他镇静催眠药。镇静催眠药分为：

1. **苯二氮䓬类**　氯氮䓬、地西泮、氟西泮、阿普唑仑、奥沙西泮、替马西泮、三唑仑。

2. **巴比妥类**　巴比妥和苯巴比妥。戊巴比妥、异戊巴比妥、布他比妥。司可巴比妥、硫喷妥钠。

3. **非巴比妥非苯二氮䓬类**　水合氯醛、格鲁米特（导眠能）、甲喹酮（安眠酮）、甲丙氨酯（眠尔通）。

4. **吩噻嗪类（抗精神病药）**　噻嗪类药物按侧链结构的不同分为三类：①脂肪族：例如氯丙嗪；②哌啶类：如硫利达嗪（甲硫达嗪）；③哌嗪类：如奋乃静、氟奋乃静和三氟拉嗪。

三、发病机制

苯二氮䓬类中枢神经抑制作用与增强 GABA 能神经的功能有关。在神经突触后膜表面有由苯二氮䓬类受体、GABA 受体和氯离子通道组成的大分子复合物。苯二氮䓬类与苯二氮䓬受体结合后，可加强 GABA 与 GABA 受体结合的亲和力，使与 GABA 受体偶联的氯离子通道开放而增强 GABA 对突触后的抑制功能。

巴比妥类对 GABA 能神经有与苯二氮䓬类相似的作用，但由于两者在中枢神经系统的分布有所不同，作用也有所不同。苯二氮䓬类主要选择性作用于边缘系统，影响情绪和记忆力。巴比妥类分布广泛，但主要作用于网状结构上行激活系统而引起意识障碍。非巴比妥非苯二氮䓬类镇静催眠药物对中枢神经系统有与巴比妥类相似的作用。

吩噻嗪类药主要作用于网状结构，能减轻焦虑紧张、幻觉妄想和病理性思维等精神症状。

四、临床表现

（一）巴比妥类中毒

一次服大剂量巴比妥类，引起中枢神经系统抑制，症状严重程度与剂量有关。

1. **轻度中毒** 嗜睡、情绪不稳定、注意力不集中、记忆力减退、共济失调、发音含糊不清、步态不稳和眼球震颤。

2. **重度中毒** 进行性中枢神经系统抑制，由嗜睡到深昏迷。呼吸抑制由呼吸浅而慢到呼吸停止。可发生低血压或休克。常见体温下降、肌张力下降、腱反射消失、胃肠蠕动减慢，皮肤可起大疱。

（二）苯二氮䓬类中毒

中枢神经系统抑制较轻，主要症状是嗜睡、头晕、言语含糊不清、意识模糊和共济失调。

（三）非巴比妥非苯二氮䓬类中毒

其症状虽与巴比妥类中毒相似，但各有其特点。

1. **水合氯醛中毒** 可有心律失常和肝肾功能损害。

2. **格鲁米特中毒** 意识障碍有周期性波动。有抗胆碱能神经症状，如瞳孔散大等。

3. **甲喹酮中毒** 可有明显的呼吸抑制，出现锥体束征（如肌张力增强、腱反射亢进和抽搐等）。

4. **甲丙氨酯中毒** 常有血压下降。

（四）吩噻嗪类中毒

最常见的为锥体外系反应，临床表现有以下3类：①震颤麻痹综合征；②静坐不能；③急性肌张力障碍反应，例如斜颈、吞咽困难和牙关紧闭等。此外，在治疗过程中尚有直立性低血压、体温调节紊乱等。

五、辅助检查

1. **血液、尿液、胃液中药物浓度测定** 对诊断有参考意义。血清苯二氮䓬类浓度测定对诊断帮助不大，因其活性代谢物半衰期及个人药物排出速度不同。

2. **血液生化检查** 如血糖、尿素氮、肌酐和电解质等。

六、诊断与鉴别诊断

（一）诊断

有服用大量镇静催眠药史，出现意识障碍和呼吸抑制及血压下降。胃液、血液、尿液中检出镇静催眠药。

（二）鉴别诊断

急性中毒与其他昏迷疾病，询问有无原发性高血压、癫痫、糖尿病、肝病、肾病等既往史，以及一氧化碳、酒精、有机溶剂等毒物接触史。检查有无头部外伤、发热、脑膜刺激征、偏瘫、发绀等。再做必要的实验室检查。经综合考虑，可作出鉴别诊断。

七、治疗原则

（一）急性中毒的治疗

1. 维持昏迷患者重要器官功能

（1）保持气道通畅：深昏迷患者应予气管插管，以保证吸入足够的氧和排出CO_2。

（2）维持血压：急性中毒出现低血压多由于血管扩张所致，应输液补充血容量，如无效，可考虑给予适量多巴胺。

（3）心脏监护：心电图监护，如出现心律失常，酌情给予抗心律失常药。

（4）促进意识恢复：给予葡萄糖、维生素 B_1 和纳洛酮。用纳洛酮促醒有一定疗效，每次0.4～0.8mg 静脉注射，可根据病情间隔 15 分钟重复一次。

2. 清除毒物

（1）洗胃。

（2）活性炭：对吸附各种镇静催眠药有效。

（3）碱化尿液与利尿：用呋塞米和碱化尿液治疗，只对长效巴比妥类中毒有效，对吩噻嗪类中毒无效。

（4）血液净化：血液透析、血液灌流对苯巴比妥和吩噻嗪类药物中毒有效，危重患者可考虑应用之，对苯二氮䓬类无效。

3. 特效解毒疗法　巴比妥类中毒无特效解毒药。

氟马西尼（flumazenil）是苯二氮䓬拮抗剂，能通过竞争抑制苯二氮䓬类受体而阻断苯二氮䓬类药物的中枢神经系统作用。剂量：0.2mg 静脉注射 30 秒以上，每分钟重复应用 0.3～0.5mg，通常有效治疗量为 0.6～2.5mg。其清除半衰期约 57 分钟。此药禁合用于可致癫痫发作的药物，特别是三环类抗抑郁药，不用于对苯二氮䓬类已有躯体性依赖和为控制癫痫而用苯二氮䓬类药物的病人，亦不用于颅内压升高者。

4. 对症治疗　吩噻嗪类药物中毒无特效解毒剂，应用利尿和腹膜透析无效。因此，首先要彻底清洗胃肠道。治疗以对症及支持疗法为主。中枢神经系统抑制较重时可用苯丙胺、安钠咖（苯甲酸钠咖啡因）等。如进入昏迷状态，可用盐酸哌甲酯（利他林）40～100mg 肌注，必要时每半小时至 1 小时重复应用，直至苏醒。如有震颤麻痹综合征可选用盐酸苯海索（安坦）、氢溴酸东莨菪碱等。若有肌肉痉挛及张力障碍，可用苯海拉明 25～50mg 口服或肌注 20～40mg。

八、预后

轻度中毒无需治疗即可恢复。中度中毒经精心护理和适当治疗，在 24～48 小时内可恢复。重度中毒患者可能需要 3～5 天才能恢复意识。其病死率低于 5%。

九、预防

镇静药、催眠药的处方、使用保管应严加控制，特别是对情绪不稳定和精神不正常的人应慎重用药。要防止药物的依赖性。长期服用大量催眠药的人，包括长期服用苯巴比妥的癫痫患者，不能突然停药，应逐渐减量后停药。

第九章
急性毒品中毒

一、概述

毒品(narcotics)是指国家规定管制的能使人成瘾的麻醉(镇痛)药(narcotic analgesics)和精神药(psychotropic drugs),该类物质具有成瘾(或依赖)性、危害性和非法性。毒品是一个相对概念,临床上用作治疗目的即为药品,如果非治疗目的的滥用就成为毒品。短时间内滥用、误用或故意使用大量毒品超过个体耐受量产生相应临床表现时称为急性毒品中毒(acute narcotics intoxication)。急性毒品中毒者常死于呼吸或循环衰竭,有时发生意外死亡。

二、毒品分类

目前,我国将毒品分为麻醉(镇痛)药品和精神药品两大类。

(一)麻醉(镇痛)药

1. **阿片类(opium,鸦片)** 阿片是由未成熟的罂粟蒴果浆汁风干获取的干燥物,具有强烈镇痛、止咳、止泻、麻醉、镇静和催眠等作用。阿片含有20余种生物碱(如吗啡、可待因、蒂巴因和罂粟碱等)。阿片类镇痛药(opioid analgesics)包括天然阿片制剂(natural opiates)、半合成阿片制剂和人工合成的阿片制剂。

2. **可卡因类** 包括可卡因、古柯叶和古柯膏等。可卡因(化学名甲苯酰甲基芽子碱,benzoylmethylecgonine)为古柯叶中提取的古柯碱。

3. **大麻类(cannabis)** 滥用最多的是印度大麻,含有主要的精神活性物质依次是Δ^9-四氢大麻酚(delta-9-tetrahydrocannabinol,Δ^9-THC)、大麻二酚、大麻酚及其相应的酸。

(二)精神药

1. **中枢抑制药** 包括镇静催眠药和抗焦虑药(详见相应章节)。

2. **中枢兴奋药(central stimulants)** 苯丙胺(amphetamine,AA)及其衍生物,如甲基苯丙胺(methamphetamine,MA,俗称冰毒)、3,4-亚甲二氧基苯丙胺(3,4-methylene-dioxyamphetamine,MDA)和3,4-亚甲二氧基甲基苯丙胺(3,4-methylene-dioxyamphetamine,MDMA,俗称摇头丸)等。

3. **致幻药(hallucinogens)** 包括麦角二乙胺(lysergide)、苯环己哌啶(phencyclidine,PCP)、西洛西宾和麦司卡林等。氯胺酮(ketamine)俗称K粉。

三、中毒原因

绝大多数毒品中毒为过量滥用引起,滥用方式包括口服、吸入(如鼻吸、烟吸或烫吸)、注射（如皮下、肌内、静脉或动脉）或黏膜摩擦（如口腔、鼻腔或直肠）。有时误食、误用或故意大量使用也可中毒。毒品中毒也包括治疗用药过量或频繁用药超过人体耐受所致。

四、中毒机制

（一）麻醉药

1. 阿片类药 不同的阿片类药进入体内途径不同，其毒性作用起始时间也不同。口服1～2小时后吸收发生作用，鼻腔黏膜吸入10～15分钟，静注10分钟，肌注30分钟，皮下注射约90分钟发生作用。成年人干阿片口服致死量为2～5g。吗啡肌注急性中毒量为60mg，致死量约为250～300mg。首次应用者口服120mg或肌注30mg以上即可发生中毒。可待因中毒剂量200mg，致死量800mg。海洛因中毒量为50～100mg，致死量为750～1200mg。哌替啶致死剂量为1.0g。

2. 可卡因 是一种脂溶性物质，通过黏膜吸收后迅速进入血液循环，容易通过血脑屏障，有中枢兴奋和拟交感神经作用。急性中毒剂量个体差异较大，中毒剂量为20mg，致死量为1200mg。大剂量中毒时抑制呼吸中枢，静脉注射中毒可使心脏停搏。

3. 大麻 急性中毒时与酒精作用相似，产生神经、精神、呼吸和循环系统损害。长期应用产生精神依赖性，而非生理依赖性。

（二）精神药

1. 苯丙胺类 苯丙胺主要作用机制是促进脑内儿茶酚胺递质（多巴胺和去甲肾上腺素）释放，减少5-羟色胺的含量，产生神经兴奋和欣快感。此类药物急性中毒量个体差异很大，一般静注甲基苯丙胺10mg数分钟可出现急性中毒症状，有的静注2mg即可发生中毒，吸毒者静注30～50mg及耐药者静注1000mg以上才能发生中毒；成人苯丙胺口服致死量为20～25mg/kg。

2. 氯胺酮 为新的非巴比妥类静脉麻醉药，静脉给药后首先进入脑组织发挥麻醉作用，绝大部分在肝内代谢转化为去甲氯胺酮，然后进一步代谢为具有活性的脱氢去甲氯胺酮。进入体内的氯胺酮小量原形和绝大部分代谢物通过肾脏排泄。氯胺酮为中枢兴奋性氨基酸递质甲基-天门冬氨酸（N-methyl-D-aspartate，NMDA）受体特异性阻断药，选择性阻断痛觉冲动向丘脑-新皮层传导，具有镇痛作用；对脑干和边缘系统有兴奋作用，能使意识与感觉分离；对交感神经有兴奋作用，快速大剂量给予时抑制呼吸。

五、诊断和鉴别诊断

通常根据滥用相关毒品史、临床表现、辅助检查及解毒药试验诊断，但要注意同时吸食几种毒品时诊断较为困难。

（一）用药或吸食史

麻醉类药用于治疗药中毒者病史相对清楚；非法滥用中毒者往往不易询问出病史，但查体可发现用毒品的痕迹，如经口鼻烫吸者，常见鼻黏膜充血、鼻中隔溃疡或穿孔；经皮肤或静脉吸食者可见注射部位皮肤有多处注射痕迹。精神药品滥用常见于经常出入特殊社交和娱乐场所的青年人。

（二）急性中毒临床表现

1. 麻醉药

（1）阿片类中毒：此类药物严重急性中毒常发生昏迷、呼吸抑制和瞳孔缩小等改变。吗啡中毒典型表现为昏迷、瞳孔缩小（miosis）或针尖样瞳孔和呼吸抑制（每分钟仅有 2～4 次呼吸，潮气量无明显变化）“三联征”，并伴有发绀和血压下降；海洛因中毒时除具有吗啡中毒“三联征”外，并伴有严重心律失常、呼吸浅快和非心源性肺水肿；哌替啶中毒时除血压降低、昏迷和呼吸抑制外，与吗啡不同的是心动过速、瞳孔扩大、抽搐、惊厥和谵妄等；芬太尼等常引起胸壁肌强直；美沙酮尚可出现失明、下肢瘫痪等。

（2）可卡因中毒：急性重症中毒时，表现奇痒难忍、肢体震颤、肌肉抽搐、癫痫大发作、体温和血压升高、瞳孔扩大、心率增快、呼吸急促和反射亢进等。

（3）大麻中毒：一次大量吸食会引起急性中毒，表现精神和行为异常，如高热性谵妄、惊恐、躁动不安、意识障碍或昏迷。有的出现短暂抑郁状态。检查可发现球结膜充血、心率增快和血压升高等。

2. **精神药**

（1）苯丙胺类中毒：表现精神兴奋、动作多、焦虑、紧张、幻觉和神志混乱等；严重者，出汗、颜面潮红、瞳孔扩大、血压升高、心动过速或室性心律失常、呼吸增强、高热、震颤、肌肉抽搐、惊厥或昏迷，也可发生高血压伴颅内出血，常见死亡原因为 DIC、循环或肝肾衰竭。

（2）氯胺酮中毒：表现神经精神症状，如精神错乱、语言含糊不清、幻觉、高热及谵妄、肌颤和木僵等。

（三）辅助检查

1. **毒物检测** 口服中毒时留取胃内容物、呕吐物或尿液、血液进行毒物定性检查，有条件时测定血药浓度协助诊断。

（1）尿液检查：怀疑海洛因中毒时，可在 4 小时后留尿检查毒物。应用高效液相色谱法可以对尿液苯丙胺及其代谢产物检测。尿液中检测出氯胺酮及其代谢产物也可协助诊断。

（2）血液检测

1）吗啡：治疗剂量血药浓度为 0.01～0.07mg/L，中毒的血药浓度为 0.1～1.0mg/L，致死的血药浓度大于 4.0mg/L。

2）美沙酮：治疗剂量血药浓度为 0.48～0.85mg/L，中毒血药浓度为 2.0mg/L，致死血药浓度为 74.0mg/L。

3）苯丙胺：中毒血药浓度为 0.5mg/L，致死血药浓度大于 2.0mg/L。

2. **其他检查**

（1）动脉血气分析：严重麻醉药类中毒者表现为低氧血症和呼吸性酸中毒。

（2）血液生化检查：血糖、电解质和肝肾功能检查。

（四）鉴别诊断

阿片类中毒出现谵妄时，可能为同时使用其他精神药物或合并脑部疾病所致。瞳孔缩小者还应与镇静催眠药、吩噻嗪、OPI、可乐定中毒或脑桥出血鉴别。海洛因常掺杂其他药（如奎宁、咖啡因或安定等），以致中毒表现不典型，此时应想到掺杂物的影响。

六、治疗原则

（一）复苏支持治疗

1. **呼吸支持** 呼吸衰竭者应采取以下措施：①保持呼吸道通畅，必要时行气管内插管或气管切开；②应用阿托品兴奋呼吸中枢，或应用中枢兴奋药安钠咖、尼可刹米。禁用士的宁或印防己毒素，因其能协同吗啡引起或加重惊厥；③呼吸机辅助呼吸可有效纠正海洛因和美沙酮中毒引起的非心源性肺水肿，同时给予高浓度吸氧、血管扩张药和袢利尿药，禁用氨茶碱。

2. **循环支持** 血流动力学不稳定者，取头低脚高位，同时静脉输液，必要时应用血管升压药。丙氧芬诱发的心律失常避免用Ⅰa类抗心律失常药。可卡因中毒引起的室性心律失常应用拉贝洛尔或苯妥英钠治疗。

3. **纠正代谢紊乱** 伴有低血糖、酸中毒和电解质平衡失常者应给予相应处理。

（二）清除毒物

1. **催吐** 神志清楚者禁用阿扑吗啡催吐，以防加重毒性。

2. **洗胃** 口服中毒者，胃排空延迟，不应常规洗胃。摄入致命剂量毒品时，1小时内洗胃，先用0.02%～0.05%高锰酸钾溶液洗胃，后用50%硫酸镁导泻。

3. **活性炭吸附** 应用活性炭混悬液吸附未吸收的毒物。丙氧芬过量或中毒时，由于进入肠肝循环（enterohepatic circulation），多次给予活性炭疗效较好。

（三）解毒药

1. **纳洛酮（naloxone）** 可静脉、肌内、皮下或气管内给药。阿片类中毒伴呼吸衰竭者，立即静注纳洛酮2mg；必要时重复，阿片成瘾中毒者3～10分钟重复，非成瘾中毒者2～3分钟重复应用，长半衰期阿片类（如美沙酮）或强效阿片类（如芬太尼）中毒时，需静脉输注纳洛酮。纳洛酮对芬太尼中毒所致的肌肉强直有效，但不能拮抗哌替啶中毒引起的癫痫发作和惊厥，对海洛因、美沙酮中毒的非心源性肺水肿无效。

2. **纳美芬（nalmefene）** 治疗吗啡中毒优于纳洛酮，给药途径多，作用时间长，不良反应少。0.1～0.5mg，静注，2～3分钟渐增剂量，最大剂量1.6mg/次。

3. **烯丙吗啡（纳洛芬，nalorphine）** 化学结构与吗啡相似，对吗啡有直接拮抗作用，用于吗啡及其衍生物或其他镇痛药急性中毒的治疗。5～10mg，肌注或静注，必要时每20分钟重复，总量不超过40mg。

4. **左洛啡烷（levallorphan，烯丙左吗南）** 为阿片拮抗药，能逆转阿片中毒引起的呼吸抑制。对于非阿片类中枢抑制药（如乙醇等）中毒的呼吸抑制非但不能逆转，反而加重病情。首次1～2mg静脉注射，继而5～15分钟注射0.5mg，连用1～2次。

5. **纳曲酮（naltrexone）** 系羟氢吗啡酮衍生物，与纳洛酮结构相似，与阿片受体亲和力强，能完全阻断外源性阿片物质与阿片受体结合，其作用强度2倍于纳洛酮，17倍于烯丙吗啡。口服吸收迅速，半衰期4～10小时，作用持续时间24小时，主要代谢物和原形由肾脏排除。试用于阿片类药中毒的解毒和预防复吸。推荐用量50mg/d。

（四）对症治疗措施

1. **高热** 应用物理降温，如酒精、冰袋或冰帽等。

2. **惊厥** 精神类毒品中毒惊厥者可应用硫喷妥钠或地西泮。

3. **胸壁肌肉强直** 应用肌肉松弛药。

4. **严重营养不良者** 应给予营养支持治疗。

七、预防

1. 要严格对麻醉镇痛药和精神药品加强管理，专人负责保管。
2. 严格掌握适应证、用药剂量和时间，避免滥用和误用。
3. 肝、肾或肺功能障碍患者应避免使用，危重症病人或年老体弱者有应用指征时要减量。
4. 用于治疗药时，勿与有呼吸抑制作用的药物合用。

第七篇

环境及理化因素损伤

第一章

中 暑

中暑（heat illness）是指人体在高温环境下，由于水和电解质丢失过多、散热功能障碍，引起的以中枢神经系统和心血管功能障碍为主要表现的热损伤性疾病，是一种威胁生命的急症，可因中枢神经系统和循环功能障碍导致死亡、永久性脑损害或肾衰竭。

一、病因

高温环境作业，或在室温 > 32℃、湿度较大（> 60%）、通风不良的环境中长时间或强体力劳动，是中暑的致病因素。机体对高温环境的适应能力不足，如年老、体弱、产妇、肥胖、甲状腺功能亢进和应用某些药物（如苯丙胺、阿托品）、汗腺功能障碍（如硬皮病、先天性汗腺缺乏症、广泛皮肤烧伤后瘢痕形成）等容易发生中暑。

二、临床表现

根据临床表现的轻重程度分为：先兆中暑、轻症中暑和重症中暑。

1. **先兆中暑** 患者在高温环境工作或生活一定时间后，出现口渴、乏力、多汗、头晕、目眩、耳鸣、头痛、恶心、胸闷、心悸、注意力不集中，体温正常或略高，不超过 38℃。

2. **轻症中暑** 出现早期循环功能紊乱，包括面色潮红、苍白、烦躁不安、表情淡漠、恶心、呕吐、大汗淋漓、皮肤湿冷、脉搏细数、血压偏低、心率加快、体温轻度升高。

3. **重症中暑** 出现高热、痉挛、惊厥、休克、昏迷等症状。重症中暑按表现不同可分为3型：

（1）热痉挛（heat cramp）：出汗后水和盐分大量丢失，仅补充水或低张液，补盐不足造成低钠、低氯血症，临床表现为四肢、腹背部肌肉的肌痉挛和收缩疼痛，尤以腓肠肌为特征，常呈对称性和阵发性。也可出现肠痉挛性剧痛。意识清楚，体温一般正常。热痉挛可以是热射病的早期表现，常发生于高温环境下强体力作业或运动时。

（2）热衰竭（heat exhaustion）：在热应激情况时因机体对热环境不适应引起脱水、电解质紊乱、外周血管扩张，周围循环容量不足而发生虚脱。表现为头晕、眩晕、头痛、恶心、呕吐、脸色苍白、皮肤湿冷、大汗淋漓、呼吸增快、脉搏细数、心律失常、晕厥、肌痉挛、血压下降甚至休克。中枢神经系统损害不明显，病情轻而短暂者也称为热晕厥（heat syncope），可发展为热射病。常发生于老年人、儿童和慢性疾病患者。

（3）热射病（heat stroke）：又称中暑高热，属于高温综合征（hyperthermia syndromes），是中暑最严重的类型。在高温、高湿或强烈的太阳照射环境中作业或运动数小时（劳力性），或老年、体弱、有慢性疾病患者在高温和通风不良环境中维持数日（非劳力性），热应激机制失代偿，使中心体温骤升，导致中枢神经系统和循环功能障碍。

患者在全身乏力、出汗、头晕、头痛、恶心等早期症状的基础上，出现高热、无汗、神志障碍，体温高达 40～42℃甚至更高。可有皮肤干燥、灼热、谵妄、昏迷、抽搐、呼吸急促、心动过速、瞳孔缩小、脑膜刺激征等表现，严重者出现休克、心力衰竭、脑水肿、肺水肿、急性呼吸窘迫综合征、急性肾衰竭、急性重型肝炎、弥散性血管内凝血、多器官功能障碍等。

三、辅助检查

根据病情程度不同可表现为白细胞总数增加，中性粒细胞增高，血小板减少，凝血功能异常，尿常规异常，转氨酶、肌酐和尿素、血乳酸脱氢酶（LDH）和肌酸激酶（CK）升高，血液浓缩，电解质紊乱、呼吸性和代谢性酸中毒，心电图改变。应尽早发现重要器官出现功能障碍的证据怀疑颅内出血或感染时，应作颅脑 CT 和脑脊液检查。

四、诊断

在高温环境中，重体力作业或剧烈运动之后甚至过程中出现相应的临床表现即可以诊断。对肌痉挛伴虚脱、昏迷伴有高热的患者应考虑中暑。须注意排除流行性乙型脑炎、细菌性脑膜炎、中毒性细菌性痢疾、脑型疟疾、脑血管意外、脓毒症、甲状腺危象、伤寒、抗胆碱能药物中毒等原因引起的高温综合征。

五、治疗原则

（一）先兆及轻症中暑

先兆中暑患者应立即转移到阴凉、通风环境，口服淡盐水或含盐清凉饮料，休息后即可恢复。轻症者除口服淡盐水或含盐清凉饮料并休息外，对有循环功能紊乱者，可经静脉补充 5% 葡萄糖盐水，但滴注速度不能太快，并加强观察，直至恢复。

（二）重症中暑

1. **热痉挛**　主要为补充氯化钠，静脉滴注 5% 葡萄糖盐水或生理盐水 1000～2000ml。

2. **热衰竭**　及时补足血容量，防止血压下降。可用 5% 葡萄糖盐水或生理盐水静脉滴注，适当补充血浆。必要时监测中心静脉压指导补液。

3. **热射病**

（1）将患者转移到通风良好的低温环境，使用电风扇、空调。按摩患者四肢及躯干，促进循环散热。监测体温、心电、血压、凝血功能等。

（2）给予吸氧。

（3）降温速度与预后密切相关。体温越高，持续时间越长，组织损害越严重，预后也越差。一般应在 1 小时内使直肠温度降至 37.8～38.9℃。

1）体外降温：头部降温可采用冰帽、电子冰帽，或用装满冰块的塑料袋紧贴两侧颈动脉处及双侧腹股沟区，全身降温可使用冰毯或用冰水擦拭皮肤。

2）体内降温：用冰盐水 200ml 进行胃或直肠灌洗；也可用冰的 5% 葡萄糖盐水 1000～2000ml 静脉滴注，开始时滴速控制在 30～40 滴 / 分；或用低温透析液（10℃）进行血液透析。

（4）补钠和补液，维持水、电解质平衡，纠正酸中毒。低血压时应首先及时输液补足血容量，必要时应用升压药（如多巴胺）。

（5）防治脑水肿和抽搐：应用甘露醇。糖皮质激素有一定的降温、改善机体的反应性、降低颅内压作用，可用地塞米松。可酌情应用白蛋白。有抽搐发作者，可静脉注射地西泮。

（6）综合与对症治疗：保持呼吸道通畅，昏迷或呼吸衰竭者行气管插管，用人工呼吸机辅助通气；肺水肿时可给予毛花苷 C、呋塞米、糖皮质激素和镇静剂；应及时发现和治疗肾功能不全，早期及时行 CRRT；防治肝功能不全和心功能不全；控制心律失常；给予质子泵抑制剂预防上消化道出血；适当应用抗生素预防感染等。

第二章
冻　　伤

冻伤（frostbite），即冷损伤（cold injury），是低温作用于机体的局部或全身引起的损伤。

一、病因

长期暴露于低温环境，保暖不足，或意外冷水或冰水淹溺者。慢性疾病、营养不良、饥饿、疲劳、年老、神志不清、痴呆、醉酒、休克和创伤等是冻伤的易患因素。

二、病理生理

冻伤严重程度与机体暴露环境的温度、湿度、风速、时间、部位及机体的营养状态及抗寒能力有关。寒冷刺激引起交感神经兴奋，外周血管收缩。随着机体暴露时间延长，组织和细胞发生形态学改变，血管内皮损伤，通透性增强，血液无形成分外渗及有形成分聚集，血栓形成，导致循环障碍和组织坏死。细胞脱水及变性引起代谢障碍。全身性冻伤（冻僵）时，患者中心体温状态不同，体内代谢改变不同：①轻度冻僵（中心体温介于35～32℃）：寒冷刺激交感神经兴奋性增强，引起皮肤血管收缩，心率及呼吸频率增快，心排血量增加，血压升高，脑血流增加及寒冷性利尿（cold diuresis），机体防御性出现散热减少和基础代谢增加。寒冷时，肌张力增加和寒战，耗热增加，加速寒冷伤害；②中度冻僵（中心体温介于32～28℃）：此时体温调节机制衰竭，寒战停止，代谢明显减慢，引起MODS或MOF。体温每降低1℃，脑血流减少7%，代谢速度减低约6%。中心体温<30℃时，窦房结起搏频率减慢引起心动过缓、胰岛素分泌减少及血糖升高、外周组织胰岛素抵抗；③严重冻僵（中心体温<28℃）：内分泌和自主神经系统热储备机制丧失，基础代谢率下降50%，室颤阈下降，呼吸明显变慢；体温低于24℃时，全身血管阻力降低，不能测到血压，神智丧失，瞳孔散大，最终死于循环和呼吸衰竭。

三、临床表现

冻伤按损伤范围可分为全身性冻伤（冻僵）和局部性冻伤（局部冻伤、冻疮、战壕足与浸泡足），按损伤性质可分为非冻结性冻伤和冻结性冻伤。

（一）非冻结性冻伤

非冻结性冻伤是长时间暴露于0～10℃的低温、潮湿环境造成的局部损伤，而不发生冻结性病理改变，包括冻疮、战壕足及浸泡足。临床表现为局部红肿，可出现水疱，去除水疱上的表皮可见创面发红，有渗液并发感染时可形成糜烂或溃疡。受冻局部可渐次出现皮肤发红、苍白、发凉，皮肤或肢端刺痛，皮肤僵硬、麻木、感觉丧失。冻疮常发生在手、足部或者耳廓，易复发。

（二）冻结性冻伤

冻结性冻伤是身体局部或全部短时间暴露于极低气温，或较长时间暴露于冰点以下低温造成的组织损伤。

1. **局部冻伤** 常发生在鼻、耳、颜面、手和足等暴露部位。患处温度低、皮肤苍白、麻木、刺痛。局部冻伤可分为反应前期、反应期及反应后期。

（1）反应前期（前驱期）：系指冻伤后到复温融化前的阶段，主要临床表现有受冻部位冰凉，苍白、坚硬、感觉麻木或丧失，由于局部处于冻结状态，其损伤范围和程度往往难以判定。

（2）反应期（炎症期）：为复温融化和复温融化后的阶段。冻伤损伤范围、程度随复温后逐渐明显。其临床表现见表 7-2-1。

表 7-2-1 临床分度、病理损害和临床表现

临床分度	病理损害	临床表现	预后
Ⅰ度冻伤	红斑性冻伤，损害在皮层	稍有麻木、痒痛	1 周后脱屑愈合
Ⅱ度冻伤	水疱性冻伤，损害在真皮层	知觉迟钝，水肿	2～3 周后，如无感染，可痂下愈合，少有瘢痕
Ⅲ度冻伤	坏死性冻伤，损害在全层及皮下	由苍白转为黑褐色出现血性水疱，知觉消失	4～6 周后，坏死组织脱落形成肉芽创面，愈合缓慢，留有瘢痕
Ⅳ度冻伤	深层坏死，损害侵及肌肉、骨髓	可为干性坏死，感染后则变成湿性坏死，中毒症状严重	治愈后多留有功能障碍或残疾

（3）反应后期（恢复期）：系指Ⅰ、Ⅱ度冻伤愈合后，和Ⅲ度冻伤坏死组织脱落后，肉芽创面形成的阶段。可出现：①冻伤皮肤局部发冷，感觉减退或敏感；②对冷敏感，寒冷季节皮肤出现苍白或青紫；③痛觉敏感，肢体不能持重等。这些表现系由于交感神经或周围神经损伤后功能紊乱所引起。

2. **冻僵** 冻僵（frozen stiff）表现为低体温（hypothermia），易发生在冷水或冰水中淹溺。临床表现如下：

（1）神经系统：体温在 34℃时可出现健忘症，低于 32℃时触觉、痛觉丧失，而后意识丧失，瞳孔扩大或缩小。

（2）循环系统：体温下降后，血液内水分由血管内移至组织间隙，血液浓缩，黏度增加，20℃时半数以上的外围小血管血流停止，肺循环及外周阻力加大；19℃时冠状动脉血流量为正常的 25%，心输出量减少，心率减慢，出现传导阻滞，可发生心室颤动。

（3）呼吸系统：呼吸中枢受抑制，呼吸变浅、变慢，29℃时呼吸比正常次数减少 50%，呼吸抑制后进一步加重缺氧、酸中毒及循环衰竭。

（4）肾脏功能：由于肾血管痉挛，肾血流量减少，肾小球滤过率下降。体温 27℃时，肾血流量减少一半以上，肾小球滤过率减少 1/3。如果持续时间过久，导致代谢性酸中毒、氮质血症及急性肾衰竭。

四、诊断

1. **了解病史** 了解受冻、受湿冷史、保暖情况，以及是否有诱因，即可确定冻伤的诊断，并判断冻伤类型与严重程度。注意患者出现低体温前是否伴有药物过敏、滥用酒精或外伤。伴高血钾者需排除挤压伤和溶血。

2. **中心体温测量** 临床上以接近中心体温的部位测量。肺动脉测温最准确，但较常用直肠、膀胱、鼓膜、食管测温。

五、治疗原则

（一）冻僵

1. 迅速恢复冻伤者中心体温，防止并发症。

2. 迅速将冻伤者移入温暖环境，脱掉衣服、鞋袜，采取全身保暖措施。给盖棉被或毛毯，用热水袋，水壶加热（注意不要直接放在皮肤上，用垫子，衣服或毯子隔开，以防烫伤）放腋下及腹股沟，有条件用电毯包裹躯体，红外线和短波透热等，也可用温水，将冻伤者浸入40～42℃温浴盆中，水温自34～35℃开始，5～10分钟后提高水温到42℃，待肛温升到34℃，有了规则的呼吸和心跳时，停止加温。如患者意识存在，可给予温热饮料或小量酒，静脉滴注加温10%葡萄糖，有助于改善循环。

3. 除体表复温外，也可采用中心复温法，尤其是那些严重冻僵的伤员，可采用体外循环血液加温和腹膜透析。腹膜透析在一般医院都能进行，可用加温到49～54°C的透析液悬挂在3～4尺（1尺＝1/3米）高度，通过在43℃水浴中保温的导管，灌入腹腔内，进行腹膜透析，每次约20～30分钟，可连续透析5～6次。每小时可使肛温升高2.9～3.6℃，有助于改善心、肾功能。

4. 采用对器官功能监护和支持等综合措施，注意处理低血容量、低血糖、应激性溃疡、胰腺坏死、心肌梗死、脑血管意外、深部静脉血栓形成、肺不张、肺水肿、肺炎等并发症。

（二）局部冻伤

1. **基本原则** ①迅速脱离寒冷环境，防止继续受冻；②抓紧时间尽早快速复温；③局部涂敷冻伤膏；④改善局部微循环；⑤抗休克，抗感染和保暖；⑥应用内服活血化瘀等类药物；⑦Ⅱ、Ⅲ度冻伤未能分清者按Ⅲ度冻伤治疗；⑧冻伤的手术处理，应尽量减少伤残，最大限度的保留尚有存活能力的肢体功能。

2. **快速复温** 伤员脱离寒冷环境后，如有条件，应立即进行温水快速复温，复温后在充分保暖的条件下后送至医疗单位；如无快速复温条件，应尽早后送。后送途中应注意保暖，防止外伤，到达医疗单位后应立即进行温水快速复温，特别对救治仍处于冻结状态的Ⅱ、Ⅲ度冻伤，复温是效果显著的关键措施。

复温方法：将冻肢浸泡在42℃温水中，至冻区皮肤转红，尤其是指（趾）甲床潮红，组织变软为止，时间不宜过长，对于颜面冻伤，可用42℃的温水浸湿毛巾，进行局部热敷，在无温水的条件下，可将冻肢置于自身或救护者的温暖体部，如腋下、腹部或胸部，以达复温的目的。

救治时严禁火烤、雪搓、冷水浸泡或猛力捶打冻伤部。

3. **改善局部微循环** Ⅲ度冻伤初期可应用低分子右旋糖酐，静脉滴注，逐日给药500～1000ml，维持7～10天，以降低血液黏稠度，改善微循环。必要时也可采用抗凝剂（如肝素）或血管扩张剂（罂粟碱、苄胺唑啉）。

4. **局部处理**

（1）局部用药：复温后局部立即涂敷冻伤外用药膏，可适当涂厚些，指（趾）间均需涂敷，并以无菌敷料包扎，每日换药1～2次，面积小的Ⅰ、Ⅱ度冻伤，可不包扎，但注意保暖。

（2）水疱处理：应在无菌条件下抽出水疱液，如果水疱较大，也可低位切口引流。

(3) 感染创面和坏死痂皮处理：感染创面应及时引流，防止痂下积脓，对坏死痂皮应及时蚕食脱痂。

(4) 及时清除坏死痂皮：肉芽创面新鲜后尽早植皮，消灭创面。早期皮肤坏死形成干痂后，对于深部组织生活能力情况，往往不易判断，有时看来肢端已经坏死，但脱痂后露出肉芽创面（表明深部组织未坏死），经植皮后痊愈。因此，对冻伤后截肢应取慎重态度，一般认其自行分离脱落，尽量保留有活力的组织，必要时可进行动脉造影，以了解肢端血液循环情况。

5. **预防感染** 严重冻伤应口服或注射抗生素；常规进行破伤风预防注射。

（三）非冻结性冻伤

可在局部涂冻疮膏，局部用药应涂厚，每日数次温敷创面。并根据创面情况每日换药，用无菌纱布包扎。

六、预防

1. 注意锻炼身体，提高皮肤对寒冷的适应力。

2. 注意保暖，保护好易冻部位，如手足、耳朵等处，要注意戴好手套、穿厚袜、棉鞋等。鞋袜潮湿后，要及时更换。出门要戴耳罩，注意耳朵保暖。平时经常揉搓这些部位，以加强血液循环。

3. 在洗手、洗脸时不要用含碱性太大的肥皂，以免刺激皮肤。洗后，可适当擦一些润肤脂、雪花膏、甘油等油质护肤品，以保护皮肤的润滑。

4. 经常进行抗寒锻炼，用冷水洗脸、洗手，以增强防寒能力。

5. 患慢性病的人，如贫血、营养不良等，除积极治疗相应疾病外，要增加营养、保证机体足够的热量供应，增强抵抗力。

第三章
烧　烫　伤

烧烫伤（burn）指各种热源、光电、放射线等因素所致的人体组织损伤。热源包括：热水、热液、热蒸汽、热固体或火焰等。烧烫伤是一种急诊常见的意外损伤，轻微的烧烫伤一般预后良好，大面积烧伤，病情危重，需紧急救治。

一、临床表现

烧伤组织可能出现坏死，体液渗出引起组织水肿、变性。小面积浅度烧伤，体液渗出有限，经代偿不影响全身的有效循环血量。大面积或深度烧伤时，因渗出、休克、感染等病理变化，可并发脓毒症和/或多器官功能障碍。

（一）烧伤面积的估算

烧伤面积指皮肤烧伤区占人体表面积的百分数。常用中国新九分法（表7-3-1，图7-3-1）计算或手掌法估算。计算方法：头颈部9%（1×9%），上肢18%（2×9%），躯干（包括会阴）27%（3×9%），双下肢（包括臀部）46%（5×9%+1%）。成年女性双臀和双足应修正为各占6%。小儿因头大、腿短的解剖特点，面积修正公式如下：小儿头部面积=[9+（12－年龄）]；小儿双下肢体表面积=[46－（12－年龄）]。手掌法：不论年龄、性别，将患者五个手指并拢，其手掌面积即估算为1%体表面积。如果医生手掌与患者接近，可用医生手掌估算。小面积烧伤，一般用手掌法估算烧伤面积，大面积烧伤常与九分法联合使用。

表7-3-1　中国新九分法

部位		烧伤面积计算（%）		部位		烧伤面积计算（%）	
头部	发部	3	9×1	躯干	前面	13	9×3
	面部	3			后面	13	
	颈部	3			会阴	1	
双上肢	双手臂	7	9×2	双下肢	臀部	5	9×5+1
	双前臂	6			双大腿	21	
	双手	5			双小腿	13	
					双足	7	

（二）烧伤深度判断

临床已普遍采用的方法是三度四分法（图7-3-3）：

Ⅰ度烧伤：仅伤及表皮浅层。

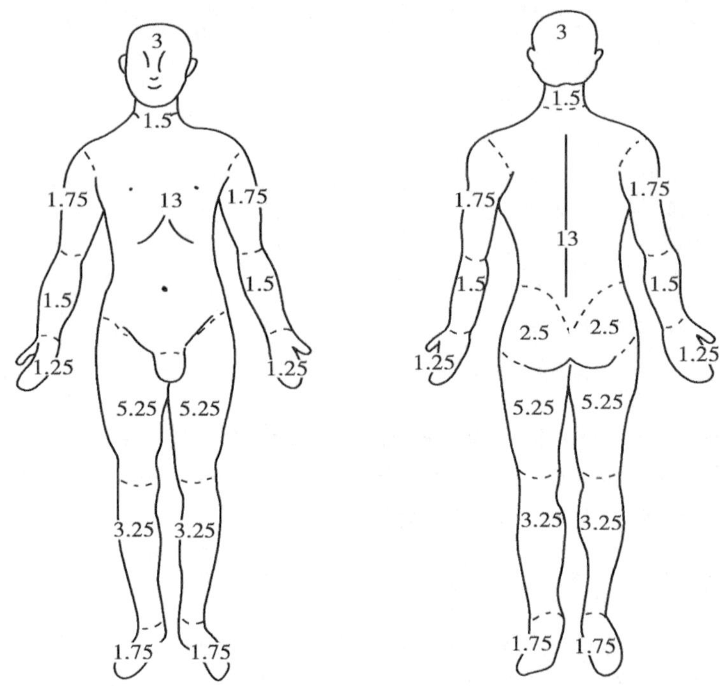

图 7-3-1　成年男性体表各部占百分比示意图

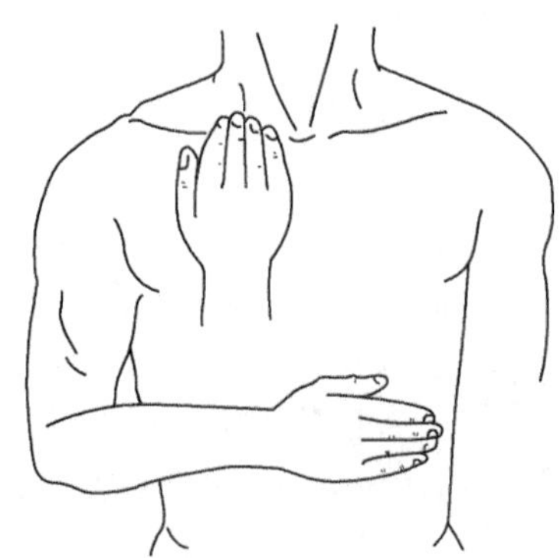

图 7-3-2　手掌法（手掌面积为 1% 体表面积）

Ⅱ度烧伤：浅Ⅱ度烧伤伤及表皮的生发层与真皮乳头层（真皮浅层）；深Ⅱ度烧伤伤及皮肤真皮层，介于浅Ⅱ度与Ⅲ度之间，深浅不尽一致。

Ⅲ度烧伤：是全皮层烧伤甚至达到皮下、肌肉或骨骼。深Ⅱ度烧伤或Ⅲ度烧伤愈合较慢并留下瘢痕，烧伤区的皮肤皱缩、变形，可影响关节功能。烧伤后常常要在治疗过程中才能区分深Ⅱ度烧伤或Ⅲ度烧伤。

（三）烧伤伤情分类

对于烧伤严重程度，主要根据烧伤面积、深度及是否有并发症进行判断。临床上一直沿用烧伤伤情分类为：

轻度烧伤：总面积 9% 以下的Ⅱ度烧伤。

中度烧伤：Ⅱ度烧伤总面积达 10%～29%，或Ⅲ度烧伤面积在 9% 以下。

重度烧伤：烧伤总面积 30%～49%；Ⅲ度烧伤面积在 10%～19%；或烧伤面积虽不足 30%，但全身情况较重或已有休克、复合伤、呼吸道吸入性损伤或化学中毒等并发症者。

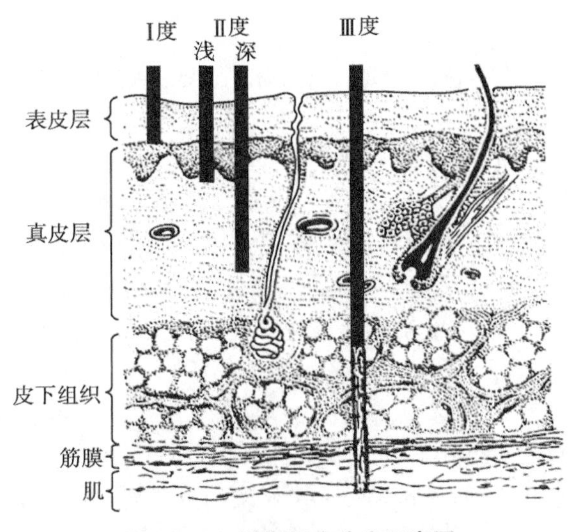

图 7-3-3 烧伤深度分度示意图

特重度烧伤：烧伤面积 50% 以上；Ⅲ度烧伤面积在 20%；已有严重并发症。

二、诊断

根据烧伤病史、临床表现，可以明确诊断。注意诊断要点应包括对烧伤严重程度的判断和对烧伤原因的鉴别。需排除电和化学烧伤。

三、治疗原则

（一）现场急救

1. **迅速脱离热源** 脱去烧烫过的衣物，切忌粗暴剥脱，以免造成水疱脱皮。在烧伤现场可用干净敷料或布织物保护伤处避免再污染和损伤，之后立即送往医院治疗。

2. **初步估计伤情** 如有大出血、窒息、开放性气胸、严重中毒等，应迅速组织抢救，烧伤常伴有呼吸道灼伤（烟雾、热力），特别要注意有无呼吸道吸入性损伤。应保持呼吸道通畅，必要时气管切开。出现心脏呼吸骤停时，在确定环境安全后，立即行心肺复苏。

3. **轻度烧伤** 特别是四肢烧伤，应尽早用冷水连续冲洗或浸泡，可迅速降低热度并减轻热源对组织的持续损伤。

4. **对大面积严重烧伤** 须立即建立静脉通道，予以补液、抗休克治疗。

5. **转运伤员遵循就近的原则** 严重烧伤早期切忌长途转运，途中密切观察生命体征的变化。

（二）急诊治疗

1. **轻度烧伤** 主要是处理创面，包括剃净创面周围毛发、清洁健康皮肤、去除异物。Ⅰ度烧伤创面无需处理，可外敷清凉药物。小面积浅Ⅱ度烧伤，水疱完整者，应予保存；水疱大者，可用消毒空针抽去水疱液，然后消毒并包扎。如水疱已经破裂，可用无菌纱布、油性敷料包扎。如创面无感染，无需经常换药。面颈部与会阴部烧伤可予以暴露。如果是关节部位的Ⅱ度烧伤或Ⅲ度烧伤，必须用夹板固定关节，关节活动可使损伤加重。按需要应用止痛剂和镇静剂。酌情使用破伤风抗毒素。

2. **中度以上烧伤** 严重烧伤应运送至拥有烧伤专科的医院，急诊救治需烧伤科医师实施。处理要点：

（1）吸氧、呼吸支持、建立输液通道、留置尿管，观察每小时尿量、尿比重、尿 pH，注意有无血红蛋白尿、肌红蛋白尿。

（2）估算烧伤面积、深度，评估病情。

（3）液体复苏、抗休克，应用林格液、生理盐水、葡萄糖液及胶体。

补液是防治烧伤休克最重要的措施。常根据病人的烧伤面积和体重按下述公式计算补液量：伤后第一个 24 小时补液量：成人每 1% Ⅱ度、Ⅲ度烧伤面积，每公斤体重补充胶体液 0.5ml 和晶体液 1ml；广泛深度烧伤者与小儿烧伤其比例可改为 1∶1，另加基础液体量 2000ml。伤后前 8 小时内输入一半，后 16 小时补入另一半。伤后第二个 24 小时补液量：胶体及晶体均为第 1 个 24 小时实际输入量的一半，5% 葡萄糖溶液补充水分 2000ml（小儿另按年龄、体重计算）。第二个 24 小时，胶体和晶体液为第一个 24 小时的一半，水分补充仍为 2000ml。上述补液公式，只是估计量，应仔细观察病人尿量[应达 1ml/（kg·h）]、精神状态、皮肤黏膜色泽、血压和心率、血液浓缩等指标，有条件者可监测肺动脉压、肺动脉楔压、中心静脉压和心排出量，随时调整输液的量与质。

举例：一烧伤面积 60%、体重 50kg 的病人，第一个 24 小时补液总量为 60×50×1.5＋2000＝6500ml，其中胶体为 60×50×0.5＝1500ml，晶体液为 60×50×1＝3000ml，基础液体量为 2000ml，伤后前 8 小时内输入总量的一半即 3250ml，后 16 小时补入总量的另一半 3250ml。第二个 24 小时，胶体减半为 750ml，电解质液减半为 1500ml，基础液体量仍为 2000ml，于 24 小时内均匀补入。紧急抢救无法及时获得血浆时，可以使用低分子量的血浆代用品以暂时扩张血容量和溶质性利尿，但用量不宜超过 1000ml，并尽快以血浆取代。晶体液、胶体液和基础液体量应交替输入。

烧伤后因各种原因未予及时补液或补液不足，入院时已有明显休克的延迟复苏病人，需要的补液量往往多于及时补液治疗者。可在有创血流动力学指标严密监测下，按以下公式进行快速补液：伤后第一个 24 小时补液成人每 1% Ⅱ度、Ⅲ度烧伤面积每公斤体重补充胶体液和晶体液各 1.3ml，另加基础液体量 2000ml。入院后 8 小时内输入一半，后 16 小时补入另一半。第二个 24 小时，成人每 1% Ⅱ度、Ⅲ度烧伤面积每公斤体重补充胶体液和电解质液各 0.5ml，另加基础液体量 2000ml（小儿另按年龄、体重计算），于 24 小时内均匀补入。

延迟复苏病人第一个 24 小时需要的液体量多，补液速度快，此时应非常慎重，特别是幼儿。应在严密监护下进行，防止发生补液过多过快所致的并发症。

此外，广泛深度烧伤者，常伴有较严重的酸中毒和血红蛋白尿，为纠正酸中毒和避免血红蛋白降解产物在肾小管的沉积，在输液成分中可增配 1.25% 碳酸氢钠。此外，严重烧伤后早期出现的心肌损害和心功能降低也参与了烧伤休克的发生和发展，因此在按上述补液公式进行“容量补充”的同时，还可给予心肌保护或心力扶持药物，以增强循环“动力”功能。

（4）创面处理，包括烧伤清创术、创面覆盖物应用、环状焦痂切开减压术、植皮术等。

（5）镇静、止痛。

（6）创面污染重或有深度烧伤的应注射破伤风抗毒血清。

（7）抗感染，积极防治烧伤脓毒症。

（8）积极进行肠内或肠外营养支持。如情况允许，应尽量使用肠内营养。

（9）尽量减少瘢痕和关节挛缩，进行功能康复。

第四章
淹　　溺

淹溺（drowning）常称为溺水，是一种淹没或沉浸在液性介质中并导致呼吸损害的过程。由于罹害者无法呼吸空气，引起机体缺氧和 CO_2 潴留，因窒息导致死亡。全球每年发生淹溺超过 50 万例，淹溺是引起儿童与青少年心脏骤停的主要原因。

通常将淹溺死亡称为溺死（drowned）。用以下两种术语来对比描述淹溺导致窒息的机制：液体吸入肺部所致称为湿性淹溺（wet drowning）；因喉痉挛所致无（或很少）液体吸入肺，称为干性淹溺（dry drowning）。

一、发病机制

人体溺水后数秒钟内本能地屏气（<1 分钟），引起潜水反射（呼吸暂停、心动过缓和外周血管剧烈收缩），保证心脏和大脑血供。不能屏气后，出现非自发性吸气，水进入气道引起反射性咳嗽，有时出现喉痉挛。气道液体增多时导致严重呼吸障碍、缺氧、高碳酸血症和代谢性酸中毒。脑缺氧严重时，喉痉挛消失，发生窒息和昏迷，继而出现心动过速、心动过缓及无脉性电活动，最终心脏停搏。通常，淹溺过程从溺水到心脏停搏约为数秒到数分钟。

根据浸没介质不同，分为淡水淹溺和海水淹溺。

1. **淡水淹溺（freshwater drowning）** 约 90% 淹溺者发生于淡水，其中 50% 在游泳池。淡水（江河、湖泊或池塘）较血浆或其他体液渗透压低。浸没后，通过呼吸道或胃肠道进入体内的淡水迅速吸收到血液循环，使血容量增加。严重病例引起溶血，出现高钾血症和血红蛋白尿。淡水吸入最重要的临床意义是肺损伤，肺泡表面活性物质灭活，肺顺应性下降、肺泡塌陷萎缩、呼吸膜破坏、肺泡容积急剧减小，发生通气 / 血流比例失调。即使迅速复苏，仍不能终止急性肺损伤过程，出现广泛肺水肿或微小肺不张。此外，肺泡内液体也妨碍正常气体交换，氧合作用发生障碍。

2. **海水淹溺（saltwater drowning）** 海水含钠量约是血浆的 3 倍以上。因此，吸入的海水较淡水在肺泡内停留时间长，并能使血液中水进入肺泡腔，产生肺水肿、肺内分流，减少气体交换，发生低氧血症。此外，海水引起肺泡上皮及肺毛细血管内皮细胞损伤，通透性增加，促使肺水肿发生。尽管淡水和海水渗透梯度不同，但是溺水吸入两者后，产生肺损伤程度相似，都可引起肺顺应性降低、肺水肿、肺内分流、低氧血症和混合性酸中毒。

吸入 1～3ml/kg 淡水或海水即能破坏肺泡表面活性物质，导致肺泡塌陷、肺不张、非心源性肺水肿、肺内分流和通气 / 血流灌注比例失调。吸入淡水与海水淹溺后电解质失衡、溶血和液体腔隙转移的发病机制不同。大多数淹溺者猝死原因是严重心律失常。冰水淹溺迅速致死的原因常为心动过缓或心脏停搏。患者突然接触冷水刺激迷走神经导致 Q-T 间期延长及儿茶酚胺大量释放，发生心室颤动或心脏停搏和意识丧失。身体及淹溺介质间温差越大，淹溺综合征患者预后越严重。如果入水前用冷水润湿脸部和头部可能会有一定预防作用。淹溺引起的低体温有时可延长救治患者的时间，提高存活机会。因为低体温可降低大脑氧耗，延迟细胞缺氧和 ATP 消耗。体温由 37℃降至 20℃的过程中，每降低 1℃，大脑氧耗率约减少 5%。严重脑缺氧者，还可促使神经源性肺水肿发生。

二、病理生理

尸检发现，大多数淹溺者吸入水量 $<4ml/kg$。溺死者双肺含水量多、重量明显增加，有不同程度出血、水肿、肺泡壁破裂。约 70% 溺死者呼吸道有误吸的呕吐物、泥沙或水生植物。继发溺死患者肺泡上皮细胞脱落、出血、透明膜形成和急性炎性渗出。尚可见急性肾小管坏死性病变。

三、临床表现

（一）一般表现

淹溺者的许多症状和体征多发生在淹溺现场。缺氧是淹溺者最重要的表现，可引起全身缺氧，可导致心跳呼吸骤停、脑水肿，肺部吸入污水可发生肺部感染。在病程演变中可发生低氧血症、弥散性血管内凝血、急性肾衰竭和多器官功能障碍综合征等。如淹没于粪坑、污水池和化学物贮存池等处时，除淹溺窒息表现外，还会伴有相应的皮肤、黏膜损伤和全身中毒。

患者常表现为窒息、昏迷及意识不清，呼吸、心跳微弱或停止。有颜面、指端发绀，面部肿胀，双眼结膜充血，口鼻充满泡沫或杂质，肺部听诊可闻及干性及湿性啰音，四肢冰冷，腹部鼓胀，寒战等。海水淹溺者有口渴感，可伴有头、颈部损伤。常表现为不同程度的低体温。

（二）各系统表现

1. **神经系统** 头痛、烦躁不安、抽搐、昏睡、昏迷、肌张力增加、视觉障碍、牙关紧闭。

2. **循环系统** 脉搏细弱或不能触及，心音微弱或消失，血压不稳，心律失常、心室颤动或心室静止。

3. **呼吸系统** 剧烈呛咳、胸痛、血性泡沫样痰，两肺可闻及干湿啰音，偶有喘鸣音；呼吸困难，呼吸表浅、急促或静止。

4. **消化系统** 吞入大量液体呈胃扩张，复苏时及复苏后可有呕吐。

5. **泌尿系统** 尿液可呈橘红色，可出现少尿和无尿。淡水溺水者复苏后的短期内还可出现迟发型肺水肿及凝血功能障碍。

四、实验室和其他检查

可有白细胞总数和中性粒细胞增高，尿蛋白阳性。吸入淡水较多时，可出现低钠、低氯、低蛋白血症及溶血。吸入海水较多时，可出现短暂性血液浓缩、高钠血症或高氯血症。首次胸部 X 线、CT 检查呈多种征象并存，其中常见肺纹理增粗，典型表现有局限性的斑片状影、广泛的棉絮状影，主要分布于两肺下叶，肺水肿及肺不张可同时存在。住院 12～24 小时可能吸收好转或恶化。心电监护可表现为窦性心动过速、ST 段和 T 波改变、室性心律失常、心脏传导阻滞。动脉血气分析约 75% 病例有明显混合性酸中毒，几乎所有患者都有不同程度的低氧血症。

五、诊断

根据淹溺的病史和临床表现，即可诊断。但须鉴别继发于其他疾病的淹溺，要通过详细了解既往史和检查资料做出判断。

六、治疗原则

（一）现场急救

1. **淹溺复苏**　缺氧时间和程度是决定淹溺预后最重要的因素。最重要的紧急治疗是尽快对淹溺者进行通气和供氧。要尽可能迅速将淹溺者安全地从水中救出。一旦从水中救出，立即清除口鼻内水、泥沙污物及分泌物，保持呼吸道通畅，对无反应和无呼吸的淹溺者应立即进行心肺复苏（CPR），特别是呼吸支持。

2. **倒水方法**　现场常用的倒水（控水）动作有：将患者腹部置于施救者屈膝的大腿上，头部下垂，施救者平压患者背部，将呼吸道和胃内的水倒出；或由施救者抱起患者的腰腹部，使背部朝上，头部下垂予以倒水。如有心跳呼吸骤停立即 CPR，不应因倒水而延误 CPR。

（二）急诊处理

经现场抢救的淹溺者应及时送至医院给予进一步的评估和监护，采取综合措施支持循环呼吸功能。

1. **机械通气**　对意识不清、呼吸急促、全身发绀、咳粉红色泡沫痰、血压下降及血氧饱和度 $<85\%$，并有酸碱失衡、电解质紊乱的患者应进行气管插管，并进行人工机械通气。原则是尽可能维持合适氧供及尽可能低的气道压。当患者意识清楚、呼吸恢复、循环稳定、血气分析正常、胸部 X 线好转后再考虑撤机。

2. **补充血容量**　维持水、电解质和酸碱平衡，淡水淹溺时，因血液稀释，应适当限制入水量。并适当补充氯化钠溶液、血浆和白蛋白，海水淹溺时，由于大量体液渗入肺组织，血容量偏低，需及时补充液体，可用葡萄糖溶液、低分子右旋糖酐、血浆，严格控制氯化钠溶液；注意纠正高钾血症及酸中毒。

3. **防治急性肺损伤**　早期、短程、足量应用糖皮质激素可防治淹溺后发生的炎性反应、急性肺损伤及急性呼吸窘迫综合征。

4. **防治脑缺氧损伤、控制抽搐**　淹溺后存在不同程度的缺氧性脑损害，尤其是发生呼吸衰竭的患者，改善通气，维持血液中 CO_2 的正常水平，降低颅内压是非常重要的，根据病情应用甘露醇、甘油果糖、白蛋白及呋塞米等治疗减轻脑水肿，以改善患者的预后。

5. **防治低体温**　对冷水中淹溺者按低体温处理，采用体外和体内复温措施（参考“冻伤”）。

6. **对症治疗**　对血红蛋白尿、少尿或无尿患者，应积极防治急性肾功能不全的发生；溶血明显时可输血，以增加血液携氧能力；应用皮质激素可能有助于对抗脑水肿、肺水肿和溶血；防治多器官功能障碍；防治感染等。

七、预后

淹溺所致肺损伤及脑缺氧的严重程度与吸水量、淹溺时间有关，与吸入淡水或海水性质无关。治疗后 1 小时内恢复神志的淹溺者预后好。由水中救出后到自主呼吸恢复时间越短预后越好。约 20% 淹溺者恢复后遗留不同程度脑功能障碍、中枢性四肢瘫痪、锥体外系综合征和外周神经或肌肉损伤。有时，持续昏迷、血流动力学不稳定和瞳孔散大的淹溺者也可恢复正常神经功能。近年来，淹溺病死率明显降低。

八、预防

1. 对从事水上作业者，定期进行严格健康检查。
2. 有慢性或潜在疾病者，不宜从事水上活动。
3. 酒精能损害判断能力和自我保护能力，下水作业前不要饮酒。
4. 进行游泳、水上自救互救知识和技能训练；水上作业时应备用救生器材。
5. 避免在情况复杂的自然水域游泳或在浅水区跳水或潜泳。
6. 下水前要做好充分准备活动，不宜在水温较低水域游泳。

第五章

电　击　伤

电击伤(electrical injury)也称触电，由电源直接接触人体，一定量的电流引起机体损伤和功能障碍。电流能量转化为热量还可造成电烧伤。雷电击伤即闪电(lightning)击伤是一瞬间的超高压直流电造成人的一种特殊电击伤。

一、病因

引起电击伤的原因很多，主要是缺乏安全用电知识，安装和维修电器、电线不按规程操作，电线上挂吊衣物。意外事故中电线折断落到人体，以及雷雨时树下躲雨或用铁柄伞而被闪电击中，都可引起电损伤。绝大多数电击发生于青少年男性和从事电作业者。

二、发病机制

电击对人体损伤程度与接触的电压(electric voltage)高低、电流类型[直流电(direct current，DC)和交流电(alternating current，AC)]、电流强度、频率高低、触电部位皮肤电阻(electric resistance)、触电时间长短、电流体内途径和所处环境气象条件密切相关。电击时，产生的电阻由电流通过体内途径决定。人体组织电阻由小到大依次为神经、血液、黏膜、肌肉、干燥皮肤、肌腱、脂肪和骨骼。500V 以下 AC 较直流电危害性大，它能使肌细胞膜除极导致肌肉持续痉挛性收缩，使触电者的手紧紧握住电源线不能脱离开电源，故 AC 对人体伤害较 DC 更大。不同频率 AC 对人体损伤也不同，低频 AC(15～150Hz)较高频 AC 危害性大，50～60Hz 低频家用 AC 更易引起心室颤动。电流强度为 60～120mA 时可发生心室颤动。

电击损伤包括电流对细胞的直接损伤和电阻产热引起的组织和器官损伤：如皮肤及皮下组织的烧伤；深部组织(肌肉、脂肪和肌腱等)局部水肿，压迫营养血管至其闭塞，从而发生组织缺血和坏死；接触超高压电能使组织迅速“炭化(carbonization)”；电流通过中枢神经系统会立即引起呼吸、心搏停止，导致死亡。

大多数高压电击伤是热损伤，其组织学显示为凝固性坏死。尸检发现，高压电击致死者，中枢神经系统和全身组织器官均有充血、水肿、出血及坏死。

三、临床表现

(一) 全身表现

触电后轻者仅出现痛性肌肉收缩、惊恐、面色苍白、头痛、头晕、心悸等。重者可导致意识丧失、休克、心跳呼吸骤停。电击后常出现严重室性心律失常、肺水肿、胃肠道出血、凝血功能障碍、急性肾功能不全。有些严重电击患者当时症状虽不重，1 小时后可突然恶化。临床上应特别重视伤者有多重损伤的可能性，包括强制性肌肉损伤、内脏器官损伤和体内外烧伤。幸存者可能有心脏和神经后遗症。

（二）局部表现

高压电击的严重烧伤常见于电流进出部位，皮肤入口灼伤比出口严重，进口与出口可能都不止一个，烧伤部位组织焦化或炭化。触电的肢体因屈肌收缩关节而处于屈曲位，在肘关节、腋下、腘窝部及腹股沟部，其相互接触的近关节皮肤可因电流经过产生间断性创面。电击创面的最突出特点为皮肤的创面很小，而皮肤下的深度组织损伤却很广泛。

血管病变为多发性栓塞、坏死；胸壁电击伤可深达肋骨及肋间肌并致气胸；腹壁损伤可致内脏坏死或中空脏器穿孔、坏死；触电时肌群强直性收缩可致骨折或关节脱位。常因肌肉组织损伤、水肿和坏死，使肢体肌肉筋膜下组织压力增加，出现神经、血管受压体征，脉搏减弱，感觉及痛觉消失，发生骨筋膜室综合征（compartment syndrome）。肢体严重损伤可表现为肢体水肿，触之紧张发硬，被动伸展手指或足部时疼痛，肢体固定收缩，触不到搏动，远端发绀，毛细血管再充盈差。

闪电损伤时皮肤上出现的微红的树枝样或细条状条纹，是由电流沿着或穿过皮肤所致的Ⅰ度或Ⅱ度烧伤。伤者佩戴指环、手表、项链或腰带处可以有较深的烧伤。大约半数电击者有单侧或双侧鼓膜破裂、视力障碍、单侧或双侧白内障。

（三）并发症和后遗症

大量组织的损伤和溶血可引起高钾血症。低血压、液体及电解质紊乱和严重的肌球蛋白尿可引起急性肾衰竭。肌肉强烈收缩和抽搐可使四肢关节脱位和骨折，脊柱旁肌肉强烈收缩甚至引起脊柱压缩性骨折。

神经系统后遗症有失明、耳聋、周围神经病变、上升性或横断性脊髓病变和侧索硬化症，亦可发生肢体瘫或偏瘫。

少数受高压电损伤患者可发生胃肠道功能紊乱、肠穿孔、胆囊局部坏死、胰腺灶性坏死、肝脏损害伴有凝血机制障碍、白内障和性格改变。

四、辅助检查

心电图可见各种心律失常、急性心肌损伤变化、非特异性 ST-T 改变；X 线显示可有骨折、心肌生化标志物升高，血淀粉酶升高，血肌酐、尿素升高，高血钾，出现肌红蛋白、血红蛋白尿，动脉血气分析有酸中毒、低氧血症等。

五、诊断

根据患者触电病史和现场情况，即可做出诊断。应了解有无从高处坠落或被电击抛开的情节。注意颈髓损伤、骨折和内脏损伤的可能性。测定血 LDH、CK 及淀粉酶、检测尿肌红蛋白、血红蛋白，可辅助判断组织损伤程度。

有些患者触电后，心跳和呼吸极其微弱，甚至暂时停止，处于“假死状态”，要认真鉴别，不可轻易放弃对触电者的抢救。

六、治疗原则

（一）现场急救

1. 脱离电源 首先强调确保现场救助者自身的安全，在第一时间切断触电现场的电源，或应用绝缘物使触电者与电源分离，或采取相应保护措施将伤者搬离危险区。

2. 生命体征评估

(1) 评估电击原因、部位、电压情况、局部烧伤程度。

(2) 评估意识、心律失常及其恢复情况。

(3) 对心脏骤停患者，积极评估复苏效果。

3. 心肺复苏 对心脏呼吸骤停者立即行心肺复苏，不能轻易终止复苏，发生心室颤动者先注射肾上腺素1mg；心室颤动波粗大，立即电除颤，有利于恢复窦性节律。

(二) 急诊治疗

1. 补液 对低血容量性休克和组织严重电烧伤患者，应迅速静脉补液，补液量较同等面积伤者要多，输液量应依据患者对输液治疗效果来决定，包括每小时尿量，周围循环情况及中心静脉监测。

2. 对症治疗 监测和防治高钾血症，纠正心功能不全，防治脑水肿，治疗急性肾功能不全，维持酸碱平衡等。

3. 创伤和烧伤处理 清除电击创面坏死组织，有助于预防感染和创面污染，并减少继续释放肌红蛋白的来源。因深部组织的损伤、坏死，伤口应采取开放治疗。

对于广泛组织烧伤、器官创伤和骨折患者，应由有经验的专科医师及时给予相应处置。包括对坏死的皮肤、组织进行清创；对骨筋膜室综合征按需行筋膜切开减压术；对需要截肢者，必须严格掌握手术指征；对肢体电击伤后深部组织损伤情况不明的应进一步检查；对继发感染给予抗生素治疗；内脏器官穿透伤者行手术治疗，电烧伤创面予分期处理等。

七、预防

1. 普及宣传用电常识，经常对所用电器和线路进行检查和检修。
2. 雷雨天气，应关好门窗，留在室内，不宜使用无防雷措施的电视、音响等电器。
3. 从事室外工作者，切勿站在高处或在田野上走动或在树下避雨；不能接触天线、水管或金属装置。
4. 在空旷场地遇到雷电时，立即卧倒，不宜打伞，远离树木和桅杆。

第六章 高原病

海拔 3000m 以上的地区称为高原。高原环境空气稀薄，大气压和氧分压低，气候寒冷和干燥，紫外线辐射强。由平原移居到高原或短期在高原逗留的人，因对高原环境适应能力不足引起以缺氧为突出表现的一组疾病称为高原病（diseases of high altitude），或称高原适应不全症（unacclimatization to high altitude），又称高山病（mountain sickness）。高原病也可发生于海拔 3000m 以下地区。随着旅游业发展，高原病发病率与日俱增。高原病是高原旅行者常见病死原因。

一、病因

高原地区由于大气压和氧分压降低，进入高原地区后人体发生缺氧。随着海拔升高，吸入空气的氧分压明显下降，氧供发生严重障碍。低压性低氧血症是急性高原病的主要原因。海拔 2400～2700m 时，动脉血氧饱和度仅轻度降低；海拔 3500～4000m 时，动脉血氧饱和度降低到 90% 以下；海拔 5000m 时，动脉血氧饱和度降低到 75%；海拔 5500m 以上时，出现严重低氧血症和低碳酸血症，高原适应需要数周或数月或完全不能适应；海拔 7000m 时，动脉血氧饱和度降低到 60%；海拔上升到 8000m 高度时，大气压 268mmHg（35.62kPa）约为海平面（760mmHg）的 1/3，吸入气氧分压仅为 56mmHg（7.46kPa）。高原病发病快慢、严重程度和发病率与所攀登高原海拔高度、攀登速度、高原停留时间和个体易感性有关。

二、发病机制

人从平原进入高原，为适应低氧环境，身体需要适应性改变，以维持毛细血管内血液与组织间必要的压力阶差。每个人对高原缺氧的适应能力有一定限度，过度缺氧时易发生适应不全。

1. **神经系统** 大脑皮质对缺氧的耐受性最低，是由于大脑代谢旺盛，耗氧量大。急性缺氧时，最初发生脑血管扩张、血流量增加和颅内压升高，大脑皮质兴奋性增强，出现头痛、多言、失眠和步态不稳。随着缺氧加重，脑细胞无氧代谢加强，ATP 生成减少，脑细胞膜钠泵功能障碍，细胞内钠、水潴留，发生高原脑水肿。

2. **呼吸系统** 进入高原后，动脉血氧分压降低，刺激颈动脉窦和主动脉体化学感受器，出现反射性呼吸加深、加快，使肺泡通气量和动脉血氧分压增加。过度换气呼出 CO_2 增多，导致呼吸性碱中毒。适应能力强者，肾脏代偿性排出 HCO_3^- 增多，以纠正呼吸性碱中毒。急性缺氧致肺小动脉痉挛，持续小动脉痉挛导致平滑肌层增厚，肺循环阻力增高，肺毛细血管压明显升高，血管壁通透性增强，血浆渗出增多，发生高原肺水肿。此外，肺泡壁和肺毛细血管损伤、表面活性物质减少和血管活性物质（花生四烯酸、PG、TXA_2）释放，加重肺毛细血管内皮损伤和渗漏，促使肺水肿发生，出现痰中带血。登山运动员的血内皮素水平较正常人升高两倍。血内皮素与血管内皮细胞受体结合，通过活化钙通道收缩血管。氧供改善后，血内皮素水平和肺动脉压下降。慢性高原病者，呼吸中枢对 CO_2 敏感性和外周化学感受器对低氧敏感性降低，肺泡通气不足，出现肺弥散功能障碍。长期处于低氧环境可引起肺小动脉平滑肌肥厚及内膜纤维化导致肺动脉高压，最终发生慢性高原病。

3. **心血管系统** 高原缺氧刺激颈动脉窦和主动脉体化学感受器引起心率增快是机体最早的代偿性反应，心率增快心排血量增加。急性缺氧时，体内血液重新分布，如皮肤及腹腔器官（特别是肾脏）血管收缩，使血供减少；心及脑血管扩张，血流量增加。血液重新分布是机体的重要代偿机制，有利于保证重要器官的血液供应。冠状动脉血管代偿性扩张有一定限度，严重和持久性缺氧将引起心肌损伤。长期移居高原者，肺动脉阻力持续增加导致肺动脉高压。肺动脉高压本来可以改善低氧条件下肺血流灌注，但是肺动脉压持续增高使右心负担加重，出现右心室肥大，即高原性心脏病，高原性心脏病属于肺源性心脏病。缺氧可引起继发性红细胞增多又可增加血液黏稠度，进一步加重心脏负荷。缺氧还可刺激血中儿茶酚胺、垂体加压素和肾上腺皮质激素分泌增加，肾素 - 血管紧张素 - 醛固酮系统活性增强使血压升高，进一步加重高原性心脏病。长期缺氧可损伤心肌和肾上腺皮质功能，也可出现收缩压降低和脉压变小。

4. **造血系统** 进入高原后，出现代偿性红细胞增多和血红蛋白增加也是缺氧适应反应。急性缺氧时，主要是刺激外周化学感受器，反射性引起交感神经兴奋性增强，使储血器官释放红细胞，糖无氧酵解增强，血乳酸增多，血 pH 下降，氧解离曲线右移，还原血红蛋白增多，2，3- 二磷酸甘油酯（2，3-DPG）合成增加，氧与血红蛋白亲和力降低，使氧易于释放给组织。低氧血症还能刺激红细胞生成素（erythropoietin）生成，红细胞生成素促进骨髓红细胞系统增生，使红细胞数增多及红细胞内血红蛋白含量增加，增强血液携氧能力。

三、病理生理

高原病的基本病理学特征是细胞肿胀，脑、肺及外周血管常发生血小板、纤维蛋白栓子或静脉血栓。

1. **急性高原反应** 没有特征性病理学变化。

2. **高原肺水肿** 两肺重量明显增加、充血和水肿。在小气道和肺泡内有纤维蛋白渗出和透明膜形成，肺泡壁与毛细血管壁细胞膜变性，血管明显扩张、充血和通透性增强。肺中、小动脉和肺毛细血管有散在血栓形成。

3. **高原脑水肿** 肉眼可见大脑皮质和软脑膜充血，可有脑疝形成。镜下可见脑细胞及其间质水肿、脑组织点状出血，局部有毛细血管损害、红细胞淤滞和血小板聚集，部分脑细胞变性或坏死。

4. **慢性高原病** 右心室增大、室壁增厚和室腔扩张。镜下可见心肌细胞浊肿、心肌坏死灶、心肌纤维断裂和间质增生、水肿。右肺下动脉干扩张，肺动脉干弹性纤维消失，肺小动脉中层肌纤维肥大、结缔组织增生和肺细小动脉硬化。

四、临床表现

高原适应不全的速度和程度决定高原病发生的急缓和临床表现。

(一)急性高原病(acute mountain sickness)

急性高原病分为3种类型，彼此可互相交叉或并存。

1. **急性高原反应(acute high-altitude reaction)** 很常见。未适应者一天内进入高原地区后6～24小时发病，出现双侧额部疼痛、心悸、胸闷、气短、厌食、恶心和呕吐等。中枢神经系统症状与饮酒过量时表现相似。有些病例出现口唇和甲床发绀。通常在高原停留24～48小时后症状缓解，数天后症状消失。少数可发展成高原肺水肿和(或)高原脑水肿。

2. **高原肺水肿(high-altitude pulmonary edema)** 是常见且致命的高原病。通常在快速进入高原地区2～4天内发病，先有急性高原反应表现，继而心动过速、呼吸困难、干咳加重、端坐呼吸、咯白色或粉红色泡沫样痰，肺部可闻及干、湿性啰音。摄盐过多、快速攀登、过劳、寒冷、呼吸道感染、服用安眠药和有高原肺水肿既往史者较易发病。

3. **高原脑水肿(high-altitude cerebral edema)** 是罕见且严重的急性高原病。大多数进入高原地区1～3天后发病，表现剧烈头痛伴呕吐、精神错乱、共济失调、幻听、幻视、言语和定向力障碍，随着病情发展，出现步态不稳、嗜睡、木僵或昏迷，有的发生惊厥。

(二)慢性高原病(chronic mountain sickness)

慢性高原病又称Monge病，较少见。主要发生在久居高原或少数世居海拔4000m以上的人。有以下几种临床类型：

1. **慢性高原反应(chronic high altitude reaction)** 是指急性高原反应持续3个月以上不恢复者，表现头痛、头晕、失眠、记忆力减退、注意力不集中、心悸、气短、食欲减退、消化不良、手足麻木和颜面水肿，有时发生心律失常或短暂性昏厥。

2. **高原红细胞增多症** 是对高原缺氧的一种代偿性生理适应反应。红细胞计数超过7×10^{12}/L，血红蛋白在180g/L以上，血细胞比容超过60%。由于血黏滞度过高，可有脑血管微小血栓形成。患者常表现头晕、头痛、记忆力减退、失眠或短暂脑缺血发作，颜面发绀和杵状指。

3. **高原血压改变** 久居或世居高原者通常血压偏低(≤90/60mmHg)，常伴有头痛、头晕、疲倦和失眠等神经衰弱症状。血压升高时可诊断高原高血压，与原发性高血压病表现相似，但很少引起心和肾脏损害。少数高原高血压患者可转变为高原低血压。

4. **高原心脏病** 多见于高原出生的婴幼儿，成年人移居高原6～12个月后发病。主要表现为心悸、气短、胸闷、咳嗽、发绀、颈静脉怒张、心律失常、肝大、腹水和下肢水肿。有的患者间断出现睡眠呼吸暂停或打鼾。应与Pickwickian综合征鉴别。

五、辅助检查

(一)血液学检查

急性高原病患者可有轻度白细胞增多；慢性者红细胞计数超过7.0×10^{12}/L，血红蛋白浓度超过180g/L，血细胞比容超过60%。

(二)心电图检查

慢性高原心脏病患者表现电轴右偏、肺型P波、右心室肥厚或双侧心室肥厚、T波倒置和(或)右束支传导阻滞。

(三)胸部X线检查

高原肺水肿患者胸片显示双侧肺野弥散性斑片或云絮状模糊阴影。高原心脏病者表现肺动脉明显突出，右下肺动脉干横径≥15mm，右心室增大。

（四）肺功能检查

动脉血气分析：高原肺水肿患者表现低氧血症、低碳酸血症和呼吸性碱中毒；高原心脏病者表现：$PaCO_2$ 增高和低氧血症。慢性高原病患者肺活量减少，峰值呼气流速降低，每分通气量下降。右心导管检查肺动脉压、右房和右室压升高，PCWP 正常。

六、诊断和鉴别诊断

高原病的诊断依据：①进入海拔较高或高原地区后发病；②其症状与海拔高度、攀登速度及有无适应明显相关；③除外类似高原病表现的相关疾病；④氧疗或易地治疗明显有效。此外，不同临床类型高原病应与相关疾病鉴别：

1. **急性高原反应** 应与晕车和急性胃肠炎等鉴别。

2. **高原肺水肿** 应与肺炎、高原支气管炎、肺栓塞或梗死或气胸鉴别。如果出现肺水肿或 ARDS，应与心源性或其他非心源性肺水肿（如药物或神经源肺水肿）鉴别。

3. **高原脑水肿** 应与代谢或中毒脑病、脑血管意外和颅脑创伤鉴别。

4. **高原红细胞增多症** 主要与真性红细胞增多症鉴别，后者常见于中老年人，脾大明显，除红细胞增多外尚有白细胞和血小板增多，对氧疗和易地治疗无效。

七、治疗原则

（一）急性高原反应

1. **休息** 一旦考虑急性高原反应，症状未改善前，应终止攀登，卧床休息和补充液体。

2. **氧疗** 经鼻管或面罩吸氧（1～2L/min）后，几乎全部病例症状缓解。

3. **药物治疗** 头痛者应用阿司匹林、对乙酰氨基酚、布洛芬或普鲁氯哌嗪；恶心呕吐时，肌注丙氯拉嗪（甲哌氯丙嗪）；严重病例，口服地塞米松（4mg，每 6 小时一次），或联合应用地塞米松（4mg，每 12 小时一次）和乙酰唑胺（500mg，午后顿服）。

4. **易地治疗** 症状不缓解甚至恶化者，应尽快将患者转送到海拔较低的地区，即使海拔高度下降 300m，症状也会明显改善。

（二）高原肺水肿

1. **休息** 绝对卧床休息，采取半坐位或高枕卧位，注意保暖。

2. **氧疗** 应用通气面罩吸入 40%～50% 氧气（6～12L/min）可有效缓解呼吸急促和心动过速。有条件者应用便携式高压气囊治疗。

3. **易地治疗** 氧疗无效时，应立即转送到海拔较低的地区。大多数病例降低到海拔 3000m 以下地区两天后即可恢复。

4. **药物治疗** 不能及时转运的患者，舌下含化或口服硝苯地平（10mg，4 小时一次）降低肺动脉压和改善氧合作用减轻症状。出现快速房颤时，应用洋地黄和抗血小板药物（阿司匹林、双嘧达莫、噻氯匹啶或西洛他唑）。通常经上述治疗后，24～48 小时内恢复正常。

（三）高原脑水肿

治疗基本与急性高原反应和高原肺水肿相同。早期识别是成功治疗的关键。

1. **易地治疗** 如果出现共济失调，立即将患者转送到海拔较低的地区，海拔至少要下降 600m 以上。

2. **氧疗** 应用通气面罩吸入 40%～50% 氧气（2～4L/min）。不能转送者应行便携式高压气囊治疗。

3. **药物治疗** 地塞米松8mg，静脉注射，继之4mg，每6小时一次。同时静脉给予甘露醇和呋塞米（40～80mg）降低颅内高压。在最初24小时，尿量应保持在900ml以上。

4. **保持气道通畅** 昏迷患者注意保持气道通畅，必要时气管内插管。因该病患者常存在呼吸性碱中毒，故不宜过度通气。

（四）慢性高原病

1. **易地治疗** 在可能情况下，应转送到海平面地区居住。

2. **氧疗** 夜间给予低流量吸氧（1～2L/min）能缓解症状。

3. **药物治疗** 乙酰唑胺（125mg，2次/天）或醋酸甲羟孕酮（20mg，3次/天），能改善氧饱和度。

4. **静脉放血** 静脉放血可作为临时治疗措施。

八、预防

1. 进入高原前，应进行有关高原环境特点、生活常识及高原病防治知识方面的教育。

2. 有器质性疾病、严重神经衰弱或呼吸道感染患者，不宜进入高原地区。

3. 攀登高原前，进行适应性锻炼；进入高原过程中，坚持阶梯升高原则。如果不能阶梯上升，于攀登前24小时预防性服用乙酰唑胺（250mg，每8小时一次）和（或）地塞米松（4mg，每6小时一次）。

4. 进入高原后，避免剧烈运动，应减少劳动量及劳动强度，适应后逐渐增加劳动量。注意防冻保暖，避免烟酒和服用镇静催眠药，保证供给充分液体量。

九、预后

急性高原病经及时诊断和积极治疗，一般预后良好。高原肺水肿和高原脑水肿，延误诊断和治疗常可致死。高原肺水肿恢复者，再次进入相同高原环境时容易复发。慢性高原病患者转移到平原后，多在1～2个月内恢复，高原心脏病伴有肺动脉高压和右心室肥大者，一般不易恢复。

第七章

毒蛇咬伤

世界上有毒蛇近500种，我国至少有50种，常见的毒蛇主要有：①眼镜蛇科（眼镜蛇、眼镜王蛇、金环蛇、银环蛇）；②蝰蛇科分为蝰亚蛇科（蝰蛇），蝮亚蛇科（尖吻蝮、竹叶青和蝮蛇）；③海蛇科（海蛇）。长江以北以蝮蛇为常见，东南沿海有海蛇。全世界每年被毒蛇咬伤（venomous snake bite）致死者约有20 000～25 000人。被毒蛇咬伤机会较多的人群为农民、渔民、野外工作者和从事毒蛇研究人员。咬伤部位以手、臂、腿、足为常见。毒蛇咬伤以夏、秋两季为多见。

一、发病机制

（一）毒液释放机制

毒蛇口内有毒腺，由排毒管与牙相连。当毒蛇咬人时，毒腺收缩，蛇毒通过排毒管，经有管道或沟的牙，注入人体组织。毒腺内贮有蛇毒液约0.1～1.5ml，大蛇可有5ml，咬时约射出毒腺内贮量的一半。蛇毒液呈淡黄色、琥珀色、白色或无色。蛇毒成分复杂，干蛇毒约90%为蛋白质，主要为酶和非酶多肽毒素以及非毒蛋白质。

（二）蛇毒对伤口局部的作用

蛇毒中的神经毒可麻痹感觉神经末梢，引起肢体麻木；阻断运动神经与横纹肌之间的神经冲动，引起瘫痪。所含磷脂酶 A_2（phospholipase A_2）可促使释放组胺、5-羟色胺和缓动素，引起伤口局部组织水肿、炎症反应和疼痛；透明质酸酶（hyaluronidase）使局部炎症进一步扩展。蛋白质溶解酶破坏血管壁，引起出血，组织损伤或局部坏死。

（三）蛇毒对全身的作用

蛇毒成分比较复杂，一般分神经毒、血循毒和肌肉毒等。金环蛇、银环蛇、海蛇毒液以神经毒为主；蝰蛇、五步蛇、竹叶青、烙铁头等毒蛇以血循毒为主；眼镜蛇、眼镜王蛇及蝮蛇毒液兼有神经毒和血循毒（混合毒）。此外，海蛇和眼镜蛇还有非常剧烈的肌肉毒。

1. **神经毒** 具有神经肌肉传导阻滞作用，引起横纹肌弛缓性瘫痪，可导致呼吸机麻痹，最终导致周围性呼吸衰竭，为临床上主要致死原因。根据作用部位的不同，神经毒包括突触前神经毒和突触后神经毒。α银环蛇毒、眼镜王蛇毒均为突触后神经毒，可与运动终板乙酰胆碱受体结合，使乙酰胆碱失去作用，骨骼肌不能兴奋收缩；β银环蛇毒或蝮蛇毒是突触前神经毒，能抑制运动神经末梢释放神经递质乙酰胆碱。银环蛇毒含有两种神经毒，对神经肌肉接头的传导有双重阻断作用，故被伤后呼吸肌迅速出现麻痹。此外，神经毒可作用于自主神经系统，抑制颈动脉窦化学感受器，加重呼吸衰竭；兴奋肾上腺髓质中的神经受体，释放肾上腺素，使血压升高；胃肠道平滑肌兴奋性先增高，而后转向抑制，发生肠麻痹；

毒素还可以影响延髓血管运动中枢和呼吸中枢，导致休克和中枢性呼吸困难。

2. **血循毒** 凝血毒和抗凝血毒：蝰蛇和澳大利亚眼镜蛇蛇毒可激活X因子，在V因子、磷脂、钙离子参与下，使凝血酶原变成凝血酶。响尾蛇蛇毒可直接作用于纤维蛋白原，引起凝血。蝰蛇科大部分毒蛇的蛇毒中含有凝血酶样物质，使纤维蛋白原直接转变为纤维蛋白，有研究认为其在体外水解纤维蛋白原，使之凝聚，从而促进血液凝固，而在体内则水解纤维蛋白导致血纤维蛋白原水平下降，但不形成血凝块，表现为双重作用；另外还可抑制血小板黏附聚集，表现为抗凝作用。还有些蛇毒可溶解纤维蛋白原或抑制纤维蛋白活性；促使纤溶酶原转化成纤溶酶；组织V因子，阻抑凝血酶形成，最终导致出血。

出血毒和溶血毒：蛇毒中的蛋白水解酶能溶解组织蛋白，破坏肌肉组织，损伤血管壁，引起出血和组织坏死。蛇毒中磷脂酶 A_2 可使毛细血管内皮细胞肿胀、溶解，底膜中糖蛋白、纤维连接蛋白、Ⅳ型和Ⅴ型胶原及其基质成分分解，导致毛细血管壁的通透性增加，组织水肿、出血和坏死；蛇毒还可使红细胞膜上卵磷脂变成溶血卵磷脂，溶解红细胞膜，引起溶血。有些毒蛇的毒液还含有直接溶血因子，溶解红细胞膜，如蝰蛇、五步蛇毒液。

心脏血管毒：蛇毒中的蛋白水解酶能释放组胺和血管活性物质；磷脂酶 A_2 也能促释放组胺、5-羟色胺、肾上腺素、缓动素等，使血管扩张、血压下降，甚至休克。蛇毒中的心脏毒能损害心肌细胞结构和功能，使心肌变性、坏死，出现心律失常甚至心脏骤停。如眼镜蛇、蝰蛇等。

3. **肌肉毒** 主要包括肌肉毒素(膜毒素)、响尾蛇胺及其类似物、蛋白水解酶和磷脂酶 A_2。它们通过使肌细胞溶解、蛋白水解，引起组织坏死。中华眼镜蛇的肌肉毒主要引起局部组织坏死；海蛇的肌肉毒则能破坏全身骨骼肌细胞，引起肌肉疼痛、无力、肌红蛋白尿和高钾血症。

二、临床表现

眼镜蛇科和海蛇科的蛇毒分子小，咬后迅速进入受害者血液循环，因而发病很快；蝰蛇的蛇毒分子较大，缓慢地由淋巴系统吸收后才出现症状。眼镜蛇和烙铁头的蛇毒接触黏膜被吸收后可引起全身中毒。根据蛇毒的主要毒性作用，毒蛇咬伤的临床表现可归纳为以下4类：

（一）神经毒损害

被眼镜蛇咬伤后，局部伤口反应较轻，仅有微痒和轻微麻木、疼痛或感觉消失。约1～6小时后出现全身中毒症状。首先感到全身不适、四肢无力、头晕、眼花，继则胸闷、呼吸困难、恶心和晕厥。接着出现神经症状并迅速加剧，主要为眼睑下垂、视物模糊、斜视、语言障碍、咽下困难、流涎、眼球固定和瞳孔散大。重症患者呼吸由浅而快且不规则，最终出现中枢性或周围性呼吸衰竭。

（二）心脏毒和凝血障碍毒损害

被蝰蛇和竹叶青蛇咬伤后，症状大都在0.5～3小时出现。局部有红肿、疼痛，常伴有水疱、出血和坏死。肿胀迅速向肢体上端扩展，并引起局部淋巴结肿痛。全身中毒症状有恶心、呕吐、口干、出汗，少数患者尚有发热。美洲尖吻蝮蛇和亚洲蝰蛇咬伤后引起全身广泛出血，包括颅内和消化道出血。大量溶血引起血红蛋白尿，出现血压下降、心律失常、循环衰竭和急性肾衰竭。

（三）肌肉毒损害

被海蛇咬伤的局部仅有轻微疼痛，甚至无症状。约30分钟至数小时后，患者感觉肌肉疼痛、僵硬和进行性无力；腱反射消失、眼睑下垂和牙关紧闭。横纹肌大量坏死，释放钾离子引起严重心律失常；产生肌红蛋白可堵塞肾小管，引起少尿、无尿、导致急性肾衰竭。海蛇神经毒害的临床表现与眼镜蛇相似。

（四）混合毒损害

一些眼镜蛇、眼镜王蛇、蝰蛇、蝮蛇毒液兼有神经、心脏及出凝血障碍毒性，根据临床表现有时很难鉴别是哪一类毒蛇咬伤，这时注意要分清临床表现的主次。眼镜王蛇、泰国眼镜蛇咬伤以神经毒为主，并常常引起呼吸衰竭而致死；中华眼镜蛇咬伤以局部组织坏死为主，常常带来截肢和肢体功能障碍的后遗症；蝮蛇咬伤则以血循毒为主。

三、诊断

蛇咬伤的诊断一般并不困难，特别是已确认为某种蛇咬伤或已捕获到咬伤人的蛇，应鉴别系毒蛇咬伤或非毒蛇咬伤，参阅表 7-7-1 和图 7-7-1。用 ELISA 方法测定伤口渗液、血清、脑脊液和其他体液中的特异蛇毒抗原，约 15～30 分钟即可测得系何种蛇毒。毒蛇咬伤有时尚需与毒蜘蛛或其他昆虫咬伤鉴别。

表 7-7-1　毒蛇和非毒蛇咬伤的鉴别表

	毒蛇	非毒蛇
牙痕	2 个针尖大牙痕	2 行或 4 行锯齿状浅小牙痕
局部伤口	水肿、渗血、坏死	无
全身症状	神经毒	无
	心脏毒和凝血障碍	无
	出血	无
	肌毒	无

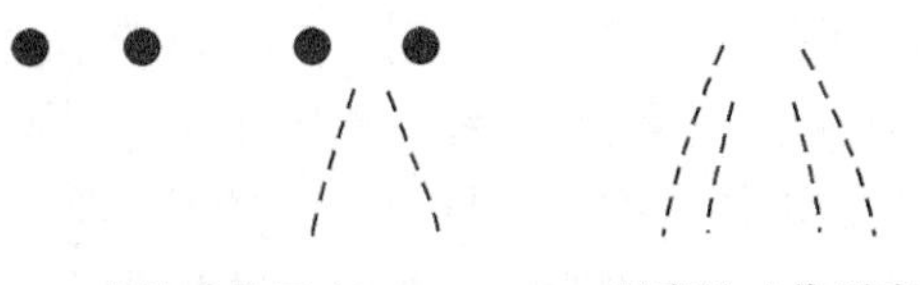

图 7-7-1　蛇咬伤的牙痕

四、治疗原则

被蛇咬伤，如不能确切排除毒蛇咬伤者，应按毒蛇咬伤观察和处理。密切注意患者的神志、血压、脉搏、呼吸、尿量和局部伤口等情况。要分秒必争抢救，被咬伤者要保持镇静，不要惊慌奔走，以免加速毒液吸收和扩散。

（一）局部处理

1. **绷扎**　被毒蛇咬伤的肢体应限制活动。在伤口上方的近心端肢体，伤口肿胀部位上方用绷带压迫，阻断淋巴回流（图 7-7-2），可延迟蛇毒扩散。避免用止血带，以免影响结扎远端肢体的血液供应，引起组织缺血性坏死。直至注射抗蛇毒血清或采取有效伤口局部清创措施后，方可停止绷扎。

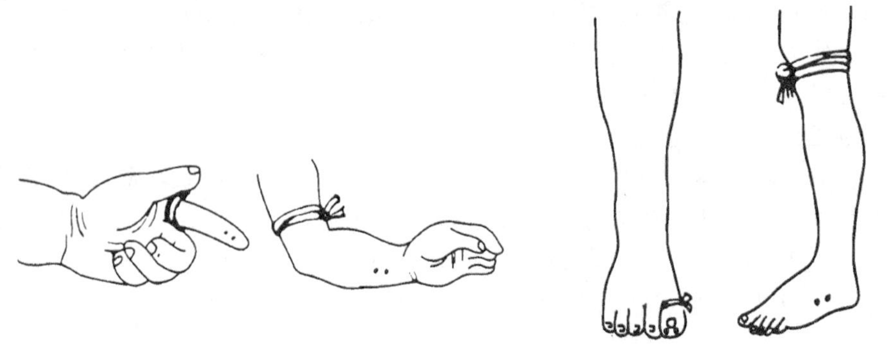

图 7-7-2　蛇咬伤的绷扎部位

2. **伤口清创**　为减少毒液吸收，将肢体放在低位。在伤口近心端有效绷扎后，局部伤口消毒，将留在组织中的残牙或针细心剔除。不要因绷扎和清创而延迟应用抗蛇毒血清。

3. **局部封闭**　早期局部处理有助于清除伤口残留的蛇毒，使蛇毒分解而失去毒性作用。用法为：糜、胰蛋白酶 4000U 以 2% 利多卡因 5ml 溶解，不足时可适当以生理盐水稀释至 10ml，在伤口及周围皮下进行浸润注射及伤处近心端作环形注射封闭。注射后严密观察病情，以防止过敏发生。

（二）抗蛇毒血清

抗蛇毒血清是中和蛇毒的解毒药，应尽早使用，在 20～30 分钟内使用更好。如确知何种毒蛇咬伤，首先选用单价抗蛇毒血清。不能确定时，选用多价抗蛇毒血清。抗蛇毒血清用前先做皮内试验，一般用静脉注射，肌注疗效差。过敏试验方法：取 0.1ml 抗血清，加 1.9ml 生理盐水稀释 20 倍，取 0.1ml 于前臂掌侧皮内注射，20～30 分钟后注射部位皮丘在 2cm 以内，且周围无红晕和蜘蛛足者为阴性。反应阴性者方可使用。皮内试验阳性患者如必须应用抗蛇毒血清时，应按常规脱敏，并同时用异丙嗪和糖皮质激素。各地所生产的抗蛇毒血清效价不一，通常剂量每次 3～5 支，先用 5% 葡萄糖溶液稀释，每支 10ml，然后加至 500ml 内，静脉滴注。我国精制抗蛇毒血清的一次剂量：精制蝮蛇抗毒血清 8000U，精制尖吻蝮蛇、银环蛇和眼镜蛇抗蛇毒血清均为 10 000U。国外，海蛇抗蛇毒血清 100ml，印度眼镜蛇多价特异抗蛇毒血清 100ml，尖吻蝮蛇多价特异抗蛇毒血清 40ml。抗蛇毒血清注射后见效迅速，患者可见血压逐步升高，神志渐渐清醒，约 30 分钟到数小时后神经症状和出血有好转。蛇毒的半衰期为 26～95 小时，因此抗蛇毒血清需用 3～4 天。约有 3%～54% 患者注射抗蛇毒血清 10 分钟到 3 小时后出现过敏反应。轻者有皮肤瘙痒、荨麻疹、咳嗽、恶心、呕吐、发热、心跳加快和自主神经功能紊乱；重者出现血压下降、气管痉挛、血管神经性水肿或休克。因此，在应用抗蛇毒血清前必须准备好肾上腺素、氢化可的松或地塞米松和抗组胺药物。一旦发生抗蛇毒血清过敏反应时，应立即停止抗蛇毒血清的注射，并肌内注射 0.1% 肾上腺素 0.5ml 或 0.5ml 加入葡萄糖溶液 20ml 内，静脉缓慢注射，10 分钟注射完毕。同时用琥珀酰氢化可的松 200mg 或地塞米松 10mg 静脉滴注；亦可肌注异丙嗪 25mg。

（三）中医中药治疗

临床实践证明中医中药在抢救毒蛇咬伤中有丰富的经验和实际的效果。我国毒蛇研制的中药制剂有广东蛇药、南通蛇药和上海蛇药等中成药，首次口服 10 片，以后每隔 4～6 小时服 5 片，3～5 天为一疗程。以选择当地蛇药为好。中医辨证论治毒蛇咬伤亦为各地所采用。

（四）并发症治疗

呼吸衰竭在毒蛇咬伤中出现早，发生率高，常需要数周到10周以上才能恢复。因此，应及时正确地应用人工呼吸机。休克、心力衰竭、急性肾衰竭及弥散性血管内凝血给予有效治疗。

（五）辅助治疗

1. **糖皮质激素** 糖皮质激素能抑制和减轻组织过敏反应和坏死，对减轻伤口局部反应和全身中毒症状均有帮助。每日剂量：氢化可的松200～400mg或地塞米松10～20mg，连续3～4天。

2. **防治感染** 蛇咬伤的伤口已被污染，故应给予抗生素和破伤风抗毒素1500U。

五、预防

预防蛇咬伤，重点应对多蛇地区的居民和被蛇咬伤机会较多的人群进行蛇生活习惯和蛇咬伤防治知识的宣传教育。农民、渔民、野外工作者和毒蛇研究人员要根据情况穿戴防护手套和靴鞋。对住宅周围的杂草、乱石要经常清理，使蛇无藏身之地。并有计划地按有关管理部门规定开展防蛇和捕蛇活动。

第八章
蜂螫伤

在我国，经常有毒蜂螫人事件的报道，世界上这种事例也屡见不鲜，更有不少人将其应用于军事方面，有意识地造成毒蜂螫伤事件。2005 年 9 月，陕西安康地区报道毒蜂螫人事件，仅安康市中心医院，就收治被毒蜂螫伤的重伤患者 41 例，其中 6 例死亡。本章就蜂毒的理化、毒理性质及毒蜂螫伤后的诊治与预防等方面作简要介绍。

螫人的蜂主要为蜜蜂、黄蜂、大黄蜂等。属膜翅目，其腹部末端生有螫刺，与体内的毒腺相连。蜂受惊或感到受威胁时可螫人。

一、毒理

组胺、5- 羟色胺及乙酰胆碱等是引起局部疼痛的主要物质。其局部作用可引起平滑肌及横纹肌收缩，小静脉和毛细血管扩张及通透性增加，导致局部皮肤红肿、灼痛、瘙痒和荨麻疹。激肽影响血压并对平滑肌起作用。神经毒素为 18 个氨基酸组成的肽类，对周围神经及中枢神经有毒性作用。溶血毒素是由 21 个氨基酸组成的肽类，可造成溶血、横纹肌溶解及凝血障碍，小剂量产生心肌兴奋作用，大剂量则抑制心肌。磷酸酶和透明质酸酶及抗原是重要的过敏原。黄蜂毒液的毒性反应较蜜蜂毒液的毒性反应发生迅速，损伤程度也较重，严重时导致血压下降、肺水肿、喉头水肿而休克，喉头水肿可致患者早期死亡。据报道，过敏性休克、喉头水肿、肺水肿是本病患者早期死亡的主要原因，蜂毒可引起溶血，也可直接或间接抑制、损害心肌而导致心肌缺血及心律失常，严重者如窦性心动过速可危及生命。已有研究表明蜂毒对免疫系统的影响主要表现为抑制作用，如蜂毒的某些成分对 LAK 细胞的增殖有明显的抑制作用，但对于免疫抑制状态的机体影响如何，尚未见报道。

二、临床表现

人被少数蜂螫后，局部即感灼痛或刺痛，很快出现红肿或风团，被螫处中央常有一小瘀点，甚至可出现水疱，一般无全身症状，皮疹可在数小时内消失。若被多数蜂螫某一部位，可引起大片肿胀，甚至坏死。重者可出现全身症状，对蜂毒过敏时可出现皮肤荨麻疹、鼻通气不畅、口唇及眼睑肿胀、喉痒水肿、呼吸困难、心率加快、恶心、呕吐、腹痛、腹泻等。严重者血压下降，发生过敏性休克，容易导致循环、呼吸衰竭。另有部分中毒者出现发热、全身疼痛、头痛、躁动不安、肌肉痉挛。黄蜂螫伤可能发生溶血，出现血红蛋白尿，严重者肾衰竭。伴有肝脏损害者可有黄疸和肝功能异常。中枢神经系统和周围神经系统发生脱髓鞘病变者则出现肌肉无力，或者周围神经炎表现。如果被大量蜂螫在头面部等重要部位，尤其是直接刺入血管内或多处同时受蜇时，可引起中毒、休克、抽搐、昏迷、心力衰竭、哮喘、呼吸困难等严重全身症状，甚至导致死亡。

三、治疗原则

被蜂蜇伤后，其毒针会留在皮肤内，治疗原则为尽快处理伤口，吸出毒汁，治疗过敏反应，重者防治休克。一旦发生休克，在通知急救中心或前往医院的途中，要注意保持呼吸畅通，给氧并补充血液灌注，若有呼吸或心脏骤停则进行人工呼吸、心脏按压等急救处理。

1. 局部治疗

（1）伤口残留毒刺的立即拔出或用针挑出，但勿挤压蜇伤处，以免增加毒液的吸收。如为蜜蜂蜇伤，因其毒液为酸性，可用肥皂水、3% 氨水或 5% 碳酸氢钠液涂敷蜇伤局部；黄蜂蜂毒与蜜蜂蜂毒不一样，为弱碱性，所以局部可用食醋或 1% 醋酸擦洗伤处。

（2）肿胀者可用 5% 碳酸氢钠等冷湿敷或放置冰袋，以消肿止痛，外涂皮质激素软膏。

（3）局部疼痛明显者，可用 2% 普鲁卡因液或 1% 吐根碱液 3ml，蜇伤处皮下注射。

2. 全身治疗

（1）抗组胺药物应用，如口服苯海拉明每次 25～50mg，每日 3 次，或扑尔敏每次 4mg，每日 3 次；重者可口服强的松每次 10mg，每日 3 次；重度患者不能口服者，可将地塞米松 10～20mg 或氢化可的松 200～300mg，加入 5% 葡萄糖注射液 500～1000ml 中静滴。

（2）遇有休克及中毒症状严重者，如因过敏性休克发生心跳呼吸停止的则应进行心肺复苏，喉头水肿者及时进行气管插管，急性肾衰竭应进行 CRRT 治疗。

四、预防

1. 野外活动者应注意个人防护，最好穿戴浅色光滑的长袖衣裤，因为蜂类的视觉系统对深色物体在浅色背景下的移动非常敏感。

2. 注意周围环境，发现蜂巢应绕行，不要过于“亲近”，不可惊吓蜂群。

3. 如果无意误惹了蜂群，而招至攻击，唯一的办法是用衣物保护好自己的头颈，反向逃跑或原地趴下。千万不要试图反击，否则只会招致更多的攻击，发生危险。

4. 如果不幸已被蜂蜇伤，可用针或镊子挑出蜂刺，但不要挤压，以免剩余的毒素进入体内。可用冷水浸透毛巾敷在伤处，减轻肿痛，最后到医院处理。

5. 城市中如果发现蜂巢时，不必慌张，可以向消防部门求助。一般建巢初的蜂巢较小、蜂群数量较少，是灭蜂的最佳时期；晚上，蜂群栖息在巢内，不太活动，此时灭蜂效果较好；而冬天和早春的蜂巢一般为空巢，危险性小。同时，也要注意合理处理生活垃圾，夏、秋两季，城市垃圾中的水果、饮料和甜食往往会吸引蜂群觅食、筑巢，所以要将这些垃圾密封在垃圾袋中。

第九章
犬 咬 伤

犬咬伤，指被狗牙咬入了肉，特别是指被狗牙咬入而形成创面或创口。犬咬伤对人的危害极大，因为狗的牙齿存在着各种病菌和病毒，很容易通过伤口侵入人体，引发狂犬病，狂犬病致人死亡率极高。所以被狗咬伤绝不能轻视，必须采取紧急处理措施。

一、犬咬伤的紧急处理

1. 局部伤口的处理

(1) 皮肤咬伤部位完好，不需要清创。

(2) 对犬咬伤后不管是皮肤的轻度擦伤、抓伤或破损皮肤被舔舐，还是累及肌肉、组织、血管、肌腱、关节等深部组织，均应对伤口进行彻底清洗，用清水（至少 1000ml）及肥皂水反复冲洗伤口至少半小时，再用 75% 酒精反复消毒，最后涂上碘酒。

(3) 除伤及大血管需要紧急止血处理外，对伤口不予包扎及缝合。如伤及大血管需要缝合包扎时，应以不妨碍引流，保证充分冲洗和消毒为前提，做抗血清处理后即可缝合。

2. 狂犬病疫苗的使用

(1) 皮肤咬伤部位完好无出血，不需要注射狂犬病疫苗。

(2) 轻度擦伤，抓伤或破损皮肤被舔舐等的伤口，需尽早注射狂犬病疫苗。首次注射疫苗的最佳时间是被咬伤后的 48 小时内。分别于第 0 天、3 天、7 天、14 天、28 天各于三角肌或股前肌（儿童）肌内注射 1 支疫苗。如果因故未及时注射疫苗，应本着越早越好的原则及时补充注射。

3. 抗狂犬病被动免疫制剂的应用 对犬咬伤累及深部肌肉、组织、血管、肌腱、关节等组织及颜面部较深的伤口，除彻底清创、注射狂犬病疫苗外，尚需注射人狂犬病免疫球蛋白。其用法为：人狂犬病免疫球蛋白（HRIG）20U/kg，半量用于伤口周围浸润注射，余量肌内注射。

4. 并发症的处理

(1) 对犬咬伤口较深、污染严重者，应予及时、彻底清创及消毒后酌情使用抗生素预防感染。

(2) 对伤口较小且深、污染严重等犬咬伤口，应于 24 小时之内注射破伤风抗毒素预防破伤风。

(3) 对患有心肺等基础疾病的犬咬伤患者，应积极维持呼吸、循环等生命体征平稳。

二、狂犬病的预防

1. 普及犬咬伤的急救自救知识。

2．规范管理犬类，按时预防接种。尽量不挑逗犬类，尤其要加强对流浪狗的监管。不要轻易尝试逗狗玩，因为狗被激惹可能会伤人。

3．一旦被狗咬伤，及时清理伤口创面；根据病情，及时注射狂犬病疫苗或狂犬病免疫球蛋白，必要时使用抗生素预防感染。

4．主动免疫人类二倍体细胞疫苗（HDCV），分别于伤后0天、3天、7天、14天、28天进行肌内注射，每次1ml。

5．被动免疫人抗狂犬病免疫球蛋白（HRIG）20U/kg，半量用于伤口周围浸润注射，余量肌内注射。

6．狂犬病潜伏期长短不一，有的长达十余年，死亡率高达99%，故犬咬伤一旦发生，应及时就医。

第十章
横纹肌溶解综合征

横纹肌溶解（rhabdomyolysis）综合征是指一系列影响横纹肌细胞膜、膜通道及其能量供应的多种遗传性或获得性疾病导致的横纹肌损伤，细胞膜完整性改变，细胞内容物（如肌红蛋白、肌酸激酶、小分子物质等）漏出，多伴有急性肾衰竭及代谢紊乱。

一、病因

横纹肌溶解综合征的病因十分复杂，国外有人研究指出获得性病因就有190余种，遗传性相关的病因40余种，常见的原因有过量运动、肌肉挤压伤、缺血、代谢紊乱（低钾血症、甲状腺功能减退、糖尿病酮症酸中毒）、极端体温（高热、低热）、药物、毒物、自身免疫、感染等。常见的遗传相关因素如：肌酸磷酸化酶缺陷，肉毒碱棕榈酰基转移酶II缺乏等病因。

二、发病机制

横纹肌缺血损伤和ATP耗竭、肌浆网钙调节受损、低钾、组织氧化应激。其中肌红蛋白对于肾脏的直接损伤是导致急性肾衰竭的最直接原因。

三、病理生理

横纹肌溶解所致急性肾衰竭的病理特征为急性肾小管坏死，发生机制：①肾小管堵塞；②小管氧化物损伤；③肾缺血（包括血管收缩及低血容量）。

四、临床表现

表现为肌肉的疼痛、压痛、肿胀及无力等肌肉受累的情况，亦可有发热、全身乏力、白细胞和（或）中性粒细胞比例升高等炎症反应的表现，尿外观：呈茶色或红葡萄酒色尿。本病大约30%会出现急性肾衰竭，当急性肾衰竭病情较重时，可见少尿、无尿及其他氮质血症的表现。

五、辅助检查

1. **血液检查** 生化检查示血清肌酶及其他肌酶（肌酸激酶，转氨酶、醛缩酶、乳酸脱氢酶等）增高；肌酐、尿素氮、尿酸水平升高，高钾、高磷，代谢性酸中毒；可伴血小板减少及弥散性血管内凝血等血液系统异常；肌红蛋白血症。

2. **尿液检查** 肌红蛋白尿，尿常规：常有蛋白尿；尿沉渣：无红细胞或少量红细胞、颗粒管型，尿肌红蛋白升高，尿二羧基酸排泄。

3. **肌肉检查**

（1）骨 ^{99}TcMDP 显像受累肌肉高摄取。

（2）MRI 检查受累肌肉肿胀且 T_1、T_2 相均为高信号。

（3）肌电图受累部位肌源性损伤。

4. **心电图检查** 重点检查高血钾对心肌的损害。

六、诊断

对于有明确病因，根据以上临床和实验室特点不难诊断。

（一）高度怀疑

1. **有典型病史** 包括可疑病因、肌肉表现及尿色改变。

2. **尿常规** 有“血”，但镜检无红细胞或少量红细胞。

3. **血清肌酶** 高于正常值 5 倍，通常肌酸激酶（CK）> 10 000U/L，乳酸脱氢酶等也升高，但无明显心脏疾病或同工酶也升高提示为骨骼肌来源。

（二）确诊有赖于血或尿的肌红蛋白的测定

1. 免疫化学法最敏感。

2. 放免法正常水平：血肌红蛋白为 3～80ng/ml，尿为 3～20ng/ml。

3. 尿肌红蛋白浓度≥250μg/ml（对应于约 100g 肌肉损伤），则尿液颜色明显改变。

4. 部分病例血或尿中的肌红蛋白增多并不能被及时检测到，因为横纹肌溶解后肌红蛋白释放早，肾功能正常时清除快，即亚临床型横纹肌溶解。

七、鉴别诊断

应注意与其他导致肌无力的疾病鉴别。如：非坏死性急性肌病、严重疾病性肌病、皮肌炎、周期性麻痹、吉兰 - 巴雷综合征等疾病。

八、治疗原则

主要目的：保护肾功能。

1. **稳定患者生命体征** 注意出入量的监测。

2. **去除横纹肌溶解的诱因** 避免加重横纹肌肌溶解的危险因素。

3. **预防急性肾小管坏死** ①容量复苏；②碱化尿液；③应用抗氧化剂保护肾小管细胞；④血液透析或血液滤过，若已发生急性肾衰则可能需要肾替代治疗直至肾功能恢复。

4. **其他并发症的治疗**。

第八篇

感染性疾病

第一章

破　伤　风

破伤风是破伤风梭菌经由皮肤或黏膜伤口侵入人体，在缺氧环境下生长繁殖，产生毒素而引起阵发性肌痉挛的一种特异性感染。破伤风潜伏期通常为 7～8 天，可短至 24 小时或长达数月、数年。潜伏期短者，预后越差。约 90% 的患者在受伤后 2 周内发病，偶见患者在摘除体内存留多年的异物后出现破伤风症状。

一、病因

破伤风（tetanus）是常和创伤相关联的一种特异性感染。除了可能发生在各种创伤后，还可能发生于不洁条件下分娩的产妇和新生儿。病菌是破伤风梭菌，为专性厌氧，革兰染色阳性。平时存在于人畜的肠道，随粪便排出体外，以芽胞状态分布于自然界，尤以土壤中为常见。此菌对环境有很强的抗力，能耐煮沸。创伤伤口的污染率很高，战场中污染率可达 25%～80%。但破伤风发病率只占污染者的 1%～2%，提示发病必须具有其他因素，主要因素就是缺氧环境。创伤时，破伤风梭菌可污染深部组织（如盲管外伤、深部刺伤等）。如果伤口外口较小，伤口内有坏死组织、血块充塞，或填塞过紧、局部缺血等，就形成了一个适合该菌生长繁殖的缺氧环境。如果同时存在需氧菌感染，后者将消耗伤口内残留的氧气，使本病更易于发生。

二、病理生理

在缺氧环境中，破伤风梭菌的芽胞发育为增殖体，迅速繁殖并产生大量外毒素，主要是痉挛毒素引致病人一系列临床症状和体征。菌体及其外毒素，在局部并不引起明显的病理改变，伤口甚至无明显急性炎症或可能愈合。但痉挛毒素吸收至脊髓、脑干等处，与联络神经细胞的突触相结合，抑制突触释放抑制性传递介质。运动神经元因失去中枢抑制而兴奋性增强，致使随意肌紧张与痉挛。破伤风毒素还可阻断脊髓对交感神经的抑制，致使交感神经过度兴奋，引起血压升高、心率增快、体温升高、自汗等。

三、临床表现

一般有潜伏期，通常是 7 天左右，个别病人可在伤后 1～2 日就发病。潜伏期越短者，预后越差。还有在伤后数月或数年因清除病灶或异物而发病的。前躯症状是全身乏力、头晕、头痛、咀嚼无力、局部肌肉发紧、扯痛、反射亢进等。典型症状是在肌紧张性收缩（肌强直、发硬）的基础上，阵发性强烈痉挛，通常最先受影响的肌群是咀嚼肌，随后顺序为面部表情肌、颈、背、腹、四肢肌，最后为膈肌。相应出现的征象为：张口困难（牙关紧闭）、皱眉、口角下缩、咧嘴“苦笑”、颈部强直、头后仰；当背、腹肌同时收缩，因背部肌群较为有力，躯干因而扭曲成弓、结合颈、四肢的屈膝、弯肘、半握拳等痉挛姿态，形成“角弓反张”或“侧弓反张”；膈肌受影响后，发作时面唇青紫，通气困难，可出现呼吸暂停。上述发作可因轻微的刺激，如光、声、接触、饮水等而诱发。间隙期长短不一，发作频繁者，常示病情严重。发作时神志清楚，表情痛苦，每次发作时间由数秒至数分钟不等。强烈的肌痉挛，可使肌断裂，甚至发生骨折。膀胱括约肌痉挛可引起尿潴留。持续的呼吸肌和膈肌痉挛，可造成呼吸骤停。患者死亡原因多为窒息、心力衰竭或肺部并发症。

病程一般为 3～4 周，如积极治疗、不发生特殊并发症者，发作的程度可逐步减轻，缓解期平均约 1 周。但肌紧张与反射亢进可继续一段时间；恢复期间还可出现一些精神症状，如幻觉，言语、行动错乱等，但多能自行恢复。

少数病人可仅表现为受伤部位肌持续性强直，可持续数周或数月，预后较好。新生儿患此病时，因肌肉纤弱而症状不典型，表现为不能啼哭和吸乳，少活动，呼吸弱或困难。

四、诊断与鉴别诊断

实验室检查很难诊断破伤风，因脑脊液检查可以正常，伤口厌氧菌培养也难发现该菌。但破伤风的症状比较典型，诊断主要根据临床表现。凡有外伤史，不论伤口大小、深浅，如果伤后出现肌紧张、扯痛，张口困难、颈部发硬、反射亢进等，均应考虑此病的可能性。

需要与下列疾病鉴别：①化脓性脑膜炎：虽有“角弓反张”状和颈项强直等症状，但无阵发性痉挛；有剧烈头痛、高热、喷射性呕吐、神志有时不清；脑脊液检查有压力增高、白细胞计数增多等；②狂犬病：有被疯狗、猫咬伤史，以吞咽肌抽搐为主。喝水不能下咽，并流大量口涎，病人听见水声或看见水，咽肌立即发生痉挛；③其他：如颞下颌关节炎、子痫、癔病等。

五、治疗原则

破伤风是一种极为严重的疾病，死亡率高，尤其是新生儿和吸毒者，为此要采取积极的综合治疗措施，包括清除毒素来源，中和游离毒素，控制和解除痉挛，保持呼吸道通畅和防治并发症等。

1．凡能找到伤口，伤口内存留坏死组织、引流不畅者，应在抗毒血清治疗后，在良好麻醉、控制痉挛下进行伤口处理、充分引流，局部可用 3% 过氧化氢溶液冲洗。有的伤口看上去已愈合，应仔细检查痂下有无窦道或死腔。

2．抗毒素的应用，目的是中和游离的毒素。所以只在早期有效，毒素已与神经组织结合，则难收效。一般用量是 1 万～6 万单位，分别由肌内注射与静脉滴入。静脉滴入应稀释于 5% 葡萄糖溶液中，缓慢滴入。用药前应作皮内过敏试验。连续应用或加大剂量并无意义，且易致过敏反应和血清病。破伤风人体免疫球蛋白在早期应用有效，剂量为 3000～6000U，一般只用一次。

3．病人入院后，应住隔离病室，避免光、声等刺激；避免骚扰病人。据情可交替使用镇静、解痉药物，以减少病人的痉挛和痛苦。可供选用的药物有：10% 水合氯醛，保留灌肠量每次 20～40ml，苯巴比妥钠肌内注射，每次 0.1～0.2g，地西泮 10～20mg 肌内注射或静脉滴注，一般每日一次。病情较重者，可用冬眠 1 号合剂（由氯丙嗪、异丙嗪各 50mg，哌替啶 100mg 及 5% 葡萄糖 250ml 配成）静脉缓慢滴入，但低血容量时忌用。痉挛发作频繁不易控制者，可用 2.5% 硫喷妥钠缓慢静注，每次 0.25～0.5g，但要警惕发生喉头痉挛和呼吸抑制。

用于已作气管切开者比较安全。但新生儿破伤风要慎用镇静解痉药物，可酌情用洛贝林、尼可刹米（可拉明）等。

4．注意防治并发症。主要并发症在呼吸道，如窒息、肺不张、肺部感染；防止发作时掉下床、骨折、咬伤舌等。对抽搐频繁、药物又不易控制的严重病人，应尽早进行气管切开，以便改善通气，清除呼吸道分泌物，必要时可进行人工辅助呼吸。还可利用高压氧舱辅助治疗。气管切开病人应注意作好呼吸道管理，包括气道雾化、湿化、冲洗等。要定时翻身、拍背，以利排痰，并预防压疮。必要时专人护理，防止意外；严格无菌操作，防止交叉感染。已并发肺部感染者，根据菌种选用抗生素。

5．由于病人不断阵发痉挛，出大汗等，故每日消耗热量和水分丢失较多。因此要十分注意营养（高热量、高蛋白、高维生素）补充和水与电解质平衡的调整。必要时可采用中心静脉肠外营养。

青霉素 80 万～100 万单位，肌内注射，每 4～6 小时 1 次，或大剂量静脉滴注，可抑制破伤风梭菌。也可给甲硝唑 2.5g/d，分次口服或静脉滴注，持续 7～10 天。如伤口有混合感染，则相应选用抗菌药物。

六、预防

破伤风是可以预防的疾患。由于破伤风梭菌是厌氧菌，其生长繁殖必须有缺氧的环境。因此，创伤后早期彻底清创，改善局部循环，是预防破伤风发生的关键；此外，还可通过人工免疫，产生较稳定的免疫力。人工免疫有主动和被动两种方法。主动免疫法目前尚难推广，临床常用被动免疫。

对伤前未接受主动免疫的伤员，尽早皮下注射破伤风抗毒素（TAT）1500～3000U。因为破伤风的发病有一潜伏期，尽早注射有预防作用，但其作用短暂，有效期为 10 日左右，因此，对深部创伤，潜在厌氧菌感染可能的病人，可在 1 周后追加注射一次量。

抗毒素易发生过敏反应，注射前必须进行皮内敏感试验。如过敏，应按脱敏法注射。

第二章

狂　犬　病

狂犬病(rabies)又名恐水症(hydrophobia),是由狂犬病病毒(rabies virus)引起的一种侵犯中枢神经系统为主的急性人兽共患传染病。狂犬病病毒通常由病兽通过唾液以咬伤方式传给人。临床表现为特有的恐水、怕风、恐惧不安、咽肌痉挛、进行性瘫痪等。迄今为止,一旦发病,病死率达100%。

一、病原学

狂犬病病毒属弹状病毒科(Rhabdoviridae)拉沙病毒属(Lyssavirus),形似子弹,大小大约75nm×180nm,病毒中心为单股负链RNA,外面为核衣壳和含脂蛋白及糖蛋白的包膜。病毒易被紫外线、苯扎溴铵(新洁尔灭)、碘酒、高锰酸钾、乙醇、甲醛等灭活,加热100℃,2分钟可灭活。病毒可接种于鸡胚、鼠脑等,也可在地鼠肾细胞、人二倍体细胞培养中增殖、传代。从患者或患病动物直接分离得到的病毒称为野毒株(wild virus)或街毒株(street strain),致病力强,能在唾液腺中繁殖。街毒株在动物脑内传代50代后其毒力减弱,对人和犬失去致病力,但仍然保持其免疫原性,可供制备疫苗,称为固定毒株(fixed strain)。

狂犬病病毒含5个结构基因,为G、N、L、P和M基因,分别编码糖蛋白、核蛋白、转录酶大蛋白、磷蛋白和基质蛋白。糖蛋白能与乙酰胆碱受体结合,决定了狂犬病病毒的嗜神经性;能刺激抗体产生保护性免疫反应,核蛋白是荧光免疫法检测的靶抗原,有助于临床诊断。

二、流行病学

(一)传染源

带狂犬病病毒的动物是本病的传染源,我国狂犬病的主要传染源是病犬,其次为猫、猪、牛、马等家畜。在发达国家地区由于对流浪狗控制及对家养狗的强制免疫,蝙蝠、浣熊、臭鼬、狼、狐狸等野生动物成为主要传染源。

一般来说,狂犬病患者不是传染源,不形成人与人之间的传染,因其唾液中所含病毒量较少。一些貌似健康的犬或其他动物的唾液中也可带病毒,也能传播狂犬病。

(二)传播途径

病毒主要通过咬伤传播,也可由带病毒犬的唾液,经各种伤口和抓伤、舔伤的黏膜和皮肤入侵,少数可在宰杀病犬、剥皮、切割等过程中被感染。蝙蝠群居洞穴中的含病毒气溶胶也可经呼吸道传播。器官移植也可传播狂犬病。

(三)易感人群

人群普遍易感,兽医与动物饲养员尤其易感。人被病犬咬伤后发病率为15%~20%。

被病兽咬伤后是否发病与下列因素有关：

1. 咬伤部位　头、面、颈、手指处被咬伤后发病机会多。
2. 咬伤的严重性　创口深而大者发病率高。
3. 局部处理情况　咬伤后迅速彻底清洗者发病机会较少。
4. 及时、全程、足量注射狂犬病疫苗和免疫球蛋白者发病率低。
5. 被咬伤者免疫功能低下或免疫缺陷者发病机会多。

三、发病机制与病理解剖

狂犬病病毒自皮肤或黏膜破损处入侵人体后，对神经组织有强大的亲和力，致病过程可分3个阶段：

1. **组织内病毒小量增殖期**　病毒先在伤口附近的肌细胞小量增殖，在局部可停留3天或更久，然后入侵人体近处的末梢神经。

2. **侵入中枢神经期**　病毒以较快的速度沿神经的轴突向中枢神经作向心性扩展，至脊髓的背根神经节大量繁殖，入侵脊髓并很快到达脑部。主要侵犯脑干、小脑等处的神经细胞。

3. **向各器官扩散期**　病毒从中枢神经向周围神经扩展，侵入各器官组织，尤以唾液腺、舌部味蕾、嗅神经上皮等处病毒量较多。

由于迷走、舌咽及舌下脑神经核受损，致吞咽肌及呼吸肌痉挛，出现恐水、吞咽和呼吸困难等症状。交感神经受累时出现唾液分泌和出汗增多。迷走神经节、交感神经节和心脏神经节受损时，可引起患者心血管功能紊乱或者猝死。

病理变化主要为急性弥漫性脑脊髓炎，以大脑基底面海马回和脑干部位（中脑、脑桥和延髓）及小脑损害最为明显。外观有充血、水肿、微小出血等。镜下脑实质有非特异的神经细胞变性与炎性细胞浸润。具有特征性的病变是嗜酸性包涵体，称内基小体（negri body），为狂犬病病毒的集落，最常见于海马以及小脑浦肯野细胞（purkinje cell）中。该小体位于细胞质内，呈圆形或椭圆形，直径3～10μm，染色后呈樱桃红色，具有诊断意义。

四、临床表现

潜伏期长短不一，大多在3个月内发病，潜伏期可长达10年以上，潜伏期长短与年龄、伤口部位、伤口深浅、入侵病毒数量和毒力等因素相关。典型临床经过分为以下3期：

（一）前驱期

常有低热、倦怠、头痛、恶心、全身不适，继而恐惧不安、烦躁失眠，对声、光、风等刺激敏感而有喉头紧缩感。具有诊断意义的早期症状是在愈合的伤口及其神经支配区有痒、痛、麻及蚁走等异样感觉，发生于50%～80%的病例。本期持续2～4天。

（二）兴奋期

表现为高度兴奋、恐惧不安、恐水、恐风。体温常升高（38～40℃甚至超过40℃）。恐水为本病的特征，但不一定每例都有。典型患者虽渴极而不敢饮，见水、闻流水声、饮水或仅提及饮水时均可引起咽喉肌严重痉挛。外界多种刺激如风、光、声也可引起咽肌痉挛。常因声带痉挛伴声嘶、说话吐词不清，严重发作时可出现全身肌肉阵发性抽搐，因呼吸肌痉挛致呼吸困难和发绀。患者常出现流涎、多汗、心率快、血压增高等交感神经功能亢进表现。因同时有吞咽困难和过度流涎而出现“泡沫嘴”。患者神志多清晰，可出现精神失常、幻视、幻听等。本期大约1～3天。

（三）麻痹期

患者肌肉痉挛停止，进入全身弛缓性瘫痪，患者由安静进入昏迷状态。最后因呼吸、循环衰竭死亡。该期持续时间较短，一般6～18小时。

本病全程一般不超过6天。除上述狂躁型表现外，尚有以脊髓或延髓受损为主的麻痹型（静型）。该型患者无兴奋期和典型的恐水表现，常见高热、头痛、呕吐、腱反射消失，肢体软弱无力，共济失调和大、小便失禁，呈横断性脊髓炎或上行性麻痹等症状，最终因全身弛缓性瘫痪死亡。

五、并发症

可并发肺炎、气胸、纵隔气肿、心律失常、心功能衰竭、动静脉栓塞、上消化道出血、急性肾衰竭等。

六、辅助检查

（一）血、尿常规及脑脊液

外周血白细胞总数轻至中度增多，中性粒细胞一般占80%以上。尿常规可发现轻度蛋白尿，偶有透明管型。脑脊液压力稍增高，细胞数轻度增高，一般不超过200×10^6/L，以淋巴细胞为主，蛋白轻度增高，糖及氯离子正常。

（二）病原学检查

1. **抗原检查** 可取患者的脑脊液或唾液直接涂片、角膜印片或咬伤部位皮肤组织或脑组织通过免疫荧光法检测抗原，阳性率可达98%。此外，还可使用快速狂犬病酶联免疫吸附法检测抗原。

2. **病毒分离** 取患者的唾液、脑脊液、皮肤或脑组织进行细胞培养或用乳小白鼠接种法分离病毒。

3. **内基小体检查** 动物或死者的脑组织作切片染色，镜检找内基小体，阳性率为70%～80%。

4. **核酸测定** 取新鲜唾液和皮肤组织活检行反转录-聚合酶链反应（RT-PCR）法测定狂犬病病毒RNA。

（三）抗体检查

存活1周以上者做血清中和试验或补体结合试验检测抗体，效价上升者有诊断意义。此外，中和抗体还是评价疫苗免疫力的指标。国内多采用酶联免疫吸附试验（ELISA）检测血清中特异性抗体，该抗体仅在疾病晚期出现。

七、诊断

依据有被狂犬或病兽咬伤或抓伤史。出现典型症状如恐水、怕风、咽喉痉挛，或怕光、怕声、多汗、流涎和咬伤处出现麻木、感觉异常等即可作出临床诊断。确诊有赖于检查病毒抗原，病毒核酸或尸检脑组织中的内基小体。

八、鉴别诊断

本病需与破伤风、病毒性脑膜脑炎、脊髓灰质炎等鉴别。

九、治疗原则

狂犬病发病以后以对症支持等综合治疗为主。

（一）隔离患者

单室严格隔离患者，防止唾液污染，尽量保持患者安静，减少光、风、声等刺激。

（二）对症治疗

对症治疗包括加强监护，镇静，解除痉挛，给氧，必要时气管切开，纠正酸中毒，补液，维持水、电解质平衡，纠正心律失常，稳定血压，出现脑水肿时给予脱水剂等。

（三）抗病毒治疗

临床上曾应用α-干扰素、阿糖腺苷、大剂量人抗狂犬病免疫球蛋白治疗，均未获成功。还需进一步研究有效的抗病毒治疗药物。

十、预后

狂犬病是所有传染病中最凶险的病毒性疾病，一旦发病，病死率达100%。

十一、预防

（一）管理传染源

以犬的管理为主。捕杀野犬，管理和免疫家犬，并实行进出口动物检疫等措施。病死动物应予焚毁或深埋处理。

（二）伤口处理

应用20%肥皂水或0.1%苯扎溴铵（新洁尔灭）彻底冲洗伤口至少半小时，力求去除狗涎，挤出污血。彻底冲洗后用2%碘酒或75%酒精涂擦伤口，伤口一般不予缝合或包扎，以便排血引流。如有抗狂犬病免疫球蛋白或免疫血清，则应在伤口底部和周围行局部浸润注射。此外，尚需注意预防破伤风及细菌感染。

（三）预防接种

疫苗接种可用于暴露后预防，也可用于暴露前预防。我国为狂犬病流行地区，凡被犬咬伤者，或被其他可疑动物咬伤、抓伤者，或医务人员的皮肤破损处被狂犬病患者唾液沾污时均需作暴露后预防接种。暴露前预防主要用于高危人群，即兽医、山洞探险者，从事狂犬病病毒研究人员和动物管理人员。世界卫生组织（world health organization，WHO）推荐使用的疫苗如下：

（1）人二倍体细胞疫苗，价格昂贵。

（2）原代细胞培养疫苗，包括地鼠肾细胞疫苗、狗肾细胞疫苗和鸡胚细胞疫苗等。

（3）传代细胞系疫苗，包括Vero细胞（非洲绿猴肾传代细胞）疫苗和BHK细胞（Baby Hamster Kidney cell，幼仓鼠肾细胞）疫苗。

我国批准的有地鼠肾细胞疫苗、鸡胚细胞疫苗和Vero细胞疫苗，暴露前预防：接种3次，每次1ml，肌内注射，于0天、7天、28天进行；1～3年加强注射一次。暴露后预防：接种5次，每次2ml，肌内注射，于0天、3天、7天、14天和28天完成；如严重咬伤，可全程注射10针，于当天至第6天每天一针，随后于10天、14天、30天、90天各注射一针。部分Vero细胞疫苗可应用2-1-1免疫程序：于0天在左右上臂三角肌肌内各注射一剂（共两剂），幼儿可在左右大腿前外侧区肌内各注射一剂（共两剂），7天、21天各注射本疫苗1剂，全程免疫共注射

4 剂，儿童用量相同。对下列情形之一的建议首剂狂犬病疫苗剂量加倍给予：①注射疫苗前1 个月内注射过免疫球蛋白或抗血清者；②先天性或获得性免疫缺陷患者；③接受免疫抑制剂（包括抗疟疾药物）治疗的患者；④老年人及患慢性病者；⑤暴露后 48 小时或更长时间后才注射狂犬病疫苗的人员。

常用的制品有人抗狂犬病病毒免疫球蛋白（human anti-rabies immunoglobulin，HRIG）和抗狂犬病马血清两种，以人抗狂犬病免疫球蛋白为佳。抗狂犬病马血清使用前应做皮肤过敏试验。

第三章
肾综合征出血热

肾综合征出血热（hemorrhagic fever with renal syndrome，HFRS），又称流行性出血热（epidemic hemorrhagic fever），是由汉坦病毒属（Hanta-viruses）的各型病毒引起的，以鼠类为主要传染源的一种自然疫源性疾病。本病的主要病理变化是全身小血管和毛细血管广泛性损害，临床上以发热、低血压休克、充血出血和肾损害为主要表现。典型病例病程呈五期经过。广泛流行于亚欧等国，我国为高发区。

一、病原学

汉坦病毒属布尼亚病毒科（Bunyaviridae），为负性单链 RNA 病毒，形态呈圆形或卵圆形，有双层包膜，外膜上有纤突。直径 78～210nm，平均 120nm。其基因 RNA 可分为大、中、小三个片段，即 L、M 和 S。其中 S 基因编码核衣壳蛋白，M 基因编码膜蛋白，可分为 G1 和 C2，L 基因编码聚合酶。核衣壳蛋白是病毒主要结构蛋白之一，它包裹着病毒的各基因片段，G1 和 G2 糖蛋白构成病毒的包膜。

汉坦病毒的核衣壳蛋白有较强的免疫原性和稳定的抗原决定簇，宿主感染后核衣壳蛋白抗体出现最早，在病程第 2～3 天即能检出，有助于早期诊断。一般认为核衣壳蛋白中含补体结合抗原，而不含中和抗原。膜蛋白中含中和抗原和血凝抗原，前者能诱导宿主产生具有保护作用的中和抗体（膜蛋白具有血凝活性，可产生），后者可引起低 pH 依赖性细胞融合，对病毒颗粒吸附于受感染宿主的细胞表面及随后病毒脱衣壳进入胞质可能起重要作用。

由于抗原结构的不同，汉坦病毒至少有 20 个以上血清型。不同鼠类携带不同血清型，临床表现轻重程度也不一致。其中Ⅰ型汉坦病毒（Hantaan virus，HTNV）、Ⅱ型汉城病毒（Seoul virus，SEOV）、Ⅲ型普马拉病毒（Puumala virus，PUUV）和Ⅳ型希望山病毒（Prospect hill virus，PHV）是经世界卫生组织（WHO）认定的。其余包括多布拉伐 - 贝尔格莱德病毒（Dobrava-belgrade virus，DOBV）、泰国病毒（Thai vieus，TV）、索托帕拉雅病毒（Thottapalayam virus，TPMV）、牛诺柏病毒（Sin nombre virus，SNV）、纽约病毒（New York virus，NYV）、长沼病毒（Bayou virus，BAYV）、黑渠港病毒（Black creek canal virus，BCCNK）、安第斯病毒（Andes virus，ANV）和图拉病毒（Tula virus，TULV）等。其中Ⅰ、Ⅱ、Ⅲ型和多布拉伐 - 贝尔格莱德病毒能引起人类肾综合征出血热。在我国流行的主要是Ⅰ型和Ⅱ型病毒。近年来在我国还发现了Ⅲ型普马拉病毒。而辛诺柏病毒等主要引起以呼吸窘迫和呼吸衰竭为主要表现的汉坦病毒肺综合征（hantavirus pulmonary syndrome，HPS）。由于病毒型别不同，引起人类疾病的临床症状轻重有所不同，其中Ⅰ型较重，Ⅱ型次之，Ⅲ型多为轻型，多布拉伐 - 贝尔格莱德病毒类似Ⅰ型。

汉坦病毒对乙醚、氯仿、去氧胆酸盐敏感，不耐热和不耐酸，高于37℃及pH 5.0以下易被灭活，56℃ 30分钟或100℃ 1分钟可被灭活。对紫外线、酒精和碘酒等消毒剂敏感。

二、流行病学

（一）传染源

据国内外不完全统计，有170多种脊椎动物能自然感染汉坦病毒，我国发现53种动物携带本病毒，主要宿主动物是啮齿类，其他动物包括猫、猪、犬和兔等。在我国以黑线姬鼠（apodemus agrarius）、褐家鼠（mus norvegicus）为主要宿主动物和传染源。林区则以大林姬鼠（apodemus sylvaticus）为主。由于肾综合征出血热患者早期的血液和尿液中携带病毒，虽然有接触后发病的个别病例报告，但人不是主要传染源。

（二）传播途径

1. **呼吸道传播** 鼠类携带病毒的排泄物，如尿、粪、唾液等污染尘埃后形成气溶胶（aerosol）能通过呼吸道而感染人体。

2. **消化道传播** 进食被鼠类携带病毒的排泄物所污染的食物可经口腔或胃肠道黏膜感染。

3. **接触传播** 被鼠咬伤或破损伤口接触带病毒的鼠类排泄物或血液后亦可导致感染。

4. **垂直传播** 孕妇感染本病后病毒可以经胎盘感染胎儿，曾从感染肾综合征出血热孕妇的流产儿脏器中分离到汉坦病毒。

5. **虫媒传播** 尽管我国从恙螨和柏次禽刺螨中分离到汉坦病毒，但其传播作用尚有待进一步证实。

（三）易感性

人普遍易感，在流行区隐性感染率可达3.5%～4.3%。

（四）流行特征

1. **地区性** 主要分布在亚洲，其次为欧洲和非洲，美洲病例较少，我国疫情最重，除青海和新疆外，均有病例报告。目前我国的流行趋势是老疫区病例逐渐减少，新疫区则不断增加。

2. **季节性和周期性** 虽本病四季均能发病，但有较明显的高峰季节，其中姬鼠传播者以11～1月份为高峰，5～7月为小高峰。家鼠传播者以3～5月为高峰。林区姬鼠传播者以夏季为流行高峰。本病非高峰季节发病较过去明显增多，并呈现出老疫区轻患者较多，新疫区重患者较多的特点。

本病发病率有一定周期性波动，以姬鼠为主要传染源的疫区，一般相隔数年有一次较大流行，以家鼠、黄鼠为传染源的疫区周期性尚不明确。实验用老鼠也有感染实验人员的疫情发生，不受季节的影响。

3. **人群分布** 以男性青壮年农民和工人发病较高，其他人群亦可发病。不同人群发病的多少与接触传染源的机会多少有关。

三、发病机制

肾综合征出血热的发病机制至今仍未完全阐明，汉坦病毒进入人体后随血液到达全身，通过位于血小板、内皮细胞和巨噬细胞表面的β_3整合素介导进入血管内皮细胞内以及骨髓、肝、脾、肺、肾和淋巴结等组织，进一步增殖后再释放入血引起病毒血症。一方面，病毒能直接破坏被感染细胞的功能和结构，另一方面，病毒感染诱发人体的免疫应答和各种细胞因子的释放，导致机体组织损伤。由于汉坦病毒对人体呈泛嗜性感染，因而能引起多器官损害。

1. **病毒直接作用**　临床上患者均有病毒血症期，且有相应的中毒症状，不同血清型的病毒所引起临床症状轻重不同；在肾综合征出血热患者几乎所有脏器组织中均能检出汉坦病毒抗原，尤其是肾综合征出血热基本病变部位血管内皮细胞中，而且有抗原分布的细胞往往发生病变；体外培养的正常人骨髓细胞和血管内皮细胞，在排除细胞免疫和体液免疫作用的情况下，感染汉坦病毒后，出现细胞膜和细胞器的损害。

2. **免疫损伤作用**

（1）免疫复合物引起的损伤（Ⅲ型变态反应）：本病患者早期血清补体下降，血循环中存在特异性免疫复合物。近年来发现用免疫组化方法证明患者皮肤小血管壁、肾小球基底膜、肾小管和肾间质血管均有特异性免疫复合物沉积，同时有补体裂解片段，故认为免疫复合物是本病血管和肾脏损害的主要原因。

（2）其他免疫反应

1）变态反应：汉坦病毒侵入人体后可引起机体一系列免疫应答。①本病早期特异性 IgE 抗体升高，其上升水平与肥大细胞脱颗粒阳性率呈正相关，提示存在Ⅰ型变态反应；②患者血小板存在免疫复合物，电镜观察肾组织除颗粒状 IgG 沉着外，肾小管基底膜存在线状 IgG 沉积，提示临床上血小板的减少和肾小管的损害与Ⅱ型变态反应有关；③电镜观察发现淋巴细胞攻击肾小管上皮细胞，认为病毒可以通过细胞毒 T 细胞的介导损伤机体细胞，提示存在Ⅳ型变态反应。至于以上存在的Ⅰ、Ⅱ、Ⅲ、Ⅳ型变态反应在本病发病机制中的地位尚有待进一步研究。

2）细胞免疫反应：多数报告肾综合征出血热患者急性期外周血 $CD8^+$ 细胞明显升高，CD4/CD8 比值下降或倒置，抑制性 T 细胞（T_S）功能低下，细胞毒 T 淋巴细胞（CTL）明显升高，且重型患者比轻、中型显著增加，CTL 的功能为分泌细胞毒素诱导细胞凋亡以及直接杀死表面具有抗原的靶细胞导致靶细胞的损伤，说明 CTL 在灭活病毒的同时，也大量损伤了感染汉坦病毒的靶细胞，Araki 等曾报道，在啮齿类宿主，持续病毒感染与缺乏病毒特异性 $CD8^+$T 细胞有密切关系。在患者的肾脏尸检标本中发现有大量 $CD8^+$ CTL 的积聚。

3）各种细胞因子和介质的作用：汉坦病毒能诱发机体的巨噬细胞和淋巴细胞等释放各种细胞因子和介质，引起临床症状和组织损害。如白细胞介素 -1（IL-1）和肿瘤坏死因子（TNF）能引起发热，一定量的 TNF 和 γ- 干扰素是血管渗透性升高的重要因素，能引起休克和器官功能衰竭。此外，血浆内皮素、血栓素 β_2、血管紧张素Ⅱ等的升高能显著减少肾血流量和肾小球滤过率，促进肾衰竭的发生。

四、病理生理

1. **休克**　本病病程的 3～7 天常出现的低血压休克称为原发性休克，少尿期以后发生的休克称为继发性休克。原发性休克发生的原因主要是由于病毒及免疫反应广泛损伤全身小血管与毛细血管，加上血管活性物质的作用，导致血管扩张、血管通透性增加，血浆外渗使血容量下降。此外，由于血浆外渗使血液浓缩，血液黏稠度升高，促进 DIC 的发生，导致血液循环淤滞，血流受阻，因而使有效循环向血量进一步降低。继发性休克的原因主要是大出血，继发感染和多尿期水与电解质补充不足，导致有效循环血量不足。

2. **出血** 血管壁的损伤，血小板减少和功能异常，肝素类物质增加和DIC导致的凝血机制异常原因。

3. **急性肾衰竭** 其原因包括肾血流障碍；肾小球和肾小管基底膜的免疫损伤；肾间质水肿和出血；肾小球微血栓形成和缺血性坏死；肾素、血管紧张素Ⅱ的激活；肾小管管腔被蛋白、管型等阻塞。

五、病理解剖

本病病理变化以小血管和肾脏病变最明显，其次为心、肝、脑等脏器。基本病变是小血管（包括小动脉、小静脉和毛细血管）内皮细胞肿胀、变性和坏死。管壁呈不规则收缩和扩张，最后呈纤维素样坏死和崩解，管腔内可有微血栓形成。肾脏肉眼可见肾脂肪囊水肿、出血，肾皮质苍白，肾髓质极度充血并有出血和水肿。镜检肾小球充血，基底膜增厚，肾近曲小管变性和肾小管受压变窄或闭塞，肾间质炎性反应较轻，主要为淋巴细胞和单核细胞浸润。心脏病变：右心房有特征性的内膜下大片状出血，心肌纤维有不同程度的变性、坏死、部分可断裂。脑垂体前叶显著充血、出血和凝固性坏死，后叶无明显变化。肾上腺皮质和髓质充血、出血，可见皮质坏死以及微血栓。腹膜后胶胨样水肿是本病的特征，乃毛细血管静脉端压力升高和血管通透性增加，大量血浆渗漏所致，纵隔亦可出现。肝大，可出现肝细胞变性、灶性坏死和融合坏死灶。脾大，脾髓质充血、细胞增生、脾小体受压萎缩。脑实质水肿和出血，神经细胞变性，胶质细胞增生。

六、临床表现

潜伏期4～46天，一般为7～14天，以2周多见。典型病例病程中有发热期、低血压休克期、少尿期、多尿期和恢复期的五期经过，但非典型病例明显增加。如轻型病例可出现越期现象，而重症患者则可出现发热期、休克期和少尿期之间的互相重叠。

（一）发热期

主要表现为发热、全身中毒症状、毛细血管损伤和肾损害。患者多起病急，畏寒，发热常在39～40℃之间，热型以弛张型为多，少数呈稽留型或不规则型。热程多数为3～7天，少数达10天以上。一般体温越高，热程越长，则病情越重。少数患者起病时以低热、胃肠不适和呼吸道前驱症状开始。轻型患者热退后症状缓解，重症患者热退后反而加重。

全身中毒症状表现为全身酸痛、头痛、腰痛和眼眶痛。头痛、腰痛、眼眶痛一般称为“三痛”。头痛为脑血管扩张充血所致，腰痛与肾周围组织充血、水肿以及腹膜后水肿有关。眼眶痛是眼球周围组织水肿所致，重者可伴有眼压升高和视力模糊。多数患者可以出现胃肠中毒症状，如食欲减退、恶心、呕吐或腹痛、腹泻，腹痛剧烈者，腹部有压痛、反跳痛，易误诊为急腹症而手术。此类患者多为肠系膜局部极度充血和水肿所致。腹泻可带黏液和血，易误诊为肠炎或痢疾。部分患者可出现嗜睡、烦躁、谵妄或抽搐等神经精神症状，此类患者多数发展为重型。

毛细血管损害征主要表现为充血、出血和渗出水肿征。皮肤充血潮红主要见于颜面、颈、胸部等部位，重者呈“酒醉貌”。黏膜充血见于眼结膜、软腭和咽部。皮肤出血多见于腋下及胸背部，常呈搔抓样、条索点状瘀点。黏膜出血常见于软腭，呈针尖样出血点，眼结膜呈片状出血。少数患者有鼻出血、咯血、黑便或血尿。如在病程4～6天，腰、臀部或注射部位出现大片瘀斑和腔道大出血可能为DIC所致，是重症表现。渗出水肿征主要表现在球结膜水肿，轻者眼球转动时球结膜有涟漪波，重者球结膜呈水泡样，甚至突出眼裂。部分患者出现眼睑和脸部水肿，亦可出现腹水，一般渗出水肿越重，病情越重。

肾损害主要表现在蛋白尿和镜检可发现管型等。

（二）低血压休克期

一般发生于第4～6病日，迟者8～9病日出现。多数患者在发热末期或热退同时出现血压下降，少数在热退后发生。轻型患者可不发生低血压或休克。本期持续时间，短者数小时，长者可达6天以上，一般为1～3天。其持续时间的长短与病情轻重、治疗措施是否及时和正确有关。一般血压开始下降时四肢尚温暖。当血容量继续下降则出现脸色苍门、四肢厥冷、脉搏细弱或不能触及，尿量减少等。当大脑供血不足时，可出现烦躁、谵妄、神志恍惚。少数顽固性休克患者，由于长期组织血流灌注不良，而出现发绀，并促使DIC、脑水肿、急性呼吸窘迫综合征（ARDS）和急性肾衰竭的发生。

（三）少尿期

常继低血压休克期而出现，亦可与低血压休克期重叠或由发热期直接进入本期。与低血压休克期重叠的少尿应和肾前性少尿相鉴别。一般认为24小时尿量少于400ml为少尿，少于50ml为无尿。少数患者无明显少尿而存在氮质血症，称为无少尿型肾功能不全，这是肾小球受损而肾小管受损不严重所致。

少尿期一般发生于第5～8病日，持续时间短者1天；长者10余天，一般为2～5天。少尿期的主要表现为尿毒症、酸中毒和水、电解质紊乱，严重患者可出现高血容量综合征和肺水肿。临床表现为厌食、恶心、呕吐、腹胀和腹泻等，常有顽固性呃逆，可出现头晕、头痛、烦躁、嗜睡、谵妄，甚至昏迷和抽搐等症状。一些患者出血现象加重，表现为皮肤瘀斑增加、鼻出血、便血、呕吐、咯血、血尿或阴道出血，少数患者可出现颅内出血或其他内脏出血。酸中毒表现为呼吸增快或库氏（Kussmaul）深大呼吸。水钠潴留，使组织水肿加重，可出现腹水和高血容量综合征，后者表现为体表静脉充盈，收缩压增高，脉压增大而使脉搏洪大，脸部胀满和心率增快。电解质紊乱主要表现为高血钾、低血钠和低血钙，少数亦可发生低血钾和高血镁，高血钾和低血钾均能引起心律失常，低血钠表现为头昏、倦怠。严重者可有视力模糊和脑水肿。低血钙可引起手足搐搦。本期病情轻重与少尿持续时间和氮质血症的高低相平行，若BUN每天上升21mmol/L以上为高分解型肾衰竭，预后较差。

（四）多尿期

此期为新生的肾小管重吸收功能尚未完善，加上尿素氮等滞留物质引起高渗性利尿作用，使尿量明显增加。多数患者少尿期后进入此期，少数患者可由发热期或低血压期转入此期。多尿期一般出现在病程第9～14天，持续时间短者1天，长者可达数月之久。根据尿量和氮质血症情况可分以下三期：

1. **移行期** 每天尿量由400ml增至2000ml，此期虽尿量增加，但血尿素氮（BUN）和肌酐等反而升高，症状加重，不少患者因并发症而死于此期，宜特别注意观察病情。

2. **多尿早期** 每天尿量超过2000ml，氮质血症未见改善，症状仍重。

3. **多尿后期** 尿量每天超过3000ml，并逐日增加，氮质血症逐步下降，精神食欲逐日好转，此期每天尿量可达4000～8000ml，少数可达15 000ml以上。此期若水和电解质补充不足或继发感染，可发生继发性休克，亦可发生低血钠、低血钾等症状。

（五）恢复期

经多尿期后，尿量恢复为2000ml以下，精神、食欲基本恢复，一般尚需1～3个月体力才能完全恢复。少数患者可遗留高血压、肾功能障碍、心肌劳损和垂体功能减退等症状。

临床分型：根据发热高低、中毒症状轻重和出血、休克、肾功能损害严重程度的不同，临床上可分为以下五型：

1. **轻型** 体温39℃以下，中毒症状轻，除出血点外无其他出血现象，肾损害轻，无休克和少尿。

2. **中型** 体温39～40℃，中毒症状较重，有明显球结膜水肿，病程中收缩压低于90mmHg或脉压小于30mmHg，有明显出血和少尿期，尿蛋白（+++）。

3. **重型** 体温>40℃，中毒症状及渗出体征严重，可出现中毒性精神症状，并出现休克，有皮肤瘀斑和腔道出血，休克和肾损害严重，少尿持续5天以内或无尿2天以内。

4. **危重型** 在重型基础上并出现以下情况之一者：难治性休克；有重要脏器出血；少尿超出5天或无尿2天以上，BUN超出42.84mmol/L（120mg/dl）；出现心衰、肺水肿；出现脑水肿、脑出血或脑疝等中枢神经合并症；严重继发感染。

5. **非典型** 发热38℃以下，皮肤黏膜可有散在出血点，尿蛋白（±），血、尿特异性抗原或抗体阳性者。

七、并发症

（一）腔道出血

腔道出血以呕血、便血最为常见，咯血、腹腔出血、鼻出血和阴道出血等均较常见。

（二）中枢神经系统并发症

中枢神经系统并发症包括由汉坦病毒侵犯中枢神经而引起脑炎和脑膜炎，因休克、凝血机制异常、电解质紊乱和高血容量综合征等引起的脑水肿，高血压脑病和颅内出血等，CT颅脑检查有助于以上诊断。

（三）肺水肿

1. **急性呼吸窘迫综合征（ARDS）** 由于肺毛细血管损伤、通透性增高使肺间质大量渗液，此外肺内微小血管的血栓形成和肺泡表面活性物质生成减少均能促成ARDS，可表现为呼吸急促，出现发绀，肺部可闻及支气管呼吸音和干湿啰音，X线表现为双侧斑点状或片状阴影，呈“毛玻璃样”。血气分析动脉氧分压降低至60mmHg以下，常见于休克期和少尿期。新近美国报道发生在新墨西哥州等地的汉坦病毒感染，以ARDS为主要表现，常于发病2～6天内因呼吸窘迫导致急性呼吸衰竭而死亡，病死率高达67%。

2. **心源性肺水肿** 由肺毛细血管受损，肺泡内大量渗液所致，亦可由高血容量或心肌受损所引起。

（四）其他

包括继发性感染、自发性肾破裂、心肌损害和肝损害等。

八、辅助检查

1. **血常规** 病程1～2天白细胞计数多属正常，第三病日后逐渐升高，可达（15～30）×10^9/L，少数重型患者可达（50～100）×10^9/L。早期中性粒细胞增多，核左移，有中毒颗粒，重症患者可见幼稚细胞呈类白血病反应。第4～5病日后，淋巴细胞增多，并出现较多的异型淋巴细胞。由于血浆外渗，血液浓缩，所以从发热后期开始至低血压休克期，血红蛋白和红细胞数均升高。血小板从第2病日起开始减少，并可见异型血小板。

2. **尿常规** 病程第2天可出现尿蛋白，第4～6病日尿蛋白常达+++～++++，突然出现大量尿蛋白对诊断很有帮助。部分病例尿中出现膜状物，这是大量尿蛋白与红细胞和脱落上皮细胞相混合的凝聚物。镜检可见红细胞、白细胞和管型，此外尿沉渣中可发现巨大的融合细胞，这是汉坦病毒的包膜糖蛋白在酸性条件下引起泌尿系脱落细胞的融合，这些融合细胞中能检出汉坦病毒抗原。

3. **血液生化检查** BUN及肌酐在低血压休克期、少数患者在发热后期开始升高，移行期末达高峰，多尿后期开始下降。发热期血气分析以呼吸性碱中毒多见，休克期和少尿期以代谢性酸中毒为主。血钠、氯、钙在本病各期中多数降低，而磷、镁等则增高。血钾在少尿期升高，但亦有少数患者少尿期仍出现低血钾。肝功能检查可见转氨酶升高、胆红素升高。

4. **凝血功能检查** 发热期开始血小板减少，其黏附、凝聚和释放功能降低，若出现DIC，血小板常减少至50×10^9/L以下，DIC的高凝期出现凝血时间缩短，消耗性低凝血期则纤维蛋白原降低，凝血酶原时间延长和凝血酶时间延长，进入纤溶亢进期则出现纤维蛋白降解物（FDP）升高。

5. **免疫学检查**

（1）特异性抗体检测：在第2病日即能检出特异性IgM抗体，1∶20为阳性。IgG抗体1∶40为阳性，1周后滴度上升4倍或以上有诊断价值。

（2）特异性抗原检测：常用免疫荧光法或ELISA法，胶体金法则更为敏感。早期患者的血清及周围血中性粒细胞、单核细胞、淋巴细胞和尿沉渣细胞均可检出汉坦病毒抗原。

6. **分子生物学方法** 应用巢式RT-PCR方法可以检出汉坦病毒的RNA，敏感性较高，具有诊断价值。

7. **病毒分离** 将发热期患者的血清、血细胞和尿液等接种Vero-E6细胞或A549细胞中可分离汉坦病毒。

8. **其他检查** 心电图可出现窦性心动过缓、传导阻滞等心律失常和心肌受损表现，此外高血钾时出现T波高尖，低血钾时出现U波等。部分患者眼压增高，明显增高者常为重症。脑水肿患者可见视乳头水肿。胸部X线约30%患者有肺水肿表现，约20%患者出现胸腔积液和胸膜反应。

九、诊断

诊断依据主要依靠临床特征性症状和体征，结合实验室检查，参考流行病学资料进行诊断。

（一）流行病学资料

流行病学资料包括发病季节，病前两个月内进入疫区并有与鼠类或其他宿主动物接触史。

（二）临床特征

临床特征包括早期三种主要表现和病程的五期经过，前者为发热中毒症状，充血、出血、外渗征和肾损害。患者热退后症状反而加重。典型病例有发热期、低血压休克期、少尿期、多尿期和恢复期。不典型者可越期或前三期之间重叠。

十、鉴别诊断

发热期应与上呼吸道感染、败血症、急性胃肠炎和菌痢等鉴别。休克期应与其他感染性休克鉴别。少尿期应与急性肾炎及其他原因引起的急性肾功衰竭相鉴别。出血明显者需与消化性溃疡出血、血小板减少性紫癜和其他原因所致DIC鉴别。以ARDS为主要表现者应注意与其他原因引起者鉴别。腹痛为主要表现者应与外科急腹症相鉴别。

十一、治疗原则

本病治疗以综合疗法为主，早期应用抗病毒治疗，中晚期则针对病理生理进行对症治疗。“三早一就”仍然是本病治疗原则，即早发现、早期休息、早期治疗和就近治疗。治疗中要注意防治休克、肾衰竭和出血。

（一）发热期

治疗原则：抗病毒、减轻外渗、改善中毒症状和预防DIC。

1. **抗病毒** 发热期患者，成人可应用利巴韦林1g/d加入10%葡萄糖液500ml中静滴，持续3～5天，能抑制病毒，减轻病情和缩短病程。

2. **减轻外渗** 应早期卧床休息，为降低血管通透性可给予芦丁、维生素C等，每天输注平衡盐溶液或葡萄糖盐水1000ml左右。高热、大汗或呕吐、腹泻者可适当增加。

3. **改善中毒症状** 高热以物理降温为主，忌用强烈发汗退热药，以防大汗而进一步丧失血容量，中毒症状重者可给予地塞米松5～10mg静滴，呕吐频繁者给予甲氧氯普胺（灭吐灵、胃复安）10mg肌内注射。

4. **预防DIC** 适当给予低分子右旋糖酐或丹参注射液静脉滴注，以降低血液黏滞性。高热、中毒症状和渗出征严重者，应定期检查凝血时间；处于高凝状态时可给予小剂量肝素抗凝，一般用量0.5～1ml/kg体重，6～12小时一次缓慢静脉注射。

（二）低血压休克期

治疗原则：积极补充血容量、注意纠正酸中毒和改善微循环。

1. **补充血容量** 宜早期、快速和适量，争取4小时内血压稳定。液体应晶胶结合，以平衡盐为主，切忌单纯输入葡萄糖液。平衡盐液所含电解质、酸碱度和渗透压与人体细胞外液相似。临床上对休克较重患者，常用双渗平衡盐液（即每升各种电解质含量加一倍）能达到快速补充血容量的目的。这是由于输入高渗液体后能使外渗于组织的体液回流血管内达到快速扩容作用。胶体溶液常用低分子右旋糖酐、甘露醇、血浆和白蛋白。10%低分子右旋糖酐每天输入量不宜超过1000ml，否则易引起出血。由于本期存在血液浓缩，因而不宜应用全血。补充血容量期间应密切观察血压变化，血压正常后输液仍需维持24小时以上。

2. **纠正酸中毒** 主要用5%碳酸氢钠溶液，可根据CO_2结合力结果分次补充或每次60～100ml，根据病情每天给予1～4次，5%碳酸氢钠溶液渗透压为血浆的4倍，既能纠酸亦有扩容作用。

3. **血管活性药和肾上腺糖皮质激素的应用** 经补液、纠酸后，血红蛋白已恢复正常，但血压仍不稳定者可应用血管活性药物如多巴胺100～200mg/L静脉滴注。山莨菪碱（654-2）具有扩张微血管、解除血管痉挛，可酌情应用。也可同时用地塞米松10～20mg静脉滴注。

（三）少尿期

治疗原则为“稳、促、导、透”，即稳定机体内环境、促进利尿、导泻和透析治疗。

1. **稳定内环境** 由于部分患者少尿期与休克期重叠，因此少尿早期需与休克所致肾前性少尿相鉴别。若尿比重＞1.20，尿钠＜40mmol/L，尿尿素氮与血尿素氮之比＞10∶1，应考虑肾前性少尿。可输注电解质溶液500～1000ml，并观察尿量是否增加，亦可用20%甘露醇100～125ml静脉注射，观察3小时，若尿量不超过100ml，则为肾实质损害所致少尿，此时宜严格控制输入量。每天补液量为前一天尿量和呕吐量再加 500～700ml。纠正酸中毒应根据 CO_2 结合力检测结果，用 5% 碳酸氢钠溶液纠正。减少蛋白分解，控制氮质血症，可给予高碳水化合物、高维生素和低蛋白饮食，不能进食者每天输入葡萄糖 200～300g。必要时可加入适量胰岛素。

2. **促进利尿** 本病少尿原因之一是肾间质水肿压迫肾小管，因此少尿初期可应用 20% 甘露醇 125ml 静脉注射，以减轻肾间质水肿，用后若利尿效果明显者可重复应用 1 次，若效果不明显，应停止应用。常用利尿药物为呋塞米（速尿），可从小量开始，逐步加大剂量至每次 100～300mg，静脉注射。效果不明显时尚可适当加大剂量，4～6 小时重复一次。亦可应用血管扩张剂如酚妥拉明 10mg 或山莨菪碱 10～20mg 静脉滴注，每天 2～3 次。

3. **透析疗法** 可应用血液透析或腹膜透析。透析疗法的适应证：少尿持续 4 天以上或无尿 24 小时以上，或出现下列情况者：①明显氮质血症，血 BUN＞28.56mmol/L，有严重尿毒症表现者；②高分解状态，每天 BUN 升高＞7.14mmol/L；③血钾＞6mmol/L，心电图有高耸 T 波的高钾表现；④高血容量综合征。由于本病水肿主要由于血管损伤，血浆外渗所致，与慢性肾炎肾功能不全所致水肿机制不同。若在透析治疗中进行超滤，应注意超滤总量与超滤速度不宜过大过快，以免在透析过程中发生低血压。

4. **导泻和放血疗法** 为预防高血容量综合征和高血钾，可以进行导泻。但必须是无消化道出血者。常用甘露醇 25g，亦可用 50% 硫酸镁 40ml 或大黄 10～30g 煎水，每天 2～3 次口服。放血疗法已罕见应用，只有在严重的高血容量综合征危及患者生命，如心衰、明显肺水肿时，且又缺乏其他措施的情况下应用，一般每次放血 300～400ml。

（四）多尿期

治疗原则：移行期和多尿早期的治疗同少尿期，多尿后期主要是维持水和电解质平衡，防治继发感染。

1. **维持水与电解质平衡** 给予半流质和含钾食物，水分补充以口服为主，不能进食者可以静脉注射。

2. **防治继发感染** 由于免疫功能下降，易发生呼吸道和泌尿系感染，若发生感染应及时诊断和治疗，忌用对肾脏有毒性作用的抗生素。

（五）恢复期

治疗原则为补充营养，逐步恢复工作，出院后应休息 1～2 个月，定期复查肾功能，血压和垂体功能，如有异常应及时治疗。

（六）并发症治疗

1. **消化道出血** 应注意病因治疗，如为 DIC 消耗性低凝血期，宜补充凝血因子和血小板。如为 DIC 纤溶亢进期，可应用 6- 氨基己酸或对羧基苄氨静脉滴注。肝素类物质增高所致出血，则用鱼精蛋白或甲苯胺蓝静脉注射。

2. **中枢神经系统并发症** 出现抽搐时应用地西泮或戊巴比妥钠静脉注射，脑水肿或颅内出血所致颅内高压应用甘露醇静脉注射。

3. ARDS 可应用大剂量肾上腺皮质激素地塞米松 20～30mg，每 8 小时 1 次静脉注射，此外应限制入水量和进行高频通气，或用呼吸机进行人工终末正压呼吸。

4. **心衰肺水肿** 应控制输液或停止输液，并用强心药毛花苷 C、镇静药地西泮及扩张血管和利尿药物，还可进行导泻或透析治疗。

5. **自发性肾破裂** 进行手术缝合。

十二、预后

本病病死率与临床类型、治疗迟早及措施是否正确相关。近年来通过早期诊断和治疗措施的改进，目前病死率由10%下降为3%～5%以下。

十三、预防

1. **疫情监测** 由于新疫区不断扩大，因此应做好鼠密度、鼠带病毒率、易感人群监测工作。

2. **防鼠灭鼠** 应用药物、机械等方法灭鼠，一般认为灭鼠后Ⅱ型病毒的发病率能较好地控制和下降。

3. **作好食品卫生和个人卫生** 防止鼠类排泄物污染食品，不用手接触鼠类及其排泄物，动物实验时要防止被实验鼠咬伤。

4. **疫苗注射** 目前我国研制的沙鼠肾细胞灭活疫苗（Ⅰ型），金地鼠肾细胞灭活疫苗（Ⅱ型）和乳鼠脑纯化汉坦病毒灭活疫苗（Ⅰ型），这些单价疫苗已在流行区使用，88%～94%能产生中和抗体，但持续3～6个月后明显下降，1年后需加强注射。有发热、严重疾病和过敏者禁用。近年研制的南沙鼠肾原代细胞、金地鼠肾细胞和Vero-E6细胞制备的纯化精制双价（含Ⅰ型和Ⅱ型）也在应用中，不仅副反应轻，且仅需注射2针即可取得良好的保护效果。其他的新型疫苗如减毒活疫苗、重组痘苗疫苗（VACV）、基因工程疫苗和DNA疫苗等国内外正在研究中。

第四章 流行性脑脊髓膜炎

流行性脑脊髓膜炎（meningococcal meningitis）简称为流脑，是由脑膜炎奈瑟菌（Neisseria meningitides，Nm）引起的急性化脓性脑膜炎。其主要临床表现是突发高热、剧烈头痛、频繁呕吐、皮肤黏膜瘀点及脑膜刺激征，严重者可有败血症休克和脑实质损害，常可危及生命。部分患者暴发起病，可迅速致死。

一、病原学

脑膜炎奈瑟菌（又称脑膜炎球菌）属奈瑟菌属，革兰染色阴性，呈肾形双球菌，0.6～0.8μm 大小。常呈凹面相对成对排列或呈四联菌排列。有荚膜，无芽胞，不活动。为专性需氧菌，在普通培养基上本菌不易生长，在巧克力或血培养基或卵黄培养基上生长良好。

脑膜炎奈瑟菌具下列主要抗原：血清群特异性荚膜多糖、主要外膜蛋白、脂寡糖及菌毛抗原等。按表面特异性荚膜多糖抗原之不同分为 A、B、C、D、X、Y、Z、29E、W135、H、I、K、L 13 个亚群（90% 以上为 A、B、C 3 个亚群）。

人是本菌唯一的天然宿主，对干燥、湿热、寒冷、阳光、紫外线及一般消毒剂均极敏感，在体外易自溶而死亡。

在全球范围内脑膜炎奈瑟菌对磺胺类药物的耐药情况比较严重，1983 年以后发现青霉素对其最低抑菌浓度有所升高。尚无对氯霉素耐药报道。

二、流行病学

（一）传染源

带菌者和流脑患者是本病的传染源。本病隐性感染率高，流行期间人群带菌率高达 50%，感染后细菌寄生于正常人鼻咽部，无症状不易被发现，而患者经治疗后细菌很快消失。因此，带菌者作为传染源的意义更重要。

（二）传播途径

病原菌主要经咳嗽、打喷嚏借飞沫由呼吸道直接传播。因本菌在外界生活力极弱，故间接传播的机会较少，但密切接触如同睡、怀抱、接吻等对 2 岁以下婴幼儿的发病有重要意义。

（三）人群易感性

人群普遍易感，本病隐性感染率高。人群感染后仅约 1% 出现典型临床表现。新生儿自母体获得杀菌抗体而很少发病，在 6 个月至 2 岁时抗体降到最低水平，以后因隐性感染而逐渐获得免疫。因此，以 5 岁以下儿童，尤其是 6 个月至 2 岁的婴幼儿的发生率最高。人感染后产生持久免疫力；各群间有交叉免疫，但不持久。

（四）流行特征

本病遍布全球，在温带地区可出现地方性流行，全年经常有散发病例出现，但在冬、春季节会出现发病高峰。我国曾先后发生多次全国性大流行，流行菌株以A群为主。自1985年开展A群疫苗接种之后，发病率持续下降，未再出现全国性大流行。近几年有上升趋势，尤其是B群和C群有增多的趋势，在个别省份先后发生了C群引起的局部流行。

三、发病机制

病原菌自鼻咽部侵入人体，脑膜炎球菌的不同菌株的侵袭力不同。最终是否发病以及病情的轻重取决于细菌和宿主间的相互作用。

细菌释放的内毒素是本病致病的重要因素。内毒素引起全身的施瓦茨曼反应（Shwartzman reaction），激活补体，血清炎症介质明显增加，引起循环障碍和休克。脑膜炎球菌内毒素较其他内毒素更易激活凝血系统，因此在休克早期便出现弥散性血管内凝血（disseminated intravascular coagulatiom，DIC）及继发性纤溶亢进，进一步加重微循环障碍、出血和休克，最终造成多器官功能衰竭。

细菌侵犯脑膜，进入脑脊液，释放内毒素等引起脑膜和脊髓膜化脓性炎症及颅内压升高，出现惊厥、昏迷等症状。严重脑水肿时形成脑疝，可迅速致死。

四、病理解剖

败血症期主要病变是血管内皮损害、血管壁炎症、坏死和血栓形成，血管周围出血。皮肤黏膜局灶性出血，肺、心、胃肠道及肾上腺皮质亦可有广泛出血。也常见心肌炎和肺水肿。脑膜炎期主要病变部位在软脑膜和蛛网膜，表现为血管充血、出血、炎症和水肿；大量纤维蛋白、中性粒细胞及血浆外渗，引起脑脊液混浊。颅底部由于化脓性炎症的直接侵袭和炎症后粘连引起脑神经损害。暴发型脑膜脑炎病变主要在脑实质，引起脑组织坏死、充血、出血及水肿。

五、临床表现

潜伏期一般为2～3天，最短1天，最长7天。按病情可分为以下各型：

（一）普通型

普通型约占发病者的90%。

1. **前驱期（上呼吸道感染期）** 主要表现为上呼吸道感染症状，如低热、鼻塞、咽痛等，持续1～2天，但因发病急、进展快，此期常被忽视。

2. **败血症期** 多数起病后迅速出现此期表现，高热、寒战、体温迅速升高达40℃以上，伴明显的全身中毒症状，头痛及全身痛，精神极度萎靡。幼儿常表现哭闹、拒食、烦躁不安、皮肤感觉过敏和惊厥。70%以上的患者皮肤黏膜出现瘀点，初呈鲜红色，迅速增多、扩大，常见于四肢、软腭、眼结膜及臀等部位。本期持续1～2天后进入脑膜炎期。

3. **脑膜炎期** 除败血症期高热及中毒症状外，同时伴有剧烈头痛、喷射性呕吐、烦躁不安以及颈项强直、克氏征和布氏征阳性等脑膜刺激征，重者谵妄、抽搐及意识障碍。有些婴儿脑膜刺激征缺如，前囟未闭者可隆起，对诊断有很大意义，应注意因呕吐、失水等可成造成前囟下陷。本期经治疗通常在2～5天内进入恢复期。

4. **恢复期** 经治疗体温逐渐下降至正常，意识及精神状态改善，皮肤瘀点、瘀斑吸收或结痂愈合。神经系统检查均恢复正常。病程中约有10%的患者可出现口周疱疹。患者一般在1～3周内痊愈。

由免疫复合物反应引起的表现，多见于病后7～14天，以关节炎较明显，可同时出现发热，亦可伴有心包炎。

（二）暴发型

少数患者起病急骤，病情变化迅速，病势凶险，如不及时治疗可于24小时内危及生命，病死率高。儿童多见，又可分为以下三型：

1. **休克型**　严重中毒症状，急起寒战、高热，严重者体温不升，伴头痛、呕吐，短时间内出现瘀点、瘀斑，可迅速增多融合成片。随后出现面色苍白、唇周与肢端发绀，皮肤发白、四肢厥冷、脉搏细速、呼吸急促；若抢救不急时，病情可急速恶化，周围循环衰竭症状加重，血压显著下降，尿量减少，昏迷。

2. **脑膜脑炎型**　主要表现为脑膜及脑实质损伤，常于1～2天内出现严重的神经系统症状，患者高热、头痛、呕吐、意识障碍，可迅速出现昏迷。颅内压增高，脑膜刺激征阳性，可有惊厥，锥体束征阳性，严重者可发生脑疝。

3. **混合型**　可先后或同时出现休克型和脑膜脑炎型的症状。

（三）轻型

多见于流脑流行后期，病变轻微。临床表现为低热，轻微头痛及咽痛等上呼吸道症状，可见少数出血点。脑脊液多无明显变化，咽拭子培养可有脑膜炎奈瑟菌生长。

（四）慢性型

不多见，成人患者较多，病程可迁延数周甚至数月。常表现为间歇性发冷、发热，每次发热历时12小时后缓解，相隔1～4天再次发作。每次发作后常成批出现皮疹，亦可出现瘀点。常伴关节痛、脾大、血液白细胞增多，血液培养可为阳性。

六、并发症

早期抗菌药物治疗，并发症及后遗症均已极少见。有中耳炎、化脓性关节炎、心内膜炎、心包炎、肺炎、脑积水、硬脑膜下积液、肢端坏死、眼病等，也可有瘫痪、癫痫和精神障碍等。

七、辅助检查

（一）血象

白细胞总数明显增加，一般在（10～20）×10^9/L以上，中性粒细胞升高在80%～90%以上。并发DIC者血小板减少。

（二）脑脊液检查

脑脊液检查是确诊的重要方法。病初或休克型患者，脑脊液多无改变，应12～24小时后复查。典型的脑膜炎期，压力增高，外观呈浑浊米汤样甚或脓样；白细胞数明显增高至1000×10^6/L以上，以多核细胞为主；糖及氯化物明显减少，蛋白含量升高。须强调的是临床上表现为脑膜炎时脑脊液检查应是影像学检查之前的选择。

（三）细菌学检查

细菌学检查是确诊的重要手段。应注意标本及时送检、及时检查。

1. **涂片**　皮肤瘀点处的组织液或离心沉淀后的脑脊液做涂片染色。阳性率约60%～80%。瘀点涂片简便易行，应用抗生素早期亦可获得阳性结果，是早期诊断的重要方法。

2. **细菌培养** 取瘀斑组织液、血或脑脊液进行培养。应在使用抗菌药物前收集标本。如有脑膜炎奈瑟菌生长，应做药物敏感性试验。

（四）血清免疫学检查

常用对流免疫电泳法、乳胶凝集试验、反向间接血凝试验、ELISA 法等进行脑膜炎奈瑟菌抗原检测，主要用于早期诊断，阳性率在 90% 以上。

（五）其他

脑膜炎奈瑟菌的 DNA 特异性片段检测、鲎试验等。

八、诊断

（一）疑似病例

1. **有流脑流行病学史** 冬、春季节发病（2～4 月为流行高峰），1 周内有流脑患者密切接触史，或当地有本病发生或流行；既往未接种过流脑疫苗。

2. **临床表现及脑脊液检查** 符合化脓性脑膜炎的表现。

（二）临床诊断病例

1. 有流脑流行病学史。

2. 临床表现及脑脊液检查符合化脓性脑膜炎表现，伴有皮肤黏膜瘀点、瘀斑。或虽无化脑表现，但在感染中毒性休克表现的同时伴有迅速增多的皮肤黏膜瘀点、瘀斑。

（三）确诊病例

在临床诊断病例的基础上，细菌学或流脑特异性血清免疫学检查阳性。

九、鉴别诊断

从国内发表的流脑误诊病例报告来看，流脑误诊为其他疾病的，前 3 位分别为上呼吸道感染、其他原因的败血症、各种原因的紫癜。而其他疾病误诊为流脑的，前 3 位分别为：其他细菌所致的化脓性脑膜炎、结核性脑膜炎、脑脓肿。还应与流行性乙型脑炎、其他病毒性脑膜炎和脑炎鉴别。

1. **其他细菌引起的化脓性脑膜炎、败血症或感染性休克**

（1）肺炎链球菌感染多见于成年人，大多继发于肺炎、中耳炎和颅脑外伤。

（2）流感嗜血杆菌感染多见于婴幼儿。

（3）金黄色葡萄球菌引起的多继发于皮肤感染。

（4）铜绿假单胞菌脑膜炎常继发于腰穿、麻醉、造影或手术后。

（5）革兰阴性杆菌感染易发生于颅脑手术后。

此外，上述细菌感染均无明显季节性，以散发为主，无皮肤瘀点、瘀斑。确诊有赖于细菌学检查。

2. **结核性脑膜炎** 多有结核病史或密切接触史，起病缓慢，病程较长，有低热、盗汗、消瘦等症状，神经系统症状出现晚，无瘀点、瘀斑，脑脊液以单核细胞为主，蛋白质增加，糖和氯化物减少；脑脊液涂片可检查出抗酸染色阳性杆菌。

十、治疗原则

（一）普通型

1. **病原治疗** 一旦高度怀疑流脑，应在 30 分钟内给予抗菌治疗。尽早、足量应用细菌敏感并能透过血脑屏障的抗菌药物。常选用以下抗菌药物：

（1）青霉素：目前青霉素对脑膜炎球菌仍为一种高度敏感的杀菌药物，国内偶有耐药报道。虽然青霉素不易透过血脑屏障，即使在脑膜炎时也仅为血中的 10%～30%，但加大剂量能在脑脊液中达到治疗有效浓度。成人剂量为 800 万单位，每 8 小时一次。儿童剂量为 20 万～40 万单位 /kg。分 3 次加入 5% 葡萄糖液内静脉滴注，疗程 5～7 天。

（2）头孢菌素：第三代头孢菌素对脑膜炎球菌抗菌活性强，易透过血脑屏障，且毒性低。头孢噻肟钠剂量，成人 2g，儿童 50mg/kg，每 6 小时静脉滴注 1 次；头孢曲松成人 2g，儿童 50～100mg/kg，每 12 小时静脉滴注 1 次。疗程 7 天。

（3）氯霉素：较易透过血脑屏障，脑脊液浓度为血浓度的 30%～50%，除对脑膜炎球菌有良好的抗菌活性外，对肺炎球菌和流感杆菌也敏感，但需警惕其对骨髓造血功能的抑制，故用于不能使用青霉素的患者，成人剂量为 2～3g，儿童剂量为 50mg/kg，分次加入葡萄糖液内静脉滴注，疗程 5～7 天。

近年来脑膜炎球菌已出现耐药菌株，应引起注意。疑耐药菌存在，应在体温正常后 3～5 天，症状、体征消失，复查脑脊液正常后停药。

2. **一般对症治疗** 强调早期诊断，就地住院隔离治疗，密切监护，是本病治疗的基础。做好护理，预防并发症。保证足够液体量、热量及电解质。高热时可用物理降温和药物降温；颅内高压时予 20% 甘露醇 1～2g/kg，快速静脉滴注，根据病情 4～6 小时 1 次，可重复使用，应用过程中应注意对肾脏的损害。

（二）暴发型流脑的治疗

1. 休克型治疗

（1）尽早应用抗菌药物：可联合用药，用法同前。

（2）迅速纠正休克：①扩充血容量及纠正酸中毒治疗：最初 1 小时内成年人 1000ml，儿童 10～20ml/kg，快速静脉滴注。输注液体为 5% 碳酸氢钠液 5mg/kg 和低分子右旋糖酐液。此后酌情使用晶体液和胶体液，24 小时输入液量 2000～3000ml 之间，儿童为 50～80ml/kg，其中含钠液体应占 1/2 左右，补液量应视具体情况。原则为“先盐后糖、先快后慢”。用 5% 碳酸氢钠液纠正酸中毒；②血管活性药物应用：在扩充血容量和纠正酸中毒基础上，使用血管活性药物。常用药物为莨菪类，首选不良反应较小的山莨菪碱（654-2），每次 0.3～0.5mg/kg，重者可用 1mg/kg，隔 10～15 分钟静注 1 次，见面色转红、四肢温暖、血压上升后，减少剂量，延长给药时间而逐渐停药。阿托品可替代山莨菪碱。

（3）DIC 的治疗：高度怀疑有 DIC 宜尽早应用肝素，剂量为 0.5～1.0mg/kg，以后可 4～6 小时重复一次。应用肝素时，用凝血时间监测，要求凝血时间维持在正常值的 2.5～3 倍为宜。多数患者应用 1～2 次即可见效而停用。高凝状态纠正后，应输入新鲜血液、血浆及应用维生素 K，以补充被消耗的凝血因子。

（4）肾上腺皮质激素的使用：适应证为毒血症症状明显的患者。地塞米松，成人每天 10～20mg，儿童 0.2～0.5mg/kg，分 1～2 次静脉滴注。一般不超过 3 天。

（5）保护重要脏器功能：注意心、肾功能，根据情况对症治疗。

2. 脑膜脑炎型的治疗

（1）抗菌药物的应用：用法同前。

（2）防治脑水肿、脑疝：治疗关键是及早发现脑水肿，积极脱水治疗，预防脑疝。可用甘露醇治疗，用法同前。此外还可使用白蛋白、甘油果糖、呋塞米、激素等药物治疗。

（3）防治呼吸衰竭：在积极治疗脑水肿的同时，保持呼吸道通畅，必要时气管插管，使用呼吸机治疗。

3. **混合型的治疗** 此型患者病情复杂严重，应积极治疗休克，又要注重脑水肿的治疗。因此应在积极抗感染治疗的同时，针对具体病情，有所侧重，两者兼顾。

十一、预后

本病普通型如及时诊断，合理治疗则预后良好，多能治愈，并发症和后遗症少见。暴发型病死率较高，其中脑膜脑炎型及混合型预后更差。小于 1 岁的婴幼儿及老年人预后差。如能早期诊断，及时予以综合治疗，病死率可显著下降。

十二、预防

1. **管理传染源** 早期发现患者就地隔离治疗，隔离至症状消失后 3 天，一般不少于病后 7 天。密切观察接触者，应医学观察 7 天。

2. **切断传播途径** 搞好环境卫生，保持室内通风。流行期间加强卫生宣教，应避免大型集会或集体活动，不要携带婴儿到公共场所，外出应戴口罩。

3. **保护易感人群** 疫苗预防以 15 岁以下儿童为主要对象，新兵入伍及免疫缺陷者均应注射。国内多年来应用脑膜炎球菌 A 群流脑多糖疫苗，保护率达 90% 以上。近年由于 C 群流行，我国已开始接种 A+C 群流脑多糖疫苗，也有很高的保护率。

对密切接触者，除作医学观察外，可用磺胺甲噁唑进行药物预防，剂量均为每天 2g，儿童 50～100mg/kg，连用 3 天。另外，头孢曲松、氧氟沙星（儿童禁用）等也能起到良好的预防作用。

第五章

流行性乙型脑炎

流行性乙型脑炎（epidemic encephalitis B）简称乙脑，又称日本脑炎（Japanese encephalitis），是由乙型脑炎病毒（Japanese encephalitis virus，JEV）引起的以脑实质炎症为主要病变的中枢神经系统急性传染病。本病经蚊传播，常流行于夏、秋季，主要分布于亚洲。临床上以高热、意识障碍、抽搐、病理反射及脑膜刺激征为特征，病死率高，部分病例可留有严重后遗症。

一、病原学

乙脑病毒属虫媒病毒（arborvirus）乙组的黄病毒科（Flaviviridae），直径40～50nm，呈球形，有包膜，其基因为含10 976碱基对的单股正链RNA，RNA包被于单股多肽的核衣壳蛋白中组成病毒颗粒的核心。包膜中镶嵌有糖基化蛋白（E蛋白）和非糖基化蛋白（M蛋白）。其中E蛋白是病毒的主要抗原成分，由它形成的表面抗原决定簇，具有血凝活性和中和活性，同时还与多种重要的生物学活性密切相关。

乙脑病毒易被常用消毒剂所杀灭，不耐热，100℃ 2分钟或56℃ 30分钟即可灭活，对低温和干燥抵抗力较强，用冰冻干燥法在4℃冰箱中可保存数年。乙脑病毒为嗜神经病毒，在细胞质内繁殖，能在乳鼠脑组织内传代，亦能在鸡胚、猴肾细胞和Hela细胞中生长繁殖。在蚊体内繁殖的适宜温度为25～30℃。

乙脑病毒的抗原性稳定，较少变异。人与动物感染乙脑病毒后，可产生补体结合抗体、中和抗体及血凝抑制抗体，对这些特异性抗体的检测有助于临床诊断和流行病学调查。

二、流行病学

（一）传染源

乙脑是人畜共患的自然疫源性疾病，人与许多动物（如猪、牛、马、羊、鸡、鸭、鹅等）都可成为本病的传染源。人被乙脑病毒感染后，可出现短暂的病毒血症，但病毒数量少、且持续时间短，所以人不是本病的主要传染源。动物中的家畜、家禽和鸟类均可感染乙脑病毒，特别是猪的感染率高。仔猪经过一个流行季节几乎100%受到感染，感染后血中病毒数量多，病毒血症期长，加上猪的饲养面广，更新率快，因此猪是本病的主要传染源。病毒通常在蚊-猪-蚊等动物间循环。一般在人类乙脑流行前1～2个月，先在家禽中流行，故检测猪的乙脑病毒感染率可预测当年在人群中的流行趋势。亦有报道从蝙蝠中分离出乙脑病毒，认为蝙蝠可作为本病的传染源和长期储存宿主。

（二）传播途径

乙脑主要通过蚊叮咬而传播。库蚊、伊蚊和按蚊的某些种都能传播本病，而三带喙库蚊是主要传播媒介。三带喙库蚊在我国分布广泛，是最重要的蚊种之一，对人畜危害大。近年来，我国北方及云南先后从三带喙库蚊中分离到数十株乙脑病毒，是带病毒率最高的蚊种。家禽的圈里，这种蚊最多，当它们叮咬感染乙脑病毒的动物尤其是猪后，病毒进入蚊体内迅速繁殖，然后移行至唾液腺，并在唾液中保持较高浓度，经叮咬将病毒传给人和动物。由于蚊可携带病毒越冬，并且可经卵传代，所以蚊不仅为传播媒介，也是长期储存宿主。此外，被感染的候鸟、蠛蠓(墨蚊)、蝙蝠也是乙脑病毒越冬宿主。

(三) 人群易感性

人对乙脑病毒普遍易感，感染后多数呈隐性感染，显性与隐性感染之比为1:(300～2000)。感染后可获得较持久的免疫力。病例主要集中在10岁以下儿童，以2～6岁组发病率最高，大多数成人因隐性感染而获得免疫力，婴儿可从母体获得抗体而具有保护作用。近年来由于儿童和青少年广泛接种疫苗，成人和老年人的发病率则相对增加。

(四) 流行特征

东南亚和西太平洋地区是乙脑的主要流行区，我国除东北、青海、新疆及西藏外均有本病流行，发病农村高于城市。随着疫苗的广泛接种，我国的乙脑发病率已逐年下降。某些国家如日本等国的乙脑流行正在被消灭，但近年来也出现了一些新的流行区，并引起了暴发流行。

乙脑在热带地区全年均可发生，在亚热带和温带地区有严格的季节性。80%～90%的病例集中在7月、8月、9月三个月，这主要与蚊繁殖、气温和雨量等因素有关。本病集中发病少，呈高度散发性，家庭成员中很少有多人同时发病者。

三、发病机制

带有乙脑病毒的蚊叮咬人后，病毒进入人体内，先在单核-吞噬细胞系统内繁殖，随后进入血液循环，形成病毒血症。感染病毒后是否发病及引起疾病的严重程度一方面取决于感染病毒的数量及毒力，而更重要的则是取决于人体的免疫力。当被感染者机体免疫力强时，只形成短暂的病毒血症，病毒很快被清除，不侵入中枢神经系统，临床上表现为隐性感染或轻型病例，并可获得终身免疫力。当被感染者免疫力弱，而感染的病毒数量大及毒力强，则病毒可侵入中枢神经系统，引起脑实质病变。脑寄生虫病、癫痫、高血压、脑血管病和脑外伤等可使血-脑脊液屏障功能降低，使病毒更易侵入中枢神经系统。

乙脑脑组织的损伤机制与病毒对神经组织的直接侵袭有关，致神经细胞坏死、胶质细胞增生及炎性细胞浸润。细胞凋亡现象是乙脑病毒导致神经细胞死亡的普遍机制。此外，脑炎发病时，神经组织中大量一氧化氮(NO)产生所诱发的脂质过氧化是引起脑组织损伤的一个重要因素。脑损伤的另一机制则与免疫损伤有关，当体液免疫诱导出的特异性IgM与病毒抗原结合后，就会沉积在脑实质和血管壁上，激活补体及细胞免疫，引起免疫攻击，导致血管壁破坏，附壁血栓形成，脑组织供血障碍和坏死。免疫反应的强烈程度与病情的轻重及预后密切相关。

四、病理解剖

乙脑的病变范围较广，可累及整个中枢神经系统灰质，但以大脑皮质及基底核、视丘最为严重，脊髓的病变最轻，肉眼可见软脑膜充血、水肿、出血，镜检可出现以下病变：

1. **神经细胞变性、坏死** 表现为细胞肿胀，尼氏小体消失，胞质内空泡形成，核偏位等。

2. **软化灶形成** 灶性神经细胞的坏死、液化形成镂空筛网状软化灶，对本病的诊断具有一定的特异性。

3. **血管变化和炎症反应** 血管高度扩张充血，血管周围间隙增宽，脑组织水肿。灶性炎症细胞浸润以淋巴细胞、单核细胞和浆细胞为主，多以变性坏死的神经元为中心，或围绕血管周围间隙形成血管套。

4. **胶质细胞增生** 小胶质细胞增生明显，形成小胶质细胞结节，后者多位于小血管旁或坏死的神经细胞附近。

五、临床表现

潜伏期为4～21天，一般为10～14天。

（一）典型的临床表现

典型的临床表现可分为以下四期：

1. **初期** 为病初的1～3天。起病急，体温在1～2天内上升至39～40℃，伴有头痛、精神倦怠、食欲差、恶心、呕吐和嗜睡，此期易误认为上呼吸道感染。少数患者可出现神志淡漠和颈项强直。

2. **极期** 病程的第4～10天，除初期症状加重外，突出表现为脑实质受损的症状。

（1）高热：体温常高达40℃，一般持续7～10天，重型者可达3周以上。发热越高，热程越长，病情越重。

（2）意识障碍：表现为嗜睡、谵妄、昏迷、定向力障碍等。神志不清最早可见于病程1～2天，但多发生于第3～8天，通常持续1周左右，重型者可长达1个月以上。昏迷的深浅、持续时间的长短与病情的严重程度和预后呈正相关。

（3）惊厥或抽搐：发生率约40%～60%，是病情严重的表现，主要系高热、脑实质炎症及脑水肿所致。表现为先出现面部、眼肌、口唇的小抽搐，随后肢体抽搐、强直性痉挛，可发生于单肢、双肢或四肢，重型者可发生全身强直性抽搐，历时数分钟至数十分钟不等，均伴有意识障碍。长时间或频繁抽搐，可导致发绀、脑缺氧和脑水肿，甚至呼吸暂停。

（4）呼吸衰竭：主要为中枢性呼吸衰竭，多见于重型患者。由于脑实质炎症、缺氧、脑水肿、颅内高压、脑疝和低血钠脑病等所致，其中以脑实质病变，尤其是延髓呼吸中枢病变为主要原因。表现为呼吸节律不规则及幅度不均，如呼吸表浅、双吸气、叹息样呼吸、潮式呼吸、抽泣样呼吸等，最后呼吸停止。此外，因脊髓病变导致呼吸肌瘫痪可发生周围性呼吸衰竭。脑疝患者除前述呼吸异常外，尚有其他的临床表现。小脑幕切迹疝（颞叶疝）表现为患侧瞳孔先变小，随病情进展而逐渐散大，患侧上眼睑下垂、眼球外斜，病变对侧肢体的肌力减弱或麻痹，病理征阳性；由于脑干受压，可出现生命体征异常。而枕骨大孔疝（小脑扁桃体疝）的生命体征紊乱出现较早，意识障碍出现较晚。因脑干缺氧，瞳孔可忽大忽小，由于位于延髓的呼吸中枢受损严重，患者早期可突发呼吸骤停而死亡。

高热、抽搐和呼吸衰竭是乙脑极期的严重表现，三者互相影响，呼吸衰竭为引起死亡的主要原因。

（5）其他神经系统症状和体征：多在病程10天内出现，第2周后就很少出现新的神经系统表现。常有浅反射消失或减弱，深反射先亢进后消失，病理征阳性。还可出现脑膜刺激征，但婴幼儿多无脑膜刺激征而有前囟隆起。由于自主神经受累，深昏迷者可有膀胱和直肠麻痹，表现为大小便失禁或尿潴留，昏迷患者尚可有肢体强直性瘫痪，偏瘫较单瘫多见，或者全瘫，伴有肌张力增高。

(6) 循环衰竭：少见，常与呼吸衰竭同时出现。表现为血压下降、脉搏细速、休克和胃肠道出血。产生原因多为心功能不全、有效循环血量减少、消化道出血、脑水肿和脑疝等。

3. **恢复期** 患者体温逐渐下降，神经系统症状和体征日趋好转，一般患者于2周左右可完全恢复，但重型患者需1～6个月才能逐渐恢复。此阶段的表现可有持续性低热、多汗、失眠、痴呆、失语、流涎、吞咽困难、颜面瘫痪、肢体强直性瘫痪或不自主运动，以及癫痫样发作等。经积极治疗大多数患者能恢复，如半年后上述症状仍不能恢复，称为后遗症。

4. **后遗症期** 约5%～20%的重型乙脑患者留有后遗症，主要有失语、肢体瘫痪、意识障碍、精神失常及痴呆等，经积极治疗后可有不同程度的恢复。癫痫后遗症有时可持续终身。

（二）临床分型

1. **轻型** 体温在39℃以下，神志清楚，可有轻度嗜睡，无抽搐，头痛及呕吐不严重，脑膜刺激征不明显。1周左右可恢复。

2. **普通型** 体温在39～40℃之间，有意识障碍如昏睡或浅昏迷，头痛、呕吐、脑膜刺激征明显，偶有抽搐，病理征可阳性。病程约7～14天，多无恢复期症状。

3. **重型** 体温持续在40℃以上，昏迷，反复或持续抽搐，瞳孔缩小，浅反射消失，深反射先亢进后消失，病理征阳性，常有神经系统定位症状和体征，可有肢体瘫痪和呼吸衰竭。病程多在2周以上，常有恢复期症状，部分患者留有不同程度后遗症。

4. **极重型(暴发型)** 起病急骤，体温于1～2天内升至40℃以上，反复或持续性强烈抽搐，伴深度昏迷，迅速出现中枢性呼吸衰竭及脑疝，病死率高，多在极期中死亡，幸存者常留有严重后遗症。

流行期间以轻型和普通型多见。

六、并发症

发生率约10%，以支气管肺炎最为常见，多因昏迷患者呼吸道分泌物不易咳出或应用人工呼吸器后所致。其次为肺不张、败血症、尿路感染、压疮等，重型患者应警惕应激性胃黏膜病变所致上消化道大出血的发生。

七、辅助检查

（一）血象

白细胞总数增高，一般在(10～20)×10^9/L．个别甚至更高；中性粒细胞在80%以上，部分患者血象始终正常。

（二）脑脊液

外观无色透明或微混浊，压力增高，白细胞多在(50～500)×10^6/L，少数可高达1000×10^6/L以上。早期以中性粒细胞为主，随后则淋巴细胞增多。白细胞计数的高低与病情轻重及预后无关。蛋白轻度增高，糖正常或偏高，氯化物正常。少数病例在病初脑脊液检查正常。

（三）血清学检查

1. **特异性IgM抗体测定** 该抗体在病后3～4天即可出现，脑脊液中最早在病程第2天即可检测到，2周时达高峰，可作为早期诊断指标。检测的方法有酶联免疫吸附试验(ELISA)、间接免疫荧光法、2-巯基乙醇(2-ME)耐性试验等。

2. **补体结合试验** 补体结合抗体为IgG抗体，具有较高的特异性，多在发病后2周出现，5～6周达高峰，抗体水平可维持1年左右，不能用于早期诊断，主要用于回顾性诊断或流行病学调查。

3. **血凝抑制试验** 血凝抑制抗体出现较早，一般在病后第4～5天出现，2周时达高峰，抗体水平可维持1年以上。该试验阳性率高于补体结合试验，操作简便，可用于临床诊断及流行病学调查。由于乙脑病毒的血凝素抗原与同属病毒登革热病毒和黄热病病毒等有弱的交叉反应，故可出现假阳性。

（四）病原学检查

1. **病毒分离** 由于乙脑病毒主要存在于脑组织中，血及脑脊液中不易分离出病毒，在病程第1周内死亡病例的脑组织中可分离到病毒。

2. **病毒抗原或核酸的检测** 在组织、血液或其他体液中通过直接免疫荧光或聚合酶链反应（PCR）可检测到乙脑病毒抗原或特异性核酸。

八、诊断

（一）流行病学资料

严格的季节性（夏秋季），10岁以下儿童多见，但近年来成人病例有增加趋势。

（二）临床特点

起病急，高热、头痛、呕吐、意识障碍、抽搐、病理反射及脑膜刺激征阳性等。

（三）辅助检查

血象白细胞及中性粒细胞增高；脑脊液检查呈无菌性脑膜炎改变；对乙脑诊断主要是依赖血清或脑脊液中的抗体检测，病原分离等。乙脑患者病毒血症期短，血清和脑脊液中病毒、分离阳性率低，所以临床早期诊断多使用ELISA法检测IgM。发病4～7天就可进行血清学检查，特异性IgM抗体阳性可助确诊。另外，如恢复期血清中抗乙脑病毒IgG抗体或中和抗体滴度比急性期有大于4倍升高者，或急性期抗乙脑病毒IgM/IgG抗体阴性，而恢复期阳性者；或检测到乙脑病毒抗原、特异性核酸者均可确诊。

九、鉴别诊断

（一）中毒性菌痢

乙脑与中毒性菌痢均多见于夏、秋季，且10岁以下儿童的发病率高，故需特别鉴别。后者起病较乙脑更急，常于发病24小时内出现高热、抽搐、昏迷和感染性休克，一般无脑膜刺激征，脑脊液多正常。做肛拭子或生理盐水灌肠镜检粪便，可见大量脓、白细胞。

（二）化脓性脑膜炎

化脓性脑膜炎的中枢神经系统表现与乙脑相似，但多以脑膜炎的表现为主，脑实质病变的表现不突出，脑脊液呈细菌性脑膜炎改变，涂片和培养可找到细菌。其中流脑多见于冬、春季，大多有皮肤、黏膜瘀点，其他细菌所致者多有原发病灶。

（三）结核性脑膜炎

结核性脑膜炎无季节性。常有结核病史，起病较缓，病程长，脑膜刺激征较明显，而脑实质病变表现较轻。脑脊液蛋白明显增高，氯化物明显下降，糖降低，其薄膜涂片或培养可检出结核杆菌。必要时可行X线胸片和眼底检查以发现结核病灶。

（四）其他病毒性脑炎

其他病毒性脑炎可由单纯疱疹病毒、肠道病毒、腮腺炎病毒等引起，临床表现相似，确诊有赖于血清学检查和病毒分离。森林脑炎与流行性乙型脑炎表现相似，应注意鉴别。

十、治疗原则

目前尚无特效的抗病毒治疗药物，早期可试用利巴韦林、干扰素等。应采取积极的对症和支持治疗，维持体内水和电解质的平衡，密切观察病情变化，重点处理好高热、抽搐、控制脑水肿和呼吸衰竭等危重症状，降低病死率和减少后遗症的发生。

（一）一般治疗

患者应隔离于有防蚊和降温设施的病房，室温控制在30℃以下。注意口腔和皮肤清洁，昏迷患者应定时翻身、侧卧、拍背、吸痰，以防止肺部感染和压疮的发生。昏迷、抽搐患者应设栏以防坠床。重型患者应静脉输液，但不宜过多，以免加重脑水肿。一般成人每天补液约1500～2000ml，儿童每天约50～80ml/kg，并酌情补充钾盐，纠正酸中毒。昏迷者可采用鼻饲。

（二）对症治疗

高热、抽搐及呼吸衰竭是危及患者生命的三大主要症状，且互为因果，形成恶性循环。高热增加耗氧量，加重脑水肿和神经细胞病变，使抽搐加重；抽搐又加重缺氧，导致呼吸衰竭并进一步加重脑组织病变，使体温升高。因而及时控制高热、抽搐及呼吸衰竭是抢救乙脑患者的关键。

1. **高热** 应以物理降温为主，药物降温为辅；同时降低室温，使肛温保持在38℃左右。具体措施如下：

（1）物理降温：包括冰敷额部、枕部和体表大血管部位，如腋下、颈部及腹股沟等处，用30%～50%乙醇或温水擦浴，冷盐水灌肠等。降温不宜过快、过猛，禁用冰水擦浴，以免引起寒战和虚脱。

（2）药物降温：适当应用退热药，应防止用药过量致大量出汗而引起循环衰竭。

（3）亚冬眠疗法：适用于持续高热伴反复抽搐者，具有降温、镇静、止痉作用。以氯丙嗪和异丙嗪每次各0.5～1mg/kg肌注，每4～6小时1次，疗程一般为3～5天。因为该类药物可抑制呼吸中枢及咳嗽反射，故用药过程中应保持呼吸道通畅，密切观察生命体征变化。

2. **抽搐** 应去除病因及镇静解痉。

（1）因高热所致者，以降温为主

（2）因脑水肿所致者，应加强脱水治疗，可用20%甘露醇静脉滴注或推注（20～30分钟内），每次1～2g/kg，根据病情可每4～6小时重复使用，必要时可加用50%葡萄糖、呋塞米、肾上腺皮质激素静脉注射。

（3）因脑实质病变引起的抽搐，可使用镇静剂。常用的镇静剂有地西泮，成人每次10～20mg，儿童每次0.1～0.3mg/kg（每次不超过10mg），肌注或缓慢静脉注射；还可用水合氯醛鼻饲或灌肠，成人每次1～2g，儿童每次60～80mg/kg（每次不超过1g）；亦可采用亚冬眠疗法。巴比妥钠可用于预防抽搐，成人每次0.1～0.2g，儿童每次5～8mg/kg。

3. **呼吸衰竭** 应根据引起的病因进行相应的治疗。

（1）氧疗，可通过增加吸入氧浓度来纠正患者的缺氧状态，可选用鼻导管或面罩给氧。

（2）因脑水肿所致者应加强脱水治疗。

（3）因呼吸道分泌物阻塞者应定时吸痰、翻身拍背，必要时可用化痰药物（α-糜蛋白酶、沐舒坦等）和糖皮质激素雾化吸入，并可适当加入抗生素防治细菌感染；对于有严重排痰障碍者可考虑用纤维支气管镜吸痰。经上述处理无效，病情危重者，可采用气管插管或气管切开建立人工气道。人工呼吸器是维持有效呼吸功能，保证呼吸衰竭抢救成功，减少后遗症的重要措施之一，因而必要时应适当放宽气管切开的指征。

（4）中枢性呼吸衰竭时可使用呼吸兴奋剂，首选洛贝林，成人每次 3～6mg，儿童每次 0.15～0.2mg/kg，肌注或静脉滴注；亦可选用尼可刹米，成人每次 0.375～0.75g，儿童每次 5～10mg/kg，肌注或静脉滴注；其他如盐酸哌甲酯（利他林）、二甲弗林（回苏林）等可交替或联合使用。

（5）改善微循环，使用血管扩张剂可改善脑微循环、减轻脑水肿、解除脑血管痉挛和兴奋呼吸中枢。可用东莨菪碱，成人每次 0.3～0.5mg，儿童每次 0.02～0.03mg/kg；或山莨菪碱（654-2），成人每次 20mg，儿童每次 0.5～1mg/kg，加入葡萄糖液中静脉注射，10～30 分钟重复 1 次，一般用 1～5 天。此外，还可使用阿托品、酚妥拉明等。纳洛酮是特异性的吗啡受体拮抗剂，对退热、止痉、神志转清、纠正呼吸衰竭等方面有较好的作用，可早期应用。

4. 循环衰竭　可根据情况补充血容量，应用升压药物、强心剂、利尿药等，并注意维持水及电解质的平衡。

5. 肾上腺皮质激素的使用　目前对激素的使用还没有统一的意见。有人认为激素有抗炎、退热、降低毛细血管通透性和渗出、降低颅内压、防治脑水肿等作用。也有人认为它抑制机体的免疫功能，增加继发感染机会，且疗效不显著，不主张常规使用。临床上可根据具体情况在重型患者的抢救中酌情使用。

（三）恢复期及后遗症治疗

应加强护理，防止压疮和继发感染的发生；进行语言、智力、吞咽和肢体的功能锻炼，还可结合理疗、针灸、推拿按摩、高压氧、中药等治疗。

十一、预后

轻型和普通型大多可顺利恢复，重型和暴发型患者的病死率可高达 20% 以上，主要为中枢性呼吸衰竭所致，存活者可留有不同程度的后遗症。

十二、预防

乙脑的预防应采取以防蚊、灭蚊及预防接种为主的综合措施。

1. 控制传染源　及时隔离和治疗患者，直至体温正常。但主要的传染源是家畜，尤其是未经过流行季节的幼猪，故应搞好饲养场所的环境卫生，人畜居地分开；近年来应用疫苗免疫幼猪，以减少猪群的病毒血症，从而控制人群中乙脑的流行。

2. 切断传播途径　防蚊和灭蚊是预防乙脑病毒传播的重要措施。应消灭蚊滋生地，灭越冬蚊和早春蚊，重点做好牲畜棚（特别是猪圈）等场所的灭蚊工作，减少人群感染机会，使用蚊帐、蚊香、涂擦驱蚊剂等措施防止被蚊叮咬。

3. 保护易感人群　预防接种是保护易感人群的根本措施。我国已经有十几个省、直辖市将乙脑疫苗纳入了计划免疫。目前我国使用的是地鼠肾细胞灭活和减毒活疫苗，保护率可达 60% ～90%。接种对象为 10 岁以下的儿童和从非流行区进入流行区的人员，一般接种 2 次，间隔 7～10 天，第二年加强注射 1 次，连续 3 次加强后不必再注射，可获得较持久的免疫力。疫苗接种应在流行前 1 个月完成。接种时应注意不能与伤寒三联菌苗同时注射，以免引起过敏反应；有中枢神经系统疾病和慢性乙醇中毒者禁用。我国目前大规模生产的减毒活疫苗价格低廉，不良反应少，抗体产生率高。近年来一些新型疫苗如基因工程亚单位疫苗、合成肽疫苗以及核酸疫苗等尚在研究当中。

第九篇

妇产科急诊

第一章

正 常 分 娩

妊娠满 28 周或 196 天及以上，胎儿及其附属物自临产开始到全部从母体娩出的过程，称为分娩（delivery）。妊娠满 28 周至不满 37 周（196～258 天）期间分娩，称为早产（premature delivery）；妊娠满 37 周不满 42 周（259～293 天）期间分娩，称为足月产（term delivery）；妊娠满 42 周（294 天）及以上分娩，称为过期产（post-term delivery）。

一、影响分娩的因素

影响分娩的四因素为产力、产道、胎儿及精神心理因素。若各因素均正常并能相互适应，胎儿能顺利经阴道自然娩出，则为正常分娩。正常分娩依靠产力将胎儿及其附属物排出体外，且同时必须有足够大的骨产道和软产道相应扩张让胎儿通过。而产力又受胎儿大小、胎位及产道的影响。此外，还受精神心理因素的干预。

（一）产力

将胎儿及其附属物从宫腔内逼出的力量称为产力。产力包括子宫收缩力、腹壁肌及膈肌收缩力（统称腹压）和肛提肌收缩力。

1. **子宫收缩力** 子宫收缩力是临产后的主要产力，贯穿于分娩全过程。临产后的宫缩使宫颈管逐渐缩短直至消失、宫口扩张、胎先露下降和胎儿、胎盘娩出。正常子宫收缩力的特点有：

（1）节律性：宫缩的节律性是临产的重要标志。正常宫缩是宫体肌肉不随意、有规律的阵发性收缩并伴有疼痛。每次阵缩由弱渐强（进行期），维持一定时间（极期），一般持续约 30s 左右，随后由强减弱（退行期），直至消失进入间歇期，一般 5～6 分钟，此时子宫肌肉松弛。当宫口开全（10cm）后，间歇期仅 1～2 分钟，宫缩持续时间长达 60 秒，阵缩如此反复出现，直至分娩全程结束。宫缩强度也随产程进展逐渐增加，宫腔压力由临产初期 25～30mmHg，至第一产程末增至 40～60mmHg，第二产程宫缩极期时可高达 100～150mmHg，而间歇期宫缩压力仅为 6～12mmHg。阵痛强度随宫腔压力上升而加重。宫缩时，子宫肌壁血管及胎盘受压，致子宫血流减少，胎盘绒毛间隙的血流量减少；宫缩间歇时，子宫血流量又恢复到原来水平，胎盘绒毛间隙的血流重新充盈，宫缩的节律性有利于胎儿的血流灌注。

（2）对称性：正常宫缩源于两侧宫角部（受起搏点控制），以微波形式向宫底中线集中，左右对称，再以 2cm/s 的速度向子宫下段扩散，约需 15 秒均匀协调地扩展至整个子宫，此为子宫收缩力的对称性。

（3）极性：宫缩以宫底部最强、最持久，向下依次减弱，宫底部收缩力的强度几乎是子宫下段的 2 倍，此为子宫收缩力的极性。

(4) 缩复作用：宫体部平滑肌为收缩段。子宫收缩时肌纤维缩短变宽，间歇期肌纤维不能恢复到原长度，经反复收缩，肌纤维越来越短，使宫腔内容积逐渐缩小，迫使胎先露部下降及宫颈管逐渐缩短直至消失，此为子宫肌纤维的缩复作用。

2. **腹壁肌及膈肌收缩力** 腹壁肌及膈肌收缩力是第二产程胎儿娩出时的重要辅助力量。当宫口开全后，胎先露部已降至阴道。每次宫缩时，前羊膜囊或胎先露部压迫盆底组织及直肠，反射性地引起排便动作。产妇表现为主动屏气，腹壁肌及膈肌收缩使腹内压力增高，促使胎儿娩出。腹压是宫口开全后所必需的辅助力量，尤其是在第二产程末配合有效的宫缩将顺利娩出胎儿。过早运用腹压易导致产妇疲劳和宫颈水肿，使得产程延长。腹壁肌及膈肌收缩力在第三产程亦可迫使已剥离的胎盘尽早娩出，减少产后出血的发生。

3. **肛提肌收缩力** 肛提肌的收缩力可协助胎先露部在盆腔进行内旋转。当胎头枕部露于耻骨弓下时，能协助胎头仰伸及娩出；胎儿娩出后，当胎盘降至阴道时，能协助胎盘娩出。

（二）产道

产道是胎儿娩出的通道，分为骨产道与软产道两部分。

1. **骨产道** 骨产道指真骨盆。在分娩过程中几乎无变化，但其原有的大小、形状与分娩顺利与否关系密切。共分为3个平面，每个平面又由多条径线组成：

(1) 骨盆入口平面(pelvic inlet plane)：为骨盆腔上口，呈横椭圆形。其前方为耻骨联合上缘，两侧为髂耻缘，后方为骶岬上缘。有4条径线(图9-1-1)。

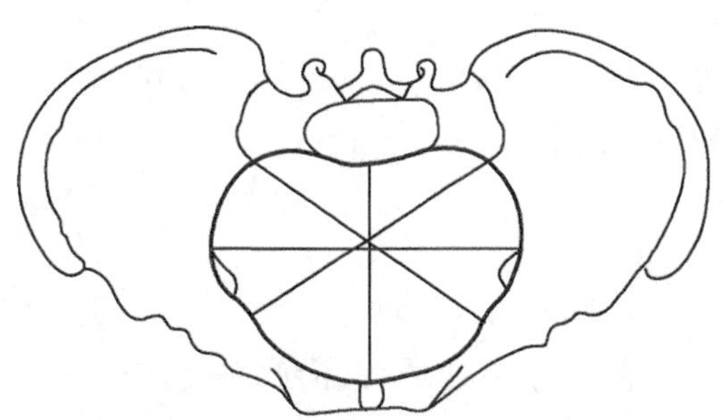

图9-1-1 骨盆入口平面各径线

(1)前后径；(2)横径；(3)斜径

1) 入口前后径：又称真结合径。耻骨联合上缘中点至骶岬上缘正中间的距离，正常值平均约11cm，其长短与胎先露衔接关系密切。

2) 入口横径：左右髂耻缘间的最大距离，正常值平均约13cm。

3) 入口斜径：左右各一。左骶髂关节至右髂耻隆突间的距离为左斜径；右骶髂关节至左髂耻隆突间的距离为右斜径，正常值平均为12.75cm。

(2) 中骨盆平面(mid plane of pelvis)：为骨盆最小平面，是骨盆腔最狭窄部分，呈前后径长的纵椭圆形。其前方为耻骨联合下缘，两侧为坐骨棘，后方为骶骨下端。有两条径线(图9-1-2)。

1) 中骨盆前后径：耻骨联合下缘中点通过两侧坐骨棘连线中点至骶骨下端间的距离，正常值平均11.5cm。

2) 中骨盆横径：又称坐骨棘间径。指两坐骨棘间的距离，正常值平均10cm，其长短与胎先露内旋转关系密切。

(3) 骨盆出口平面(pelvic outlet plane)：为骨盆腔下口，由两个不在同一平面的三角形组成。其共同的底边称为坐骨结节间径。

前三角平面顶端为耻骨联合下缘，两侧为左右耻骨降支；后三角平面顶端为骶尾关节，两侧为左右骶结节韧带。有4条径线（图9-1-3）。

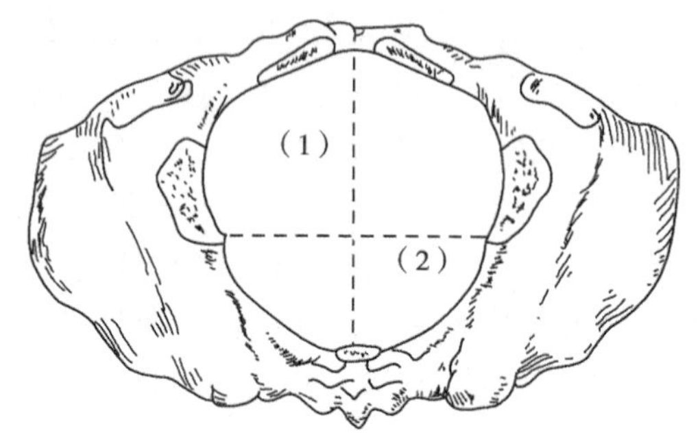

图9-1-2　中骨盆平面各径线

（1）前后径；（2）横径

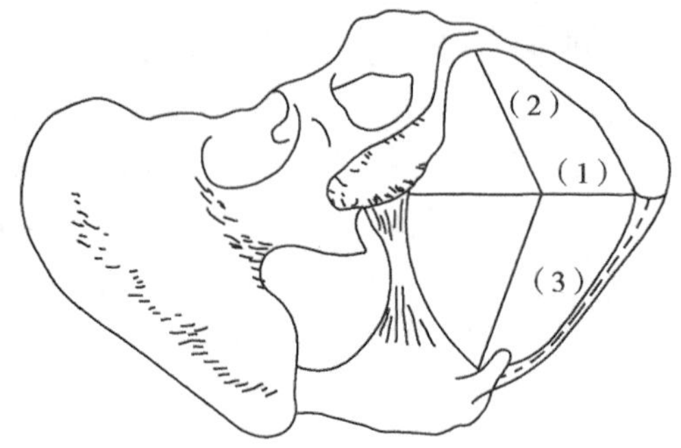

图9-1-3　骨盆出口平面

（1）出口横径；（2）出口前矢状径；（3）出口后矢状径

1）出口前后径：耻骨联合下缘至骶尾关节间的距离，正常值平均11.5cm。

2）出口横径：又称坐骨结节间径。指两坐骨结节末端内缘的距离，正常值平均9cm，此径与分娩关系密切。

3）出口前矢状径：耻骨联合下缘中点至坐骨结节间径中点间的距离，正常值平均6cm。

4）出口后矢状径：骶尾关节至坐骨结节间径中点间的距离，正常值平均8.5cm。若出口横径稍短，但出口横径与出口后矢状径之和＞15cm时，正常大小的胎头可通过后三角区经阴道娩出。

（4）骨盆轴与骨盆倾斜度

1）骨盆轴（pelvic axis）：连接骨盆各平面中点的假想曲线，称为骨盆轴。此轴上段向下向后，中段向下，下段向下向前。分娩时，胎儿沿此轴完成一系列分娩机制，助产时也应按骨盆轴方向协助胎儿娩出。

2）骨盆倾斜度（inclination of pelvis）：指妇女站立时，骨盆入口平面与地平面所形成的角度，一般为60°。若骨盆倾斜度过大，势必影响胎头衔接和娩出。

2. **软产道**　软产道是由子宫下段、宫颈、阴道及骨盆底软组织构成的弯曲通道。

（1）子宫下段的形成：由非妊娠时长约1cm的子宫峡部伸展形成。子宫峡部于妊娠12周后逐渐扩展成为宫腔的一部分，至妊娠晚期被逐渐拉长形成子宫下段。临产后的规律宫缩使子宫下段进一步拉长7～10cm，肌壁变薄成为软产道的一部分。由于子宫肌纤维的缩复作用，子宫上段肌壁越来越厚，而下段肌壁被牵拉越来越薄，由于子宫上下段的肌壁厚薄不同，在两者间的子宫内面形成一环状隆起，称为生理缩复环（physiologic retraction ring）（图9-1-4）。正常情况下，此环不易自腹部查见。

（2）宫颈的变化

1）宫颈管消失（effacement of cervix）：临产前的宫颈管长2～3cm，初产妇较经产妇稍长。临产后规律宫缩牵拉宫颈内口的子宫肌纤维及周围韧带，加之胎先露部支撑使前羊膜囊呈楔状，致使宫颈内口水平的肌纤维向上牵拉，使宫颈管形成如漏斗状，此时宫颈外口变化不大，随后宫颈管逐渐短缩直至消失。初产妇多是宫颈管先短缩消失，继而宫口扩张；经产妇多是宫颈管短缩消失与宫口扩张同时进行（图9-1-5）。

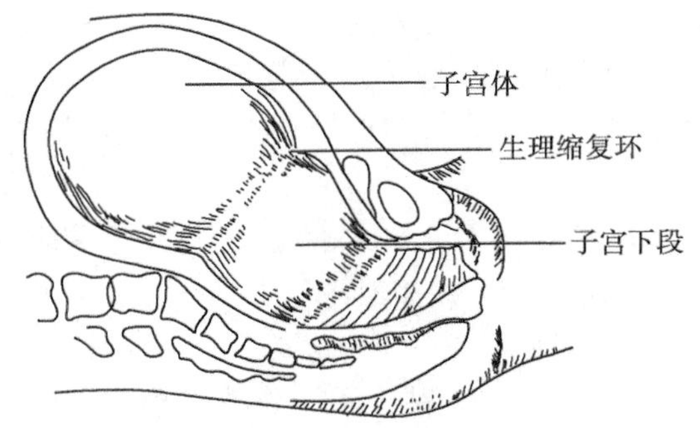

图 9-1-4 软产道在临产后的变化

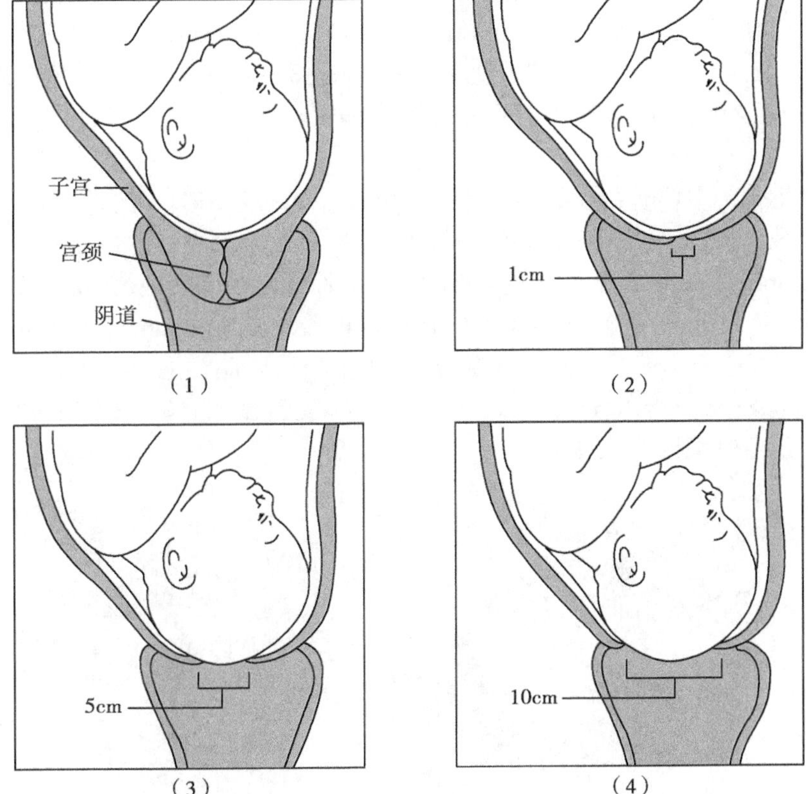

图 9-1-5 宫颈管消失与宫口扩张步骤

(1)子宫收缩，宫口闭合；(2)宫颈管消失，宫口开大到 1cm；
(3)宫口开全至 5cm；(4)宫口开全至 10cm

2）宫口扩张（dilatation of cervix）：临产前，初产妇的宫颈外口仅容一指尖，经产妇能容一指。临产后，子宫收缩及缩复向上牵拉使得宫口扩张。由于子宫下段的蜕膜发育不良，胎膜容易与该处蜕膜分离而向宫颈管突出形成前羊膜囊，加之胎先露部衔接使前羊水滞留于前羊膜囊，协同扩张宫口。胎膜多在宫口近开全时自然破裂；破膜后，胎先露部直接压迫宫颈，扩张宫口的作用更明显。产程不断进展，当宫口开全时（10cm），妊娠足月胎头方能通过。

（3）骨盆底组织、阴道及会阴的变化：前羊膜囊及下降的胎先露部先扩张阴道上部，破膜后胎先露部下降直接压迫骨盆底，使软产道下段形成一个向前弯的长筒，前臂短后壁长，阴道外口开向前上方，阴道黏膜皱襞展平进一步使腔道加宽。肛提肌向下及向两侧扩展，肌束分开，肌纤维拉长，使5cm厚的会阴体变为2～4mm，以利于胎儿通过。阴道及骨盆底的结缔组织和肌纤维于妊娠期增生肥大，血管变粗，血运丰富，组织变软，具有更好的伸展性。分娩时，会阴体虽能承受一定压力，但如果保护不当，也易造成会阴裂伤。

(三) 胎儿

胎儿能否顺利通过产道，还取决于胎儿大小、胎位及有无造成分娩困难的胎儿畸形。

1. **胎儿大小** 胎儿大小是决定分娩难易的重要因素之一。胎儿过大致胎头径线大时，尽管骨盆大小正常，也可因相对性头盆不称造成难产。

(1) 胎头颅骨：由两块顶骨、额骨、颞骨及一块枕骨构成。颅骨间膜状缝隙为颅缝，两顶骨之间为矢状缝，顶骨与额骨之间为冠状缝，枕骨与顶骨之间为人字缝，颞骨与顶骨之间为颞缝，两额骨之间为额缝。两颅缝交界处较大空隙为囟门，位于胎头前方菱形为前囟（大囟门），位于胎头后方三角形为后囟（小囟门）（图9-1-6）。颅缝与囟门均有软组织覆盖，使骨板有一定活动余地，胎头也有一定可塑性。在分娩过程中，通过颅骨轻度移位重叠使头颅变形，缩小体积，有利于胎头娩出。过熟儿胎头偏大，颅骨较硬，胎头不易变形，有时可致难产。

(2) 胎头径线：主要有：①双顶径（biparietal diameter，BPD）：为两侧顶骨隆突间的距离，是胎头最大横径，临床常用B型超声检测此值判断胎儿大小，妊娠足月时平均约9.3cm；②枕额径（occipito frontal diameter）：为鼻根上方至枕骨隆突间的距离，胎头以此径衔接，妊娠足月时平均约11.3cm；③枕下前囟径（suboccipitobregmatic diameter）：又称小斜径，为前囟中央至枕骨隆突下方相连处之间的距离，胎头俯屈后以此径通过产道，妊娠足月时平均约9.5cm；④枕颏径（occipito mental diameter）：又称大斜径，为颏骨下方中央至后囟顶部间的距离，妊娠足月时平均约13.3cm。

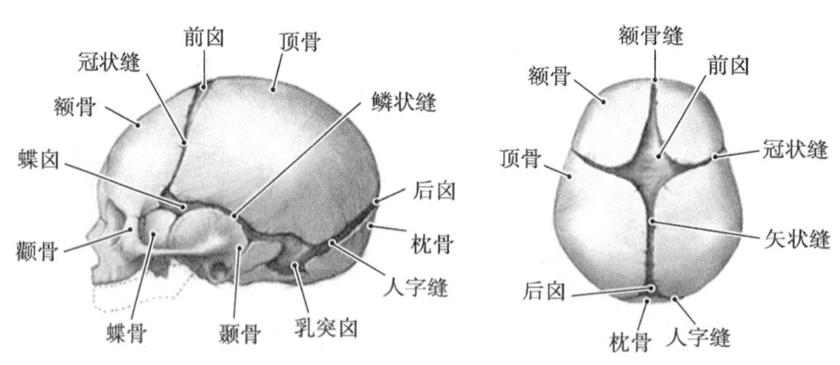

图9-1-6 胎儿颅骨、颅缝及囟门

2. **胎位** 产道为一纵行管道。若为纵产式（头先露或臀先露），胎体纵轴与骨盆轴相一致，容易通过产道。头先露是胎头先通过产道，较臀先露容易娩出，矢状缝和囟门是确定胎位的重要标志。头先露时，由于分娩过程中颅骨重叠，使胎头变形，周径变小，有利于胎头娩出。臀先露时，较胎头周径小且软的胎臀先娩出，阴道扩张不充分，当胎头娩出时头颅又无变形机会，致使胎头娩出困难。肩先露时，胎体纵轴与骨盆轴垂直，分娩更困难，妊娠足月活胎不能通过产道，对母儿威胁极大。

3. **胎儿畸形** 若有些胎儿畸形造成某一部位发育异常，如脑积水（hydrocephalus）、连体儿（conjoined twins）等，由于胎头或胎体过大，故很难通过产道。

（四）精神心理因素

虽然分娩是生理现象，但对于产妇确实是一种持久而强烈的应激源。分娩既可产生生理上的应激，也可产生精神心理上的应激。产妇一系列的精神心理因素，能够影响机体内部的平衡、适应力和健康。关注产妇精神心理因素对分娩的影响是很重要的。相当多的初产妇对分娩的负面信息过度放大，害怕和恐惧分娩过程，怕痛、怕出血、怕发生难产、怕自己不能坚持、怕胎儿性别不理想、怕胎儿畸形、怕有生命危险，致使临产后情绪紧张，常常处于焦虑、不安和恐惧的精神心理状态。常表现为听不进医护人员的解释，不配合相关的分娩动作。现已证实，产妇这种情绪改变会使机体产生一系列变化，如心率加快、呼吸急促、肺内气体交换不足，致使子宫缺氧收缩乏力、宫口扩张缓慢、胎先露部下降受阻、产程延长、孕妇体力消耗过多，同时也促使其神经内分泌发生变化，交感神经兴奋、释放儿茶酚胺、血压升高，导致胎儿缺血缺氧，出现胎儿窘迫。

待产室陌生、孤独嘈杂的环境，加之逐渐变频变强的阵痛，均能加剧产妇自身的紧张与恐惧，因此，在分娩过程中，产科医护人员应耐心安慰产妇，告知分娩是生理过程，尽可能消除产妇焦虑和恐惧心情，保持良好的精神状态，鼓励孕妇进食及正常排便，保持体力，教会孕妇掌握分娩时必要的呼吸技术和躯体放松技术。开展家庭式产房，允许丈夫、家人或有经验的人员陪伴分娩，以精神上的鼓励、心理上的安慰、体力上的支持使产妇顺利度过分娩全过程。研究表明，陪伴分娩能缩短产程，减少产科干预，降低剖宫产率，减少围产期母儿病率等。

二、枕先露的分娩机制

胎儿通过衔接、下降、内旋转、仰伸、复位及外旋转、肩娩出等一连串适应性转动，以其最小径线通过产道。

下降贯穿分娩全程，是胎儿娩出的首要条件。

分娩机制（mechanism of labor）指胎儿先露部随骨盆各平面的不同形态，被动进行的一系列适应性转动，以其最小径线通过产道的全过程。临床上枕先露占95.55%～97.55%，以枕左前位最多见，故以枕左前位分娩机制为例说明。

1. 衔接 胎头双顶径进入骨盆入口平面，胎头颅骨最低点接近或达到坐骨棘水平，称为衔接（engagement）。胎头以半俯屈状态以枕额径进入骨盆入口，由于枕额径大于骨盆入口前后径，胎头矢状缝坐落在骨盆入口右斜径上，胎头枕骨在骨盆左前方。经产妇多在分娩开始后胎头衔接，部分初产妇可在预产期前1～2周内胎头衔接。若初产妇已临产而胎头仍未衔接，应警惕是否存在头盆不称。

2. 下降 胎头沿骨盆轴前进的动作称为下降（descent），是胎儿娩出的首要条件。下降动作贯穿于分娩全过程，与其他动作相伴随。下降动作呈间歇性，宫缩时胎头下降，间歇时胎头又稍回缩。促使先露下降的因素有：①宫缩时通过羊水传导，压力经胎轴传至胎头；②宫缩时宫底直接压迫胎臀；③宫缩时胎体伸直伸长；④腹肌收缩使腹压增加。初产妇胎头下降速度因宫口扩张缓慢和软组织阻力大较经产妇慢。临床上将胎头下降程度作为判断产程进展的重要标志，尤其在活跃晚期和第二产程。

3. 俯屈 当胎头以枕额径进入骨盆腔降至骨盆底时，原处于半俯屈的胎头枕部遇肛提肌阻力，借杠杆作用进一步俯屈（flexion），使下颌靠近胸部，以最小的枕下前囟径取代较大的枕额径，变胎头衔接时的枕额周径（平均34.8cm）为枕下前囟周径（平均32.6cm），以适应产道形态，有利于胎头继续下降。

4. **内旋转** 胎头围绕骨盆纵轴向旋转，使其矢状缝与中骨盆及骨盆出口前后径相一致的动作称为内旋转（internal rotation）。内旋转从中骨盆平面开始至骨盆出口平面完成，以适应中骨盆及骨盆出口前后径大于横径的特点，有利于胎头下降。枕先露时，胎头枕部到达骨盆底最低位置，肛提肌收缩力将胎头枕部推向阻力小、部位宽的前方，枕左前位的胎头向右旋转45°。胎头向前向中线旋转45°时，后囟转至耻骨弓下。胎头于第一产程末完成内旋转动作。

5. **仰伸** 胎头下降达阴道外口时，宫缩和腹压继续迫使胎头下降，而肛提肌收缩力又将胎头向前推进，胎头枕骨下部达耻骨联合下缘时，以耻骨弓为支点，使胎头逐渐仰伸。当胎头仰伸时，胎儿双肩径沿左斜径进入骨盆入口。

6. **复位及外旋转** 胎头娩出后，为使胎头与胎肩恢复正常关系，胎头枕部再向左旋转45°称为复位。胎肩在盆腔内继续下降，前（右）肩向前向中线旋转45°时，胎儿双肩径转成与骨盆出口前后径相一致的方向，胎头枕部需在外继续向左旋转45°；以保持胎头与胎肩的垂直关系，称为外旋转。

7. **胎肩及胎儿** 胎头完成外旋转后，胎儿双肩相继娩出，胎体及胎儿下肢随之取侧位顺利娩出。

三、先兆临产及临产的诊断

规律且逐渐增强的子宫收缩为临产开始的标志，同时伴随进行性宫颈管消失、宫口扩张和胎先露下降。

分娩过程分为3个产程。初产妇第一产程需11～12小时，第二产程不超过2小时，均较经产妇长。

（一）先兆临产

分娩发动之前，孕妇出现预示不久将临产的症状，称先兆临产。

1. **假临产（false labor）** 特点有：①宫缩持续时间短（<30s）且不恒定，间歇时间长且不规律，宫缩强度不增加；②宫颈管不短缩，宫口不扩张；③常在夜间出现，清晨消失；④给予强镇静药物能抑制这种宫缩。

2. **胎儿下降感（lightening）** 又称轻松感。孕妇感觉上腹部受压感消失，进食量增多，呼吸较轻快，系胎先露进入骨盆入口，使宫底位置下降的缘故。

3. **见红（show）** 分娩发动前24～48小时内，因宫颈内口附近的胎膜与该处的子宫壁分离，毛细血管破裂有少量出血，与宫颈管内黏液栓相混并排出，称为见红，是分娩即将开始比较可靠的征象。

（二）临产

临产（inlabor）开始的标志为：规律且逐渐增强的子宫收缩，持续30秒或以上，间歇5～6分钟，同时伴随进行性宫颈管消失、宫口扩张和胎先露部下降，用强镇静药物不能抑制宫缩。

四、分娩的临床经过及处理

（一）总产程及产程分期

总产程（total stage of labor）即分娩全过程，指从开始出现规律宫缩直到胎儿胎盘娩出的全过程。分为三个产程：

1. 第一产程(first stage of labor) 又称宫颈扩张期，从开始出现规律宫缩至宫口开全(10cm)。初产妇需要11～12小时，经产妇需要6～8小时。

2. 第二产程(second stage of labor) 又称胎儿娩出期，从宫口开全至胎儿娩出。初产妇需要1～2小时，不应超过2小时；经产妇通常数分钟即可完成，也有长达1小时者，但不应超过1小时。

3. 第三产程(third stage of labor) 又称胎盘娩出期，从胎儿娩出至胎盘胎膜娩出，需5～15分钟，不应超过30分钟。

(二)第一产程的临床经过及处理

1. 临床表现

(1) 规律宫缩：产程开始时出现伴有疼痛的子宫收缩，宫缩持续时间约30秒且弱，间歇期5～6分钟。随产程进展，持续时间渐长至50～60秒且强度增加，间歇期2～3分钟。当宫口近开全时，宫缩持续时间达1分钟或更长，间歇期仅1～2分钟。

(2) 宫口扩张(dilatation of cervix)：当宫缩渐频并增强时，宫颈管逐渐缩短直至消失，宫口逐渐扩张。宫口扩张规律是：潜伏期扩张速度较慢，进入活跃期后加快。当宫口开全时，宫颈边缘消失，子宫下段及阴道形成宽阔管腔。

(3) 胎头下降：胎头下降程度是决定能否经阴道分娩的重要观察指标。通过阴道检查，明确胎头颅骨最低点的位置，并能协助判断胎位。

(4) 胎膜破裂(rupture of membrane)：简称破膜。胎儿先露部衔接后，在胎先露部前面的羊水，称为前羊水，约100ml；形成前羊水囊称为胎胞，有助于扩张宫口。当羊膜腔内压力增加到一定程度时，胎膜自然破裂。正常破膜多发生在宫口近开全时。

2. 观察产程及处理 目前多采用产程图，使产程进展一目了然(图9-1-7)。

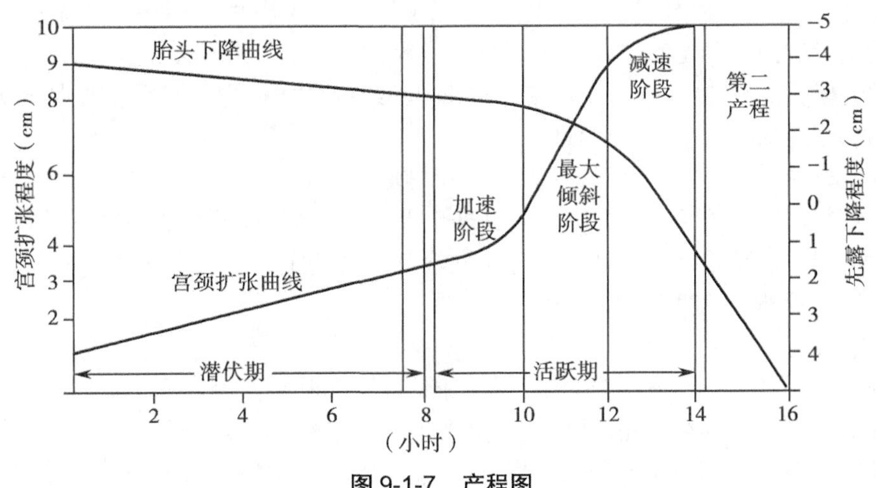

图9-1-7 产程图

产程观察项目包括：

(1) 子宫收缩：检测宫缩最简单的方法是助产人员将手掌放于产妇腹壁上，宫缩时宫体部隆起变硬，间歇期松弛变软。用胎儿监护仪描记宫缩曲线，观察宫缩强度、频率和每次宫缩持续时间，是反映宫缩的客观指标。监护仪有内、外两种类型，外监护(external electronic monitoring)最常用，适用于第一产程任何阶段。将宫缩压力探头固定在产妇腹壁宫体近宫底部，连续描记40分钟。

（2）胎心：①用听诊器于潜伏期每隔1～2小时听胎心一次，活跃期宫缩较频时，每15～30分钟听胎心一次，每次听诊1分钟。胎心听取应在宫缩间歇时；②用胎儿监护仪观察胎心率变异及其与宫缩、胎动的关系，能较客观地判断胎儿在宫内的状态。第一产程后半期胎心率每分钟不应少于100次，宫缩后胎心率迅速恢复原来水平。

（3）宫口扩张及胎头下降

1）宫口扩张曲线：产程图中宫口扩张曲线将第一产程分为潜伏期和活跃期。①潜伏期是指从临产出现规律宫缩至宫口扩张3cm。此期间扩张速度较慢，平均2～3小时扩张1cm，需8小时，最大时限16小时；②活跃期是指宫口扩张3～10cm。此期间扩张速度加快，需4小时，最大时限8小时。活跃期又分3期：加速期是指宫口扩张到4cm，需1小时30分；最大加速期是指宫口从4cm扩张到9cm，需2小时；减速期是指宫口从9cm扩张到10cm，需30分钟。

2）胎头下降曲线：是以胎头颅骨最低点与坐骨棘平面的关系标明胎头下降程度。坐骨棘平面是判断胎头高低的标志：①胎头颅骨最低点平坐骨棘平面时，以"0"表示；②在坐骨棘平面上1cm时，以"−1"表示；③在坐骨棘平面下1cm时，以"+1"表示，依此类推。潜伏期胎头下降不明显，活跃期下降加快，平均每小时下降0.86cm，可作为估计分娩难易的有效指标。

（4）胎膜破裂：胎膜多在宫口近开全时自然破裂，前羊水流出。一旦发现胎膜破裂，应立即听胎心，并观察羊水性状和流出量，有无宫缩，同时记录破膜时间。

（5）血压：宫缩时血压常升高5～10mmHg，间歇期恢复原状。每隔4～6小时测量一次。

（6）阴道检查：能直接地触清宫口扩张程度及胎先露。先露为头，还能触清矢状缝及囟门确定胎位。能做到严格消毒时，阴道检查可取代肛门检查。

（7）肛门检查：应适时在宫缩时进行。能了解宫颈软硬度、厚薄、宫口扩张程度，是否已破膜，骨盆腔大小，确定胎位及胎头下降程度。

（8）饮食与活动：鼓励产妇少量多次进食，以维持产妇体力。宫缩不强且未破膜，产妇可在病室内走动，有助于加速产程进展。

（9）排尿与排便：应鼓励产妇每2～4小时排尿一次。初产妇宫口扩张＜4cm、经产妇＜2cm时，可行温肥皂水灌肠，加速产程进展。但胎膜早破、阴道流血、胎头未衔接、胎位异常、有剖宫产史、宫缩较强并估计1小时内分娩及患有严重心脏病等患者，不宜灌肠。

（三）第二产程的临床经过及处理

1. 临床表现

（1）破膜：胎膜多已自然破裂，若仍未破膜，且影响胎头下降，应行人工破膜。

（2）宫缩增强：破膜后宫缩暂停，随后重新出现且强劲，持续1分钟以上，间歇1～2分钟。

（3）胎头拨露：宫缩时胎头露出于阴道口，露出部不断增大，宫缩间歇又缩回阴道内。

（4）胎头着冠：胎头双顶径越过骨盆出口，宫缩间歇时胎头不再回缩。

（5）胎儿娩出：胎头枕骨于耻骨弓下露出，出现仰伸动作，胎儿额、鼻、口、颏部相继娩出。胎头复位及外旋转，前肩和后肩也相继娩出，胎体很快娩出。

2. 观察产程及处理

（1）密切监测胎心：应每5～10分钟听一次胎心，有条件者用胎儿监护仪监测。

（2）指导产妇屏气：正确运用腹压是缩短第二产程的关键，能加速产程进展。

（3）接产准备：初产妇宫口开全、经产妇宫口扩张4cm且宫缩规律有力时，应将产妇送至分娩室，让产妇仰卧于产床上，肥皂水和聚维酮碘先后清洗和消毒大阴唇、小阴唇、阴阜、大腿内上1/3、会阴及肛门周围。

（4）接产

1）会阴撕裂诱因：会阴水肿、会阴过紧缺乏弹性、耻骨弓过低、胎儿过大、胎儿娩出过快等，均易造成会阴撕裂。接产者在接产前应作出正确判断。

2）接产要领：保护会阴并协助胎头俯屈，让胎头以最小径线在宫缩间歇时缓慢通过阴道口，是预防会阴撕裂的关键。胎肩娩出时也要注意保护好会阴。

3）接产步骤：接产者站在产妇右侧，当胎头拨露使阴唇后联合紧张时，开始保护会阴。方法是：利用手掌大鱼际顶住会阴部。每当宫缩时应向上向内托压，左手同时应下压胎头枕部，协助胎头俯屈和使胎头缓慢下降。当胎头枕部在耻骨弓下露出时，左手应协助胎头仰伸。胎头娩出后，挤出口鼻内的黏液和羊水，然后协助胎头复位及外旋转，使胎儿双肩径与骨盆出口前后径相一致。双肩娩出后，保护会阴的右手方可放松，然后双手协助胎体及下肢相继以侧位娩出。

4）会阴切开指征：会阴过紧或胎儿过大，估计分娩时会阴撕裂不能避免者，或母儿有病理情况急需结束分娩者。

5）会阴切开术：包括会阴后-侧切开术和会阴正中切开术。

（四）第三产程的临床经过及处理

1. 临床表现 由于宫腔容积突然明显缩小，胎盘不能相应缩小而与子宫壁发生错位而剥离。胎盘剥离征象有：①宫体变硬呈球形，下段被扩张，宫体呈狭长形被推向上，宫底升高达脐上；②剥离的胎盘降至子宫下段，阴道口外露的一段脐带自行延长；③阴道少量流血；④接产者用手掌尺侧在产妇耻骨联合上方轻压子宫下段时，宫体上升而外露的脐带不再回缩。胎盘剥离及排出方式有两种：①胎儿面娩出式：多见，胎盘胎儿面先排出；②母体面娩出式：少见，胎盘母体面先排出，胎盘排出前先有较多量阴道流血。

2. 处理

（1）新生儿处理

1）清理呼吸道：用新生儿吸痰管或导管轻轻吸除咽部及鼻腔的黏液和羊水，以免发生吸入性肺炎。新生儿大声啼哭，表示呼吸道已通畅。

2）处理脐带：血管钳钳夹脐带，两钳相隔2～3cm，在其中间剪断。用75%乙醇消毒脐带根部，5%聚维酮碘液消毒脐带断面，待脐带断面干后，以无菌纱布覆盖，再用脐带布包扎。

3）新生儿阿普加评分（Apgar score）及其意义：出生后1分钟内的心率、呼吸、肌张力、喉反射及皮肤颜色5项体征为依据，每项为0～2分，满分为10分。对缺氧较严重的新生儿，应在出生后5分钟、10分钟时再次评分，直至连续两次评分均≥8分，详见表9-1-1。

表9-1-1 新生儿阿普加评分法

体征	0分	1分	2分
每分钟心率	0	<100次	≥100次
呼吸	0	浅慢，不规则	佳
肌张力	松弛	四肢稍屈曲	四肢屈曲，活动好
喉反射	无反射	有些动作	咳嗽，恶心
皮肤颜色	全身苍白	躯干红，四肢青紫	全身粉红

A. 正常新生儿：阿普加评分为8～10分。

B. 轻度(青紫)窒息：阿普加评分为4～7分，需清理呼吸道、人工呼吸、吸氧、用药等措施才能恢复。

C. 重度(苍白)窒息：阿普加评分为0～3分，缺氧严重需紧急抢救，行喉镜在直视下气管内插管并给氧。

4）处理新生儿：标明新生儿性别、体重、出生时间、母亲姓名和床号的手腕带和包被。

（2）协助胎盘娩出：当确认胎盘已完全剥离时，于宫缩时以左手握住宫底(拇指置于子宫前臂，其余4指放在子宫后壁)并按压，同时右手轻拉脐带，协助娩出胎盘。发现胎膜部分断裂，用血管钳夹住断裂上端的胎膜，再继续向原方向旋转，直至胎膜完全排出。

（3）检查胎盘胎膜：将胎盘铺平，先检查胎盘母体面胎盘小叶有无缺损。检查胎膜是否完整，再检查胎盘胎儿面边缘有无血管断裂，能够及时发现副胎盘。

（4）检查软产道：胎盘娩出后，应仔细检查会阴、小阴唇内侧、尿道口周围、阴道、阴道穹隆及宫颈有无裂伤。若有裂伤应立即缝合。

（5）预防产后出血：正常分娩出血量多不超过300ml。遇有产后出血高危因素的产妇：①可在胎儿前肩娩出时静注缩宫素；②也可在胎儿娩出后立即静脉快速注入含缩宫素10U的生理盐水20ml，均能促使胎盘迅速剥离减少出血；③若第三产程超过30分钟，胎盘仍未排出且出血不多时，应排空膀胱后，再轻轻按压子宫及静注子宫收缩剂，仍不能使胎盘排出则行手取胎盘术；④若胎盘娩出后出血较多时，可经下腹部直接在宫体肌壁内肌注麦角新碱，并静脉滴注含缩宫素的5%葡萄糖液。

第二章

异 常 妊 娠

正常妊娠时，胚胎必须着床在子宫腔的适当部位，并在宫腔内继续生长发育，至足月时临产并分娩。种植部位不在宫腔内或在宫内生长发育的时间过短或过长，即为异常妊娠，对母胎可造成一定的影响。如果胚胎或胎儿在宫内生长发育的时间过短，即为自然流产或早产；如果胎儿在宫内生长的时间过长，即为过期妊娠；如果胚胎种植于宫腔以外部位即为异位妊娠。本书主要讲解流产及异位妊娠。

一、流产

（一）概念

1. 妊娠不足28周、胎儿体重不足1000g而终止称为流产。

2. 妊娠12周前终止称为早期流产。

3. 妊娠12周至不足28周终止称为晚期流产。

4. 流产分为自然流产和人工流产。自然流产占妊娠总数10%～15%，早期流产占80%以上。

（二）病因

1. 胚胎因素 染色体异常是早期流产最常见的原因。染色体异常包括数目异常和结构异常。数目异常以三体居首位，其次为X单体，三倍体及四倍体少见。结构异常主要是染色体易位、倒置、缺失和重叠及嵌合体等。

2. 母体因素

（1）全身性疾病：①孕妇患严重感染、高热等全身性疾病刺激子宫强烈收缩；②严重贫血、心力衰竭引发胎儿缺氧；③细菌毒素、病毒进入胎儿血循环导致胎儿死亡；④孕妇患慢性肾炎、高血压致胎盘梗死，均可导致流产。

（2）生殖器官异常：①子宫畸形和子宫肿瘤影响胚胎着床发育；②宫颈内口松弛和宫颈重度裂伤引发胎膜早破，导致晚期流产。

（3）内分泌异常：黄体功能不足、甲状腺功能减退、严重糖尿病等，均可导致流产。

（4）强烈应激：妊娠期严重躯体不良刺激（如手术、直接撞击腹部、性交过频）或精神创伤（过度紧张、焦虑、恐惧、忧伤等），均可导致流产。

3. 免疫功能异常 过多接触放射线和化学物质（砷、铅、甲醛、苯等），均可能引起流产。

（三）临床表现及临床类型

1. 临床表现 主要是停经后阴道流血和腹痛。

（1）早期流产：表现为先出现阴道流血，后出现阵发性下腹痛。

（2）晚期流产：与早产和足月产相似，表现为先出现腹痛（阵发性子宫收缩），而后出现阴道流血。

2. 临床类型　按自然流产发展的不同阶段分为：

（1）先兆流产：妊娠28周前先出现少量阴道流血，无妊娠物排出，随后出现阵发性下腹痛。妇科检查：①宫口未开；②胎膜未破；③子宫大小与停经周数相符。治疗后症状消失，可继续妊娠。

（2）难免流产：在先兆流产基础上阴道流血增多，阵发性下腹痛加剧，或出现阴道流液（胎膜破裂）。妇科检查：①宫口扩张，有时可见胚胎组织或胎囊堵塞于宫口内；②子宫大小与停经周数基本相符或略小。

（3）不全流产：难免流产继续发展，部分妊娠物排出宫腔，部分残留于宫腔内或嵌顿于宫颈口处，或胎儿排出后胎盘滞留宫腔或嵌顿于宫颈口，影响子宫收缩，导致大量出血，甚至发生休克。妇科检查：①宫颈口已扩张，宫颈口有妊娠物堵塞及持续性血液流出；②子宫小于停经周数。

（4）完全流产：指妊娠物已全部排出，阴道流血逐渐停止，腹痛逐渐消失。妇科检查：①宫颈口已关闭；②子宫接近正常大小。

此外，流产还有3种特殊情况：

（1）稽留流产：又称过期流产，指胚胎或胎儿已死亡滞留宫腔内，未能及时自然排出。表现为早孕反应消失，曾有先兆流产症状或无任何症状，随着妊娠时间延长，子宫不再增大反而缩小。宫口未开、质地不软，子宫较停经周数小，未闻及胎心。

（2）复发性流产：指与同一性伴侣连续自然流产3次及以上者。每次流产多发生在同一妊娠月份，其临床经过与一般流产相同。早期流产常见原因为胚胎染色体异常、免疫功能异常、黄体功能不足、甲状腺功能减退症等；晚期流产常见原因为宫颈内口松弛等。

（3）流产合并感染：流产过程中，若阴道流血时间长，有组织残留于宫腔内或非法堕胎，有可能引起宫腔感染，常为厌氧菌及需氧菌混合感染；严重感染可扩展至盆腔、腹腔甚至全身，并发盆腔炎、腹膜炎、败血症及感染性休克。

（四）诊断

1. 病史　患者有：①停经史；②反复流产史；③早孕反应；④阴道流血（应询问阴道流血量及持续时间）；⑤阴道排液及妊娠物排出。协助诊断流产合并感染还应询问：①腹痛（腹痛部位、性质、程度）；②发热；③阴道分泌物性状及臭味。

2. 查体　根据患者：①体温、脉搏、呼吸、血压变化；②贫血程度；③感染征象；④宫颈口扩张否；⑤妊娠物堵塞宫颈口；⑥子宫大小与停经周数相符程度、压痛；⑦双侧附件压痛、增厚或包块情况，进行诊断或判断流产类型。

3. 辅助检查

（1）B超检查：妊娠囊形态异常或位置下移，预后不良；原始心管搏动或胎心搏动停止，表明胚胎或胎儿死亡，流产不可避免。B超检查可协助确诊不全流产及稽留流产。

（2）妊娠试验：连续定量监测血β-hCG值，正常妊娠6～8周时，其值每日应以66%的速度增长，若48小时增长速度<66%，提示妊娠预后不良。

（3）孕激素测定：测定血孕酮水平，能协助判断先兆流产预后。

4. 宫颈功能不全的诊断

（1）有不明原因晚期流产、早产或未足月胎膜早破史，且分娩前或破膜前无明显宫缩，胎儿存活，应怀疑宫颈功能不全。

（2）非孕期，妇科检查发现宫颈外口松弛明显，宫颈内口可顺利通过8号扩张器。

（3）妊娠期，无明显腹痛而宫颈内口开大2cm以上，宫颈管缩短并软化，B超测量宫颈内口宽度>15mm。

（五）鉴别诊断

1. 应鉴别流产的类型　见表9-2-1。

表9-2-1　流产类型的鉴别诊断

类型	病史			妇科检查	
	出血量	下腹痛	组织排出	宫颈口	子宫大小
先兆流产	少	无～轻	无	闭	与孕周数相符
难免流产	中～多	加剧	无	扩张	相符或略小
不全流产	少～多	减轻	部分	扩张或闭，扩张伴物体堵塞	小于孕周
完全流产	无～少	无	全部	闭	正常或略大

2. 早期流产应与异位妊娠、葡萄胎、功能失调性子宫出血及子宫肌瘤等相鉴别。

（六）治疗原则

1. 先兆流产

（1）应卧床休息，禁性生活，必要时给予对胎儿危害小的镇静剂。

（2）黄体功能不足者肌注黄体酮注射液。

（3）甲状腺功能减退者可口服小剂量甲状腺片。

经治疗2周，阴道流血停止，B超提示胚胎存活者可继续妊娠。有以下情况者须终止妊娠：①临床症状加重；②B超提示胚胎发育不良；③血hCG持续不升或下降，表明流产不可避免。

2. 难免流产　一旦确诊，应尽早使胚胎及胎盘组织完全排出。

（1）早期流产：应及时行刮宫术，对妊娠物应仔细检查，并送病理检查。

（2）晚期流产：①子宫较大，出血较多，可用缩宫素；②胎儿及胎盘排出后，应检查是否完全；③必要时刮宫以清除宫腔内残留的妊娠物。

3. 不全流产　①一经确诊，应尽快行刮宫术或钳刮术，清除宫腔内残留组织；②阴道大量出血伴休克者，同时输血输液，并给予抗生素预防感染。

4. 完全流产　流产症状消失，B超检查证实宫腔内无妊娠物且无感染征象，不需特殊处理。

5. 稽留流产

（1）稽留时间过长时可能发生：①胎盘组织机化与子宫壁紧密粘连，致使刮宫困难；②凝血功能障碍，导致弥散性血管内凝血，造成严重出血。处理前应查凝血功能4项，并做好输血准备。

（2）处置

1）凝血功能正常者，先口服炔雌醇提高子宫肌对缩宫素的敏感性，再进行刮宫。

2）凝血功能障碍者，应尽早使用肝素、纤维蛋白原及输新鲜血浆或新鲜冰冻血浆等，待凝血功能好转后，再行刮宫。

3）刮宫：①子宫＜12孕周可行刮宫术，术中肌注缩宫素，一次不能刮净者，于5～7日后再次刮宫；②子宫＞12孕周者，应静脉滴注缩宫素，促使胎儿、胎盘排出。

6. 复发性流产

（1）染色体异常夫妇应于孕前进行遗传咨询。

（2）宫腔镜下摘除黏膜下肌瘤、切除子宫中隔、松解宫腔粘连；剔除影响妊娠的肌壁间肌瘤。

（3）宫颈功能不全者应在孕14～18周行宫颈环扎术，术后定期随诊，提前住院，待分娩发动前拆除缝线。

（4）抗磷脂抗体阳性患者，确定妊娠后，服用小剂量阿司匹林和（或）低分子肝素。

（5）黄体功能不全者，妊娠后肌内注射黄体酮或口服黄体酮至孕12周时停药。

（6）甲状腺功能低下者应在孕前及整个孕期补充甲状腺素。

7. 流产合并感染 治疗原则为：①控制感染；②同时尽快清除宫内残留物。

（1）阴道流血不多，先用广谱抗生素2～3日，待感染控制后再行刮宫。

（2）阴道流血量多，静脉滴注抗生素及输血的同时，先用卵圆钳将宫腔内残留大块组织夹出，使出血减少，切不可用刮匙全面搔刮宫腔。术后应继续用广谱抗生素，待感染控制后再行彻底刮宫。

（3）已合并感染性休克者，应积极进行抗休克治疗，病情稳定后再行彻底刮宫。

（4）若感染严重或盆腔脓肿形成，应行手术引流，必要时切除子宫。

二、异位妊娠

受精卵在子宫体腔以外着床称为异位妊娠，俗称宫外孕。异位妊娠是妇产科常见的急腹症，是孕产妇的主要死亡原因之一。输卵管妊娠最常见，占异位妊娠95%，其中壶腹部妊娠约占78%，其次为峡部、伞部，间质部妊娠最少见。

（一）病因

1. 输卵管炎症 ①是异位妊娠的主要病因；②慢性输卵管炎使黏膜皱褶粘连，管腔变窄，或纤毛功能受损；③子宫内膜异位症、盆腔结核、阑尾炎、流产和分娩后感染可致输卵管周围粘连使输卵管扭曲、僵直及伞端闭锁导致管腔狭窄，蠕动减弱；④输卵管炎症导致受精卵运行受阻，容易发生输卵管妊娠。

2. 输卵管妊娠史或手术史。

3. 输卵管手术史、输卵管发育不良或功能异常。

4. 辅助生殖技术。

5. 避孕失败。

6. 其他如肿瘤压迫输卵管等。

（二）病理改变

1. 输卵管妊娠结局

（1）输卵管妊娠流产：多见于妊娠8～12周输卵管壶腹部妊娠。输卵管妊娠完全流产，出血一般不多；输卵管妊娠不全流产，导致反复出血，形成输卵管血肿或输卵管周围血肿，并积聚在直肠子宫陷窝形成盆腔血肿，量多时甚至流入腹腔。

（2）输卵管妊娠破裂：

1）多见于妊娠6周左右输卵管峡部妊娠。囊胚绒毛侵蚀肌层及浆膜，穿破浆膜，形成输卵管妊娠破裂，短期内可发生大量腹腔内出血，使患者出现休克。

2）输卵管间质部妊娠少见，常发生于妊娠12～16周，几乎均为输卵管妊娠破裂，症状极严重，在短时间内出现低血容量休克症状。

(3) 陈旧性宫外孕：是指输卵管妊娠流产或破裂，长期反复内出血形成盆腔血肿不消散，血肿机化变硬并与周围组织粘连。

(4) 继发性腹腔妊娠：当输卵管妊娠流产或破裂，胚胎便从输卵管排入腹腔内或阔韧带内。存活胚胎的绒毛组织重新种植而获得营养，可继续生长发育，形成继发性腹腔妊娠。

2. 子宫的变化

(1) 子宫增大变软，子宫内膜出现蜕膜反应。

(2) 胚胎受损或死亡，蜕膜自宫壁剥离而发生阴道流血，排出三角形蜕膜管型，血hCG下降。

(3) 若胚胎死亡已久，子宫内膜可呈增生期改变，有时可见A-S反应。

(4) 若胚胎死亡后，子宫肌层有绒毛存活，黄体退化迟缓，内膜仍可呈分泌反应。

(三) 临床表现

1. 症状 典型症状为停经后腹痛与阴道流血。输卵管妊娠未发生流产或破裂时，临床表现不明显，诊断较困难，需采用辅助检查才能诊断。

(1) 停经：除输卵管间质部妊娠停经时间较长外，多有6～8周停经史。

(2) 腹痛：是输卵管妊娠的主要症状。

1）发生流产或破裂之前，常表现为一侧下腹部隐痛或酸胀感。

2）发生流产或破裂时，突感一侧下腹部撕裂样疼痛，常伴有恶心、呕吐。①若血液局限于病变区，主要表现为下腹部疼痛；②当血液积聚于直肠子宫陷凹时，可出现肛门坠胀感；③血液由下腹部流向全腹，疼痛可向全腹部扩散，血液刺激膈肌引起肩胛部放射性疼痛及胸部疼痛。

(3) 阴道流血：胚胎死亡后，常有不规则阴道流血，量少呈点滴状，一般不超过月经量，系子宫蜕膜剥离所致。

(4) 晕厥与休克：腹腔内出血及剧烈腹痛，轻者出现晕厥，重者出现失血性休克。与阴道流血量不成正比。

2. 体征

(1) 呈贫血貌，可出现面色苍白、脉快而细弱、血压下降等休克表现。

(2) 下腹有明显压痛及反跳痛，尤以患侧为著，但腹肌紧张轻微。

(3) 腹部移动性浊音：出血较多时，叩诊有移动性浊音。

(4) 腹部包块：形成血肿时间较久，血液凝固并与周围组织或器官粘连形成包块，有时下腹部可触及包块，包块可不断增大变硬。

3. 盆腔检查

(1) 子宫略大较软，可触及胀大的输卵管及轻度压痛。

(2) 阴道后穹隆饱满。

(3) 宫颈举痛或摇摆痛。

(4) 内出血多时，检查子宫有漂浮感。

(5) 子宫一侧或其后方可触及肿块，其大小、形状、质地常有变化，边界多不清楚，触痛明显。

（四）诊断

输卵管妊娠流产或破裂后，诊断多无困难。必要时下列检查方法协助诊断。

1. 血 hCG 和孕酮测定

（1）血 hCG：是早期诊断异位妊娠的重要方法。异位妊娠时体内 hCG 水平较宫内妊娠低，需测血 hCG 定量，对保守治疗的效果评价具有重要意义。连续测定血 hCG，倍增时间大于 7 日，异位妊娠可能性大；倍增时间小于 1.4 日，异位妊娠可能性小。

（2）孕酮：多数在 10～25ng/ml 之间；>25ng/ml，异位妊娠几率小于 1.5%；<5ng/ml，排除流产后应考虑异位妊娠。

2. 超声诊断 阴道 B 超检查较腹部 B 超检查准确性高。

（1）阴道超声检查见：宫腔内空虚，宫旁出现低回声区，其内探及胚芽及原始心管搏动，可确诊异位妊娠。宫内有时可见到假妊娠囊（蜕膜管型与血液形成），有时被误诊为宫内妊娠。

（2）血 β-hCG 测定与 B 超相配合：当血 hCG≥2000IU/L 时，阴道超声可看到妊娠囊，若未见宫内妊娠囊，应高度怀疑异位妊娠，对确诊帮助很大。

3. 阴道后穹隆穿刺 阴道后穹隆穿刺是一种简单可靠的诊断方法，适用于疑有腹腔内出血的患者。抽出不凝血液，说明有血腹症存在。陈旧性宫外孕时，可抽出小块或不凝固的陈旧血液。穿刺针误入静脉，血液较红，放置 10 分钟凝结。阴道后穹隆穿刺阴性不能否定输卵管妊娠存在，可能存在无内出血、内出血量少、血肿位置较高或直肠子宫陷凹有粘连等情况。

4. 腹腔镜检查 腹腔镜检查目前被视为异位妊娠诊断的金标准，既可确诊又有治疗作用。适用于原因不明的急腹症鉴别及输卵管妊娠尚未破裂或流产的早期。腹腔镜下可见一侧输卵管肿大，表面紫蓝色，腹腔内无血液或有少量血液。

5. 子宫内膜病理检查 诊断性刮宫仅适用于阴道流血较多的患者，目的在于排除同时合并宫内妊娠流产。将宫腔排出物或刮出物做病理检查。宫内妊娠可见到绒毛；异位妊娠仅蜕膜不见绒毛。

（五）鉴别诊断

输卵管妊娠应与流产、急性输卵管炎、急性阑尾炎、黄体破裂及卵巢囊肿蒂扭转鉴别，见表 9-2-2。

表 9-2-2 输卵管妊娠鉴别诊断

	输卵管妊娠	流产	急性输卵管炎	急性阑尾炎	黄体破裂	卵巢囊肿蒂扭转
停经	多有	有	无	无	多无	无
腹痛	突然自下腹一侧向全腹扩散的撕裂样剧痛	下腹中央阵发性坠痛	两下腹持续性疼痛	上腹开始，经脐周转至右下腹持续性疼痛	下腹一侧突发性疼痛	下腹一侧突发性疼痛
阴道流血	少量，暗红色，可有蜕膜管型	先少后多，鲜红色，有小血块或绒毛	无	无	无，若有如月经量	无
休克	程度与外出血不成正比	程度与外出血成正比	无	无	无或轻度	无

续表

	输卵管妊娠	流产	急性输卵管炎	急性阑尾炎	黄体破裂	卵巢囊肿蒂扭转
体温	正常或低热	正常	升高	升高	正常	稍高
盆腔检查	宫颈举痛，直肠子宫陷凹有肿块	宫口稍开，子宫增大变软	举宫颈时两侧下腹疼痛	无肿块触及，直肠指检右侧高位压痛	无肿块触及，一侧附件压痛	宫颈举痛，卵巢肿块边缘清晰，蒂部触痛明显
白细胞	正常或稍高	正常	升高	升高	正常或稍高	稍高
血红蛋白	下降	正常或稍低	正常	正常	下降	正常
后穹隆穿刺	不凝血液	阴性	渗出液或脓液	阴性	可抽出血液	阴性
β-hCG	多为阳性	多为阳性	阴性	阴性	阴性	阴性
B超	一侧附件低回声区内有妊娠囊	宫内见妊娠囊	两侧附件低回声区	子宫附件区无异常回声	一侧附件低回声区	一侧附件低回声区，边缘清晰，有条索状蒂

（六）治疗原则

1. **药物治疗** 主要适用于早期输卵管妊娠、要求保存生育能力的年轻患者。符合下列条件可采用：①无药物治疗的禁忌证；②输卵管妊娠未发生破裂；③输卵管妊娠包块直径≤4cm；④血 hCG＜2000IU/L；⑤无明显内出血。

（1）全身用药：①甲氨蝶呤肌注，剂量为 0.4mg/kg 每日，5 日为一疗程。单次剂量肌注常用 1mg/kg 或 $50mg/m^2$ 计算；②治疗第 4 日和第 7 日测血清 hCG，若血 hCG 下降＜15%，应重复剂量治疗，直至血 hCG 降至 5IU/L，一般需 3～4 周；③甲氨蝶呤治疗期间，B 超和血 hCG 严密监测，并注意药物毒副反应；④若病情无改善，甚至发生急性腹痛或输卵管破裂症状，则应立即进行手术治疗。

（2）局部用药：可在 B 超引导下穿刺或在腹腔镜下将甲氨蝶呤直接注入输卵管内的妊娠囊内。

2. **手术治疗** 手术治疗适用于：①生命体征不稳定或有腹腔内出血征象者；②诊断不明确者；③异位妊娠有进展者（如血 hCG＞3000IU/L 处于高水平、有胎心搏动、附件区大包块等）；④随诊不可靠者；⑤期待疗法或药物治疗禁忌证者。

（1）保守手术：保留患侧输卵管的手术。适用于有生育要求的年轻妇女，特别是对侧输卵管已切除或有明显病变者。术后应密切监测血 hCG 水平，若术后血 hCG 升高或术后 2 周血 hCG 下降＜10%，均诊断持续性异位妊娠，及时用甲氨蝶呤治疗常获治愈。

（2）根治手术：切除患侧输卵管的手术。适用于无生育要求的输卵管妊娠内出血并发休克的急症患者。输卵管间质部妊娠，应争取在破裂前手术，以避免可能威胁生命的大量出血。

（3）输卵管手术：经腹或经腹腔镜完成，是近年治疗异位妊娠的主要方法。可在腹腔镜直视下穿刺输卵管内的妊娠囊，吸出部分囊液后注入甲氨蝶呤；也可在腹腔镜下切开输卵管吸出胚胎后注入甲氨蝶呤或行输卵管切除术。若生命体征不稳定，需快速进腹止血并完成手术，应行开腹手术。

第三章

妊娠期高血压疾病

妊娠期高血压疾病（hypertensive disorders complicating pregnancy）是妊娠与高血压并存的一组疾病，发生率约 5%～12%。该组疾病严重影响母婴健康，是孕产妇和围产儿病死率升高的主要原因，包括妊娠期高血压（gestational hypertention）、子痫前期（preeclampsia）、子痫（eclampsia），以及慢性高血压并发子痫前期和慢性高血压合并妊娠（chronic hypertension complicating pregnancy）。前三种疾病与后两种在发病机制及临床处理上略有不同。本节重点阐述前三种疾病。

一、高危因素与病因

（一）高危因素

流行病学调查发现，孕妇年龄≥40 岁、子痫前期病史、抗磷脂抗体阳性、高血压、慢性肾炎、糖尿病、初次产检时间 BMI≥35、子痫前期家族史（母亲或姐妹）、本次妊娠为多胎妊娠、首次怀孕、妊娠间隔时间≥10 年以及孕早期收缩压≥130mmHg 或舒张压≥80mmHg 等均与该疾病发生密切相关。

（二）病因

至今病因不明，因该疾病在胎盘娩出后常很快缓解或可自愈，有学者称之为“胎盘病”，但很多学者认为是母体、胎盘、胎儿等众多因素作用的结果。关于其病因主要有以下学说：

1. 子宫螺旋小动脉重铸不足 正常妊娠时，子宫螺旋小动脉管壁平滑肌细胞、内皮细胞凋亡，代之以绒毛外滋养细胞，且达子宫壁的浅肌层。充分的螺旋小动脉重铸使血管管径扩大，形成子宫胎盘低阻力循环，以满足胎儿生长发育的需要。但妊娠期高血压患者的滋养细胞浸润过浅，只有蜕膜层血管重铸，俗称“胎盘浅着床”。螺旋小动脉重铸不足使胎盘流量减少，引发子痫前期一系列表现。造成子宫螺旋小动脉重铸不足的机制尚待研究。

2. 炎症免疫过度激活 胎儿是一个半移物，成功的妊娠要求母体免疫系统对其充分耐受。子痫前期患者，无论是母胎界面局部还是全身均存在着免疫反应过度激活现象。现有证据显示，母胎界面局部处于主导地位的天然免疫系统在子痫前期发病中起重要作用，Toll 样受体家族、蜕膜自然杀伤细胞（dNK）、巨噬细胞等的数量、表型和功能异常均可影响子宫螺旋小动脉重铸，造成胎盘浅着床。特异性免疫集中在 T 细胞，正常妊娠时母体 Th1/Th2 免疫状态向 Th2 漂移，但子痫前期患者蜕膜局部 T 淋巴细胞向 Th1 型漂移。近年发现，$CD4^{+}CD25^{+}$ 调节性 T 细胞（regulatory T cell，Treg 细胞）参与 Th1/Th2 免疫状态的调控。当 Treg 细胞显著减少时，促进 Th1 占优势，使母体对胎盘免疫耐受降低，引发子痫前期。

3. 血管内皮细胞受损 血管内皮细胞损伤是子痫前期的基本病理变化，它使扩血管物质，如一氧化氮（NO）、前列环素 I_2 合成减少，而缩血管物质，如内皮素（ET）、血栓素 A_2 等合成增加，从而促进血管痉挛。此外，血管内皮损伤还可激活血小板及凝血因子，加重子痫前期高凝状态。引起子痫前期血管内皮损伤的因素很多，如肿瘤坏死因子、白细胞介素-6、极低密度脂蛋白等炎性介质，还有氧化应激反应。

4. 遗传因素 妊娠期高血压疾病具有家族倾向性，提示遗传因素与该疾病发生有关，但遗传方式尚不明确。由于子痫前期的特异性，尤其是其他遗传学和环境因素的相互作用产生了复杂的表型。在子痫前期遗传易感性研究中，尽管目前已定位了十几个子痫前期染色体易感区域，但在该区域内进一步寻找易感基因仍面临很大挑战。影响子痫前期基因型和表型的其他因素，包括：多基因型、基因种族特点、遗传倾向和选择、基因相互作用及环境，特别是基因和环境相互作用是极重要的。

5. 营养缺乏 已发现多种营养缺乏，如低蛋白血症、钙、镁、锌、硒等缺乏与子痫前期发生发展有关。有研究发现饮食中钙摄入不足者，血清钙下降，导致血管平滑肌细胞收缩。硒可防止机体受脂质过氧化物的损害，提高机体的免疫功能，避免血管壁损伤。锌在核酸和蛋白质的合成中有重要作用。维生素 E 和维生素 C 均为抗氧化剂，可抑制磷脂过氧化作用，减轻内皮细胞的损伤，这些证据需要核实。

6. 胰岛素抵抗 研究发现有妊娠期高血压疾病患者存在胰岛素抵抗，高胰岛素血症可导致 NO 合成下降及脂质代谢紊乱，影响前列腺素 E_2 的合成，增加外周血管的阻力，升高血压。因此认为胰岛素抵抗与妊娠期高血压疾病的发生密切相关。

二、发病机制

迄今为止，本病的发病机制尚未完全阐明。有学者提出了子痫前期发病机制“两阶段”学说。第一阶段为临床前期，即子宫螺旋动脉滋养细胞重铸障碍，导致胎盘缺血、缺氧，释放多种胎盘因子；第二阶段胎盘因子进入母体血液循环，则促进系统性炎症反应的激活及血管内皮损伤，引起子痫前期、子痫各种临床症状。

三、病理生理变化

本病基本病理生理变化是全身小血管痉挛，内皮损伤及局部缺血。全身各系统脏器灌流减少，对母儿造成危害，甚至导致母儿死亡。

1. 脑 脑血管痉挛，通透性增加，脑水肿、充血、局部缺血、血栓形成及出血等。CT 检查脑皮质呈低密度区，并有相应局部缺血和点状出血，提示脑梗死，并与昏迷及视力下降、失明相关。大范围脑水肿所致中枢神经系统症状，主要表现为感觉迟钝、思维混乱。个别患者可出现昏迷，甚至发生脑疝。子痫前期脑血管阻力和脑灌注压均增加。高灌注可致明显头痛。研究认为子痫与脑血管自身调节功能丧失相关。

2. 肾脏 肾小球扩张，内皮细胞肿胀，纤维素沉积于内皮细胞。血浆蛋白自肾小球漏出形成蛋白尿，尿蛋白的多少与妊娠期高血压疾病的严重程度相关。肾血流量及肾小球滤过量下降，导致血浆尿酸浓度升高、血浆肌酐上升均为正常妊娠的 2 倍。肾脏功能严重损害可致少尿及肾衰竭，病情严重时肾实质损害，血浆肌酐可达到正常妊娠的数倍，甚至超过 177～265μmol/L，若伴肾皮质坏死，肾功能损伤将无法逆转。

3. 肝脏 子痫前期可出现肝功能异常，如各种转氨酶水平升高，血浆碱性磷酸酶升高。

肝脏的特异性损伤是门静脉周围出血，严重时门静脉周围坏死。肝包膜下血肿形成，甚至发生肝破裂危及母儿生命。

4. **心血管**　血管痉挛，血压升高，外周阻力（即心脏后负荷）增加，心肌收缩力和射血分数增加，心输出量明显减少，心血管系统处于低排高阻状态，心室功能处于高动力状态，加之内皮细胞活化使血管通透性增加，血管内液进入细胞间隙，导致心肌缺血、间质水肿、心肌点状出血或坏死、肺水肿，严重时导致心力衰竭。

5. **血液**

（1）容量：由于全身小动脉痉挛，血管壁渗透性增加，血液浓缩，大部分患者血容量在妊娠晚期不能像正常孕妇增加 1500ml 达到 5000ml，血细胞比容上升。当血细胞比容下降时，多合并贫血或红细胞受损或溶血。

（2）凝血：妊娠期高血压疾病患者伴有一定量的凝血因子缺乏或变异所致的高凝状态，特别是重症患者可发生微血管病性溶血，主要表现为血小板减少（血小板 $<100\times10^9/L$），肝酶升高、溶血，其特征为红细胞碎片、血红蛋白尿及血红蛋白症。

6. **内分泌及代谢**　由于血浆孕激素转换酶增加，妊娠晚期盐皮质激素、去氧皮质酮升高可致钠潴留，血浆胶体渗透压降低，细胞外液可超过正常妊娠，但水肿与妊娠期高血压疾病的严重程度及预后关系不大。通常电解质紊乱与正常妊娠无明显差异。子痫抽搐后，乳酸性酸中毒及呼吸代偿性的 CO_2 丢失可致血液中碳酸氢盐浓度降低，患者酸中毒严重程度与乳酸产生的量及其代谢率以及呼出的 CO_2 有关。

7. **子宫胎盘血流灌注**　子宫螺旋小动脉重铸不足导致胎盘灌注下降，螺旋动脉平均直径仅为正常孕妇螺旋动脉直径 1/2，加之伴有内皮损害及胎盘血管急性动脉粥样硬化，使胎盘功能下降，胎儿生长受限、胎儿窘迫。若胎盘床血管破裂可致胎盘早剥，严重时母儿死亡。

四、分类与临床表现

妊娠期高血压疾病的分类与临床表现见表 9-3-1。

表 9-3-1　妊娠期高血压疾病分类及临床表现

分类	临床表现
妊娠期高血压	妊娠期出现高血压，收缩压≥140mmHg 和（或）舒张压≥90mmHg，于产后 12 周内恢复正常；尿蛋白（-）；产后可确诊。少数患者可伴有上腹部不适或血小板减少
子痫前期	
轻度	妊娠 20 周后出现收缩压≥140mmHg 和（或）舒张压≥90mmHg 伴尿蛋白≥0.3g/24h，或随机尿蛋白（+）
重度	血压和尿蛋白持续升高，发生母体脏器功能不全或胎儿并发症。出现下述任一不良情况可诊断为子痫前期重度：①血压持续升高：收缩压≥160mmHg 和（或）舒张压≥110mmHg；②尿蛋白≥5.0g/24h 或随机尿蛋白（+++）；③持续性头痛或视觉障碍或其他脑神经症状；④持续性上腹部疼痛，肝包膜下血肿或肝破裂症状；⑤肝脏功能异常：肝酶 ALT 或 AST 水平提高；⑥肾脏功能异常：少尿（24 小时尿量 <400ml 或每小时尿量 <17ml）或血肌 >106μmol/L；⑦低蛋白血症伴胸腔积液或腹腔积液；⑧血液系统异常：血小板呈持续性下降并低于 $100\times10^9/L$；血管内溶血、贫血、黄疸或血 LDH 升高；⑨心力衰竭、肺水肿；⑩胎儿生长受限或羊水过少；⑪早发型即妊娠 34 周以内发病

续表

分类	临床表现
子痫	子痫前期基础上发生不能用其他原因解释的抽搐 子痫发生前可有不断加重的重度子痫前期，但也可发生于血压升高不显著、无蛋白尿病例。通常产前子痫较多，发生于产后48小时约25% 子痫抽搐进展迅速，前驱症状短暂，表现为抽搐、面部充血、口吐白沫、深昏迷；随之深部肌肉僵硬，很快发展为典型全身高张阵挛惊厥、有节奏肌肉收缩和紧张，持续约1～1.5分钟，其间患者无呼吸动作；此后抽搐停止，呼吸回复，但患者仍昏迷，最后意识恢复，但困倦、易激惹、烦躁
慢性高血压并发子痫前期	慢性高血压孕妇妊娠前无蛋白尿，妊娠后出现尿蛋白≥0.3g/24h；或妊娠前有蛋白尿，妊娠后蛋白尿明显增加或血压进一步升高或出现血小板减少 $<100\times10^9$/L
妊娠合并慢性高血压	妊娠20周内收缩压≥140mmHg和(或)舒张压≥90mmHg(除外滋养细胞疾病)，妊娠期无明显加重；或妊娠20周后首次诊断高血压并持续到产后12周以后

五、诊断

根据病史、临床表现、体征及辅助检查即可做出诊断，但注意有无并发症及凝血机制障碍。

1. **病史** 有本病高危因素及上述临床表现，特别注意有无头痛、视力改变、上腹不适等。

2. **高血压** 同一手臂至少2次测量，收缩压≥140mmHg和(或)舒张压≥90mmHg定义为高血压。若血压较基础血压升高30/15mmHg，但低于140/90mmHg时，不作为诊断依据，但须严密观察。对首次发现血压升高者，应间隔4小时或以上复测血压。对严重高血压患者(收缩压≥160mmHg和(或)舒张压≥110mmHg)，为观察病情指导治疗，应密切观察血压。为确保测量准确性，应选择型号适合的袖带(袖带长度应该是上臂围的1.5倍)。

3. **蛋白尿** 高危孕妇每次产检均应检测尿蛋白。尿蛋白检查应选中段尿。对可疑子痫前期孕妇应测24小时尿蛋白定量。尿蛋白≥0.3g/24h或随机尿蛋白≥3.0g/L或尿蛋白定性≥(+)定义为蛋白尿。避免阴道分泌物或羊水污染尿液。当泌尿系统感染、严重贫血、心力衰竭和难产时，可导致蛋白尿。

4. **辅助检查**

(1) 妊娠期高血压应进行以下常规检查：①血常规；②尿常规；③肝功能、血脂；④肾功能、尿酸；⑤凝血功能；⑥心电图；⑦胎心监测；⑧B型超声检查胎儿、胎盘、羊水。

(2) 子痫前期、子痫视病情发展，诊治需要应酌情增加以下有关检查项目：①眼底检查；②凝血功能系列(血浆凝血酶原时间、凝血酶时间、部分活化凝血活酶时间、血浆纤维蛋白原、凝血酶原国际标准化比率、纤维蛋白(原)降解产物、D-二聚体、3P试验、AT-Ⅲ)；③B型超声等影像学检查肝、胆、胰、脾、肾等脏器；④电解质；⑤动脉血气分析；⑥心脏超声及心功能测定；⑦脐动脉血流指数、子宫动脉等血流变化、头颅CT或MRI检查。

六、鉴别诊断

子痫前期应与慢性肾炎合并妊娠相鉴别，子痫应与癫痫、脑炎、脑膜炎、脑肿瘤、脑血管畸形破裂出血、糖尿病高渗性昏迷、低血糖昏迷相鉴别。

七、预测

妊娠期高血压疾病的预测对早防早治，降低母婴死亡率有重要意义，但目前尚无有效、可靠和经济的预测方法。首次产前检查应进行风险评估，主张联合多项指标综合评估预测。

1. **高危因素** 妊娠期高血压疾病发病的高危因素均为该疾病较强的预测指标。

2. **生化指标** ①可溶性酪氨酸激酶1（soluble Fms-like tyrosine kinase-1，sFlt-1）升高者子痫前期的发生率升高5～6倍；②胎盘生长因子（placental growth factor，PLGF）在妊娠5～15周血清浓度＜32pg/ml，妊娠16～20周＜60pg/ml，对子痫前期预测的敏感性、特异度较高；③胎盘蛋白13（placental protein，PP13）可作为早发型子痫前期危险评估的合理标志物。④可溶性内皮因子（soluble endoglin，sEng）在PE临床症状出现前2～3个月水平即已升高，预测的敏感性较强。

3. **物理指标** 子宫动脉血流搏动指数（pulsatile index，PI）的预测价值较肯定。妊娠早期子宫动脉PI＞95th%，妊娠中期（23周）子宫动脉PI＞95th%，预测子痫前期的敏感度较高。

4. **联合预测** ①分子标志物间联合：sFlt-1/PIGF＞10提示5周内可能发生PE；妊娠早期PLGF联合PP13，PLGF联合sEng，预测检出率较高；②分子标志物联合子宫动脉（UA）多普勒：UA多普勒联合PP13及β-hCG，检出率高达100%，假阳性率仅3%；UA多普勒联合PLGF或sFlt-1或sEng；UA多普勒联合PP13及妊娠相关血浆蛋白A（pregnancy-associated plasma protein A，PAPP-A）；抑制素A（inhibin A）联合UA多普勒，检出率较高，假阳性率较低。

八、预防

对低危人群目前尚无有效的预防方法。对高危人群可能有效的预防措施：①适度锻炼：妊娠期应适度锻炼合理安排休息，以保持妊娠期身体健康；②合理饮食：妊娠期不推荐严格限制盐的摄入，也不推荐肥胖孕妇限制热量摄入；③补钙：低钙饮食（摄入量＜600mg/d）的孕妇建议补钙。口服至少1g/d；④阿司匹林抗凝治疗：高凝倾向孕妇孕前或孕后每日睡前口服低剂量阿司匹林（25～75mg/d）直至分娩。

九、治疗原则

妊娠期高血压疾病治疗的目的是控制病情、延长孕周、确保母儿安全。治疗基本原则是休息、镇静、解痉、有指征地降压、利尿，密切监测母胎情况，适时终止妊娠。应根据病情轻重分类，进行个体化治疗。妊娠期高血压应休息、镇静、监测母胎情况，酌情降压治疗；子痫前期应镇静、解痉、有指征地降压、利尿，密切监测母胎情况，适时终止妊娠；子痫应控制抽搐，病情稳定后终止妊娠。

（一）评估和监测

妊娠期高血压疾病病情复杂、变化快，分娩和产后生理变化及各种不良刺激均可能导致病情加重。因此，对产前、产时和产后的病情进行密切监测十分重要，以便了解病情轻重和进展情况，及时合理干预，早防早治，避免不良临床结局发生。

1. **基本检查** 了解有无头痛、胸闷、眼花、上腹部疼痛等自觉症状。检查血压、血尿常规，注意体重指数、尿量、胎动、胎心监护。

2. **孕妇特殊检查** 包括眼底检查、凝血指标、心肝肾功能、血脂、血尿酸及电解质检查。

3. **胎儿特殊检查** 包括胎儿发育情况、B超和胎心监护监测胎儿状况和脐动脉血流等。根据病情决定检查频度和内容，以掌握病情变化。

（二）一般治疗

1. 妊娠期高血压患者可在家或住院治疗，轻度子痫前期应住院评估决定是否院内治疗，重度子痫前期及子痫患者应住院治疗。

2. 应注意休息并取侧卧位，但子痫前期患者住院期间不建议绝对卧床休息。保证充足的蛋白质和热量。不建议限制食盐摄入。

3. 保证充足睡眠，必要时可睡前口服地西泮2.5～5mg。

（三）降压治疗

1. **降压治疗的目的** 预防子痫、心脑血管意外和胎盘早剥等严重母胎并发症。收缩压≥160mmHg和（或）舒张压≥110mmHg的高血压孕妇必须降压治疗，收缩压≥140mmHg和（或）舒张压≥90mmHg的高血压孕妇可以使用降压治疗；妊娠前已用降压药治疗的孕妇应继续降压治疗。

2. **目标血压** 孕妇无并发脏器功能受损，收缩压应控制在130～155mmHg，舒张压应控制在80～105mmHg；孕妇并发脏器功能受损，则收缩压应控制在130～139mmHg，舒张压应控制在80～89mmHg。降压过程力求下降平稳，不可波动过大。为保证子宫胎盘血流灌注，血压不可低于130/80mmHg。

3. **常用口服降压药物** 拉贝洛尔、硝苯地平短效或缓释片、肼屈嗪。如口服药物血压控制不理想，可使用静脉用药：拉贝洛尔、尼卡地平、酚妥拉明、肼屈嗪。为防止血液浓缩、有效循环血流量减少和高凝倾向，妊娠期一般不使用利尿剂降压。不推荐使用阿替洛尔和哌唑嗪。禁止使用血管紧张素转换酶抑制剂（ACEI）和血管紧张素Ⅱ受体拮抗剂（ARB）。

（1）拉贝洛尔（labetalol）：为α、β受体阻滞剂，降低血压但不影响肾及胎盘血流量，并可对抗血小板聚集，促进胎儿肺成熟。该药显效快，不引起血压过低或反射性心动过速。用法：50～150mg口服，3～4次/日。静脉注射：初始剂量20mg，10分钟后若无有效降压则剂量加倍，最大单次剂量80mg，直至血压控制，每日最大总剂量220mg。静脉滴注：50～100mg加入5%葡萄糖250～500ml，根据血压调整滴速，待血压稳定后改口服。

（2）硝苯地平（nifedipine）：为钙离子通道阻滞剂，可解除外周血管痉挛，使全身血管扩张，血压下降，由于其降压作用迅速一般不主张舌下含化，紧急时舌下含服10mg。用法：10mg口服，3次/日。24小时总量不超过60mg。其副作用为心悸、头痛，与硫酸镁有协同作用。

（3）尼莫地平（nimodipine）：为钙离子通道阻滞剂，其优点在于选择性扩张脑血管，用法：20～60mg口服，2～3次/日；静脉滴注：20～40mg加入5%葡萄糖溶液250ml，每日总量不超过360mg，该药副作用为头痛、恶心、心悸及颜面潮红。

（4）尼卡地平（nicardipine）：二氢吡啶类钙离子通道阻滞剂。用法：口服初始剂量20～40mg，3次/日。静脉滴注1mg/h起，根据血压变化每10分钟调整剂量。

（5）酚妥拉明（phentolamine）：α受体阻滞剂。用法：10～20mg溶入5%葡萄糖溶液100～200ml，以10μg/min静脉滴注。

（6）甲基多巴（methyldopa）：可兴奋血管运动中枢的α受体，抑制外周交感神经而降低血压，妊娠期使用效果较好。用法：250mg口服，3次/日。根据病情酌情增减。最高不超过2g/d。其副作用为嗜睡、便秘、口干、心动过缓。

(7) 硝酸甘油(nitroglycerine)：作用于氧化亚氮合酶，可同时扩张动脉和静脉，降低前后负荷，主要用于合并心力衰竭和急性冠脉综合征时高血压急症的降压治疗。起始量5～10μg/min静脉滴注，每5～10分钟增加滴速至维持剂量20～50μg/min。

(8) 硝普钠(sodium nitroprusaide)：强效血管扩张剂，扩张周围血管使血压下降。由于药物能迅速通过胎盘进入胎儿体内，并保持较高浓度，其代谢产物(氰化物)对胎儿有毒性作用，不宜在妊娠期使用。分娩期或产后血压过高，应用其他降压药效果不佳时，方考虑使用。用法：50mg加入葡萄糖溶液500ml，以0.5～0.8μg/(kg·min)静脉缓滴。妊娠期应用仅适用于其他降压药物无效的高血压危象孕妇。用药期间，应严密监测血压及心率。

(四) 硫酸镁防治子痫

硫酸镁是子痫治疗的一线药物，也是重度子痫前期预防子痫发作的预防用药。硫酸镁控制子痫再次发作的效果优于地西泮、苯巴比妥和冬眠合剂等镇静药物。除非存在硫酸镁应用禁忌或硫酸镁治疗效果不佳，否则不推荐使用苯二氮䓬类(如地西泮)和苯妥英钠用于子痫的预防或治疗。对于轻度子痫前期患者也可考虑应用硫酸镁。

1. **作用机制**　①镁离子抑制运动神经末梢释放乙酰胆碱，阻断神经肌肉接头间的信息传导，使骨骼肌松弛；②镁离子刺激血管内皮细胞合成前列环素，抑制内皮素合成，降低机体对血管紧张素Ⅱ的反应，从而缓解血管痉挛状态；③镁离子通过阻断谷氨酸通道，阻止钙离子内流，解除血管痉挛，减少血管内皮损伤；④镁离子可提高孕妇和胎儿血红蛋白的亲和力，改善氧代谢。

2. **用药指征**　①控制子痫抽搐及防止再抽搐；②预防重度子痫前期发展成为子痫；③子痫前期临产前用药预防抽搐。

3. **用药方案**　静脉给药结合肌内注射

(1) 控制子痫：静脉用药，负荷剂量硫酸镁2.5～5g，溶于10%葡萄糖20ml静推(15～20分钟)，或者5%葡萄糖100ml快速静滴，继而1～2g/h静滴维持。或者夜间睡前停用静脉给药，改为肌内注射，用法：25%硫酸镁20ml+2%利多卡因2ml深部臀肌内注射。24小时硫酸镁总量25～30g，疗程24～48小时。

(2) 预防子痫发作：负荷和维持剂量同控制子痫处理。用药时间长短依病情而定，一般每日静滴6～12小时，24小时总量不超过25g。用药期间每日评估病情变化，决定是否继续用药。

(3) 注意事项：血清镁离子有效治疗浓度为1.8～3.0mmol/L，超过3.5mmol/L即可出现中毒症状。使用硫酸镁必备条件：①膝腱反射存在；②呼吸≥16次/分；③尿量≥17ml/h或≥400ml/24h；④备有10%葡萄糖酸钙。镁离子中毒时停用硫酸镁并静脉推注(5～10分钟)10%葡萄糖酸钙10ml。如患者同时合并肾功能不全、心肌病、重症肌无力等，则硫酸镁应慎用或者减量使用。条件许可，用药期间可监测血清镁离子浓度。

(五) 镇静药物的应用

镇静药物可缓解孕产妇精神紧张、焦虑症状，改善睡眠，当应用硫酸镁无效或有禁忌时可用于预防并控制子痫。

1. **地西泮(diazepam)**　具有较强的镇静、抗惊厥、肌肉松弛作用，对胎儿及新生儿的影响较小。用法：2.5～5mg口服。3次/日或睡前服用；10mg肌内注射或静脉缓慢推入(>2分钟)可用于子痫发作。1小时内用药超过30mg可能发生呼吸抑制，24小时总量不超过100mg。

2. **冬眠药物**　可广泛抑制神经系统，有助于解痉降压，控制子痫抽搐。冬眠合剂由哌替啶 100mg、氯丙嗪 50mg、异丙嗪 50mg 组成，通常以 1/3 或 1/2 量肌内注射，或加入 5% 葡萄糖 250ml 内静脉滴注。由于氯丙嗪可使血压急剧下降，导致肾及子宫胎盘血供过少，导致胎儿缺氧，且对母儿肝脏有一定损害，现仅用于硫酸镁治疗效果不佳者。

3. **苯巴比妥钠** 具有较好的镇静、抗惊厥、控制抽搐作用，用于子痫发作时 0.1g 肌内注射，预防子痫发作时 30mg 口服，3 次 / 日。由于该药可致胎儿呼吸抑制，分娩前 6 小时宜慎重。

（六）利尿治疗

子痫前期患者不主张常规应用利尿剂，仅当患者出现全身水肿、肺水肿、脑水肿、肾功能不全、急性心力衰竭时，可酌情使用呋塞米等快速利尿剂。

甘露醇主要用于脑水肿。该药属高渗性利尿剂，患者心衰或潜在心衰时禁用。甘油果糖适用于肾功能有损伤的患者。严重低蛋白症有腹腔积液者应补充白蛋白后再应用利尿剂效果较好。

（七）促胎肺成熟

孕周 <34 周的子痫前期患者，预计 1 周内可能分娩者均应接受糖皮质激素促胎肺成熟治疗。常用药物为：地塞米松 5mg，肌内注射，每 12 小时一次，共用 2 日；或倍他米松 12mg，肌内注射，每天 1 次连续 2 天；或羊膜腔内注射地塞米松 10mg。糖皮质激素的副作用有：孕妇血糖升高；降低母儿免疫力。多疗程应用可能对胎儿神经系统发育产生一定影响，所以，不推荐产前反复、多疗程应用。

（八）分娩时机和方式

子痫前期患者经积极治疗母胎状况无改善或者病情持续进展时，终止妊娠是唯一有效的治疗措施。

1. 终止妊娠时机

（1）妊娠期高血压、轻度子痫前期的孕妇可期待至足月。

（2）重度子痫前期患者：妊娠 <26 周经治疗病情不稳定者建议终止妊娠；妊娠 26～28 周根据母胎情况及当地母儿诊治能力决定是否期待治疗；妊娠 28～34 周如病情不稳定，经积极治疗 24～48 小时病情仍加重，促胎肺成熟后终止妊娠；如病情稳定，可考虑期待治疗，并建议转至具备早产儿救治能力的医疗机构；妊娠≥34 周患者，胎儿成熟后可考虑终止妊娠；妊娠 37 周后的重度子痫前期应终止妊娠。

（3）子痫：控制 2 小时后可考虑终止妊娠。

2. **终止妊娠的方式** 妊娠期高血压疾病患者，如无产科剖宫产指征，原则上考虑阴道试产。但如果不能短时间内阴道分娩，病情有可能加重，可考虑放宽剖宫产指征。

3. **分娩期间注意事项** 注意观察自觉症状变化；监测血压并继续降压治疗，应将血压控制在≤160/110mmHg；监测胎心变化；积极预防产后出血；产时不可使用任何麦角新碱类药物。

4. **早发型重度子痫前期期待治疗** 妊娠 34 周之前发病者称为早发型（early-onset）；妊娠 34 周之后发病者为晚发型（late onset）。早发型重度子痫前期期待治疗的指征为：①孕龄不足 32 周经治疗症状好转，无器官功能障碍或胎儿情况恶化，可考虑延长孕周；②孕龄 32～34 周，24 小时尿蛋白定量 <5g；轻度胎儿生长受限、胎儿监测指标良好；彩色多普勒超声测量显示无舒张期脐动脉反流；经治疗后血压下降；无症状、仅有实验室检查提示胎儿缺氧经治疗后好转者。

（九）子痫处理

子痫是妊娠期高血压疾病最严重的阶段，是妊娠期高血压疾病所致母儿死亡的最主要原因，应积极处理。处理原则为控制抽搐，纠正缺氧和酸中毒，控制血压，抽搐控制后终止妊娠。

1. **一般急诊处理** 子痫发作时需保持气道畅通，维持呼吸、循环功能稳定，密切观察生命体征、尿量（应留置导尿管监测）等。避免声、光等刺激。预防坠地外伤、唇舌咬伤。

2. **控制抽搐** 硫酸镁是治疗子痫及预防复发的首选药物。当患者存在硫酸镁应用禁忌或硫酸镁治疗无效时，可考虑应用地西泮、苯妥英钠或冬眠合剂控制抽搐。子痫患者产后需继续应用硫酸镁24～48小时，至少住院密切观察4日。

用药方案：① 25%硫酸镁20ml加于25%葡萄糖液20ml静脉推注（>5分钟），继之用以2～3g/h静脉滴注，维持血药浓度，同时应用有效镇静药物，控制抽搐；② 20%甘露醇250ml、快速静脉滴注降低颅压。

3. **控制血压** 脑血管意外是子痫患者死亡的最常见原因。当收缩压持续≥160mmHg，舒张压≥110mmHg时要积极降压以预防心脑血管并发症。

4. **纠正缺氧和酸中毒** 面罩和气囊吸氧，根据CO_2结合力及尿素氮值，给予适量5%碳酸氢钠纠正酸中毒。

5. 适时终止妊娠 一般抽搐控制后2小时可考虑终止妊娠。对于早发型子痫前期治疗效果较好者，可适当延长孕周，但须严密监护孕妇和胎儿。

（十）产后处理（产后6周内）

重度子痫前期患者产后应继续使用硫酸镁24～48小时预防产后子痫。子痫前期患者产后3～6日是产褥期血压高峰期，高血压、蛋白尿等症状仍可能反复出现甚至加剧，因此这期间仍应每日监测血压及尿蛋白，如血压≥160/110mmHg应继续给予降压治疗。哺乳期可继续应用产前使用的降压药物，禁用ACEI和ARB类（卡托普利、伊那普利除外）。注意监测及记录产后出血量，患者应在重要器官功能恢复正常后方可出院。

第十篇

战场急救

第一章

新形势条件下战伤救治理念思考

新形势条件下作战环境与模式千变万化，导致伤类伤情更加复杂，大大增加了战伤救治的难度。战伤救治理论一直是各国军事医学研究和发展的重点，是军队战时战斗力的重要保障。与我们熟知的民用院前创伤救治理论相比较，战伤救治所面对的伤类、伤情，所考虑的策略和外界因素有本质区别，强调在战场特殊环境中进行的战伤救治是最主要的区别，也是战伤救治最重要的特征，包括处于敌对交火的环境中、经常在黑暗的条件下、短时间内处置批量伤员、有限的救治药械、克服不能及时后送以及跟随部队一同、战术机动对战伤救治带来的不利影响等。因此，民用院前创伤救治理论对战伤救治的指导作用有限，必须将战场因素考虑进来，在战场环境中进行战伤救治理论的研究，形成适合于战场条件下的战伤救治体系，才能达到最大降低战斗伤亡率、保存部队战斗力的目的。

1996年，Military Medicine杂志发表一篇题为《特殊行动中战场战伤救治》的研究性论文，总结了美国海军特种作战部队在越南战场以及一些局部战争中的战伤救治经验，并第一次提出了“战术战场伤员救治”(tactical combat casualty care，TCCC)的战伤救治新理念。该概念的提出改变了传统的战伤救治理念，强调战伤救治一定要与战场环境相结合，掀起了一场战伤救治理念的新革命。

TCCC系指伤员到达任何医疗机构前，战术环境中的救治措施。救护人员在战场战术救治过程中除了要考虑到伤员救治的医疗条件，也要考虑到救治时所面临的战术环境，正确的医疗措施在错误的时间内实施，同样会造成伤员进一步损伤，这一点与和平环境下的创伤救治是不同的。

TCCC提出了3个救治目标：①救治战伤；②防止进一步损伤；③完成战斗任务。其中“完成战斗任务”尤其能体现战伤救治要与战场环境相结合的特点和要求，即战伤救治的任务重点并不仅仅关注于单纯的对战伤的处理，而是在战场环境下如何应用合理的救治策略达到对战伤的有效处置，优先对有望归队参战的伤员进行战伤的快速处理，使士兵尽快恢复战斗能力，归队参战，确保遂行军事任务的完成，这是战伤救治真正需要完成的任务。

这3个目标将战场环境与战伤救治有机地结合起来，形成了在战场条件下战伤救治的指导原则——《战场战伤救治指南》。“特殊行动中的战场战伤救治”一文所提出的最初的TCCC指南主要包括以下内容：①战场战伤救治的3个关键阶段；②止血带的尽早使用；③抗生素的战场应用；④有策略的液体复苏；⑤战场止痛；⑥一线救治气道的保护：鼻咽通气管；⑦外科气道：解除颌面部创伤的气道梗阻；⑧高度重视张力性气胸的诊断和处置；⑨汲取战地医务人员的经验，发展TCCC指南；⑩在战场情景下进行TCCC的模拟培训；⑪医疗与战术的结合。TCCC理论是战场一线救治阶梯中对伤员应用的救治策略，强调对战场环境的考虑，强调与部队战术机动的结合，强调以防止进一步损伤、尽快恢复战斗力、完成遂行任务为目标，强调士兵的自救与互救，强调高级生命支持救治技术的靠前应用，实现“医疗与士兵同在”。

TCCC 指南将战场战伤救治分为 3 个阶段：火线救治、战场战术救治和战场后送救治。

（1）火线救治（care under fire）：是在敌对交火环境中就地进行的紧急救治，是“黄金 10 分钟”内及时采取救命措施的重要救治阶段，突出士兵的自救与互救，使用士兵标配的救治器材，但救治装备和救治技术较为有限。此时的伤员除采取自救与互救措施，还应尽快战术转移到相对安全的环境中，避免再次受伤。

（2）战场战术救治（tactical field care）：是在非交火环境中进行的救护，救治的环境优于火线，以卫生员施救为主，使用卫生员标配的救治器材，救治装备、救治条件和救治技术较火线救治相对改善，可提供基础生命支持，为下一阶段的救治创造条件，但救治装备和救治技术仍较为有限。本阶段可对有望归队参战的伤员进行伤口快速处理，继续执行战斗任务。

（3）战术后送救治（tactical evacuation care，TACEVAC）：是将伤员从战场环境后送到提供进一步救治甚至是确定性治疗的安全救治环境的阶段，该阶段以军医提供不间断的、专业的战伤救治措施为主，救治器材和条件大大改善，一些高级生命支持设备和技术可以配置并在转运飞机、轮船、汽车中优先使用，能够对伤员实施密切监护，实现战场与后方整个战伤救治过程的“无缝链接”，从而获得最佳的救治效果。

三个阶段的战伤一线救治使救治任务更加明确，救治效率大大提高；先进、优化、整合的损伤控制药械（急救包）和高级生命支持技术装备的优先应用使救治效果大为改善，避免了因耽误最佳救治时机、缺乏对重要器官的保护措施而造成不必要的伤亡，从而大幅度降低了伤亡率。

TCCC 指南作为新提出的战伤救治理论，在战争中也经过了实战的检验。伊拉克和阿富汗战争的初期，多数美军部队并未采用基于战场战伤救治的《院前创伤救治指南》，但随着伊拉克和阿富汗战争的进展，在该新理念指导下美军战场伤亡率大幅度下降，伤亡率从越南战争的 15.8% 下降到阿富汗战争的 9.4%，美军将此归功于个人防护装备的改进、后送时间的缩短、战地卫生员救生技术的提高，更重要的是战术战场伤员救治理念的革新。此后，指南不断更新并被越来越多的美军部队和高层领导所重视和采纳。到 2010 年，美军已经以条令形式规定指南作为陆军卫勤保障人员的必修培训课程；到 2011 年，指南已成为欧美多个国家战场急救培训的标准课程。

经过战场实践的检验，TCCC 指南从 1996 年到 2014 年不断得到更新和纠正，更加突出“避免可预防性死亡”的救治原则，并着重强调了对三大可预防性死亡原因的救治：①严重的出血；②张力性气胸；③气道梗阻。这三大原因是单兵战场自救与互救阶段的重要救治内容，是在“黄金救治时间”内需要优先关注并及时处置的，直接影响战场的死亡率。

首先，最优先处理级的可预防性死亡因素是严重创伤造成的大出血。大多数伤员在遭受严重创伤后可在短短几分钟内迅速死亡，一个非常重要的原因就是严重大出血没有得到有效控制。在培训单兵或者卫生员时应着重训练使用止血带，在第一优先级对大动脉出血和可能存在的出血部位进行有效的止血处理，这与我们以往熟知的民用急救处置顺序“A-B-C”（气道 - 呼吸 - 循环）是不同的，与最新版心肺复苏指南“C-A-B”，即优先处置循环障碍的急救原则是一致的，因为再稳定的气道保护和呼吸支持，若没有有效的血液循环作为保证，重要脏器也无法得到充足的氧气供应。因此，控制出血应该是战伤救治避免可预防性死亡最优先级的处置措施，这是通过战场救治经验和大量研究论证总结出来的，是对降低战场死亡率有重要意义的指导原则。

第二优先级处置的可预防性死亡因素是张力性气胸。张力性气胸是指胸部开放伤后造成气体不段积聚于胸腔而无法排出，从而使胸腔内压力急剧升高，导致对肺脏、心脏和大血管的压迫，严重影响正常的呼吸和循环，可使受伤士兵迅速死亡。它的症状表现相对不典型，若处理不及时后果十分严重。张力性气胸的急救与预防措施相对简单，如遇到胸部开放性创伤的伤员，无论是否存在张力性气胸，都应以自救或者互救方式迅速使用密闭辅料将开放的创面牢固密封，即可有效预防张力性气胸的发生。此外，单兵和卫生员还应学习对张力性气胸的识别，如发现张力性气胸的存在，应立即使用胸腔穿刺针进行急救。其他国家的军队如美国、英国等已将密封辅料和简易的军用胸腔穿刺针配备至单兵急救包中，在火线救治阶段即重视对张力性气胸的预防和救治。没有医学知识基础的士兵经过培训也可以很容易地掌握胸腔穿刺针的使用指征和方法，在指定部位穿透胸壁，可以有效地解除胸腔内的高压和对心肺的压迫，改善呼吸循环。虽然简单的胸腔穿刺并不是对张力性气胸的确定性治疗，但却是救命性的治疗，可以降低伤员的生命危险，为进一步救治创造条件。

第三优先级需要特别关注并及时处置的可预防性死亡因素是气道梗阻。颌面颈部的创伤、气道烧伤、各种原因（尤其是颅脑外伤后）导致的无意识呕吐误吸、舌后坠等均可导致伤员气道的梗阻，如不及时开放气道保持通畅，可严重危及生命。气道保护措施要求及时、有效、稳定，在急救、转运的整个过程中确保气道的稳定保护。如情况紧急可采取手法开放气道，有条件时可使用器具开放气道。目前，美国军队使用喉通气管作为军队气道保护的标配装备，其作用在伊拉克和阿富汗战争中得到了检验并发挥了重要的救治作用。该种声门上气道管理工具适用于气管插管困难或禁忌采用气管插管（如颈椎损伤）的伤员，尤其是解剖学异常所致困难气道的伤员，具有插入迅速简单、创伤小、气道与口腔完全隔离、可降低误吸风险和通气确切有效等优点。2005 年，欧洲复苏协会推荐欧洲的大多数军队配备喉罩作为战场气道管理工具，德国军队率先在部队装备了喉罩，其在战场救护中具有插入精准、可满足长期人工通气要求的优点，并可提供与气管插管近似的通气，特别是在抢救者插管技能有限或伴有颈椎损伤时更具优势。气道保护虽不是最优先的处置措施，但它贯穿于整条战伤救治链，易被忽视，而且要求的救治技术也相对较高，但是随着简易气道保护装备的改进及发展，气道保护技术的应用已向前延伸到战场一线，使死亡率进一步下降。

TCCC 并不仅仅是一个新提出的概念，也不是单纯的战伤救治指导程序，而是一整套战场一线救治理论建设和发展体系，包括完善的组织与管理，制定科学的定期更新机制，将实战救治经验、先进的民用创伤救治装备、最新的战伤救治研究成果、创伤专家合理的建议和意见作为 TCCC 指南不断发展和更新的智力来源和依据。TCCC 体系还包括科学的培训与教学，使不具备医学知识的战斗人员掌握基本的救治原则，提高对需要优先处置的急危重情况的敏感性和重视程度，能够熟练、合理、准确地使用救治器械，以达到有效救治的效果。将最新战伤救治理论成果进行实战转化，并发挥救命性和损伤控制性的救治作用，从而降低战场的死亡率，维持部队的战斗力，确保部队完成战斗任务。因此，战场战伤救治的体系建设具有鲜明的军事意义，对我军战伤救治大发展具有重要的借鉴作用。

我军《战伤救治规则》（2006 版）依伤情划分为战（现）场急救、紧急救治、早期治疗、专科治疗、康复治疗五个阶段。近年来以信息化为牵引的新军事变革越来越深刻地影响着我军的战略转型，现行的战伤战场救治原则在救治范围、救治技术等领域的局限性越来越突出。虽经多次修订，但在战场急救范围和技术等方面仍停留在传统的通气、止血、包扎、固定、搬运的基本技术救治，没有具体的救治任务划分，任务目标也不够明确，战场战术因素考虑相对不足；救治器材现代化程度较低，在功能上不能满足现代战伤救治的需要；器材装备缺乏系统集成，标准化、模块化程度低，影响整体效能的发挥和提高；理论革新机制还不完善，可靠的研究与经验资源较少；军用民用技术相互转化存在障碍，一些先进的民用救治技术和装备尚未在军队中转化应用。

通过加强战场战伤救治理论的研究和学习，借鉴外军战场战伤救治的理念，结合未来战争对战伤救治的要求和我军卫勤保障实际，应针对不同救治阶段，明确不同的救治任务，配置相应的集约化、模块化救治装备，进行科学性、规范性、可行性的实证研究，不断完善救治体系，顺畅救治流程；重视战场战伤的一线救治，紧紧抓住战伤的“黄金救治时间”，进行损伤控制与生命支持的技术与装备研究；革新救治理念，以“卫生员救治为主”转变为“卫生员救治和士兵自救互救”并重；强化战场战术环境概念，突出救命性生命支持技术和装备使用的尽量靠前延伸，实现“医疗与士兵同在”；建立战场环境下单兵、卫生员、军医战场急救技术培训和考核标准，构建实战化急救技能训练质量评估机制，全面提升单兵、卫生员和军医的救治能力；建立战伤救治理论革新的长效机制，促进军民创伤救治的沟通交流，紧握现代创伤救治发展脉搏，对成熟的民用院前创伤救治理念和技术装备进行及时的转化军用；加大科研、培训的资助力度，明确单兵、卫生员、军医战场救治的内容及技术要求。

近年来，我们多次前往马兰基地、呼图壁军医训练大队以及舟山群岛等基层单位，从团卫生队到营连救护所多方调研，充分了解我军一线卫生装备状况，并将前期在美、德等国获取的学习体验应用至卫生背囊、战场担架、模拟伤员、救援模块以及战救教材等多方面。分析总结并翻译了德军军医背囊中的物品，从23.5kg 184种物品中筛选出适合于我军的物品，一起更新和完成了第四军医大学自主研发的三代军医背囊（11.5kg 154种物品），为卫生员背囊和单兵急救包提出良好的组合建议。自主研发了重量轻、易于携带、适合火线救治的拖移担架，该担架目前已开始申报发明专利，获批军队课题，并获批军队扩试，成功后有望全军列装。与天堰公司合作研发我军首批高仿真战创伤、核化生模拟人（图10-1-1），命名“勇士”，该系列模拟人在体型、重量等多方面均高仿人体，可进行止血、包扎、固定、通气、搬运、心肺复苏等六大技术的实战操作并能得到反馈评估，其性能不亚于甚至超过国外产品，目前已申报专利，并开始申报全军扩试，一旦成功，有望部队列装。合作研发现代战争条件下信息化模块式直升机救护装备并获得了军队课题支持。以上成果和思路为我军卫勤保障的战略决策提供强有力的智力和技术支持，为全面提高我军新军事形势下的战斗能力保驾护航。

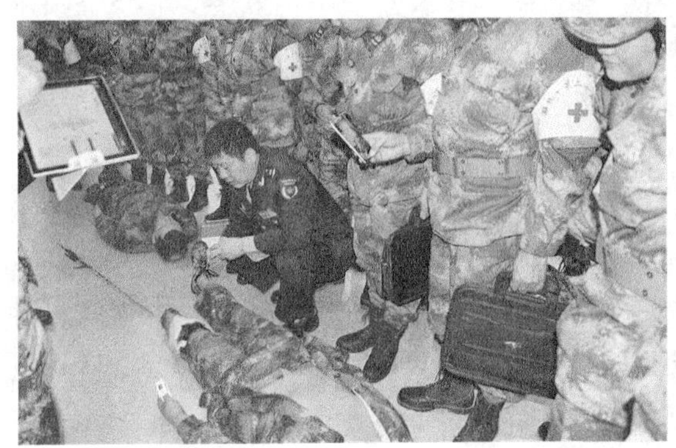

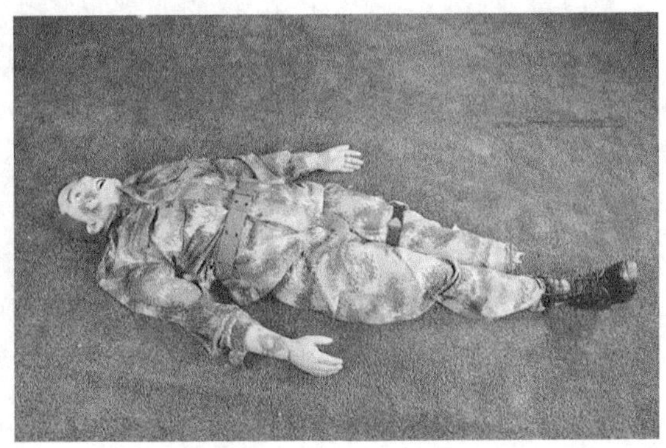

图10-1-1　我国首批高仿真战创伤、核化生模拟人（勇士）

第二章
HEMS 直升机救护

一、直升机用于航空医学救护的历史与现状

航空器的诞生是人类发展史上的一次重要革命。相比陆地和海上交通工具，空中飞行的优越性显而易见，这种优越性很快就被广泛应用，它大大加快了人们的行动节奏、拓展了人类活动空间，为人类生命的意义赋予了新的注解。航空医学救护就是其中的一个重要方面。所谓航空医学救护就是指借助航空器，主要是旋转翼飞机和固定翼飞机开展医学救护救援及伤病员运输的活动，其中直升机起着主要作用。

（一）发达国家开展航空救援情况

经历了近百年的发展史历程，欧美发达国家、俄罗斯、日本都已建立了各具特色的完善的航空救援体系，形成了以直升机为主体的全面覆盖的救生网络。

（二）我国开展航空医学救护的基本情况

我国大陆地区自 1951 年组建运输航空兵以来，在平时自然灾害和事故的伤病员救援和战时伤员后送中也采用了空运方法，但除了 1976 年唐山地震和 1979—1988 年西南边防保卫边境作战中的空运后送规模较大外，其余多为零散报道。近年在抗击雪灾、“5•12”汶川抗震救灾、航天飞行保障、奥运会安保、世博会等活动中得到了很好的应用。

在我国港、澳、台地区，已开展了通用直升机医学救护救援工作，我国台湾地区“卫生署”于 2003 年制定了“《救护直升机管理办法》”，规定空中医疗救援的标准作业程序为决策 15 分钟，启动时间 30 分钟，设置了 7 个基地，共有 35 架直升机，责任空域设为可在 30 分钟内飞抵的区域。自 2002 年 10 月 1 日至 2008 年 12 月 31 日，共成功执行了 1652 次转运治疗任务。

但目前我国大陆地区常态下的规范化航空医疗救护还基本处于空白状态，至今全国绝大部分地区尚无直升机医疗救护的专门机构和专业队伍。由此可见，在我国大陆开展直升机医疗救护的必要性和紧迫性。

二、直升机救护的主要特点及作用

迄今为止，不少人仍认为实施直升机救护主要是后送伤病员，或只是作为地面救护车和海上救生船的补充，而未认识到直升机医疗救护同时可作为一个独立的医疗单元，这种观念是导致我国航空医学救护服务滞后的重要原因之一。多年来的实践应用显示，直升机救护有着许多救护车、救护艇、医院船等所无法相比的优越性。

（一）“全维”救护

直升机可实施陆、海、空“全维”救护工作，具体表现在以下几个方面：

1. 直升机具有超强的机动灵活性，不仅可以垂直起降，而且可以通过悬停、吊运的方式实施救护，这对在高原、山地、丛林、荒漠、岛屿甚至在江河湖海水面上救护伤病员具有独特的优势。

2. 可完成陆地、海上和高楼等“海、陆、空”三维救护工作。

3. 特别是近年来通过空中加油，直升机可完成中远程的救护飞行。

（1）近程救护飞行：用于交通障碍和环境特殊时，救护车、船等在15分钟内无法直接到达的地区。

（2）中程救护飞行：飞行时间在30分钟至1小时。

（3）远程救护飞行：飞行时间需1小时以上，主要用于海岛、海上以及某些特殊伤病员的救护。

总之，由于直升机的这种“无死角、无盲区”、“海、陆、空”、“近程、中程、远程”等独特的“全维”救护能力，使其应用日趋广泛，并将成为急救医学服务的重要工具。美军专家认为在荒野救援，或地面救护车急救需超过15分钟才能到达急救中心，或救护车不能到达当地，或难以接近伤病员等情况下，直升机救护作用的优势明显。近年来，在欧美一些发达国家，直升机救护网络已成为其院前急救的主要服务体系。

此外，直升机作为空中救护工具，也可与陆上救护车、海上舰船等救护工具联合，构成“快速反应，立体救护”的医疗救护救援体系，实现“陆、海、空”立体服务。

（二）“时效”救治

“时效”是指在一定时间（时期）内能够产生的作用，如果超过了一定的时间（时期），效果将会大大降低或不起作用。直升机的直线飞行可将伤（患）者在现场和运送途中所需的时间明显降低，且较地面运送的医疗护理更为方便有效，空运途中的“致伤性”大为减少，可减轻伤病员痛苦，减少伤（患）病情恶化和后送途中的死亡，使伤员的安全得到保证。

直升机速度快、飞行灵活、不受地形条件限制而跨越各种自然障碍，特别是在水路、陆路交通受阻或需要换乘交通工具的情况下，能为伤病员的救治争取到黄金时间，从而使伤病员救护的效果大大提高。即使是在交通便利和医疗网点密布的城市，直升机也可避免由于交通阻塞造成的延误。这就能够有效争取到伤病员获得初期救治和决定性救治的宝贵时间。

（三）“无缝”连续救治

直升机独特的运载功能作用以及机上救护救援装备的优势，加上与地面和海上救护工具的联动，提供了完整的“无缝”救治救援以及后勤保障供应链，使伤病员可得到即时救治和无间隔机械后送，伤情得到不间断的监护和处置，并实现伤情、灾情信息无间隙传递，保障救援人员、物资、装备等无障碍实时供给。

（四）“便捷”遂行保障

在战时和突发公共事件时，及时迅速、安全有效地救治后送，不仅是生命的救援，也对鼓舞前方官兵的战斗士气和提高灾区民众战胜困难的信心有着重要意义。在美军多次海外作战中，都配备了救护直升机实行“实时救治”和机动伴随保障，一旦发现有飞行员跳伞，便即时实施搜救和救治。通过高度机动的直升机救护队伍，实现“医疗与伤员同在”的新型前沿遂行卫勤保障。1992年9月国际汽车拉力赛中，我军曾对在我国境内的赛程，派出13架次的直升机遂行救护保障工作。

（五）“简约”“高效”工作

利用直升机实施医疗救护救援工作，将伤病员越级后送，可简化救护组织层次和过程，丰富和改进了原来的分级救治与后送理论。直升机还可空投救护救援专家、物资、设备，大大提高了救护救援效率，节省大量人力物力。1966年以后，美军在越南战场上绝大多数伤员都是从战场上用直升机直接送到后方医院，省略了营、师救护所分类后送的环节。

（六）功能齐全的移动ICU单元

将直升机机舱装备成移动的ICU单元，可独立执行危重伤病员的救护与监测。在我国“神州七号”保障中，医疗保障单位根据飞船在主着陆场着陆时航天员可能发生的意外伤害的伤情特点和需要，立足最复杂伤情，从难从严设计每个细节，改装了功能齐全的救护直升机，“随时可将一个高质量的加强医疗病房（ICU）全天候前移至草原上、沙漠里，在现场对伤员进行决定性治疗”。保障中，医监医保直升机几乎与“神七”返回舱同时落地，医护人员在几分钟时间内就到达了航天员身边，航天员在返回舱内适应地面状况后，能立即接受医疗救护人员的检查，然后由医监医保直升机护送航天员至后方基地。

三、直升机救护的实用范围

如上所述，直升机医疗救护救援工作在现代社会生活中发挥着越来越重要的作用，且日益广泛地得到应用和发展，实用范围包括在平时或战时；单个或成批伤（病）员的救护；在国际层次或地区层次（甚至小到社会层次）开展；按后送伤病员的伤病情况，可分为紧急后送、优先后送和常规后送三个等级；按救护飞行距离可分为近程、中程、远程三个类型。

（一）急危重症伤病员的急救服务

近年来，国内报刊不断报道用直升机或飞机运送各种危重伤病员的消息，他们中有的是严重外伤；有的是各种严重疾病，如恶性疟疾、大叶性肺炎、急性肠梗阻等。因此对急危重症伤病员，特别是边远偏僻地区和分散执勤点上的部队官兵和居民，进行平、战时伤病员的医疗救治和后送，将是直升机救护的一项经常性任务。尤其是与陆上救护车、海上舰船等救护工具联合，构成“快速反应、立体救护”的医疗救护救援体系，将是未来急诊医疗服务的发展方向。

（二）重大事故伤员的紧急救护

重大交通事故和各种意外伤亡事件屡有发生，并使用了飞机参加救援活动。据有关资料统计，近年来，我陆、海、空军曾派出多架直升机，对飞机失事飞行员和火灾事故、车祸事故以及海上事故中几十名危重伤员进行了搜救后送。

（三）自然灾害的医学救援

自然灾害，可对人类的生命财产造成灾难性的破坏。一次大的自然灾害往往引起成千上万的伤亡。在抗击自然灾害中，伤病员的救治和运送是一项十分紧迫的工作。自1976年唐山大地震我军参与了国内首次大规模的伤员空运后送以来，在水灾、火灾、地震等自然灾害救援中，曾多次使用直升机运送伤病员、医务人员或医疗用品，显示出巨大优越性。直升机医疗救护在未来自然灾害医学救援中，将起着更重要的作用。

（四）海上救生和医疗救护

海上救生和海上医疗救护工作是对海上航行、作业、自然灾害、意外事故及海难中的落水淹溺、外伤、疾病、中毒等伤病员进行救助和抢救，以达到抢救生命，维持生存的目的。

由国家交通运输部救助打捞局所开展的海上搜救是目前国内唯一民用的成建制、成规模、成体系的专业救援活动。自2003年起救捞局先后组建了4支海上救援飞行队，担负起我国沿海部分海域的海上立体救援任务。这一支队伍目前拥有12架飞机，其中固定翼飞机

2 架，直升机 10 架。按照国际惯例，海上救援活动是无偿的。需要说明的是，目前交通部所开展的海上搜救是以抢险救援（生）为主，辅以医疗救护。

（五）航空搜救

航空搜救主要是对失事飞机（包括军用飞机、民用飞机等），特别是机场外失事飞机的飞行人员或机上乘客的紧急救护和快速空运，也是直升机救护工作的一项重要内容。多年来我国空军在跳伞飞行员的寻找和营救中多次使用了直升机，海军在海上遇险飞行员和其他遇险人员的营救中也多次使用直升机。

此外，由于野外勘测、科学考察、旅游、探险、登山等活动日益增多，从陆地到海上，从平原到山川，从沙漠到原始森林，从国内到国外以至于南极，都可能会遇到各种意想不到的险情，对野外遇险人员的紧急寻找和救护，直升机有着其他任何工具所无法比拟的优点，它的作用也是其他任何工具所无法替代的。

（六）战伤救治与后送

未来战争要求卫勤保障行动迅速、机动、灵活，能快速跟进、展开，快速救护、撤离。特别是在地形复杂的地区（如海上、高原、山岳、丛林等），伤病员的救护和后送需要更加迫切。其中对侦察兵等特种人员及跳伞飞行员的搜救任务更加艰巨。

西南边防保卫边境作战时，我军历史上第一次较大规模使用了空运的方式后送伤病员，在这次空运后送过程中，建立并逐步完善了空运后送的组织系统，探索了组织指挥与实施的方式方法，采用各军区空军派送空运后送医疗队到前线轮流执行空运后送任务的方式，为我军锻炼和培养了一大批空运后送技术骨干，为我军日后组织大规模伤病员的空运后送积累了十分宝贵的经验。

（七）涉外救护

涉外救护和救援工作主要发生在国际层次的灾害救援、参加联合国军事维和行动等。涉外救援时，涉及更多法律、外交以及民俗习惯等多方面的事宜。

就目前而言，国内航空医疗涉外救护的主要对象是涉外人员或 VIP 高端客户，且这种情况逐年增多，媒体上也时有与此有关的报道，但多数是租机、包机的伤（患）者转运。

（八）特殊行动的医疗保障和其他任务

直升机在执行某些特殊的保障任务时，也有巨大优势。如载人航天飞行的航天员救护、境内境外非战争军事行动的卫勤保障、重大集会活动医疗保障等。近年我军在联合国维和、亚丁湾护航、大规模军事演习、大型国际赛事保障等多项行动中都随行了直升机救护保障。

此外，救护直升机还可用于医院间重症患者的转诊运送；还可用于极地、高楼被困人员的营救；以及专家、药品、血制品、医疗器械和捐献器官的紧急运输等。

四、伤（病）员急救转运的工作流程

（一）直升机急救转运的基本任务

直升机急救转运是指利用直升机为急、危重症伤（病）员提供现场紧急救治和空中医疗转运服务。

1. **基本任务** 早期空中救护服务的直升机仅用于重大灾难及事故的处理，现今空中救护的任务是搭载救护人员及急救设备，在第一时间用最快速度前往医疗事件发生地，对伤（病）员实施及时救治，并根据需要将伤员及时运往医院进一步治疗。除此之外，救护直升机还可以用于医院间重症患者的转诊运送，药品、血制品、医疗器械和捐献器官的紧急运输，以及在山区、荒野或海域执行搜救任务等。从事件所涉及的人数来分析，可分为单个（或少数）伤病员或批量群体伤病员的救治与转运。

由此可见，直升机所承担的急救转运任务，已经不仅仅是单纯概念上”后送”，而是包括现场救护、确认转运需要和空中运输、监测与连续救治等过程的一个完整的“实效”救治和“无缝”救治链。伤员经现场紧急抢救后，一旦伤（病）情稳定，就考虑进行转运而不应延误。在空军运输过程中，救护小组具有继续心肺支持和补充血容量不足等救治和检测能力；到达目的地后，救护小组向接受医疗机构提供完整的救治报告进行交接，使伤病员能够得到及时有效的救治，甚至在整个救送过程中，都能得到远程可视技术的监督、指导和帮助。

2. **实用范围** 基于近年来国内外战（创）伤救治的经验，空中医学救护和转运已成为急诊医疗服务的重要组成部分，发挥着越来越关键的作用。近年来的统计表明，空中医学救护和转运的伤（病）员中 1/5 来自救护现场，2/5 是院间转运，2/5 的转运是夜间执行。

地面救护车、海上救生船是传统的救护运输工具，实施直升机空中救护转运的应用还十分有限，选择何种方式救护和转运伤病员，应根据是否对伤病员“有利”的原则加以考虑。从急救（时效）理念出发，单个或少数伤病员的急救与转运，应视伤病员的具体情况，转运的时间、距离，当地医疗技术水平，可利用的运输工具等因素综合判断，做出决定，避免因等待直升机而耽搁救治时机。

综合国外一些国家急救医疗服务医生协会推荐空中急救现场伤病情分拣指南，直升机救护和转运的选择标准是：①用地面救护车急救。前往最近的（创伤）救治中心地面路程超过 15 分钟时；②现场救治困难，救援时间超过 20 分钟时；③现场或附近无可用的救护车辆时；④难以接近伤病员，如高楼被困等情况；⑤偏僻的野外救护；⑥复合伤、多发伤伤员；⑦现场无法进行高级生命支持时等情况。但使用空中转运的最后决定性因素，是天气、地理环境和后勤保障等。

3. **伤病员的分级与分类** 对伤病员进行科学的分级及分类，有助于直升机和救护人员的合理安排与调度、缩短响应时间、提高治疗的针对性和有效性。

（1）伤病员的转运等级：多年前，美军曾将需要航空医疗后送的伤病员，分成紧急后送、优先后送和常规后送三个等级。

1）紧急后送：对需要救命、保存肢体、视力或防止病情恶化的病例必须立即后送。需要有专门的救援机构救起伤病员并空运到关键性救治机构。救援飞机应在空中待命或飞机在机场开车待命。按照定义，精神病患者和濒临死亡者不属紧急后送的范畴。

2）优先后送：适用于需要尽快地医学处置但在本地又不具备条件的伤员，这类伤病员应在 24 小时内被救起并尽快后送。

3）常规后送：这类伤病员应在 72 小时内被救起并按照计划空运后送。

（2）伤病员的分类：美军在上述等级的基础上，将伤病员分类如下：

1）Ⅰa 级：需要给予镇静、催眠和全程监管的严重精神错乱的担架病员。

Ⅰb 级：中度精神病，需要用镇静药但不需管制的担架病员，需准备好束缚设备，以防由于空运环境的影响或其他诱因导致此类伤病员发作危及自身或飞机。

Ⅰc 级：中度精神病，行为配合，在看护下可确保安全的可行走患者。

2）Ⅱ级：除精神疾病以外的担架伤病员。

Ⅱa 级：完全不能自主活动的担架伤病员。

Ⅱb 级：紧急情况下能够自行活动的担架伤病员。

3）Ⅲ级：除精神疾患以外的需要在空中给予治疗、照料、帮助或观察的可行走伤病员。

4）Ⅳ级：成批的除精神疾患以外的不需在飞行中给予医学处置或观察的可行走伤病员。

（二）急诊伤（病）员的救治与转运流程

伤（病）员的救治和转运涉及申请、受理与响应、现场救治、机上转运与治疗、飞机返航与总结等多个阶段。为最合理地安排救治和转运，建立一整套科学的、行之有效的救护工作流程是至关重要的。

在实际工作中要注意到，在这其中任何一个阶段和环节，都有可能会因种种原因而终止任务。本节叙述的是一个完整的常规条件下单个伤病员的救治与转运流程。

1. **申请、受理与响应阶段**　“申请、受理与响应”阶段，是从直升机救护救援中心接到求救申请，至直升机和救护人员到达事发现场的过程。在本阶段，必须迅速完成以下多项工作。许多国家还明确规定了本阶段工作的时间要求。

（1）呼救与申请：各战区、省区市的“直升机医学救护救援中心”是受理直升机医疗急救信息的主体，直接受理本区的直升机急诊救护、空中转运、运送医学人员、药品器材等航空医学救护的申请、咨询、审核与协调工作，评估空中医疗救护转送的可行性和必要性，联系转出及转入医院，协调派遣随行医疗人员及医疗设备等。

当伤病员需要直升机医疗急救服务时，可通过“120”等专用电话或其他形式，向中心值班室呼救、咨询及申请。

（2）受理：中心值班室接到伤病员或部门需要直升机医疗急救服务的紧急呼救、咨询与申请的过程，称为急救信息的受理。受理内容至少包括以下几项。

1）受理时间。

2）受理人员基本情况：姓名、性别、年龄。

3）基本伤（病）情与救助要求：包括发病/受伤时间与简要经过、现在的伤（病）情状况、诊断、危急程度及现场救护人员或家属等的意见；事件发生现场的详细地址（地域），以及有无特别的救助要求等。

4）联系方式：联系人与伤（患）者的关系、联系方式、手机电话等，还包括如能实施直升机救护，在直升机到达现场时的联系方式，如烟火、灯光等。

5）当地的天气情况：晴天、阴天、雨天及雾等。

6）到达现场的地面距离。

7）现场直升机降落的基本情况。

8）转送目的地及其相关情况，是由患方指定地点，还是调度中心指定医院。

9）用机时间等。

（3）评估：在救护中心受理救护与转运信息后，必须认真的逐一核准上述信息，同时要求和指导受理人组织自救，保持与受理人的后续联系，并按要求向总指挥部报告，同时立即对实施空中救护与转运的必要性及可行性进行评估，以决定是否允许实施直升机救护和转运。

评估的依据是实施直升机医学救护救援的五大原则，最主要的是事件发生地是否适应直升机飞行、机降点情况如何。此外，伤患者的伤病情是否适宜航空转运，伤病情是否需要尽快转运也是重要的内容。

对飞行安全的考虑，应该仅依赖于飞行因素，一般不应受伤（病）标准影响。应由飞行机组成员决定是否执行空中急救任务。值班调度中心根据民航总局和军事部门批准的最低气象标准(昼间目视飞行，云底高度不低于200m，能见度不小于2km，风速不超过20m/s，无危险天气)，决定是否可以实施救护飞行活动。

在确定出发地和目的地的气象情况适合飞行后，立即向战区或省应急事件处理办公室(总指挥)报告，请求批准实施。战区或省应急事件处理办公室(总指挥)根据报告内容，向空管中心协调飞行及其航线，申请空域。空管中心核实情况后，向飞行机组和调度中心通告预计航线、飞行时间、飞行高度、紧急应变措施等。

(4)响应：救护中心在向战区或省应急事件处理办公室(总指挥)请求报告的同时，及时把急救信息传递给飞行分队和医疗分队，各分队迅速依据既定预案，开始拟定详细的行动方案，并进行医疗救护和飞行准备。

1)根据受理内容，修订直升机飞行方案。

2)根据受理内容，修订救护转运方案。

3)在获准实施直升机急救行动后，向受理人通报直升机空运急救及飞行方案(如预计航线、飞行时间、到达时间、飞行高度、紧急应变措施等内容)。必要时，综合伤病员及直升机空运急救的情况，可通过家属谈话或签订协议、录音电话、电传、政府委托等方式获得授权。

4)各项手续和准备工作完成后，调派急救人员车辆及地面保障人员到达现场。

5)机组和救护人员接到任务后，检查执行任务的准备工作。

良好的准备是急救单元快速出动的先决条件，所有值班急救单元都应事先做好准备，应随时都能快速出动。出动前准备主要围绕如何保证飞行安全和医疗安全两个方面来进行。

飞行准备：出动前飞行准备的内容包括航线及降落场准备、飞机的准备和飞行保障准备等工作。保障分队应与飞行管制部门和机组保持密切联系。

药材与装备的准备：根据个体化救护转运方案，搭载所需药品、装备模块。按装备清单清点药械品种、数量，并检查消毒药材是否仍在有效期范围内，各种医疗设备使用是否方便，性能是否良好等，并根据求救者的具体伤(病)情况对可能所需的特殊药品、物资、器材与设备做出相应调整。当接到特殊或特种伤病情转运信息时，应根据伤病情需要进行特殊药品、器械的准备，或派出特种专业救护队或人员执行任务。

6)机组和救护人员登机。

7)机上指挥员向飞行指挥报告直升机准备情况，申请起飞；向调度中心、总指挥报告起飞的时间。

8)直升机飞向现场。

至此，“申请、受理与响应”阶段完成。注意在本阶段切忌在接到命令后，才启动预案及各项准备工作。中心值班员要保存好此过程的各种记录，包括电话录音记录等。必要时写出书面报告材料，及时向有关部门报告。

当前许多国家的救援中心都制订了标准作业程序和作业时间，包括决策时间、启动时间。如德国和美国都规定应急响应时限为15分钟。就目前国内开展直升机救护工作的现状来说，建立一个适合我国国情的快速、高效的呼救与响应的运行机制，还需进行深入细致的研究，以及得到各方面的大力支持。

2. 现场救治阶段 现场救治阶段是从救护人员到达事发现场，并将伤(病)员送入飞机机舱舱门的过程。主要任务是进行现场紧急救护。

(1)现场评估：救护人员随直升机到达现场后，应尽快完成对现场的评估工作。主要包括灾情、伤病(情)，并择机向救护中心报告。

1）事件性质的判断如为事故，还要向公安、消防等相关部门报告。

2）从现场救护者手中，接手管理伤（病）员。

3）进行检伤，判断伤（病）情。

4）确定可能需要的后续救护救援帮助。

（2）现场救护：在现场检伤过程中，首先明确有无致命性损害，并及时进行救命性抢救。现场救治应遵循“保存生命第一，恢复功能第二，顾全解剖完整性第三”的原则。及时挽救患者生命，尽量保全伤者的肢体，最大限度地减少致死率、致残率。具体要求是：

1）三“快”：即快抢、快救、快送。通过正确判断伤（病）情况，在伤（病）情允许情况下，迅速将伤病员搬至安全地带，争分夺秒避免继续和再次受伤。

2）七“救”：包括心肺复苏、解除窒息、控制出血、改善呼吸功能（气胸、血气胸、连枷胸）、简单固定骨折、包扎伤口（止痛、止血、防污染）、防止休克。

①保持呼吸道通畅：快速打开口腔，清除口腔内异物、血块、分泌物等，保持呼吸道通畅。托起下颌，保持侧卧位，防止舌后坠。

②迅速控制大出血。

③简单包扎，以止血、防止创面进一步污染、减轻疼痛。

④对骨与关节损伤者，特别是怀疑有脊柱脊髓损伤者，应立即给予外固定，即可制动减轻疼痛，更重要的是防止再损伤。

3）注意事项

①一般首选原地抢救，不轻易地搬动伤病员。

②不在现场抢救时贸然拔出刺入体内的利器等。

③不要回纳露于伤口外的骨折断端和脱出的内脏，按要求进行简易包扎和保护。

④胸腹部外伤的伤员在确诊前不要进水、进食。

⑤大面积烧伤的伤员不要无节制的喝淡水（不超过 500ml），应饮含盐水。不要对大面积灼伤的伤员涂任何药物（油剂易造成感染，涂红汞易汞中毒）。

⑥对休克、中毒、感染的伤病员，注意快速补液（平衡液、林格液、生理盐水、血浆）。

（3）伤（病）员是否需要转运的判断：应根据是否对伤病员有利的原则加以考虑。直升机救护转运没有绝对禁忌证，但在对待具体某个伤病员时必须综合考虑伤病员病情、转运距离、直升机救护技术力量、当地医疗技术水平等因素，把握对伤病员有利的原则，迅速决定采用现场急救后转运、直接转运或就地抢救治疗，从而使伤病员得到最佳的救治效果。但为了确保伤病员更安全，经验提示，下列情况伤病员应谨慎采用直升机进行转运。

1）各种严重外伤，伤员全身状况极差，生命体征不平稳，随时都可能发生死亡。

①颅脑损伤伴昏迷，呼吸节律不整或脑脊液鼻漏或耳漏。

②颌面外伤，上下颌面已用金属丝固定并伴有明显吞咽困难。

③外伤性气胸、血气胸伴有明显的呼吸功能障碍。

④外伤性大出血，血红蛋白在 60g/L 以下，缺氧症状明显。

2）各系统严重疾病或患者正处于抢救状态，如立即转院肯定会使病情加重或恶化甚至危及生命的情况。

①濒死状态者。

②烈性传染病，如破伤风、气性坏疽。

③狂躁型精神病。

④ 24 小时内发生的心肌梗死，心绞痛发作状态，严重心力衰竭，严重心律失常和高血压危象。

⑤处于抢救状态的休克、昏迷、窒息、癫痫、颅内压增高等。

3）其他各种原因引起的机体严重功能障碍或衰竭，用直升机转运不但不能使伤病员得到及时有效的治疗，而且具有极大的危险性或给伤病员造成严重痛苦的各种伤患。

①颅脑、腹部、眼球等脏器或组织损伤伴有积气的伤员。

②骨折用管型石膏固定和吊锤牵引的伤员。

③腹部穿透伤未经处理，或腹部手术后不足 48 小时的伤员等。

直升机救护具有良好的机动保障和现场救治能力，不只是承担后送转运工作，因此把握一定的转运标准是确保伤病员得到最佳救治的主要措施，在有极度转运危险时，应在现场对伤病员进行积极救治和充分准备，而不是仓促进行转运，甚至导致难以预料的后果。

（4）转运前的准备：在伤病员转运前，还应抓紧时间进行必要的准备工作。

1）做好符合航空环境要求的特殊准备，如用石膏托或小夹板固定骨折；气管套管外气囊不用空气而改用盐水充填等。

2）搬动伤病员的准备，如担架，以及搬动时伤病情变化的处理准备。

3）各种管道的安置与固定，以防搬动或在空中脱落。

4）再次检查伤病员生命体征及伤病情。

5）医疗文书的准备。

6）伤病员的教育：告知伤病员病情、航空飞行中可能出现的问题及相应的解决办法，对伤病员进行必要的心理支持治疗。

7）特殊准备：空中所需的特殊药品、物资和器械等。

（5）组织伤病员登机：在决定伤病员需要后送治疗，并经过必要的医学准备后，可组织伤病员登机。

3. **空中转运阶段**　空中转运阶段，是从伤（病）员进入机舱舱门开始，到救护转送人员和后接医院在交接单上双方签字完毕的过程。包括以下主要工作：

（1）机上安置伤（病）员：根据直升机机舱内担架的系固装置，可放在机舱中间或靠一边，注意固定牢固。

伤病员在机上体位，应根据伤病情况，采取不同方式。

1）头朝向机头方向：由于人类在长期的生活中已养成安静平卧时总是习惯于头高于足，平卧移动时总是习惯于头朝前、脚在后，沿纵轴方向移动的习惯。而任何飞机飞行时总是带有一定的仰角，机头总是高于机尾。飞机飞行时的这一特点，正好符合人们的生活习惯。故机上伤病员体位多采用头朝向机头方向。

2）担架横向摆放：在条件许可的情况下，把担架横位摆放。对循环系统不稳定或已有损伤的伤病员来说，可使在飞机飞行阶段和大仰角爬升时所造成的反“特伦德伦伯格氏体位”影响消减到最低限度。

3）根据伤病情需要摆放：患有循环系统和呼吸系统疾病者，头最好朝向机尾方向。而脑水肿患者，则最好头朝机头方向。昏迷伤（病）者应取俯卧位或半俯卧位，防止呕吐物误吸窒息。胸腹部伤者应尽量取半坐位，这不仅便于肺的扩张与呼吸，而且有利于胸、腹腔液体的引流与局限。而头部伤者应使头抬高 15°～30°，以利静脉回流和减轻脑水肿。

（2）请求起飞和飞行：伤（病）员得到妥善安置后医务人员再次检查伤病员及其担架牢

固度，连接并固定好所有监视管线，如给氧、输液给药、心电监护等，以方便进行空中伤病情的监测。之后，通知飞行员可以起飞。飞行员向飞行指挥部请求起飞。飞行指挥部发布直升机起飞命令；场外人员指挥直升机起飞。

（3）飞行途中监测与处理：在机上，如伤（病）员的伤病情突然发生变化，应立即组织抢救和处理。

一般在飞行至预定高度平飞后，医务人员须立刻监测伤病员登机后第一次生命体征，并将伤病员目前生命体征及状况向机长做一次报告。随后于飞行途中持续观察并不定时测量患者生命体征。空中监测和处置的主要内容，包括以下几方面：

1）要防止发生危及生命的情况：如窒息、持续抽搐、休克等。出现危及生命的情况要立即施救。

2）注意气道管理，防止呕吐物或呼吸道分泌物阻塞气道，必要时辅助排痰或吸痰。

3）严密观察生命体征的变化，特别是胸部外伤和意识不清患者和在直升机起飞与降落时尤要注意观察。

4）直升机飞行时不如客机那样稳定，有条件者可将担架固定于直升机机舱底部，并且要注意防止夹板和颈托滑脱。

5）必要的言语安慰以及镇静，以稳定情绪，并进行必要的心理支持。

6）在起飞或降落时，要求伤病员做吞咽动作以缓解中耳鼓室压力变化所带来的耳痛或鼓膜损伤。

7）在伤病情稳定的空隙时间，填写医疗护理文书。将所测得的生命体征、心电图、其他监视仪器监测的数值、尿量、输液量、用药，以及伤病情变化等做成空中救护记录。

（4）飞行信息传递：起飞后，地面调度人员要及时将信息反馈到相关部门。机组人员向调度中心报告直升机返回时间。调度中心按照预定到达时间，派出急救车，做好地面接机准备。调度中心向送达医院预报伤病情，做好抢救准备。

（5）机降与交接准备：救护人员检查伤病员后，报告飞行组可以进行降落准备，飞行人员通知地面进行接机准备。

若送达医疗机构有起降场，直升机可直接降落于该起降场；可选择离其最近的机场降落；如机场距离送达医疗机构较远，也可就近寻找合适场地降落。飞机降落后，机上人员还有两个任务：一是组织伤病员离机；二是与目的地医疗机构医师进行交接。

（6）伤病员离机：飞机停稳后，得到飞行指挥长的同意后，组织伤病员离机。

（7）交接：飞机降落后，机上医务人员应立即下机，向接收单位的医务人员简要介绍伤病员空中及处置情况。

1）交接方式：有两种：一是由地面救护车将伤病员转送至接收医疗机构，机上医疗人员需陪同伤病员至接收医疗机构，再进行交接；二是在机降场与接收医疗机构医师完成交接。完成交接后，双方要在交接单上签字。

完成交接后，一次空中转运任务的中心工作即告结束。

2）交接内容

①伤病员的个人记录材料，如姓名、年龄、单位、身份等。

②医疗文书，包括原始医疗记录、空中伤病情变化及处理记录等。

③伤病员随行物品。

④送达机构及特殊要求等。

（8）接机后现场救护以及后续救护车转运：目前国内大部分医院还不能在院内停靠直升机，所以只能在机（降）场接机后再通过救护车转运至各医院内。

伤病员下机后，应评价气道是否阻塞，生命体征是否平稳，有无危及伤病员生命而需要紧急处理的情况。如果存在某种情况，应立即进行抢救和处置，待伤病情稳定后，再转送至所需时间最短的有条件急救的医院。如果没有危及生命的情况，则根据伤病员的伤病情选择合适的医疗机构；因直升机救护人员最熟悉伤病情况，在救护车未离开前，如伤病员发生伤（病）情变化，直升机救护人员仍有责任承担或协助地面后接人员对伤病员进行积极救治。

接机现场需要紧急处理的情况：主要是开放气道、稳定生命体征、液体复苏、颅内高压的脱水治疗、活动性出血的止血包扎、骨折的固定等。

4. 返航、总结阶段 “返航、总结”阶段，是从交接双方在交接单上签字完毕，到救护转运材料修订后、归档封存的过程。

（1）飞机的清洁、消毒：伤病员离机后，应对机舱内进行全面彻底的清扫和整理，必要时对飞机进行消毒。消毒的重点是担架、被服和机舱内的空气。运送传染病病员以后，应对飞机内部进行消毒处理。

有时由于伤病员多、飞机出动频繁，一般不能在机场作长久停留，所以机上消毒应尽量采用高效、快速、安全和使用方便的消毒剂，缩短飞机起飞前准备工作的时间。但不能使用易燃、易爆、点火熏蒸的消毒剂。

一般常选用一些杀灭化脓性细菌和一些特殊厌氧芽胞菌消毒剂。也可选用近年来市场上出售的一些新型、高效、无毒、无腐蚀、性能更好的消毒药品。

北大西洋公约组织军事标准局协议规定：①机舱内的整体消毒：应使用6%甲醛溶液喷洒，密闭1小时，然后通风；②餐具消毒：清洗前要浸泡于稀释的消毒液中20分钟；③医用设备的消毒：要达到无菌；④担架和被服消毒：要正常洗刷后再用蒸汽或热空气消毒。

（2）返航：是指完成任务后救援人员随直升机反回驻地的过程。飞机返回驻地后，人员返回。

（3）补充、保养物资、装备：医务人员执行下一次任务的准备工作，如检查器械，补充药品、消耗性物品，保养维护设备，检查车辆等。

（4）工作总结：任务完成后，必须对执行任务情况进行小结，总结经验，分析教训。整理救护、转运文件和伤病员资料，并归档封存。

（三）伤（病）员的院间转运

院间转运是指在医院间的转运过程。通常是在伤病员的伤病情经处理而初步稳定后，需要进一步的确定性治疗措施超过了当地医院能力范围，而决定转入更高级的医疗中心。

1. 一般伤员的院间转运 通常要先用救护车将伤病员送到机降点候机，待救护人员携装备和药品等搭乘直升机到达机降点后，起始医疗单位与直升机救护队交接，再组织伤（病）员登机。实际上，这类伤病员的院间转运只是一单纯的后送过程。

（1）救护车转运：救护车到达伤病员所在医院或指定地点，把其抬上担架，并搬运到救护车上，其方法与救护车普通转运相同，但尽量选择监护型救护车。

如果时间允许，救护车应该在转运前把医院（现场）到机场的道路熟悉一次，尽量选择平坦和最近的道路。

随车医师资质要求具有中级或中级以上职称。

（2）起始医疗单位与直升机救护队交接，包括伤病员交接、医疗文书交接和物品交接等，并在交接单上签字，然后组织伤（病）员登机。

（3）如下步骤，同伤病员的机上安置、空中转运及其后流程。

2. 损伤控制后伤员的转运 损伤控制后伤员是指伤员受伤后经过现场第一阶段的损伤控制性处置后，伤情得到有效控制，生命体征基本稳定，但进一步的处置，可能超出所在机构能力，或是战况的客观条件所限，这时伤员需要及时转运或后送至技术水平较高的医疗机构进行第二阶段的确定性治疗。

在这类伤员的转运后送过程中，基本的要求是原有的治疗在途中能继续得到执行，潜在的并发症能得到及时的诊断及处置。这要求有专业的医护人员和必需的医疗设备作保证。此外，转出单位之间的配合、转运途中的严密观察和处置，同样具有重要意义。所有参与伤员转运、后送的人员，都必须熟悉相关的规章制度和处置程序，掌握必备的技能。

最佳的转运或后送时机与方式，通常由转出单位决定，并需要与接收单位进行联系与安排。最好是由参与第一阶段损伤控制性处置的医师直接参与。

转出单位应提供转运途中的伤员维持治疗方案，提供完整的医疗文书，包括转出前的治疗方案和效果、诊断学资料、所有的影像学检查的复印件等。特别是导致损伤发生的事故及机制、环境。最后一次禁食的时间；到达转出单位前的治疗、处置情况；在转出单位进行的医疗干预措施和治疗反应；伤员目前的状况和正在进行的治疗措施，以及转运或后送期间可能出现的并发症及处置预案等。

转运前评估应包括以下几个方面：

（1）呼吸系统方面：①一般的呼吸情况，包括呼吸频率、幅度、是否费力等；②气道的重新检查，确保气管内置管的位置，并已妥善固定；③通气设备是否正常工作，效果如何，转运途中能否保持正常工作；④检查或放置鼻胃管，以防止转运途中伤员误吸；⑤检查其他管道和设备的工作状态。

（2）心血管系统方面：①测量心率、脉搏、血压，有条件时做心电图检查；②控制外出血的包扎效果是否确实；③预先留置 2 个大口径（≥16 号）的静脉导管，以平衡液或等渗盐水维持静脉滴注，但滴数应控制，始终维持通畅；④如考虑转运期间可能需要输血液制品（全血、红细胞悬液、血小板），要检查是否准备了足够的量；⑤如果飞机上带有心电监护设备，将导线与伤员正确连接。

（3）中枢神经系统方面：①一般的神经系统检查，如意识水平、中枢和周围神经功能、运动、感觉、反射等检查；②Glasgow 昏迷等级评分；③如有必要，妥善放置头颅、颈椎、胸椎和腰椎的固定装置，防止转运途中的继发性损伤。

一旦明确需要转运，且伤员伤情基本稳定，转运应尽快开始。

飞行高度应限制在 600m（2000ft）左右，以减少气压变化对气胸和抗休克裤膨胀的影响。

大多数的治疗措施。如气管置管、胸腔穿刺减压、静脉注射、出血的外部控制等，应在升空之前完成。

飞行中，注意监测血流动力学、氧饱和度、呼气末 CO_2 分压、通气量等生理指标。

机降点应尽量选择靠近复苏、救治区域。

（四）伤（病）员搬运的方法

在脱离事故现场，或在救治、转运过程中，都需要搬动伤病员。其目的是使伤病员尽快脱离危险区，得到及时救治，或方便医疗操作。

1. 搬运原则与注意事项 正确的搬运方法，能减少伤病员的痛苦，防止损伤加重；错误的搬运方法，不仅会加重伤病员的痛苦，还会加重损伤，甚至导致继发医源性损伤或自伤。因此，正确的搬运在现场救护和转运中显得极为重要，这要求搬运人员能掌握正确的搬运知识和技能。

目前已生产出了很多适合在各种条件下针对各个部位伤病的搬运、固定工具，可根据实际情况配备。

（1）搬运原则

1）尽量在原地检伤、包扎止血、固定等救治之后，再行搬动。

2）伤患者体位要适宜。

3）颈部要固定，注意轴线转运，关节、脊椎要避免弯曲和扭转，以免加重损伤。

4）最好要有专业医务人员在场严密观察伤患者生命体征变化，保持呼吸道通畅，防止窒息。寒冷季节应注意保暖，但意识不清或感觉障碍者忌用热水袋，以免烫伤（注意一般的温热水袋长时间接触不动亦可将皮肤严重烫伤）。

5）不要无目的地移动伤患者。要尽量减少严重创伤患者的不必要搬动，在必要的搬动时也要求动作轻巧、迅速，避免不必要的震动。对骨盆骨折患者而言，一次不必要的搬动可致胶体额外损失达800～2000ml，甚至更多。

6）对创伤患者而言，若无明显禁忌证，可以使用小剂量吗啡或哌替啶镇痛，以减轻伤病员因搬运所致疼痛，防止发生创伤性休克。

（2）注意事项

1）现场救护后，要根据患者的伤病情轻重和特点分别采取搀扶、背运、双人搬运等措施。

2）疑有脊柱、骨盆、双下肢骨折时，不能让患者试行站立。

3）对疑有肋骨骨折的伤患者，不能采取背运的方法。

4）对伤势较重，有昏迷、内脏损伤、脊柱骨折、骨盆骨折、双下肢骨折的伤患者，应采取担架器材搬运方法。疑有脊柱骨折时禁忌1人抬肩、1人抬腿的错误方法。

5）现场如无担架，应制作简易担架，并注意禁忌范围。

2. 脊柱骨折伤员的移动 介绍4人搬运方法：

（1）1人在伤者的头部，双手抱于头部两侧轴向牵引颈部。

（2）另外3人分别在伤者的同一侧（一般为右侧）的肩背部、腰臀部、膝踝部，双手掌平伸至伤者的对侧。

（3）4人均单膝跪地。

（4）4人同时用力，保持脊柱为一轴线，平稳地将伤者抬起，放于脊柱板上。

（5）上颈托。若无颈托，颈部两侧用沙袋或衣物等固定。

（6）用头部固定器固定头部，或者用布带固定。

（7）用6～8条固定带将伤者固定于脊柱板。

3. 骨盆骨折伤员的移动 介绍3人搬运方法。

（1）固定伤者骨盆。

（2）3人位于伤者的同一侧。

（3）1人位于伤者的胸部，将伤者的手臂抬起置于救护人员的肩上，1人位于腿部，1人专门保护骨盆。

（4）3人双手平伸，同时用力，抬起伤者放于硬板担架。

（5）骨盆两侧用沙袋或衣物等固定，防止途中晃动。

（6）如上臂有骨折，固定后用衣物垫起上臂，使之与胸部相平行，肘部屈曲 90° 放于腹部。

（7）将头部、双肩、骨盆、膝部用宽布带固定于担架上，防止途中颠簸和转动。

（五）伤（病）员登、离机方法与安全管理

在伤病员登机、离机时，在现场活动的人员多，包括机场工作人员、飞行人员、医务人员、担架员以及其他有关的人员等，各种车辆也多，是最容易发生事故的时候，因此要认真组织好伤病员的登机、离机，并加强登机现场的安全管制。

1. **登机方法** 直升机登机方法，分 3 种情况：

（1）关车状态下的登机：在机场或野外机降场直升机关车的情况下，伤病员登机的方法与登救护车、运输机基本相同；伤病员可从机舱门进入，也可经货舱口进入机舱。

（2）不关车状态下的登机：当直升机在野外机降场接收伤病员时，或在飞行中途在某机场接收少量伤病员时，降落后常常不关车，这时伤病员要在直升机的低速旋转翼下登机。因此要特别注意安全。

（3）悬停状态的登机：在没有机降机场或在沼泽地带、河湖水面等直升机难以降落的地方救治伤员时，可用“空中悬停”方法把伤病员提升到直升机上。

2. **伤病员离机** 伤病员离机，应在直升机救护人员的指挥下，由接收医疗机构负责实施。伤病员离机时，担架卸下以后抬出飞机机舱时，需 2 名担架员。如果由机舱门下飞机，先由担架脚端的担架员走出飞机，注意不要踩空、摔倒。如果机舱离地较高，则需要在机舱门口由地面担架员转接。地面担架员应 4 人同接一副担架。4 名担架员从机舱口接下担架后，经机上医疗组与接收单位医务人员简单交接后，可直接抬到接伤病员的车上或伤病员集中点。经货舱口下机，较为方便些。由担架脚端的担架员先出飞机。

3. **登机、离机现场的安全管理** 加强伤病员登机和离机现场的组织与管理工作，是为了确保伤病员登机、离机工作能够安全、顺利地进行。

（1）伤病员登机、离机工作的组织：伤病员登机、离机，应由现场指挥人员、机上医疗组具体组织实施，飞行人员和机务人员协助进行。主要注意以下几个问题：

1）维持好登机、离机现场的秩序；几个关键性的位置，如机头、机身两侧、机尾部，应有专人维持秩序，未经许可，无关人员不得靠近飞机。

2）搬运伤病员上、下飞机，要按指定的路线出入。

3）运载伤病员的各种车辆到达机场后，车辆接近飞机时沿着机身左侧，离直升机 7～10m 的回形车路线缓慢行进。禁止汽车在机翼下和距离少于 7～10m 的区域内行驶。

4）搬运伤病员时，禁止静脉输液装置或其他物体高举过头，长物体应与地面平行。

（2）飞机周围的安全管理

1）无论直升机的引擎是否启动，都应遵守相同的安全标准。未经飞行组织成员的许可，不能靠近直升机。

2）除非在飞行组成员的陪同下，任何时间都应保持对直升机危险的清醒认识。当要接近直升机时，应从飞机的前端靠近，离开飞机也应按这一方向。

3）当在斜坡处接近飞机时，禁止从高坡侧靠近，应从低坡侧靠近，因为这侧主螺旋桨的净空距离更大，始终应清醒认识到机翼叶片的净空高度。

4）禁止在飞机尾翼区域行走，特别是在直升机不关车状态下。由于旋翼吹气的强大气流相当于 7、8 级大风，伤病员登、离飞机时，要防止伤病员被服和衣物被吹刮掉、医务人员的衣帽被吹跑以及步行伤病员被吹倒。由于直升机尾翼也在快速旋转，尾翼的高度又比较低，因此要特别注意防止车辆、人员误入其下，以免发生飞机、车辆损坏或人员伤亡。

5）靠近直升机周围30m内的范围内，未经许可，人员不得逗留。

6）接送伤病员及工作人员的车辆离开现场时，在飞机停放区只能沿进入机场时的行车路线向前行驶。

7）靠近直升机周围30m的范围内，禁止吸烟。

（六）伤（病）员医疗救护与转送预案

直升机救护工作中，应以法律或制度形式，制定好各种工作预案。便于在了解现场情况后，进一步制定救治某一具体伤病员的飞行、救治与转运方案。

1. 救护飞行方案 救护某一伤病员的具体飞行方案由飞行分队制订，与急救方案同时进行，通常是根据总体飞行预案改编而成。

（1）确定航线、航程、飞行时间及报批，包括现场（事发地）和目的地（医院）的机降点，起飞时间、飞行时间、到达时间、飞行高度等。根据始发和目的地点确定航线，尽量首选最短最安全的航路。如果始发地周围有固定航线，可以先上固定航线，再到目的地。

（2）确定机组、地面保障人员及车辆。

（3）如果飞行距离超过直升机的最大航程，可以选择始发地和目的地之间的军用机场或者固定加油站补充燃料。

（4）转运困难及其应对措施。

2. 救护转运方案

（1）收集病史资料，了解伤患者伤病情及其对直升机转运的意见。

（2）确定直升机急救医务人员和专家库专家。

（3）确定随带的药品及器械，确保医疗后送中有足够的设备、材料和药品，数量要充足，以防转运途中延搁。

（4）按规定签订直升机急救委托书。

（5）按规定签订直升机急救医疗安全责任书。

（6）地面救护车保障。

（7）拟定送达地点及医院，并通知相关的医院及救护地点。

3. 转送预案 不同伤（病）应有不同的处置预案与流程；相同的伤病，对不同的伤病员的处理，也不相同，应制定个体化方案。

4. 接机要求 接机工作虽是由接收医疗机构具体承担，但是直升机救护工作的最后一个环节，应该在确保安全的情况下，以最快的速度完成，使伤病员尽快到达接收医疗机构，形成一个完整的“无缝”救治链。

（1）接机的主要工作是搬运伤病员下机，进行伤病员的交接。

（2）应综合现场救治、空中处置情况、接机上通知要求等，安排接机救护人员、车辆、物资和装备。最好选择监护型救护车接机。随车配备1名司机，1名相关专业医师，1名护士以及2名搬运工人。

物资配备包括急救箱、防护用具、颈托夹板等固定物、铲式担架；除颤仪、气管插管用具、心电监护仪等；急救药品如肾上腺素、晶体液、胶体液、甘露醇、镇痛及镇静药等。机场方面还应准备消毒用品。

（3）于飞机着陆前到达机场。

(4) 注意事项：应遵从机场方面的安排，要确保伤病员的安全，并注意自身安全。

1) 到达机场后，要在救护车中或离着陆点足够远的地方等待，不要直接冲向直升机，以免被直升机螺旋桨及其扇动的风伤害。

2) 应明确直升机的着陆是冷着陆还是热着陆。如果是冷着陆，要等待发动机及螺旋桨完全停止后再进行伤病员的交接和搬运；但无论是冷着陆还是热着陆，医护人员都应在获得机组人员的指示后，方可靠近直升机，切忌在直升机未开舱门之前，未得到机上人员许可接近直升机，会有生命危险。

3) 任何情况都不能靠近直升机尾翼，应根据机场方面安排的路线靠近直升机。

4) 按规程拆卸担架，防止误伤和自伤。

5) 按伤病员搬运原则和方法，正确搬运。动作要轻柔稳定，尽量减少伤病员的痛苦，甚至加重损伤。静脉输液装置或其他设备或物件不能高举过头。

6) 在不关车状态下，直升机的旋翼产生的气流可将一些小物品吹落，一旦卷入旋翼，将对直升机及其附近人员造成生命威胁。因此，必须确保自身服装及佩戴的各种物品，特别是易脱落的琐碎物品包括胸牌、工作帽等，都被牢固固定，若有不能固定的物品应取下；若穿开放性鞋类（如无鞋带的皮鞋），应将鞋子固定在脚上。即使是转运用平板车或担架上的所有床垫或布类物品，也应去掉，或加以系固。若有松动的物品被螺旋桨吹走，千万不要追赶。

7) 直升机发出的巨大噪声会使得在直升机上搬运伤病员时几乎不能听见对话。在搬运伤病员的过程中，医护人员的交流可采用预先商量好的手势。

8) 注意登记伤病员的信息，包括伤病员的基本情况以及去向。伤病员的随行物品也在接机现场清点，进行交接。

9) 要注意现场自我防护，包括戴手套、口罩等，但要注意牢固系紧。若发动机及螺旋桨开启，进入直升机舱时不能垂直于机身长轴进入，而应从侧方呈锐角方向进入，进入时应尽量弯腰，保护头面部不受锋利物品（如衣角）的伤害，快速进入机舱。

10) 注意远离正在着陆的其他直升机。

第三章
火　器　伤

火药武器（火器）是以火药为动力发射投射物的致伤武器，火器所致的损伤称为火器伤。在常规战争中，火器伤是最常规的伤类，几乎是战伤的同类语，在平时也有发生。20世纪60年代以来，随着现代科学技术尤其是信息技术、微电子技术、计算机技术以及新型材料与常规武器的结合，常规武器出现非常规化的趋势，高速、高爆的新型常规武器已在现代战争中广泛应用，火器伤出现了伤情更为严重和复杂的特点。因此，不仅外科军医，一般的外科医师也应了解现代火器伤的特点与致伤机制，掌握火器伤的处理原则和方法，保证平时和未来的反侵略战争中，更好地完成对火器伤的救治。

一、概述

（一）火器简介

1. 轻武器　轻武器主要是指单兵或班排携带使用的各种枪类，如手枪、步枪、冲锋枪、机枪及弹药等。当前轻武器的发展表现为：机械轻量化、通用化、一枪多用；弹丸速度高、质量小，命中率高，杀伤力强。

2. 爆炸武器　以爆炸产生的弹片冲击波以及高温等因素，杀伤有生目标或摧毁工事、装置的武器，统称为爆炸武器。主要包括：炮弹、航弹、导弹、地雷等，依其主要的战术目的可分为：杀伤弹和破坏装置弹。

（二）火器伤基本特点

1. 武器因素与致伤部位分布　平时火器伤主要是由手枪及其他低速投射武器（如散弹枪、猎枪、小口径步枪）致伤，伤员常零星出现，损伤较轻，盲管伤多见，一般能在几十分钟至数小时得到及时外科处理。

战时火器伤主要由枪弹以及爆炸弹片杀伤武器致伤。由于现代武器的高科技化，尤其作战理论的变化，中、远程攻击已成为现代战争的重要模式，伤员的出现在时空分布上具有极大的广泛性和不确定性。战时火器伤中枪弹伤的比例趋于减少，弹片伤已成为主要伤类。越战美军伤员中，弹片伤占47.9%，枪弹伤为26.4%；海湾战争中，弹片伤为73.1%～97.0%，枪弹伤为19%以下；越战美军伤员80%为弹片伤。致伤部位主要以肢体为主。存活伤员的47%为单纯软组织伤，46%阵亡伤员为头、面、颈部伤。

2. 伤情与伤型

（1）损伤严重、广泛：投射物的动能依速度的平方增加，而能量释放率却依速度的立方增加，当速度超过一定的界限时，其增加的程度更大；投射物速度增大后，释放给软组织的能量急剧增大，因此高速投射物进入人体时，会有很大一部分能量传递给伤道周围组织，后者被急剧压缩和推向四周，由此形成一个比原发伤道或投射物直径大数十倍的椭圆形空腔，腔内压力最高时可达 100kg/cm^2 以上；距伤道 10～12cm 处的压力仍高达 2.5kg/cm^2。空腔内压力的迅速变化，可使伤道周围的组织发生撕裂、变位和震荡，形成所谓的“爆炸效应”（explosion effect）。

四肢软组织高速枪弹、弹片伤时，常可见组织大块缺损性破坏，损伤范围广，筋膜间隔分离，筋膜下出血、血肿，肌束坏死等。可延及整段肢体，并常见创腔外由侧冲力所致的间接性骨折。小质量枪弹和弹片伤及肠壁时，伤道原发性坏死区宽度为 2cm，震荡区宽度可达 4cm；颅脑损伤时，原发伤道坏死区宽度 1.0～1.5cm，而震荡区可波及整个大脑。这种广泛性损伤，有人称之为“挫伤综合征”，这是现代火器伤，特别是高速小质量枪弹和弹片致伤的特点之一。

高速火器伤的另一特点是远离伤道的部位发生损伤，即远达效应。腰段的脊椎贯通伤和非贯通伤，或颈部大血管（颈动、静脉）火器伤时，可使较远处的脑膜下和脑室发生出血。头部火器伤时，曾发现心内膜有广泛出血。胸腹壁火器伤时可发生肺挫伤、肺不张，以致肺撕裂并伴有胸腔出血，也可引起肠管挫伤和肠壁撕裂。伤道外的组织和器官之所以发生损伤，是因为高速弹头或弹片具有高动能，其侧冲力可引起伤道周围较远的组织震荡。同时，通过液体力学效应，压力波经血液或脑脊液传至远处，从而引起远隔部位的损伤。

（2）伤道复杂、盲管伤多见：质量轻、高速的枪弹以及表面光滑钢球，进入体内后易发生曲折和摇摆运动。当进入密度不同的组织时，又会再次改变方向，因此而形成复杂的伤道，造成较多脏器和组织的损伤。

当钢珠或小弹片的速度极高（>1000m/s）时，能量迅速传递给周围组织，常形成入口很大的浅而宽的倒喇叭形伤道，有时细碎的弹片嵌入至主伤道周围组织中，使伤道变的更为复杂。

（3）质量轻的小碎片或钢珠，进入体内后遇阻力迅速减速，故常存留在体内而成为盲管伤。据 440 例钢珠弹伤的统计，盲管伤占 72.3%，贯通伤占 15%，切线伤占 12.7%。颅脑钢珠弹伤几乎全是盲管伤。

（4）多处伤和多发伤增多：现代战争中，由于枪弹与爆炸武器的杀伤密度和杀伤面积都明显增加，如钢珠弹每个爆点间距离为 30～50m。因而，伤员常多处受伤。越战时越方报道，钢珠弹爆炸现场伤员二个部位受伤占 90% 以上，二个部位以上受伤占 70%。越战中美军伤员平均为 1.4 处伤，多发伤为存活伤员的 5%，阵亡伤员的 17%。海湾战争中多国部队伤员平均为 2.3 处伤。

（三）创伤弹道的特点

投射物穿过人体组织或脏器的通道称为创伤弹道。

1. 伤道类型 根据创伤弹道有无出入口，可将弹道分为：有入口而无出口的盲道伤；有入口又有出口的贯通伤；出入口与体表成切线位，伤道呈沟槽状的切线伤；出入口在同一点上，体内无金属异物存在的反跳伤。伤道出入口大小和形状，可随投射物大小、形状，撞击或穿透组织时的接触面积，撞击速度和部位等迥然不同；由于投射物等特性、致伤组织密度差异和受伤后体位改变等因素，创伤弹道可能迂回、曲折，组织器官损伤的程度不一。因此不能依靠出入口大小作为判定伤情的依据。

2. 伤道分区病理特点 按照病理形态，伤道可分为三个区域：①原发伤道区：为投射物直接击穿组织或脏器后所残留的空腔，腔内常有坏死组织、凝血块以及吸入的污物等；②挫伤区：紧靠原发伤道的区域，为投射物动能向伤道周围侧向传递，瞬时空腔形成中高度挤压，牵拉肌肉组织发生挫伤的区域。伤后早期（6 小时）该区组织约有 20%～30% 的坏死肌纤维，余为变性肌纤维并有血管破坏、红细胞溢出，随后由于血液供应障碍，最终全部或大部分发生坏死。挫伤区组织宽度一般为 0.5～1cm，取决于投射物的撞击速度和传递能量，如速度 960m/s 的钢球击中时，93% 的致伤组织挫伤组织挫伤区宽度为 0.5cm，而撞击速度为 406m/s 的钢球致伤时，仅有 62% 的挫伤区宽度达到或超过 0.5cm；③震荡区：挫伤区以外的区域，伤后早期与挫伤区分界不清，1 天后炎症反应明显后分清。肉眼观察，该区与正常组织无明显差异，仅见不同程度的充血。光镜观察，可见震荡区内有灶性肌纤维坏死，主要病变为血循环障碍及其所引起的后果。电镜观察，该区特征性改变为肌原纤维 Z 线呈阶梯状分布，这可能与投射物压力波作用有关。以往临床上震荡区重视不够，随着高速、高能武器的发展，改善震荡区的血供已成为火器伤初期外科处理的重点之一。

3. **伤道污染** 由于弹头带菌以及瞬时空腔脉动中吸入的污物，因此火器伤伤道是污染的。污染细菌的数量与种类差异较大，主要取决于受伤的地区、季节、服装等多种因素。污染的细菌来源除原发性的外源菌外，在腹部穿透伤，骨盆会阴部伤时，多数有内源性肠道细菌污染。

动物实验表明，伤道内污染的细菌不超过垂直于伤道肌肉深度 1cm。污染细菌通常要经 4～8 小时，才能适应新的环境而开始大量增殖，向组织深层侵入，发展为感染，引起感染的细菌临界水平为 1×10^6/g 湿组织或 1×10^6/ml 渗液。由于伤道内死亡的组织以及血管破裂漏出的红细胞不仅是细菌增殖的“培养基”，同时抑制白细胞吞噬功能，而且吸入的泥土内含有激活感染发生的因子，因此应当在伤后 8 小时内尽早进行清创。

二、火器伤的救治原则

战时与平时的火器伤救治至少有以下明显的不同：①战时广泛采用高速 / 高爆武器致伤，平时主要是低速火器；②战时伤员常批量涌现，平时常为零星发生；③战时受战术环境、地理条件、后勤配制等限制，伤员获得确定性外科治疗的时间较晚，平时火器伤伤员在伤后可迅速得到较好的外科治疗。上述差异决定了平时与战时火器伤处理的原则不同。战时火器伤救治是建立在卫生勤务组织、战伤外科技术与装备的基础上，应遵循以下基本原则：

（一）分级救治

由于战时环境的特殊性和技术条件的限制及战伤本身病理变化的特点，大量伤员常不可能就地进行完整的全过程治疗，只能是从前方到后方配置各级救治机构分工实施，共同完成。这种分级治疗的方法即称为分级治疗，以往称阶梯治疗。

（二）全面检伤、先重后轻、防治结合

战时火器伤伤道复杂，损伤严重，伤员数量大，同时常合并冲击伤、烧伤等其他类型的损伤。在实施火器伤救治以前，首先应进行检伤、分类，为求准确把握伤类、部位、伤型、伤势、伤情，及时采取有效措施。要优先治疗威胁生命的脏器以及大血管损伤的重伤员，对中、轻伤员要及时采取突击措施，提高治愈归队率。

针对火器伤伤道污染严重的事实，应在伤后对火器伤伤员尽早给予预防性抗生素治疗，推迟感染发生。抗生素应选用半衰期长、广谱、无过敏，使用方便的制剂。要注意抗休克，防治脏器并发症，纠正体液紊乱，加强整体治疗。

（三）早期清创、延期缝合

伤后尽早清创是防治感染发生，促进伤口愈合的关键措施。由于创伤弹道的病理特点

以及战时环境的限制，早期清创常不彻底。在清创后除特殊部位外，如颜面部、会阴部、手部等部位外，均不宜立即缝合。

三、火器伤初期外科处理

火器伤伤后早期首次施行的外科治疗，称为初期外科处理，其目的主要是防止伤口感染，为伤口愈合创造良好的条件。初期外科处理的内容包括：清创、必要的组织修复、引流、固定、抗感染治疗以及术前的处理和复苏等一系列措施，其中最重要的是早期清创。清创术包括两方面的内容：一是弹道发生感染前，充分清除坏死或缺失组织、血块和异物等，控制伤口出血，尽可能将已污染的伤口变为接近清洁的伤口；二是采取外科措施，实施减压、引流，减轻由于出血、渗出导致的局部组织张力增高，改善伤口组织循环状况。

（一）清创原则

所有火器伤都应实施清创，对无明显污染的多处点状弹片伤，出入口均小，且无严重深部组织伤的贯通伤，无开放性气胸或仅有少量血、气胸的胸部、背部弹片或枪弹伤可不做清创，将伤口及其四周皮肤清洗干净后，用无菌敷料包扎，对休克和处于濒死状态的伤员禁忌清创。

伤后应尽早清创，争取在伤后6～8小时内，伤口感染尚未形成以前进行。由于伤口感染的形成时间受诸多因素的影响，如伤口污染和损伤程度、全身状况、气温、急救处理的迟早和适当与否等。如伤口污染、损伤较轻，伤员全身状况较好，气温较低，伤后及早进行了妥善包扎并已预防应用抗生素，伤后12小时以后，伤口尚可无明显感染；反之，伤后3～4小时感染就可发生。因此，可根据气候及全身和局部情况，放宽清创的时间限制。对感染的伤口，应清除坏死组织和异物，改善引流。

休克伤员必须在伤情稳定后再清创。如有活动性内出血，应在抗休克的同时手术止血。根据先重后轻的原则，应对影响呼吸循环功能、出血不止或已扎止血带的伤部优先清创。多发伤，应对危害最大的伤部先做清创。二期外科处置时，如发现引流不畅或有坏死组织，应再次清创。

对于多发伤伤员，为减少翻动，一般应首先处理身体的后部和四肢，然后处理身体的前部，如有特殊情况需紧急处理者则例外。

（二）清创方法

1. **术前准备** 麻醉后用无菌纱布覆盖伤口，剃去伤口周围毛发，有油污时用汽油或乙醚擦去，用无菌刷蘸肥皂液洗伤口周围皮肤。伤口周围冲洗干净后，将伤肢擦干，去除伤口敷料，取出伤口内的异物、血块及脱落组织碎片，用外用盐水反复冲洗伤道，然后消毒周围皮肤。消毒范围要足够大，以便按需要扩大伤口。注意皮肤消毒剂如碘酒、乙醇等，勿流入伤口内，以免造成伤口内组织的损伤，再用1∶1000苯扎溴铵（新洁尔灭）液浸泡伤口，然后伤口周围铺无菌巾。

2. **扩大伤口、显露伤道** 为了彻底暴露伤道深部，必须充分扩大皮肤和筋膜的切口。切口长度以解除深部组织张力为度。如深筋膜张力较大，影响引流，可做十字形或菱形切开。四肢伤口的延长通常是沿肢体的纵轴进行，但在浅表骨骼上（如胫骨）的皮肤不应做切口。对相当表浅的贯通伤，可将出入口的皮肤切开，暴露伤道。如果伤道位置很深，最好是分别处理两处伤口。经关节的伤口应做“S”形、“Z”形或弧形切口。

3. **由浅入深清创** 对皮肤清创要珍惜，一般切除皮缘2～4mm即可，尽管高速、高能投射物致伤时，入口周围常有较大的发白和红晕区，也不要过多切除皮肤，但在该处皮下的组织和血肿要清除干净。尽量保存头、面、手和外阴部皮肤。切除脂肪时，其切面最好与皮肤表面呈垂直，以免残存过多脂肪而影响引流，增加感染。

要尽可能全部切除相当于挫伤区的失活组织。判定失活组织可参照“4C”法，即色泽(colour) - 暗紫；致密度(consistency) - 软泥样；毛细血管出血(capillary bleeding) - 切开时不出血；收缩力(contractility) - 夹之不收缩。由于肌组织色调受渗出、血管损伤等诸多因素影响。尤其是合并海水浸泡时，色调的变化与组织活力无关，因此判定肌组织活力时应主要依据致密度、毛细血管出血以及收缩力的改变。切除过程中注意彻底止血。对肌肉断面的小出血点，可用热盐水纱布压迫止血或电灼止血，不必结扎。采用纱布条穿过伤道，做拉锯动作清理伤道，不易将失活组织及异物清除干净，且可能削弱伤员抵抗力，造成深部血管、神经损伤，使伤口感染率较手术清创高40%～70%，故不宜采用。对较深的盲管伤，必要时可从对侧做一清创切口。

所有松散、碎裂的深筋膜都应切除，横过伤道的筋膜条和片状筋膜，在其两端切断后清除，深筋膜要切开，应彻底打开筋膜间隔。

清创时对肌腱损伤只需修剪其不整齐的部分，破碎的肌腱应完全切除。因为肌腱血液循环差，极易感染坏死，清创后应包埋于附近软组织内，以备后期有选择地进行重建。肌腱清创是最低限度的清创，断裂的肌腱原则上不做初期缝合，不做肌腱移植术。

四肢血管火器伤应在止血带下进行，血管修复越早越好。切除内膜受损的血管，直到肉眼观察正常为止，血管修复的方法应根据损伤的部位和损伤范围而定。对影响肢体存活的重要动脉损伤，如肱动脉、腘动脉、股动脉等，在清创后酌情做早期血管吻合术或血管移植术。对不影响肢体成活的次要血管损伤，如胫前、后动脉之一，尺、桡动脉之一，以及侧支动脉，如股深动脉、肱深动脉，都可以结扎处理，不做血管吻合术。在结扎这些次要动脉时，也要注意肢体远端的血液循环情况，亦有结扎后出现血循环障碍导致截肢的报道。对损伤的静脉一般可以结扎；与动脉伴行的静脉发生损伤时，也应争取做修复手术，以免静脉回流受阻，危及肢体的成活。对火器伤所致的血管部分损伤，一般不做侧壁修补，修补血管时清创常不彻底，修补后血管易发生血管痉挛及栓塞。

对损伤的神经不做挫伤及游离神经断端的清创处理，但应识别神经损伤的范围和性质。伤道中未发生神经断端时不宜在伤口内探查寻找，以免增加感染的机会。不用黑丝线或银夹做断端神经标志，也不要为防止神经回缩而将神经固定在软组织上，因为二期手术时寻找神经断端是从远、近神经端的正常部位开始，所以并不困难。但可切开神经外膜进行减压，有利于神经功能的恢复，在伤口内暴露的神经组织应该用正常肌组织覆盖。除手部和面部神经争取初期吻合外，其他部位的神经原则上不应做初期吻合。

长骨干骨折时，除污染严重、远离原位的游离小碎骨片应去除外，与软组织连接或较大的游离碎骨片都应保留，并适当复位，以防骨缺损。非承重的扁平骨碎片均应去除。战时火器伤骨折污染严重，难以彻底清创，同时伤员全身状况差，抵抗力低下，在这种情况下使用内固定和植骨极易造成污染。

清创完毕，用过氧化氢溶液(双氧水)及灭菌盐水冲洗创腔，清除微小异物和组织碎块。利用超声波“空穴”效应(cavitation effect)清除细菌的原理研制成功的超声波伤口冲洗机，去除细菌的效果明显优于单纯冲洗。此外，脉冲或高压射流冲洗也有较好的清除异物的效果。

4. 延期缝合和包扎制动 伤口清创后，一般禁做初期缝合，创腔内用纱布疏松充填，外加厚层吸收敷料覆盖，再用绷带包扎。除有明显的感染或继发出血外，不宜过勤更换敷料，盲管伤引流不畅时，要做低位引流。

特殊部位如头、面、手、外阴部则应做初期缝合或定位缝合。颅、胸、腹、关节腔的穿透伤，必须缝合胸腹膜、硬脑膜和关节囊。

四肢骨、关节和大块软组织伤，清创后要用夹板或前后石膏托制动，或用金属外固定架固定。如用管形石膏，成形后，外用绷带固定。

5. **闭合伤口** 早期清创后，为缩短愈合时间，减少瘢痕、畸形和功能障碍，必须尽早封闭伤口。清创后 3～5 天，如创面干净没有过多的渗出液，无脓性分泌物，创面新鲜、均匀整齐，周围无肿胀、压痛，对合时无张力，即可做延期缝合，缝合时可不必再切除创面组织，以免产生渗血及增加张力；缝合时不要留有死腔，缝合的两端应放皮条引流。

清创后 8～14 天，因后送而错过缝合时间，或因伤口感染未能做延期缝合，如感染控制后肉芽组织健康，血液供应尚好，肉芽组织底部的硬结不重，创面对合时无张力，可进行延期缝合。清创已超过 14 天才进行缝合称晚二期缝合。此时肉芽组织已经老化，颜色灰黄或苍白，证明血液供应不良，或肉芽组织底部硬结显著，故应将创底连同不健康的肉芽组织一并切除，使老化的伤口变为新鲜伤口。具体缝合方法可根据下述情况选用：创面新鲜，分泌物很少，创缘柔软，对合无张力者可进行全部缝合。对较大的伤口，依创面肉芽组织情况及分泌物多少，分期分段缝合，将大伤口变为小伤口，然后用植皮或局部转位皮瓣等方法将其闭合。

对不能做延期缝合或二期缝合的伤口，酌情植皮，带血管蒂的皮瓣移位术或吻合血管的皮瓣移植。

6. **感染伤口的处理** 伤口未得到及时处理时已发生感染者，不做彻底清创。手术仅限于扩大伤口，切开筋膜，以解除深部组织的压力，并清除明显的坏死组织、血块、脓液和异物。术后要保持引流通畅，及时更换敷料，为二期缝合创造条件。

7. **术后处理** 保持有利于引流的体位和关节功能位，注意伤口引流情况，抬高伤肢，促进静脉回流，减轻局部肿胀，如伤口渗液过多，应及时移除敷料，仔细检查伤口。对感染伤口，应按前述感染伤口的处理，清除坏死组织，充分进行引流，并根据细菌学检查的结果，应用有效的广谱抗生素，以控制感染。如发生较大的继发性出血，应尽快手术止血，在血管健康平面结扎血管的远、近端。继发性出血的主要原因是感染，通常发生这种情况很难进行血管修复。

四、部位伤特点与救治原则

（一）火器性颅脑损伤

火器性颅脑损伤多发生在战时，致伤物主要为枪弹、弹片等，是一种严重的战伤，其发生率与病死率均较高。第一次和第二次世界大战统计，颅脑损伤的发生率分别占全部战伤的 15%～20% 与 7%～13%；朝鲜战争中，美军与我军分别为 18% 与 17.2%；1979 年我军对越自卫反击战中占 9.1%。若将颅脑伤阵亡者统计在内，则实际发生率更高，如我军在朝鲜战争中，因颅脑损伤阵亡者高达 38.4%～46.4%。火器性颅脑损伤的伤死率第一次与第二次世界大战分别为 29% 和 14%，朝鲜战争为 8%～10%，越南战争为 5%～12%，两伊战争为 14%～16%，克罗地亚战争为 49%。

1. **临床特点和诊断** 根据投射物穿透组织的不同，火器性颅脑损伤分为：①头皮伤：主要损伤头皮软组织，颅骨保持完整；②颅脑非穿透伤：头皮损伤，颅骨骨折，但硬膜仍保持完整；③颅脑穿透伤：头皮损伤，颅骨骨折和硬膜破裂，脑组织也多遭到不同程度的损伤。

（1）意识障碍：其发生率及严重程度与投射物的种类和能量大小有关。弹片穿透颅骨后能量大为衰减，造成的脑损伤较局限，伤后立即发生意识障碍者较闭合性颅脑损伤少，有的伤后无意识障碍；而枪弹伤，尤其是高速击中头部，穿过脑组织形成膨胀的暂时性空腔，压力波广泛作用于脑组织，常累及下丘脑及脑干，故伤后几乎均立即发生意识障碍，程度也较重。

（2）生命体征：枪弹伤较弹片伤伤后的生命体征变化更为明显。枪弹高速击中头部后，多数立即出现呼吸、脉搏、血压变化，有些呼吸、心跳立即停止死亡。火器性颅脑开放伤常因大量出血引起休克，如果在伤后数小时或数日，血压逐渐升高，呼吸、脉搏减慢时常提示有颅内血肿，颅内压增高；如出现病理性呼吸、脉搏快而微弱和血压下降，则提示脑干功能处于衰竭状态。

（3）局限性脑损伤症状：因受伤的部位而异，投射物直接破坏脑组织引起的功能障碍，表现为瘫痪、失语、感觉障碍、癫痫发作和脑神经麻痹等。在伤后观察和治疗过程中逐渐出现的肢体瘫痪或瘫痪程度加重，在早期应考虑合并颅内血肿，创伤恢复期应考虑并发脑脓肿，须进一步行头颅 CT 扫描等检查，以明确诊断。

（4）颅内压增高：火器性颅脑损伤时，早期颅内压增高的主要原因是颅内血肿和脑水肿。晚期多为继发颅内感染、脑脓肿或脑脊液循环受阻所致，表现为头痛、呕吐、视物模糊、复视、视盘水肿等。

战时许多伤员常同时或相继到达，神经外科医生需要在不长的时间内完成检查。因此，应着重于头部伤口、意识、瞳孔、生命体征、运动、反射和合并伤等的检查。X 线平片对了解伤道情况，确定颅内异物性质、数目、位置和指导清创手术有重要价值，有条件时应做头颅 CT 扫描。

2. **救治原则**　火器性颅脑损伤的救治与一般颅脑损伤有相同之处，但也有其特殊性。主要包括保持呼吸道通畅；严防昏迷伤员窒息；及早控制大出血；清除颅内血肿和做好颅脑清创减压术；防治脑水肿、颅内压增高和颅内感染；并加速脑功能恢复。

（1）紧急救治：头皮软组织出血应加压包扎；脑组织膨出时以油纱布覆盖，用纱布或其他支撑物围在膨出部位的周围，再用碗或代用品覆盖保护，稳固包扎，以防滑脱和脑组织受压。要注意保持伤员呼吸道通畅。昏迷病人应解开衣领扣，取侧俯卧位，清除口腔分泌物、血块和异物。如仍有舌后坠阻塞呼吸道时，可用口（鼻）咽通气管插入咽腔，以防窒息。有条件时应及早应用抗生素，肌注 TAT，禁用哌替啶（度冷丁）、吗啡等呼吸抑制药物。

伤员后送至一线医院时，应立即对有休克的伤员进行抗休克治疗，注意发现合并伤，特别是胸腹腔脏器伤；对严重昏迷或有呼吸道梗阻的伤员，应进一步做气管切开或控制呼吸。如头皮有喷射状活动性出血可缝合止血，静脉窦出血可用明胶海绵压迫止血，然后包扎。检查伤部时，严禁探查伤道或取除异物，以防发生难以控制的颅内出血。继续常规应用抗生素。对有一侧或双侧瞳孔散大，颅内压增高者，应快速静滴 20% 甘露醇 250～500ml，或静推呋塞米（速尿）40～60mg。条件允许时，可手术扩大伤口，呈放射状剪开硬膜，放出颅内积血减压。术后伤情稳定时，尽快后送到专科医院。

（2）专科治疗：颅脑火器伤专科治疗主要为清创，原则上应在 48 小时内完成。在抗生素应用下如无明显感染，也可延长到 72 小时。伤员送到后，立即进行详细的全身、局部和神经系统检查，摄头颅正侧位 X 线片或头颅 CT 扫描，以确定伤情和颅内异物位置和数量，合并有颌面、眼、耳、鼻、喉伤时，应与有关专科共同处理。根据伤情轻重缓急合理安排手术，应立即手术的颅脑伤包括：脑组织伤或静脉窦伤，伤员意识进行性恶化，有颅内血肿和脑组织受压表现，或一侧瞳孔散大，出现钩回疝征象者；其次为创口有大量脑脊液流出的脑室穿透伤。对穿透伤处理应优先于非穿透伤。伤员呈深昏迷和出现脑干功能衰竭，不宜手术者，应采取改善呼吸和循环功能的措施，待伤情稳定后，再考虑手术。

颅脑火器伤清创术，原则上要求做“一次彻底清创”，即一次手术将伤道内残留坏死组织、碎骨片以及血肿、异物清除干净，并妥善止血。手术采用与伤口形状相适应的切口或弧形切口，必要时用瓣状切口。颅脑贯通伤一般入口和出口相距较远，应分别做头皮切口；若相距较近也可以做一个切口，分别从入口和出口两处清创。可用骨窗或去骨瓣开颅，脑内伤道的处理必须在直视下进行。清除伤道内破碎的脑组织和血块，注意保护正常脑组织，避免加重脑功能损害，取出全部骨碎片和可能摘除的异物，摘除的异物和碎骨片的数量要与术前 X 线片核对，必要时在手术结束前再次拍摄 X 线片。对距伤道较远、直径 1cm 以内的小型金属异物不必勉强去除。手术操作必须轻柔，止血必须彻底。

彻底清创的颅脑损伤，应对硬膜和头皮伤口进行一期缝合，但对术后脑水肿严重，清创彻底者，最好做减压缝合。对感染的伤道、清创不彻底、脑挫裂伤严重、清创后脑组织仍肿胀或膨出、止血不可靠者，硬膜不应缝合或仅做部分缝合，用橡皮片引流，头皮伤口缝合或不缝合。

术后应定期观察意识、瞳孔和生命体征变化，注意有无颅内继发性出血和脑脊液漏等。加强脱水降颅压、抗感染、抗休克治疗。保持呼吸道通畅，吸氧。对躁动伤员应查明原因，在排除尿潴留、呼吸不畅或缺氧等原因后，应考虑有颅内血肿，必须紧急处理。癫痫发作者应抗癫痫，高热伤员可用药物或物理降温。昏迷、癫痫病人应定时翻身预防压疮发生，还应注意防治肺部、泌尿系感染、应激性溃疡、消化道出血及营养支持、维持水、电解质平衡。

（二）颌面颈部火器伤

第一次世界大战中，颌面部战伤约占全部战伤的 4.6%。第二次世界大战中，苏军颌面部战伤为 3.4%。越南战争中，美军颌面部战伤发生率为 6.0%。海湾战争中，颌面颈部战伤的发生率已达 13.0%。颌面颈部伤发生率逐渐增加与现代战争广泛使用爆炸武器，以及战斗人员普遍采用头盔、防弹衣保护有关。

颌面颈部有很多重要的组织结构和器官，如眼、耳、鼻等感觉器官，上下颌骨、咽、喉、气管、食管、大血管、神经干以及脊髓颈段。颌面颈部火器伤组织损伤严重，出血、休克与感染的发生率高，致死率为 1.19%。

1. 临床特点

（1）呼吸道梗阻：这主要见于颌面颈部伤后，呼吸道上端的凝血块、碎骨片、碎牙、弹片等进入呼吸道，下颌骨骨折、舌根后坠产生的呼吸道梗阻。颌面颈部血管破裂出血或血肿，损伤组织炎性水肿，骨折移位压迫呼吸道，也是呼吸道梗阻的重要原因。颈部器官直接损伤，可伴发气管内阻塞及皮下和纵隔气肿而产生窒息。

（2）出血：颌面颈部重要血管多、血供丰富，伤后常常出现危及生命的大量出血。大血管损伤形成的血栓和反射性血管痉挛可引起脑供血不足。

（3）感染：口腔、鼻腔、眼眶、鼻旁窦等腔窦内常有一定量的细菌，当伤口与这些腔窦相通时，则易引起感染。颈部呼吸道损伤时发生颈部脓肿，呼吸道以及咽部器官损伤可下行引起纵隔感染。

（4）意识丧失：20% 颌面部火器伤伤员伤后立即发生意识丧失，可能主要与投射物造成的继发脑损伤以及骨折时强引力波传导所引起的脑震荡有关。

（5）眼、耳损伤：除投射物直接造成眼、耳损伤外，强烈的震荡可造成视网膜、脉络膜水肿、出血以及内耳迷路震荡伤。

颌面颈部火器伤的诊断主要依据受伤史，全身与局部的检查，如眶底骨折可出现两侧眼球高度不一，有复视，眼眶周围血肿；蝶骨和筛骨骨折分别出现脑脊液耳漏和鼻漏。X 线检查对确诊是必要的。对颈部血管伤的诊断除依据出血或听诊时的杂音外，有时深部血肿须行喉镜检查。

2. **救治原则** 颌面颈部火器伤的救治原则同一般创伤，主要是保持呼吸道通畅，止血，防治休克和感染以及骨折复位等。

（1）紧急救治：先将颌面部移位组织复位后再加压包扎，可起到止血、骨折断端复位、维持呼吸道通畅、减少组织水肿、防止唾液流失及呕吐物误吸等作用。下颌骨部双发骨折，舌肌失去支持时，必须将舌牵出固定。上颌骨骨折下坠时，可将压舌板横置于上颌牙列的后面，两头用绷带吊起，做颅颌固定。口、鼻、咽腔伤后血肿和水肿引起窒息者，可行环甲膜切开术或气管造口术。空腔中如有凝血块、碎骨片或异物存留堵塞，应及时清除。颈部大血管出血，可先用止血栓或止血粉填塞，再用对侧上肢做支架，或对侧放置夹板或木棍行单侧加压包扎止血。下颌或上颌部伤，先用纱布填塞止血，然后包扎，但必须保持呼吸道通畅。伴有昏迷的颌面部伤员后送时，采用侧卧或半俯卧位，以利口内分泌物外流，防止窒息。眼球损伤可滴抗生素和阿托品眼药水。不论单侧或双侧，一律包扎双眼，按重伤员对待，迅速后送。

（2）早期治疗：颈部大血管，除损伤的颈总动脉和颈内动脉应争取修复外，其他血管均可结扎。为预防血肿压迫呼吸道，伤口暂不缝合。已停止出血的血管不必触动，留待后期处置。颈部呼吸道裂伤，应修复伤口，另做正规气管造口术，以维持呼吸道通畅。颈部食管伤可以缝合食管壁，但不缝合软组织。眼球穿通伤员，球结膜下注射庆大霉素 2 万 U，地塞米松 3mg，滴 1% 阿托品，包扎双眼，迅速后送。对眶内大出血，眼球高度突出，眼内压急剧增高，严重威胁视力者可做结膜穿刺术或切开术，排除眶内积血，减低眶内压力。尽快将伤员送至专科医院。

（3）专科治疗：颌面部软组织伤清创应先行关闭与腔、窦相通的伤口，以减少感染的发生。外露的骨组织，必须用软组织覆盖，以免因裸露而坏死，清创后期缝合伤口。舌部伤应用粗线缝合。腮腺部清创应注意缝合结扎腮腺体断面。

颌面部骨折除微小游离碎片可清除外，都应予以保留，准确复位、固定。颞骨、鼻窦部骨折除复位外，应避免阻塞鼻腔，防止颅内感染。对眼球破碎确无保留可能时，可行眼球摘除术。虹膜脱出应予剪除，睫状体和脉络膜脱出，可用抗生素处理后复位、缝合。

（三）胸部火器伤

现代战争中胸部火器伤的发生率约占战伤伤员总数的 4%。由于胸部火器伤多为开放伤，它既可直接损伤胸腔脏器，又可因胸膜破裂导致呼吸、循环障碍，甚至穿破膈肌，造成复杂的胸腹联合伤。因此，对胸部火器伤一般都按重伤员处理。

通常根据是否伤及胸膜，可将火器伤分为穿透伤和非穿透伤两大类。非穿透伤指伤口限于胸壁，未穿透胸膜，故又称胸壁伤；穿透伤指伤口进入胸腔或纵隔，又称胸腔伤。非穿透伤约占胸部火器伤的半数以上。非穿透伤时，虽然伤道未达胸腔，但由于投射物能量传递压力波可致肺组织挫伤，甚至撕裂。投射物伤及肋间动脉、肩胛下动脉时，可出现胸壁血肿或大量外出血。穿透伤由于胸膜破裂，可出现气胸（或血气胸）。小弹片伤、低速枪弹伤时，由于胸壁肌肉收缩，尤其是包扎后，伤口多较快的闭合，只发生闭合性血气胸。大的弹片伤或是高速枪弹伤，伤口大而开放是发生开放性气胸的常见原因，如不及时包扎伤口，伤员常迅速死亡。穿透伤可伤及纵隔血管以及心脏，常导致伤员循环状况急剧恶化。若投射物穿透膈肌，可引起胸腹联合伤，伤情严重。此外，按照有无出入口，也可将胸部火器伤分为盲管伤和贯通伤。穿透伤和非穿透伤均可为盲管伤或贯通伤。

1. 临床特点 胸部火器伤的主要临床特点是：多有严重的内脏伤、气胸、血胸以及不同程度的呼吸、循环功能紊乱和休克；晚期由于胸腔异物可发生脓胸、纵隔污染等并发症。

（1）呼吸困难：主要原因有：①气胸及大量血胸致肺受压萎缩。张力性气胸表现为严重呼吸困难，患侧胸部膨胀及活动度降低，气管向健侧移位，叩诊呈过清音；开放性气胸为胸部伤口与胸腔相交通；②肺脏损伤；③多根、多处肋骨骨折所引起的连枷胸；④纵隔破裂；⑤剧烈胸痛，使伤员不敢深呼吸，导致血液、分泌物淤积或误吸引起呼吸道阻塞及损伤；⑥胸部创伤后急性呼吸窘迫综合征；⑦急性失血所致的贫血。

（2）休克：胸部伤的休克发生率甚高，伤员表现为面色苍白、皮肤湿冷、脉速而弱和不同程度的血压下降。引起休克的原因主要有：①心脏、血管损伤出血；②急性心脏压塞使回心血流受阻，导致心排出量下降；③开放性气胸时纵隔摆动及张力性气胸时纵隔移位、胸腔内高压所致静脉回流受阻，均可导致循环功能紊乱；④心脏挫伤或心脏瓣膜损伤。

（3）咯血：胸部创伤有咯血表明肺或支气管有损伤。

（4）皮下气肿：皮下气肿是胸部创伤的常见症状，有皮下气肿的伤员应高度警惕肺、气管、食管的损伤。

（5）反常呼吸运动：多根多处肋骨骨折或多根肋骨骨折伴有胸骨骨折可看到反常呼吸运动，即损伤部分胸壁软化而失去骨性支撑，因而吸气时向内凹陷，呼气时向外凸出，造成与正常呼吸相反的呼吸运动。

2. 救治原则 早期处理原则是保持呼吸道通畅和胸壁完整；稳定呼吸、循环功能；解除血气胸和心包积血的压迫；防止胸腔感染。

（1）急救处理：对胸部穿透伤应立即用大而厚的急救包或不透气的敷料密封包扎，在转运途中防止敷料松动漏气。对张力性气胸伤员，应立即在伤侧锁骨中线第二或第三肋间用粗针穿刺排气，并安放单向排气针头，妥善固定并后送。尽可能保持呼吸道通畅，清除口腔内异物及分泌物；若伤员神志清楚，可协助咳嗽、排痰。给予止痛和镇静药物。控制反常呼吸运动，急救时可用敷料加压包扎。

伤员后送到医院时，施行下述紧急救治措施：①张力性气胸放置单向引流或行胸腔闭式引流；血胸放置引流的部位一般在腋中线与腋后线之间，胸腔的较低位，引流管内径要求在 1cm 左右。放置引流后应密切观察漏气情况，引流物的性质及流量，并注意保持引流通畅。上呼吸道阻塞可做环甲膜切开术或气管造口术；②对心包积血引起严重心脏压塞的伤员，应做心包穿刺或剑突下心包开窗术；③对胸廓骨折剧烈疼痛的伤员，可注射止痛药物，或用 0.5% 普鲁卡因做骨折部位封闭或肋间神经阻滞，并可用胸带固定；④对失血性休克，应输全血、右旋糖酐或平衡盐液，必要和可能时可利用无污染的自体胸腔血液回输，高渗溶液（7.5% 氯化钠，6% 右旋糖酐 2～4ml/kg 体重），一次推注有较好的扩容效果。

（2）早期治疗：胸部火器伤早期治疗，除根据伤情防治休克、抗感染、给氧等常规治疗措施外，对下列情况应采取相应措施：①及时实施开放性胸部创口清创术。采用气管内插管全身麻醉。清除创口内一切异物及失活组织；创口清理后，分层缝合肌肉和筋膜，皮下及皮肤留待二期缝合，若胸壁缺损较大，可松解周围胸壁肌群，以肌瓣闭合伤口，皮肤缺损可转移皮瓣修补。更大的胸壁缺损亦可采用肺填塞法，将肺膨胀后，使肺填塞于胸壁缺损处，用细丝线间断缝合固定。术毕放置胸腔闭式引流，胸部X线检查证实肺已膨胀，无明显积液，可在术后24～48小时拔出。对小的弹片及刺伤，局部污染不明显，创口与胸膜不相交通，可局部消毒包扎，不必清创。②严重纵隔气肿，引起呼吸困难及发绀时，可经胸骨上窝切口，行纵隔排气。③严重的肺损伤，除止痛、氧气吸入和抗感染等治疗外，应给予大剂量短疗程的肾上腺皮质激素治疗，限制水分及晶体液输入，适量输注白蛋白、血浆或全血。如果复苏时已输入大量液体，可给利尿剂。若伤员出现呼吸窘迫和低氧血症，$PaO_2 < 8kPa$（<60mmHg），$PaCO_2 > 6.7kPa$（>50mmHg），肺内分流≥25%，应立即进行气管插管或气管切开并给予机械通气治疗。

如有下列情况，应及时开胸手术：①持续大出血，伤员有失血性休克表现，经输血、输液等抗休克措施不见好转，或情况暂时好转，不久又恶化者。胸腔穿刺抽出的血液很快凝固，提示胸腔内有活动出血。如已安置胸腔闭式引流，每小时引流量超过150～200ml，持续3小时以上，流出血液颜色鲜红，血红蛋白测定及红细胞计数与周围血象近似。但应注意，引流管如被堵塞，可能引流量不多，故应密切结合临床表现。②急性心脏压塞，应尽快减压，手术修补心脏裂口。③纵隔损伤包括大血管伤，气管及支气管破裂和食管伤。④胸腹联合伤，包括胸部伤、膈肌修补及腹部伤的处理。手术前应常规做胸腔闭式引流，根据伤情决定处理程序：腹部伤为主者，经腹探查；胸部伤为主者，经胸手术；胸腹腔均需手术时，应分别做胸部及腹部切口，尽可能避免胸腹联合切口。

（3）专科治疗：治疗范围包括下述并发症：①凝固性血胸，在伤情稳定后2周左右手术。清除凝血块及肺表面的纤维膜，放置闭式引流，使肺及早膨胀。②创伤后脓胸，急性脓胸应采用粗管闭式引流，如为多房性，胸膜已有广泛增厚，残存脓腔较大或有支气管胸膜瘘者可采用手术治疗。对急性脓胸纤维素脓性期和包裹性脓胸亦可采用电视胸腔镜手术。具有安全、可靠、并发症少的优点。一般在2～3周内施行。慢性脓胸应在伤员情况改善后手术，尽量争取剥除增厚的纤维板，闭合脓腔，清除感染，促使肺膨胀。手术方法有胸膜纤维板剥除术、带蒂肌瓣及大网膜充填术等，伤员不能耐受较大手术者，可行胸腔开放引流。③陈旧性气管支气管破裂，手术目的是争取纠正狭窄、重建气道，使不张的肺复张；若气管吻合不可能或不张的肺已有严重器质改变不能复张，则应将受累肺切除。

（四）腹部火器伤

战时腹部火器伤发生率为5%～8%。多为开放伤，其损伤特点是：①95%为腹内脏器损伤；②腹部火器伤合并其他部位损伤。统计资料表明，腹部穿透性火器伤合并其他部位损伤者占68.4%；③休克发生率高。腹、盆腔内实质性脏器及大血管损伤，常常发生腹腔出血性休克。空腔脏器损伤（尤其是结肠损伤），常常发生腹腔感染，严重时可引起中毒性休克。出血性休克出现早，伤后立即或数小时内发生，感染中毒性休克出现较晚。严重出血性休克是腹、盆腔火器伤早期死亡的主要原因，感染或感染所引起的多器官功能衰竭是后期死亡的主要原因。

1. 临床表现及诊断 肝、脾、胰腺等实质性脏器和大血管损伤，主要表现为腹腔内或腹膜后出血，伤员面色苍白，脉搏增快、细弱，血压下降，脉压差缩小。腹痛呈持续性，腹肌紧张，压痛、反跳痛不如空腔脏器破裂严重。体征最明显处一般即是伤处所在。腹部移动性浊音是腹腔内出血的有力证据，但对早期诊断意义不大。

胃肠道、胆道等空腔脏器穿孔，伤后立即出现剧烈腹痛，伴腹肌紧张、压痛、反跳痛等腹膜刺激症状。随着病情发展出现发热、腹胀和肠鸣音消失。胃、十二指肠和结肠破裂可有肝浊音界缩小或消失。胃、十二指肠伤还可出现呕血，直肠伤可出现血便。

战时腹部损伤的诊断主要依靠询问受伤史和物理检查。伤口的部位、弹道的方向、伤口流出物的性质，对腹部伤有较大的诊断价值。如伤口流出胃肠内容物、胆汁、肝脾组织碎屑则可以确诊。应特别注意射入口在腹部以外的盲管伤，凡下胸部、腰骶部、臀部、会阴部伤，均应注意有无腹内脏器损伤。

腹部X线检查可以确定有无气腹、膈肌破裂及金属异物。气腹是胃肠道穿孔的有力证据，但小肠破裂可迅速被大网膜或邻近脏器覆盖，溢入腹腔气体较少，可以不出现气腹。若腹腔内有金属异物存留，可以根据弹道入口位置初步判断可能伤及的脏器；膈肌是否抬高，脏器阴影是否扩大，有助于判断有无肝脾破裂。

诊断性腹腔穿刺术方法简便，快捷安全，阳性率可达83%～97.9%，对判断有无腹内脏器损伤有很大帮助。但阴性结果不能排除腹内脏器伤。对严重腹胀及躁动不合作者不宜做腹腔穿刺。诊断性腹腔灌洗术早期诊断的阳性率比腹腔穿刺高，还能进行连续观察而不必多处反复穿刺。

B型超声检查有助于诊断肝脾破裂，能确定腹腔有无血肿积液。本法为非侵入性检查，具有简便、迅速、安全和动态观察等优点。还可使用CT扫描、同位素扫描、选择性腹腔动脉造影及内镜等进一步检查，明确诊断。

2. 救治原则

（1）急救处理：脱出的肠管不要送回腹腔，在无准备情况下强行还纳会加重腹腔感染。应先用大块灭菌敷料覆盖，扣上军用饭碗（或用宽皮带做成圈状）保护肠管后再包扎。如腹壁缺损过大，肠管大量脱出不宜保护时，用大块灭菌纱布垫或四头带不加压包扎，紧急后送。

腹部内脏伤容易发生休克，为防止休克，对诊断明确的腹部开放伤，可用吗啡或哌替啶止痛，使伤员保持安静。禁止饮水或进食，防止在后送途中呕吐，误吸，有利于麻醉和早期手术处理。已经有休克的伤员，尽快输血、输液，使收缩压维持在12kPa（90mmHg）以上。

尽早应用庆大霉素、阿米卡星和甲硝唑或其他广谱抗生素。

（2）早期处理：尽快选择和尽早进行确定性诊疗对腹部战伤的预后至关重要。伤后2小时内获得正确治疗者，90%有望治愈。经反复观察仍难以确定有无内脏损伤者，建议及早剖腹手术。

腹内实质性脏器或大血管损伤合并失血性休克的伤员，应边抗休克边进行手术止血。空腔脏器破裂引起的弥漫性腹膜炎合并休克者，应先抗休克，待收缩压达到12kPa（90mmHg）以上再进行手术。

手术方式力求简单安全。如胃肠穿孔能修补的不选择切除手术。肝破裂时能修补或填塞止血的，不选择清创性肝切除术。

3. 剖腹探查手术

（1）切口：要求显露全腹脏器，便于探查。可根据需要采用正中切口或正中旁切口。严禁采用扩大腹部伤口的方法探查腹腔，因为这种伤口边缘有失活组织，污染较重，术后易发生切口感染，致伤口裂开或腹壁切口疝形成。

（2）腹腔探查的程序和要求：腹部创伤具有伤情重，脏器损伤复杂的特点，探查要全面系统地进行，防止遗漏损伤和重复检查。切开腹膜前要注意腹膜的颜色，腹膜大量积血时，呈蓝色。切开腹膜有气泡溢出者，提示可能有胃肠道穿孔。腹腔内容物有胆汁，表示胆道或十二指肠破裂。若有粪便表示结肠或回肠破裂。在手术中尽可能留取腹腔内容物做细菌学检查。

腹腔内出血时，应首先寻找出血部位迅速止血，然后再进行其他部位探查。腹腔内血块多的地方常是出血所在部位。胃肠道穿孔应以腹腔内液体为线索，如见到胆汁，则首先探查胆道和十二指肠。见到粪便则先探查结肠和回肠末端。腹膜炎时腹腔渗出液迅速形成黄白色的纤维蛋白。一般而言，纤维蛋白的沉积最多，炎性水肿最明显的部位常是胃肠道穿孔的部位。若发现肠壁穿孔，先用肠钳夹住破口，或用细线缝合裂口，以免肠内容物继续污染腹腔，洗净手套，再做其他部位探查。

腹腔内探查时凡胃前壁有穿孔，必须探查胃后壁和胰腺。战时小肠穿孔常为多处，绝不能满足于发现一处或二处损伤，而忽略其他部位的探查。肠壁的小血肿可能掩盖小穿孔，如有血肿均应切开检查有无肠壁破裂。

腹膜后损伤在手术探查时易被忽略，探查时如发现腹膜后有血肿，水肿，气体或胆汁外漏，必须切开后腹膜仔细检查十二指肠，升、降结肠后壁和肾脏、输尿管。腹腔脏器损伤处理完毕后，清除腹内血块、组织碎片、粪便和异物，用大量生理盐水冲洗腹腔，特别注意膈下、结肠旁沟及盆腔等处。再用纱布块吸干腹内残留液体，将小肠按顺序放回腹腔。

腹腔脏器损伤手术后一般均应放置腹腔引流，引流物放置要在腹壁适当部位另开口引出，避免通过原伤口和探查切口，防止切口感染或切口裂开。腹腔开口选择腹内引流路径最短，平卧时位置最低，便于引流的位置。引流装置要用缝线或别针妥善固定在腹壁上。引流装置放置的时间依伤情和手术种类而定，引流液逐渐减少后 48 小时即可拔除；为防止胆瘘和胰瘘，当肝脏和胰腺损伤时，引流装置应放置 5～7 天。

腹壁切口按解剖层次缝合。剖腹探查切口缝合前先对原伤口清创，去除失活的组织，逐层缝合。为防止切口感染和裂开，可用金属线或粗尼龙线对切口做 3～5 针减张缝合。对术后有可能感染的伤口，也可将皮肤和皮下组织敞开，4～7 天后延期缝合。

腹壁皮肤缺损过多，清创后不能直接缝合时，可采用转移皮瓣关闭腹壁裂口。腹壁全层大块缺损时，用大网膜覆盖腹内脏器，再用尼龙网缝于筋膜边缘上，防止内脏脱出，待生长出肉芽组织后，再行创面植皮。

（3）手术后处理：休克伤员手术后要继续抗休克治疗，补充血容量，应用高效抗生素控制感染。手术后禁食期间，静脉输液维持水、电解质平衡，纠正酸碱平衡。正常情况下每日补充液体 2500～3000ml，遇气候炎热和发热时要适当增加。胃肠减压、肠造瘘口和胆汁引流等丢失的液体均应以等渗盐水补充。术后较长时间不能进食的伤员，给予营养支持，补充适量的脂肪乳，氨基酸，多种维生素，促进伤口愈合。

腹部战伤伤员术后麻痹性肠梗阻发生率高，持续时间长，常引起病人烦躁不安、恶心，甚至吻合口破裂，切口裂开。术后必须持续胃肠减压，注意保持胃管通畅。腹腔引流物拔除时间要根据伤情及腹腔污染程度决定。一般情况下术后 48 小时无渗液即可拔除，结肠损伤需 3～5 天后逐渐拔除，肝脏、胰腺损伤 5～7 天后开始拔除。

（五）脊柱、脊髓火器伤

脊柱、脊髓火器伤占战伤的 2% 左右，常合并颈部、胸部、腹部及盆腔脏器伤。早期休克发生率高，晚期并发症多。尤其是脊髓损伤后难以再生，伤员常有完全与不完全性截瘫。对个人及社会都是沉重的负担。

脊柱、脊髓火器伤救治的关键是充分固定，早诊、早治。伤员如能在伤后6～8小时内尽快直接送到能开展确定性外科治疗的医院，及时对脊髓损伤进行手术治疗，则有助于保存损伤脊髓的部分功能，避免继发损伤。

1. **临床特点** 脊柱、脊髓火器伤少有单纯脊柱骨折，伤员多合并不同程度的脊髓损伤，可出现相应脊髓损伤平面的感觉、运动、自主神经功能障碍。

如以椎管为标志可将脊柱、脊髓火器伤分为穿透伤与非穿透伤。损伤部位以胸椎和腰椎多见。按伤道与椎管的关系，可分为：①椎管贯通伤：投射物贯穿椎管，将脊髓全部或部分切断；②投射物进入并停留在椎管内，造成脊髓挫裂伤及脊髓受压；③椎管内切线伤：一侧椎管内破裂、碎骨片可进入椎管内，造成不同程度的脊髓挫裂伤和脊髓受压；④椎体伤：伤道仅通过椎体未直接伤及椎管，但投射物动能的传递可造成脊髓损伤；⑤椎旁伤：伤道从椎旁通过，未伤及椎骨，但由于投射物的压力波作用，可引起脊髓震荡伤。

2. **救治原则**

（1）紧急处理：用无菌厚敷料包扎伤口，防止出血及脑脊液漏，以免加重伤口感染。对脊柱骨折的伤员或疑有骨折的伤员要充分固定损伤部位后搬运，以免椎体、椎板移位，加重脊髓损伤。胸腰段损伤时，躯干切勿屈曲扭转，用衬垫良好的制式担架或木板搬运。颈椎伤员可用"T"形铁丝夹板固定头颈及胸部，或在头颈部两侧放置沙袋及其他衬垫物固定。禁止采用一人抬头，一人抬脚，使脊柱后突的搬运方法。伤员到达救护所，除防治休克和处理伤口外，还应使用广谱抗生素，有尿潴留者留置导尿管。

（2）早期治疗：伤员到达医院后，应进行神经系统检查，包括运动、感觉、反射和括约肌功能等，以确定损伤的程度和平面。优先处理必须急症手术的合并伤。尽早对受伤部位软组织清创。在有专科救治力量加强并可摄脊柱正侧位X线片或做CT检查，确定伤情和部位的前提下，实施早期椎板减压术，及早解除脊髓压迫和彻底清创，以防脊髓腔感染与截瘫等并发症的发生。早期椎板减压术的适应证为：①X线或CT检查显示有凹陷骨折并有骨片或弹片进入椎管内者；②脊髓马尾伤、神经症状进行性加重者；③压迫静脉试验证明有蛛网膜下腔梗阻并有部分或完全性截瘫者；④脑脊液漏。

由于脊髓肿胀、出血、坏死等病变在继发损伤中占极重要的地位，因而除紧急手术减压和局部冷却冲洗外，术后可采用糖皮质激素并进行脱水疗法，应用大剂量抗生素以预防感染。

（3）专科治疗：对脊柱脊髓伤清创是防止感染的关键。手术中如硬脊膜完整，无血肿压迫，早期不必切开硬脊膜探查，以防感染。对硬脊膜穿透伤者，应扩大伤口清除血块、碎骨片、异物等，缝合或利用阔筋膜或腰筋膜修补硬脊膜，并用脊柱旁肌群保护，皮肤和皮下组织延期缝合。当合并腰部损伤时，为避免蛛网膜下腔受腹部创伤的感染，应严密闭合硬脊膜，同时处理好腹部损伤并充分引流。术后应用抗生素以防治感染。颈椎骨折行颅骨牵引固定术，胸腰椎骨折在矫正畸形后，用石膏床或石膏背心固定。加强术后护理，保持呼吸道通畅，积极治疗呼吸系统并发症、泌尿系统感染、压疮、胃肠道功能紊乱、四肢关节及肌肉挛缩畸形等。

（六）骨盆、会阴伤

骨盆和会阴部，是由骨性骨盆和盆膈组织所构成，包括骨盆内、外软组织与盆腔脏器，后者的出口部构成会阴与外阴部。

骨盆部火器伤包括骨盆骨折、髋关节、臀部、会阴部、外生殖器及骨盆腔内脏器伤，约占伤员总数的3.8%～4.5%。虽然该部战伤较少，但其部位特殊，通常伤情较严重，通常合并盆腔内脏伤、血管伤、髋关节伤等，休克和感染发生率高，出血不易控制，处理较为复杂，伤员早期多因出血性休克死亡，后期多因难以控制的感染死亡，伤残率高。故在救治骨盆伤时必须十分注意。

骨盆火器伤除直接受伤外，腹部、腰部、胸部、肢体受伤时，可由于创伤弹道迂回曲折，投射物可伤及骨盆部。骨盆骨折也可形成继发投射物并造成盆腔脏器严重损伤。

1. 临床特点与诊断 由于盆腔内血管较粗大，血管间交通支较多，又有多处无静脉瓣的静脉丛紧贴盆壁，阴蒂血供丰富，髂骨又系松质骨，因此骨盆部伤的伤员易大出血，迅速发展为严重失血性休克。血液可流向创口外、腹膜腔及腹膜后间隙，仅腹膜后的积血量就可达 2000～4000ml。腹膜后血肿是骨盆骨折、腰椎骨折常见并发症，腹膜穿刺可能抽不出凝固血液，加之伤员休克，临床表现不典型时，难与腹腔脏器破裂相鉴别。如果诊断不明确，为不延误救治时间，在积极抗休克下，应进行剖腹探查。

骨盆火器性骨折多为粉碎性，但如在髂骨或骶骨，松质骨较多也可为洞穿性骨折。闭合性骨折时疼痛较广泛，坐位或活动下肢时疼痛加剧，移位的骨盆骨折可见畸形，常有休克。诊断骨盆火器性骨折应依据伤口和皮下血肿的位置、伤道的走向以及谨慎地进行骨盆分离、挤压试验。X 线摄片可确定骨折性质及位置。凡骨盆骨折必须高度警惕盆腔脏器损伤可能。应常规进行肛门指检，用以判断直肠、肛管有无损伤或缺损。膀胱伤可出现膀胱空虚、不排尿、排尿困难、尿潴留、尿道口流血为主要表现，直肠、尿道、膀胱合并伤还可出现肛门漏尿、尿中带粪渣、带气等表现。

骨盆部有尿道和直肠出口，火器伤常同时发生包括尿道、直肠的多处损伤，伤口除被带入细菌污染外，也易被自身排泄物污染；臀部软组织丰厚，引流不畅，受伤时极易发生感染。常见的感染包括臀部软组织厌氧菌感染等。盆骨骨髓炎，盆腔脓肿，骶骨骨折上行感染引起的化脓性脑、脊髓膜炎，尿液流入腹腔发生的化学性腹膜炎、直肠周围炎等。

骨盆部伤晚期易发生不同程度的生殖及排便的功能障碍。如直肠与膀胱合并伤，晚期易发生直肠膀胱瘘，肛管与尿道损伤常形成肛门括约肌失禁或瘢痕狭窄。

2. 救治原则

（1）急救处理：骨盆部损伤现场急救主要包括：迅速加压包扎、止血，对骨盆骨折可用三角巾或多头带做环形加压包扎、止血、固定。抗休克裤既有一定固定骨盆以及止血的作用，同时通过加压使抗休克裤包裹部位静脉内的剩余血液回输至中枢循环，保证心、肺、脑血液供应。有条件时应使用口服或肌注抗感染药物和止血药物。伤员后送应取仰卧位，膝部垫高，两下肢略外展。

伤员后送至可进行紧急救治的医疗单位，要立即进行输血、输液，积极抗休克，补充、纠正低血容量，包扎和固定，用钳夹血管、结扎止血。膀胱、尿道损伤有尿潴留时，先试用尿管导尿，将导尿管留置并妥善固定，不成功时避免反复试探，以免加重损伤和形成假道，应立即改做耻骨上膀胱穿刺术或膀胱造瘘术排尿。

（2）早期治疗：骨盆部的进行性出血，很难经伤口止血，是造成伤员休克，早期死亡的关键，应果断采取止血措施。对仍有继续出血倾向的伤员，应结扎髂内动脉。两侧均有出血者，可同时结扎双侧髂内动脉。髂内静脉破裂时，一并结扎。有条件时可行动脉插管造影检查，明确破损血管，出血部位，同时对中等血管出血也可做栓塞止血，栓塞剂可用自体血凝块或明胶海绵等。应快速建立静脉通道，输液、输血，积极抗休克。对会阴、盆腔感染，应彻底切开引流并应用抗生素。

疑有腹膜内盆腔脏器伤时，应及时行剖腹探查术。修整损伤膀胱后，用肠线全层缝合，并做耻骨上膀胱造瘘术，缝合后充分引流。切除损伤直肠段后，做双重横向缝合，加做去功能结肠造瘘术及腹腔引流。腹膜外直肠伤，原伤口清创缝合后做耻骨前引流。腹膜外盆腔脏器损伤，一般先经伤口探查。肛门部损伤清创时，不可切除括约肌，如仅有一处断裂时可不缝合。肛门周围会阴部皮肤和皮下组织应做定位缝合，以防畸形愈合。手术后做乙状结肠造瘘术和骼前引流。尿道断裂或部分断裂时，早期应争取行尿道修补吻合术或尿道会师术，并视情况做耻骨上膀胱造瘘术或留置尿管。阴茎血供丰富，愈合力强，应尽量保存组织。只要睾丸动脉未断的睾丸，都应尽量保存。已断的亦应争取修复，部分破碎的，切除破碎部分，修补缝合。

骨盆开放性骨折，必须做充分的清创，切除无活力的软组织，清除异物并在骨膜下切除骨损伤部分，充分引流，以防发生骨髓炎。骨折端出血不易控制时，可用止血粉或纱布填塞，必要时进行髂内动脉结扎。髋臼、股骨头和颈部损伤时，必须清除囊内游离碎骨片，将关节囊内清洗干净，缝合关节囊，向关节腔内注入抗生素和负压吸引清洗。手术后适当固定。对稳定性骨盆骨折，一般不需要复位和固定。有移位和变形的不稳定性骨折，应尽早复位、固定。无脏器损伤的闭合性骨盆骨折，应积极输液、输血，抗休克，不要轻易进行手术探查。

对骨折断端本身出血，盆壁静脉丛或中小动脉损伤所引起的腹膜后血肿，如无大血管损伤，可不进行手术探查。因误诊为内脏损伤而行剖腹探查者，亦不可轻易切开腹膜后血肿，以免造成难以控制的大量渗血。若股动脉、足背动脉搏动减弱或消失，诊断为髂外动脉或股动脉损伤者，应进行手术修复。

(3) 专科治疗：伤后 4 周后，对留有结肠造瘘的伤员，可选择行造瘘闭合术；对耻骨上膀胱造瘘术的伤员，如排尿顺利，可拔管。积极治疗术后各种并发症，继续抗感染。

(七) 肢体火器损伤

肢体火器损伤的发生率居各部位损伤之首，约占伤员总数 60% 左右，与其他部位相比，肢体损伤伤员伤死率低，为 2.6%(腹部损伤为 9.4%，胸部损伤为 24%，颅脑损伤为 37.7%)。存活归队伤员的 3/4 为肢体损伤。因此，肢体火器损伤救治是战伤外科的重点，对保存部队战斗力有重要意义。

1. 临床特点

(1) 软组织损伤：肢体火器损伤中单纯软组织损伤占 50%，主要为肌肉软组织损伤。由于肌组织含水量大、有弹性，投射物击中时，不仅造成软组织的大块缺损，同时动能的急剧传递通常造成伤道周围组织广泛挫伤，污染明显。细胞水肿，静脉回流受阻，毛细血管渗出增加，组织间隙压力升高。在下肢多发性弹片盲管伤以及合并大血管损伤时，组织间隙压力升高达 6.0kPa(45mmHg)可阻断血供，造成肌组织大块坏死。

(2) 骨与关节损伤：火器性骨与关节损伤多为开放伤，骨折线因投射物着力点的部位而不同，在骨干骺端为孔状，伤及骨干边缘为斜行、横行或螺旋形，直接打击在骨干则为粉碎型，碎骨片也可作为继发投射物伤及附近软组织及重要神经血管。高速投射物击中软组织时的强压力波可导致伤道外长骨骨折，火器性骨折损伤范围广，失血量多，极易发生休克和感染。

关节火器伤可分为穿透性和非穿透性两种。由于关节囊抗感染能力弱，关节损伤常有严重感染，可发生关节积脓和蜂窝织炎，晚期常发生关节强直。

(3) 血管与神经伤：四肢动脉火器伤约占战伤的 1%～3%。动脉伤可为投射物击中造成的动脉完全性断裂，出现喷射性大量出血，动脉部分断裂及搏动性血肿，动、静脉同时部分损伤以及急性动静脉瘘。血管挫伤和栓塞主要见于高速投射物伤的瞬时空腔以及冲击波效应，使距弹着点较远处的血管受到损伤。肢体血管伤的休克发生率可达33%。

四肢火器伤中约有15%有神经干损伤，上肢约占61%～64%，下肢约占36%～38%。神经损伤大多伴有软组织损伤，骨折以及关节和血管伤。主要的病理变化有神经传导功能障碍（震荡），神经末梢膜完整而神经轴突内部分断裂（挫伤）以及神经鞘膜完全断裂（裂伤）。神经干的间接损伤主要表现为：鞘膜下出血，神经束内纤维断裂。

2. 救治原则

（1）紧急处理：加压包扎止血，较大动脉出血经加压包扎无效时，可使用止血带，优先紧急处理后送。途中不宜轻易放松止血带，需要放松时应有抗休克准备。要纠正明显的伤肢畸形，用携带的夹板或就地取材临时制动，也可将上肢固定于胸壁，下肢固定于健肢。应用止痛药和抗生素。到达一线医院时，进行抗休克、抗感染治疗。优先处置上止血带的伤员，解除止血带。有活动性出血时，钳夹后结扎止血。

（2）早期治疗：主要以清创、抗感染、抗休克为主。

1）软组织损伤：对软组织损伤清创要力争在伤后6～8小时内实施。

2）骨折：对骨折清创时应注意在手术视野近心端放置气囊止血带，以备术中大出血止血用。适当扩大皮肤消毒范围，便于延长切口或做低位切口引流。引流切口应避开动脉、静脉和神经。术中尽量保留一切与软组织仍有连接的碎骨片并放回原处，仅仅取出完全游离失活的小碎骨片和软骨，较大骨虽已游离仍应保留，经用1∶1000的苯扎溴铵（新洁尔灭）浸泡5分钟后放回原位，关节面应尽量保持平整。一般不做内固定、植骨或其他矫形手术。术后行外固定，将骨干维持在解剖轴线上。

常见四肢火器性骨折的治疗：肱骨火器性骨折容易发生骨缺损和骨不连，桡神经损伤发生率高达10%以上。对单纯的骨折清创后，可用“U”形石膏夹板固定；对合并桡神经损伤者可留至后续修复；骨缺损5cm以内可短缩固定复位。尺、桡骨同时骨折时，必须利用骨间软组织适当隔开，以免交叉愈合。单一骨折移位轻，骨折后容易产生缺血挛缩畸形，尺骨好发骨不连。对单一骨折清创后，可用石膏夹板外固定，使手处于功能位；对合并正中、尺神经损伤者可留至后续修复；对缺血挛缩畸形者后期行修复重建手术。股骨火器性骨折占战时火器性骨折的10%～14%，股骨周围肌肉丰富，火器性骨折后容易发生休克，肌肉多、伤道深，也容易发生感染和骨髓炎。治疗首先要注意急救和抗休克，彻底清创和注意引流，用石膏夹板或髋人字石膏管型外固定后送。胫、腓骨火器性骨折占战时火器性骨折的30%～40%，为战时火器性骨折首位，大部分为粉碎性骨折，易发生皮肤和骨缺损，因此骨髓炎与骨不连的比例也较多。治疗首先要注意彻底清创，石膏夹板外固定，对皮肤和骨缺损病人可二期行皮瓣转位或植皮术。有条件者也可行半环槽式外固定。

3）关节伤：根据关节损伤轻重，穿透性关节火器伤可分为四型：Ⅰ型：单纯关节囊贯通伤，不伴其他损伤。Ⅱ型：关节囊盲管伤，关节腔内有金属异物存留，不伴有关节其他部位损伤。Ⅲ型：关节囊损伤伴有骨折或关节软骨（或半月板）损伤，骨折无明显移位。Ⅳ型：关节囊、骨、软骨及其他组织严重损伤，骨折严重移位，或伴有其他严重合并症（脱臼、神经血管伤等）。

Ⅰ型贯通伤，创面较洁净，可不必做大范围的清创，伤口周围消毒后盖上灭菌纱布即可。如伤口较大，清创后争取做早二期或延期缝合，必要时植皮，关节用夹板或石膏托固定，伤口愈合后，早期进行功能锻炼，此型损伤预后较好，功能基本可恢复正常。

Ⅱ型关节损伤，应清创并取出异物。如伤员来院时已超过清创时机，则全身应用抗生素，待炎症局限约2周后，可取出关节内异物。

Ⅲ型关节损伤，可采用下列两种不同方式处理：一是骨折无移位或不影响关节面，可不用内固定。无异物及其他损害者，处理方法同Ⅰ型，可放置冲洗引流管，以抗生素液冲洗，用石膏管型固定，开窗处理伤口。二是骨折有移位或有异物，应取出异物，但深入骨内之异物，如需过多切除骨质，则不予取出。骨折予以复位，尽量不用钢板内固定，可于关节外用螺丝钉或骨圆针固定，以利早期功能锻炼。放置冲洗引流管，这一类型损伤愈合后有一定的功能障碍。

Ⅳ型关节损伤，清创较难彻底，感染机会较多，故必须从全身及局部积极控制感染。仔细清创后将骨折复位，可用关节外固定，一般不做内固定。放置冲洗引流管，缝合关节囊，石膏固定。如控制感染，则二期关闭伤口；如感染未能控制，则应做关节腔引流，然后将关节置于功能位用石膏固定，在引流部位开窗换药，同时经常改换体位，以保证充分引流。当局部感染严重，尤其是骨端严重感染，而且骨端阻挡充分引流时，应切除关节两端骨质，有迅速控制感染的作用。除加强局部治疗外，仍应继续全身使用有效抗生素及加强全身支持疗法。这一类型损伤因关节结构已严重损坏，恢复关节的活动功能希望很小，必须将关节固定在功能位置。关节早期治疗时，关节囊应间断缝合。缺损过大无法缝合时，用附近的筋膜或肌肉修补，切勿使关节软骨外露。关节腔内可留置两根细塑料管行冲洗和引流。除指（趾）小关节外，关节部位的皮肤不做初期缝合。

4）周围血管损伤：对有活动性出血，受伤部位血肿持续增大的，已上止血带或用填塞法暂时止血的部位应优先进行外科处理。对虽无典型动脉血管损伤症状（脉搏消失、肢体疼痛、苍白、感觉异常、肌肉麻痹），但弹道走向附近有大血管，致伤肢体进行性肿胀，超声多普勒检查有血运障碍，应果断探查，清除血肿，解除血管痉挛。影响肢体存活的主要血管，如肱、腘、股动脉损伤，应做血管吻合术。血管清创应切除至肉眼观察正常为止。缺损过长无法吻合时，可做自体静脉移植术，或旁路血管移植术（改道移植）。对不影响肢体存活的非主要血管可予以结扎，未伤的主要伴行静脉不能结扎。手术后的肢体应予以制动，适当抬高。血管修复后，要用肌肉覆盖，不可暴露。皮肤和皮下组织留待延期缝合。伴有骨折的血管伤，应先对骨折做简单有效的内固定，修复血管后，再做妥善外固定。

5）周围神经损伤：在清创中不做挫伤神经的清创处理，对神经间接伤（如鞘膜下血肿）应做切开减压术。皮肤和皮下组织留待延期缝合。

战伤截肢术是救命的紧急措施，手术适应证为：主要血管伤不能修复或修复失败，血运断绝，肢体出现坏死者；肢体毁损无法保留者；运用止血带不当，严重筋膜间隙综合征致肢体坏死者；气性坏疽经其他治疗无效，将危及生命者。

（3）专科治疗：纠正和继续以前的治疗，如手法纠正或开放复位早期闭合性骨折的畸形愈合；对骨、关节、血管的并发症进行治疗；修复神经损伤等。

（八）多发伤

多发伤是指同一机械作用下，人体同时发生或相继遭受两处或两处以上解剖部位或脏器损伤，至少有一处损伤可危及生命。现代战争中，由于广泛使用高速、高能杀伤武器，火器性多发伤的发生率明显较以往增加。多发伤情复杂，伤后多并发严重休克、失血、感染及脏器功能障碍，诊断与处置困难，容易漏诊及延误治疗。

1. 临床特点与诊断

（1）临床特点：多发损伤广泛，伤情严重，常存在大出血、休克以及脏器损伤，因此伤后的神经内分泌、代谢的紊乱要比一般严重创伤更为显著和持久。急性血容量减少、组织低灌注状态和缺氧等一系列危及组织生存的病理生理变化难以在短时间纠正。

感染严重是多发伤的重要特点。由于严重的生理紊乱、全身的免疫功能低下，加之污染严重以及战时早期救治不完善，感染发生时间早，伤后 3～4 小时就可能发生侵袭性感染。细菌毒素以及细胞因子（如肿瘤坏死因子、白介素 -1、白介素 -6、白介素 -8 等）的释放，进一步启动组织的损伤进程，晚期伤员常并发急性心功能衰竭，急性肺功能衰竭和急性肾衰竭等脏器并发症。

（2）多发伤诊断：应尽可能全面了解受伤史，伤员受伤时的姿态和环境、致伤武器、投射物或爆炸的距离、受伤后的主要症状、紧急处理的措施等。系统全面检查伤情，待伤情稍稳定后再进行重点特殊检查。进行重点特殊检查时应注意：①颅脑和颌面外伤常与颈椎骨折或脱位同时存在，CT 或 X 线拍片时应注意颈椎有无骨折或脱位；②昏迷或高位截瘫时应注意检查腹部有无损伤；③腹部外伤尤其是左侧多发性肋骨骨折及血气胸，除常规胸部 X 线检查外，要常规进行心电图检查，注意有无心肌挫伤，外伤性心肌梗死及心脏压塞征等；④严重腹部挤压伤应注意检查有无膈肌损伤；⑤骨盆骨折要常规检查尿液，以除外泌尿系损伤，行腹腔穿刺除外腹腔内脏损伤。

由于多发伤伤情发展迅速，紧急救治时，常可能发生漏诊，应当进行全面检查，从而定制出全面的治疗计划和处理顺序。

2. 救治原则

（1）紧急处理：同各部位损伤急救处理，重点是止血，维持呼吸道通畅，抗休克，迅速后送。

（2）早期治疗：多发伤的抢救必须迅速、准确、有效，可参考多发伤救治程序（VIP）：

V——Ventilation（通气），即保证伤员气道通畅及保持正常通气。可鼻导管给氧，放置口咽通气管，气管切开和辅助呼吸。昏迷伤员应及早气管插管，颌面及喉部严重损伤宜行气管切开术。有胸腔创伤、通气障碍者，应行气管切开、胸腔闭式引流。开放性气胸宜用凡士林纱布填塞胸部伤口，予以包扎，预防纵隔摆动。张力性气胸应行胸腔闭式引流。

I——Infusion（输注），迅速输液、输血扩充血容量以防止休克的发生与恶化。严重多发伤员已呈明显休克状态时，失血量一般在 1000～2000ml 以上。因此在纠正缺氧的同时应急快输液、输血。根据受伤部位，迅速建立静脉通道，在 15～30 分钟内输平衡液 1000～1500ml 及中分子右旋糖酐 500ml，必要时输血 300～600ml。如休克仍不见好转，在排除心源性休克后，可使用抗休克裤。对严重休克伤员，应适当补充碳酸氢钠，以纠正酸中毒。高渗盐水可改善失血性休克伤员的血流动力学，提高生存率。临床一般在 10～15 分钟输注 7.5% 氯化钠溶液 200～400ml，随后输入平衡液或全血。

P——Pulsation（搏动），监测心脏搏动，维护心泵功能。在保证正常通气，迅速扩容的情况下，如伤员血压仍不断下降，脉搏弱而不规则，颈静脉怒张，中心静脉压逐渐上升，心音遥远或消失，应考虑心脏压塞，立即行心包穿刺，必要时紧急手术。对心肌挫伤可选用多巴胺等药物。

多发伤伤员的手术处理是治疗成败的关键指标之一，原则上应先处理危及生命的损伤伤员，必要时根据条件可在抗休克的同时，分多个手术组对不同部位损伤同时手术，多发伤的手术处理同各部位损伤救治。

（3）专科治疗：主要是各部位的专科处置和防治各种并发症。

第四章
战 伤 救 治

战伤一般是指在战斗中由武器直接或间接造成的各种损伤。现代战争中，由于大量使用高新技术武器，多种因素造成的复合伤明显增多，如火器伤复合烧伤，烧伤复合冲击伤等。在使用核武器和化学武器时，还可发生放射复合伤和化学复合伤。

一、战伤特点

1. **伤员成批发生**　战时伤员多成批发生，战时环境又不稳定，部队流动性大。

2. **伤情复杂**　战争中，特别是现代战争中，杀伤武器种类繁多，武力大，投射物速度快，火力密度和射击精度高，这使战伤变得更为复杂、严重、广泛、多发，而且复合伤也随之增多。

3. **伤道感染严重**　高速投射物击穿人体后，不仅使伤道周围组织破坏，甚至可使远离伤道的组织发生损伤，而且可将衣服碎片、泥土等污物带入伤道，使伤道发生污染，加之战时难以及时施行外科处理，故较平时创伤更易发生严重感染。

二、战伤救治

战伤的救治由于受到野战环境和战区卫生资源及设备等条件的限制，不可能如平时创伤那样在一个救治机构完成所有的治疗，而是采用分级救治（也称阶梯治疗）的组织形式，根据梯次配置由战区和后方的各级救治机构分工负责，在保持继承性和连续性的前提下共同完成。伤员在受伤地及其附近由靠近前线的救治人员或机构进行急救，主要是挽救生命和稳定伤情，然后使用不同的后送工具（如担架、机动车辆、船只和飞机等）逐级或越级后送到远离战场的救治机构进行确定性治疗。战伤救治技术方面，强调火线急救，挽救生命，包括保持呼吸道通畅、止血、包扎、固定和搬运、后送等。在检伤分类的基础上，积极抗休克，维持呼吸、循环稳定。伤口的处理原则是尽早清创，除头、面、手和外阴部外，一般禁止初期缝合。此外，还应注意止痛、抗感染及后送途中伤员的治疗等问题。

火器伤是以火（炸）药为动力发射的投射物所引起的损伤，是战伤最常见的损伤，一般由高速弹片或弹片等投射物击中人体造成。通常情况下，组织损伤重、范围大、易感染。投射物的前冲力可直接击穿或切割其路径上的组织而形成原发伤道；其侧冲力可使组织形成比原发伤道直径大数倍至数十倍的瞬时空腔，此空腔可挤压和牵拉周围组织而形成挫伤区；挫伤区外为震荡区。另外，火器投射物动能大，易造成复杂的伤道和多部位、多器官损伤。火器伤的全身治疗与一般创伤相同，主要是全面了解伤情，积极防治休克，维持呼吸、循环的稳定。局部治疗主要是尽早清创，充分暴露伤道，清除坏死和失活的组织，清创后不宜一期缝合，因为初期清创时，挫伤区和震荡区参差交错，不易判断。此时应保持伤口引流通畅

3～5天后，酌情行延期缝合。同时，应积极抗感染和支持治疗。

冲击伤是冲击波的超压和负压引起的损伤，主要造成含气器官如肺、听器和胃肠道的损害，超强压还可导致内脏破裂和肋骨骨折等，但一般较少造成体表损伤。冲击伤的特点是多处受伤、复合伤多、伤情重、发展快、死亡率高。单纯冲击波致伤时，体表多完好无损，但常有不同程度的内脏损伤，表现为外轻内重的特点。当冲击伤合并其他损伤时，体表损伤常较显著，而内脏损伤却容易被掩盖，易造成漏诊误诊。肺部冲击伤的主要病理改变是肺出血和水肿，轻者仅有短暂的胸痛、胸闷；重者可出现呼吸困难、发绀及口鼻流出血性泡沫样液体，部分伤员可在24～48小时后发展为急性呼吸窘迫综合征（ARDS）。听器冲击伤主要表现有耳聋、耳鸣、耳痛、眩晕、头痛等，外耳道可流出浆液或血性液体，并可有骨膜破裂。冲击伤治疗的关键是早期、正确的诊断，救治原则与其他损伤相似。肺冲击伤应注意掌握输血、输液量和输注速度，以免引起或加重肺水肿；中耳冲击伤时禁止填塞、冲洗，或向中耳内滴注药液。

复合伤是多种致伤因素共同作用的结果，而且各因素间常有相互加重的复合效应。因此，复合伤伤情通常十分严重，具有死亡率高、休克发生率高、感染发生早而重等特点。其救治原则是尽早清除致伤因素的作用，如撤离现场、清除放射或化学沾染，抗放射或抗毒治疗等。同时，应采取针对性措施积极抗休克、复苏、防治感染、伤口处理及全身支持等。

第十一篇

常用规范

第一章

抗生素的合理利用规范

一、合理使用抗生素的概念

简单地说，合理使用抗生素就是指安全有效的使用抗生素，即在安全的前提下确保有效，这是合理使用抗生素的基本原则。抗菌药物的时间、浓度依赖性及抗菌药物的后效应在近年来抗菌药物治疗过程中越来越受到重视。随着抗菌药物药效学、药动学的深入研究，临床合理选择抗菌药有了更加充分的理论依据。抗菌药物的合理使用是指针对致病微生物选择合适的抗菌药，使用正确的剂量、合适的给药途径、给药间隔、恰当的疗程达到消灭病原菌及控制感染的目的。临床医师可通过参考药效学、药动学等参数来制订抗菌药物的给药方案，可使所选用药物作用的性质、强度和时间尽量符合临床需要，以达到预期治疗作用，防止或减轻其不良反应。

二、合理使用抗生素的基本原则

（一）诊断为细菌、真菌等病原微生物感染者方有指征应用抗菌药物

根据患者的症状、体征、实验室检查或放射、超声等影像学结果，诊断为细菌、真菌感染者方有指征应用抗菌药物；由结核分枝杆菌、非结核分枝杆菌、支原体、衣原体、螺旋体、立克次体及部分原虫等病原微生物所致的感染亦有指征应用抗菌药物。缺乏细菌及上述病原微生物感染的临床或实验室证据，诊断不能成立者，以及病毒性感染者，均无应用抗菌药物指征。

（二）尽早查明感染病原，根据病原种类及药物敏感试验结果选用抗菌药物

抗菌药物品种的选用原则，应根据病原菌种类及病原菌对抗菌药物敏感性，即细菌药物敏感试验（以下简称药敏试验）的结果而定。因此有条件的医疗机构，对临床诊断为细菌等病原微生物感染的患者应在开始抗菌治疗前，及时留取相应合格标本（尤其血液等无菌部位标本）送病原学检测，以尽早明确病原菌和药敏结果，并据此调整抗菌药物治疗方案。

（三）抗菌药物的经验治疗

对于临床诊断为细菌性感染的患者，在未获知细菌培养及药敏结果前，或无法获取培养标本时，可根据患者的感染部位、基础疾病、发病情况、发病场所、既往抗菌药物用药史及其治疗反应等推测可能的病原体，并结合当地细菌耐药性监测数据，先给予抗菌药物经验治疗。待获知病原学检测及药敏结果后，结合先前的治疗反应调整用药方案；对培养结果阴性的患者，应根据经验治疗的效果和患者情况采取进一步诊疗措施。

（四）按照药物的抗菌作用及其体内过程特点选择用药

各种抗菌药物的药效学和人体药动学特点不同，因此各有不同的临床适应证。临床医师应根据各种抗菌药物的药学特点，按临床适应证（参见“各类抗菌药物适应证和注意事项”）正确选用抗菌药物。

（五）综合患者病情、病原菌种类及抗菌药物特点制订抗菌治疗方案

根据病原菌、感染部位、感染严重程度和患者的生理、病理情况及抗菌药物药效学和药动学证据制订抗菌治疗方案，包括抗菌药物的选用品种、剂量、给药次数、给药途径、疗程及联合用药等。在制订治疗方案时应遵循下列原则。

1. **品种选择**　根据病原菌种类及药敏试验结果尽可能选择针对性强、窄谱、安全、价格适当的抗菌药物。进行经验治疗者可根据可能的病原菌及当地耐药状况选用抗菌药物。

2. **给药剂量**　对于轻、中度感染的大多数患者，应予口服治疗，选取口服吸收良好的抗菌药物品种，不必采用静脉或肌内注射给药。仅在下列情况下可先予以注射给药：①不能口服或不能耐受口服给药的患者（如吞咽困难者）；②患者存在明显可能影响口服药物吸收的情况（如呕吐、严重腹泻、胃肠道病变或肠道吸收功能障碍等）；③所选药物有合适抗菌谱，但无口服剂型；④需在感染组织或体液中迅速达到高药物浓度以达杀菌作用者（如感染性心内膜炎、化脓性脑膜炎等）；⑤感染严重、病情进展迅速，需给予紧急治疗的情况（如血流感染、重症肺炎患者等）；⑥患者对口服治疗的依从性差。肌内注射给药时难以使用较大剂量，其吸收也受药动学等众多因素影响，因此只适用于不能口服给药的轻、中度感染者，不宜用于重症感染者。

接受注射用药的感染患者经初始注射治疗病情好转并能口服时，应及早转为口服给药。

抗菌药物的局部应用宜尽量避免：皮肤黏膜局部应用抗菌药物后，很少被吸收，在感染部位不能达到有效浓度，反而易导致耐药菌产生，因此治疗全身性感染或脏器感染时应避免局部应用抗菌药物。抗菌药物的局部应用只限于少数情况：①全身给药后在感染部位难以达到有效治疗浓度时加用局部给药作为辅助治疗（如治疗中枢神经系统感染时某些药物可同时鞘内给药，包裹性厚壁脓肿脓腔内注入抗菌药物等）；②眼部及耳部感染的局部用药等；③某些皮肤表层及口腔、阴道等黏膜表面的感染可采用抗菌药物局部应用或外用，但应避免将主要供全身应用的品种作局部用药。局部用药宜采用刺激性小、不易吸收、不易导致耐药性和过敏反应的抗菌药物。青霉素类、头孢菌素类等较易产生过敏反应的药物不可局部应用。氨基糖苷类等耳毒性药不可局部滴耳。

3. **给药次数**　为保证药物在体内能发挥最大药效，杀灭感染灶病原菌，应根据药动学和药效学相结合的原则给药。青霉素类、头孢菌素类和其他β-内酰胺类、红霉素、克林霉素等时间依赖性抗菌药，应一日多次给药。氟喹诺酮类和氨基糖苷类等浓度依赖性抗菌药可一日给药一次。

4. **疗程**　抗菌药物疗程因感染不同而异，一般宜用至体温正常、症状消退后72～96小时，有局部病灶者需用药至感染灶控制或完全消散。但血流感染、感染性心内膜炎、化脓性脑膜炎、伤寒、布鲁菌病、骨髓炎、B组链球菌咽炎和扁桃体炎、侵袭性真菌病、结核病等需较长的疗程方能彻底治愈，并减少或防止复发。

5. **抗菌药物的联合应用**　单一药物可有效治疗的感染不需联合用药，仅在下列情况时有指征联合用药。

（1）病原菌尚未查明的严重感染，包括免疫缺陷者的严重感染。

（2）单一抗菌药物不能控制的严重感染，需氧菌及厌氧菌混合感染，2 种及 2 种以上细菌感染，以及多重耐药菌或泛耐药菌感染。

（3）需长疗程治疗，但病原菌易对某些抗菌药物产生耐药性的感染，如某些侵袭性真菌病；或病原菌含有不同生长特点的菌群，需要应用不同抗菌机制的药物联合使用，如结核和非结核分枝杆菌。

（4）毒性较大的抗菌药物，联合用药时剂量可适当减少，但需有临床资料证明其同样有效。如两性霉素 B 与氟胞嘧啶联合治疗隐球菌脑膜炎时，前者的剂量可适当减少，以减少其毒性反应。

联合用药时宜选用具有协同或相加作用的药物联合，如青霉素类、头孢菌素类或其他 β- 内酰胺类与氨基糖苷类联合。联合用药通常采用两种药物联合，3 种及 3 种以上药物联合仅适用于个别情况，如结核病的治疗。此外必须注意联合用药后药物不良反应亦可能增多。

（5）抗生素的分类及抗菌谱：临床应用的抗生素种类繁多，按照其化学结构可以分为以下几类：

1）青霉素类：青霉素类可分为：①主要作用于革兰阳性菌的青霉素，如青霉素 G、普鲁卡因青霉素、苄星青霉素、青霉素 V；②耐青霉素酶青霉素，如苯唑西林、氯唑西林、氟氯西林等；③广谱青霉素，包括：对部分肠杆菌科细菌有抗菌活性，如氨苄西林、阿莫西林；对多数革兰阴性杆菌包括铜绿假单胞菌具有抗菌活性，如哌拉西林、阿洛西林、美洛西林。

抗菌谱：

①青霉素：青霉素适用于 A 组溶血性链球菌、肺炎链球菌等革兰阳性球菌所致的感染，包括血流感染、脑膜炎、肺炎、咽炎、扁桃体炎、中耳炎、猩红热、丹毒等；也可用于治疗草绿色链球菌和肠球菌心内膜炎，以及破伤风、气性坏疽、炭疽、白喉、流行性脑脊髓膜炎、李斯特菌病、鼠咬热、梅毒、淋病、雅司病、回归热、钩端螺旋体病、樊尚咽峡炎、放线菌病等。青霉素尚可用于风湿性心脏病或先天性心脏病患者进行某些操作或手术时，预防心内膜炎发生。

②耐青霉素酶青霉素类：本类药物抗菌谱与青霉素 G 相仿，但抗菌作用较差，对青霉素酶稳定；因产酶而对青霉素耐药的葡萄球菌对本类药物敏感，但甲氧西林耐药葡萄球菌对本类药物耐药。主要适用于产青霉素酶的甲氧西林敏感葡萄球菌感染，如血流感染、心内膜炎、肺炎、脑膜炎、骨髓炎、皮肤及软组织感染等。肺炎链球菌、A 组溶血性链球菌或青霉素敏感葡萄球菌感染则不宜采用。

③广谱青霉素类：氨苄西林与阿莫西林的抗菌谱较青霉素 G 为广，对革兰阳性球菌作用与青霉素 G 相仿，对部分革兰阴性杆菌亦具抗菌活性。本类药物适用于敏感细菌所致的呼吸道感染、尿路感染、胆道感染、皮肤及软组织感染、脑膜炎、血流感染、心内膜炎等。氨苄西林为肠球菌、李斯特菌感染的首选用药。

注意事项：

①对青霉素 G 或青霉素类抗菌药物过敏者禁用本品。

②无论采用何种给药途径，用青霉素类抗菌药物前必须详细询问患者有无青霉素类过敏史、其他药物过敏史及过敏性疾病史，并须先做青霉素皮肤试验。

③青霉素钾盐不可快速静脉注射。

④青霉素可安全地应用于孕妇；少量本品可经乳汁排出，哺乳期妇女应用青霉素时应停止哺乳。

⑤老年人肾功能呈轻度减退，本品主要经肾脏排出，故治疗老年患者感染时宜适当减量应用。

2）头孢菌素类：头孢菌素类根据其抗菌谱、抗菌活性、对β-内酰胺酶的稳定性以及肾毒性的不同，目前分为四代。第一代头孢菌素主要作用于需氧革兰阳性球菌，仅对少数革兰阴性杆菌有一定抗菌活性；常用的注射剂有：头孢唑林、头孢拉定等；口服制剂有：头孢拉定、头孢氨苄和头孢羟氨苄等。第二代头孢菌素对革兰阳性球菌的活性与第一代相仿或略差，对部分革兰阴性杆菌亦具有抗菌活性；注射剂有：头孢呋辛、头孢替安等；口服制剂有：头孢克洛、头孢呋辛酯和头孢丙烯等。第三代头孢菌素对肠杆菌科细菌等革兰阴性杆菌具有强大抗菌作用，头孢他啶和头孢哌酮除肠杆菌科细菌外，对铜绿假单胞菌亦具较强抗菌活性；注射品种有：头孢噻肟、头孢曲松、头孢他啶、头孢哌酮等；口服品种有：头孢克肟和头孢泊肟酯等；口服品种对铜绿假单胞菌均无作用。第四代头孢菌素常用者为头孢吡肟，对肠杆菌科细菌作用与第三代头孢菌素大致相仿，其中对阴沟肠杆菌、产气肠杆菌、柠檬酸菌属等部分菌株作用优于第三代头孢菌素，对铜绿假单胞菌的作用与头孢他啶相仿，对革兰阳性球菌的作用较第三代头孢菌素略强。

抗菌谱：

①第一代头孢菌素：注射剂代表品种为头孢唑林。主要适用于甲氧西林敏感葡萄球菌、A组溶血性链球菌和肺炎链球菌等所致的上、下呼吸道感染，尿路感染，血流感染，心内膜炎，骨、关节感染及皮肤和软组织感染等；亦可用于流感嗜血杆菌、奇异变形杆菌、大肠埃希菌敏感株所致的尿路感染以及肺炎等。头孢唑林常作为外科手术预防用药。

②第二代头孢菌素：注射剂代表品种为头孢呋辛。主要用于治疗甲氧西林敏感葡萄球菌、链球菌属、肺炎链球菌等革兰阳性球菌，以及流感嗜血杆菌、大肠埃希菌、奇异变形杆菌等中的敏感株所致的呼吸道感染、尿路感染、皮肤及软组织感染、血流感染、骨关节感染和腹腔、盆腔感染。用于腹腔感染和盆腔感染时需与抗厌氧菌药合用。头孢呋辛也是常用围手术期预防用药物。

③第三代头孢菌素：主要品种有头孢噻肟、头孢曲松、头孢他啶、头孢哌酮。适用于敏感肠杆菌科细菌等革兰阴性杆菌所致严重感染，如下呼吸道感染、血流感染、腹腔感染、肾盂肾炎和复杂性尿路感染、盆腔炎性疾病、骨关节感染、复杂性皮肤及软组织感染、中枢神经系统感染等。治疗腹腔、盆腔感染时需与抗厌氧菌药（如甲硝唑）合用。头孢噻肟、头孢曲松尚可用于A组溶血性链球菌、草绿色链球菌、肺炎链球菌、甲氧西林敏感葡萄球菌所致的各种感染。头孢他啶、头孢哌酮尚可用于铜绿假单胞菌所致的各种感染。

④第四代头孢菌素：抗菌谱和临床适应证与第三代头孢菌素相似，可用于对第三代头孢菌素耐药而对其敏感的产气肠杆菌、阴沟肠杆菌、沙雷菌属等细菌所致感染，亦可用于中性粒细胞缺乏伴发热患者的经验治疗。

注意事项：

①禁用于对任何一种头孢菌素类抗菌药物有过敏史及有青霉素过敏性休克史的患者。

②用药前必须详细询问患者既往是否有对头孢菌素类、青霉素类或其他药物的过敏史。有青霉素类、β-内酰胺类及其他药物过敏史的患者，有明确应用指征时应谨慎使用本类药物。在用药过程中一旦发生过敏反应，须立即停药。如发生过敏性休克，须立即就地抢救并予以肾上腺素等相关治疗。

③本类药物多数主要经肾脏排泄，中度以上肾功能不全患者应根据肾功能适当调整剂

量。中度以上肝功能减退时，头孢哌酮、头孢曲松可能需要调整剂量。

④氨基糖苷类和第一代头孢菌素注射剂合用可能加重前者的肾毒性，应注意监测肾功能。

⑤头孢哌酮可导致低凝血酶原血症或出血，合用维生素 K 可预防出血；本药亦可引起戒酒硫样反应，用药期间及治疗结束后 72 小时内应戒酒或避免摄入含酒精饮料。

3）头霉素类：头霉素类品种包括头孢西丁、头孢美唑、头孢米诺等。其抗菌谱和抗菌作用与第二代头孢菌素相仿，但对脆弱拟杆菌等厌氧菌抗菌作用较头孢菌素类强。头霉素类对大多数超广谱β-内酰胺酶（ESBLs）稳定，但其治疗产 ESBLs 的细菌所致感染的疗效未经证实。

抗菌谱：

①肺炎链球菌及其他链球菌属、甲氧西林敏感金黄色葡萄球菌、大肠埃希菌等肠杆菌科细菌、流感嗜血杆菌以及拟杆菌属引起的下呼吸道感染，血流感染，骨、关节感染，以及皮肤软组织感染。

②大肠埃希菌等肠杆菌科细菌所致的尿路感染。

③大肠埃希菌等肠杆菌科细菌、拟杆菌属等厌氧菌引起的腹腔感染。

④大肠埃希菌、淋病奈瑟菌、拟杆菌属等厌氧菌以及 B 组链球菌所致的盆腔感染，疑有沙眼衣原体感染者应合用抗衣原体药物。

⑤也可用于胃肠道手术、经阴道子宫切除、经腹腔子宫切除或剖宫产等手术前的预防用药。

注意事项：

①禁用于对头霉素类及头孢菌素类抗菌药物有过敏史者。

②有青霉素类过敏史患者确有应用指征时，必须充分权衡利弊后在严密观察下慎用。如以往曾发生青霉素休克的患者，则不宜再选用本品。

③有胃肠道疾病病史的患者，特别是结肠炎患者应慎用本品。

④不推荐头孢西丁用于<3 月龄的婴儿。

⑤使用头孢美唑、头孢米诺期间，应避免饮酒以免发生戒酒硫样反应。

4）β-内酰胺类/β-内酰胺酶抑制剂：目前临床应用的主要品种有阿莫西林/克拉维酸、氨苄西林/舒巴坦、头孢哌酮/舒巴坦、替卡西林/克拉维酸和哌拉西林/他唑巴坦。阿莫西林/克拉维酸、氨苄西林/舒巴坦对甲氧西林敏感葡萄球菌、粪肠球菌、流感嗜血杆菌、卡他莫拉菌、淋病奈瑟菌、脑膜炎奈瑟菌、大肠埃希菌、沙门菌属等肠杆菌科细菌，脆弱拟杆菌、梭杆菌属等厌氧菌具良好抗菌作用。头孢哌酮/舒巴坦、替卡西林/克拉维酸和哌拉西林/他唑巴坦对甲氧西林敏感葡萄球菌、流感嗜血杆菌、大肠埃希菌、克雷伯菌属、肠杆菌属等肠杆菌科细菌，铜绿假单胞菌以及拟杆菌属等厌氧菌具有良好抗菌活性。氨苄西林/舒巴坦、头孢哌酮/舒巴坦对不动杆菌属具有抗菌活性。头孢哌酮/舒巴坦、替卡西林/克拉维酸对嗜麦芽窄食单胞菌亦具抗菌活性。

抗菌谱：

①本类药物适用于：因产β-内酰胺酶而对β-内酰胺类药物耐药的细菌感染，但不推荐用于对复方制剂中抗菌药物敏感的细菌感染和非产β-内酰胺酶的耐药菌感染。

②阿莫西林/克拉维酸口服制剂适用于：流感嗜血杆菌和卡他莫拉菌所致鼻窦炎、中耳炎和下呼吸道感染；大肠埃希菌、克雷伯菌属和肠杆菌属所致的尿路、生殖系统感染；甲氧

西林敏感金黄色葡萄球菌、大肠埃希菌和克雷伯菌属所致皮肤及软组织感染。阿莫西林/克拉维酸和氨苄西林/舒巴坦注射剂除上述适应证的较重病例外,还可用于上述细菌所致腹腔感染,血流感染和骨、关节感染。

③头孢哌酮/舒巴坦、哌拉西林/他唑巴坦和替卡西林/克拉维酸适用于:肠杆菌科细菌、铜绿假单胞菌敏感株和甲氧西林敏感金黄色葡萄球菌所致血流感染、下呼吸道感染、皮肤及软组织感染、尿路感染、腹腔感染、盆腔感染和骨、关节感染。

④氨苄西林/舒巴坦、头孢哌酮/舒巴坦尚可用于不动杆菌属所致感染。

⑤舒巴坦可与其他药物联合治疗多重耐药不动杆菌属所致感染。

注意事项:

①应用阿莫西林/克拉维酸、氨苄西林/舒巴坦、替卡西林/克拉维酸和哌拉西林/他唑巴坦前必须详细询问药物过敏史并进行青霉素皮肤试验,对青霉素类药物过敏者或青霉素皮试阳性患者禁用。对以上复合制剂中任一成分过敏者亦禁用该复合制剂。

②有头孢菌素类或舒巴坦过敏史者禁用头孢哌酮/舒巴坦。有青霉素类过敏史的患者确有应用头孢哌酮/舒巴坦的指征时,必须在严密观察下慎用,但有青霉素过敏性休克史的患者,不可选用头孢哌酮/舒巴坦。

③应用本类药物时如发生过敏反应,须立即停药;一旦发生过敏性休克,应就地抢救,并给予吸氧及注射肾上腺素、肾上腺皮质激素等抗休克治疗。

④中度以上肾功能不全患者使用本类药物时应根据肾功能减退程度调整剂量。

5)碳青霉烯类:碳青霉烯类抗菌药物分为具有抗非发酵菌和不具有抗非发酵菌两组,前者包括亚胺培南/西司他丁(西司他丁具有抑制亚胺培南在肾内被水解作用)、美罗培南、帕尼培南/倍他米隆(倍他米隆具有减少帕尼培南在肾内蓄积中毒作用)、比阿培南和多立培南;后者为厄他培南。亚胺培南、美罗培南、帕尼培南、比阿培南等对各种革兰阳性球菌、革兰阴性杆菌(包括铜绿假单胞菌、不动杆菌属)和多数厌氧菌具强大抗菌活性,对多数β-内酰胺酶高度稳定,但对甲氧西林耐药葡萄球菌和嗜麦芽窄食单胞菌等抗菌作用差。厄他培南与其他碳青霉烯类抗菌药物有两个重要差异:血半衰期较长,可一天一次给药;对铜绿假单胞菌、不动杆菌属等非发酵菌抗菌作用差。

抗菌谱:

①多重耐药但对本类药物敏感的需氧革兰阴性杆菌所致严重感染,包括肺炎克雷伯菌、大肠埃希菌、阴沟肠杆菌、柠檬酸菌属、黏质沙雷菌等肠杆菌科细菌、铜绿假单胞菌、不动杆菌属等细菌所致血流感染、下呼吸道感染、肾盂肾炎和复杂性尿路感染、腹腔感染、盆腔感染等;用于铜绿假单胞菌所致感染时,需注意在疗程中某些菌株可出现耐药。厄他培南尚被批准用于社区获得性肺炎的治疗。

②脆弱拟杆菌等厌氧菌与需氧菌混合感染的重症患者。

③病原菌尚未查明的免疫缺陷患者中重症感染的经验治疗。

④美罗培南、帕尼培南/倍他米隆则除上述适应证外,尚可用于年龄在3个月以上的细菌性脑膜炎患者。

注意事项:

①禁用于对本类药物及其配伍成分过敏的患者。

②本类药物不宜用于治疗轻症感染,更不可作为预防用药。

③本类药物所致的严重中枢神经系统反应多发生在原本患有癫痫等中枢神经系统疾病

患者及肾功能减退患者未减量用药者，因此在上述基础疾病患者应慎用本类药物。中枢神经系统感染患者不宜应用亚胺培南 / 西司他丁，有指征可应用美罗培南或帕尼培南 / 倍他米隆时，仍需严密观察抽搐等严重不良反应。

④肾功能不全者及老年患者应用本类药物时应根据肾功能减退程度减量用药。

⑤碳青霉烯类抗菌药物与丙戊酸或双丙戊酸联合应用，可能导致后两者血药浓度低于治疗浓度，增加癫痫发作风险，因此不推荐本品与丙戊酸或双丙戊酸联合应用。

6）青霉烯类：青霉烯类抗菌药物目前临床应用仅有口服品种法罗培南。法罗培南对链球菌属、甲氧西林敏感葡萄球菌、流感嗜血杆菌、卡他莫拉菌和大肠埃希菌、克雷伯菌属等多数肠杆菌科细菌具有良好抗菌活性，对不动杆菌属、铜绿假单胞菌抗菌活性差，对拟杆菌属等厌氧菌亦有良好抗菌活性。法罗培南对超广谱β- 内酰胺酶等多数β- 内酰胺酶稳定。

抗菌谱：

适用于敏感链球菌属、甲氧西林敏感葡萄球菌等革兰阳性菌，流感嗜血杆菌、肠杆菌科细菌和拟杆菌属等厌氧菌所致的急性细菌性鼻窦炎、慢支急性细菌性感染加重、社区获得性肺炎以及单纯性皮肤及软组织感染。

注意事项：

禁用于对青霉烯类药物过敏者。

7）单环β- 内酰胺类：单环β- 内酰胺类对肠杆菌科细菌、铜绿假单胞菌等需氧革兰阴性菌具有良好抗菌活性，对需氧革兰阳性菌和厌氧菌无抗菌活性。该类药物具有肾毒性低、免疫原性弱以及与青霉素类、头孢菌素类交叉过敏少等特点。现有品种为氨曲南。

抗菌谱：

适用于敏感需氧革兰阴性菌所致尿路感染、下呼吸道感染、血流感染、腹腔感染、盆腔感染和皮肤、软组织感染。用于治疗腹腔和盆腔感染时需与甲硝唑等抗厌氧菌药物合用，用于病原菌未查明患者的经验治疗时宜联合抗革兰阳性菌药物。本品尚可与其他药物联合治疗产金属β- 内酰胺酶革兰阴性菌感染，但应注意细菌可能同时产水解氨曲南的β- 内酰胺酶。可用于替代氨基糖苷类药物与其他抗菌药物联合治疗肾功能损害患者的需氧革兰阴性菌感染；并可在密切观察情况下用于对青霉素类、头孢菌素类过敏的患者。

注意事项：

禁用于对氨曲南过敏的患者。

8）氧头孢烯类：氧头孢烯类对肠杆菌科细菌、流感嗜血杆菌、脑膜炎奈瑟菌、链球菌属、甲氧西林敏感葡萄球菌和拟杆菌属等厌氧菌具有良好抗菌活性，但对铜绿假单胞菌活性较弱。现有品种为拉氧头孢和氟氧头孢。

抗菌谱：

适用于敏感菌所致的血流感染、细菌性脑膜炎、下呼吸道感染、腹腔感染、盆腔感染和尿路感染。拉氧头孢有 N- 甲基四氮唑侧链，可导致凝血酶原缺乏、血小板减少和功能障碍而引起出血，并可出现戒酒硫样反应，很大程度限制了其临床应用。氟氧头孢无 N- 甲基四氮唑侧链，未发现致凝血功能障碍和戒酒硫样反应。

注意事项：

①本类药物禁用于对氧头孢烯类药物过敏的患者，对头孢菌素类药物过敏者慎用。

②应用拉氧头孢期间应每日补充维生素 K 以减少凝血功能障碍和出血等不良反应，并应在治疗期间及治疗结束后 1 周内禁酒。

9）氨基糖苷类：临床常用的氨基糖苷类抗菌药物主要有：①对肠杆菌科和葡萄球菌属细菌有良好抗菌作用，但对铜绿假单胞菌无作用者，如链霉素、卡那霉素等。其中链霉素对葡萄球菌等革兰阳性球菌作用差，但对结核分枝杆菌有强大作用。②对肠杆菌科细菌和铜绿假单胞菌等革兰阴性杆菌具强大抗菌活性，对葡萄球菌属亦有良好作用者，如庆大霉素、妥布霉素、奈替米星、阿米卡星、异帕米星、小诺米星、依替米星。③抗菌谱与卡那霉素相似，由于毒性较大，现仅供口服或局部应用者有新霉素与巴龙霉素，后者对阿米巴原虫和隐孢子虫有较好作用。此外，尚有大观霉素，用于单纯性淋病的治疗。所有氨基糖苷类药物对肺炎链球菌、A组溶血性链球菌的抗菌作用均差。本类药物为浓度依赖性杀菌剂。

抗菌谱：

①中、重度肠杆菌科细菌等革兰阴性杆菌感染。

②中、重度铜绿假单胞菌感染。治疗此类感染常需与具有抗铜绿假单胞菌作用的β-内酰胺类或其他抗菌药物联合应用。

③治疗严重葡萄球菌属、肠球菌属或鲍曼不动杆菌感染的联合用药之一（非首选）。

④链霉素或庆大霉素亦可用于土拉菌病、鼠疫及布鲁菌病，后者的治疗需与其他抗菌药物联合应用。

⑤链霉素、阿米卡星和卡那霉素可用于结核病联合疗法。

⑥口服新霉素可用于结肠手术前准备，或局部用药。

⑦巴龙霉素可用于肠道隐孢子虫病。

⑧大观霉素仅适用于单纯性淋病。

注意事项：

①对氨基糖苷类过敏的患者禁用。

②氨基糖苷类的任何品种均具肾毒性、耳毒性（耳蜗、前庭）和神经肌肉阻滞作用，因此用药期间应监测肾功能（尿常规、血尿素氮、血肌酐），严密观察患者听力及前庭功能，注意观察神经肌肉阻滞症状。一旦出现上述不良反应先兆时，须及时停药。需注意局部用药时亦有可能发生上述不良反应。

③氨基糖苷类抗菌药物对社区获得上、下呼吸道感染的主要病原菌肺炎链球菌、A组溶血性链球菌抗菌作用差，又有明显的耳、肾毒性，因此对门急诊中常见的上、下呼吸道细菌性感染不宜选用本类药物治疗。由于其耳、肾毒性反应，本类药物也不宜用于单纯性上、下尿路感染初发病例的治疗。

④肾功能减退患者应用本类药物时，需根据其肾功能减退程度减量给药，并应进行血药浓度监测，调整给药方案，实现个体化给药。

⑤新生儿应尽量避免使用本类药物。确有应用指征时，应进行血药浓度监测，根据监测结果调整给药方案。婴幼儿、老年患者应慎用该类药物，如确有应用指征，有条件亦应进行血药浓度监测。

⑥妊娠期患者应避免使用。哺乳期患者应避免使用或用药期间停止哺乳。

⑦本类药物不宜与其他肾毒性药物、耳毒性药物、神经-肌肉阻滞剂或强利尿剂同用。与注射用第一代头孢菌素类合用时可能增加肾毒性。

⑧本类药物不可用于眼内或结膜下给药，因可能引起黄斑坏死。

10）四环素类：四环素类抗菌药物包括四环素、金霉素、土霉素及半合成四环素类多西环素、美他环素和米诺环素。四环素类具广谱抗菌活性，对葡萄球菌属、链球菌属、肠杆菌科（大肠埃希菌、克雷伯菌属）、不动杆菌属、嗜麦芽窄食单胞菌等具有抗菌活性，且对布鲁菌属具有良好抗菌活性。

抗菌谱：

①四环素类作为首选或可选药物用于下列疾病的治疗：a. 立克次体病，包括流行性斑疹伤寒、地方性斑疹伤寒、洛矶山热、恙虫病、柯氏立克次体肺炎和Q热；b. 支原体感染如支原体肺炎、解脲脲原体所致的尿道炎等；c. 衣原体属感染，包括肺炎衣原体肺炎、鹦鹉热、性病淋巴肉芽肿、宫颈炎及沙眼衣原体感染等；d. 回归热螺旋体所致的回归热；e. 布鲁菌病（需与氨基糖苷类联合应用）；f. 霍乱；g. 土拉弗朗西斯杆菌所致的兔热病；h. 鼠疫耶尔森菌所致的鼠疫。

②四环素类亦可用于对青霉素类抗菌药物过敏患者的破伤风、气性坏疽、雅司病、梅毒、淋病和钩端螺旋体病的治疗。

③也可用于炎症反应显著的痤疮治疗。

④近年来，鲍曼不动杆菌对各类抗菌药的耐药性高，治疗困难，米诺环素可作为治疗多重耐药鲍曼不动杆菌感染的联合用药之一。

注意事项：

①禁用于对四环素类过敏的患者。

②牙齿发育期患者（胚胎期至8岁）使用四环素类可产生牙齿着色及牙釉质发育不良，故妊娠期和8岁以下患者不可使用该类药物。

③哺乳期患者应避免应用或用药期间暂停哺乳。

④四环素类可加重氮质血症，已有肾功能损害者应避免应用四环素，但多西环素及米诺环素仍可谨慎应用。

⑤四环素类可致肝损害，肝病患者不宜应用，确有指征使用者减少剂量。

11）甘氨酰环素类：替加环素为甘氨酰环素类抗菌药物，通过抑制细菌蛋白质合成发挥抗菌作用。替加环素对葡萄球菌属（甲氧西林敏感及耐药株）、糖肽类中介金黄色葡萄球菌、粪肠球菌、屎肠球菌和链球菌属具高度抗菌活性。棒状杆菌、乳酸杆菌、明串珠菌属、单核细胞增生李斯特菌等其他革兰阳性菌也对替加环素敏感。对大肠埃希菌、肺炎克雷伯菌等肠杆菌科细菌具有良好的抗菌作用，对鲍曼不动杆菌、嗜麦芽窄食单胞菌体外具抗菌活性，但铜绿假单胞菌和变形杆菌属对其耐药。对碳青霉烯类耐药肠杆菌科细菌和不动杆菌具有良好抗菌活性。对于拟杆菌属、产气荚膜梭菌以及微小消化链球菌等厌氧菌有较好作用。对支原体属、快速生长分枝杆菌亦具良好抗菌活性。

抗菌谱：

本品适用于18岁以上患者由敏感菌所致各类感染的治疗。

①肠杆菌科细菌、粪肠球菌（仅限于万古霉素敏感菌株）、金黄色葡萄球菌（包括MRSA）、咽峡炎链球菌族、拟杆菌属、产气荚膜梭菌和微小消化链球菌等所致复杂性腹腔感染。

②大肠埃希菌、粪肠球菌（仅限于万古霉素敏感菌株）、金黄色葡萄球菌（包括MRSA）、B组链球菌、咽峡炎链球菌族、A组溶血性链球菌以及脆弱拟杆菌所致复杂性皮肤和软组织感染。

③青霉素敏感肺炎链球菌（包括合并菌血症者）、流感嗜血杆菌（β-内酰胺酶阴性株）以及嗜肺军团菌所致社区获得性肺炎。

注意事项：

①对替加环素过敏者禁用，对四环素类抗菌药物过敏的患者慎用。

②轻至中度肝功能损害患者无需调整剂量，重度肝功能损害患者慎用替加环素，必须使用时首剂剂量不变，维持剂量减半，并密切监测肝功能。使用替加环素后怀疑引发胰腺炎者应停药。

③本品属美国 FDA 妊娠期用药 D 类，孕妇患者避免应用。

④ 18 岁以下患者不推荐使用本品。

⑤替加环素能轻度降低地高辛的血药浓度，可能使华法林血药浓度增高，导致口服避孕药作用降低。

12）氯霉素：近年来由于常见病原菌对氯霉素的耐药性增加及其骨髓抑制等严重不良反应，氯霉素在国内外的应用普遍减少。但氯霉素具有良好的组织体液穿透性，易透过血 - 脑、血 - 眼屏障，并对伤寒沙门菌、立克次体等细胞内病原菌有效，仍有一定临床应用指征。

抗菌谱：

①细菌性脑膜炎和脑脓肿：氯霉素可用于氨苄西林耐药流感嗜血杆菌、脑膜炎奈瑟菌及肺炎链球菌所致的脑膜炎。青霉素与氯霉素合用可用于需氧菌与厌氧菌混合感染引起的耳源性脑脓肿。

②伤寒：成人伤寒沙门菌感染的治疗以氟喹诺酮类为首选，氯霉素仍可用于敏感伤寒沙门菌所致伤寒的治疗。

③厌氧菌感染：氯霉素对脆弱拟杆菌具有较强抗菌活性，可与其他抗菌药物联合用于需氧菌与厌氧菌所致的腹腔和盆腔感染。

④其他：氯霉素对 Q 热等立克次体感染的疗效与四环素相仿。

注意事项：

①对氯霉素有过敏史的患者禁用本药。

②用药期间定期监测周围血象，如外周血细胞显著降低，应及时停药，并作相应处理。避免长疗程用药。

③禁止与其他骨髓抑制药物合用。

④妊娠期患者避免应用。哺乳期患者避免应用或用药期间暂停哺乳。早产儿、新生儿应用本药后可发生“灰婴综合征”，应避免使用氯霉素。婴幼儿患者必须应用本药时需进行血药浓度监测。

⑤肝功能减退患者避免应用本药。

13）大环内酯类：大环内酯类有红霉素、麦迪霉素、醋酸麦迪霉素（乙酰麦迪霉素）、螺旋霉素、乙酰螺旋霉素、交沙霉素、吉他霉素（柱晶白霉素）等沿用大环内酯类和阿奇霉素、克拉霉素、罗红霉素等新大环内酯类。该类药物对革兰阳性菌、厌氧菌、支原体及衣原体等具抗菌活性。阿奇霉素、克拉霉素、罗红霉素等对流感嗜血杆菌、肺炎支原体或肺炎衣原体等的抗微生物活性增强、口服生物利用度提高、给药剂量减小、不良反应亦较少、临床适应证有所扩大。

抗菌谱：

①红霉素（含琥乙红霉素、依托红霉素、乳糖酸红霉素）等沿用大环内酯类。

a. 作为青霉素过敏患者的替代药物，用于以下感染：A 组溶血性链球菌、肺炎链球菌敏感株所致的咽炎，扁桃体炎，鼻窦炎，中耳炎及轻、中度肺炎；敏感溶血性链球菌引起的猩红热及蜂窝织炎；白喉及白喉带菌者；气性坏疽；梅毒、李斯特菌病；心脏病及风湿热患者预防细菌性心内膜炎和风湿热。

b. 军团菌病。

c. 衣原体属、支原体属等所致的呼吸道及泌尿生殖系统感染。

d. 其他：口腔感染、空肠弯曲菌肠炎、百日咳等。

②新大环内酯类：除上述适应证外，阿奇霉素、克拉霉素尚可用于流感嗜血杆菌、卡他莫拉菌所致的社区获得性呼吸道感染，与其他抗菌药物联合用于鸟分枝杆菌复合群感染的治疗及预防。克拉霉素与其他药物联合，可用于治疗幽门螺杆菌感染。

注意事项：

①禁用于对红霉素及其他大环内酯类过敏的患者。

②红霉素及克拉霉素禁止与特非那定合用，以免引起心脏不良反应。

③肝功能损害患者如有指征应用时，需适当减量并定期复查肝功能。

④肝病患者和妊娠期患者不宜应用红霉素酯化物。

⑤妊娠期患者有明确指征用克拉霉素时，应充分权衡利弊，决定是否采用。哺乳期患者用药期间应暂停哺乳。

⑥注射用乳糖酸红霉素使用时必须首先以注射用水完全溶解，加入生理盐水或5%葡萄糖溶液中，药物浓度不宜超过0.1%～0.5%，缓慢静脉滴注。

14）林可酰胺类：林可酰胺类有林可霉素及克林霉素，克林霉素的体外抗菌活性优于林可霉素，临床使用克林霉素明显多于林可霉素。该类药物对革兰阳性菌及厌氧菌具良好抗菌活性，目前肺炎链球菌等细菌对其耐药性高。

抗菌谱：

克林霉素及林可霉素适用于敏感厌氧菌及需氧菌（肺炎链球菌、A组溶血性链球菌及金黄色葡萄球菌等）所致的下列感染：

①下呼吸道感染包括肺炎、脓胸及肺脓肿。

②皮肤及软组织感染。

③妇产科感染如子宫内膜炎、非淋球菌性卵巢-输卵管脓肿、盆腔炎、阴道侧切术后感染。

④腹腔感染如腹膜炎、腹腔脓肿，妇产科及腹腔感染需同时与抗需氧革兰阴性菌药物联合应用。

⑤静脉制剂可用于上述感染中的较重症患者，也可用于血流感染及骨髓炎。

注意事项：

①禁用于对林可霉素或克林霉素过敏患者。

②使用本类药物时，应注意抗生素相关腹泻和假膜性肠炎的发生，如有可疑应及时停药。

③本类药物有神经肌肉阻滞作用，应避免与其他神经肌肉阻滞剂合用。

④前列腺增生老年男性患者使用剂量较大时，偶可出现尿潴留。

⑤不推荐用于新生儿。

⑥妊娠期患者确有指征时慎用。哺乳期患者用药期间应暂停哺乳。

⑦肝功能损害患者尽量避免使用该类药物，确有应用指征时宜减量应用。

⑧肾功能损害患者，林可霉素需减量；严重肾功能损害时，克林霉素也需调整剂量。

⑨静脉制剂应缓慢滴注，不可静脉推注。

15）利福霉素类：利福霉素类有利福平、利福霉素SV、利福喷汀及利福布汀。该类药物抗菌谱广，对分枝杆菌属、革兰阳性菌、革兰阴性菌和不典型病原体有效。

抗菌谱：

①结核病及非结核分枝杆菌感染：利福平与异烟肼、吡嗪酰胺、乙胺丁醇联合是各型肺结核短程疗法的基石。利福喷汀也可替代利福平作为联合用药之一。利福布汀可用于合并HIV患者的抗分枝杆菌感染的预防与治疗。

②麻风：利福平为麻风联合化疗中的主要药物之一。

③预防用药：利福平可用于脑膜炎奈瑟菌咽部慢性带菌者或与该菌所致脑膜炎患者密切接触者的预防用药；但不宜用于治疗脑膜炎奈瑟菌感染，因细菌可能迅速产生耐药性。

④其他：在个别情况下对MRSA、甲氧西林耐药凝固酶阴性葡萄球菌（MRCNS）所致的严重感染，可以考虑采用万古霉素联合利福平治疗。

注意事项：

①禁用于对本类药物过敏的患者和曾出现血小板减少性紫癜的患者。妊娠3个月内患者应避免使用利福平，妊娠3个月以上的患者有明确指征使用利福平时，应充分权衡利弊后决定是否采用。

②肝功能不全、胆管梗阻、慢性酒精中毒患者应用利福平时应适当减量。

③用药期间，应定期复查肝功能、血常规。

16）糖肽类：糖肽类抗菌药物有万古霉素、去甲万古霉素和替考拉宁等。所有的糖肽类抗菌药物对革兰阳性菌有活性，包括甲氧西林耐药葡萄球菌属、JK棒状杆菌、肠球菌属、李斯特菌属、链球菌属、梭状芽胞杆菌等。去甲万古霉素、替考拉宁的化学结构、作用机制及抗菌谱与万古霉素相仿。本类药物为时间依赖性杀菌剂，但其PK/PD评价参数为AUC/MIC。目前国内肠球菌属对万古霉素等糖肽类的耐药率<5%，尚无对万古霉素耐药葡萄球菌的报道。

抗菌谱：

①耐药革兰阳性菌所致的严重感染，包括MRSA或MRCNS、氨苄西林耐药肠球菌属及青霉素耐药肺炎链球菌所致感染；也可用于对青霉素类过敏患者的严重革兰阳性菌感染。替考拉宁不用于中枢神经系统感染。

②粒细胞缺乏症并高度怀疑革兰阳性菌感染的患者。

③万古霉素尚可用于脑膜炎败血黄杆菌感染治疗。

④口服万古霉素或去甲万古霉素，可用于重症或经甲硝唑治疗无效的艰难梭菌肠炎患者。

⑤万古霉素或去甲万古霉素通常不用于手术前预防用药。但在MRSA感染发生率高的医疗单位及/或一旦发生感染后果严重的情况，如某些脑部手术、心脏手术、全关节置换术，也有主张（去甲）万古霉素单剂预防用药。

注意事项：

①禁用于对糖肽类过敏的患者。

②不宜用于：a. 外科手术前常规预防用药；中心或周围静脉导管留置术的预防用药；持续腹膜透析或血液透析的预防用药；低体重新生儿感染的预防。b. MRSA带菌状态的清除和肠道清洁。c. 粒细胞缺乏伴发热患者的经验治疗。d. 单次血培养凝固酶阴性葡萄球菌生长而不能排除污染可能者。e. 不作为治疗假膜性肠炎的首选药物。f. 局部冲洗。

③本类药物具一定肾毒性、耳毒性，用药期间应定期复查尿常规与肾功能，监测血药浓度，注意听力改变，必要时监测听力。

④有用药指征的肾功能不全者、老年人、新生儿、早产儿或原有肾、耳疾病患者应根据

肾功能减退程度调整剂量，同时监测血药浓度，疗程一般不超过 14 天。

⑤糖肽类属妊娠期用药 C 类，妊娠期患者应避免应用。确有指征应用时，需进行血药浓度监测，据以调整给药方案。哺乳期患者用药期间应暂停哺乳。

⑥应避免将本类药物与各种肾毒性、耳毒性药物合用。

⑦与麻醉药合用时，可能引起血压下降。必须合用时，两药应分瓶滴注，并减缓滴注速度，注意观察血压。

17）多黏菌素类：多黏菌素类（polymyxins）属多肽类抗菌药物，临床使用制剂有多黏菌素 B 及多黏菌素 E（黏菌素，colistin）。对需氧革兰阴性杆菌包括铜绿假单胞菌的作用强，肾毒性较明显，因此两者的全身用药应用较少，主要供局部应用。但近年来多重耐药革兰阴性菌日益增加，碳青霉烯类耐药肠杆菌科细菌、多重耐药铜绿假单胞菌、多重耐药鲍曼不动杆菌等对多黏菌素类药物耐药率低，因此本类药物重新成为多重耐药革兰阴性菌感染治疗的选用药物之一。对沙雷菌属、变形杆菌属、伯克霍尔德菌属、奈瑟菌属及脆弱拟杆菌不具抗菌活性。本品与 SMZ/TMP、利福平联合，对革兰阴性菌具协同作用。

抗菌谱：

目前多黏菌素类已很少全身用药，主要供局部应用。但近年来随着多重耐药及泛耐药革兰阴性菌日益增多，多黏菌素类药物的注射剂临床使用逐渐有所增加。

①多黏菌素 B 及多黏菌素 E 注射剂：适用于：a. 铜绿假单胞菌感染：铜绿假单胞菌所致的严重感染，必要时可与其他抗菌药物联合使用。目前在多数情况下，铜绿假单胞菌感染的治疗已被其他毒性较低的抗菌药物所替代，偶有对其他药物均耐药的菌株所致严重感染仍可考虑选用本品；b. 碳青霉烯类耐药的肠杆菌科细菌及碳青霉烯类耐药不动杆菌属等广泛耐药革兰阴性菌所致各种感染。当其他抗菌药物治疗无效时，可选用本品治疗。

②局部应用：目前多黏菌素类可局部用于创面感染或呼吸道感染气溶吸入。

③肠道清洁：口服用作结肠手术前准备，或中性粒细胞缺乏患者清除肠道细菌，降低细菌感染发生率。

④口服：可用于小儿大肠埃希菌的肠炎及其他敏感菌所致肠道感染。

注意事项：

①禁用于对多黏菌素类过敏者。

②严格掌握使用指征，一般不作为首选用药。

③剂量不宜过大，疗程不宜超过 10～14 天，疗程中定期复查尿常规及肾功能。但治疗广泛耐药菌株感染时剂量通常需更大。

④本品肾毒性发生率高，因此肾功能不全者不宜选用。

⑤孕妇避免应用。

⑥本品可引起不同程度的精神、神经毒性反应，也可引起可逆性神经肌肉阻滞，不宜与肌肉松弛剂、麻醉剂等合用，以防止发生神经肌肉接头阻滞，如发生神经肌肉阻滞，新斯的明治疗无效，只能采用人工呼吸，钙剂可能有效。

⑦本品不宜静脉注射，也不宜快速静脉滴注。

⑧应用超过推荐剂量的本类药物可能引起急性肾小管坏死、少尿和肾衰竭。腹膜透析不能清除药物，血液透析能清除部分药物。

⑨与氨基糖苷类、万古霉素等其他肾毒性药物合用，可加重本品的肾毒性。

18）环脂肽类：达托霉素为环脂肽类抗菌药物，通过与细菌细胞膜结合、引起细胞膜电位的快速去极化，最终导致细菌细胞死亡。达托霉素对葡萄球菌属（包括耐甲氧西林菌株），肠球菌属（包括万古霉素耐药菌株），链球菌属（包括青霉素敏感和耐药肺炎链球菌、A 组溶血性链球菌、B 组链球菌和草绿色链球菌），JK 棒状杆菌，艰难梭菌和痤疮丙酸杆菌等革兰阳性菌具有良好抗菌活性。对革兰阴性菌无抗菌活性。

抗菌谱：

①复杂性皮肤及软组织感染。

②金黄色葡萄球菌（包括甲氧西林敏感和甲氧西林耐药）导致血流感染，包括伴发右侧感染性心内膜炎患者。

注意事项：

①禁用于对达托霉素过敏者。

②达托霉素在孕妇中的应用属妊娠期用药 B 类，在有明确指征时可用于妊娠期患者；哺乳期患者应用本品应暂停哺乳。

③ 18 岁以下儿童应用本品的安全性尚未建立。

④对于接受达托霉素治疗的患者，应对其肌肉痛或肌无力等进行监测，并在疗程中监测磷酸肌酸激酶（CPK）水平。

⑤接受达托霉素治疗的患者，应考虑暂停使用 HMG-CoA 还原酶抑制剂等可能导致横纹肌溶解症的药物。

⑥本品可能导致嗜酸性粒细胞肺炎。

⑦本品可被肺泡表面活性物质灭活，故不用于治疗肺炎。

19）噁唑烷酮类：利奈唑胺是人工合成的噁唑烷酮类抗生素，2000 年获得美国 FDA 批准，用于治疗革兰阳性（G^+）球菌引起的感染，包括由 MRSA 引起的疑似或确诊院内获得性肺炎（HPA）、社区获得性肺炎（CPA）、复杂性皮肤或皮肤软组织感染（SSTI），以及耐万古霉素肠球菌（VRE）感染。

抗菌谱：

临床主要应用于甲氧西林耐药葡萄球菌属、肠球菌属等多重耐药革兰阳性菌感染。

①万古霉素耐药屎肠球菌感染：包括血流感染。

②医院获得性肺炎：由 MRSA 或青霉素不敏感的肺炎链球菌引起的医院获得性肺炎。

③皮肤及软组织感染：包括未并发骨髓炎的糖尿病足部感染，由 MRSA、A 组溶血性链球菌或 B 组链球菌所致者。

④社区获得性肺炎：由青霉素不敏感的肺炎链球菌所致，包括伴发血流感染。

注意事项：

①禁用于对利奈唑胺及噁唑烷酮类药物过敏者。

②由于利奈唑胺具有单胺氧化酶抑制剂作用，使用期间应避免食用含有大量酪氨酸的腌渍、泡制、烟熏、发酵食品。

③利奈唑胺有引起血压升高的潜在作用，应用于以下患者时应监测血压：高血压未控制的患者、嗜铬细胞瘤、甲状腺功能亢进患者和（或）使用以下药物的患者：直接或间接拟交感神经药物（如伪麻黄碱），升压药物（如肾上腺素、去甲肾上腺素），多巴胺类药物（如多巴胺、多巴酚丁胺）以及苯丙醇胺、右美沙芬、抗抑郁药等。

④利奈唑胺与 5- 羟色胺类药物有潜在相互作用，用于类癌综合征患者，或使用 5- 羟色胺再摄取抑制剂、三环类抗抑郁药、5- 羟色胺受体拮抗剂（阿米替林）、哌替啶、丁螺环酮的

患者，应密切观察5-羟色胺综合征的体征和（或）症状。

⑤本品可抑制人体线粒体蛋白质的合成，导致骨髓、视神经、脑、肾的功能在应用较长疗程利奈唑胺期间可能会减退。应用本品应每周进行血小板和全血细胞计数的检查，尤其用药超过两周，或用药前已有骨髓抑制，或合并应用能导致骨髓抑制的其他药物者。疗程中应警惕视觉症状的出现，必要时监测视觉功能。

⑥应用利奈唑胺可能导致乳酸性酸中毒。

⑦应用本品的疗程不宜超过28天，疗程超过28天者发生周围神经和视神经病变及其他不良反应的可能性增加。

⑧口服利奈唑胺混悬剂含有苯丙氨酸，苯丙酮尿症患者应注意。

⑨利奈唑胺属妊娠期用药C类，用药前应充分权衡利弊后决定是否用药。

⑩疗程中有发生惊厥的报道，多数患者有癫痫发作病史或有癫痫发作的危险因素。

20）磷霉素：磷霉素抗菌谱广，对葡萄菌属、链球菌属、肠球菌属、肠杆菌科细菌、铜绿假单胞菌等具有抗菌活性。

抗菌谱：

①磷霉素口服剂有磷霉素氨丁三醇和磷霉素钙：前者可用于治疗大肠埃希菌等肠杆菌科细菌和肠球菌所致急性单纯性膀胱炎，亦可用于预防尿路感染，后者主要用于肠道感染。

②磷霉素钠注射剂：可用于治疗金黄色葡萄球菌、凝固酶阴性葡萄球菌（包括MRCNS株）和链球菌属、流感嗜血杆菌、肠杆菌科细菌和铜绿假单胞菌所致呼吸道感染、尿路感染、皮肤及软组织感染等。治疗严重感染时需加大治疗剂量并常需与其他抗菌药物联合应用，如治疗MRSA重症感染时与糖肽类抗菌药物联合。

注意事项：

①对磷霉素过敏者禁用。

②磷霉素与β-内酰胺类、氨基糖苷类联合时多呈协同抗菌作用。

③磷霉素钠主要经肾排出，肾功能减退和老年患者应根据肾功能减退程度减量应用。

④磷霉素钠盐每克含0.32g钠，心功能不全、高血压病及需要控制钠盐摄入量的患者应用本药时需加以注意。

⑤静脉用药时，应将每4g磷霉素钠溶于至少250ml液体中，滴注速度不宜过快，以减少静脉炎的发生。

21）喹诺酮类：临床上常用者为氟喹诺酮类，有诺氟沙星、氧氟沙星、环丙沙星、左氧氟沙星、莫西沙星等。其中左氧氟沙星、莫西沙星对肺炎链球菌、A组溶血性链球菌等革兰阳性球菌、衣原体属、支原体属、军团菌等细胞内病原或厌氧菌的作用强。

抗菌谱：

①泌尿生殖系统感染：本类药物可用于肠杆菌科细菌和铜绿假单胞菌等所致的尿路感染；细菌性前列腺炎和非淋菌性尿道炎以及宫颈炎。诺氟沙星限用于单纯性下尿路感染或肠道感染。但应注意，目前国内尿路感染的主要病原菌大肠埃希菌中，耐药株已达半数以上，应尽量参考药敏试验结果选用。本类药物已不再推荐用于淋球菌感染。

②呼吸道感染：环丙沙星、左氧氟沙星等主要适用于肺炎克雷伯菌、肠杆菌属、假单胞菌属等革兰阴性杆菌所致的下呼吸道感染。左氧氟沙星、莫西沙星等可用于肺炎链球菌和A组溶血性链球菌所致的急性咽炎和扁桃体炎、中耳炎和鼻窦炎等，及肺炎链球菌、支原体、衣原体等所致社区获得性肺炎，此外亦可用于敏感革兰阴性杆菌所致下呼吸道感染。

③伤寒沙门菌感染：在成人患者中本类药物可作为首选。

④志贺菌属、非伤寒沙门菌属、副溶血弧菌等所致成人肠道感染。

⑤腹腔、胆道感染及盆腔感染：需与甲硝唑等抗厌氧菌药物合用。莫西沙星可单药治疗轻症复杂性腹腔感染。

⑥甲氧西林敏感葡萄球菌属感染。MRSA对本类药物耐药率高。

⑦部分品种可与其他药物联合应用，作为治疗耐药结核分枝杆菌和其他分枝杆菌感染的二线用药。

注意事项：

①对喹诺酮类药物过敏的患者禁用。

②18岁以下未成年患者避免使用本类药物。

③制酸剂和含钙、铝、镁等金属离子的药物可减少本类药物的吸收，应避免同用。

④依诺沙星、培氟沙星等与咖啡因、丙磺舒、茶碱类、华法林和环孢素同用可减少后数种药物的清除，使其血药浓度升高。

⑤妊娠期及哺乳期患者避免应用本类药物。

⑥本类药物偶可引起抽搐、癫痫、意识改变、视力损害等严重中枢神经系统不良反应，在肾功能减退或有中枢神经系统基础疾病的患者中易发生，因此本类药物不宜用于有癫痫或其他中枢神经系统基础疾病的患者。肾功能减退患者应用本类药物时，需根据肾功能减退程度减量用药，以防发生由于药物在体内蓄积而引起的抽搐等中枢神经系统严重不良反应。

⑦本类药物可能引起皮肤光敏反应、关节病变、肌腱炎、肌腱断裂（包括各种给药途径，有的病例可发生在停药后）等，并偶可引起心电图Q-T间期延长等，加替沙星可引起血糖波动，用药期间应注意密切观察。

⑧应严格限制本类药物作为外科围手术期预防用药。

22）磺胺类：本类药物属广谱抗菌药，对革兰阳性菌和革兰阴性菌均具抗菌作用，但目前细菌对该类药物的耐药现象普遍存在。磺胺类药体外对下列病原微生物亦具活性：星形诺卡菌、恶性疟原虫和鼠弓形虫。根据药代动力学特点和临床用途，本类药物可分为：①口服易吸收可全身应用者，如磺胺甲噁唑、磺胺嘧啶、磺胺多辛、复方磺胺甲噁唑（磺胺甲噁唑与甲氧苄啶，SMZ/TMP）、复方磺胺嘧啶（磺胺嘧啶与甲氧苄啶，SD/TMP）等；②口服不易吸收者如柳氮磺吡啶（SASP）；③局部应用者，如磺胺嘧啶银、醋酸磺胺米隆、磺胺醋酰钠等。

抗菌谱：

①全身应用的磺胺类药：本类药物适用于大肠埃希菌等敏感肠杆菌科细菌引起的急性单纯性尿路感染，敏感大肠埃希菌、克雷伯菌属等肠杆菌科细菌引起的反复发作性、复杂性尿路感染，敏感伤寒和其他沙门菌属感染，肺孢菌肺炎的治疗与预防，小肠结肠炎耶尔森菌、嗜麦芽窄食单胞菌、部分耐甲氧西林金黄色葡萄球菌感染以及星形奴卡菌病等。磺胺多辛与乙胺嘧啶等抗疟药联合可用于氯喹耐药虫株所致疟疾的治疗和预防。磺胺类药不宜用于A组溶血性链球菌所致扁桃体炎或咽炎以及立克次体病、支原体感染的治疗。

②局部应用磺胺类药：磺胺嘧啶银主要用于预防或治疗Ⅱ、Ⅲ度烧伤继发创面细菌感染，如肠杆菌科细菌、铜绿假单胞菌、金黄色葡萄球菌、肠球菌属等引起的创面感染。醋酸磺胺米隆适用于烧伤或大面积创伤后的铜绿假单胞菌感染。磺胺醋酰钠则用于治疗结膜炎、沙眼等。柳氮磺吡啶口服不易吸收，主要用于治疗溃疡性结肠炎。

注意事项：

①禁用于对任何一种磺胺类药物过敏以及对呋塞米、砜类（如氨苯砜、醋氨苯砜等）、噻嗪类利尿药、磺脲类、碳酸酐酶抑制剂过敏的患者。

②本类药物引起的过敏反应多见，可表现为光敏反应、药物热、血清病样反应等，偶可表现为严重的渗出性多形红斑、中毒性表皮坏死松解型药疹等。因此过敏体质及对其他药物有过敏史的患者应尽量避免使用本类药物。

③本类药物可致粒细胞减少、血小板减少及再生障碍性贫血，用药期间应定期检查周围血象变化。红细胞中缺乏葡萄糖-6-磷酸脱氢酶患者易发生溶血性贫血及血红蛋白尿，在新生儿和儿童中较成人多见。

④本类药物可致肝脏损害，引起黄疸、肝功能减退；严重者可发生肝坏死，用药期间需定期监测肝功能。肝病患者应避免使用本类药物。

⑤本类药物可致肾损害，用药期间应监测肾功能。肾功能减退、失水、休克及老年患者应用本类药物易加重或出现肾损害，应避免使用。

⑥本类药物可引起脑性核黄疸，因此禁用于新生儿及2月龄以下婴儿。

⑦妊娠期、哺乳期患者应避免用本类药物。

⑧用药期间应多饮水，维持充分尿量，以防结晶尿的发生，必要时可服用碱化尿液的药物。

23）呋喃类：国内临床应用的呋喃类药物包括呋喃妥因、呋喃唑酮和呋喃西林。

抗菌谱：

①呋喃妥因：体外药敏结果显示多数大肠埃希菌对本品敏感。本品对腐生葡萄球菌和肠球菌属也具抗菌活性。可用于大肠埃希菌、腐生葡萄球菌、肠球菌属及克雷伯菌属等细菌敏感菌株所致的急性单纯性膀胱炎，亦可用于预防尿路感染。

②呋喃唑酮：主要用于治疗志贺菌属、沙门菌属、霍乱弧菌引起的肠道感染。

③呋喃西林：仅局部用于治疗创面、烧伤、皮肤等感染；也可用于膀胱冲洗。

注意事项：

①禁用于对呋喃类药物过敏、肾功能减退（内生肌酐清除率 <50ml/min）、妊娠后期（38～42周）及分娩的患者。

②缺乏葡萄糖-6-磷酸脱氢酶患者应用呋喃类药物可发生溶血性贫血，缺乏此酶者不宜应用。新生儿禁用。

③哺乳期患者服用本类药物时应停止哺乳。

④大剂量、长疗程应用及肾功能损害患者可能发生头痛、肌痛、眼球震颤、周围神经炎等不良反应。

⑤呋喃妥因服用6个月以上的长程治疗者偶可发生弥漫性间质性肺炎或肺纤维化，应严密观察以便尽早发现，及时停药。

⑥服用呋喃唑酮期间，禁止饮酒及含酒精饮料。

24）硝基咪唑类：硝基咪唑类有甲硝唑、替硝唑和奥硝唑等，对拟杆菌属、梭杆菌属、普雷沃菌属、梭菌属等厌氧菌均具高度抗菌活性，对滴虫、阿米巴和蓝氏贾第鞭毛虫等原虫亦具良好活性。

抗菌谱：

①可用于各种厌氧菌的感染，包括腹腔感染、盆腔感染、肺脓肿、脑脓肿等，治疗混合感

染时，通常需与抗需氧菌抗菌药物联合应用。

②口服可用于艰难梭菌所致的假膜性肠炎、幽门螺杆菌所致的胃窦炎、牙周感染及加德纳菌阴道炎等。但应注意幽门螺杆菌对甲硝唑耐药率上升趋势和地区差异。

③可用于肠道及肠外阿米巴病、阴道滴虫病、贾第虫病、结肠小袋纤毛虫等寄生虫病的治疗。

④与其他抗菌药物联合，可用于某些盆腔、肠道及腹腔等手术的预防用药。

注意事项：

①禁用于对硝基咪唑类药物过敏的患者。

②妊娠早期（3 个月内）患者应避免应用。哺乳期患者用药期间应停止哺乳。

③本类药物可能引起粒细胞减少及周围神经炎等，神经系统基础疾患及血液病患者慎用。

④用药期间禁止饮酒及含酒精饮料，以免产生戒酒硫样反应。

⑤肝功能减退可使本类药物在肝脏代谢减慢而导致药物在体内蓄积，因此肝病患者应减量应用。

25）抗分枝杆菌药：本类药物主要包括异烟肼、利福平、利福喷汀、乙胺丁醇、吡嗪酰胺、对氨基水杨酸，以及固定剂量复合片。

①异烟肼：对各型结核分枝杆菌都有高度选择性抗菌作用，是目前抗结核病药物中具有最强杀菌作用的合成抗菌药物，对其他细菌无作用。

抗菌谱：

a. 结核病的治疗：异烟肼是治疗结核病的一线药物，适用于各种类型结核病，但必须与其他抗结核病药联合应用。

b. 结核病的预防：本药既可单用，也可与其他抗结核病药联合使用。

c. 非结核分枝杆菌病的治疗：异烟肼对部分非结核分枝杆菌病有一定的治疗效果，但需联合用药。

注意事项：

a. 本药禁用于对异烟肼过敏，肝功能不正常者，精神病患者和癫痫病人。

b. 周围神经病变或严重肾功能损害者应慎用。

c. 本药与丙硫异烟胺、吡嗪酰胺、利福平等其他抗结核病药物合用时，可增加本药的肝毒性，用药期间应密切观察有无肝炎的前驱症状，并定期监测肝功能，避免饮用含酒精饮料。

d. 本药可引起周围神经炎，服药期间患者出现轻度手脚发麻、头晕者可服用维生素 B_1 或维生素 B_6，严重者应立即停药。

e. 妊娠期患者确有应用指征时，必须充分权衡利弊后决定是否采用。哺乳期患者用药期间应停止哺乳。

②利福平：利福平对结核分枝杆菌、麻风分枝杆菌和其他部分非结核分枝杆菌均具抗菌作用。

抗菌谱：

利福平适用于各种类型结核病、麻风和非结核分枝杆菌感染的治疗，但单独用药可迅速产生耐药性，必须与其他抗结核病药联合应用。

注意事项：

a. 对本药或利福霉素类过敏的患者禁用。

b. 用药期间应定期检查周围血象及肝功能。肝病患者、有黄疸史和酒精中毒者慎用。

c. 服药期间不宜饮酒。

d. 本药对动物有致畸作用，妊娠期患者确有应用指征时应充分权衡利弊后决定是否采用，妊娠早期患者应避免使用。哺乳期患者用药期间应停止哺乳。

e. 5岁以下儿童患者应用资料尚不充分。

f. 患者服药期间大、小便，唾液，痰，泪液等可呈红色。

③利福喷汀

抗菌谱：

抗菌谱与利福平相同，在抗结核联合治疗方案中主要作间歇给药治疗用，应与其他抗结核药联合应用。亦可用于非结核性分枝杆菌感染的治疗，与其他抗麻风药联合用于麻风治疗可能有效。

注意事项：

a. 成人每次0.6g（体重<50kg者应酌减），空腹（餐前1小时）服用，一周服药1～2次。

b. 不良反应比利福平轻微，少数病例可出现白细胞、血小板减少；丙氨酸氨基转移酶升高；皮疹、头昏、失眠等。胃肠道反应较少。

c. 对该品或利福霉素类抗菌药过敏者禁用。

d. 黄疸患者及孕妇禁用，肝功能异常、白细胞显著减少者须在严密观察下使用或忌用。

④乙胺丁醇

抗菌谱：

本药与其他抗结核病药联合治疗结核分枝杆菌所致的各型肺结核和肺外结核，亦可用于非结核分枝杆菌病的治疗。

注意事项：

a. 对本药过敏的患者禁用。

b. 球后视神经炎为本药的主要不良反应，尤其在疗程长、每日剂量超过15mg/kg的患者中发生率较高。用药前和用药期间应每日检查视野、视力、红绿鉴别力等，一旦出现视力障碍或下降，应立即停药。

c. 用药期间应定期监测血清尿酸，痛风患者慎用。

d. 妊娠期患者确有应用指征时应充分权衡利弊后决定是否采用。

e. 哺乳期患者用药期间应停止哺乳。

f. 13岁以下儿童患者应用资料尚不充分。

⑤吡嗪酰胺

抗菌谱：

吡嗪酰胺仅对结核分枝杆菌有效，对其他分枝杆菌及其他微生物无效。对异烟肼耐药菌株仍有抗菌作用。与其他抗结核病药联合用于各种类型的肺结核和肺外结核。本药通常在强化期应用（一般为2个月），是短程化疗的联合用药之一。

注意事项：

a. 对本药过敏、严重肝脏损害或急性痛风的患者禁用。

b. 肝功能减退患者不宜应用，原有肝脏病、显著营养不良或痛风的患者慎用。

c. 妊娠期患者确有应用指征时应充分权衡利弊后决定是否采用。哺乳期患者用药期间应停止哺乳。

d. 服药期间应避免日光曝晒，因可引起光敏反应或日光性皮炎。一旦发生光敏反应，应立即停药。

e. 糖尿病患者服用本药后血糖较难控制，应注意监测血糖，及时调整降糖药用量。

⑥对氨基水杨酸

抗菌谱：

对氨基水杨酸仅对分枝杆菌有效，须与其他抗结核病药联合应用。本药为二线抗结核病药物，静脉滴注可用于治疗结核性脑膜炎或急性播散性结核病。

注意事项：

a. 禁用于对本药过敏、严重肾病或正在咯血的患者。消化性溃疡，肝、肾功能不全者慎用，大剂量使用本药（12g）静脉滴注 2～4 小时可能引发血栓性静脉炎，应予注意。

b. 本药静脉滴注液必须新鲜配制，静脉滴注时应避光，以防减效。

c. 用药期间应定期作肝、肾功能测定，出现肝功能损害或黄疸者，应立即停药并进行保肝治疗。本药大剂量应用可能抑制肝脏凝血酶原的生成，可给予维生素 K 预防出血。

d. 本药可引起结晶尿、蛋白尿、管型尿及血尿等，碱化尿液可减少对肾脏的刺激和毒性反应。

e. 妊娠期患者确有应用指征时应充分权衡利弊后决定是否采用。哺乳期患者用药期间应停止哺乳。

26）抗真菌药

①两性霉素 B 及其含脂制剂：两性霉素 B 为多烯类抗真菌药，通过与敏感真菌细胞膜上的甾醇相结合，引起细胞膜的通透性改变，导致细胞内重要物质渗漏，而使真菌细胞死亡。两性霉素 B 现有品种为两性霉素 B 去氧胆酸盐和 3 种含脂制剂：两性霉素 B 脂质复合体、两性霉素 B 胆固醇复合体和两性霉素 B 脂质体。两性霉素 B 含脂制剂可使与输注相关的不良反应和肾毒性明显减少，在肝、脾、肺等组织中浓度增加，肾组织浓度降低。

抗菌谱：

a. 两性霉素 B：去氧胆酸盐适用于下列真菌所致侵袭性真菌感染的治疗：隐球菌病、芽生菌病、播散性念珠菌病、球孢子菌病、组织胞浆菌病，由毛霉属、根霉属、犁头霉属、内孢霉属和蛙粪霉属等所致的毛霉病，由申克孢子丝菌引起的孢子丝菌病，曲霉所致的曲霉病、暗色真菌病等。本药尚可作为美洲利什曼原虫病的替代治疗药物。

b. 两性霉素 B：含脂制剂适用于肾功能不全患者侵袭性曲霉病、不能耐受有效剂量的两性霉素 B 去氧胆酸盐，以及两性霉素 B 去氧胆酸盐治疗无效的侵袭性真菌病患者。两性霉素 B 脂质体还可用于中性粒细胞缺乏伴发热疑为真菌感染患者的经验治疗。

注意事项：

a. 对本类药物过敏的患者禁用。

b. 两性霉素 B 毒性大，不良反应多见，但本药有时是某些致命性侵袭性真菌病唯一疗效比较肯定的治疗药物，因此必须从其拯救生命的效益和可能发生的不良反应两方面权衡考虑是否选用本药。

c. 两性霉素 B 所致肾功能损害常见，少数患者可发生肝毒性、低钾血症、血液系统毒性，因此用药期间应定期测定肾功能、肝功能、血电解质、周围血象、心电图等，以尽早发现异常，及时处理。应避免联合应用其他肾毒性药物，出现肾功能损害时，根据其损害程度减量给药或暂停用药。原有严重肝病者不宜选用本类药物。

d. 原有肾功能减退，或两性霉素B治疗过程中出现严重肾功能损害或其他不良反应，不能耐受两性霉素B（去氧胆酸盐）治疗者，可考虑选用两性霉素B含脂制剂。

e. 本类药物需避光缓慢静脉滴注，常规制剂每次静脉滴注时间为4～6小时或更长；含脂制剂通常为2～4小时。给药前可给予解热镇痛药或抗组胺药或小剂量地塞米松静脉推注，以减少发热、寒战、头痛等全身反应。

f. 如果治疗中断7天以上，需重新自小剂量（0.25mg/kg）开始用药，逐渐递增剂量。

g. 本品属妊娠期B类药物，孕妇确有应用指征时方可使用。哺乳期患者用药期间应停止哺乳。

②氟胞嘧啶：氟胞嘧啶在真菌细胞内代谢为氟尿嘧啶，替代尿嘧啶进入真菌的RNA，从而抑制DNA和RNA的合成，导致真菌死亡。对新型隐球菌、念珠菌属具有良好抗菌作用，但非白念珠菌对该药的敏感性较白念珠菌差。

抗菌谱：

适用于敏感新型隐球菌、念珠菌属所致严重感染的治疗。本药单独应用时易引起真菌耐药，通常与两性霉素B联合应用。

注意事项：

a. 本药禁用于严重肾功能不全及对本药过敏的患者。

b. 下列情况应慎用本药：骨髓抑制、血液系统疾病或同时接受骨髓抑制药物的患者，肝、肾功能损害的患者。

c. 老年及肾功能减退患者应根据肾功能减退程度调整剂量，并尽可能进行血药浓度监测。

d. 用药期间应定期检查周围血象、尿常规及肝、肾功能。

e. 定期进行血液透析和腹膜透析的患者，每次透析后应补给一次剂量。

f. 本品属妊娠期用药C类。孕妇如确有应用指征，仔细权衡利弊后决定是否应用。哺乳期患者用药期间应停止哺乳。

g. 不推荐儿童患者应用本药。

③吡咯类：吡咯类包括咪唑类和三唑类，具有广谱抗真菌作用，咪唑类药物常用者有酮康唑、咪康唑、克霉唑等，主要为局部用药。三唑类中已上市品种有氟康唑、伊曲康唑、伏立康唑和泊沙康唑，主要用于治疗侵袭性真菌病。

抗菌谱：

a. 氟康唑：念珠菌病（克柔念珠菌除外）：用于治疗口咽部和食管感染；播散性念珠菌病，包括血流感染、腹膜炎、肺炎、尿路感染等；念珠菌外阴阴道炎；尚可用于骨髓移植受者接受细胞毒类药物或放射治疗时，预防念珠菌感染的发生。新型隐球菌病，以及隐球菌脑膜炎经两性霉素B联合氟胞嘧啶初治后的维持治疗用药。球孢子菌病。作为芽生菌病的可选用药。

b. 酮康唑：念珠菌病、芽生菌病、球孢子菌病、组胞浆菌病、暗色真菌病和副球孢子菌病。本药难以通过血脑屏障，故不用于上述真菌感染累及中枢神经系统者。由于本药的肝毒性，近年临床应用日趋减少，以皮肤局部应用为主。

c. 伊曲康唑：静脉注射液适用于中性粒细胞缺乏怀疑真菌感染患者的经验治疗，还适用于治疗肺部及肺外芽生菌病，组织胞浆菌病，以及不能耐受两性霉素B或两性霉素B治疗无效的曲霉病。胶囊剂适用于皮肤真菌所致的足趾或（和）手指甲癣，因胶囊剂口服吸收差，现较少用于侵袭性真菌病的治疗。口服制剂可与本品注射剂序贯使用，用于中性粒细胞缺乏怀疑真菌感染患者的经验治疗，也可用于口咽部和食管念珠菌病的治疗。伊曲康唑注射及口服后，尿液和脑脊液中均无原形药，故不宜用于尿路感染和中枢神经系统感染的治疗。

d. 伏立康唑：侵袭性曲霉病，非粒细胞缺乏患者念珠菌血症及念珠菌属所致播散性皮肤感染、腹部、肾脏、膀胱壁及伤口感染；食管念珠菌病，不能耐受其他药物或经其他药物治疗无效的赛多孢菌属和镰孢霉属所致的严重感染。

e. 泊沙康唑：13 岁及以上严重免疫功能缺陷患者（如造血干细胞移植受者发生移植物抗宿主反应，或血液系统恶性肿瘤化疗后长期中性粒细胞缺乏者），预防侵袭性曲霉病和念珠菌病；口咽部念珠菌病的治疗，包括伊曲康唑或氟康唑治疗无效者。此外，本品在体外对毛霉属、根霉属等接合菌具良好抗菌活性。

注意事项：

a. 禁用于对本类药物及其赋形剂过敏的患者。

b. 本类药物禁止与西沙必利、阿司咪唑、特非那定和三唑仑合用，因可导致严重心律失常。

c. 本类药物可致肝毒性，以酮康唑较为多见。表现为一过性肝酶升高，偶可出现严重肝毒性，包括肝衰竭和死亡。因此在治疗过程中应严密观察临床征象及监测肝功能，一旦出现临床症状或肝功能持续异常，须立即停止治疗。肝病患者有明确应用指征时，应权衡利弊后决定是否用药。

d. 伊曲康唑不可用于充血性心力衰竭以及有充血性心力衰竭病史的患者。

e. 伊曲康唑和伏立康唑注射剂中的赋形剂主要经肾排泄，因此两者注射剂分别不宜用于肌酐清除率 < 30ml/min（伊曲康唑）和 < 50ml/min（伏立康唑）的患者。

f. 氟康唑、酮康唑和伊曲康唑为妊娠期用药 C 类，孕妇患者确有应用指征时，应充分权衡利弊后决定是否应用；伏立康唑为妊娠期用药 D 类，孕妇应避免应用，但在确有应用指征且患者受益大于可能的风险时可在严密观察下慎用。

g. 酮康唑不宜用于 2 岁以下儿童；氟康唑不推荐用于 6 个月以下婴儿；伊曲康唑不推荐用于儿童患者；伏立康唑不推荐用于 2 岁以下儿童患者。儿童患者确有应用指征时，须充分权衡利弊后决定是否应用。

h. 伏立康唑通过细胞色素 P450 同工酶代谢，与华法林、环孢素 A、他克莫司、苯妥因、奥美拉唑、非核苷类逆转录酶抑制剂、苯二氮䓬类、他汀类、双氢吡啶钙通道阻滞剂、磺脲类口服降糖药、长春花碱等药物存在相互作用。

i. 泊沙康唑禁止与麦角生物碱类药物（麦角胺、二氢麦角胺）合用；泊沙康唑可通过抑制 CYP3A4，干扰其他药物代谢，禁止与 CYP3A4 底物，特非那定、阿司咪唑、西沙必利、卤泛群或奎尼丁合用，因其可增加上述药物的血浓度，导致 Q-T 间期延长，但尖端扭转性室性心动过速极少见；泊沙康唑应避免与西咪替丁、利福布汀、苯妥因合用，除非利大于弊。泊沙康唑与环孢素、他克莫司及咪唑达仑合用时，后数者需减量使用，并监测血药浓度。

④棘白菌素类：棘白菌素类抗真菌药物能抑制许多丝状真菌和念珠菌细胞壁成分 β-（1，3）-D- 葡聚糖的合成，使真菌细胞溶解。该类药物对烟曲霉、黄曲霉、土曲霉和黑曲霉具良好抗菌活性，对白念珠菌等多数念珠菌属具高度抗真菌活性，但对近平滑念珠菌作用相对较弱。新型隐球菌对本品天然耐药。目前国内已上市的棘白菌素类抗真菌药有卡泊芬净和米卡芬净。

抗菌谱：

a. 卡泊芬净：念珠菌血流感染和下列念珠菌感染：腹腔脓肿、腹膜炎和胸腔感染。食管念珠菌病。难治性或不能耐受其他抗真菌药治疗（如两性霉素 B 去氧胆酸盐、两性霉素 B 含脂制剂和 / 或伊曲康唑）的侵袭性曲霉病。中性粒细胞缺乏伴发热经广谱抗菌药治疗无效疑为真菌感染患者的经验治疗。

b. 米卡芬净：成人和 4 个月及以上儿童下述感染的治疗与预防：念珠菌属血流感染、急性播散性念珠菌病、念珠菌腹膜炎和腹腔脓肿。食管念珠菌病。造血干细胞移植受者移植前预防念珠菌病。侵袭性曲霉病（临床资料有限）。

注意事项：

a. 禁用于对本类药物过敏的患者。

b. 本类药物属妊娠期用药 C 类，孕妇患者确有应用指征时，应充分权衡利弊后决定是否应用。哺乳期患者用药期间应停止哺乳。

c. 除非利大于弊，否则卡泊芬净不宜与环孢素合用，因可导致血清转氨酶升高。

d. 卡泊芬净不推荐用于 18 岁以下儿童。

e. 应用米卡芬净可能发生血管内溶血和血红蛋白尿，此时应充分权衡利弊决定是否继续用药。

⑤特比萘芬

抗菌谱：

本品适用于皮肤癣菌所致的手指及足趾甲癣。

注意事项：

a. 禁用于对本药及其赋形剂过敏的患者。

b. 本药有肝毒性，在治疗过程中应定期检查肝功能，如出现异常应及时停药。肝硬化或活动性肝病的患者不宜应用本药。

c. 肾功能受损（肌酐清除率低于 50ml/min 或血肌酐超过 300μmol/L）的患者剂量应减半。

d. 本品属妊娠期 B 类用药，妊娠期患者确有应用指征时，应在充分权衡利弊后慎用。

e. 不推荐儿童患者使用本药。

⑥灰黄霉素

抗菌谱：

适用于治疗皮肤癣菌引起的各种浅部真菌病，包括头癣和手足癣等，目前仍为治疗头癣首选药物。

注意事项：

a. 本品禁用于卟啉病、肝功能衰竭及对本品过敏者。

b. 灰黄霉素在动物实验中有致癌、致畸作用。

c. 本品偶可致肝毒性，有肝病或肝功能损害者需权衡利弊后决定是否用药。

d. 本品可诱发卟啉病、红斑狼疮。红斑狼疮患者如有指征应用该药时必须权衡利弊后决定。

e. 男性患者在治疗期间及治疗结束后至少 6 个月应采取避孕措施。

f. 孕妇禁用。育龄期妇女患者服药期间采取避孕措施，并持续至治疗结束后 1 个月。

g. 疗程中需定期监测肝功能、周围血象、尿常规及肾功能。

h. 2岁以下儿童缺乏应用本品的资料。

⑦制霉菌素：制霉菌素亦为多烯类抗真菌药，体外抗菌活性与两性霉素B相仿。本品口服后胃肠道不吸收。

抗菌谱：

适用于治疗皮肤黏膜念珠菌病，口服该药可治疗肠道或食管念珠菌病；局部用药治疗口腔念珠菌病、阴道念珠菌病和皮肤念珠菌病。

注意事项：

a. 对本品过敏的患者禁用。

b. 孕妇及哺乳期妇女慎用。

第二章
术前规范与预防性抗感染流程

表 11-2-1 术前规范与预防性抗感染流程

手术名称	切口类别	可能污染菌	抗菌药物选择
脑外科手术（清洁，无植入物）	Ⅰ	金黄色葡萄球菌 凝固酶阴性葡萄球菌	第一、二代头孢菌素，MRSA感染高发医疗机构的高危患者可用（去甲）万古霉素
脑外科手术（经鼻窦、鼻腔、口咽部手术）	Ⅱ	金黄色葡萄球菌 链球菌属 口咽部厌氧菌（如消化链球菌）	第一、二代头孢菌素±甲硝唑，或克林霉素+庆大霉素
脑脊液分流术	Ⅲ	金黄色葡萄球菌 凝固酶阴性葡萄球菌	第一、二代头孢菌素，MRSA感染高发医疗机构的高危患者可用（去甲）万古霉素
脊髓手术	Ⅰ	金黄色葡萄球菌 凝固酶阴性葡萄球菌	第一、二代头孢菌素
眼科手术（如白内障、青光眼或角膜移植、泪囊手术、眼穿通伤）	Ⅰ、Ⅱ	金黄色葡萄球菌 凝固酶阴性葡萄球菌	局部应用妥布霉素或左氧氟沙星等
头颈部手术（恶性肿瘤，不经口咽部黏膜）	Ⅰ	金黄色葡萄球菌 凝固酶阴性葡萄球菌	第一、二代头孢菌素
头颈部手术（经口咽部黏膜）	Ⅱ	金黄色葡萄球菌 链球菌属 口咽部厌氧菌（如消化链球菌）	第一、二代头孢菌素±甲硝唑，或克林霉素+庆大霉素
颌面外科（下颌骨折切开复位或内固定，面部整形术有移植物手术，正颌手术）	Ⅰ	金黄色葡萄球菌 凝固酶阴性葡萄球菌	第一、二代头孢菌素
耳鼻喉科（复杂性鼻中隔鼻成形术，包括移植）	Ⅱ	金黄色葡萄球菌 凝固酶阴性葡萄球菌	第一、二代头孢菌素
乳腺手术（乳腺癌、乳房成形术，有植入物如乳房重建术）	Ⅰ	金黄色葡萄球菌 凝固酶阴性葡萄球菌 链球菌属	第一、二代头孢菌素
胸外科手术（食管、肺）	Ⅱ	金黄色葡萄球菌 凝固酶阴性葡萄球菌 肺炎链球菌 革兰阴性杆菌	第一、二代头孢菌素

续表

手术名称	切口类别	可能污染菌	抗菌药物选择
心血管手术（腹主动脉重建、下肢手术切口涉及腹股沟、任何血管手术植入人工假体或异物，心脏手术、安装永久性心脏起搏器）	Ⅰ	金黄色葡萄球菌 凝固酶阴性葡萄球菌	第一、二代头孢菌素，MRSA感染高发医疗机构的高危患者可用（去甲）万古霉素
肝、胆系统及胰腺手术	Ⅱ、Ⅲ	革兰阴性杆菌 厌氧菌（如脆弱拟杆菌）	第一、二代头孢菌素或头孢曲松±甲硝唑，或头霉素类
胃、十二指肠、小肠手术	Ⅱ、Ⅲ	革兰阴性杆菌 链球菌属 口咽部厌氧菌（如消化链球菌）	第一、二代头孢菌素，或头霉素类
结肠、直肠、阑尾手术	Ⅱ、Ⅲ	革兰阴性杆菌 厌氧菌（如脆弱拟杆菌）	第一、二代头孢菌素±甲硝唑，或头霉素类，或头孢曲松±甲硝唑
经直肠前列腺活检术	Ⅱ	革兰阴性杆菌	氟喹诺酮类
泌尿外科手术：进入泌尿道或经阴道的手术（经尿道膀胱肿瘤或前列腺切除术、异体植入及取出，切开造口、支架的植入及取出）及经皮肾镜手术	Ⅱ	革兰阴性杆菌	第一、二代头孢菌素，或氟喹诺酮类
泌尿外科手术：涉及肠道的手术	Ⅱ	革兰阴性杆菌 厌氧菌	第一、二代头孢菌素，或氨基糖苷类+甲硝唑
有假体植入的泌尿系统手术	Ⅱ	葡萄球菌属 革兰阴性杆菌	第一、二代头孢菌素+氨基糖苷类，或万古霉素
经阴道或经腹腔子宫切除术	Ⅱ	革兰阴性杆菌 肠球菌属 B组链球菌 厌氧菌	第一、二代头孢菌素（经阴道手术加用甲硝唑），或头霉素类
腹腔镜子宫肌瘤剔除术（使用举宫器）	Ⅱ	革兰阴性杆菌 肠球菌属 B组链球菌 厌氧菌	第一、二代头孢菌素±甲硝唑，或头霉素类
羊膜早破或剖宫产术	Ⅱ	革兰阴性杆菌 肠球菌属 B组链球菌 厌氧菌	第一、二代头孢菌素±甲硝唑
人工流产-刮宫术引产术	Ⅱ	革兰阴性杆菌 肠球菌属 链球菌 厌氧菌（如脆弱拟杆菌）	第一、二代头孢菌素±甲硝唑，或多西环素
会阴撕裂修补术	Ⅱ、Ⅲ	革兰阴性杆菌 肠球菌属 链球菌属 厌氧菌（如脆弱拟杆菌）	第一、二代头孢菌素±甲硝唑

续表

手术名称	切口类别	可能污染菌	抗菌药物选择
皮瓣转移术（游离或带蒂）或植皮术	Ⅱ	金黄色葡萄球菌 凝固酶阴性葡萄球菌 链球菌属 革兰阴性菌	第一、二代头孢菌素
关节置换成形术、截骨、骨内固定术、腔隙植骨术、脊柱术（应用或不用植入物、内固定物）	Ⅰ	金黄色葡萄球菌 凝固酶阴性葡萄球菌 链球菌属	第一、二代头孢菌素，MRSA感染高发医疗机构的高危患者可用（去甲）万古霉素
外固定支架植入术	Ⅱ	金黄色葡萄球菌 凝固酶阴性葡萄球菌 链球菌属	第一、二代头孢菌素
截肢术	Ⅰ、Ⅱ	金黄色葡萄球菌 凝固酶阴性葡萄球菌 链球菌属 革兰阴性菌 厌氧菌	第一、二代头孢菌素±甲硝唑
开放骨折内固定术	Ⅱ	金黄色葡萄球菌 凝固酶阴性葡萄球菌链球菌属 革兰阴性菌 厌氧菌	第一、二代头孢菌素±甲硝唑

注：“±”是指两种及两种以上药物可联合应用，或可不联合应用。

第三章

输血规范（合理输血、安全输血）

血液由不同血细胞和血浆组成。将供者血液的不同成分应用科学方法分开，依据患者病情的实际需要，分别输入有关血液成分，称为成分输血。成分输血的比例是衡量一个国家或地区医疗技术水平高低的重要标志之一。目前，国际上输成分血的比例已经达到90%以上，输全血不到10%，发达国家比例已经超过95%。我国的成分输血起步较晚，发展相对滞后。但在大城市成分输血比例已达到发达国家水平，但是，其中绝大部分成分血来源于全血采集之后的再次人工分离，其质量低于使用专门设备采集的成分血。

一、成分输血的优点

1. **疗效好** 患者需要什么成分，就补充什么，特别是将血液成分提纯，浓缩而得到高性价比的制品。

2. **副作用小** 血液成分复杂，有多种抗原系统，再加上血浆中的各种特异抗体，输全血更容易引起各种不良反应。

3. **合理使用** 将全血分离制成不同的细胞（红细胞、白细胞、血小板）及血浆蛋白（白蛋白、免疫球蛋白、凝血因子等）成分，供不同的目的应用。

4. **经济** 既可节省宝贵的血液，又可减少经济负担。

5. **便于保存和运输**。

二、常用血液成分及特性

临床常用的血液成分包括：红细胞、白细胞、血小板及血浆，其详细分类及特性包括以下内容。

（一）红细胞

1. **浓缩红细胞（CRC）** 每个单位含200ml全血中全部的红细胞，总量约110～120ml，红细胞压积0.7～0.8。含血浆30ml及抗凝剂8～10ml，运氧能力和体内存活率等同一袋全血。规格：每袋110～120ml。保存及保质期：4℃±2℃，ACD：21天；CPD：28天；CPDA：35天。作用：增强运氧能力。适用：①各种急性失血的输血；②各种慢性贫血；③高钾血症、肝、肾、心功能障碍者输血；④小儿、老年人输血。备注：交叉配血试验。

2. **少白细胞红细胞（LPRC）** 根据制备方法分为3种：①过滤法：白细胞去除率96.3%～99.6%，红细胞回收率>90%；②手工洗涤法：白细胞去除率79%±1.2%，红细胞回收率>74%±3.3%；③机器洗涤法：白细胞去除率>93%，红细胞回收率>87%。保存及保质期：4℃±2℃、24小时。作用：增强运氧能力（同CRC）。适用：①由于输血产生白细胞抗体，引起发热等输血不良反应的患者；②防止产生白细胞抗体的输血（如器官移植的患者）备注：与受血者ABO血型相同。

3. **红细胞悬液（CRCs）** 将400ml或200ml全血离心后除去血浆，加入适量红细胞添加剂后制成。规格：由400ml或200ml全血制备。保存及保质期：同CRC。作用及适应证：同CRC。备注：交叉配血试验。

4. **洗涤红细胞（WRC）** 由400ml或200ml全血经离心去除血浆和白细胞，用无菌生理盐水洗涤3～4次，最后加150ml生理盐水悬浮。其白细胞去除率>80%，血浆去除率>90%，RBC回收率>70%。规格：由400ml或200ml全血制备（同LPRC）。作用：增强运氧能力。适用：①对血浆蛋白有过敏反应的贫血患者；②自身免疫性溶血性贫血患者；③阵发性睡眠性血红蛋白尿症；④高钾血症及肝肾功能障碍需要输血者。备注：主侧配血试验。

5. **冰冻红细胞（FTRC）** 由去除血浆的红细胞加甘油保护剂，在-80℃保存，保存期10年，解冻后洗涤去甘油，加入100ml无菌生理盐水或红细胞添加剂或原血浆制成。其白细胞去除率>98%；血浆去除>99%；RBC回收>80%；残余甘油量<1%。洗除了枸橼酸盐或磷酸盐、K^+、NH_3^+等。规格：每袋200ml。保存及保质期：解冻后4℃±2℃ 24小时。作用：增强运氧能力。适用：①同WRC；②稀有血型患者输血；③新生儿溶血病换血；④自身输血。备注：加原血浆悬浮红细胞要做交叉配血试验。加生理盐水悬浮只做主侧配血试验。

（二）白细胞

机器单采浓缩白细胞悬液（GRANs） 用细胞分离机单采技术由单个供血者循环血液中采集。每袋内含粒细胞≥1×10^{10}。保存及保质期：22℃±2℃ 24小时。作用：提高机体抗感染能力。适用：中性粒细胞低于0.5×10^9/L，并发细菌感染，抗生素治疗48小时无效者（从严掌握适用证）。备注：必须做交叉配血试验，ABO血型相同。

（三）血小板

血小板分为手工分离浓缩血小板（PC-1）和机器单采浓缩血小板（PC-2）。

1. **手工分离浓缩血小板（PC-1）** 由200ml或400ml全血制备。血小板含量为≥2.0×10^{10}/袋、≥4.0×10^{10}/袋。规格：每袋20～25ml、每袋40～50ml，保存及保质期：22℃±2℃（轻振荡）24小时（普通袋）或5天（专用袋制备）。作用：止血。适用：①血小板减少所致的出血；②血小板功能障碍所致的出血。备注：需做交叉配血试验，要求ABO相合，一次足量输注。

2. **机器单采浓缩血小板（PC-2）** 用细胞分离机单采技术，从单个供血者循环液中采集，每袋内含血小板≥2.5×10^{11}，红细胞含量<0.41ml。规格：每袋150～250ml。保存及保质期：同PC-1。作用及适应证：同PC-1。备注：ABO血型相同。

（四）血浆

1. **新鲜液体血浆（FLP）** 含有新鲜血液中全部凝血因子。血浆蛋白为6～8g/L，纤维蛋白原0.2～0.4g/L，其他凝血因子0.7～1.0U/ml。规格：根据医院需要而定。保存及保质期：4℃±2℃、24小时（三联袋）。作用：补充凝血因子，扩充血容量。适用：①补充全部凝血因子（包括不稳定的凝血因子Ⅴ、Ⅷ）；②大面积烧伤、创伤。备注：要求与受血者ABO血型相同或相容。

2. **新鲜冰冻血浆（FFP）** 含有全部凝血因子。血浆蛋白为6～8g/L；纤维蛋白原0.2～0.4g/L；其他凝血因子0.7～1.0U/ml。自采血后6～8小时内（ACD抗凝剂：6小时内；CPD抗凝剂：8小时内）速冻成块。规格：200ml、100ml、50ml、25ml。保存及保质期：-20℃以下，一年（三联袋）。作用：扩充血容量，补充凝血因子。适用：①补充凝血因子；②大面积创伤、烧伤。备注：要求与受血者ABO血型相同或相容，37℃摆动水浴融化。

3. **普通冰冻血浆（FP）** FFP保存一年后即为普通冰冻血浆。规格：200ml、100ml、50ml、25ml。保存及保质期：−20℃以下，四年。作用：补充稳定的凝血因子和血浆蛋白。适用：①主要用于稳定的凝血因子缺乏，如Ⅱ、Ⅶ、Ⅸ、Ⅹ因子缺乏；②手术、外伤、烧伤、肠梗阻等大出血或血浆大量丢失。备注：要求与受血者ABO血型相同。

4. **冷沉淀（Cryo）** 每袋由200ml血浆制成。含有：Ⅷ因子80～100单位，纤维蛋白原约250mg，血浆20ml。规格：20ml。保存及保质期：−20℃以下，一年。适用：①甲型血友病；②血管性血友病（vWD）；③纤维蛋白原缺乏症。备注：要求与受血者ABO血型相同或相容。

三、合理输血的原则

1. **高效** 严格掌握输血适应证，大力提倡成分输血、自身输血。

2. **安全** 不同血液成分携带病毒的概率也不同，以白细胞最大，血浆次之，红细胞最小，做好输血前检查，严格按照国家要求制备血制品。

3. **有效保存** 血液在保存过程中会丢失一些不稳定的东西，包括：血小板、粒细胞、不稳定凝血因子。严格按照国家要求保存。

4. **保护血液资源** 我国人口众多，临床用血量大，目前临床血液资源主要来源于个人无偿献血，目前普遍存在血液资源不足，因此临床中应当严格掌握输血指征，切实保护好血液资源。

四、输血适应证

（一）红细胞

1. **浓缩红细胞用于增强机体运氧能力** 适用于：各种急性失血的输血；各种慢性贫血；高钾血症、肝、肾、心功能障碍者输血；小儿、老年人输血。

2. **少白细胞红细胞** 适用于由于输血产生白细胞抗体，引起发热等输血不良反应的患者；防止产生白细胞抗体的输血（如器官移植的患者）。

3. **洗涤红细胞用来增强机体运氧能力** 适用于：对血浆蛋白有过敏反应的贫血患者；自身免疫性溶血性贫血患者；阵发性睡眠性血红蛋白尿症；高钾血症及肝肾功能障碍需要输血者。

4. **冰冻红细胞用来增强机体运氧能力** 适用于：对血浆蛋白有过敏反应的贫血患者；稀有血型患者输血；新生儿溶血病换血；自身输血。

（二）白细胞

机器单采浓缩白细胞悬液用于提高机体抗感染能力。适用于：中性粒细胞低于$0.5\times10^9/L$，并发细菌感染，抗生素治疗48小时无效者（从严掌握适用证）。

（三）血小板

1. 手工分离浓缩血小板主要用于止血。适用于：血小板减少所致的出血；血小板功能障碍所致的出血。

2. 机器单采浓缩血小板与手工分离浓缩血小板的适应证相同。

（四）血浆

新鲜液体血浆主要用于补充凝血因子，扩充血容量。适用于：补充全部凝血因子（包括不稳定的凝血因子Ⅴ、Ⅷ)；大面积烧伤、创伤。

1. 新鲜冰冻血浆主要用于扩充血容量，补充凝血因子。适用于：补充凝血因子；大面积创伤、烧伤。

2. 普通冰冻血浆主要用于补充稳定的凝血因子和血浆蛋白。适用于：补充稳定的凝血因子缺乏，如Ⅱ、Ⅶ、Ⅸ、Ⅹ因子缺乏；手术、外伤、烧伤、肠梗阻等大出血或血浆大量丢失。

3. 冷沉淀含有Ⅷ因子、纤维蛋白原、血浆。适用于：甲型血友病；血管性血友病(vWD)；纤维蛋白原缺乏症。

五、血液保护

要做到血液保护，需要做到以下内容：

1. 严格掌握输血适应证不该输的就不要输。减少不必要的血液检测，避免使用易导致出血的药物。

2. 减少失血，减少手术中不必要的出血是减少异体输血的关键措施。

3. 自身输血最能减少输血的并发症且无传染疾病的危险。

4. 血液保护药物的应用：包括①术前使用红细胞生成素或维生素 K；②预防性的应用抗纤溶药，如 6- 氨基己酸、抑肽酶；③应用重组因子激活物Ⅶ对大型手术的困难止血具有显著疗效。

六、输血的基本程序

1. **临床输血前的评估** 首先评估患者是否存在失血、贫血，是否有凝血功能障碍，患者目前的生命体征、组织供氧情况，根据这些内容评估患者是否需要输血以及需要输入哪种血制品。

2. **用血征询** 尊重患者的知情同意权，向患者本人或亲属告知输血的原因、必要性、风险以及输血的内容、作用。还要充分考虑少数民族的宗教信仰与民族习惯。

3. **输血申请** 填写输血申请单，按照输血性质可以将输血分为：常规输血、急诊输血和特殊输血。其中急诊输血按照紧急程度又分为：①异常紧急，用于患者病情非常危急或者发生重大灾难时的急救，需要在 10～15 分钟内发出第一个单位血液；②非常紧急，用于患者有生命危险的紧急状况，一般需要在 1 个小时内发出血液；③紧急，用于突发的状况输血，一般在 3 个小时内发出血液。

4. **患者的识别与标本采集** 床旁患者身份确认是防止输血错误的重要、首要方法，如果患者意识清醒，则应当在床旁亲自询问患者的姓名、年龄等确认身份信息的问题。若患者清楚自己血型，则应当记录并参考，如果患者意识不清，则应当在患者床询问其家属或其他陪人来了解以上信息。采血时应当在床边再次核对患者相关信息，并将患者信息与采血试管对应，黏贴标签。由医务人员或专人将采集到的血液送至输血科再次核对。

5. **血型鉴定、抗体筛选和交叉配血试验** 输血前需要对患者进行血液 ABO、RhD 血型鉴定和交叉配血试验，作血型鉴定和抗体筛选的标本采集时间应 <72 小时，输血后时间超过 24 小时如果需要再次作血型鉴定和抗体筛选应当重新采集血液标本。

6. **血液的领取** 只有在需要立即输血的情况下才向血库领血，领血时需要携带领血单，应当保证在室温条件下从领血到输血结束的时间不超过 4 个小时(有贮血冰箱的手术室除外)。发放的血液应当再次与输血患者进行信息核对，并视检血液的基本情况，视检内容包括血液是否出现浑浊、溶血、污染、血凝块、血袋是否损坏或者出现渗漏。

7. **血液的输注过程** 输血应当使用带滤网的专用输血管道，可以通过周围或者中心静脉输注。输血管道应当至少 12 小时更换一次，以防止血液中细菌生长。同时医嘱中应当标注输血速度，病例中记录输血情况，是否出现输血反应。

七、输血不良反应

确保安全输血，是输血过程中最重要的部分，因此在整个输血过程中都应当监测患者生命体征，以便尽早发现可能出现的输血反应。严重不良输血反应多发生在输血开始后的 15 分钟内，因此应当在这段时间内严密监测患者，特别是意识丧失患者的生命体征。开始输血前应当向患者以及家属告知输血过程中可能出现的不良反应，征得家属以及患者的理解与允许。输血过程中监测患者的一般表现：有无皮疹、皮肤瘙痒、发热、寒战，体温、呼吸、脉搏、心率，有无尿量减少，准确在病历中记录输血过程。当考虑出现输血反应时应当立即停止输血，给与更换输液管道，应用生理盐水维持静脉通路，准备抢救用药，向上级医生汇报，严密记录患者生命体征，一般表现，以及抢救用药，保存输血管道与血袋，以便将来分析原因。

第四章
急诊病历质量控制与规范

一、急诊病历质量控制

（一）质控组织

1. **组织结构**　建立院科组三级病历质量控制体系。

2. **小组质控**　科室各治疗小组负责本小组病历质量全面管理。

3. **科室质控**　各科室成立病历质量管理组，科主任任组长并任命成员负责科室病历质量管理。

4. **院级质控**　成立病历质量管理小组，指定相关专业人员为成员，小组设立在病案室。

（二）各级质控组织的职能

1. **治疗小组**　每个治疗小组负责本小组病历书写的及时性、完整性，杜绝病历书写中的缺项、漏项，严禁出现丙级病历。

2. **科室**　科室病历质量管理组指定高年资医师和护士为质检医师、质控护士，必须做好在科病历质控，发现问题（包括其他科室遗留的问题，如会诊记录、转入前的病历记录等），必须及时完善，或与有关科室协作完善，确保出科病历质量，杜绝乙级病历，并负责所有出科病历的质量审查并签字。

3. **院级**　病案室对所有已经质控过的出院病历进行全面质量考核，并对考核结果做出汇总，对出现的问题进行责任划分，每月在工作动态中进行全院通报，并根据相关规章制度进行处罚。

（三）病历质控流程

1. 病人入院后，由急诊值班医生为其建立书写病历。

2. 在病历的书写过程中科室质控人员全程对病历进行管理。

3. 每周由医务科牵头，组织院医疗质量督查小组成员对各科运行病历进行抽查，发现问题现场讲评、整改、处罚。

4. 病人出院后，医务人员必须在3天内完成病历的书写，科室主任、质控医生、质控护士对出科病历进行审核并签字，杜绝乙丙级病历。

5. 出科病历质控审核完毕后，由主管医生当日（特殊情况次日）将病历交科室护士长，由护士长送至病案室。

6. 出科病历由病案室登记后进行审核，审核病历时间不得超过3个工作日（病历送达病案室时间），审核结束后归档，并将审核意见整理汇总，当月在工作动态中通报并作出奖惩。

二、急救病历书写基本规范

（一）基本要求

1. 急救病历是指医务人员在院前医疗过程中形成的文字、符号、图表等资料的记录。

2. 急救病历书写是指院前急救医务人员在急救现场通过问诊、查体、辅助检查、初步诊断、现场救治及途中监护等医疗活动获得的有关资料，并进行归纳分析整理形成医疗活动记录的行为。

3. 急救病历书写应当客观、真实、准确、及时、规范且重点突出。

4. 急救病历一式两份，书写应当使用蓝色、黑色钢笔或圆珠笔书写。

5. 急救病历书写应当使用中文，通用的外文缩写和无正式中文译名的症状、体征、疾病名称等可以使用外文。

6. 急救病历书写应当使用医学术语，文字工整，字迹清晰，表述准确，语句通顺，标点正确。书写过程中出现错字时，应当用双线画在错字上，保留原记录清楚、可辨，并注明修改时间，修改人签名。不得采用刮、粘、涂等方法掩盖或除去原来的字迹。

7. 急救病历应当按照规定的内容书写，并由相关的医务人员签名。急救医生必须在每班次结束前完成急救病历并上交。

实习医务人员、试用期医务人员书写的病历，应当经过在本医疗机构合法执业的医务人员审阅、修改并签名。

进修医务人员应当由接受进修医疗机构根据其胜任本专业的工作的实际情况认定后书写病历。

8. 上级医务人员有审查修改下级医务人员书写的病历的责任。修改时应当注明修改日期，修改人员签名，并保持记录清楚、可辨。

9. 病历书写一律使用阿拉伯数字书写日期和时间，采用24小时制记录。

10. 对按照有关规定需取得患者同意方可进行的医疗活动（如特殊治疗、转送等）应当由患者本人签署同意书。患者不具备完全民事行为能力时，应当由其法定代理人签字；患者因病无法签字时，应当由其近亲属签字，没有近亲属的，由其关系人签字；为抢救患者，在法定代理人或近亲属、关系人无法及时签字的情况下，可由医疗机构负责人或被授权的负责人签字。因实施保护性医疗措施，不宜向患者说明情况的，应当将有关情况通知患者近亲属，由患者近亲属签署同意书，并及时记录，患者无近亲属的或者患者近亲属无法签署同意书的，由患者的法定代理人或关系人签署同意书。

（二）急救病历书写要求及内容

1. 急救病案组成

（1）一般项目（包括医院名称和急救站编号、病案书写日期、病案编号、五类时间、姓名、性别、年龄、救治地点、身份、民族、国籍、现场地点、呼救原因、送往地点、患方配合、联系人及电话）、病史提供人。

（2）病案表格（包括疾病类型、病情、救治结果）。

（3）病历记录（包括主诉、现病史、既往史、药敏史、体格检查及创伤评分、辅助检查、初步诊断（印象）、救治处理措施、医护签名和日期时间）。

（4）知情告知内容及告知双方签字。

（5）其他：病历续页等。

2. 急救病历书写范围

（1）凡到达现场见到患者本人，一律要求填写急救病历（包括拒绝救治、死亡、转院等患者）。

（2）如为联动待命的院前急救，被救者已被110或119成功解救，该次出诊任务中止，可不填写急救病历。

（3）中途联系患者或到达现场未见患者本人，退车者可不填写急救病历。

3. 急救病历基本要求

（1）病历书写应当使用中文和通用的外文缩写，语句中的数字用阿拉伯数字书写，无正式中文译名的症状、体征、疾病名称等可以使用外文。

（2）病历各项不能为空，如无法获得，在该项中书写如不详、未查、拒查、拒告知等。

（3）病历书写过程中出现错字时，应当用双线划在错字上，保留原记录清楚、可辨，并注明修改时间，修改人签名。不得采用刮、粘、涂等方法掩盖或去除原来的字迹。

4. 一般项目相关内容

（1）医院名称要求注明全称，中文书写。病案编号：急救站编号 - 年月号 - 病历流水号（在去年病历位数前加一位零）。如00-200806-0789

（2）各项时间

1）来电时间、到达现场时间、到达病人身边时间、离现场时间、返院（转院）时间如实填写，不得空缺。

2）现场救治不来院、死亡未接回、拒绝来院继续救治、转院者，返院（转院）时间一项用“一”表示（急救车辆仍要求完成GPS操作或反馈该项时间）。

3）病历中记录的时间（五项）一律使用阿拉伯数字书写日期和时间，采用24小时制记录，不使用AM、PM记录方法。如2008年6月12日来电时间21:36或21时36分。

4）跨跃00:00之后要求在跨跃时间上标明年（未跨年份的可省略）月（未跨月份的可省略）日。如：出发时间（6月5日）23:56，到达现场时间6日00:03。

5）病案书写时间填写“年、月、日”，医护签名时间填写“年、月、日、时、分”，患方知情告知签字时间填写“年、月、日、时、分”。

（3）其他一般和相关项目

1）患者姓名、性别、年龄、救治地点（住址）、联系人及电话要用文字和数字书写。不能提供患者姓名时，姓名处应书写“无名氏”，如为多个无名氏患者，应书写“无名氏1”、“无名氏2”；年龄不详时需做估计，如：老年、新生儿；联系人及电话若无，该项应填写“无”。

2）身份、民族、国籍、现场地点、呼救原因、送往地点要在相应的项目上用“√”选择。选择跟有“：”的“其他”要用文字进行书写。身份、民族、国籍若不详，要在其他后注明“不详”。

3）病情选填要求，依据采集的病史、查体的结果等选择“轻、中、重、救前死亡”。“不详”只适用拒绝救治无法获取病历资料的患者；“无特殊”只适用于正常或残障弃婴（无急症）、无病或残障流浪人员。诊断如为“心搏呼吸停止”，现场救治成功，“病情”应选择“重”。

4）患方配合选填要求，昏迷、精神疾病、婴幼儿等无民事行为能力的患者且暂无亲属的可不作选填，并在告知栏内注明无亲属；“不合作”适用于病史采集和体格检查较为完整，拒绝院前治疗或应回院治疗的患者；“拒绝救治”适用于不配合或拒绝提供病史资料、拒绝体格检查的患者及亲属。

5）救治结果选填要求，其中“救后死亡”要选择“现场”、“途中”，并注明救后死亡时间。

如“患方配合”选填“拒绝救治”的，且病情所处状态较为稳定暂可不救治的，应选择“稳定”或“无变化”；如“病情”为“救前死亡”，现场采取救治措施后病情无改变，“救治结果”应选择“无变化”；其余根据救治结果，选择“有效”。

6）病史提供人为现场病史主要提供者。

5. 急救病历书写要求

（1）主诉书写及要求

1）主诉是指促使患者就诊的主要症状和体征及其性质、部位、程度和持续时间的简单扼要的概括。

2）书写格式为“主要症状或体征 + 时间”，高度概括，文字简要。

正确书写：间断心前区疼痛1年，突发意识丧失10分钟。

错误书写：陈旧心梗2年，昏迷10分钟。

3）主诉多个症状时，应按发生时间先后，次序列出。如头晕半天，加重伴恶心、呕吐半小时。

4）病史复杂时要进行归纳，要使用医学术语。

（2）现病史书写及要求

现病史是本次疾病从发病至救护车到达病人身边前对疾病的起始、演变、诊疗等全过程的记述，简明扼要，主要内容包括：

1）起病情况：患病时间、发病缓急、前驱症状、可能的病因或诱因。

2）主要症状的特点：主要症状的部位、性质、持续时间、程度。

3）病情的发展与演变：病情是持续或间歇、缓解或加重因素，进行性加重或是逐渐好转。

4）伴随症状：各种伴随症状出现的时间、特点及演变过程。

5）诊疗经过：何处、何时就诊，做过何种检查，何种治疗，药物应用及效果。

6）一般情况：与本次主诉有关的。

7）凡意外事件或可能涉及法律责任的伤害事故等应详细客观记录，不得主观臆测。

描述记录注意要点：先记录本病的阳性症状，后记录本病的阴性症状，避免阳性症状与阴性症状交叉描述。现病史只需记录本次发病的情况。

与疾病诊断、鉴别诊断无关的症状不要在现病史中记录。

（3）既往史书写及要求

1）既往史必须用文字记录，如“再生障碍性贫血”等。

2）包括与本疾病诊断、鉴别诊断有关的手术、外伤史、输血史，传染病史等。

（4）药敏史必须用文字记录，如“青霉素、无、不详、未发现”等。

（5）体格检查书写及要求

1）体格检查项目无法实施或患方拒绝救治，体格检查相关项目也不允许空项，应在相应项目中注明“未查”、“拒绝检查”等，患者不配合的体格检查项目需在该项目中注明“不配合”。

2）选择“未查”项目，一定不是此次疾病诊断、鉴别诊断的重要项目。如各类外伤患者，体温可填写为“未查”。

3）心电图、血糖监测结果、未列出的其他检查项目与诊断、鉴别诊断有关的，应在“其他”处记录。

4）创伤评分只适用于各类外伤患者（特别是判断为中、重度伤患者，救前死亡患者除外)。用循环、呼吸、胸腹、运动、言语5个参数分别按轻重程度记为2分、1分和0分，5项分数相加，总分9～10分为轻度、8～7分为中、重度，≤6分为极重度。

5) 辅助检查心电图和简易血糖仪，凡疑有心脏系统疾病或临床判断死亡的患者必须做心电图检查。凡昏迷、特别是有糖尿病史昏迷的患者必须使用简易血糖仪进行血糖测量。检查结果写在“辅助检查”栏内。

6) 救前死亡患者检查项目要求：检查血压、脉搏、呼吸、意识状态、双瞳孔对光反射等情况；心电图检查；其他根据疾病类型做相应的检查。

(6) 初步诊断书写及要求

1) 初步诊断的疾病名称要使用中文书写全称，不能缩写、使用符号或英文(无正式译名的疾病除外)书写。如慢性喘息型支气管炎写成慢喘支；糖尿病写成DM等。

2) 初步诊断尽可能包括病因诊断、病理解剖诊断、病理生理诊断(如急性前壁心肌梗死、频发室性期前收缩、心功能3级)。

3) 凡不能明确初步诊断的，可书写为“××(症状或体征)原因待查”；若考虑为某种疾病的可能，在疾病名称后加“?”表示。如头晕原因待查(高血压病？颈椎病?)。

4) 疾病的诊断尽可能完整，几种疾病并存时按主要疾病、并发病、伴发病排列，诊断不明时按疾病的可能性大小排列。

5) 原则上不允许在未除外器质性疾病的情况下，轻易诊断为功能性疾病。

6) 首次初步诊断某种疾病时一定要慎重，除非有明确的诊断依据。

7) 各类“救前死亡”的诊断书写要求：如为救前死亡，且死亡原因不详的，描述为：“救前死亡，死亡原因待查”。如救前死亡，但有明确病史，且能排除非正常死亡的，可按病史描述死亡诊断。“宣告死亡的时间”记录在诊断后，并加括号。

(7) 救治措施书写要求

1) 除药物应用外，院前对患者采取的救治措施，在相应项目的文字上用“√”选择，如：“止血、包扎”等。

2) 药物应用(包括在其他医疗机构携带液体)：必须写明药物名称、剂量、使用途径。如：生理盐水250ml静脉点滴(标明带液)。

3) 如救治措施不在上述范围内，应在“其他：”后用文字书写注明。

4) 禁止将返院后救治措施记录在院前急救病历中。

(8) 医护签名及日期时间书写要求

1) 医护签名，要求本人签名，不能代签，签名要求签全名，不能只签姓，不签名。如：马大夫。

2) 日期时间，指院前病历书写、签名完成的日期及时间。

6. 知情告知签字书写要求

(1) 告知患者的内容，要在相应的阿拉伯数字下打“√”。

1) 凡是正常完成的急救病案，第一项是必告知内容。

2) 如告知内容不在已有项目中，应在“其他：”后详细书写注明。

(2) 责任人签字，非患者本人签字的，需注明签字人与患者的关系。责任人拒绝签字时，医师应在“责任人签字”处用文字加以说明。

(3) 告知人必须是此诊的出诊医师，签名要签全名。

(4) 日期时间要求注明告知签字完成日期时间。

7. 病历续页书写要求

现场（首次病历后、转运 / 院途中）病情有变化者应记载在病历续页上。现场救治及转运途中患者突发呼吸心跳停止，要求标明呼吸心跳停止时间，以此时间分界，按序写明救治措施。并有完整的医护签名及完成日期时间。

抢救记录书写内容及要求按照住院病历抢救记录书写内容及要求执行。

8. 其他急救医疗文书

（1）告知书是指急救医生在急救现场或转送途中根据检查结果向患者告知病情及计划实施的急救措施的书面记录，内容包括病危通知、拟进行的特殊检查治疗、搬运、转送过程中存在的风险、拟送往的医院、患者意愿、患者或委托人签字、告知人签字、告知日期和时间。

（2）急救特殊检查、治疗同意书是指在院前实施的特殊检查、治疗前，经治医生向患者告知特殊检查、治疗的相关情况，并由患者签署同意检查、治疗的医学文书。内容包括特殊检查、治疗项目的名称、目的、可能出现的并发症及风险、患者签名、医生签名等。特殊检查、治疗的含义依照《医疗机构管理条例实施细则》(1994 年 8 月 29 日卫生部令第 35 号第 88 条）有关规定执行。

（3）院内交接记录（记载在病历续页上）由急救医生在转达病人到达接诊医院后书写，是对患者院前急救阶段病情、诊疗情况进行简要总结的记录。交接记录包括交接病人日期时间、病人一般情况、病情判断、主要病史、生命体征及（现场检查中的阳性体征）和重要的阴性体征、心电图、心电监护、血糖监测等辅助检查情况及初步印象（危重者床边交接）、主要救治措施摘要、送达时间、送达医院、交接双方医务人员签字、完成记录时间等。时间记录应当具体到分钟。

9. 打印病历内容及要求

（1）打印病历是指应用字处理软件编辑生成并打印的病历（如 word 文档、WPS 文档等）。打印病历应当按照本规定的内容录入并及时打印，由相应医务人员手写签名。

（2）医疗机构打印病历应当统一纸张、字体、字号及排版格式。打印字迹应清楚易认，符合病历保存期限和复印的要求。

（3）打印病历编辑过程中应当按照权限要求进行修改，已完成录入打印并签名的病历不得修改。

第五章 急救车规范

急救医学已发展成为一门独立的学科，由于急症发作突然，病情危重，如不及时采取正确而有效的抢救措施，就会失去抢救时机，而急救车的准备是赢得抢救时机的前提。在临床工作中，各护理单元均备有急救车，不仅有效节省了急救药品、物品的取用时间，为危重患者抢救提供时间上的保障，也为护理人员安全用药提供方便，避免了医患纠纷的发生。

急救车的管理应采用固定专人负责，设计并使用“急救车内药品、物品一览表”，实行急救药品、物品日交接及周核对制度，规范急救药品、物品存放及使用原则等对急救车进行管理，可有效节省护理人员核对时间，提高工作效率；同时，规范后的急救车管理，可明显缩短护理人员盲取急救药的时间，为急症患者的抢救赢得宝贵时机，从而提高抢救成功率。

一、注意事项

1. 根据各科室不同病种的收治情况，适当增加专科常用抢救药品及物品。
2. 急救车应指定固定专人管理，明确责任，对急救车内药品和物品进行日常。
3. 检查、请领和补充，并做好记录及签名。
4. 每次使用后应立即按要求进行清洁、消毒、整理、补充。
5. 非抢救状态下不得使用或外借急救车内物品、药品、器械。

二、抢救车内物品配置

1. **器械物品** 消毒液、无菌持物钳、注射器（5ml、10ml 各 2 个）、输液器、棉签、止血带、胶布、砂轮、弯盘、麻醉面罩（大、小）、简易人工呼吸器、吸氧管、吸痰管、夹板、绷带、止血钳、手套、纱布、石蜡油、血压计、听诊器、叩诊锤、手电筒、开口器、压舌板、牙垫、舌钳、口咽导管、气管插管（7 号、5 号、4 号）、插管导丝、麻醉咽喉镜、环甲膜穿刺针。

2. **抢救药品** 盐酸肾上腺素、去甲肾上腺素、阿托品、盐酸异丙肾上腺素、重酒石酸间羟胺、地西泮、利多卡因、硫酸镁、毛花苷 C（西地兰）、盐酸多巴胺、盐酸胺碘酮、地塞米松、呋塞米（速尿）、山莨菪碱、氨茶碱、氨甲苯酸（止血芳酸）、氢化可的松、硫酸阿托品、盐酸洛贝林、尼可刹米、沙丁胺醇气雾剂及专科抢救用药。

第六章

急救箱备存规范

在院前急救中，急救箱是医护人员必须携带的物品之一，急救箱内存放有种类繁多的急救用物，如各类急救药物、各种型号的注射器、一次性物品、检查类物品、包扎类等，其中急救药物种类最多，包括针剂、口服药、注射用液体等，而急救箱容量有限，药物常叠放于急救药品盒内，导致抢救患者时查找急救药物费力，花费时间，易耽误患者的抢救时间，引起不必要的护理纠纷，且不便于清理检查。因此，需要通过对急救药品的规范化管理，使得急救箱内药品存放合理，易检易查；并且确保了急救药品在有效期内使用，杜绝了用药过程中的差错事故发生；保证了急救工作的有效、高效及快速性。

一、急救箱管理规范

1. 同一医疗单位内所有急救箱内药品种类数量以及放置位置都是统一的，保证急救人员对急救箱内药品配备情况做到心中有数。

2. 急救箱应专人管理，对急救箱内药品和物品进行日常检查、请领和补充，并做好记录及签名。

3. 制定院前急救物品、药品一览表，并贴在急救箱盖板上。并规范各类物品及药品摆放位置。

4. 每次使用后应立即按要求进行清洁、消毒、整理、补充。

5. 非抢救状态下不得使用或外借急救箱内物品、药品、器械。

二、急救箱内物品配置

1. **器械物品** 消毒液、无菌持物钳、注射器（5ml、10ml各2个）、输液器、棉签、止血带、胶布、砂轮、麻醉面罩（大、小）、简易人工呼吸器、吸痰管、夹板、绷带、止血钳、手套、纱布、液状石蜡、血压计、听诊器、手电筒、开口器、压舌板、牙垫、舌钳、口咽导管、气管插管（7号、5号、4号）、插管导丝、麻醉咽喉镜、环甲膜穿刺针；

2. **急救药品** ①针剂：盐酸肾上腺素、去甲肾上腺素、阿托品、盐酸异丙肾上腺素、重酒石酸间羟胺、地西泮、利多卡因、硫酸镁、毛花苷C（西地兰）、盐酸多巴胺、盐酸胺碘酮、地塞米松、呋塞米（速尿）、山莨菪碱、氨茶碱、氨甲苯酸（止血芳酸）、氢化可的松、硫酸阿托品、盐酸洛贝林、尼可刹米、甲氧氯普胺；②口服药：硝苯地平片、硝酸甘油片、亚硝酸异戊酯、沙丁胺醇（舒喘灵）、速效救心丸；③外用药：沙丁胺醇气雾剂、高锰酸钾。

第七章

急救小组规范

急救小组是院内急救、军队院前急救和战地急救保障体系的重要组成部分。为了加强急救小组的科学管理，提升应急医疗救援能力和水平，制定该规范。

1. 急救小组由一名医生、两名护士和急救车司机组成，急救小组实行 24 小时值班制。值班人员要做好急救准备工作，检查急救车辆、急救箱及常用急救器材完好率达 100%，保证急诊出诊和突发公共卫生事件应急需求，确保绿色生命通道畅通。

2. 急救电话保持畅通，接听电话时应问清患者姓名、年龄、简要病情、地址及联系方式，并记录在院前急救登记本上。

3. 接到出诊电话后，白天 1 分钟内、晚上 3 分钟内出诊，接诊病人时，医护人员必须对病人作简单的体格检查及病史采集，掌握第一手资料，酌情作急救处理。

4. 现场急救时，护士执行医生口头医嘱必须复述一遍，并将安瓿保留，与医生共同查对后方可丢弃。

5. 病情危重复杂者，在转运途中及时通知科室总值班和相应专科做好抢救准备，确保病人得到及时有效的诊疗。

6. 转运病人回院途中，医护人员不得坐在驾驶室内，必须守护在病人身旁，密切观察病情变化，并记录在院前急救病历本上。

7. 回到医院后，抢救小组人员必须护送病人到抢救室，与值班医师共同抢救伤病员或交接后才能离开。

8. 急救整个过程中，医护人员接触患者的血液、体液、排泄物或呕吐物时，必须戴手套和口罩，如手或身体其他部位被血液、体液污染后，应及时用肥皂水清洗；如考虑为传染性疾病，须穿防护服，必要时戴护目镜。

9. 若遇突发性灾害事故（如集体食物中毒、重大交通事故、塌方、火灾等），急诊科领导要组织足够力量前往抢救，并通知有关科室做好接诊、抢救准备，必要时启动应急预案。

10. 遇急救小组全部出诊又有急救任务时，科室总值班安排科室有关医护人员前往。

第八章
“三无”病人管理规范

一、“三无”病人界定

“三无”病人是指：无身份（姓名和居住地）、无家属或单位、无经济来源的病人（主要包括以下三类：一是流落街头的盲流、弃婴、乞丐、智障病人、精神病人等；二是群众拨打120急救电话的突发急症的病人；三是交通事故中受伤昏迷但无法获知身份的病人）。

二、处理原则

对“三无”病人，接诊科室、收治科室要以高度责任感和救死扶伤的人道主义精神，遵循先抢救后付款并登记的原则，及时向医教部医务科或医疗总值班人员汇报，任何人不得以任何理由延误病人抢救。

三、处理程序

1. **鉴别“三无”病人**　接诊人员在接诊过程中首先确定病人是否为“三无”病人，详细登记“三无”病人登记本内容（患者情况、送车人情况、电话等）。

2. **病情较轻“三无”病人的救治**　由接诊医师进行必要的临时处理，如最基本的用药、检查及治疗，并尽量通过询问或相关途径，查出其姓名、住址、联系电话或单位，病情稳定无需抢救者，按省市有关文件精神送至或转送指定救治医院。

3. **病情危重“三无”病人的救治**　接诊医护人员先进行紧急救治，并报告医教部医务科或总值班人员（夜间或休息日）。科室应尽快设法联系其家属或单位，告知其患者病情，并通知其及时来医院办理相关手续，做好记录。需做特殊检查或大检查的（如：CT、彩超等），接诊医生应马上报告科主任并通知医教部医务科或总值班备案，填写欠费抢救申请后，方可进行检查；病情紧急者，可先进行检查，随后填写欠费抢救申请。入院后急需手术者，应报告医教部医务科或总值班，医教部医务科或总值班人员及时向分管业务院长或行政总值班汇报，经同意后方可进行急诊手术。涉及传染病、中毒或其他不明原因死亡的病人，应及时通知医院感染管理科。

4. **“三无”病人治疗过程督导**　“三无”病人救治过程中，科室对患者治疗及用药情况进行严格检查，对违反治疗常规检查、用药情况按院规定进行处罚。要求科室对病情较稳定的“三无”人员，进行合理的基本治疗、基本用药（在保证疗效的前提下，药品只能在基药目录中选择，尽量选用国产的、便宜的基本药物）、基本检查（根据病情而定）；对病情较重的“三无”人员，要积极治疗，如需进行大型检查、治疗及特殊药品的使用时，需向医务科申请

（病情紧急者可先电话联系），医务科同意后方可执行。

5. **“三无”病人治疗费用** 对“三无”病人，收治科室负责联系其家属及时来院缴纳治疗费用；对无法联系其家属、经济有困难不能缴纳住院费用者，患者出院后，收治科室打印其住院期间发生的费用的详细清单，申报疾病应急救助基金支付。

6. **抢救无效死亡“三无”病人处理** “三无”病人经抢救无效死亡的，收治科室应及时报告医务科，按规定做好相关记录，对确实无主的“三无”病人，由医务科协调派出所、救助站、殡仪馆、民政局等部门，按相关手续火化尸体。

7. 急诊科及住院部各科室医务人员不得以任何理由拒绝收治“三无”病人，如发现一例，经调查属实，按医院奖惩条例处理相关人员，造成严重后果者追究其相关责任。

第十二篇

常用急救技术与操作

第一章
战伤六大急救技术

战伤（war wound）是指战时武器及战争环境造成的直接或间接损伤。“间接损伤”是指爆炸性武器使工事、壕沟及建筑物倒塌而致的创伤，如挤压伤、撕裂伤等。战伤的重要性是不言而喻的。因为，世界上局部战争几乎从未间断过，大型战争也发生过多次。今后相当长的时期内，战争还不会完全消灭，而只要有战争，就会有战伤，就需要对战伤进行有效的救治。因此熟练掌握战伤的急救技术，可以很大程度的挽救生命，稳定伤情，减少国家、人民的损失。

战伤的六大急救技术主要包括：心肺复苏、通气、止血、包扎、固定、搬运。只有上述步骤高效的施行，才可以最大限度的维持伤员的基本生命，使他们有机会接受到更加专业、系统、高效的诊治。

一、心肺复苏（cardiopulmonary resuscitation，CPR）

心肺复苏的主要救治对象是意识丧失、自主呼吸、心跳停止的伤员。主要步骤包括：①检查环境、意识；②启动、求助急诊医疗服务体系 EMSS（Emergency Medical Service System）；③检查呼吸、脉搏；④胸外按压；⑤开放气道；⑥人工通气。

（一）检查意识、呼吸、心跳、脉搏

发现意识不清、倒地不起的伤员，及时观察并确认有无威胁伤员和急救者安全的危险存在，如存在上述情况，及时带着伤员脱离危险环境，进行救治。通过动作或者声音刺激判断伤员有无意识，如拍打患者肩部并在近耳边呼叫：“你怎么了？你还好吗？”，观察伤员有无动作及言语反应，对有反应的伤员可使其采取自主体位；对无反应的伤员则应立即实施心肺复苏。

1. **启动、求助急诊医疗服务体系**　立即拨打电话求助 EMSS，有条件的话取到 AED。

2. **检查呼吸、脉搏**　检查呼吸时注意要暴露伤员胸腹部，视线应于伤员胸部平行，观察有无胸部起伏，时间 5～10 秒。并可在观察胸部起伏时，使耳朵靠近伤员鼻部，观察有无呼吸气流出入。注意鉴别叹息样呼吸和有效呼吸，当伤员无呼吸或者仅为叹息样呼吸时，应立即给予人工辅助通气。

可以同时检查脉搏。紧急情况下颈动脉的搏动更易触及，建议直接检查颈部大动脉搏动，如不能触及动脉搏动，应立即给予心肺复苏。

3. **胸外按压**　胸外按压（chest compressions）即通过增加胸腔内压力或者直接压心脏驱动血流，有效的胸外按压能产生 60～80mmHg 动脉压，进而为大脑提供必需的血流与氧气。心脏骤停最初心电图多表现为心室颤动，电除颤前进行胸外按压，可改善心肌供氧，提高电

除颤成功率，对于心室颤动时间 >4 分钟的伤员，电除颤前的胸外按压尤为重要。在电除颤终止心室颤动后的最初阶段，尽管心脏恢复了有节律的心电活动，但心脏多处于无灌流或者低灌流状态，除颤后的胸外按压有助于恢复心率。

最新的心肺复苏指南中要求胸外按压以 100～120 次每分钟的速率进行，按压深度 5～6cm，每次按压后让胸部完全回弹，尽可能减少按压中的停顿，给予伤员适度的通气（30 次按压后 2 次人工呼吸，每次呼吸超过 1 秒，潮气量 500～800ml，每次需使胸部隆起）。

（1）心肺复苏体位：应将伤员置于仰卧位，平躺于坚实的平面上。

（2）按压部位：在胸骨下 1/3 处，即乳头连线于胸骨交界处。

（3）按压手法：患者置于仰卧位后，平躺于坚实的平面上，急救人员跪于患者一侧，一个手掌根部置于按压部位，另一手掌根部叠放其上，双手紧扣进行按压，身体稍向前倾，使肩、肘、腕位于同一轴线上，于伤员身体平面垂直，用上身重力按压，按压与放松时间一致，放松时手掌不离开胸壁，不能使用冲击式按压。

1）按压 / 通气比：目前最新指南推进按压 / 通气比为 30∶2，每个周期为 5 组的 30∶2 的 CPR，时间大致为 2 分钟。

2）2 人以上 CPR 时，每隔 2 分钟，应交替进行 CPR，以免按压者疲劳使按压质量和频率降低。交替时速度要快，避免中断按压的时间过长。

3）尽量减少因分析心率、检查脉搏和其他治疗措施中断胸外按压的时间，中断时间尽量 <10 秒。

4. 开放气道及人工呼吸见下节“通气”。

二、通气

当发现伤员无意识时，由于可能发生舌后坠、软腭阻塞气道等情况，所以在进行人工通气之前要检查呼吸道通畅情况，必要时需要人工开放气道。

（一）开放气道方法

见图 12-1-1。

1. 仰头抬颏法 如伤员无明显头、颈部损伤可使用此方法。伤员取仰卧位，急救人员站于伤员一侧，将一只手放置于伤员前额部用力使头部向后仰，另一手食指和中指放置下颌骨部向上抬颏，使下颌尖、耳垂连线与地面垂直。

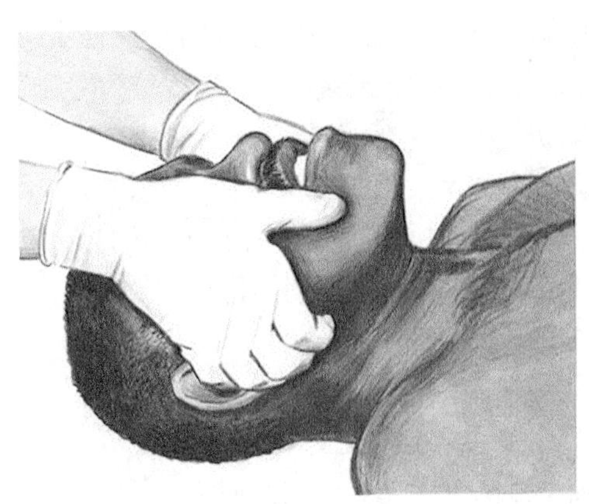
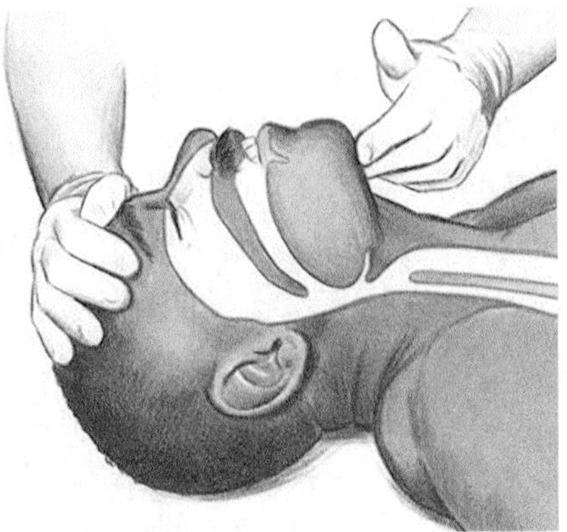

图 12-1-1 开放气道的方法

2. **托颌法**　在伤员可能存在颈部受伤，存在颈部不稳时使用。伤员平卧位，急救者位于患者头侧，双手拇指置于患者口角旁，余四指托住患者下颌部位，在保证头部和颈部固定的前提下，用力将伤员下颌向上抬起，使下齿高于上齿，避免搬动颈部。

（二）人工通气法

1. **口对口呼吸**　急救者正常呼吸，用食指和拇指捏住患者鼻翼，用口罩住伤员口唇部，将气吹入伤员口中。

2. **口对鼻呼吸**　主要用于口唇受伤或者牙关紧闭者，急救者稍上抬下颏使伤员口闭合，用口罩住伤者鼻子，将气体吹入患者鼻中。

3. **口对导管通气**　对于已经气管切开或者气管插管的伤者可通过气管导管进行人工通气。

4. **口对面罩通气**　用面罩罩住伤者口鼻，通过连接管道进行人工通气。

无论上述何种通气方法，急救者每次吹气持续时间应 >1 秒，应见到胸廓起伏，潮气量约 500～600ml（6～10ml/kg）。

（三）注意的问题

1. CPR 中实际经过肺的血流明显减少（约为正常时的 25%～33%），维持相对低的通气血流比，要求潮气量和呼吸频率均较生理状态下更低，要避免急速、过大潮气量的人工呼吸，以免引起胃胀气导致膈肌上抬，使肺的顺应性下降，或胃内容物反流造成误吸。

2. 对于有自主循环（可触到大动脉搏动）的伤员，人工呼吸维持在 10 次 / 分，大约每 6 秒给予 1 次人工通气，每 2 分钟重新检查动脉搏动。

3. 心脏骤停最初数分钟内，血中氧合血红蛋白还保持一定水平，心、脑的氧供更多取决于血流量降低程度，所以尽早开始胸外按压比人工通气更重要，应尽可能避免中断胸外按压。

4. 人工通气过程中，要注意始终保持气道通畅。

5. 人工气道建立前，人工呼吸频率为 10～12 次 / 分，建立人工气道后呼吸频率为 8～10 次 / 分，胸外按压频率 100～120 次 / 分，此时不再需要按压 / 通气同步按比例进行。

三、止血

止血的方法有很多种，可根据具体伤情选择。

1. **指压法**　为止血的短暂应急措施，适用于头部和四肢的动脉出血，用手指在出血的近心端，把动脉压迫闭合在骨面上，阻断血流，达到迅速和临时止血的目的。

2. **加压包扎止血法**　适用于四肢、头颈、躯干等体表血管受伤时的出血法。可用于无菌纱布或洁净辅料覆盖伤口，对较深大的出血伤口，宜用无菌辅料填充，再用绷带加压包扎。包扎的力量以能达到止血目的而肢体远端仍有血液循环为度。

3 填塞止血法　适用于颈部、臀部或者其他部位较大而深难以加压包扎的伤口，以及实质性脏器的广泛渗血等。先将无菌纱布填塞入伤口内，如仍止不住血，可添加纱布，再用绷带包扎固定。一般术后 3～5 日开始慢慢取出填塞纱布，过早取出可能发生再次出血，过晚则易引起感染。

4. **止血带法**　能有效控制肢体出血，使用恰当可挽救一些大出血伤员的生命，使用不当则可带来严重并发症，以致肢体缺血坏死，肾衰竭、甚至死亡。

（1）适应证：①适用于腘动脉和肱动脉损伤引起的大出血；②股动脉不能用加压包扎止血时，应立即使用止血带。

（2）止血带种类：常用的止血带分为充气型和橡胶型两种：①充气型止血带压力均匀，压力可以调节，但不方便携带；②橡胶止血带弹性好，止血效果好，携带方便，适用于战场或者事故现场。

（3）止血带使用部位：①上臂大出血应扎在上臂上 1/3，前臂或者手外伤大出血应扎在上臂下 1/3 处，上臂中下 1/3 处有桡神经等重要神经紧贴骨面，不宜使用止血带，以免损伤；②下肢大出血应扎在股骨中下 1/3 交界处。

（4）止血步骤：先在止血带部位用纱布、毛巾或伤员衣服垫好，然后以左手拇指、食指、中指拿止血带头端，另一手拧紧止血带绕肢体两周，将止血带末端放入左手食指、中指间拉回固定。

（5）注意事项：①止血带持续使用时间一般 <1 小时，必须延长时则应在 1 小时左右放松一次时间超过 5 分钟；②必须给止血带做出显著标志，注明使用时间；③扎止血带时，应在肢体上放置衬垫，避免损伤机体正常组织，止血带止血法是大血管损伤时救命的重要手段，使用不当，可出现严重并发症，使用时必须判断清楚，严格遵循适应证。

（6）止血带的松紧程度：止血带上肢压力为 250～300mmHg，下肢为 400～500mmHg，不可过大，以达到远端动脉搏动消失伤口恰好不出血为宜。

5. **钳夹止血法** 如有可能在伤口内用止血钳夹住出血的大血管断端，连止血钳一起包扎在伤口内，注意不可盲目钳加，以免伤及邻近神经或者正常血管，造成再次损伤，影响后期治疗。

四、包扎

包扎的目的是保护伤口，减少污染，固定辅料和协助止血。

1. **包扎的材料** ①绷带：长度和宽度分各种规格，根据实时伤情选用适当的绷带；②三角巾：三角巾制作简单，使用方便，用边长为 1 米的正方形白布，将其两角对折或者沿对角剪开即成三角巾。

2. **包扎的种类**

（1）绷带包扎法：①环形包扎法：多用于腕部或者肢体粗细相等的部位；②螺旋包扎法：适用于上、下肢粗细不同处的外伤；③“8”字包扎法：适用于包扎屈曲的关节，如肘、膝关节外伤等；④回返包扎法：适用于有顶端的部位，如头顶、肢体残端等。

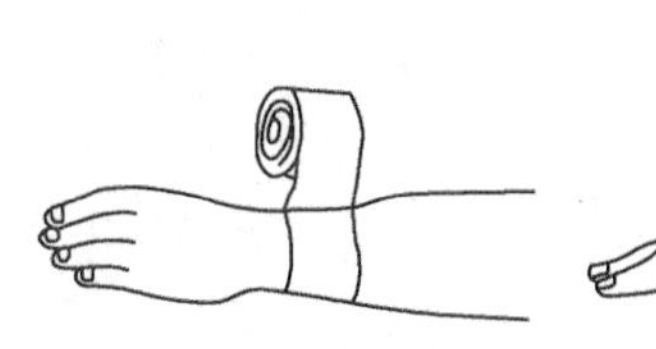
环形绷带包扎法

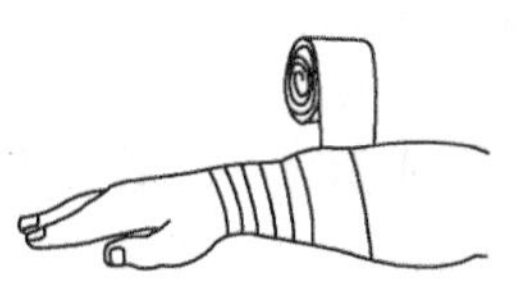
螺旋形绷带包扎法

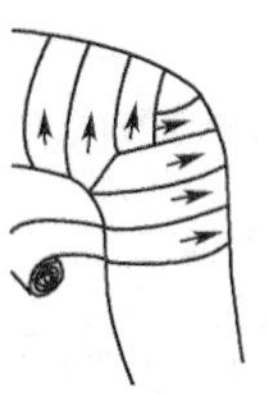
8字绷带包扎法

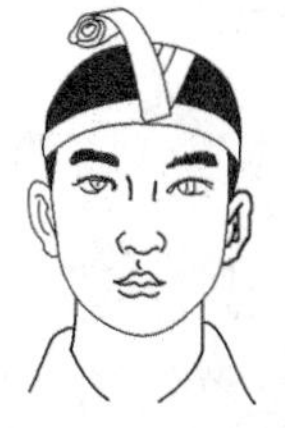
回返绷带包扎法

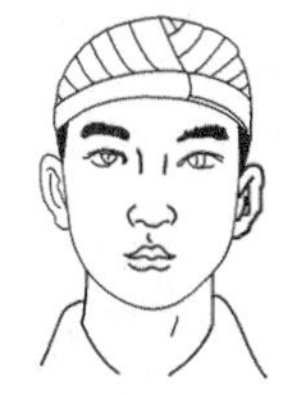
回返绷带包扎法

图 12-1-2 包扎方法

（2）三角巾包扎法：①头部包扎法；②头部风帽式包扎法；③面部面具式包扎法：常用于面部烧伤或者较广泛组织损伤，包扎后在相当于眼、鼻、口处，各开一个小孔，以便观察伤情；④腹部包扎法：发现腹部内脏脱出时，不能送回腹腔，以免引起腹腔感染，可将脱出的内脏先用急救包或者大块辅料覆盖，然后用换药碗等扣住，再用三角巾包扎；⑤前胸部或者背部包扎法：在背部创伤时，底边打结应放在胸部；⑥燕尾三角巾单、双肩包扎法；⑦臀部包扎法；⑧上肢包扎法；⑨手、足包扎法。

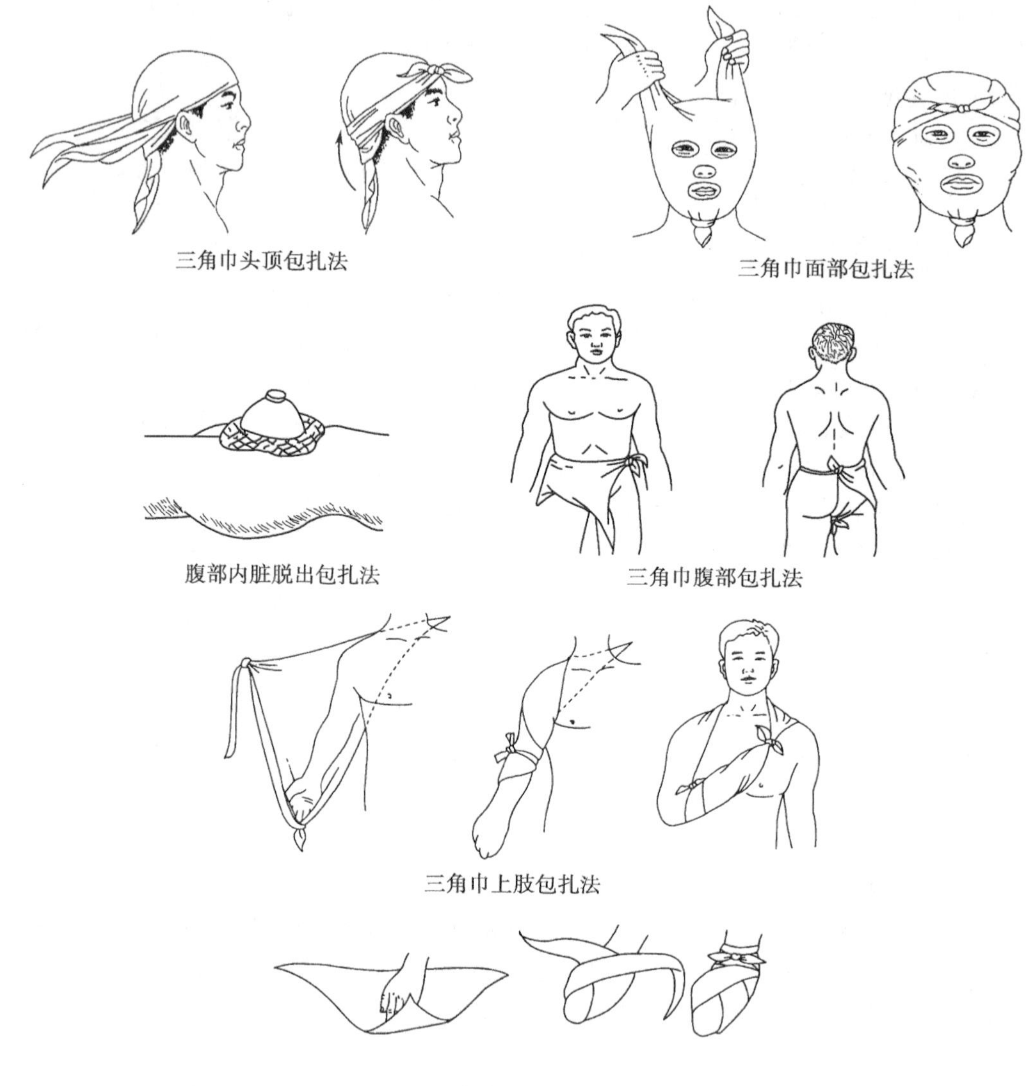

图 12-1-3　三角巾包扎法

（3）便捷材料包扎：就地取材，如毛巾、床单撕成条状、衣服等随处可取的物品，利用最便捷的方法，采取最快的速度，对伤口和伤肢进行包扎。

3. 包扎的要求和注意事项

（1）包扎的动作要轻、快、准、牢，避免触碰伤口，以免增加伤员的疼痛、出血和感染。

（2）对充分暴露的伤口，应尽可能先用无菌辅料覆盖伤口，再进行包扎。

（3）不要在伤口上打结，以免压迫伤口而增加疼痛。

（4）包扎不可过紧或者过松，以防滑脱或压迫神经、血管，影响远端血液循环。四肢包扎时，要露出指（趾）末端，以便随时观察肢端血液循环。

五、固定

对骨折部位应尽早进行临时固定，可以有效防止因骨折断端的移位而损伤血管、神经等重要组织，减轻伤员痛苦。

1. **固定原则** 注意伤员全身情况，对外露的骨折断端暂不应送回伤口，对畸形的伤部也不必复位，固定要牢靠，松紧要适度。

2. **固定目的** 限制受伤部位的活动，避免再次损伤，便于转运，减轻在搬运与运送过程中增加伤员的痛苦。

3. **固定材料** ①夹板：常用的有铁丝夹板、木质夹板、塑料制品夹板和充气式夹板、真空夹板等；②辅料：衬垫如棉花、衣物等；固定可用三角巾、绷带等；③颈托、颈围或者器具。④就地取材，如木材、树枝等。

4. **固定方法**

（1）夹板固定法：根据骨折部位选择合适的夹板，并辅以棉垫、纱布、三角巾、绷带等物品固定，多用于上肢固定。

（2）自体固定法：用绷带或者三角巾将健侧肢体和伤肢捆绑在一起，适用于下肢骨折，应注意将伤肢拉直，并在两侧下肢之间骨突处放置棉垫或海绵，避免局部压伤。

六、搬运

1. **搬运的目的** 使伤员及时、迅速、安全的搬离事故现场，避免伤情加重，并迅速送往就近医院进行进一步救治。

2. **急救人员应考虑的因素** 伤员伤势，必须在原地检查伤情，必要时需先紧急处理，给予心肺复苏、辅助通气，维持生命体征，止血、包扎及简单的固定后再搬运。

3. **转运伤员的注意事项**

（1）凡可疑存在脊柱、脊髓损伤者，搬运前先固定，搬动时将伤者身体以长轴方向拖动，不可以从侧面横向拖动。

（2）搬运过程中严密观察患者生命体征，维持呼吸通畅，防止窒息，注意保暖。

4. **徒手搬运方法** ①扶行法：适用于清醒、无骨折、伤势不重、能自行行走的伤者；②背负法：适用于老幼、体轻、清醒的伤者；③拖行法：适用于体型较大的伤者，不能移动，现场又非常危险需要立即离开者，拖行时不要弯曲或者旋转伤员的颈部和背部；④轿杠式：适用于清醒的伤者；⑤双人拉车式：适用于意识不清的患者。

5. **器械搬运及各部位损伤搬运法**

（1）担架搬运：方便省力，适用于病情较重，不宜徒手搬运，又需要转送较远路途的伤员。①四轮担架：可从现场平稳推至救护车。救生艇、飞机舱或者在医院内转接伤员；②铲式担架：适用于脊柱损伤等不宜随意翻动、搬运的危重伤员；③帆布折叠式担架：适用于一般伤员的搬运，不宜转送脊柱损伤的伤员。

（2）担架搬动法：急救人员由2～4人一组，将伤者水平托起，平稳地放在担架上，脚在前，头在后，以便观察。抬担架的步调、行动要一致、平稳前进，向高处抬时，前面的人要放低，后面的人抬高，以使伤者保持在水平状态，下坡时则相反。

（3）抬担架时注意事项：①担架员应边走边观察伤员生命体征，神志、呼吸、脉搏，病情变化时，应立即停止转运，就地抢救，先放脚，再放头。②用汽车搬运时，要固定好担架，防止汽车启动、刹车时造成二次损伤。

（4）颈椎骨折的搬运：颈椎损伤应由专人牵引伤员头部，颈下需垫一小软垫，使头部与身体呈一水平位置，颈部两侧用沙袋固定或使用颈托、肩部略垫高，防止头部左右晃动和前屈、后伸。

（5）胸、腰椎骨折的搬运：急救人员分别托住伤员头、肩、臀、下肢，动作一致把伤员抬到或者翻到担架上，使伤员取俯卧位，胸上部稍垫高，注意取出伤员衣袋内的硬物品，将伤员固定在担架上。

（6）开放性气胸搬运：首先用辅料严密封堵伤口，搬运时伤员应取半卧位并斜向伤侧。

（7）颅脑损伤搬运：保持呼吸通畅，头部两侧应用沙袋或者其他物品固定，防止摇动。

（8）颌面部损伤搬运：伤员应采取健侧卧位或者俯卧位，便于口内血液和分泌液向外流，保持呼吸道通畅，防止窒息。

第二章

常用抢救设备的使用

当伤员被送至最近的医疗救治场所时，需要重新对其伤情进行评估，根据伤情给予不同高级生命支持措施，包括维持最基本的生命体征、保持呼吸道通畅、吸氧、建立静脉通道快速补液，并同时完善相关辅助检查，如血常规，血气分析、心电图、床旁B超等以便给予更加专业的救治。但是对于病情危重的患者，最重要的是维持生命体征，挽救生命，因此熟练掌握常用抢救设备的使用，可以给予患者更好的医疗救助，使其生命得到延续，有机会得到更加专业的救治。我们主要对心肺复苏仪、心脏除颤器、自动体外除颤器、多功能监护仪、呼吸机（含转运呼吸机）、快速血糖仪、纤维支气管镜的使用进行初步的简述，方便大家学习、使用。

一、心肺复苏仪（cardiopulmonary resuscitator）

心肺复苏仪，通常也称作心肺复苏机，心肺复苏器等，是用于救治心跳骤停的机械设备。是一类以机械代替人力实施人工呼吸（机械通气）和胸外按压等基础生命支持操作的设备。可分为电动式心肺复苏机和气动式心肺复苏机两种。此类设备可提供高水平无间断的人工循环和通气支持，并且某些便携可移动式的心肺复苏机可被用于院前急救中，即使在转运患者的过程中其工作也不会受到明显影响。

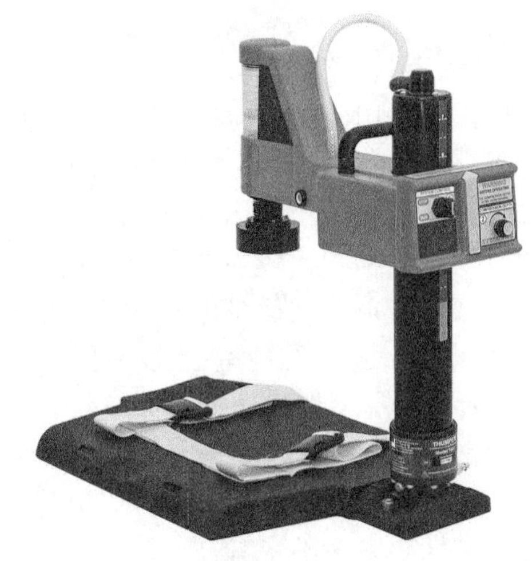

图 12-2-1　心肺复苏仪

研究指出，徒手 CPR 仅能提供相当于正常生理情况下 10%～20% 的血流给心脏，20%～30% 的血流给脑。而随着急救人员的疲劳按压质量会明显下降，明显影响心肺复苏质量。而心肺复苏可以持续给予固定强度、压力的按压和通气，更好地为伤员重要脏器提供血运和氧供。

此次主要介绍萨勒心肺复苏器，萨勒心肺复苏器是依照美国心脏学会所定心肺复苏指南标准而设计的机械心肺复苏设备，其巧妙而严谨的设计使心脏按压与机械通气同步，准确有效进行。极大地提高了心肺复苏的成功率，且操作方便、快捷，使单人现场急救成为现实。

1. 仪器适应证 对心跳骤停和呼吸骤停的患者进行紧急抢救。禁止用于婴幼儿和胸骨骨折的伤员。

2. 仪器工作模式 按压与呼吸模式、连续不间断按压模式、单用呼吸模式。

3. 相关重要调节指标 ①按压频率：100～120 次 / 分；②按压深度：25～50mm；③按压与呼吸次数比：30∶2 或 15∶2；④单用呼吸：12 次 / 分、14 次 / 分、16 次 / 分、18 次 / 分；⑤输氧量：每次 200～1200ml；⑥面罩气路最大安全压力 10kPa；⑦使用气源：医用氧气，工作压力 0.2～0.4MPa。

4. 仪器特点 ①快速有力的按压模式能最大限度地改善血流动力学，其能效比可达 95%；②连续可调的按压深度，可适用不同体型患者，可最大限度减少损伤并保证有效的按压深度；③每分钟 100 次恒定的按压频率，可确保恒定高质量的胸外按压；④按压深度的指示，可根据每个患者胸厚，自动指示需按压深度；⑤安装快捷、操作简单，由人工心肺复苏转换为机械复苏仅需 10 秒；⑥可同时进行电除颤或监护，互不干扰；⑦使用方便，设备被污染后便于清洗消毒。

5. 相比徒手 CPR，心肺复苏的优势 ①胸外按压频率、按压幅度均等，按压幅度可调，真正达到有效按压。②按压与放松时间相等，心脏收缩期与舒张期之比可达到 50∶50。③按压方向与胸骨垂直，位置固定。④通气与按压协调，每按压 5 次后有 1.25 秒的换气延迟，使心脏按压和换气自动最佳配合，而且有利于 CO_2 的排出，无低氧和高碳酸血症，避免呼吸性酸中毒。⑤不易疲劳，可连续不间断的进行 CPR，节省人力。还有报道使用心肺复苏机进行 CPR 发生肋骨损伤和气压伤的几率少。

二、心脏除颤器（cardiac defibrillator）

心脏除颤器又称电复律机，主要由除颤充 / 放电电路、心电信号放大 / 显示电路、控制电路、心电图记录器、电源以及除颤电极板等组成，是目前临床上广泛使用的抢救设备之一。它用脉冲电流作用于心脏，实施电击治疗，消除心律失常，使心脏恢复窦性心律，它具有疗效高、作用快、操作简便以及与药物相比较为安全等优点。

1. 适应证和禁忌证 适应证：①心室颤动是电复律的绝对指征。②慢性心房颤动（房颤史在 1～2 年以内），持续心房扑动。③阵发性室上性心动过速，常规治疗无效而伴有明显血流动力学障碍者或预激综合征并发室上性心动过速而用药困难者。④呈 1∶1 传导的心房扑动。禁忌证：①缓慢心律失常，包括病态窦房结综合征。②洋地黄过量引起的心律失常（除室颤外）。③伴有高度或完全性传导阻滞的房颤、房扑、房速。④严重的低血钾。⑤左房巨大，心房颤动持续一年以上，长期心室率不快者。

2. 工作原理 电压变换器是将直流低压变换成脉冲高压，经高压整流后向储能电容充电，使电容获得一定的储能。除颤治疗时，控制高压继电器动作，使充电电路被切断，由储能电容、电感及人体（负荷）串联接通，使之构成串联谐振衰减振荡电路，即为阻尼振荡放电电路，通过人体心脏的电流刺激心肌完成除颤功能。

3. **类型** ①非同步型除颤器：这种除颤器在除颤时与患者自身的R波不同步，可用在心室颤动和扑动（因为这时没有振幅足够高、斜率足够大的R波）；②同步型除颤器：这种除颤器在除颤时与患者自身的R波同步。一般是利用电子控制电路，用R波控制电流脉冲的发放，使电击脉冲刚好落在R波的下降支，这样使电击脉冲不会落在易激期，从而避免心室纤颤。可用于除心室颤动和扑动以外的所有快速性心律失常，如室上性及室性心动过速、心房颤动和扑动等。

4. **操作过程** ①迅速熟悉、检查除颤仪，各部位按键、旋钮、电极板完好，电能充足；②患者取仰卧位，操作者位于患者右侧位；③迅速开启除颤仪，调试除颤仪至监护位置，显示患者心律；④用干布迅速擦干患者胸部皮肤，将手控除颤电极板涂以专用导电胶；⑤确定手控除颤电极板正确安放胸部位置，前电极板放在胸骨外缘上部、右侧锁骨下方。外侧电极板放在左下胸、乳头左侧、电极板中心在腋前线上，并观察心电波型，确定为室颤；⑥选择除颤能量，首次除颤用200J；第二次用200～300J；第三次为360J；⑦按压除颤充电按钮，使除颤器充电；⑧除颤电极板紧贴胸壁，适当加以压力，确定无周围人员直接或间接与患者接触；⑨除颤仪显示可以除颤信号时，双手同时协调按压手控电极两个放电按钮进行电击；⑩放电结束不移开电极，观察电击除颤后心律，若仍为室颤，则选择第二次除颤、第三次除颤，重复第4～10步骤，直至心率转为窦性。

5. **电复律所用电能用J表示** 按需要量充电，心室颤动为250～300J，非同步复律。室性心动过速为150～200J，心房颤动为150～200J，心房扑动为80～100J，室上性心动过速100J，均为同步复律。常用电极摆放位置见图12-2-3。

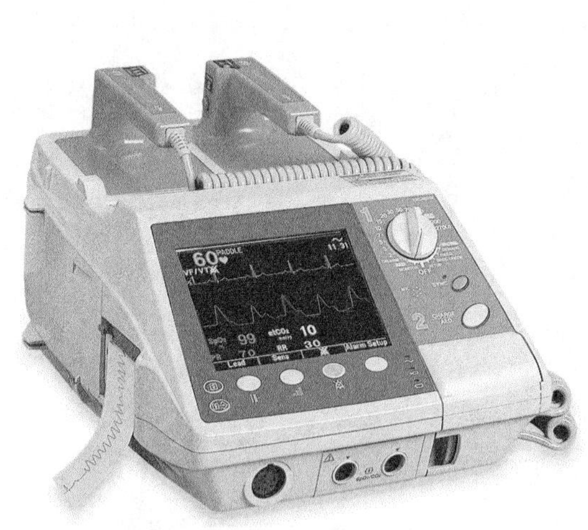

图12-2-2 心脏除颤器

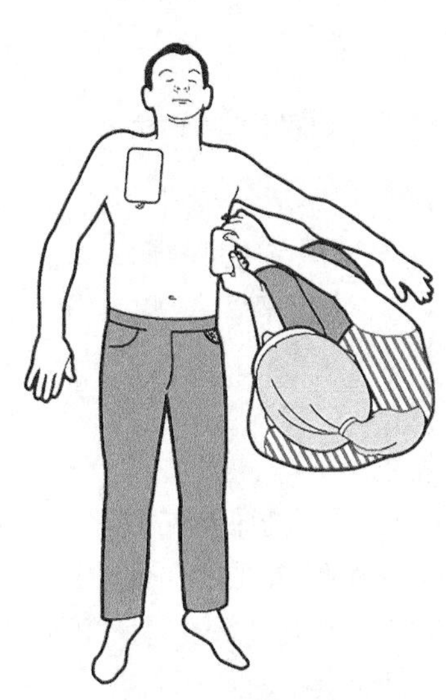

图12-2-3 电除颤仪放置位置

三、自动体外除颤器（automated external defibrillator，AED）

自动体外除颤器或称自动体外电击器、自动电击器、自动除颤器、心脏除颤器及傻瓜电击器等，是一种便携式的医疗设备，它可以诊断特定的心律失常，并且给予电击除颤，是可被非专业人员使用的用于抢救心源性猝死患者的医疗设备。

1. **适应证**　自动体外心脏除颤器，于伤者脉搏停止时使用。然而它并不会对无心率，且心电图呈水平直线的伤者进行电击。简而言之，使用除颤器是通过电击使致命性心律失常终止（如室颤、室扑等），之后再通过心脏高位起搏点兴奋重新控制心脏搏动从而使心脏恢复跳动（但有部分患者因其心脏基础疾病可能在除颤后无法恢复心跳，此时自动体外除颤器会提示没有除颤指征，并建议立即进行心肺复苏）。自动体外心脏除颤器是针对以下两种患者而设计的：心室颤动（或心室扑动）；无脉性室性心动过速。

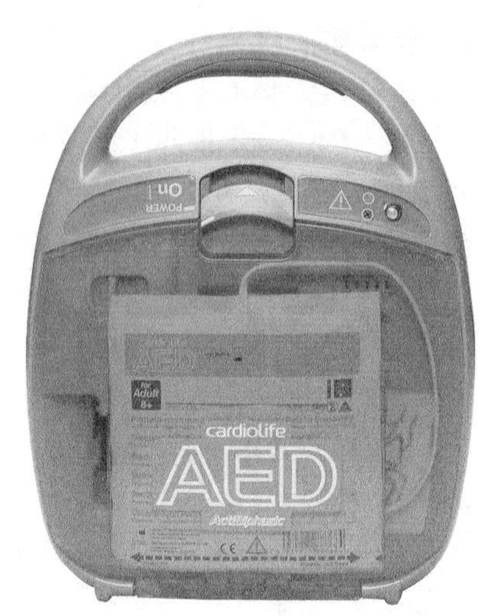

图 12-2-4　自动体外除颤器

2. **使用步骤**　①开启 AED，打开 AED 的盖子，依据视觉和声音的提示操作（有些型号需要先按下电源）；②给患者贴电极，在患者胸部适当的位置上，紧密地贴上电极。通常而言，两块电极板分别贴在右胸上部和左胸左乳头外侧，具体位置可以参考 AED 机壳上的图样和电极板上的图片说明；③将电极板插头插入 AED 主机插孔；④开始分析心律，在必要时除颤，按下“分析”键（有些型号在插入电极板后会发出语音提示，并自动开始分析心率，在此过程中请不要接触患者，即使是轻微的触动都有可能影响 AED 的分析），AED 将会开始分析心率。分析完毕后，AED 将会发出是否进行除颤的建议，当有除颤指征时，不要与患者接触，同时告诉附近的其他任何人远离患者，由操作者按下“放电”键除颤；⑤一次除颤后未恢复有效灌注心律，进行 5 个周期 CPR。除颤结束后，AED 会再次分析心律，如未恢复有效灌注心律，操作者应进行 5 个周期 CPR，然后再次分析心律，除颤，CPR，反复至急救人员到来。

四、呼吸机（ventilator）

在现代临床医学中，呼吸机作为一项能人工替代自主通气功能的有效手段，已普遍用于各种原因所致的呼吸衰竭、大手术期间的麻醉呼吸管理、呼吸支持治疗和急救复苏中，在现代医学领域内占有十分重要的位置。呼吸机是一种能够起到预防和治疗呼吸衰竭，减少并发症，挽救及延长病人生命的至关重要的医疗设备。

（一）呼吸机使用的目的

①纠正低氧血症，缓解组织缺氧；②纠正呼吸性酸中毒；③降低颅内压，改善脑循环；④可保障镇静剂的安全使用，较少全身及心肌耗氧。

但是呼吸机的使用（即机械通气）是一种非自然的呼吸方式，必然会影响正常的生理呼吸过程，并可能增加肺部感染等并发症的发生率，以及造成相应器官组织损伤，增加患者痛苦，必须严格把握机械通气的使用指征：①任何通气、换气功能障碍，除张力性气胸外，均可使用，气胸必须在有效的闭式引流后方可使用；②中枢神经系统

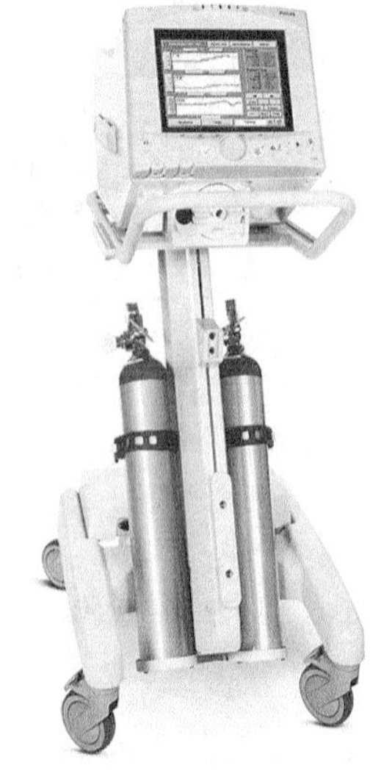
图 12-2-5　呼吸机

衰竭、神经肌肉病变、药物中毒；③严重肺部疾病，如 COPD，ARDS，重度哮喘；④严重脑缺氧或者水肿引起自主呼吸不能完全恢复。由于呼吸道不畅、肺部感染、代谢紊乱、肺水肿等原因出现呼吸功能不全则需要正压通气，以维持适当的通气量，改善气体交换，减少呼吸做功。

（二）呼吸机的分类

1. 按使用或应用的类型分类　①控制性机械通气（CMV）定义：病人在自主呼吸减弱或消失的情况下，完全由机械通气机产生、控制和调节病人的呼吸。应用于：疾病造成的自主呼吸消失或减弱；自主呼吸不规则或频率过快，机械通气无法与病人协调时，用人为的方法将自主呼吸抑制或减弱；②辅助性机械通气（AMV）定义：病人呼吸存在的情况下，由呼吸机辅助或增强病人的自主呼吸。机械通气的供气主要由病人的吸气负压或吸气气流所触发。应用于：自主呼吸虽然存在且较规则，但自主呼吸减弱而通气不足的病人。

2. 按吸、呼气相的切换方式分类　①定压型：呼吸道内压力达到预计值后，呼吸机打开呼气阀，胸廓和肺被动性萎陷或由负压产生呼气，当气道内压力不断下降，呼吸机再次通过正压产生气流，并引起吸气；②定容型：通过正压将预计潮气量送入肺内，达到预计潮气量后，停止供气，进入呼气状态；③按照预先设计的吸气及呼气时间供气；④混合型（多功能型）。

3. 按是否有同步装置或性能分类　①同步型呼吸机：病人的自主呼吸的吸气开始时可以触发呼吸机，使其向病人呼吸道内供气，并产生吸气动作；②非同步型呼吸机：病人的呼吸或吸气负压不能触发呼吸机供气，一般只用于控制性机械通气的病人。

（三）机械通气模式

1. 间隙性正压通气（IPPV）　在吸气相是正压，呼气相压力为零。工作原理：呼吸机在吸气相产生正压，将气体压入肺内，压力上升到一定的水平或吸入的容量达到一定的水平后，呼吸机停止供气，呼气阀打开，病人的胸廓和肺被动性萎陷，产生呼气。临床应用：各种以通气功能为主的呼吸衰病人，如 COPD 等。

2. 间隙性正、负压通气（IPNPV）　吸气相为正压，呼气相为负压。工作原理：呼吸机在吸气相和呼气相均可以起作用。临床应用：呼气相负压可以造成肺泡萎陷，造成医源性肺不张。

3. 持续正压气道通气（CPAP）　病人在有自主呼吸的条件下，整个呼吸周期内，均为人为的加以一定的气道内正压。工作原理：吸气相给予持续正压气流，呼气相也给予一定的阻力，使吸、呼气相的气道压均高于大气压。优点：吸气时持续的正压气流大于吸气气流，使病人的吸气省力，增加 FRC，防止气道及肺泡萎陷。可以用于脱机前的锻炼。缺点：对循环干扰大，肺组织的气压伤大。

4. 间隙性指令通气和同步间隙性指令通气（IMV/SIMV）　IMV：没有同步装置，呼吸机供气不需要病人的自主呼吸触发，每次供气在呼吸周期中出现的时间不恒定。SIMV：有同步装置，呼吸机在每分钟内按照事先设计的呼吸参数给病人指令性呼吸，病人可以有自主呼吸，不受呼吸机的影响。优点：在脱机中发挥自身调节呼吸的能力；较 IPPV 对循环和肺的影响小；在一定程度上减少了镇静药的使用。应用：一般于脱机时才考虑使用，当 R＜5 次 / 分时，仍旧保持较好的氧合状态，可以考虑脱机，一般加用 PSV，避免呼吸肌疲劳。

5. 指令每分钟通气（MMV）　当自主呼吸＞预设分钟通气量时，呼吸机不指令通气，只提供一个持续正压。当自主呼吸 < 预设分钟通气量，呼吸机作指令通气，增加分钟通气量，达到预设水平。

6. **压力支持通气（PSV）** 在有自主呼吸的前提条件下，每次吸气多接受一定水平的压力支持，增加病人的吸气深度和吸入气体量。工作原理：吸气压力随病人的吸气动作开始，随吸气流速减少到一定程度或病人有努力呼气而结束。与 IPPV 相比其支持的压力恒定，受吸气流速的反馈调节；与 SIMV 相比其每次吸气均可以得到压力支持，但支持的水平可随需要不同而设定。应用：SIMV+PSV：用于脱机前的准备，可减少呼吸做功和氧耗量。适应证：锻炼呼吸肌；脱机前的准备；各种原因所致呼吸肌无力；严重的连枷胸致反常呼吸。注意事项：一般不单独使用，会产生通气不足或过度通气。

7. **容量支持通气（VSV）** 每次呼吸均由病人的自主呼吸触发，病人也可以不要任何支持进行呼吸，并能达到预计的 TV 和 MV 水平，呼吸机将会允许病人进行真正的自主呼吸，同样适用于脱机前的准备。

8. **气道双水平正压通气（BiPAP）** 是压力控制通气的一种变化形式，与压力控制通气不同之处在于，BiPAP 在提供指令性通气的同时，也允许患者自主呼吸，患者自主呼吸既可以在呼气相，也可以出现于指令通气期间。

（四）通气模式的选择

根据为患者提供呼吸功的程度，可将通气模式分为：完全通气和部分通气支持，前者包括 CV，AV，A-CV，后者包括 SIMV，PSV，BiPAP。如果 CPR 后患者中枢严重受到抑制、呼吸停止或者严重衰竭，应给完全通气支持，应用 CV 或者 A-CV 模式，随着中枢功能有所恢复，并具有部分自主呼吸功能时，应及时改为部分通气模式，如 SIMV，PSV，或者 SIMV+PSV，BiPAP 模式。如果患者呼吸中枢未完全受抑制，可以首选部分支持通气，只要选择合适的压力触发水平和调整理想水平的辅助通气，部分支持通气更具有优越性，可避免呼吸肌萎缩和呼吸机依赖，也可减少肺压伤、通气过度以及对血流动力学的影响。

（五）通气参数的选择及调节

1. **潮气量** 成人一般为 8～12ml/kg，应监测患者呼出的潮气量，并尽量维持最大吸气压力 < 40～50cmH_2O，防止气压伤。

2. **呼吸频率** 设定呼吸频率应考虑以下因素：通气模式、潮气量、生理无效腔、代谢量、$PaCO_2$ 以及自主呼吸频率等。一般设定频率低于自主频率的 2～4 次 / 分，保证动脉血 pH 及患者的舒适。在辅助通气状态下保证 70%～80% 的分钟通气量（VE）；如果患者可以发出每次呼吸，调节 RR 对 VE 无影响。① CV 不受自主呼吸发出的影响，非自主呼吸，成人一般选择通气频率为 10～20 次 / 分，并根据 $PaCO_2$ 调节；② VC-V 设定频率低于自主频率 2～4 次 / 分，在自主触发的基础上有通气保障；③ SIMV 按预设的频率通气，允许自主呼吸，可先设 12～20 次 / 分，逐步减少频率直至自主呼吸完全恢复；④ PSV 不设定通气频率，只在呼吸流速降低到峰值流速的 25% 时切换。

3. **呼气流速（IFR）** 一般选择的 IFR，成人为 40～100L/min，平均为 60L/min。

4. **吸气时间及呼吸比（Ti 及 I/E）** 一般预设 Ti 为 0.8～1.2 秒，I/E 为 1∶1.5～2。对于 CPOD 患者应延长呼气时间，避免肺内气体陷闭，减少内源性 PEEP 产生，常选择 I/E 为：1∶2～3。对于 ARDS 患者可延长 Ti 或者增加 I/E，以改善氧合，常选用 I/E 为 1∶1～1.5，甚至呼吸反比通气（IRV），即 I/E 为 2～4∶1，但应同时检测心血管功能状态，并使用镇静剂或者肌松药，以免自主呼吸与呼吸机对抗。

5. **吸氧浓度(FiO_2)** CPR初期应给予高FiO_2以迅速纠正严重缺氧，氧合转好，可逐渐降低FiO_2至40%～60%，并维持SaO_2>90%，PaO_2>60mmHg。如FiO_2>50%，SaO_2<90%，加用PEEP。

6. **触发敏感度(trigger sensitivity)** 设定合适的触发十分重要，过高会引起误触发，过低患者需要增加呼吸做功，或者不能触发呼吸机送气，一般触发压力应低于呼气末气道内压0.5～2.0cmH_2O水平。

7. **呼吸末正压通气(PEEP)** 是指呼气末肺泡压力高于大气压，恰当PEEP的应用可以增加肺泡功能残气量，防止肺泡塌陷、改善气体交换和氧合，可以抵消内源性PEEP，降低由此引起的呼吸做功增加。但不恰当PEEP可导致胸腔内压增高、静脉回流减少、心排量下降、降低重要脏器如肾脏、肝脏的灌注；降低颈静脉回流，增加颅内压。临床常用的方法一般从5cmH_2O开始，逐渐增加，每次增加2.5～5cmH_2O，一般可在PEEP<5cmH_2O的情况下脱机。

（六）停用呼吸机的指征

①导致机械通气的病因好转或祛除；②氧合指标：PaO_2/FiO_2>150～200；PEEP≤5～8cmH_2O；FiO_2≤0.4～0.5；pH≥7.25；COPD患者：pH>7.30，PaO_2>50mmHg，FiO_2<0.35；③血流动力学稳定，没有心肌缺血动态变化，临床上没有显著的低血压[不需要血管活性药的治疗或只需要小剂量的血管活性药物如多巴胺或多巴酚丁胺<5～10μg/(kg·min)]；④没有明显的呼吸性酸中毒；血色素≥8～10g/dl；⑤良好的精神活动(如：可唤醒的，GCS≥13，没有连续的镇静剂输注)；稳定的代谢状态(如：可接受的电解质水平)。

（七）撤机方法

逐渐降低吸氧浓度，PEEP逐渐降至3～4cmH_2O，将IPPV改为IMV(或SIMV)或压力支持，逐渐减少IMV或支持压力，最后过渡到CPAP或完全撤离呼吸机，整个过程需严密观察呼吸、血气分析情况。

（八）恢复机械通气的指征

①呼吸频率>30次/分；②脉搏>120次/分；③血压增高或者减低20mmHg；④胸腹矛盾运动；⑤pH>7.3，PaO_2<60mmHg，$PaCO_2$>55mmHg；⑥潮气量V_T<250～300ml；⑦严重的心律失常；⑧烦躁、衰竭。

（九）气管导管的拔除

对撤机成功，并具有良好的气道保护功能，可自主有力的咳嗽、咳痰，吞咽反射良好的患者可以考虑拔管，但意识未恢复正常或者处于持续植物状态的患者，应做气管切开并保留气管导管，以供气管内吸引，防止气道阻塞。

五、转运呼吸机

1. **转运呼吸机使用的目的** 院内转运病人，维持病人的呼吸。

2. **使用流程** ①选择所用电源，当所有电源为外接交流电源时，需将电源适配插入主机直流输入插座；如果不插入，则使用电源为机器内部电源；②打开气源，使用2L氧气瓶气源时，将瓶底顶端的“供氧开关”及“压力开关”打开并开到最大；使用专用减压阀连接40L或10L瓶时，打开“供氧开关”；③打开电源开关，电源指示灯亮，呼吸机开始工作；④用皮囊观察呼吸机潮气量等参数准确性；⑤然后再根据患者情况调节机械通气模式、呼吸频率、潮气量、流量和氧浓度；⑥设定气道压力上、下限报警参数；⑦如通气模式设置为辅助通气模式（A/C，SIMV 模式），则还需设定同步吸气触发压力和峰值压力；⑧如需长时间进行控制通气（C 模式），并需要使那些易于陷闭肺底部的肺泡定时膨胀，改善这些部位的气体交换，防止肺不张，则还需设置窒息频率；⑨取下皮囊，换上面罩或直接接上气体插管，给患者通气。

六、快速血糖仪（blood glucose meter）

快速血糖仪是一种测量血糖水平的电子仪器。血糖仪从工作原理上分为光电型和电极型两种。电极型血糖仪的测试原理更科学，电极可内藏。

（一）血糖仪分类

1. 从采血方式上有两种　一是抹血式，一是吸血式。抹血的机器一般采血量比较大，患者比较痛苦。如果采血偏多，还会影响测试结果，血量不足，操作就会失败，浪费试纸，这种血糖仪多为光电式的。吸血式的血糖仪，试纸自己控制血样计量，不会因为血量的问题出现结果偏差，操作方便，用试纸点一下血滴就可以了。

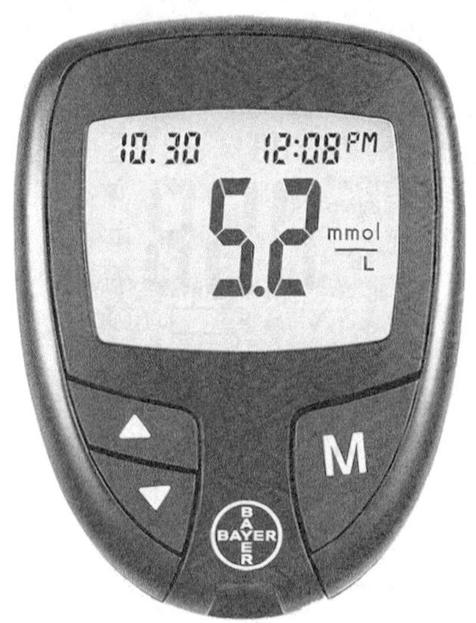

图 12-2-6　快速血糖仪

2. 从工作原理上有两种　一是光电型，一是电极型。光电血糖仪类似 CD 机，有一个光电头，它的优点是价格比较便宜，缺点是探测头暴露在空气里，很容易受到污染，影响测试结果，误差范围在正负 0.8 左右，使用寿命比较短。电极型的测试原理更科学，电极口内藏，可以避免污染，误差范围一般在正负 0.5 左右。精度高，正常使用的情况下，不需要校准，寿命长。

（二）操作步骤

1. 打开电源，一部分是直接按电源开关，一部分直接插试纸自动开机的。

2. 编码调节　血糖仪的编码调节方式分为以下 3 种：

（1）手动输入试纸校正码。

（2）用密码芯片插入机器自动记录试纸校正码。

（3）免调码，无需手动或插入芯片，仪器自动识别。

3. 采血、吸血　采血用血糖仪配好的采血笔直接采血就可以，然后血滴靠进试纸，试纸大部分都是虹吸的，放到试纸吸血区就会直接吸进。

4. 显示结果　吸血之后，就会呈现倒计时，显示测试结果。从 5 秒到 30 秒不等。

5. 完成测试，关机。主流的血糖仪拔出，试纸自动关机，一部分早期产品还需要关闭电源键。关机可减少电池消耗和机器损耗。

七、纤维支气管镜（flexible bronchofibroscope）

纤维支气管镜适用于做肺叶、段及亚段支气管病变的观察，活检采样，细菌学、细胞学检查、配合 TV 系统可进行摄影，示教和动态记录。该支气管镜附有活检取样机构，能帮助发现早期病变，能开展息肉摘除等体内外科手术，对于支气管、肺疾病研究，术后检查等是一种良好的精密仪器。纤维支气管镜（纤支镜）发明后已广泛应用于临床。除在呼吸系统疾病诊断方面取得很大进展之外，在治疗方面也得到广泛应用，现简述如下。

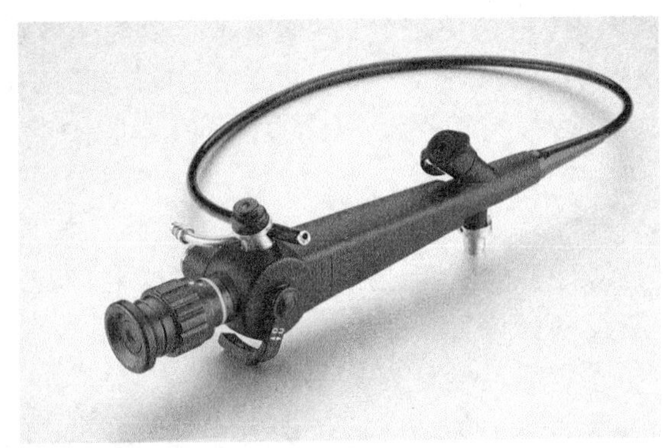

图 12-2-7 纤维支气管镜

（一）使用范围

1. 用于诊断疾病

（1）不明原因之咯血，无法解释之慢性咳嗽患者，不明原因声音沙哑者，不明原因横膈上升者。

（2）肺癌患者诊断及分期的依据，利用支气管镜做切片以得到组织诊断。

（3）良性支气管病变之诊断：急性或慢性支气管炎，支气管结核，呼吸道吸入性伤害，气管或支气管狭窄，怀疑支气管食管瘘。

（4）诊断弥漫性肺部疾病。

2. 用于治疗疾病

（1）拿取气管内异物。

（2）抽取气管内分泌物及血块。

（3）配合雷射装置切除支气管内肿瘤或肉芽组织。

（4）气管狭窄病患可施行扩张术或放置气管内支架。

3. **用于临床研究** 检查报告所需时间：切片及细胞学检查，为 5～7 天；细菌和霉菌培养结果需 1 星期，结核菌培养需 8 星期才会有结果。

（二）使用步骤

首先在患者鼻腔内注入麻醉药物，打开电源，插上光缆线，光立即通过光缆传入镜身，然后将一根可弯曲的带有镜头的细管从鼻孔插入到气管直到肺部，医生一边操作，一边通过镜头透过明亮的尖端清晰地观看肿瘤、异物或其他的东西，镜头尖端可以上下 90° 弯曲，镜身可以左右旋转，可以伸到肺部或气管的不同部位进行检测和治疗。

（三）禁忌证

1. **绝对禁忌** 神志混乱而无法控制的病患；有出血倾向者；严重低血氧患者；急性呼吸性酸中毒者；严重心律不齐或高血压控制不佳者；未曾治疗之开放性肺结核患者。

2. **相对禁忌** 各种疾病之终末期患者；心肺功能不良者；肺动脉高血压者；哮喘发作或控制不良者；大量咯血者。

（四）操作前后注意的问题

本项检查前至少需禁食 4 小时以上，以避免操作时误呛导致肺炎。检查前会对喉咙、鼻腔喷洒局部麻醉剂操作过程中会从鼻腔提供氧气，以确保氧气的充足；操作时患者不可说话，以免声带受伤，但是操作过程中如有不舒服或是胸痛可以举手表示。检查后两个小时内，因为局部麻醉药效未退，应避免进食(包括喝水)，以免造成误呛，如两小时后喝水不会呛到才可进食，如有接受切片检查者，术后可能会有短暂少量的血痰或咯血，属正常的现象。如有下列情形：咯血量较大，持续不停；有剧烈胸痛；呼吸困难，应立即给予相应处理。

八、多功能监护仪

多功能心电护测仪是结合心电监测技术与移动计算技术，对心电异常变化进行实时动态监测预警的辅助性诊断设备。该设备具有心电信息的采集、存储、智能分析预警等功能。并具备精准监测、触屏操控、简单便捷等特点。能同时监护病人的动态心电、呼吸、血压(有无创和有创两种)、血氧饱和度、脉率、体温、呼吸末 CO_2、呼吸力学、麻醉气体、心输出量(有创和无创)、脑电双频指数等。

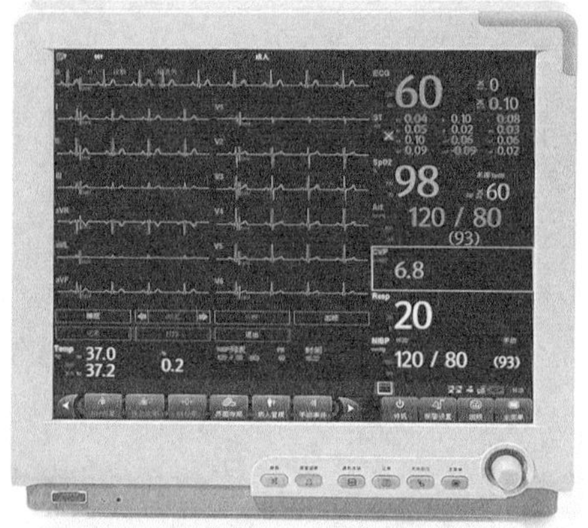

图 12-2-8 多功能监护仪

(一)作用

1. 并可与已知设定值进行比较，如果出现超标可发出警报的装置或系统。

2. 监护仪与监护诊断仪器不同，它必须 24 小时连续监护病人的生理参数，检出变化趋势，指出临危情况，供医生应急处理和进行治疗的依据，使并发症减到最少达到缓解并消除病情的目的。监护仪的用途除测量和监护生理参数外，还包括监视和处理用药及手术前后的状况。

(二)使用步骤

1. 首先皮肤要保持洁净、干燥，用磨砂纸将电极贴片需要安放位置(右锁骨下一指处、左侧第 5 肋骨与左腋前线交点处、两乳头连接中点处)的皮肤角质层擦净。

2. 用清水清洗干净，并用纸擦干或自然晾干。

3. 取出电极贴片，将电极贴片贴纸擦拭部位。

4. 取出导联线，将 5 根电极导联线扣入心电电极贴片中，将电极片贴在身体相应部位。

5. 最后将心电导联线另一端插头沿箭头方向正确插入监测设备。开启监测设备便可进行心电监测。

(三)功能

1. 及时发现异常数据，及时预警。心电监护仪能随时随地 24 小时连续监测和记录心电数据，自动根据患者当前的心电基础数据，跟踪捕捉患者具有临床价值的动态变化数据并自动存储。

2. 运动监测，多维分析。心电监护仪实现了各种人体运动状态下的心电信号监测，通过客户端软件、远程数据中心分析系统和医学专家团队进行多层次、多角度分析判断。

3. 触屏操作，简单便捷心电监护仪采用大尺寸触摸屏设计，可以直观地通过屏幕进行各种功能的操作，使用简单便捷。

4. 屏蔽信号，数据精准。心电监护仪可以有效屏蔽肌电信号、电磁信号干扰，保证了心电数据的精准性和分析的有效性，对心脏异常状况监测有临床意义。

第三章
基层军医必须掌握的其他急救操作

一、气管切开术

(一) 适应证

1. 各种原因引起的喉阻塞。
2. 各种原因引起的下呼吸道分泌物潴留。
3. 预防性气管切开。
4. 取气管内异物。
5. 颈部外伤后呼吸困难。

(二) 禁忌证

1. Ⅰ度和Ⅱ度呼吸困难。
2. 呼吸道暂时性阻塞，可暂缓气管切开。
3. 有明显出血倾向时要慎重。

(三) 常规气管切开术

术前应同患者家属充分知情谈话并签字同意书，除准备手术器械外，并应备好氧气、吸引器等，以及时处理术中可能并发症。

(四) 气管切开术过程

气管插管、或气管镜，以及各种抢救药品。对于小儿，特别是婴幼儿，术前先行插管或置入气管镜，待呼吸困难缓解后，再作气管切开，更为安全。

1. **体位**　一般取仰卧位，肩下垫一小枕，头后仰，使气管接近皮肤，暴露明显，以利于手术，助手坐于头侧，以固定头部，保持正中位。常规消毒，铺无菌巾。

2. **麻醉**　采用局麻。沿颈前正中上自甲状软骨下缘下至胸骨上窝，以 1% 利多卡因浸润麻醉，对于昏迷，危重或窒息病人，若病人已无知觉也可不予麻醉。

3. **切口**　多采用直切口，自甲状软骨下缘至接近胸骨上窝处，沿颈前正中线切开皮肤和皮下组织。

4. **分离气管前组织**　用血管钳沿中线分离胸骨舌骨肌及胸骨甲状肌，暴露甲状腺峡部，若峡部过宽，可在其下缘稍加分离，用小钩将峡部向上牵引，必要时也可将峡部夹持切断缝扎，以便暴露气管。分离过程中，两个拉钩用力应均匀，使手术野始终保持在中线，并经常以手指探查环状软骨及气管，是否保持在正中位置。

5. **切开气管**　确定气管后，一般于第 2～4 气管环处，用尖刀片自下向上挑开 2 个气管环（切开 4～5 环者为低位气管切开术），刀尖勿插入过深，以免刺伤气管后壁和食管前壁，引起气管食管瘘。可在气管前壁上切除部分软骨环，以防切口过小，放管时将气管壁压进气管内，造成气管狭窄。

6. **插入气管套管** 以弯钳或气管切口扩张器，撑开气管切口，插入大小适合，带有管蕊的气管套管，插入外管后，立即取出管蕊，放入内管，吸净分泌物，并检查有无出血。

7. **创口处理** 气管套管上的带子系于颈部，打成死结以牢固固定。切口一般不予缝合，以免引起皮下气肿。最后用一块开口纱布垫于伤口与套管之间。

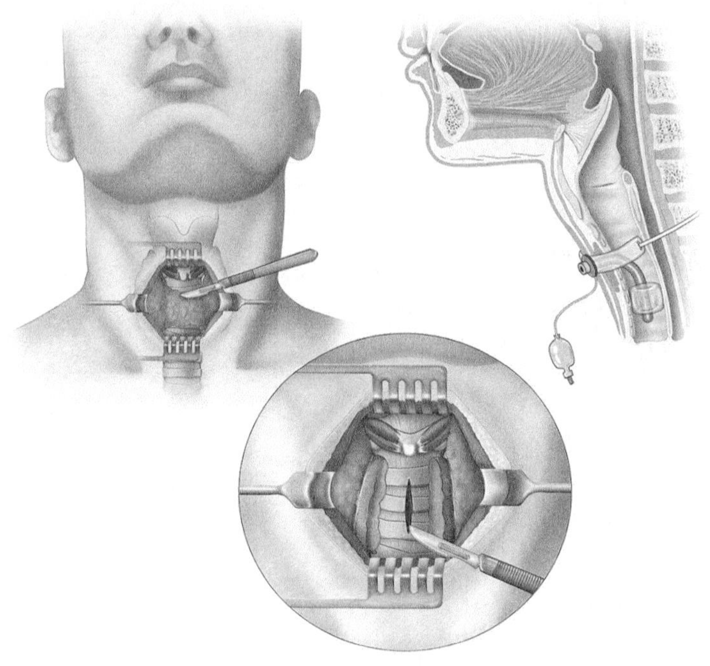

图 12-3-1 气管切开术

（五）术后护理

1. **保持套管通畅**。
2. **保持下呼吸道通畅**。
3. **防止伤口感染**。
4. **防止外管脱出**。
5. **病情稳定后拔管**。

（六）并发症

1. **术中并发症** 出血；心跳呼吸停止；气胸和纵隔气肿。
2. **术后并发症** 皮下气肿；气胸及纵隔气肿；出血；拔管困难；气管食管瘘；伤口感染。

二、气管插管术

1. **适应证** ①全身麻醉时；②危重病人的抢救；③某些特殊麻醉。
2. **禁忌证**

（1）绝对禁忌：喉头水肿；急性喉炎；喉头黏膜下血肿；除非急救，禁忌气管内插管。

（2）相对禁忌：呼吸道不全梗阻者；主动脉瘤压迫气管者；麻醉者对插管基本知识未掌握，插管技术不熟练或插管设备不完善者。

3. **插管前准备** ①选择合适的气管导管（7～8F）；②准备合适的喉镜，导管内导丝、吸引管、牙垫、注射器等；③准备麻醉面罩和通气装置；④听诊器、氧饱和度监测仪。

4. 经口腔明视气管内插管方法

（1）将病人头后仰，双手将下颌向前、向上托起以使口张开，张口困难时可用开口器辅助。

（2）左手持喉镜柄将喉镜片由右口角放入口腔，将舌体推向侧后缓慢推进，可见到悬雍垂。将镜片垂直提起前进，直到会厌显露。挑起会厌以显露声门。

（3）如采用弯镜片插管则将镜片置于会厌与舌根交界处（会厌谷），用力向前上方提起，使舌骨会厌韧带紧张，会厌翘起紧贴喉镜片，即显露声门（图 12-3-2 左图）。如用直镜片插管，应直接挑起会厌，声门即可显露。

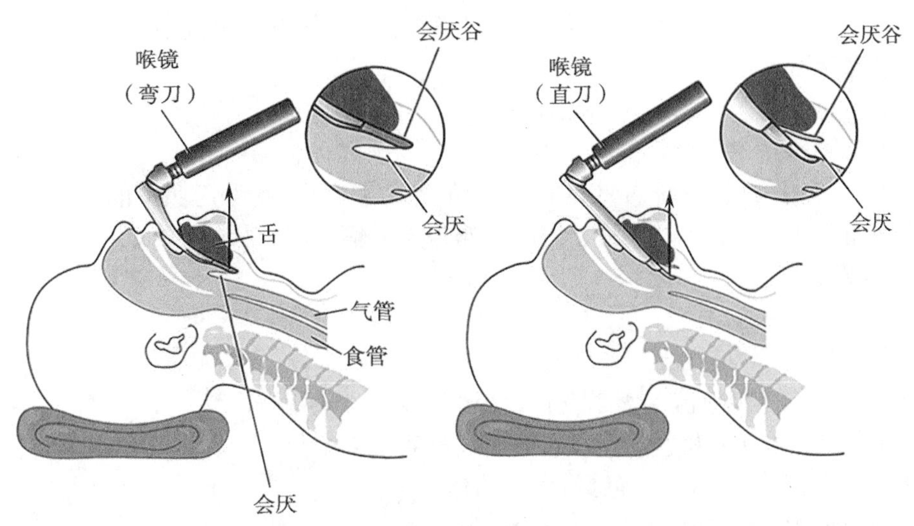

图 12-3-2 经口腔明视气管内插管

（4）以右手拇指、食指及中指如持笔式持住导管的中、上段，由右口角进入口腔，直到导管接近喉头时再将管端移至喉镜片处，同时双目经过镜片与管壁间的狭窄间隙监视导管前进方向，准确轻巧地将导管尖端插入声门。借助管芯插管时，当导管尖端入声门后，应拔出管芯后再将导管插入气管内。导管插入气管内的深度成人为 4～5cm，导管尖端至门齿的距离约 18～22cm。

（5）插管完成后，要确认导管已进入气管内后固定。

确认方法有：①压胸部时，导管口有气流；②人工呼吸时，可见双侧胸廓对称起伏，并可听到清晰的肺泡呼吸音；③如用透明导管时，吸气时管壁清亮，呼气时可见明显的“白雾”样变化；④病人如有自主呼吸，接麻醉机后可见呼吸囊随呼吸而张缩；⑤如能监测呼气末 $ETCO_2$ 则更易判断，$ETCO_2$ 图形有显示则可确认无误。

5. 气管内插管的并发症

（1）插管操作技术不规范，可致牙齿损伤或脱落，口腔、咽喉部和鼻腔的黏膜损伤引起出血。用力不当或过猛，还可引起下颌关节脱位。

（2）浅麻醉下行气管内插管可引起剧烈呛咳、喉头及支气管痉挛；心率增快及血压剧烈波动而导致心肌缺血。严重的迷走神经反射可导致心律失常，甚至心跳骤停。预防方法有：适当加深麻醉，插管前行喉头和气管内表面麻醉，应用麻醉性镇痛药或短效降压药等。

（3）气管导管内径过小，可使呼吸阻力增加；导管内径过大，或质地过硬都容易损伤呼吸道黏膜，甚至引起急性喉头水肿，或慢性肉芽肿。导管过软容易变形，或因压迫、扭折而引起呼吸道梗阻。

（4）导管插入太深可误入一侧支气管内，引起通气不足、缺氧或术后肺不张。导管插入太浅时，可因病人体位变动而意外脱出，导致严重意外发生。因此，插管后及改变体位时应仔细检查导管插入深度，并常规听诊两肺的呼吸音。

三、深静脉置管

（一）置管部位

颈内静脉（常用）、颈外静脉（有凝血功能障碍者）、锁骨下静脉、股静脉。

（二）置管目的

1. 了解有效血容量、心功能及周围循环阻力的综合情况。
2. 对不明原因的急性循环衰竭进行鉴别。
3. 对需大量输血、补液时，借以观察血容量的动态变化，循环超负荷的危险。
4. 对重危病人、大手术以及紧急情况下作为大量输血、补液途径。

（三）置管适应证

中心静脉置管适应证：

1. 体外循环下各种心血管手术。
2. 估计术中将出现血流动力学变化较大的非体外循环手术。
3. 严重外伤、休克以及急性循环衰竭等危重病人的抢救。
4. 需长期高营养治疗或经静脉抗生素治疗。
5. 经静脉放置临时或永久心脏起搏器。
6. 持续性血液滤过。

（四）置管禁忌证

中心静脉置管禁忌证：

1. **相对禁忌证**　①血小板减少或其他凝血机制严重障碍者避免行颈内及锁骨下静脉穿刺，以免操作中误伤动脉引起局部巨大血肿；确有必要进行穿刺，可尝试从颈外静脉穿刺；②局部皮肤感染者应另选穿刺部位；（相对禁忌证）

2. **绝对禁忌证**　穿刺静脉局部感染、血栓形成。

（五）置管过程

1. 患者平卧，去枕，头后仰，头转向穿刺对侧，必要时肩后垫高，头低位 15°～30°。

2. 常规消毒铺巾，局部用 1% 普鲁卡因浸润麻醉。

3. 以胸锁乳突肌三角顶点环状软骨水平定位，此点较高，且偏离颈动脉，较为安全，肝素生理盐水的注射器接上静脉穿刺针，左手食指定位，右手持针，进针方向与胸锁乳突肌锁骨头内侧缘平行穿刺，针尖对准乳头，指向骶尾外侧，针轴与额平面呈 45°～60°。

4. 进针深度一般是 3.5～4.5cm，以针尖不超过锁骨为度，否则易穿破胸膜或其他血管，抽到血后，减小针与额平面的角度，当血液回抽和注入十分通畅时，注意固定好穿刺针。

5. Seldinger 法用钢丝导引者可从穿刺针内插入导引钢丝，退出穿刺针，压迫穿刺点，需用静脉扩张器的导管，可插入静脉扩张器扩张皮下组织或静脉。

6. 将导管套在导引钢丝的外面，导引钢丝必须伸出导管尾端，用左手抓住导引钢丝，右手将导管与钢丝一起插入，导管进入静脉后，边进导管，边退钢丝，一般成人从穿刺点到上腔静脉右心房口处约 10cm 左右，退出钢丝，回抽血液顺畅，用肝素生理盐水冲管，固定导管，覆盖敷料，导管接测压装置或输液。

（六）注意事项

1. 严格无菌技术操作。
2. 测压管的零点必须与右心房在同一水平面，体位变动时应注意调整。
3. 保持静脉导管通畅，每次测压所流入导管的血液应冲洗干净。
4. 血管收缩药物可导致假性静脉压升高，因此，测压前暂停使用。
5. 若压力波形不能测出时，可以变动导管的位置。
6. 拔管时，应用注射器抽吸，以防尖端有附着的血栓脱落形成栓塞。

（七）并发症

①感染；②心律失常；③血管损伤；④空气拴塞；⑤血栓形成。

四、胸腔闭式引流术

（一）适应证

1. 中等量气胸或张力性气胸。
2. 外伤性中等量血胸。
3. 持续渗出的胸腔积液。
4. 脓胸，支气管胸膜瘘或食管瘘。
5. 开胸术后。

（二）胸腔闭式引流术分类

1. **肋间细管插管法**（6～10Fr） 一般用于排出胸内积液，积气或抢救时应用。因管径较细，操作简单临床上经常应用。但其对排出较稠的液体如积血、脓液等不甚通畅。

2. **肋间粗管插管法**（20～24Fr） 经肋间插入一个稍粗一点的管，操作简单，又可引流大部分不是十分黏稠的液体。但此法长时间带管容易引起疼痛。

（三）引流装置的分类

1. **引流袋引流** 适用于吸管引流，多用于引流胸腔积液。

2. **封瓶引流** 适用于大部分病例，可排出胸内积气、积液、积血及脓液。

3. **水封瓶负压吸引引流** 因能加大胸内负压，适用于胸内肺膨胀不良，残腔较大的病例。

（四）引流过程（肋间粗管）

1. 术野皮肤以碘酊、酒精常规消毒，铺无菌手术巾，术者戴灭菌手套。

2. 患者取半卧位（生命体征未稳定者，取平卧位）。积液（或积血）引流选腋中线第 6～7 肋间进针，气胸引流选锁骨中线第 2～3 肋间。

3. 局部浸润麻醉切口区胸壁各层，直至胸膜并可见积液或积气抽出；沿肋间走行切开皮肤 2～3cm，沿肋骨上缘伸入血管钳，分开肋间肌肉各层直至胸腔；见有液体或气体涌出时立即置入引流管。引流管伸入胸腔深度不宜超过 15cm，以丝线缝合胸壁皮肤切口，并结扎固定引流管，敷盖无菌纱布。引流管末端连接至水封瓶，引流瓶置于病床下不易被碰倒的地方。

4. 胸膜腔大量积气、积液者，开放引流时应缓慢。引流液体首次勿超过 1000ml，防止发生纵隔的快速摆动移位或复张性肺水肿的发生。待病情稳定后，再逐步开放止血钳。

（五）胸腔闭式引流的护理

1. 保持胸闭引流的密闭性。
2. 保持胸闭引流的通畅性。
3. 观察引流管气体排出情况评估漏气程度。
4. 加强持续负压吸引胸腔闭式引流的护理。
5. 预防感染。

（六）拔管指征

胸腔闭式引流术后 48～72 小时，观察引流液少于 50ml，无气体溢出，胸部 X 线摄片呈肺膨胀或无漏气，病人无呼吸困难或气促时，可考虑拔管。拔管时指导患者深吸一口气，吸气末迅速拔管，用凡士林纱布封住伤口，包扎固定。拔管后注意观察患者有无胸闷、呼吸困难症状，切口漏气、渗液、出血和皮下血肿等。

五、腹腔穿刺

（一）穿刺目的

1. 明确腹腔积液的性质，找出病原，协助诊断。
2. 适量的抽出腹水，以减轻病人腹腔内的压力，缓解腹胀、胸闷、气急，呼吸困难等症状，减少静脉回流阻力，改善血液循环。
3. 向腹膜腔内注入药物。
4. 注入一定量的空气（人工气腹）以增加腹压，使膈肌上升，间接压迫两肺，减小肺活动度，促进肺空洞的愈合，在肺结核空洞大出血时，人工气腹可作为一项止血措施。
5. 施行腹水浓缩回输术。
6. 诊断性（如腹部创伤时）或治疗性（如重症急性胰腺炎时）腹腔灌洗。

（二）穿刺适应证

1. 腹水原因不明，或疑有内出血者。
2. 大量腹水引起难以忍受的呼吸困难及腹胀者。
3. 需腹腔内注药或腹水浓缩再输入者。

（三）穿刺禁忌证

1. 广泛腹膜粘连者。
2. 有肝性脑病先兆、包虫病及巨大卵巢囊肿者。
3. 大量腹水伴有严重电解质紊乱者禁忌大量放腹水。
4. 精神异常或不能配合者。
5. 妊娠。

（四）穿刺过程

1. 部位选择

（1）脐与耻骨联合上缘间连线的中点上方 1cm、偏左或右 1～2cm，此处无重要器官，穿刺较安全。此处无重要脏器且容易愈合。

（2）左下腹部穿刺点：脐与左髂前上棘连线的中 1/3 与外 1/3 交界处，此处可避免损伤腹壁下动脉，肠管较游离不易损伤。放腹水时通常选用左侧穿刺点，此处不易损伤腹壁动脉。

（3）侧卧位穿刺点：脐平面与腋前线或腋中线交点处。此处穿刺多适于腹膜腔内少量积液的诊断性穿刺。

2. 体位参考 根据病情和需要可取坐位、半卧位、平卧位，并尽量使病人舒服，以便能够耐受较长的操作时间。对疑为腹腔内出血或腹水量少者行实验性穿刺，取侧卧位为宜。

3. 操作过程

（1）消毒、铺巾：①用碘伏在穿刺部位．自内向外进行皮肤消毒，消毒范围直径约 15cm，待碘伏晾干后，再重复消毒一次；②解开腹穿包包扎带，戴无菌手套，打开腹穿包（助手），铺无菌孔巾，并用无菌敷料覆盖孔巾有孔部位。

（2）局部麻醉：自皮肤至腹膜壁层以 2% 利多卡因作局部麻醉。麻醉皮肤局部应有皮丘，注药前应回抽，观察无血液、腹水后，方可推注麻醉药。

（3）穿刺：术者左手固定穿刺部皮肤，右手持针经麻醉处垂直刺入腹壁，待针锋抵抗感突然消失时，示针尖已穿过腹膜壁层，助手戴手套后，用消毒血管钳协助固定针头，术者抽取腹水，并留样送检。诊断性穿刺，可直接用 20ml 或 50ml 注射器及适当针头进行。大量放液时，可用 8 号或 9 号针头，并于针座接一橡皮管，以输液夹子调整速度，将腹水引入容器中计量并送化验检查。

（4）术后处理：①抽液完毕，拔出穿刺针，穿刺点用碘伏消毒后，覆盖无菌纱布，稍用力压迫穿刺部位数分钟，用胶布固定，测量腹围、脉搏、血压、检查腹部体征。如无异常情况，送病人回病房．嘱患者卧床休息。观察术后反应；②书写穿刺记录。

（5）进针技术与失误防范：①对诊断性穿刺及腹膜腔内药物注射，选好穿刺点后，穿刺针垂直刺入即可。但对腹水量多者的放液，穿刺针自穿刺点斜行方向刺入皮下，然后再使穿刺针与腹壁呈垂直方向刺入腹膜腔，以防腹水自穿刺点滑出；②一定做要准确，左下腹穿刺点不可偏内，避开腹壁下血管，但又不可过于偏外，以免伤及旋髂深血管；③进针速度不宜过快，以免刺破漂浮在腹水中的乙状结肠、空肠和回肠，术前嘱病人排尿，以防损伤膀胱。进针深度视病人具体情况而定；④放腹水速度不宜过快，量不宜过大。初次放腹水者，一般不要超过 3000ml（但有腹水浓缩回输设备者不限此量），并在 2 小时以上的时间内缓慢放出，放液中逐渐紧缩已置于腹部的多头腹带；⑤注意观察病人的面色、呼吸、脉搏及血压变化，必要时停止放液并及时处理；⑥术后卧床休息 24 小时，以免引起穿刺伤口腹水外渗。

（五）注意事项

1. 术中密切观察患者，如有头晕、心悸、恶心、气短、脉搏增快及面色苍白等，应立即停止操作，并进行适当处理。

2. 放液不宜过快、过多，肝硬化患者一次放液一般不超过 3000ml，过多放液可诱发肝性脑病和电解质紊乱。放液过程中要注意腹水的颜色变化。

3. 放腹水时若流出不畅，可将穿刺针稍作移动或稍变换体位。

4. 术后嘱患者平卧，并使穿刺孔位于上方以免腹水继续漏出；对腹水量较多者，为防止漏出，在穿刺时即应注意勿使自皮肤到腹膜壁层的针眼位于一条直线上，方法是当针尖通过皮肤到达皮下后，即在另一手协助下，稍向周围移动一下穿刺针头，然后再向腹腔刺入。如遇穿刺孔继续有腹水渗漏时，可用蝶形胶布或火棉胶粘贴。大量放液后，需束以多头腹带，以防腹压骤降；内脏血管扩张引起血压下降或休克。

5. 注意无菌操作，以防止腹腔感染。

6. 放液前后均应测量腹围、脉搏、血压、检查腹部体征，以视察病情变化。

7. 腹水为血性者于取得标本后，应停止抽吸或放液。

六、骨髓穿刺术

（一）适应证

1. 各种原因所致的贫血和各类型的白血病、血小板减少性紫癜、多发性骨髓瘤、转移瘤、骨髓发育异常综合征、骨髓纤维化、恶性组织细胞病等。

2. 某些寄生虫病，如疟疾、黑热病等可检测寄生虫。

3. 长期发热，肝、脾、淋巴结肿大均可行骨髓穿刺检查，以明确诊断。

4. 骨髓穿刺又可观察某些疾病的疗效。

（二）禁忌证

1. 严重出血的血友病禁忌做骨髓穿刺。有出血倾向或凝血时间明显延长者不宜做骨髓穿刺，但为明确诊断疾病也可做，穿刺后必须局部压迫止血 5～10 分钟。

2. 晚期妊娠的妇女慎做骨髓穿刺，小儿及不合作者不宜做胸骨穿刺。

（三）术前准备

1. 了解、熟悉病人病情。

2. 与病人及家属谈话，交代检查目的、检查过程及可能发生情况，并签字。

3. 器械准备　无菌骨髓穿刺包、75% 酒精、2% 碘酒或碘伏、2% 利多卡因、治疗盘、无菌棉签、手套、洞巾、注射器、纱布以及胶布。

4. 操作者熟悉操作步骤，戴口罩、帽子。

（四）穿刺过程

1. 部位的选择

（1）髂前上棘：常取髂前上棘后上方 1～2cm 处作为穿刺点，此处骨面较平，容易固定，操作方便安全。

（2）髂后上棘：位于骶椎两侧、臀部上方骨性突出部位。

2. 体位参考

（1）髂前上棘穿刺时取仰卧位。

（2）髂后上棘穿刺时应取侧卧位。

3. 操作过程

（1）常规消毒皮肤，戴无菌手套、铺消毒洞巾，用 2% 利多卡因作局部浸润麻醉直至骨膜。

（2）将骨髓穿刺针固定器固定在适当长度上（髂骨穿刺约 1.5cm，肥胖者可适当放长，胸骨柄穿刺约 1.0cm），以左手拇、食指固定穿刺部位皮肤，右手持针于骨面垂直刺入（若为胸骨柄穿刺，穿刺针与骨面成 30°～40° 角斜行刺入），当穿刺针接触到骨质后则左右旋转，缓缓钻刺骨质，当感到阻力消失，且穿刺针已固定在骨内时，表示已进入骨髓腔。

（3）用干燥的 20ml 注射器，将内芯退出 1cm，拔出针芯，接上注射器，用适当力度缓慢抽吸，可见少量红色骨髓液进入注射器内，骨髓液抽吸量以 0.1～0.2ml 为宜，取下注射器，将骨髓液推于玻璃片上，由助手迅速制作涂片 5～6 张，送检细胞形态学及细胞化学染色检查。

（4）如需作骨髓培养，再接上注射器，抽吸骨髓液 2～3ml 注入培养液内。

（5）如未能抽得骨髓液，可能是针腔被皮肤、皮下组织或骨片填塞，也可能是进针太深或太浅，针尖未在髓腔内，此时应重新插上针芯，稍加旋转或再钻入少许或再退出少许，拔出针芯，如见针芯上带有血迹，再行抽吸可望获得骨髓液。

(6) 抽吸完毕，插入针芯，轻微转动拔出穿刺针，遂将消毒纱布盖在针孔上，稍加按压，用胶布加压固定。

（五）注意事项

1. 穿刺针进入骨质后避免摆动过大，以免折断。

2. 胸骨柄穿刺不可垂直进针，不可用力过猛，以防穿透内侧骨板。

3. 抽吸骨髓液时，逐渐加大负压，作细胞形态学检查时，抽吸量不宜过多，否则使骨髓液稀释，但也不宜过少。

4. 骨髓液抽取后应立即涂片。

5. 多次干抽时应进行骨髓活检。

6. 注射器与穿刺针必须干燥，以免发生溶血。

7. 术前应作出、凝血时间、血小板等检查。

（六）术后处理

1. 术后应嘱病人静卧休息，同时做好标记并送检骨髓片，清洁穿刺场所，做好穿刺记录。

2. 抽取骨髓和涂片要迅速，以免凝固。需同时作周围血涂片，以作对照。

（七）术后护理

①压迫止血；②卧床休息；③防止感染。

七、腰椎穿刺术

（一）适应证

1. 中枢神经系统炎症性疾病的诊断与鉴别诊断：包括化脓性脑膜炎、结核性脑膜炎、病毒性脑膜炎、霉菌性脑膜炎、乙型脑炎等。

2. 脑血管意外的诊断与鉴别诊断：包括脑出血、脑梗死、蛛网膜下腔出血等。

3. 肿瘤性疾病的诊断与治疗：用于诊断脑膜白血病，并通过腰椎穿刺鞘内注射化疗药物治疗脑膜白血病。

4. 测定颅内压力和了解蛛网膜下腔是否阻塞等。

5. 椎管内给药。

（二）禁忌证

1. 可疑颅高压、脑疝。

2. 可疑颅内占位病变。

3. 休克等危重病人。

4. 穿刺部位有炎症。

5. 有严重的凝血功能障碍患者，如血友病患者等。

（三）穿刺过程

1. 嘱患者侧卧于硬板床上，背部与床面垂直，头向前胸部屈曲，两手抱膝紧贴腹部，使躯干呈弓形；或由助手在术者对面用一手抱住患者头部，另一手挽住双下肢腘窝处并用力抱紧，使脊柱尽量后凸以增宽椎间隙，便于进针。

2. 确定穿刺点，以髂嵴连线与后正中线的交会处为穿刺点，一般取第 3～4 腰椎棘突间隙，有时也可在上一或下一腰椎间隙进行。

3. 常规消毒皮肤后戴无菌手套与盖洞贴，用 2% 利多卡因自皮肤到椎间韧带逐层作局部浸润麻醉。

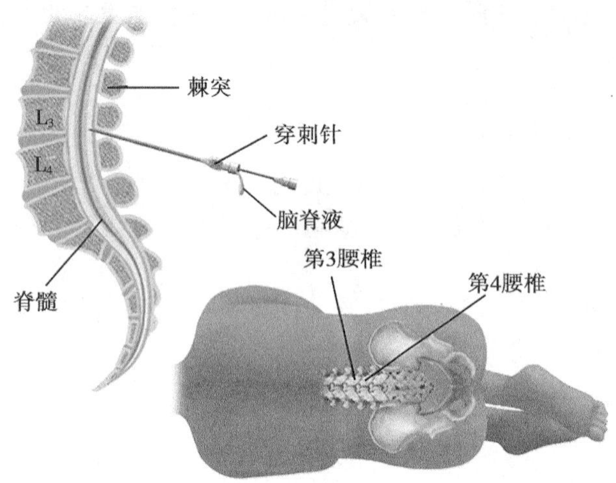

图 12-3-3 腰椎穿刺术

4. 术者用左手固定穿刺点皮肤，右手持穿刺针以垂直背部的方向缓慢刺入，成人进针深度约为 4～6cm，儿童则为 2～4cm。当针头穿过韧带与硬脑膜时，可感到阻力突然消失有落空感。此时可将针芯慢慢抽出（以防脑脊液迅速流出，造成脑疝），即可见脑脊液流出。

5. 在放液前先接上测压管测量压力。正常侧卧位脑脊液压力为 0.69～1.764kPa 或 40～50 滴 / 分。若了解蛛网膜下腔有无阻塞，可做 Queckenstedt 试验，凡颅内压增高者，禁作此试验。

6. 撤去测压管，收集脑脊液 2～5ml 送检；如需作培养时，应用无菌操作法留标本。

7. 术毕，将针芯插入后一起拔出穿刺针，覆盖消毒纱布，用胶布固定。

8. 术后患者去枕俯卧（如有困难则平卧）4～6 小时，以免引起术后低颅压头痛。

（四）并发症

1. 低颅压综合征。

2. 脑疝形成。

3. 原有脊髓、脊神经根症状的突然加重。

（五）注意事项

1. 严格掌握禁忌证，凡疑有颅内压升高者必须先做眼底检查，如有明显视乳头水肿或有脑疝先兆者，禁忌穿刺。凡患者处于休克、衰竭或濒危状态以及局部皮肤有炎症、颅后窝有占位性病变者均禁忌穿刺。

2. 穿刺时患者如出现呼吸、脉搏、面色异常等症状时，应立即停止操作，并作相应处理。

3. 鞘内给药时，应先放出等量脑脊液，然后再等量转换性注入药液。

八、导尿术

（一）导尿目的

1. 直接从膀胱导出不受污染的尿标本，作细菌培养，测量膀胱容量、压力及检查残余尿量，鉴别尿闭及尿潴留，以助诊断。

2. 为尿潴留病员放出尿液，以减轻痛苦。

3. 盆腔内器官手术前，为病员导尿，以排空膀胱，避免手术中误伤。

4. 昏迷、尿失禁或会阴部有损伤时，保留导尿管以保持局部干燥，清洁。某些泌尿系统疾病手术后，为促使膀胱功能的恢复及切口的愈合，常需做留置导尿术。

5. 抢救休克或垂危病员，正确记录尿量、比重，以观察肾功能。

（二）适应证

1. 各种下尿路梗阻所致尿潴留。

2. 危重病人抢救。

3. 膀胱疾病诊断与治疗。

4. 进行尿道或膀胱造影。

5. 留取未受污染的尿标本做细菌培养。

6. 产科手术前的常规导尿。

7. 膀胱内药物灌注或膀胱冲洗。

8. 探查尿道有无狭窄，了解少尿或无尿原因。

（三）术前准备

1. 无菌导尿包内有治疗碗 1 个，尿管 2 根，小药杯一个，血管钳 2 把，液状石蜡棉球 1 个，标本瓶 1 个，洞巾 1 块，纱布数块，20ml 注射器 1 个（内有生理盐水 20ml）。

2. 外阴初步消毒用物包括无菌治疗碗一个（内盛消毒液棉球 10 余个，血管钳 1 把），清洁手套 1 只。

3. 无菌持物钳，无菌手套，消毒溶液（碘伏），中单，便盆。

（四）导尿过程

1. 患者仰卧，两腿屈膝外展。必要时用肥皂液清洗外阴或包皮。

2. 碘伏棉球由内向外环形消毒尿道口及外阴部。而后外阴部盖无菌洞巾，露出尿道口。

3. 术者戴无菌手套站于患者右侧，以左手拇、示二指挟持阴茎，女性则分开小阴唇露出尿道口，右手将涂有无菌润滑油之导尿管慢慢插入尿道，导尿管外端用止血钳夹闭，将其开口置于消毒弯盘中。男性约进入 15～20cm，女性约入 6～8cm，松开止血钳，尿液即可流出。

4. 需作细菌培养者，留取中段尿于无菌试管中送检。

5. 术后将导尿管夹闭后再徐徐拔出，以免管内尿液流出污染衣物。如需留置导尿时，则以胶布固定尿管，以防脱出，外端以止血钳夹闭，管口以无菌纱布包好，以防尿液逸出和污染；或接上留尿无菌塑料袋，挂于床侧。

（五）注意事项

1. 严格无菌操作，预防尿路感染。

2. 插入尿管动作要轻柔，以免损伤尿道黏膜，若插入时有阻挡感（切忌蛮插），可更换方向（也可稍退 2～3cm，向导尿管中灌注液状石蜡，润滑尿道），在插见有尿液流出时再插入 2cm，勿过深或过浅，尤忌反复抽动尿管。（有导丝的虽插入时候能够很快很有力，但最易损伤尿道黏膜，故可之前抽出；液状石蜡一定要反复涂满导尿管两次）。

3. 选择导尿管的粗细要适宜，对小儿或疑有尿道狭窄者，尿管宜细。

4. 对膀胱过度充盈者，排尿宜缓慢以免骤然减压引起出血或晕厥。第一次导尿量不可超过 1000ml，以防造成血压下降或引起尿血。

5. 测定残余尿时，嘱患者先自行排尿，然后导尿。残余尿量一般为 5～10ml，如超过 100ml，则应留置导尿。

6. 留置导尿时，应经常检查尿管固定情况，有否脱出，必要时以无菌药液每日冲洗膀胱一次；每隔5～7日更换尿管一次，再次插入前应让尿道松弛数小时，再重新插入。

7. 膀胱过度充盈患者导尿时速度不能过快，否则可以产生休克或膀胱出血，应缓慢分次的放出尿液，每次约150～200ml，反复多次，逐渐将膀胱放空。

九、血液灌流

血液灌流是将患者血液引入装有固态吸附剂的灌流器中，以清除某些外源性或内源性毒素，并将净化了的血液输回体内的一种治疗方法。目前主要用于抢救药物过量及毒物中毒。

（一）血液灌流吸附剂

①活性炭；②树脂；③免疫吸附剂。

（二）血液灌流设备类型

①血液灌流器；②血液灌流机；③普通血透机。

（三）药物/毒物中毒时血液灌流的指征

1. 血浆浓度已达致死浓度。
2. 有继续吸收，经内科治疗无效，病情加重。
3. 严重中毒、长时间昏迷、已发生心肺肾等脏器损害。
4. 原有肝/肾功能不全，对毒物排泄不利者。
5. 具有产生代谢障碍或有延缓效应的药物中毒。

（四）血液灌流治疗药物中毒之评价

1. 对脂溶性、有机磷、某些安眠药血液灌流效果明显优于血液透析。
2. 血液灌流仅能清除药物和毒物，不能清除药物已产生之效应。
3. 对毒物引起的呼吸、心血管抑制、酸碱平衡等作相应治疗。

（五）血液灌流过程

1. **血管通路** 临时通道，要求血流量达200ml/min以上。

（1）颈内静脉/股静脉双腔留置导管。

（2）桡动脉-贵要静脉穿刺。

2. **血液灌流器装置及冲洗**

（1）血液灌流器V端垂直向上，A端向下放置于架上，连接导管V端于血液灌流器V端上（上口）。

（2）将运血导管A端连接冲洗吊瓶，导管充满液体后再连接于血液灌流器A端上（下口）。

（3）开动血泵用生理盐水冲洗血液灌流器，流量200～300ml/min；总量5000ml。

（4）冲洗结束前的500ml生理盐水中加入肝素20mg（4mg/dl），循环冲洗20分钟，使血液灌流器充满肝素盐水。

3. **肝素化方法** ①首剂负荷量：0.8～1.6mg/kg；②追加维持量：8～12mg/h，维持凝血时间（CT）在20～30分钟/WBPTT 120秒。

4. **开始阶段注意事项**

（1）血流量从50ml/min开始，每5分钟增加50～80ml，15～20分钟后可增加至200ml/min。流量与吸附关系（150～200ml/min）。

（2）初20分钟内极易发生低血压等生物不相容反应，故①每3～5分钟测血压一次或心电、血压监护；②在血液灌流20分钟左右静脉注入地塞米松10mg。

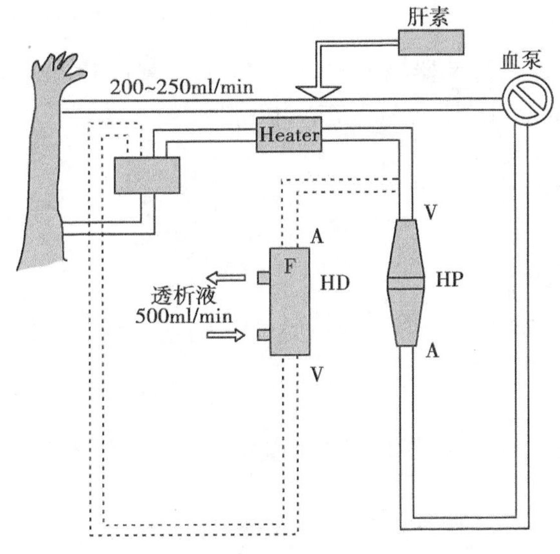

血液灌流器装置

图 12-3-4 血液灌流器

5. 结束血液灌流措施

(1) 结束血液灌流前，将血液灌流灌流器调正方位使 A 端在上，V 端向下。

(2) 用 NS 250ml/ 空气回血。

(3) 鱼精蛋白中和肝素，用量为肝素总量之 2/3～1/2。

6. 总灌流时间

(1) 血液灌流一般 2～3 小时结束，>3 小时后需更换血液灌流器。

(2) 血液灌流结束后如有药物反跳可在数小时 /1 天后再次血液灌流。

(3) 总疗程以中毒 / 疾病情况而不同。

(六) 注意事项

1. 血液灌流前后检查

(1) 病人一般情况、中毒情况。

(2) 术前后查血常规、凝血时间 / 活化部分凝血活酶时间(CT/APTT)，药物中毒者血液灌流前及每半小时查药物血浓度。

(3) 其他疾病：查血液灌流前后有关指标以对比，如血氨、胆红素、甲状腺素等。

2. 术中监护

(1) 观察生命体征：呼吸、心率、血压及神志。

(2) 灌流情况：血流量、动静脉压力、有无凝血情况(CT/APTT)。

(3) 副反应情况：发冷、发抖、低血压、出血现象、胸闷、气急、碳粒脱落等。

十、清创缝合术

(一) 适应证

新鲜创伤伤口。

(二) 禁忌证

化脓感染伤口不宜缝合。

（三）准备工作

1. **器械准备** 消毒钳、持针器、钳子（有齿钳、无齿钳）、缝合线、剪刀、引流条或橡皮膜、外用生理盐水、纱布、棉垫、绷带、胶布、75%酒精等。

2. **手术者洗手，戴手套**。

（四）清创缝合过程

1. **清洗去污**

（1）用无菌纱布覆盖伤口。

（2）剪去毛发，除去伤口周围的污垢油腻（用肥皂水、松节油），外用生理盐水清洗创口周围皮肤。

2. **伤口的处理**

（1）常规麻醉后，消毒伤口周围的皮肤，取掉覆盖伤口的纱布，铺无菌巾，换手套，穿无菌手术衣。

（2）检查伤口，清除血凝块和异物。

（3）切除失去活力的组织。

（4）必要时可扩大伤口，以便处理深部创伤组织。

（5）伤口内彻底止血。

（6）最后再次用无菌生理盐水和双氧水反复冲洗伤口。

3. **缝合伤口**

（1）更换手术单、器械和手术者手套。

（2）按组织层次缝合创缘。

（3）污染严重或留有死腔时应置引流物或延期缝合皮肤。

4. **伤口覆盖无菌纱布或棉垫，以胶布固定**。

（五）注意事项

清创时应注意保留重要的血管、神经和肌腱。

十一、经外周静脉穿刺中心静脉置管术（PICC）

（一）适应证

外周静脉不好，难以维持静脉输液的患者；输液时需要使用一些对外周静脉刺激性较大的药物（如化疗、大剂量补钾、TPN等）；输液治疗超过一周以上者；长期需要间歇治疗者；需反复输入血液制品者（如全血、血小板等）；23～30周的早产儿（极低体重儿＜1.5kg）；需进行家庭静脉治疗者。

（二）优点

避免多次静脉穿刺的痛苦和不适；保护外周静脉；相对CVC穿刺危险性小；非手术置管，可由护士操作；长时间留置；安全方便、维护简便；利于提高患者生活质量。

（三）禁忌证

①肘部静脉条件太差；②穿刺部位有感染或损伤；③乳腺癌手术后病人的患侧手臂；④无法配合的病人；⑤凝血障碍、免疫抑制者慎用。

（四）穿刺术过程

静脉选择 - 贵要静脉90%的PICC放置于此，穿刺点的位置选择在肘下两横指处进针。

1. **准备** ①病人平卧，手臂外展与躯干成90°；②评估病人的血管状况；③测量导管尖端所在的位置；④测量上臂中段周径（臂围基础值），以供监测可能发生的并发症如渗漏和栓塞。新生儿及小儿应测量双臂臂围。

2. **消毒** ①打开 PICC 无菌包，带手套；②应用无菌技术，准备肝素帽、抽吸生理盐水；③铺无菌巾，将第一块治疗巾垫在病人手臂下；④按照无菌原则消毒穿刺点，范围 10cm × 10cm；⑤先用酒精清洁脱脂，再用碘伏消毒。让两种消毒剂自然干燥。再铺第二块治疗巾，扩大无菌区。

3. **实施静脉穿刺** 一旦有回血，立即放低穿刺角度推入导入针约 0.5～1cm，确保导引套管的尖端也处于静脉内。送外套管。

4. **置入 PICC** 用镊子夹住导管尖端，开始将导管逐渐送入静脉，用力要均匀缓慢；当导管进到肩部时，让病人头转向穿刺侧，下颌靠肩以防导管误入颈静脉。

5. **退出导引套管** 置入导管余 10～15cm 之后退出套管；指压套管端静脉稳定导管；从静脉内退出套管，使其远离穿刺部位。

6. **劈开并移去导引套管** ①劈开套管并从置入的导管上剥下；②在移去导引套管时要注意保持导管的位置；③完全将导管置入预计深度，并达到皮肤参考线。

7. **移去导引钢丝** 手固定导管圆盘，一手移去导丝，移去导丝时，要轻柔，缓慢。若导管呈串珠样皱褶改变，表明有阻力。

8. **固定** ①将体外导管放置呈“S”状弯曲，在圆盘上贴胶带；②在穿刺点上方放置一小块纱布吸收渗血；③覆盖一透明贴膜在导管及穿刺部位，贴膜下缘与圆盘下缘平齐；④用第二条胶带在圆盘远侧交叉固定导管；⑤第三条胶带再固定圆盘。

（五）置管过程中的常见问题

①导管异位；②送管困难；③心律失常；④穿刺失败；⑤导管过长或过短；⑥导管污染。

（六）穿刺后记录

①穿刺导管的名称及批号；②导管型号及长度、臂围；③所穿刺的静脉；④穿刺过程描述；⑤抽回血的情况；⑥固定方法；⑦穿刺日期及穿刺者姓名。

（七）穿刺术后的护理

①冲洗；②封管；③冲管；④更换敷料；⑤延长管的更换；⑥测量并记录上臂周长；⑦观察穿刺点情况；⑧鼓励患者穿刺侧手臂活动，增加血液循环，预防并发症的发生。

（八）导管的拔除

①导管拔除时，应从穿刺点部位轻轻地缓慢拔出导管；②立即压迫止血；③涂以抗菌药膏封闭皮肤创口防止空气栓塞；④用敷料固定；⑤每 24～48 小时换药直至创口愈合；⑥测量导管长度，观察导管有无损伤或断裂；⑦做好记录。

十二、无创动脉血压监测

无创动脉血压监测系统是一个连续、实时的系统，既有设备又有耗材。

（一）原理

无创动脉血压监测系统的工作原理是将压力传感器和腕带置于桡动脉搏动处，并直接固定在桡骨头的侧腹面，紧靠着桡骨茎突的内侧。通过感应器探头自动纵向和横向搜索脉搏最强点的位置。一旦位置确定，便开始进行实时的、连续的动脉血压监测。

（二）组成及使用

一个类似手环一样的探测装置，一台显示仪和连接两者的数据线就组成了一套无创连续动脉血压监测系统。使用方法非常简单，首先将监测用的传感器固定点手腕上，就是中医搭脉的位置，接着套上探测装置，接上数据传输线，启动电源就可以了。大约一分钟左右时间，仪器上就会显示出被测量人的实时、连续血压数值和血压波形。

（三）操作过程

1. 开机，按确认报警。

2. 连接安置上臂袖带（4种，定标）及双指套（3种，食指/中指近端）。

3. 必须输入患者信息（性别、年龄、身高、体重）。

4. 开始检测，校正。

（四）指数及意义

1. **PI（Perfusion Index，血流灌注指数）** 反映手指末梢血流灌注能力，在CNAP中是描述手指动脉渗透信号质量的参数，可对休克早期病人给予提示，单位为从0（无信号）到6（信号非常好）。

2. **血压** 反映心功能、外周阻力、容量等。

3. **心功能** 反映心功能及全身组织细胞的新陈代谢率。

4. **SVR/SVRI（血管外周阻力/血管外周阻力指数）** 反映循环血流阻力以及心脏后负荷水平的参数。

（1）SVR过高（高于1600），提高心脏后负荷水平，加重心脏负担，此时可考虑血管扩张药物。

（2）SVR过低（低于700），导致血压过低，影响人体组织供氧、供血，此时可考虑血管收缩药物。

5. **SVV/PVV（每搏输出变异率/脉压差变异率）** 反映心肺交互作用相关的动态前负荷参数，根据心肺交互作用的机制来评估容量状态并判断容量反应性。

第四章
常用化验检查结果解读

一、血常规

血常规检查是临床上最基础的化验检查之一。血常规检查项目包括红细胞、白细胞、血红蛋白及血小板数量 / 含量等。血常规化验单上的常用符号：RBC 代表红细胞，WBC 代表白细胞，Hb 代表血红蛋白（血色素），PLT 代表血小板。

（一）主要检查项目

1. 红细胞计数（RBC） 红细胞也称“红血球”，是血液中数量最多的一种血细胞。正常参考值：男：$4.0 \sim 5.5 \times 10^{12}/L$；女：$3.5 \sim 5.0 \times 10^{12}/L$；新生儿：$6.0 \sim 7.0 \times 10^{12}/L$。

临床意义：

红细胞减少：①红细胞生成减少，见于白血病等病；②破坏增多：急性大出血、严重的组织损伤及血细胞的破坏等；③合成障碍：缺铁，维生素 B_{12} 的缺乏等。

红细胞增多常见于身体缺氧、血液浓缩、真性红细胞增多症、肺气肿等。

平均红细胞体积（MCV）：正常值 80～95fl。

临床意义：

增多：常见于大细胞性贫血。

减少：常见于小细胞低色素贫血。

平均红细胞血红蛋白量（MCH）：正常值 27～32pg。

临床意义：

升高：常见于大细胞性贫血。

降低：常见于小细胞性贫血。

平均红细胞血红蛋白浓度（MCHC）：正常值（百分比）0.32～0.36。

临床意义：同平均红细胞血红蛋白量（MCH）。

红细胞体积分布宽度（RDW）：正常值（百分比）0.109～0.157。

临床意义：红细胞体积分布宽度增大时有意义，常见于各种类型营养缺乏性贫血。

网织红细胞：成人绝对数 $(24 \sim 84) \times 10^9/L$，百分数 0.005～0.015；新生儿绝对数 $(144 \sim 336) \times 10^9/L$，百分数 0.02～0.06。

临床意义：

增多：常见于溶血性贫血、缺铁障碍性贫血、大出血。

减少：常见于急慢性再生障碍性贫血。

2. 血红蛋白（Hb） 血红蛋白是红细胞内参与氧气运输的一种蛋白质，铁、叶酸、维生

素 B_{12} 是其合成的重要原料。正常男性为（120～160）g/L，女性为（110～150）g/L。

血红蛋白低于正常水平称之为贫血，可见于多种疾病：①造血原料不足引起的缺铁性贫血，营养不良性贫血；②骨髓造血功能衰竭如再生障碍性贫血；③各种急性、慢性失血所致红细胞丢失过多如严重外伤失血、溃疡病出血、月经过多、痔疮或肛裂出血；④红细胞破坏过多引起的各种溶血性贫血；⑤恶性肿瘤细胞侵犯骨髓，如各种白血病、骨髓瘤、骨髓转移癌等。

血红蛋白增高常见于：真性红细胞增多症，呕吐、腹泻等严重脱水，严重烧伤，大量长期吸烟，慢性支气管炎、肺源性心脏病，先天性心脏病，某些肾脏疾病，高山地区的居民等。

3. **白细胞计数（WBC）及分类** 血液中的白细胞俗称“白血球”，包括：中性粒细胞、嗜酸性粒细胞、嗜碱性粒细胞、淋巴细胞和单核细胞。化验单中白细胞计数是指测定血液中白细胞的总数，分类是指计算上述各类白细胞的百分比。在不同的疾病状况下，可引起不同类型白细胞的数量变化。正常成人 WBC 总数为（4.0～10）$\times 10^9$/L；分类百分比：中性粒细胞（Gran）占 50%～70%，淋巴细胞（Lym）占 20%～40%，单核细胞（Mono）占 3%～8%，嗜酸性粒细胞 0.5%～0.5%，嗜碱性粒细胞 0～1%。

白细胞减少常见于：①病毒性感染。如麻疹、风疹、水痘、流行性腮腺炎、病毒性肝炎、病毒性感冒等；②某些细菌、原虫性感染。如伤寒、副伤寒、疟疾、黑热病，以及严重感染如粟粒性结核、严重败血症等；③血液病如再生障碍性贫血、白细胞不增多性白血病、急性粒细胞缺乏症、恶性组织细胞增生症等；④某些药物及化学试剂及放射线影响，如磺胺类药、氯霉素、抗肿瘤药、化妆品、不合格装修材料等。

白细胞增多常见于：①全身或局部感染，如大叶性肺炎、急性扁桃体炎、流行性脑脊髓膜炎、丹毒、急性阑尾炎、白喉等；②明显的白细胞升高应警惕白血病的可能；③某些肿瘤可致白细胞升高；④外伤或组织坏死，如大面积烧伤等。

淋巴细胞增多常见于：结核病、病毒感染、百日咳、急性或慢性淋巴细胞白血病等。中性粒细胞减少时，淋巴细胞比例会相对升高。嗜酸性粒细胞增多，常见于过敏性疾病，如支气管哮喘、荨麻疹、剥脱性皮炎、肠道寄生虫病等；某些白血病也可伴有嗜酸性粒细胞升高。

应提醒注意，血液中的白细胞数量是动态变化的，有些生理情况下可能会出现一过性波动，如餐后、剧烈运动等，另外也可能出现仪器测量误差。因此发现白细胞计数异常时不必过于惊慌，至少要复查一次，尽早到血液科就诊。

4. **血小板计数（PLT）** PLT 的正常值范围为（100～300）$\times 10^9$/L。血小板的主要功能是参与机体的止血与凝血。血小板数量过高血液会处于高凝状态，容易发生血栓，过低则容易发生出血如鼻出血、牙龈出血、皮肤出血点或瘀斑等。

血小板升高常见于：血液疾病如原发性血小板增多症、真性红细胞增多症、慢性粒细胞白血病等，某些感染、恶性肿瘤、缺铁性贫血、脾切除后，运动后等也可有血小板增高。

血小板减少常见于：原发性血小板减少性紫癜，系统性红斑狼疮，脾功能亢进，弥漫性血管内凝血，某些药物所致以及血小板生成减少如再生障碍性贫血、急性白血病、恶性肿瘤骨髓转移等。

二、生化系列

（一）项目指标及临床意义

1. **血清丙氨酸氨基转移酶（ALT 或 GPT）** 升高：常见于急慢性肝炎、药物性肝损害、脂肪肝、肝硬化、心肌梗死、心肌炎及胆道疾病等。

2. 血清天冬氨酸氨基转移酶（AST 或 GOT） 升高：常见于心肌梗死发病期、急慢性肝炎、中毒性肝炎、心功能不全、皮肌炎等。

3. 血清总蛋白（STP）

（1）升高：常见于高度脱水症（如腹泻、呕吐、休克、高热）及多发性骨髓瘤。

（2）降低：常见于恶性肿瘤、重症结核、营养及吸收障碍、肝硬化、肾病综合征、溃疡性结肠炎、烧伤、失血等。

4. 血清白蛋白

（1）升高：常见于严重失水导致血浆浓缩，使白蛋白浓度上升。

（2）降低：基本与总蛋白相同，特别是肝脏病、肾脏疾病更为明显。

5. 血清碱性磷酸酶（ALP） 升高：常见于肝癌、肝硬化、阻塞性黄疸、急慢性黄疸型肝炎、骨细胞瘤、骨转移癌、骨折恢复期。另外，少年儿童在生长发育期骨骼系统活跃，可使 ALP 增高。

6. 血清 r- 谷氨酰基转移酶（GGT 或 r-GT） 升高：常见于原发性或转移性肝癌、急性肝炎、慢性肝炎活动期肝硬化、急性胰腺炎及心力衰竭等。

7. 血清总胆红素（STB） 升高：肝脏疾病、肝外疾病、原发性胆汁性肝硬化、溶血性黄疸、急性黄疸性肝炎、新生儿黄疸、慢性活动期肝炎、闭塞性黄疸、病毒性肝炎、胆石症、阻塞性黄疸胰头癌、肝硬化、输血错误。

8. 血清直接胆红素（CB） 升高：常见于阻塞性黄疸、肝癌、胰头癌、胆石症等。

9. 血清甘油三酯（TG）

（1）升高：可以由遗传、饮食因素或继发于某些疾病，如糖尿病、肾病等。TG 值 2.26mmol/L 以上为增多；5.65mmol/L 以上为严重高 TG 血症。

（2）降低：常见于甲亢、肾上腺皮质功能低下、肝实质性病变、原发性 β 脂蛋白缺乏及吸收不良。

10. 血清总胆固醇（TC） 胆固醇（CHO）增高或过低可以是原发的（包括遗传性）、营养因素或继发于某些疾病，如甲状腺病、肾病等。当 CHO 值在 5.17～6.47mmol/L 时，为动脉粥样硬化危险边缘；6.47～7.76mmol/L 为动脉粥样硬化危险水平；>7.76mmol/L 为动脉粥样硬化高度危险水平；<3.1mmol/L 或 <2.59mmol/L 为低胆固醇血症。

（1）TC 升高：常见于动脉粥样硬化、高脂蛋白血症、阻塞性黄疸、甲状腺功能减退症、类脂性肾病、糖尿病等。

（2）TC 降低：常见于甲状腺功能亢进症、严重的肝脏疾病、贫血、营养不良等。

11. 血清高密度脂蛋白（HDL）

（1）升高：HDL 增高对防止动脉粥样硬化、预防冠心病的发生有重要作用。常见于慢性肝炎、原发性胆汁性肝硬化等。

（2）降低：常见于急性感染、动脉粥样硬化、慢性肾功能不全、糖尿病、肥胖等。

12. 血清低密度脂蛋白（LDL） LDL 是动脉粥样硬化的危险因素之一。

（1）升高：常见于遗传性高脂蛋白血症、甲状腺功能减退症、肾病综合征等。

（2）降低：常见于无 β- 脂蛋白血症、甲状腺功能亢进症、吸收不良及肝实质性病变。

13. 血清载脂蛋白 B 载脂蛋白 B（apoB）是低密度脂蛋白的结构蛋白，主要代表 LDL 的水平，病理状态下 apoB 的变化往往比 LDL 明显。

（1）升高：常见于高 β 载脂蛋白血症、糖尿病、甲状腺功能减退症、肾病综合征等。

（2）降低：常见于无 β- 脂蛋白血症、甲状腺功能亢进症，营养不良等。

14. 血清肌酸激酶(CK) CK主要存在于胞质和线粒体中，以骨骼肌、心肌含量最多。心肌梗死4～6小时开始升高，18～36小时可达正常值的20～30倍，为最高峰，2～4天恢复正常。另外，病毒性心肌炎、皮肌炎、肌肉损伤、肌营养不良、心包炎、脑血管意外及心脏手术等都可以使CK增高。

15. 血清肌酸激酶同工酶(CK-MB) CK-MB主要存在于心肌中，约为心肌总CK的14%，血清CK-MB对急性心肌梗死早期诊断的灵敏度明显高于总CK，一般在发病后24小时达峰值，36小时内其波动曲线与总活力相平行，至48小时消失。

16. 血清a-羟丁酸脱氢酶(HBDH) 升高：与LDH大致相同，在急性心肌梗死时此酶在血液中维持高值可达到2倍左右。

17. 血清葡萄糖(GLU)

(1)高血糖：某些生理因素(如情绪紧张，饭后1～2小时)及静注射肾上腺素后可引起血糖增高。病理性增高常见于各型糖尿病、慢性胰腺炎、心肌梗死、肢端巨大症，某些内分泌疾病，如甲状腺功能亢进、垂体前叶嗜酸性细胞腺瘤、垂体前叶嗜碱性细胞功能亢进症、肾上腺功能亢进症等；颅内出血，颅外伤等也引起血糖增高。

(2)低血糖：糖代谢异常、胰岛细胞瘤、胰腺瘤、严重肝病、新生儿低血糖症、妊娠、哺乳等都可造成低血糖。

18. 血清尿素(UREA) 升高：大致可分为三个阶段。浓度在8.2～17.9mmol/L时，常见于UREA产生过剩(如高蛋白饮食、糖尿病、重症肝病、高热等)，或UREA排泻障碍(如轻度肾功能低下、高血压、痛风、多发性骨髓瘤、尿路闭塞、术后乏尿等)。浓度在17.9～35.7mmol/L时，常见于尿毒症前期、肝硬化、膀胱肿瘤等。浓度在35.7mmol/L以上，常见于严重肾衰竭、尿毒症。

19. 血清肌酐(CREA)

(1)升高：常见于严重肾功能不全、肢端肥大症等。

(2)降低：常见于肌肉量减少(如营养不良、高龄者)、多尿。

20. 血清尿酸(UA)

(1)升高：常见于痛风、子痫、白血病、红细胞增多症、多发性骨髓瘤、急慢性肾小球肾炎、重症肝病、铅及氯仿中毒等。

(2)降低：常见于恶性贫血、乳糜泻及肾上腺皮质激素等药物治疗后。

21. 血氨

(1)升高：重症肝损害，>117.8μmol/L则发生肝性脑病(肝昏迷)。肝昏迷前期、活动性肝炎、急性病毒性肝炎常升高、肝昏迷时最高。

(2)降低：长期低蛋白饮食。

22. 血清前白蛋白(PA) 血清前白蛋白(PA)是肝脏合成的一种糖蛋白，可反映肝脏合成和分泌蛋白质的功能，可作为肝功能损害的早期指标。

(1)升高：见于肾病综合征，PA>500mg/L(此时白蛋白ALB<30g/L)。

(2)降低：①肝病：早期肝脏疾患可使前白蛋白合成降低，早期肝功能损伤时PA指标比转氨酶特异性好，比白蛋白敏感性强，多数肝病患者前白蛋白下降50%；②营养不良：营养不良发生后食欲减退，蛋白质、热量摄入极少；疾病本身导致消耗增加，机体进入负氮平衡，抵抗力下降，并发症增加，疾病恢复迟缓；此时血清前白蛋白浓度迅速降低，中等为100～160mg/L严重<80mg/L。

23. **糖化血红蛋白** 糖化血红蛋白的浓度反应测定前1～2个月平均血糖水平。尤其是1型糖尿病，每月测定1～2次，以便更好地了解病情控制的程度。

24. **血清淀粉酶（AMY）**

（1）升高：常见于急慢性胰腺炎、胰腺癌、胆道疾病、胃穿孔、肠梗阻、腮腺炎、唾液腺炎等。

（2）降低：常见于肝脏疾病（如肝癌、肝硬化等）。

25. **血清高敏C-反应蛋白（CRP）**

（1）冠心病：CRP水平与冠心病、一系列已被确认的与患心血管疾病因素（如纤维蛋白原、总胆固醇、甘油三酯、载脂蛋白B的上升，吸烟及高密度脂蛋白的下降）、冠状动脉粥样硬化有关。

（2）CRP是良好的预后诊断标志物：CRP的释放量与急性心梗，急性心梗引起的死亡和紧急换血管术病人的病情都有关。另外3mg/L被确认为是区分低危患者和高危患者的最佳临界值。

（3）CRP与心肌钙蛋白T（CTNT）形成互补信息：当CRP与CTNT试验都呈阳性时，心血管危险性的预测就成为可能。研究证明，在发病6年甚至6年以后，CRP仍然可作为预测危险性的标志物，并且CRP的水平测定对于衡量口服阿司匹林预防心血管疾病是否有效或效果的好坏是一个有效的手段。

26. **糖化血清蛋白** 糖化血清蛋白测定是控制糖尿病患者血糖浓度的重要指标，它能反应出患者1～2周的血糖平均水平（特别是2型糖尿病）。

27. **钾**

（1）升高：常见于①经口及静脉摄入增加；②钾流入细胞外液：严重溶血及感染烧伤、组织破坏、胰岛素缺乏；③组织缺氧：心功能不全、呼吸障碍、休克；④尿排泄障碍：肾衰竭及肾上腺皮质功能减退；⑤洋地黄素大量服用。

（2）降低：常见于①经口摄入减少；②钾移入细胞内液：碱中毒及使用胰岛素后；③消化道钾丢失：频繁呕吐、腹泻；④尿钾丧失：肾小管性酸中毒。

28. **钠**

（1）升高：常见于①严重脱水、大量出汗、高热、烧伤、糖尿病性多尿；②肾上腺皮质功能亢进、原发性及继发性醛固酮增多症。

（2）降低：常见于①肾脏失钠：如肾皮质功能不全、重症肾盂肾炎、糖尿病；②胃肠失钠：如胃肠道引流、呕吐及腹泻；③抗利尿激素过多。

29. **氯**

（1）升高：常见于高钠血症、呼吸性碱中毒、高渗性脱水、肾炎少尿及尿道梗阻。

（2）降低：常见于低钠血症、严重呕吐、腹泻、胃液胰液胆汁液大量丢失、肾功能减退及爱迪生病等。

30. **血清CO_2结合力**

（1）升高：提示碱储备过剩，常见于：①代谢性碱中毒：幽门梗阻（胃酸大量丢失）、小肠上部梗阻、缺钾、服碱性药物过量（或中毒）；②呼吸性酸中毒：呼吸道阻塞、重症肺气肿、支气管扩张、气胸、肺气肿、肺性脑病、肺实变、肺纤维化、呼吸肌麻痹、代偿性呼吸性酸中毒；③高热、呼出CO_2过多；④肾上腺皮质功能亢进，使用肾上腺皮质激素过多。

（2）降低：提示碱储备不足，常见于：①代谢性酸中毒：糖尿病酮症酸中毒、肾功能衰竭、尿毒症、感染性休克、严重脱水、流行性出血热（低血压期和少尿期）、慢性肾上腺皮质功能减退、服用酸性药物过量；②呼吸性碱中毒：呼吸中枢兴奋（呼吸增快，换气过度，吸入 CO_2 过多）；③肾脏疾病：肾小球肾炎、肾小管性酸中毒、肾盂肾炎、肾结核。轻度酸中毒：CO_2CP 23～18mmol/L；中度酸中毒：CO_2CP 18～14mmol/L；重度酸中毒：CO_2CP < 14mmol/L；极度酸中毒：CO_2CP < 7mmol/L。

31. 血清钙测定

（1）升高：常见于骨肿瘤、甲状旁腺功能亢进、急性骨萎缩、肾上腺皮脂功能减退及维生素 D 摄入过量等。

（2）降低：常见于维生素 D 缺乏、佝偻病、软骨病、小儿手足抽搐症、老年骨质疏松、甲状旁腺功能减退、慢性肾炎、尿毒症、低钙饮食及吸收不良。

32. 血清镁

（1）升高：常见于急慢性肾功能不全、甲状腺功能低下、爱迪生病、多发性骨髓瘤、严重脱水及糖尿病昏迷。

（2）降低：常见于先天家族性低镁血症、甲亢、长期腹泻、呕吐、吸收不良、糖尿病酸中毒、原发性醛固酮症，以及长期使用皮质激素治疗后。

33. 血清磷

（1）升高：常见于甲状旁腺功能减退、急慢性肾功能不全、尿毒症、骨髓瘤及骨折愈合期。

（2）降低：常见于甲亢、代谢性酸中毒、佝偻病、肾衰竭、长期腹泻及吸收不良。

34. 血清乳酸脱氢酶（LDH） 升高：急性心肌炎发作后 2～48 小时开始升高，2～4 天可达高峰，8～9 天恢复正常。另外，肝脏疾病、恶性肿瘤可引起 LDH 增高。

35. 血清 AFU（α-L- 岩藻糖苷酶） 血清 AFU 可以作为血清 AFP 的良好之互补手段，成为原发性肝癌的诊断、疗效观察和术后随访的敏感而特异的标志物。原发性肝癌病人的血清 AFU 活性不仅显著高于健康人，而且显著高于转移性肝癌、胆管细胞癌、恶性血管内皮细胞瘤、恶性间皮瘤、肝硬化、先天性肝囊肿和其他良性肝占位性病变，对原发性肝癌的诊断阳性率为 64%～81% 不等，特异性在 90% 左右。

36. 尿微量蛋白

（1）微量蛋白（MA）：肾小球选择通透性指标。尿微量白蛋白升高：见于糖尿病、高血压及化疗后早期肾损伤。

（2）尿微量转铁蛋白（MTF）：肾小球选择通透性指标。尿转铁蛋白升高：见于糖尿病、高血压早期肾损伤，以及肾外肾炎、链感肾炎、肾盂肾炎等各种肾炎。

（3）IgG（U-lgG）：肾小球选择通透性指标。尿 IgG（U-IgG）：肾功能恶化和预后不良。

（4）尿 α_1- 微球蛋白（α_1-MG）：较特异的肾小管损伤诊断试验。尿 α_1- 微球蛋白升高：见于肾小管损伤，如接触重金属、接受肾毒性药物治疗、及肾小管间质病变时、上尿路感染、肾性蛋白尿及血尿。

（5）β_2- 微球蛋白（β_2-MG）：经典肾小管标记蛋白，可直接反映肾小管功能。血 β_2- 微球蛋白升高：肾小球滤过功能差，见于早期肾小球病变，急、慢性肾炎，慢性肾功能不全等病症以及长期血透病人；也见于淋巴细胞性白血病、胃淋巴瘤、血管性鼻淋巴瘤、黑色素瘤等肿瘤疾病。

三、血气分析

（一）相关项目分析及临床意义

1. pH 或［H^+］酸碱度 正常参考值：7.35～7.45 或（35～45mmol/L）。

异常结果分析：>7.45 为失代偿碱中毒，<7.35 为失代偿酸中毒。

2. **CO_2 分压（$PaCO_2$）** $PaCO_2$ 是血液中物理溶解的 CO_2 分子所产生的压力。反映肺通气的指标，正常平均为 5.33kPa（40mmHg）。

正常参考值：4.65～6.0kPa（35～45mmHg）。

异常结果分析：CO_2 轻度升高可刺激呼吸中枢，当达到 7.31kPa（55mmHg）时则抑制呼吸中枢，有形成呼吸衰竭的危险。$PaCO_2$ 增高表示肺通气不足，为呼吸性酸中毒或代谢性碱中毒；降低为换气过度，为呼吸性碱中毒，或代谢性酸中毒。

3. **实际碳酸氢盐（AB）和标准碳酸氢盐（SB）**

SB 指体温 37℃时，$PaCO_2$ 为 5.33kPa（40mmHg），SaO_2 100% 条件下，所测得血浆碳酸氢盐的含量，正常为 22～27mmol/L，平均 24mmol/L。被认为是能准确反映代谢性酸碱平衡的指标。

AB 是指隔绝空气的血标本在实际条件下测得的碳酸氢盐含量。正常人 SB 和 AB 两者无差异，但 AB 受呼吸和代谢性双重因素的影响。

AB 与 SB 的差值，反映呼吸因素对血浆碳酸氢盐（HCO_3^-）影响的程度，呼吸性酸中毒时，受肾脏代偿调节作用影响，HCO_3^- 增加，AB>SB；呼吸性碱中毒时，AB<SB；相反，代谢性酸中毒时，HCO_3^- 减少，AB=SB 但低于正常参考值；代谢性碱中毒时，HCO_3^- 增加，AB=SB 但高于正常参考值。

正常参考值：22～27mmol/L（SB 或 AB）。

异常结果分析：AB 升高既可能是代谢性碱中毒，也可能是呼吸性酸中毒时肾脏的代偿调节反映。慢性呼吸性酸中毒时，AB 最大可代偿升至 45mmol/L，AB 降低既可能是代谢性酸中毒，也可能是呼吸性碱中毒的代偿结果。

4. **CO_2 总量（TCO_2）** TCO_2 是指血浆中所有各种形式存在的 CO_2 的总含量，其中 95% 为 HCO_3^- 结合形式，少量为物理溶解的 CO_2。它的浓度主要受代谢因素的影响，呼吸因素对 TCO_2 也有影响。

正常参考值：24～32mmol/L。

5. **缓冲碱（BB）** 缓冲碱是指血液中一切具有缓冲作用的碱（阴离子）的总和；包括 HCO_3^-、HPO_4^-、Hb 和血浆蛋白。正常值 45～55mmol/L，平均 50mmol/L。HCO_3^- 是 BB 的主要成分，几乎占一半（24/50），BB 不受呼吸因素、CO_2 改变的影响，因 CO_2 在改变 BB 中 HCO_3^- 的同时，伴有相应非 HCO_3^- 缓冲的变化，在血浆蛋白和血红蛋白稳定的情况下，其增减主要取决于 SB。

正常参考值：45～55mmol/L。

6. **剩余碱（BE）与碱不足** BE 是指血液在 37℃，$PaCO_2$ 5.33kPa（40mmHg），SaO_2 100% 条件下滴定至 pH7.4 所需的酸或碱量，反映缓冲碱的增加或减少，需加酸者为正值，说明缓冲碱增加，固定酸减少；需加碱者为负值，说明缓冲碱减少，固定酸增加。正常值为 ±2.3mmol/L，由于在测定时排除了呼吸因素的干扰，因而 BE 是反映代谢性酸碱平衡失调的指标之一。

正常参考值：-2.3～2.3mmol/L。

7. **氧分压（PaO_2）** PaO_2 是指血液中溶解的氧分子所产生的压力，正常人为从 9.97～13.3kPa，可随年龄增长而降低。氧分压与细胞对氧的利用有密切联系。

正常参考值：9.97～13.3kPa（75～100mmHg）。

异常结果分析：缺氧 PaO_2 降低，<10.6kPa（80mmHg）为轻度缺氧；<7.9kPa（60mmHg）

为中度缺氧；<5.3kPa（40mmHg）为重度缺氧；<2.67kPa（20mmHg）以下，脑细胞不能再从血液中摄取氧，有氧代谢停止，生命难以维持。

8. **氧含量** 氧含量是指每升动脉血含氧的摩尔数，正常参考值为7.6～10.3mmol/L。包括物理溶解的 O_2 和Hb结合的 O_2 两部分，是判断缺氧程度和呼吸功能的重要指标。

正常参考值：7.6～10.3mmol/L。

9. **氧饱和度**（SaO_2） SaO_2 是指血液在一定的 PaO_2 下氧合血红蛋白（HbO_2）占全部血红蛋白的百分比，即 $SaO_2=HbO_2/(HbO_2+Hb)$ 以百分率表示，其大小取决于 PaO_2。正常人动脉血 SaO_2 为93%～98%，静脉血为60%～70%，SaO_2 和 PaO_2 可绘制氧解离曲线。

正常参考值：95～98% 氧饱和度50%时的氧分压。

血液 SaO_2 与 PaO_2 的关系；呈"S"形曲线。称为氧结合/解离曲线，当 SaO_2 在50%时的 PaO_2 称为 P_{50}，正常参考值约为3.60kPa（27mmHg），血液 SaO_2 受Hb对 O_2 的亲和力的影响，有许多因素可使氧解离曲线的位置移位，可用 P_{50} 表示。

正常参考值：3.19～3.72kPa。

异常结果分析：右移，P_{50}>3.99kPa（29mmHg）时，Hb与 O_2 的亲和力降低，O_2 的释放容易，有利于组织摄取氧。曲线左移时 P_{50} 低，即<2.66kPa（20mmHg），表示Hb与 O_2 有高度的亲和力，即 O_2 的摄取力加强，但不利于组织摄氧。

10. **CO_2 结合力**（CO_2Cp） CO_2Cp 是静脉血标本分离血浆后，与正常人肺泡气（$PaCO_2$=5.33kPa，PaO_2=13.3kPa）平衡后测得血浆中 HCO_3^- 所含 CO_2 量，正常为22～31mmol/L（50～70vol/L），它主要是指血浆中呈结合状态的 CO_2，反映体内的碱储备量，其意义与SB基本相当，在代谢性酸碱平衡失调时，它能较及时地反映体内碱储备量的增减变化。

正常参考值：22～31mmol/L。

四、常见心电图

（一）窦性心动过缓

1. **ECG诊断标准** ①窦性P波；②P波频率<60/min，一般不低于45/min；③P-R间期在0.12～0.20秒（图12-4-1）。

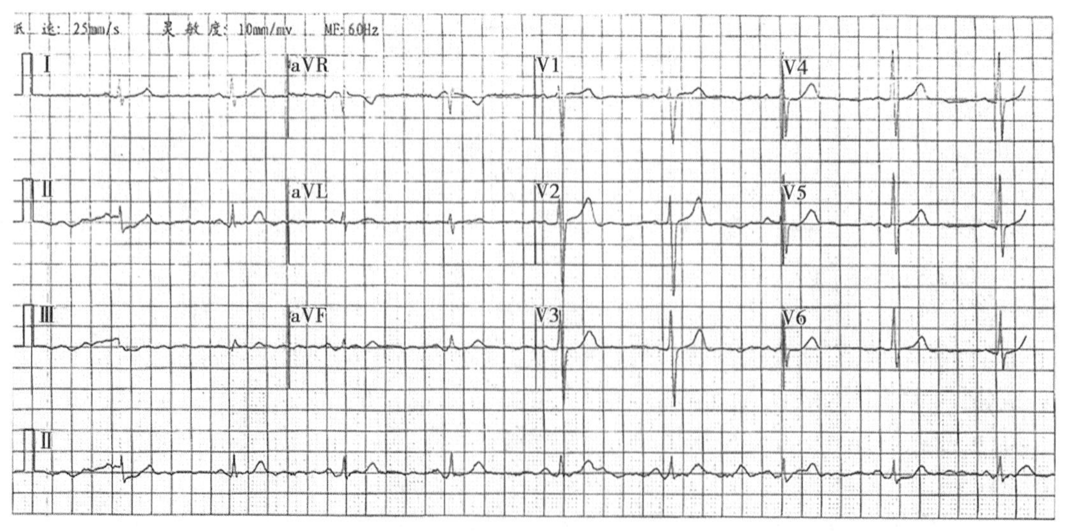

图12-4-1 窦性心动过缓

2. **常见病因分析** ①生理性（健康的青年人、运动员与睡眠状态）；②病理性（迷走神经刺激、低温、甲状腺功能减退、电解质紊乱、下壁心肌梗死、窦房结病变，以及拟胆碱药物、胺碘酮、β受体阻滞剂、钙通道拮抗剂、地高辛）。

（二）窦性心动过速

1. **ECG 诊断标准** ①窦性 P 波，且规律发生；② P 波频率 >100/min，频率大多在 100～150/min 之间，偶有高达 200/min；③ P-R 间期在 0.12～0.20 秒（图 12-4-2）。

2. **常见病因分析** ①生理性（健康人吸烟、饮酒、饮茶或咖啡、体力活动或情绪激动）；②病理性（发热、甲状腺功能亢进、疼痛、焦虑、贫血、休克、心肌缺血、充血性心力衰竭以及应用肾上腺素、阿托品等药物）。

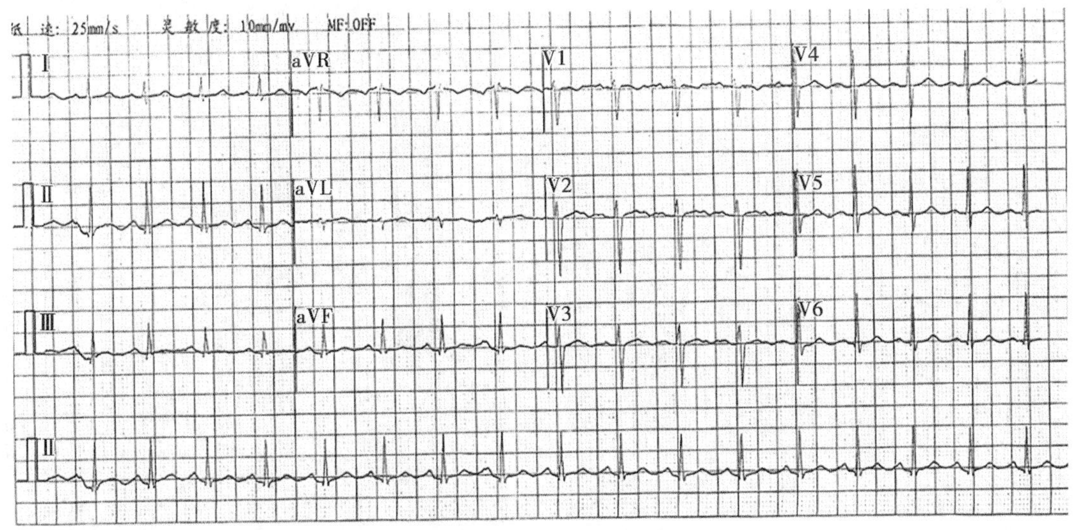

图 12-4-2 窦性心动过速

（三）窦性心律不齐

1. **ECG 诊断标准** ①窦性 P 波；② P-R 间期 0.12～0.20 秒；③在同一导联中 P-P 间期不等，P-P 间期≥0.16 秒（图 12-4-3）。

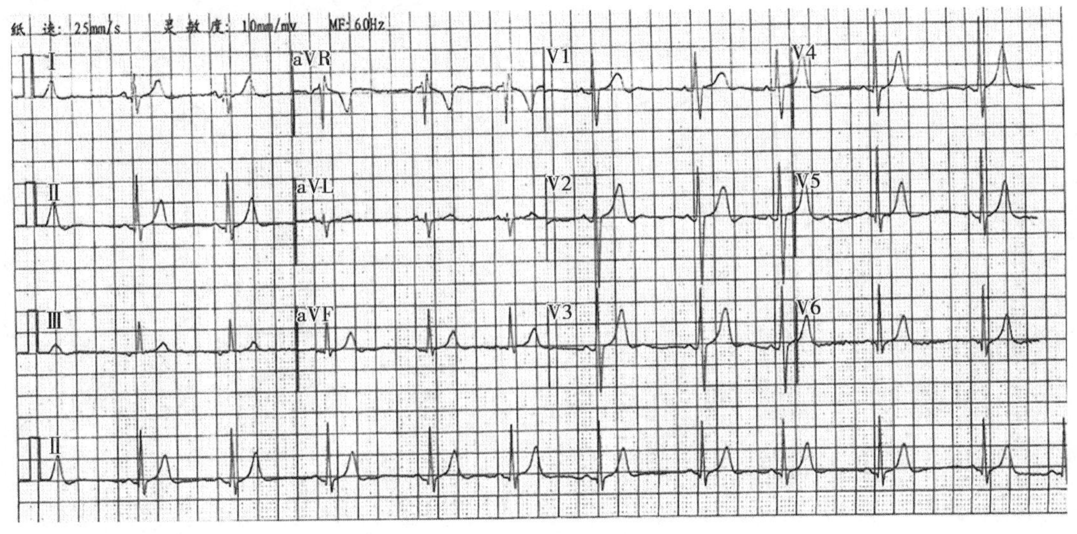

图 12-4-3 窦性心律不齐

2. **常见病因分析** ①在一些正常的成人和儿童中发生；②与 Cheyne-Stokes 呼吸有关；③使用硫酸吗啡或洋地黄药物；④颅内压增高；⑤急性心肌梗死。

（四）房性期前收缩（房性早搏）

1. **ECG 诊断标准** ①房性 P（P′）波提前出现，形态与窦性 P 波不同；② P′-P≥0.12 秒；③代偿间歇一般不完全（图 12-4-4）。

2. **常见病因分析** ①过度服用咖啡因、尼古丁、酒精等刺激物；②过度紧张；③焦虑；④心衰；⑤慢性肺病；⑥电解质紊乱（高钾）；⑦某些药物（如地高辛）；⑧心肌梗死；⑨基础代谢率过高。

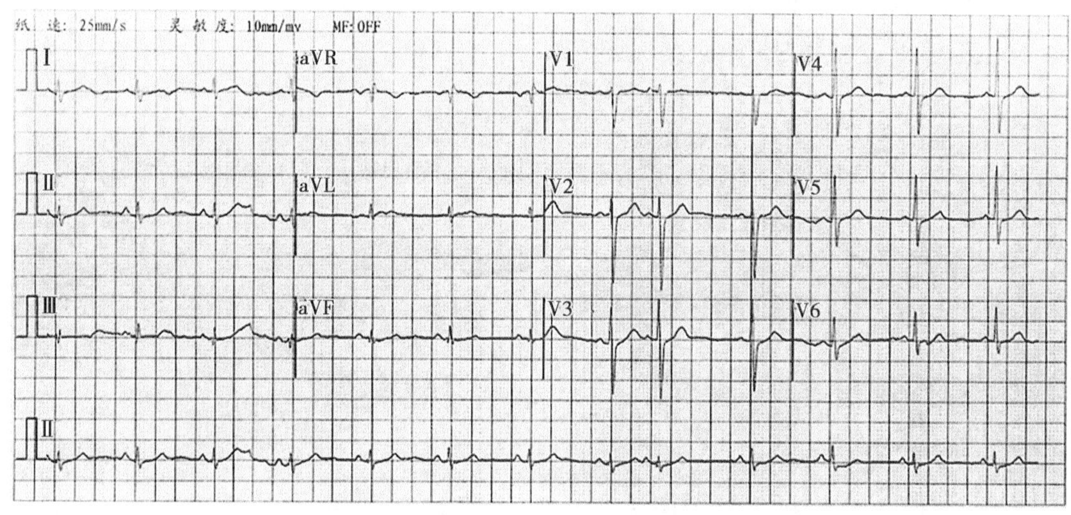

图 12-4-4 房性早搏

（五）阵发性房性心动过速

1. **ECG 诊断标准** ①连续 3 个或 3 个以上房性早搏；②房性 P（P′）波与窦性 P 波不同（偶可相同）；③房性 P（P′）R 波频率在 150～250/min 之间，P′-P′ 规则；④ P′-QRS-T 综合波顺序出现，QRS 波群为室上性，P′-R＞0.12 秒（图 12-4-5）。

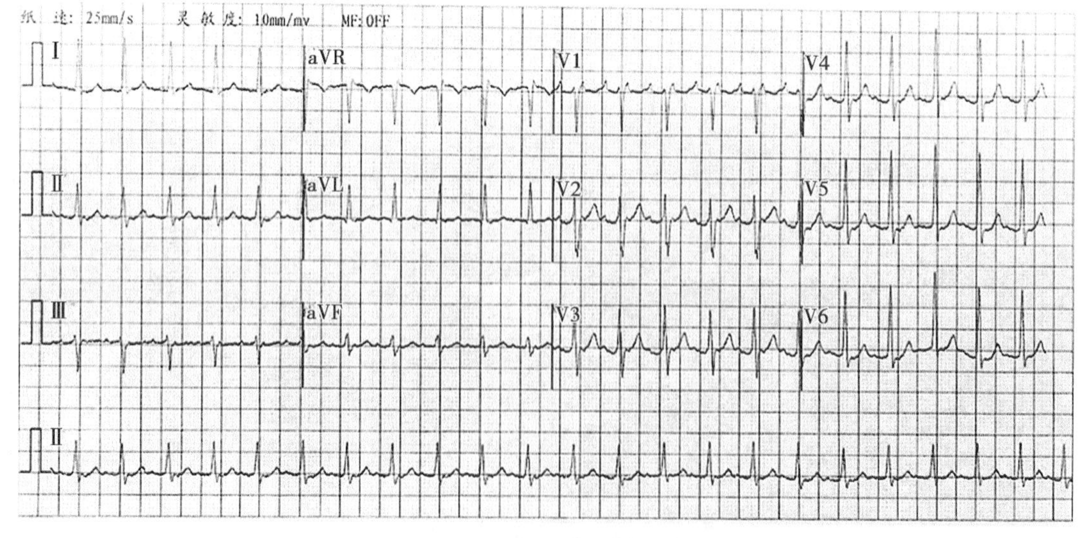

图 12-4-5 阵发性房性心动过速

2. **常见病因分析**　①洋地黄中毒；②冠心病；③慢性肺部疾病；④急性心肌梗死；⑤情绪紧张；⑥缺氧；⑦精神刺激；⑧风湿性心脏病；⑨高血压性心脏病。

（六）心房扑动

1. **ECG诊断标准**　①窦性P波消失，代之以连续性锯齿样扑动波（F波）频率为250～350/min；② F波可倒置、直立或双向；③ QRS波及T波基本正常；④ R-R间期可因房室传导关系出现快而规则（2∶1）慢而规则（4∶1）或快慢交替（2∶1～4∶1）等（图12-4-6）。

2. **常见病因分析**　①先天性心脏病；②急性肺栓塞；③风湿性心脏病；④高血压性心脏病；⑤心肌梗死；⑥心肌病；⑦心包病；⑧肺部疾病。

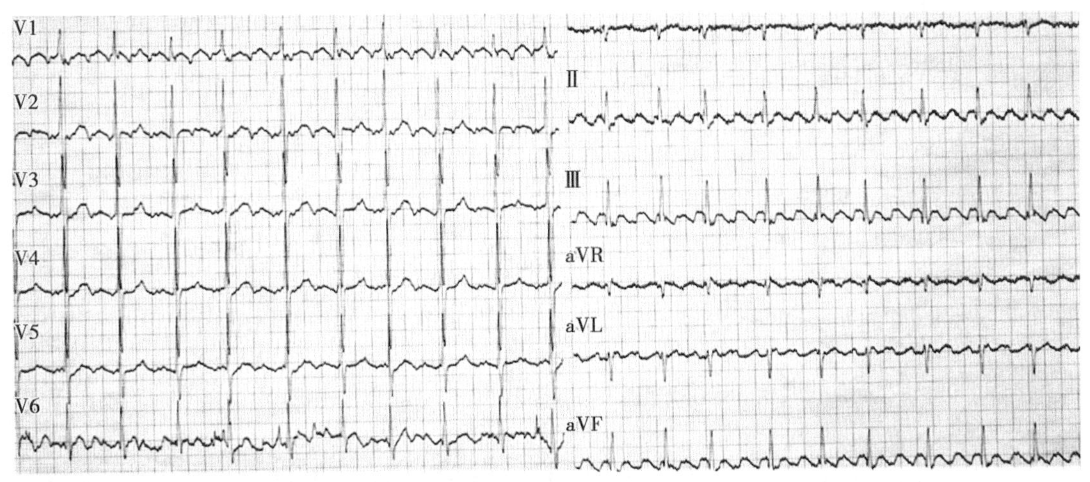

图12-4-6　心房扑动

（七）心房颤动

1. **ECG诊断标准**　①窦性P波消失，出现大小不同，形态各异、间期不等的小f波，频率在350～600/min，小f波之间无等位线。② QRS波呈室上性，R-R间期绝对不等（图12-4-7）。

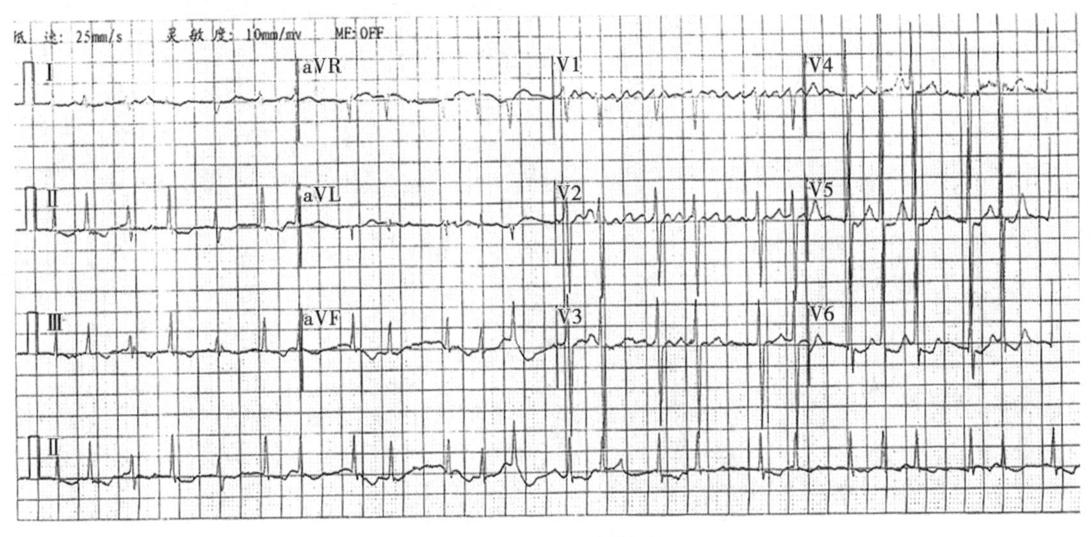

图12-4-7　心房颤动

2. **常见病因分析**　①生理性（正常人、情绪激动、手术后、运动或大量饮酒）；②病理性（心衰、缺血性心脏病、心脏瓣膜病、心肌病、先天性心脏病、高血压性心脏病、甲亢、急性或慢性肺部疾病）。

（八）室性期前收缩（室性早搏）

1. **ECG 诊断标准**　①提前出现宽大畸形的 QRS 波，时限≥0.12 秒。②其前无相应 P 波或有 P 波与其无关。③有完全的代偿间歇。

2. **常见病因分析**　在绝大多数常见的心律失常中，健康心脏和病理心脏都有可能发生单纯室性早搏。其相关病因有：①精神紧张，运动；②受刺激；③电解质紊乱（低钾、低镁）；④冠心病；⑤心肌病，心包病；⑥先天性心脏病；⑦缺氧，代谢紊乱；⑧心肌缺血或梗死；⑨洋地黄中毒。

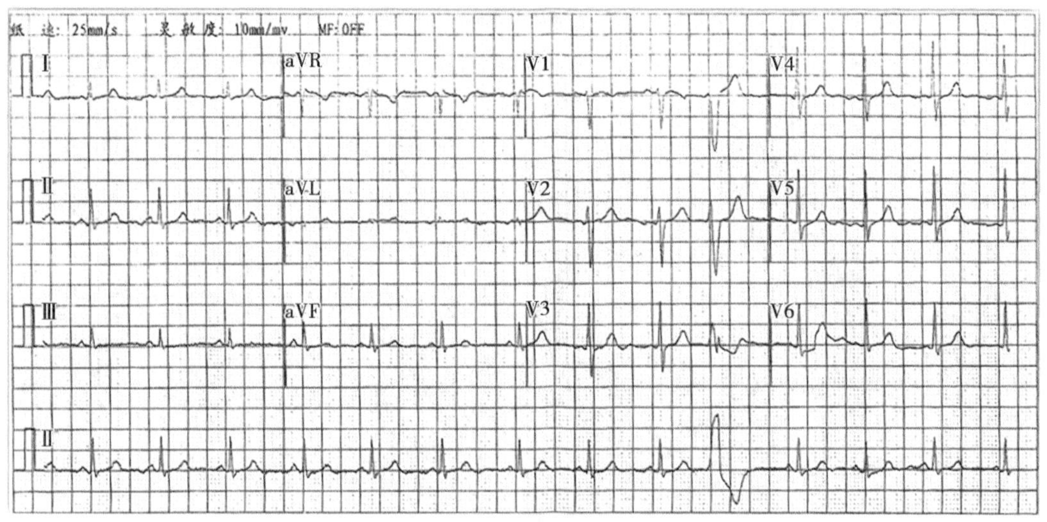

图 12-4-8　室性早搏

（九）室性心动过速

1. **ECG 诊断标准**　①连续 3 个或者 3 个以上的室性早搏。② QRS 宽大畸形，时限 >0.12 秒。③窦性 P 波与 QRS 波无关（房室分离）。④出现心室夺获或室性融合波（图 12-4-9）。

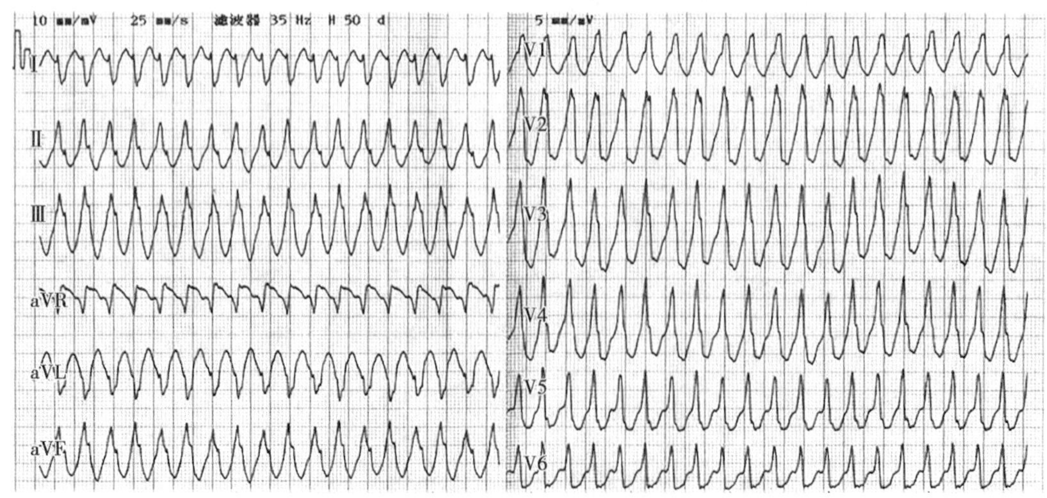

图 12-4-9　室性心动过速

2. **常见病因分析** ①急性心肌缺血或梗死；②洋地黄中毒；③电解质紊乱（低钾、低镁）；④严重心肌病。

（十）心室颤动

1. **ECG 诊断标准** ① QRS-ST-T 波群完全消失，代之以基线不规则的波动（颤动波）。②心室颤动的快慢不规则，振幅大小不一，频率 150～500/min（图 12-4-10）。

2. **常见病因分析** ①急性心肌缺血或梗死；②洋地黄中毒；③冠心病；④电解质紊乱（低钾、低镁）；⑤严重心肌病；⑥严重心肌病；⑦电休克。

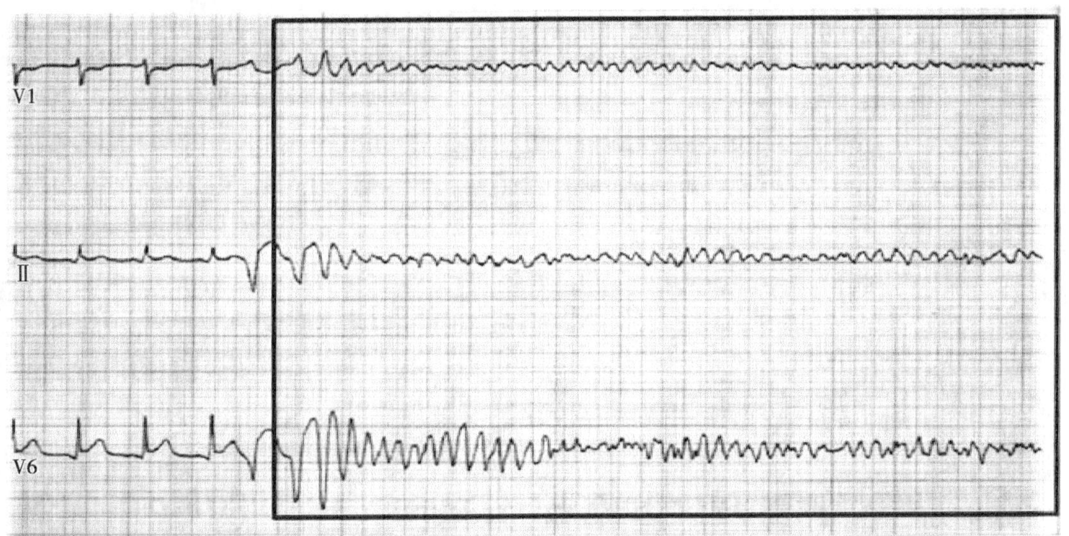

图 12-4-10 心室颤动

（十一）室上性心动过速

1. **ECG 诊断标准** ① QRS 波群形态为室上性。②心室率快而规则，频率多在 160～220/min。③ P′ 波常重叠于 T 波或 QRS 波群中而不易辨认。④发作时可伴有 ST-T 改变。⑤突发突止（图 12-4-11）。

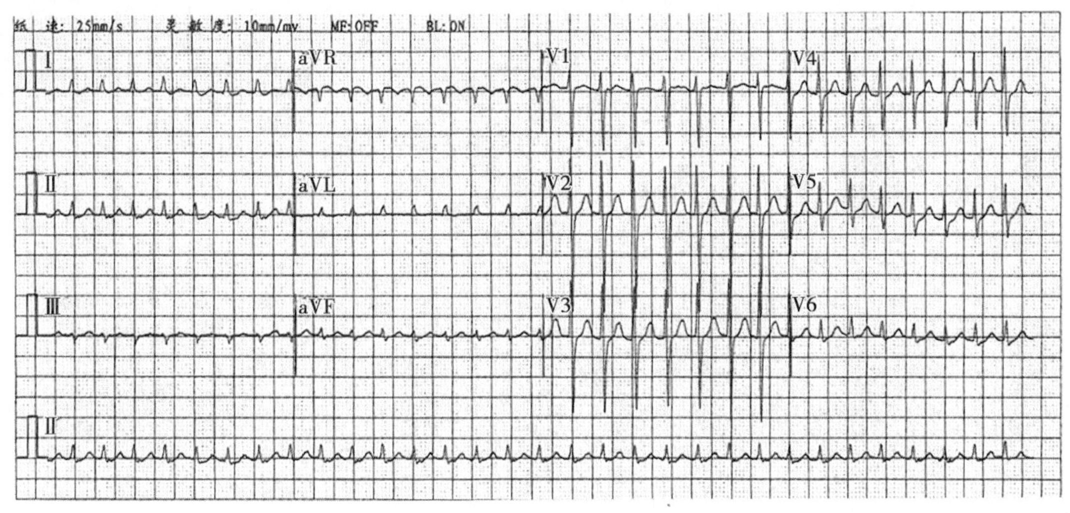

图 12-4-11 阵发性室上性心动过速

2. **常见病因分析**　①洋地黄中毒；②心肌梗死；③急性风湿热；④心衰；⑤瓣膜性心脏病；⑥心肌炎。

（十二）预激综合征

1. **ECG 诊断标准**　①窦性 P 波与 QRS 波群相关，P-R 间期缩短（< 0.12 秒）。② QRS 波群起始部位出现 Δ 波，QRS 波时限延长。③可伴有继发性 ST-T 改变（图 12-4-12）。

2. **常见病因分析**　①无器质性疾病的健康人群；②冠心病；③高血压性心脏病；④急性心肌梗死；⑤风湿性心脏病；⑥先天性心脏病。

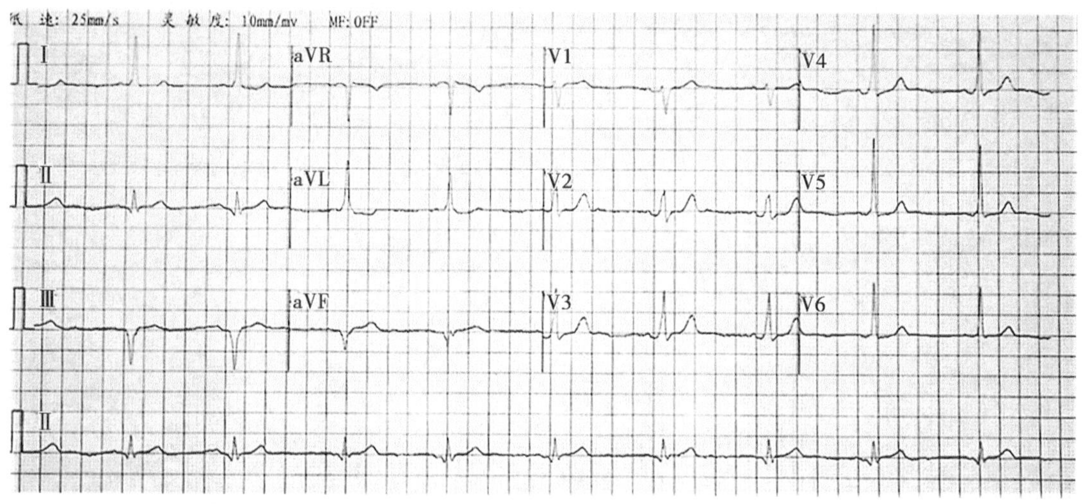

图 12-4-12　预激综合征

（十三）一度房室传导阻滞

1. **ECG 诊断标准**　①窦性 P 波，均能下传心室形成完整 P-QRS 波。② P-R 间期固定延长，P-R 间期 > 0.20 秒（成人），> 0.18 秒（儿童），> 0.22 秒（老年人）（图 12-4-13）。

2. **常见病因分析**　①药物反应或药物中毒（如 β 受体阻滞剂、地高辛、钙通道拮抗剂）；②迷走神经过度兴奋；③高钾；④心肌梗死；⑤心肌炎。

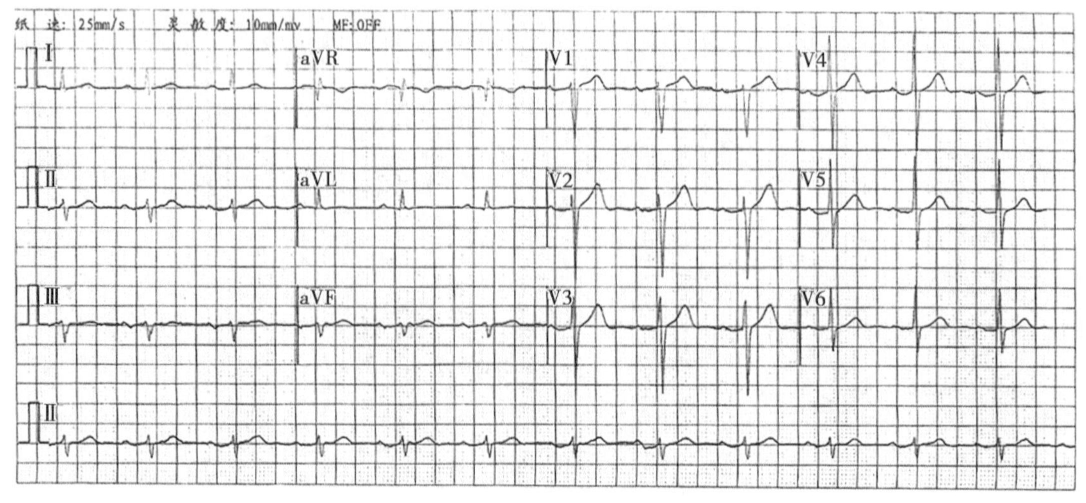

图 12-4-13　一度房室传导阻滞

（十四）二度Ⅰ型房室传导阻滞（文氏现象）

1. **ECG 诊断标准** ①窦性 P 波，P-P 间期相等。② P-R 间期逐渐延长，直到 P 波不能下传心室而发生 QRS 波脱落。③ QRS 波脱落前 R-R 间期逐渐缩短，脱落后的第一个 P-R 间期最短（图 12-4-14）。

2. **常见病因分析** ①药物反应或药物中毒；②迷走神经过度兴奋；③缺血性心脏病；④心肌炎；⑤少数运动员；⑥急性风湿热相关病因。

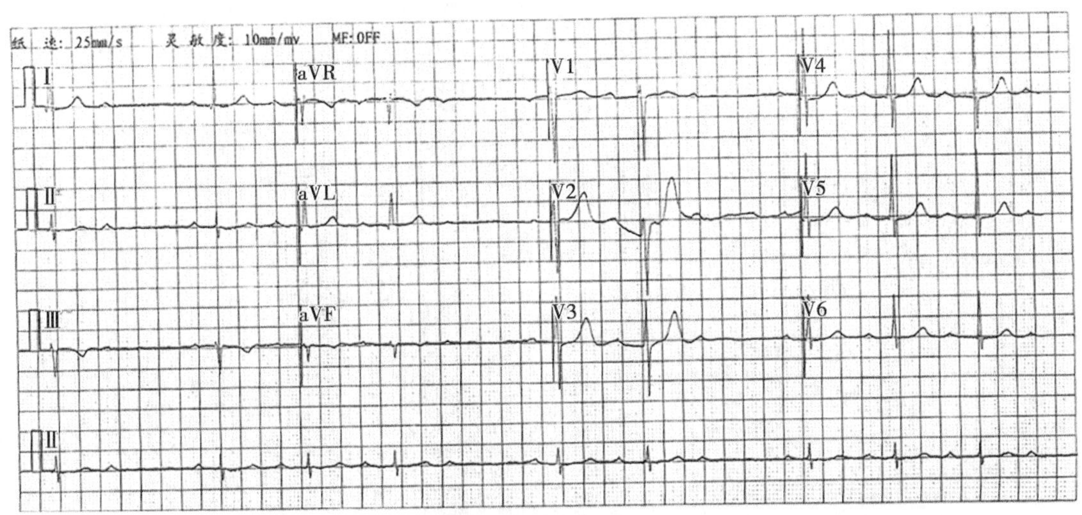

图 12-4-14 二度Ⅰ型房室传导阻滞（文氏现象）

（十五）二度Ⅱ型房室传导阻滞

1. **ECG 诊断标准** ①窦性 P 波规律出现，发生周期性的 QRS 波群脱漏。② P-R 间期固定。③ QRS 波群形态正常或异常（图 12-4-15）。

2. **常见病因分析** ①急性心肌梗死；②药物反应或药物中毒；③瓣膜性心脏病。

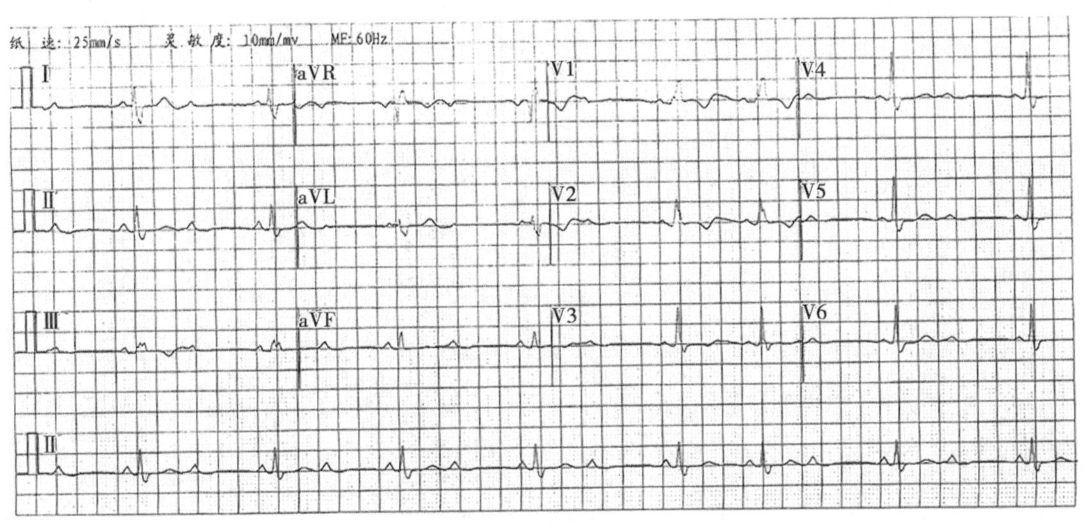

图 12-4-15 二度Ⅱ型房室传导阻滞

（十六）三度房室传导阻滞

1. **ECG 诊断标准**　①窦性 P 波与 QRS 波群无关，P-P 间期相等，R-R 间期相等，P-R 间期不固定。②心房和心室呈各自频率活动，心房率大于心室率。③ QRS 波群形态正常或异常（图 12-4-16）。

2. **常见病因分析**　①急性心肌梗死；②药物反应或药物中毒（如 β 受体阻滞剂、地高辛、钙通道拮抗剂）；③心内膜炎；④心肌炎；⑤先天性病因；⑥老年性心电传导系统退化；⑦迷走神经过度兴奋。

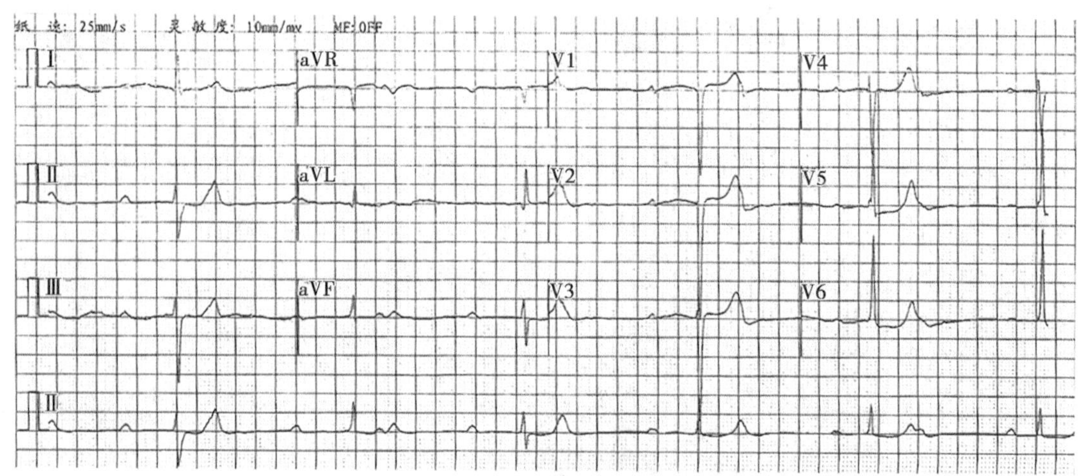

图 12-4-16　三度房室传导阻滞

（十七）右束支传导阻滞

1. **ECG 诊断标准**　① QRS 波群时间延长≥0.12 秒。② V_1、V_2 导联 QRS 波群呈 rsR′ 型（M 型），或呈宽大并有切迹的 R 波；其余导联的终末部分增宽。③ V_1、V_2 导联 ST 压低，T 波倒置，V_5、V_6 导联 ST 段抬高，T 波直立（图 12-4-17）。

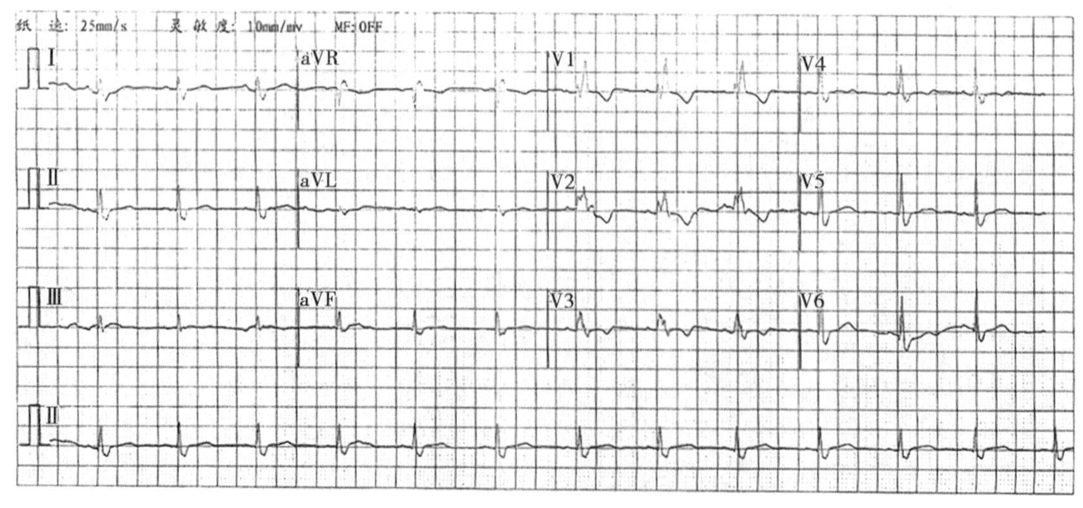

图 12-4-17　右束支传导阻滞

2. **常见病因分析** ①正常人；②急性或慢性肺部疾病；③风湿性心脏病；④高血压性心脏病；⑤冠状动脉疾病；⑥心肌炎。

（十八）左束支传导阻滞

1. ECG **诊断标准** ① QRS 波群时间延长≥0.12s。② Ⅰ、avL、V_5、V_6 导联呈宽阔、顶端粗钝有切迹的 R 波。③以 R 波为主的导联 ST 段下移，T 波倒置；以 S 波为主的导联 ST 段抬高，T 波直立（图 12-4-18）。

2. **常见病因分析** ①充血性心力衰竭；②急性心肌梗死；③高血压性心脏病；④冠状动脉疾病；⑤心肌炎；⑥ Wolff-Parkinson-White 综合征。

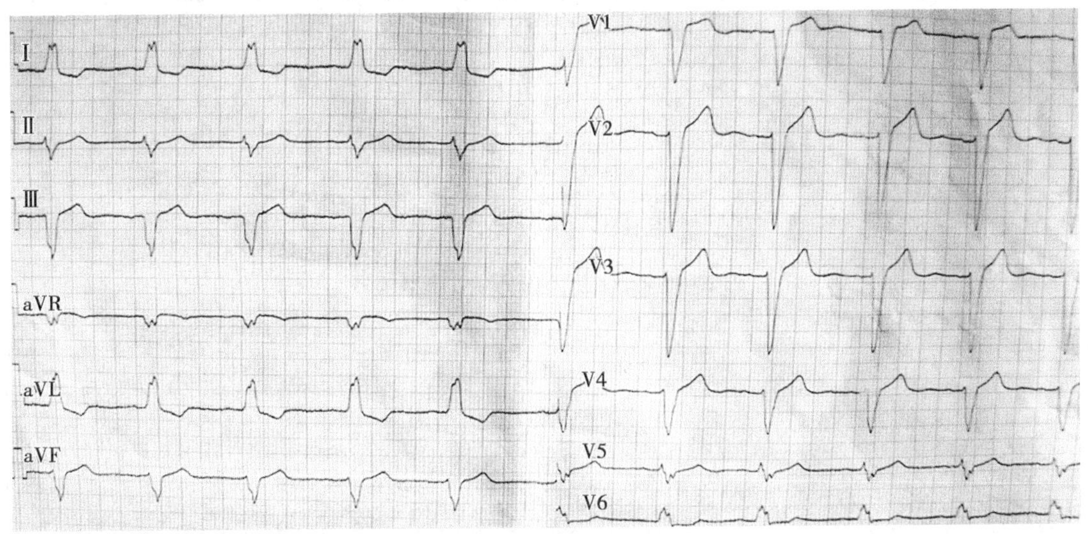

图 12-4-18 左束支传导阻滞

五、血栓弹力图

血栓弹力图（TEG）是反映血液凝固动态变化（包括纤维蛋白的形成速度、溶解状态和凝状的坚固性、弹力度）的指标。

1. **血栓弹力图试验的适应证** ①评估凝血全貌，综合诊断患者凝血变化，低凝 / 高凝 / 纤溶亢进；②指导各种成分输血和相关药物使用；③区分原发和继发纤溶亢进；④判断凝血相关药物如华法林、诺其、比伐卢定、t-PA、氨甲环酸等的疗效；⑤评估血栓几率，预防手术后的血栓发生；⑥术后监测引流出血，判断出血原因，减少二次手术风险。

2. **血栓弹力图的主要指标** ①凝血反应时间（R）表示被检样品中尚无纤维蛋白形成；②凝固时间（K）表示被检样品中开始形成纤维蛋白，具有一定的坚固性；③图中两侧曲线的最宽距离（MA）表示血栓形成的最大幅度；④血栓弹力度，血栓最大弹力度，表示血栓的弹性的大小；⑤最大凝固时间（M），表示凝固时间至最大振幅的时间。目前血栓弹力图均用血栓弹力图仪进行检测。

3. **临床意义**

（1）血栓性疾病：R 值及 K 值明显减少，而 MA 值及 M 值增大，见于肾病综合征、尿毒症、冠状动脉粥样硬化性心脏病（冠心病）、心绞痛、心肌梗死、脑梗死（脑梗死）、动静脉血栓形成等。

表 12-4-1　血栓弹力图 R 参数值

TEG(R)参数值	临床分析	建议治疗
R＜4 分钟	酶动力型高凝	抗凝药物
11 分钟＜R＜14 分钟	凝血因子↓	2 FFP or 8ml/kg
R＞14 分钟	凝血因子↓↓	4 FFP or 16ml/kg

注：R 值（凝血反应时间）：反映 IIa 生成纤维蛋白凝血状况，正常为 4～8 分钟，治疗有效范围 10～14 分钟

表 12-4-2　血栓弹力图 MA 参数值

TEG(MA)参数值	临床分析	建议治疗
46mm＜MA＜54mm	血小板功能↓	0.3mcg/kg DDAVP
41mm＜MA＜45mm	血小板功能↓↓	5u 血小板
MA≤40mm	血小板功能↓↓↓	10u 血小板
MA＞73	血小板型高凝	抗血小板治疗
R＜4，MA＞73	酶动力型和血小板型高凝	抗血小板治疗和抗凝药物

注：MA（最大血块强度）：由血小板（80%）与纤维蛋白原（20%）相互作用决定，正常 55～73mm

表 12-4-3　血栓弹力图 α 参数值

TEG(α)参数值	临床分析	建议治疗
α＜45°	纤维蛋白原水平↓	0.06u/kg 冷沉淀

注：α（血细胞凝集块形成速率）：反应纤维蛋白、血小板相互作用，正常为 47°～74°

表 12-4-4　血栓弹力图 LY 参数值

TEG(LY)参数值	临床分析	建议治疗
LY30≥7.5%，CI＜3.0	原发性纤溶亢进	抗纤溶药物
LY30≥7.5%，CI＞3.0	继发性纤溶亢进	抗凝药物
LY30＜7.5%，CI＞3.0	血栓前状态	抗凝药物

注：LY（血块稳定性）：血块强度的减弱，正常值＜8%。CI（凝血综合指数）：正常值 −3＜CI＜+3，低凝＜−3，高凝＞+3

（2）血小板异常性疾病：原发性和继发性血小板减少症，R 和 K 值增大，而 MA 值和血栓最大弹力度值降低。血小板功能异常性疾病则 MA 值和血栓最大弹力度值明显降低。

（3）凝血因子缺陷性疾病：血友病类出血性疾病，R 值及 K 值显著增加，而 MA 值及血栓最大弹力度值降低。

（4）纤溶亢进性疾病：原发性纤溶症、播散性血管内凝血（弥散性血管内凝血）的继发性纤溶，在突发纤溶时，TEG 可表示纤溶的强度和速度。

第十三篇

常见急症急诊救治流程

急性冠脉综合征急诊救治流程

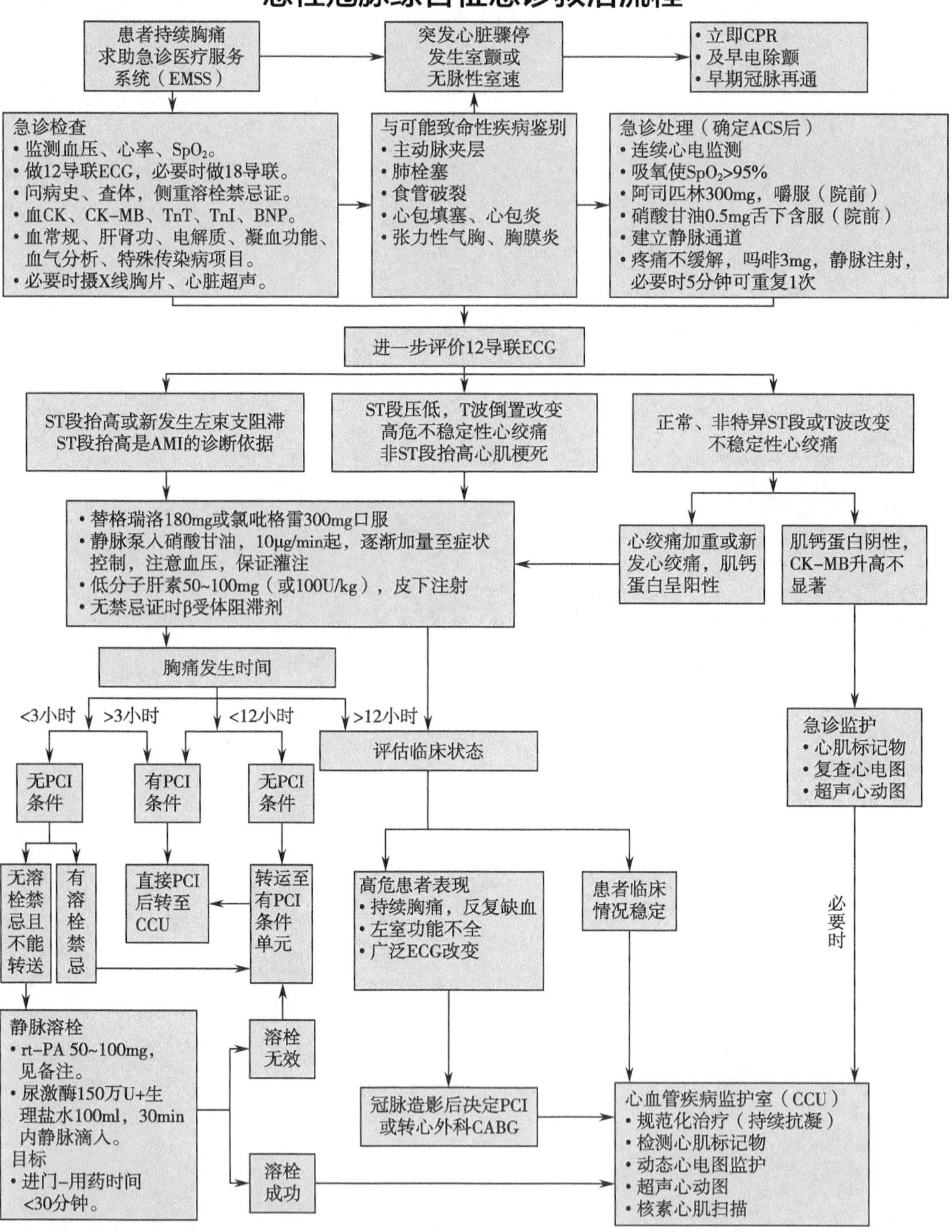

目前最常用的溶栓剂-重组组织型纤溶酶原激活剂（rt-PA），使用方法：
全量90分钟加速给药法：首先静脉推注15mg，随后0.75mg/kg在30分钟内持续静脉滴注（最大剂量不超过50mg），继之0.5mg/kg于60 分钟持续静脉滴注（最大剂量不超过35mg）。
半量给药法：50mg溶于50ml专用溶剂，首先静脉推注8mg，其余42mg于90分钟内滴完。
目前最常用抗凝药物-依诺肝素，使用方法：
年龄<75岁患者，静脉推注30mg，继以每12h皮下注射1mg/kg（前2次最大剂量100mg）；
年龄>75岁患者仅需每12h皮下注射0.75mg/kg（前2次最大剂量75mg）。

突发公共卫生事件处理流程

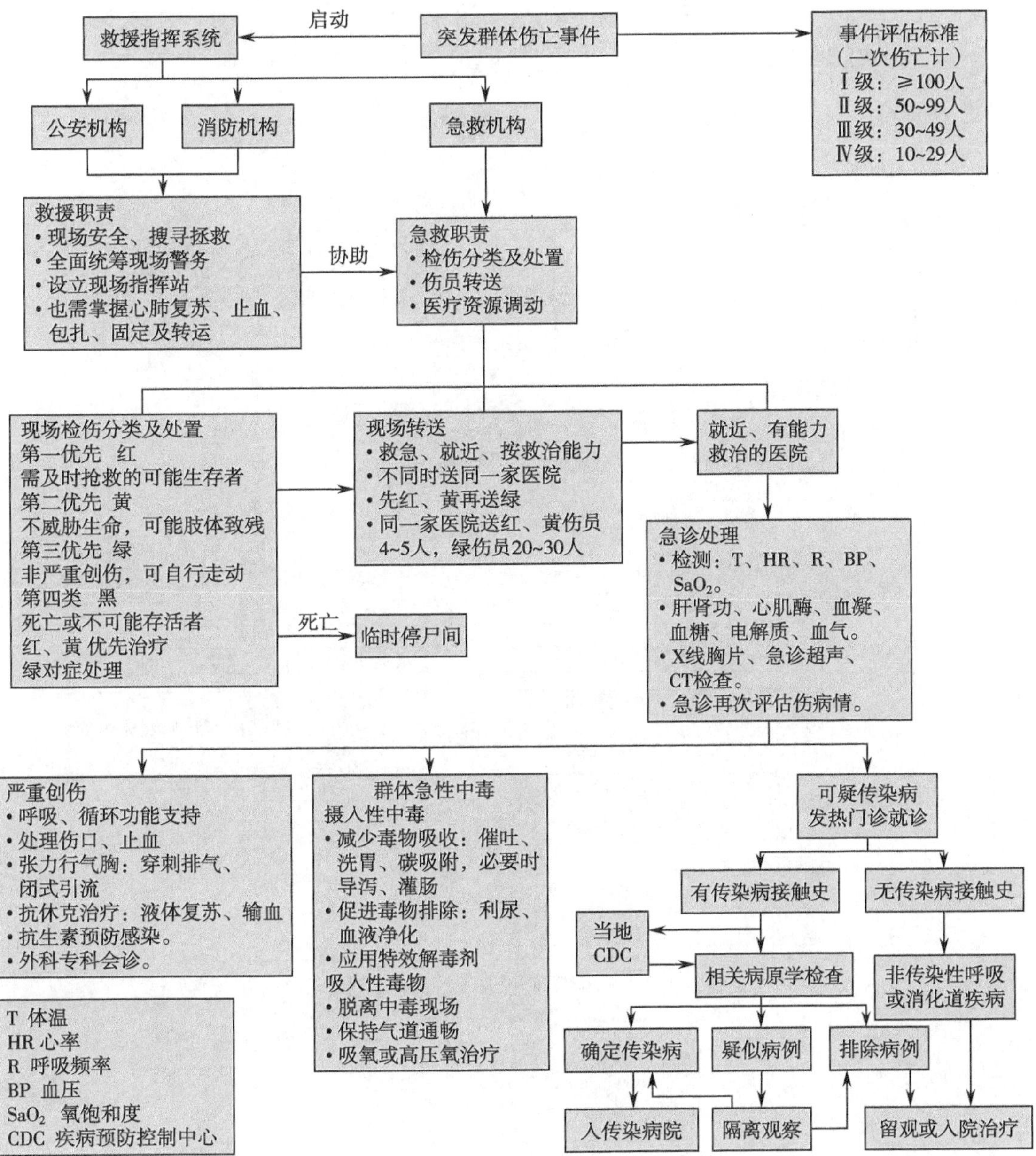

心肺脑复苏急诊救治流程

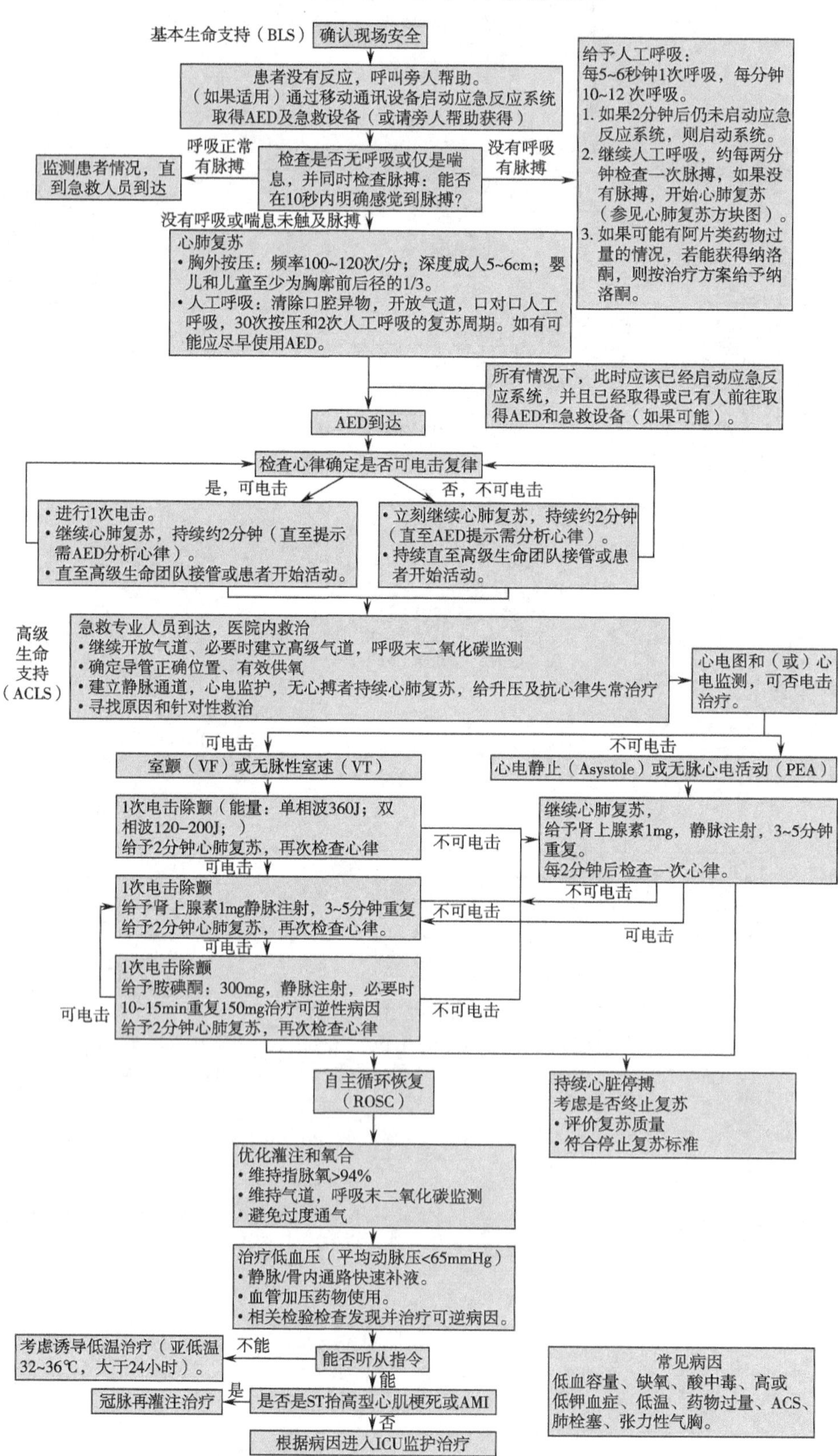

休克急诊救治流程

迅速检查生命体征，了解病史，判断病情。

→ 呼吸、循环、意识障碍者，立即实施初级C、A、B

↓

休克诊断标准（需同时具备第一部分的1项和第二部分的2项）
- 符合其中任意一项：①收缩压<90mmHg；②脉压差 < 30mmHg；③原有高血压者收缩压较基础水平下降30%以上
- 符合其中任意两项：①具有休克的诱因；②意识障碍；③脉搏>100/分或不能触及；④四肢湿冷、胸骨部皮肤指压再充盈>2秒，皮肤花斑、黏膜苍白或发绀，尿量<0.5ml/(kg · h)或无尿

↓

急救措施
- 监测项目：生命体征；血、尿、大便常规；动脉血气分析；肝肾功、血糖、电解质、血乳酸、淀粉酶、肌酸激酶；凝血功能；心肌酶谱、BNP；细菌学培养；血流动力学检测；心电图；X线胸片；急诊超声
- 休克体位；留置尿管，监测尿量；注意保暖
- 保持气道通畅，吸氧使血氧饱和度保持>95%，必要时气管插管、机械通气
- 建立静脉通道，液体复苏使CVP维持在8~12cmH_2O
- 纠正酸中毒、电解质紊乱，必要时给予5%碳酸氢钠100~250ml
- 血管活性药应用：经液体复苏血压仍不稳，或休克症状未缓解，血压仍继续下降的严重休克
- 预防并发症和重要器官功能障碍

→ 病因诊治
根据病史、症状及辅助检查进行休克病因诊断治疗

→

低血容量性休克
常见病因：创伤，消化道、胸腹腔出血，胃肠道液体丢失，脱水等。
急救处理：
- 外伤压迫止血，急诊手术；球囊压迫、内镜、血管介入止血；止血药
- 出血可控制情况下，成人补液量为失血量的3倍，晶体液/胶体液为（2~3）: 1，速度先快后慢，第1个半小时补平衡液1500ml，胶体液500ml，维持收缩压≥80mmHg，可根据血压再补平衡液1000ml；Hb<70g/L，补红细胞4U，补血浆400ml（不适用于婴幼儿及儿童）

心源性休克
常见病因：AMI、心脏病终末期、恶性心律失常、肺栓塞等。
急救处理：
- 纠正心律失常
- 多酚丁巴胺2.5~10μg/(kg · min)，静脉滴注
- 限制补液；如合并低血容量，补胶体
- 必要时静脉溶栓、冠脉介入治疗（PCI）
- 必要时主动脉球囊反搏术

感染性休克
常见病因：各种感染，特别是G^-细菌
急救处理：
- 经验性广谱强效抗生素治疗（诊断后1小时内开始），清除感染源
- 积极液体复苏（6小时内目标）：①CVP达到8~12mmHg；②MAP≥65mmHg；③尿量>0.5ml/(kg · h)；④$ScvO_2$≥70%
- 若CVP达标而SaO_2未达标，应输红细胞悬液使Hct≥30%
- 必要时使用多巴酚丁胺[最大剂量20μg/（kg · min）]
- 血管活性药物使用去甲肾上腺素
- 若休克不能纠正，必要时使用激素

过敏性休克
- 切断致敏原
- 保护气道，呼吸支持
- 肾上腺素（1:1000）：小儿每次0.01ml/kg，最大剂量每次0.33ml（1/3支）注射，必要时15分钟重复1次，一般不超过3次；成人首次0.5ml，皮下或肌内注射，随后0.025~0.05ml静脉注射，酌情重复
- 氢化可的松5~10mg/kg，甲泼尼龙1~2mg/kg
- 苯海拉明25~50mg或异丙嗪50mg静脉注射或肌肉注射
- 补晶体液10~20ml/kg

神经源性休克
- 立即肾上腺素0.5~1mg，皮下注射，必要时重复
- 液体复苏，使MAP≥65mmHg
- 剧痛可用吗啡、哌替啶等止痛
- 安眠药中毒所致者，迅速彻底洗胃，必要时进行血浆置换

CVP：中心静脉压
MAP：平均动脉压
RBC：红细胞
BNP：B型前脑尿钠肽
AMI：急性心肌梗死
A：开放气道
B：呼吸支持
C：循环支持
$ScvO_2$：中心静脉血氧饱和度

严重创伤急诊救治流程

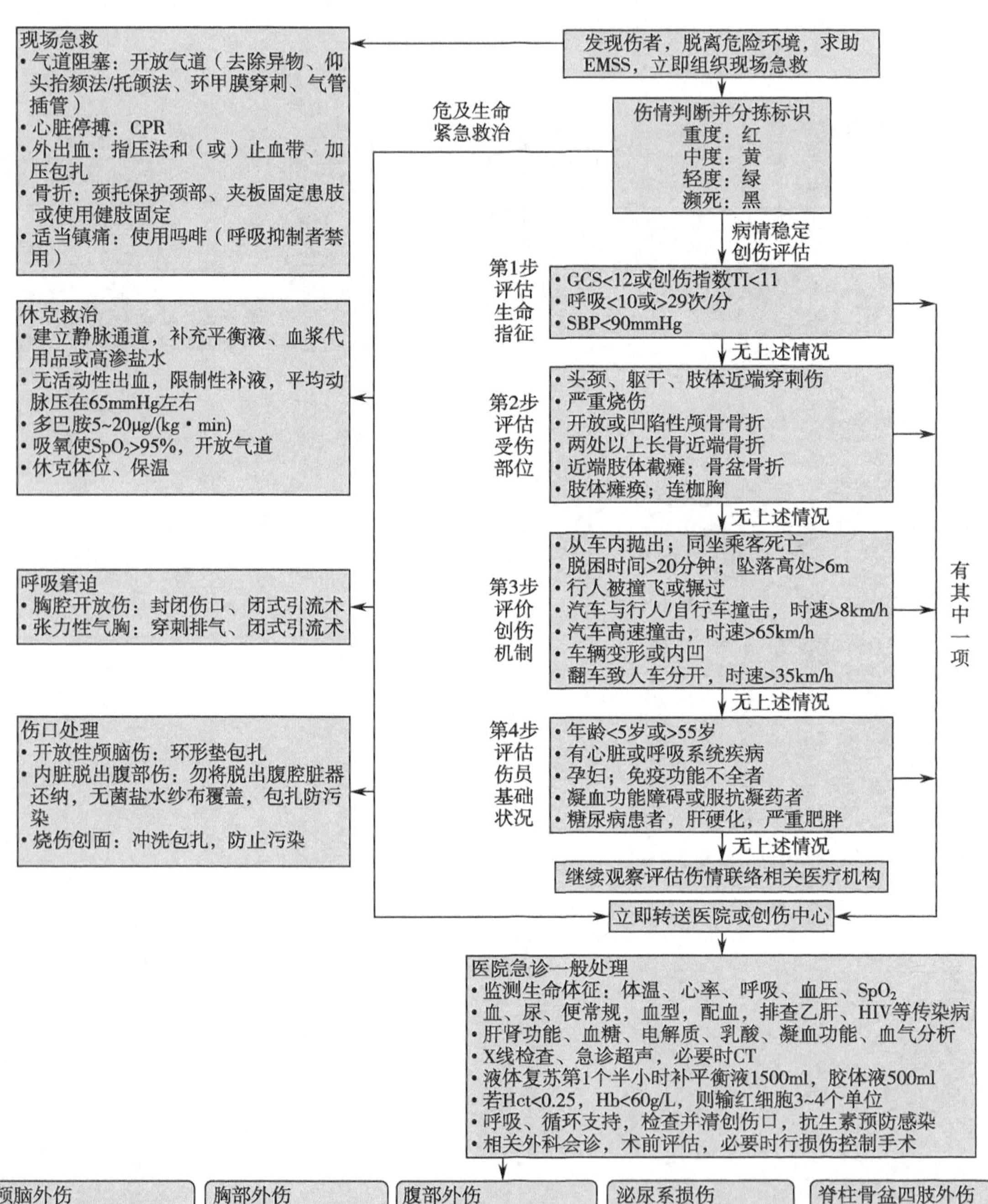

颅脑外伤
- 头颅CT检查
- 颅内血肿、脑挫伤严重水肿，手术血肿清除，去骨瓣减压
- 非手术治疗：脱水降颅压，必要时止血药
- 维持水电解质、酸碱平衡
- 预防感染
- 营养支持

胸部外伤
- 胸部X线或CT检查
- 气胸及血胸闭式引流
- 固定浮动的胸壁，必要时辅助呼吸
- 胸内开放伤、活动性出血、心包填塞应开胸探查
- 预防感染
- 营养支持

腹部外伤
- 腹部B超、X线、CT检查
- 腹腔积液诊断性腹穿送检
- 腹腔脏器损伤者应开腹探查，胃肠减压
- 维持水电解质、酸碱平衡
- 预防感染
- 营养支持

泌尿系损伤
- B超、CT检查
- 肾挫伤者绝对卧床休息、止血、碱化尿液
- 肾、膀胱挫裂伤行手术修复
- 维持水电解质、酸碱平衡
- 预防感染
- 营养支持

脊柱骨盆四肢外伤
- X线、CT检查
- 脊髓受压者急诊手术减压
- 骨盆骨折大出血骨盆固定，必要时介入血管造影止血术
- 直肠膀胱损伤尽早手术
- 病情稳定后骨折整复手术

EMSS 急诊医疗服务系统；SpO_2 指脉氧饱和度

疑似脑卒中急诊救治流程

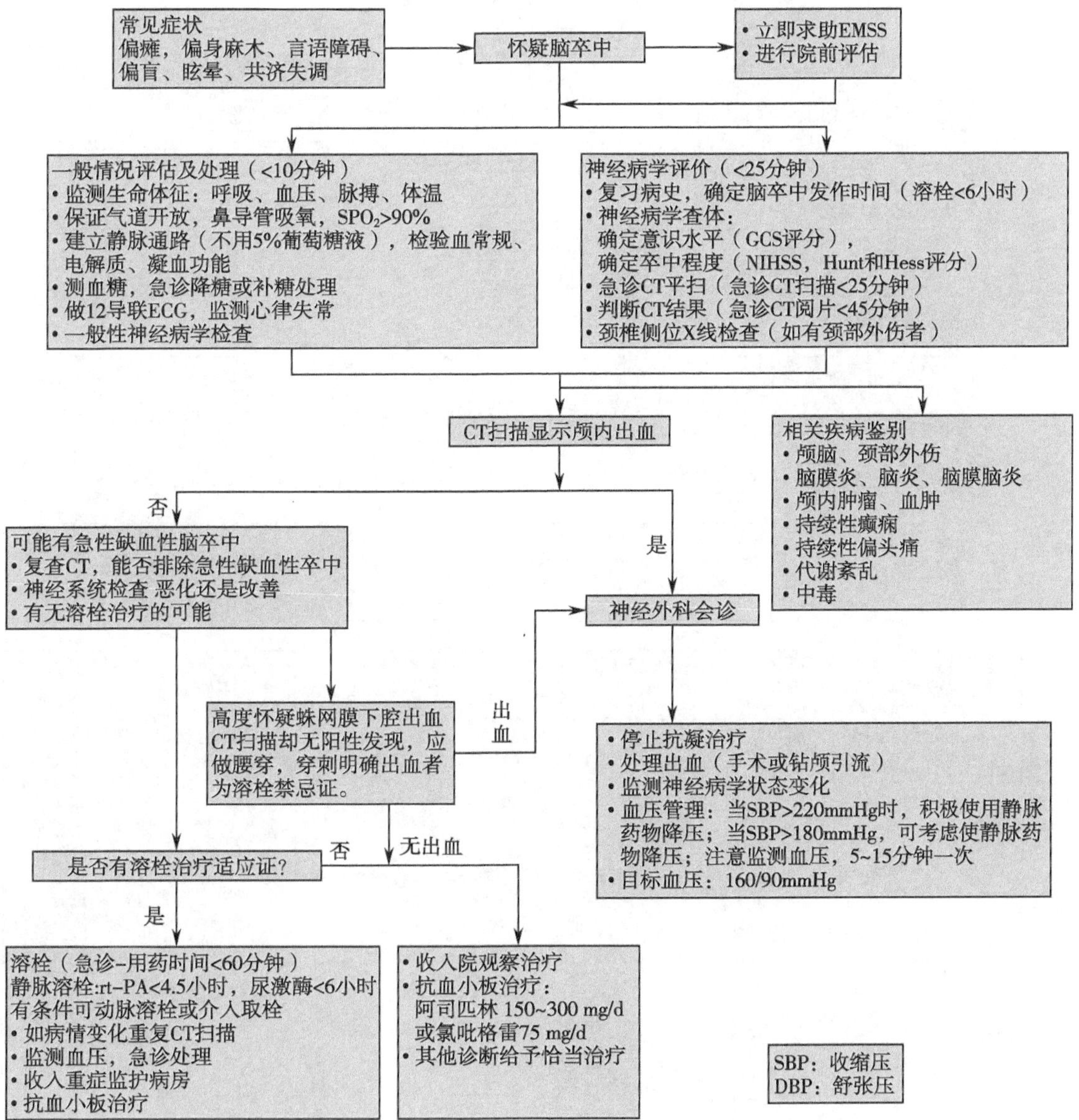

成人致命性快速性心律失常抢救流程

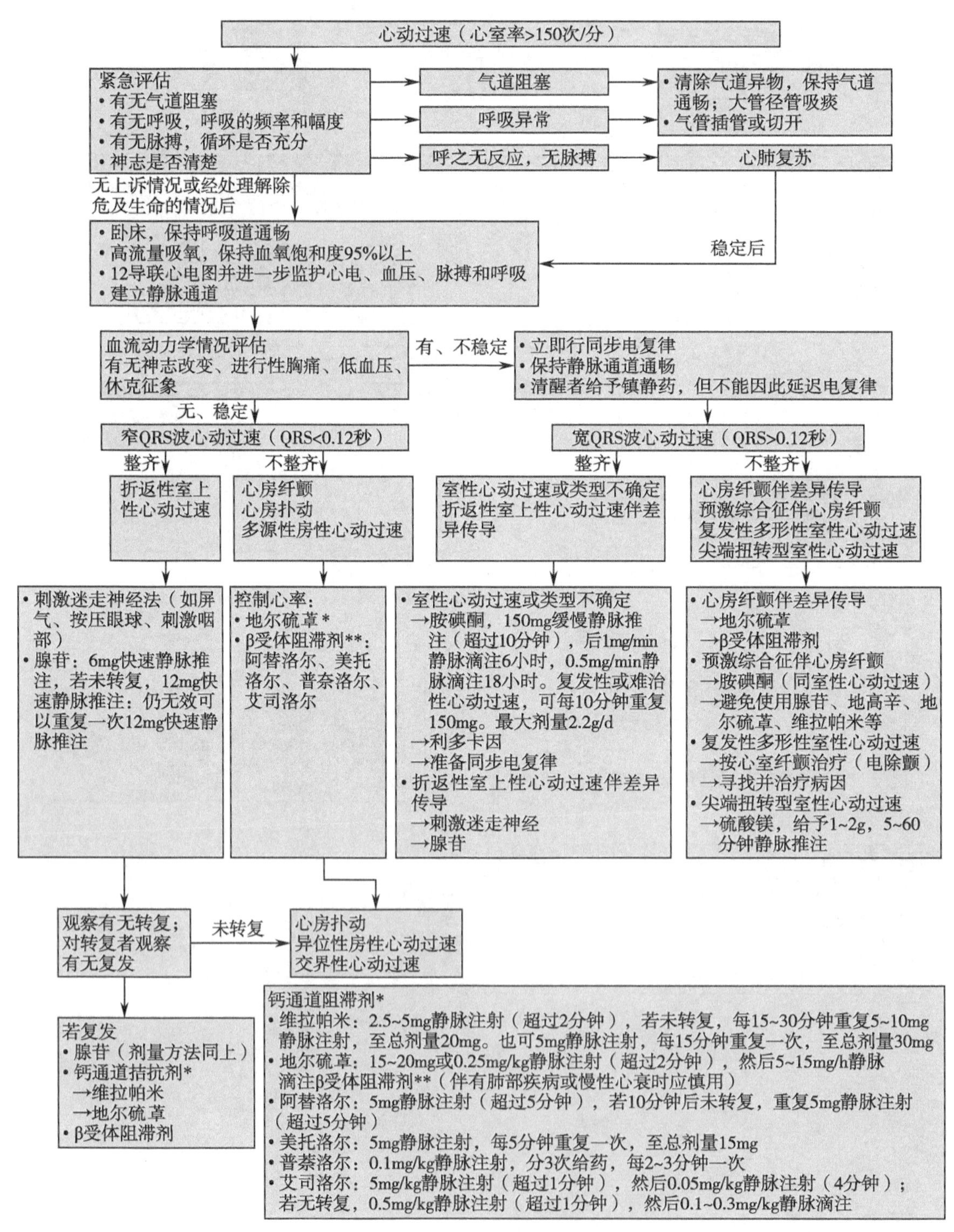

低血糖症抢救流程

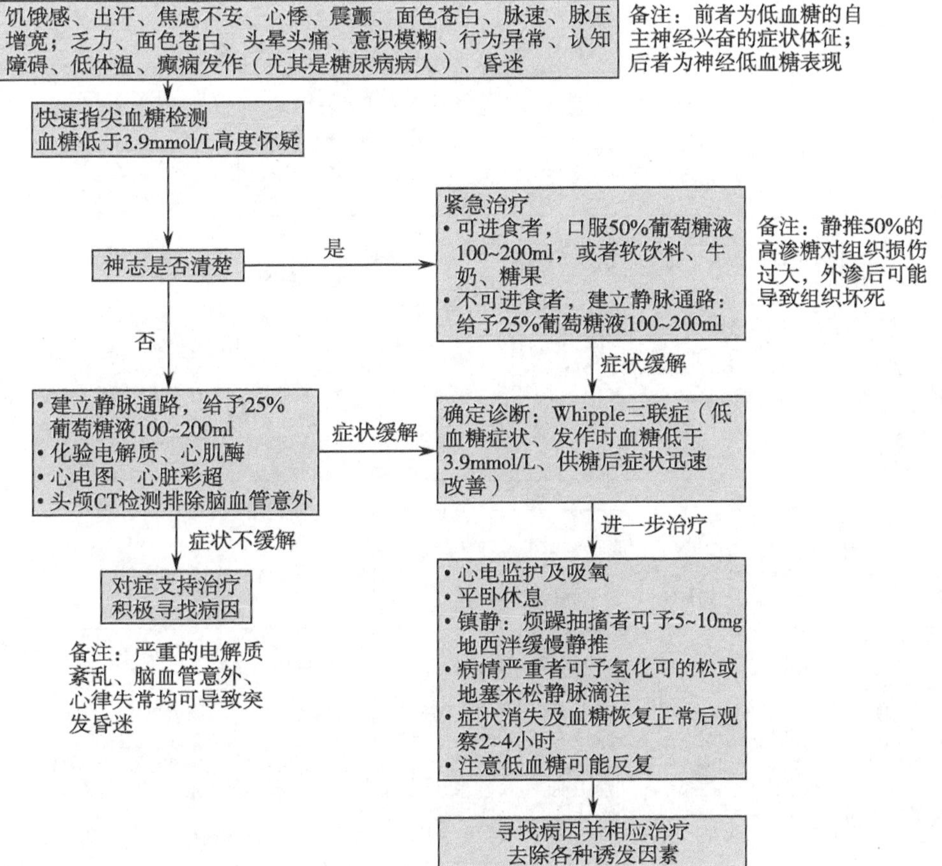
饥饿感、出汗、焦虑不安、心悸、震颤、面色苍白、脉速、脉压增宽；乏力、面色苍白、头晕头痛、意识模糊、行为异常、认知障碍、低体温、癫痫发作（尤其是糖尿病病人）、昏迷
备注：前者为低血糖的自主神经兴奋的症状体征；后者为神经低血糖表现
快速指尖血糖检测
血糖低于3.9mmol/L高度怀疑
神志是否清楚
是
紧急治疗
• 可进食者，口服50%葡萄糖液100~200ml，或者软饮料、牛奶、糖果
• 不可进食者，建立静脉通路：给予25%葡萄糖液100~200ml
备注：静推50%的高渗糖对组织损伤过大，外渗后可能导致组织坏死
症状缓解
否
• 建立静脉通路，给予25%葡萄糖液100~200ml
• 化验电解质、心肌酶
• 心电图、心脏彩超
• 头颅CT检测排除脑血管意外
症状缓解
确定诊断：Whipple三联症（低血糖症状、发作时血糖低于3.9mmol/L、供糖后症状迅速改善）
症状不缓解
对症支持治疗
积极寻找病因
备注：严重的电解质紊乱、脑血管意外、心律失常均可导致突发昏迷
进一步治疗
• 心电监护及吸氧
• 平卧休息
• 镇静：烦躁抽搐者可予5~10mg地西泮缓慢静推
• 病情严重者可予氢化可的松或地塞米松静脉滴注
• 症状消失及血糖恢复正常后观察2~4小时
• 注意低血糖可能反复
寻找病因并相应治疗
去除各种诱发因素

高血压危象抢救流程

需紧急降压治疗的严重血压升高（可能高达200~270/120~160mmHg）

↓

紧急处理
- 吸氧：保持血氧饱和度95%以上
- 呋塞米：20~40mg静脉注射
- 硝酸盐制剂：硝酸甘油0.5mg舌下含服

↓

排除应激或其他影响
- 将患者安置于相对安静环境后重新测量血压
- 排除引起血压升高的相关因素：疼痛、缺氧、情绪等

↓

血压是否有所下降、症状是否缓解

是 →
- 处理原发病
- 适当处理高血压

否 ↓

是否有以下任何靶器官损害的证据之一
- 心血管：胸痛、呼吸困难、双上臂血压差异>30mmHg、颈静脉怒张、肺部啰音、外周性水肿、腹部包块伴杂音
- 中枢神经：抽搐、局部神经系统体征、意识水平改变、视野改变、视觉障碍
- 肾脏：少尿、无尿、水肿
- 子痫：孕期抽搐

否 →

按高血压亚急症处理：
- 卡托普利：6.25~25mg Tid
- 可乐定：负荷量0.1~0.2mg，继以0.1mg/h静脉滴注，至血压下降或累计量0.5~0.8mg为止
- 拉贝洛尔：100mg Bid
- 避免使用短效硝苯地平

是 ↓

按高血压急症处理：
- 根据受损器官选择速效可滴定药物，同时严密监护
- 最初1小时，平均动脉压下降不超过20%~25%
- 随后2~6小时降至安全的血压水平160~180/100~110mmHg

药物使用方法：
- 利尿剂：呋塞米，适用于各种高血压危象，静脉常用量为40~120mg，最大剂量为160mg
- 作用于α受体的药物：
  - →盐酸可乐定：0.15~0.3μg静脉注射。急性卒中患者慎用，以免影响对神志的观察
  - →酚妥拉明：对嗜铬细胞瘤引起的高血压危象有特效。每5分钟静脉注射5~20mg，或0.2~0.54mg/min静脉滴注
  - →盐酸乌拉地尔：可改善心功能，治疗充血性心衰，适用于糖尿病、肾功能衰竭伴前列腺肥大的老年高血压病人
- α、β受体阻滞剂：拉贝洛尔，适用于肾功能减退者；肝功能异常者慎用。0.25mg/kg静脉注射2分钟以上，间隔10分钟再次给予40~80mg，或以2mg/min起静脉滴注调整，总计量不超过300mg
- 血管紧张素转换酶抑制剂（ACEI）：依那普利是唯一静脉用药，每次2.5mg；或首次剂量1.25mg，据血压每6小时调整1次
- 钙通道拮抗剂（CCB）：
  - →双氢吡啶类钙通道阻滞剂：尼卡地平对急性心功能不全者尤其低心输出量适用，但对急性心肌炎、心肌梗死、左室流出道狭窄、右心功能不全并狭窄患者禁用。5~10mg/h静脉滴注；尼莫地平多用于蛛网膜下腔出血者
  - →非双氢吡啶类钙通道阻滞剂：地尔硫䓬除扩张血管平滑肌降压外，还具有比较明显的扩张包括侧支循环在内的大小冠状动脉作用，高血压冠心病并发哮喘患者及肥厚型心肌病流出道狭窄为首选药物
- 血管扩张剂
  - →硝酸甘油：起始5μg/min静脉滴注，若无效，可每3~5分钟速度增加5~20μg/min，最大速度可达200μg/min
  - →硝普钠作用时间短，起效很快，停滴血压即回升。起始0.3~0.5μg/（kg·min）静脉滴注，以0.5μg/（kg·min）递增直至合适血压水平，平均剂量1~6μg/（kg·min）

各种高血压与降压目标：
- →高血压性脑病：160~180/100~110mmHg。给药开始1小时将舒张压降低20%~25%，但不能>50%，降压防止脑出血
- →脑出血：舒张压>130mmHg或收缩压>200mmHg时会加剧出血，应在6~12小时之内逐渐降压，降压幅度不大于25%；血压不能低于140~160/90~110mmHg。此外，凡脑血管病变急性期有脑水肿、颅内压升高时禁用一切血管扩张药
- →蛛网膜下腔出血：收缩压130~160mmHg，防止出血加剧及血压过度下降
- →脑梗死：一般不积极降压，稍高的血压有利于缺血区灌注，除非血压>200/130mmHg；24小时内血压下降应<25%，舒张压<120mmHg，如考虑紧急溶栓治疗，为防止高血压所致出血，血压达185/110mmHg就应降压治疗
- →高血压性急性左心功能不全：立即降压治疗，凡能降压的药物均可通过降压治疗心衰
- →恶性高血压：在数日内静脉用药及（或）联合多种药物降血压降到160/100mmHg
- →急性主动脉夹层：收缩压100~120mmHg，心率60~70次/分。将血压迅速降低到维持脏器血液灌流量的最低水平。常合用减慢心率及扩血管药，如乌拉地尔、尼卡地平、拉贝洛尔等。主动脉根部病变的Stanford A型病人应紧急手术
- →儿茶酚胺过剩：对嗜铬细胞瘤α受体阻滞剂是首选，最好同时合并使用β受体阻滞剂
- →围手术期高血压：血压波动显著，应使用作用快的降压药物
- →子痫：尽快使舒张压降至90~100mmHg

咯血（或疑似）抢救流程

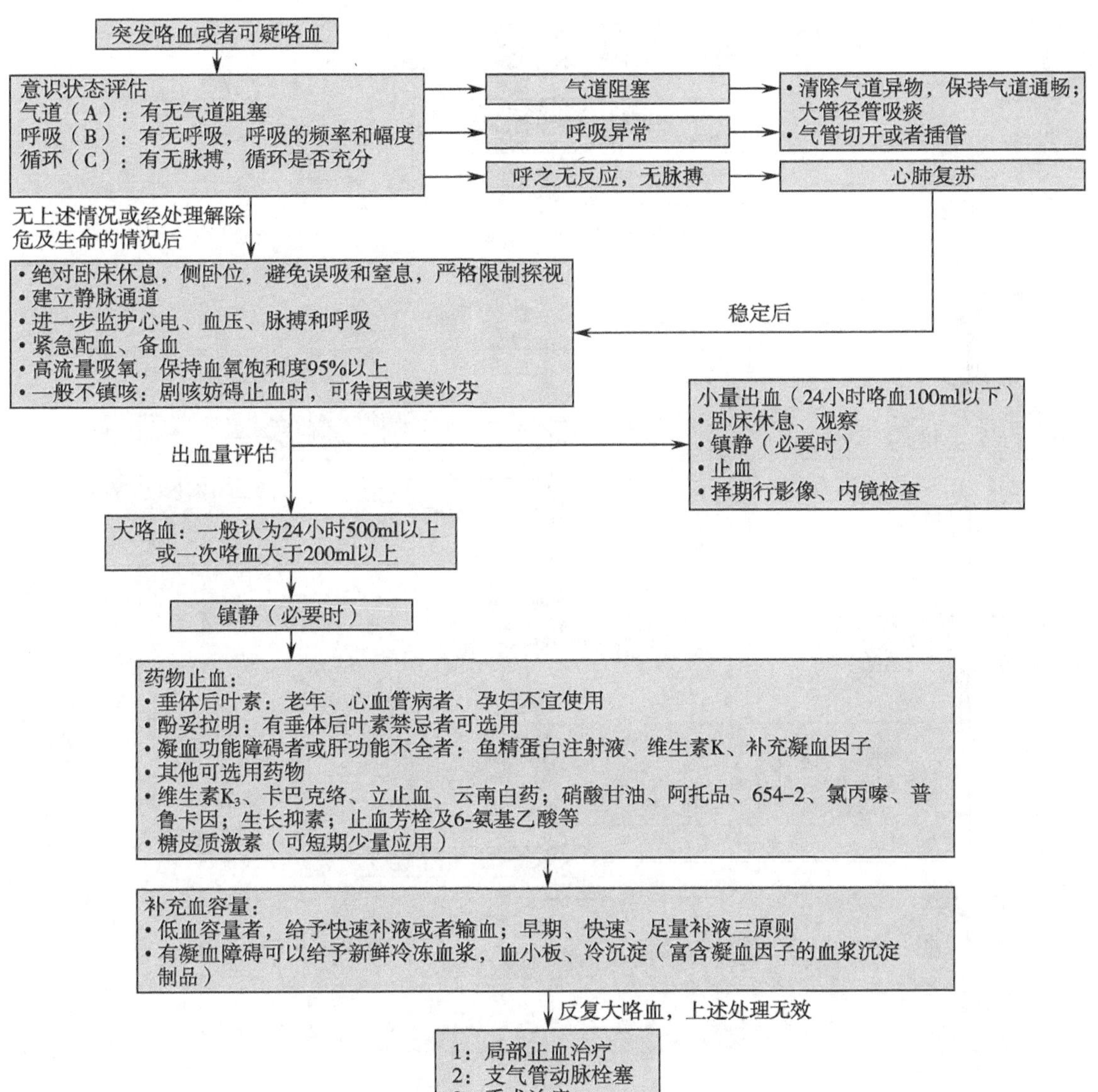
突发咯血或者可疑咯血
意识状态评估
气道（A）：有无气道阻塞
呼吸（B）：有无呼吸，呼吸的频率和幅度
循环（C）：有无脉搏，循环是否充分
气道阻塞
呼吸异常
呼之无反应，无脉搏
•清除气道异物，保持气道通畅；大管径管吸痰
•气管切开或者插管
心肺复苏
无上述情况或经处理解除危及生命的情况后
稳定后
•绝对卧床休息，侧卧位，避免误吸和窒息，严格限制探视
•建立静脉通道
•进一步监护心电、血压、脉搏和呼吸
•紧急配血、备血
•高流量吸氧，保持血氧饱和度95%以上
•一般不镇咳：剧咳妨碍止血时，可待因或美沙芬
出血量评估
小量出血（24小时咯血100ml以下）
•卧床休息、观察
•镇静（必要时）
•止血
•择期行影像、内镜检查
大咯血：一般认为24小时500ml以上或一次咯血大于200ml以上
镇静（必要时）
药物止血：
•垂体后叶素：老年、心血管病者、孕妇不宜使用
•酚妥拉明：有垂体后叶素禁忌者可选用
•凝血功能障碍者或肝功能不全者：鱼精蛋白注射液、维生素K、补充凝血因子
•其他可选用药物
•维生素K3、卡巴克络、立止血、云南白药；硝酸甘油、阿托品、654-2、氯丙嗪、普鲁卡因；生长抑素；止血芳栓及6-氨基乙酸等
•糖皮质激素（可短期少量应用）
补充血容量：
•低血容量者，给予快速补液或者输血；早期、快速、足量补液三原则
•有凝血障碍可以给予新鲜冷冻血浆，血小板、冷沉淀（富含凝血因子的血浆沉淀制品）
反复大咯血，上述处理无效
1：局部止血治疗
2：支气管动脉栓塞
3：手术治疗

急性喉梗阻抢救流程

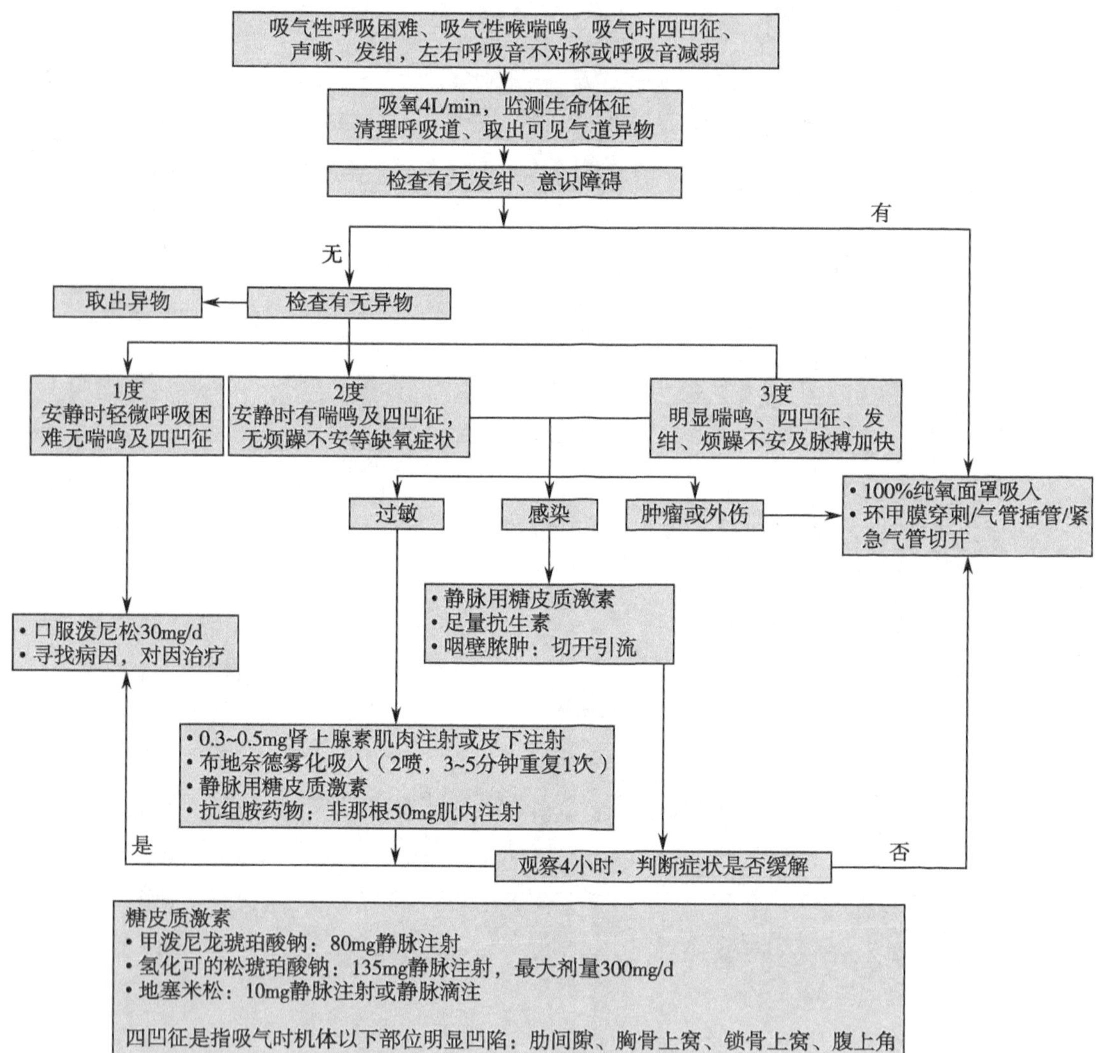

糖皮质激素
- 甲泼尼龙琥珀酸钠：80mg静脉注射
- 氢化可的松琥珀酸钠：135mg静脉注射，最大剂量300mg/d
- 地塞米松：10mg静脉注射或静脉滴注

四凹征是指吸气时机体以下部位明显凹陷：肋间隙、胸骨上窝、锁骨上窝、腹上角

急性上消化道出血(或疑似)抢救流程

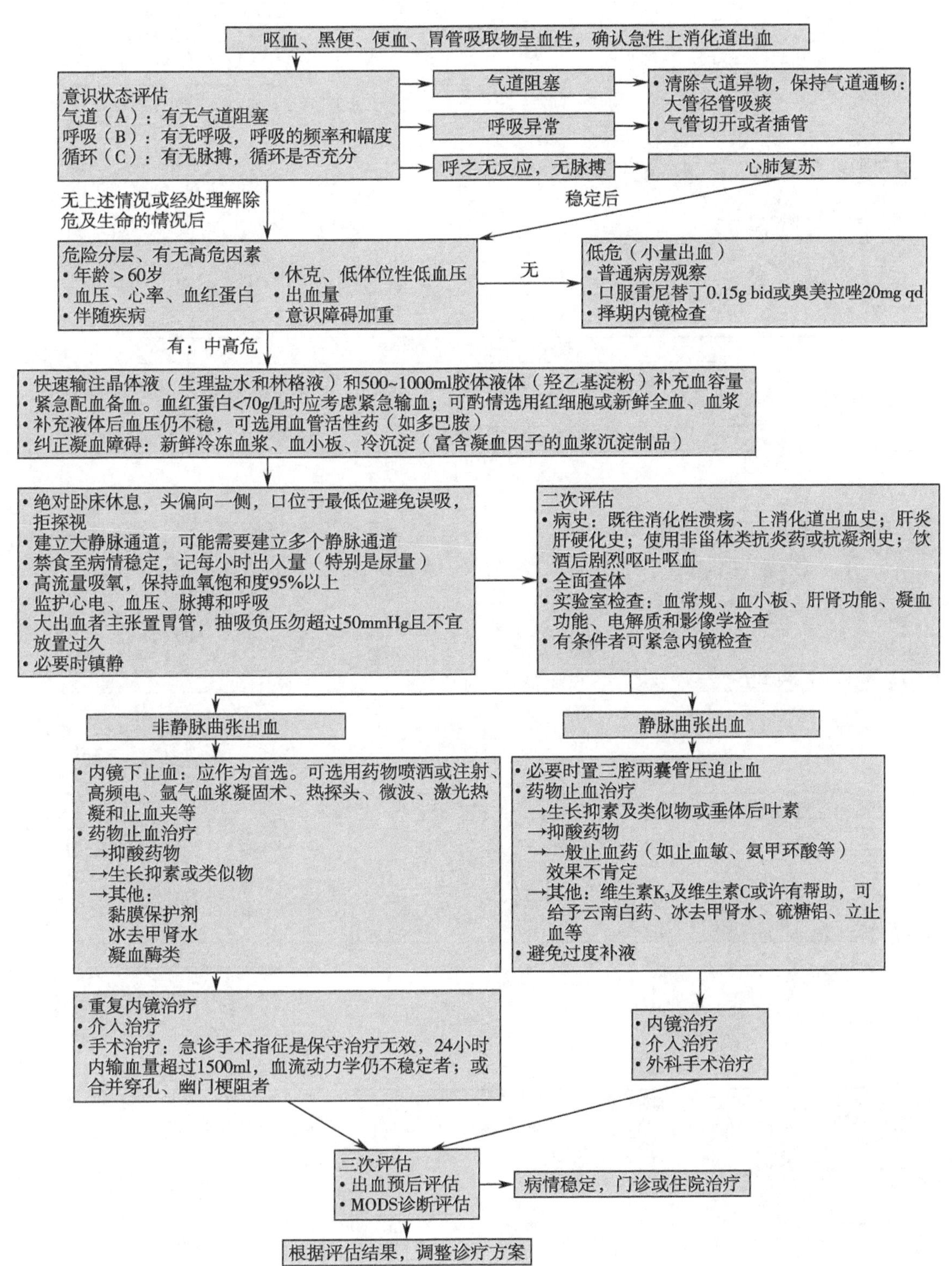

急性心肌梗死抢救流程

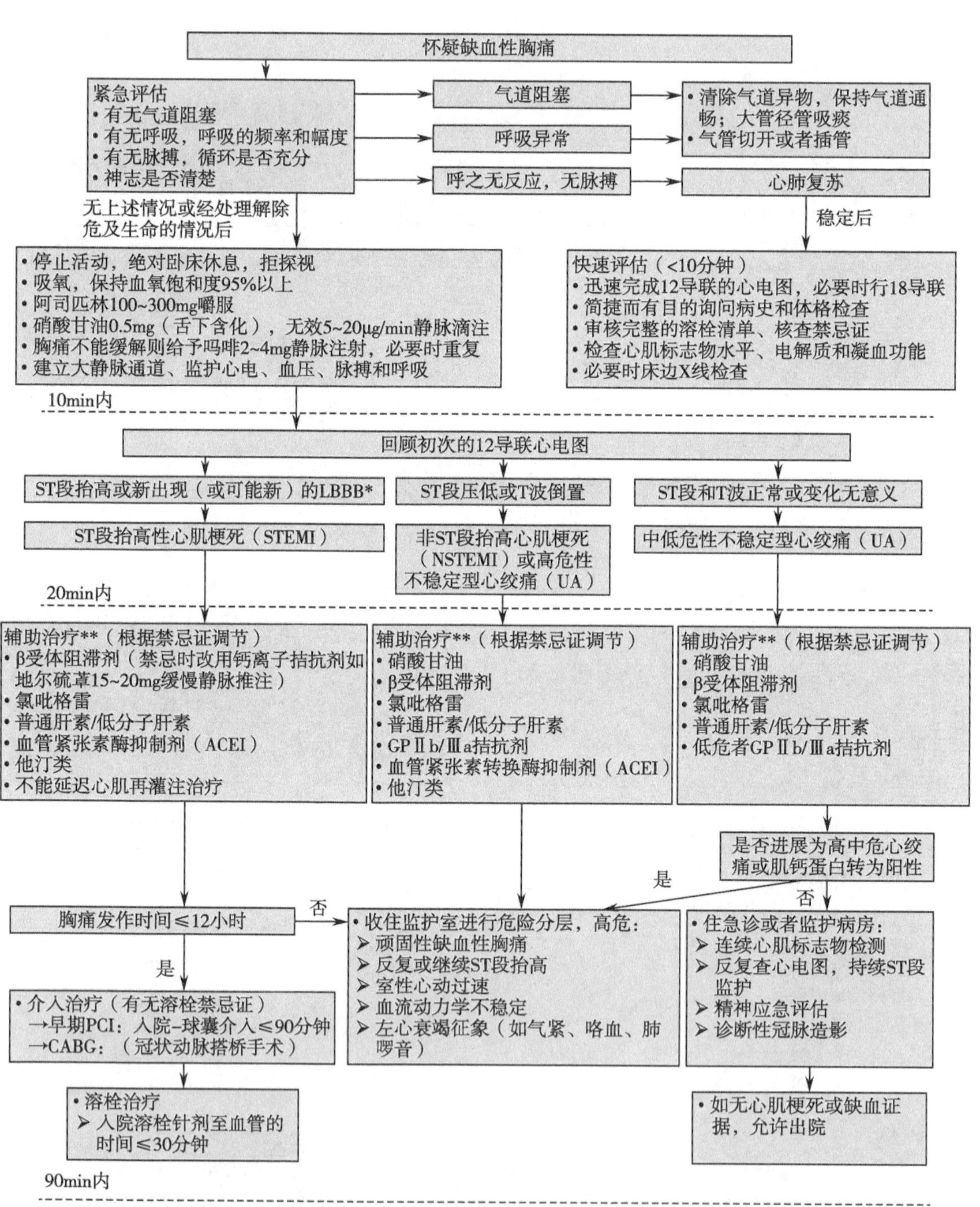

**左房室束支传导阻滞（LBBB）辅助治疗药物：
- β受体阻滞剂：普奈洛尔每次10~30mg，3~4次/日或1~3mg缓慢静脉注射；美托洛尔6.25~25mg Tid
- 氯吡格雷：首剂300mg，此后75mg/d，连续8天
- 普通肝素60u/kg静脉注射,后继12u/(kg · h)静脉滴注；低分子肝素3000~5000u皮下注射，Bid
- GPⅡb/Ⅲa拮抗剂：阿昔单抗0.25mg/kg静脉推注，继以10μg/(kg · h)静脉滴注12小时；替罗非班10μg/kg，继以0.15μg/(kg · min)维持48小时
- ACEI/ARB:卡托普利6.25~50mg Tid，氯沙坦50~100mg Qd，厄贝沙坦150~300mg Qd
- 他汀类：洛伐他汀20~40mg Qn，普伐他汀10~20mg Qn，辛伐他汀20~40mg Qn；也可以选择氟伐他汀、西立伐他汀

急性有机磷农药中毒抢救流程

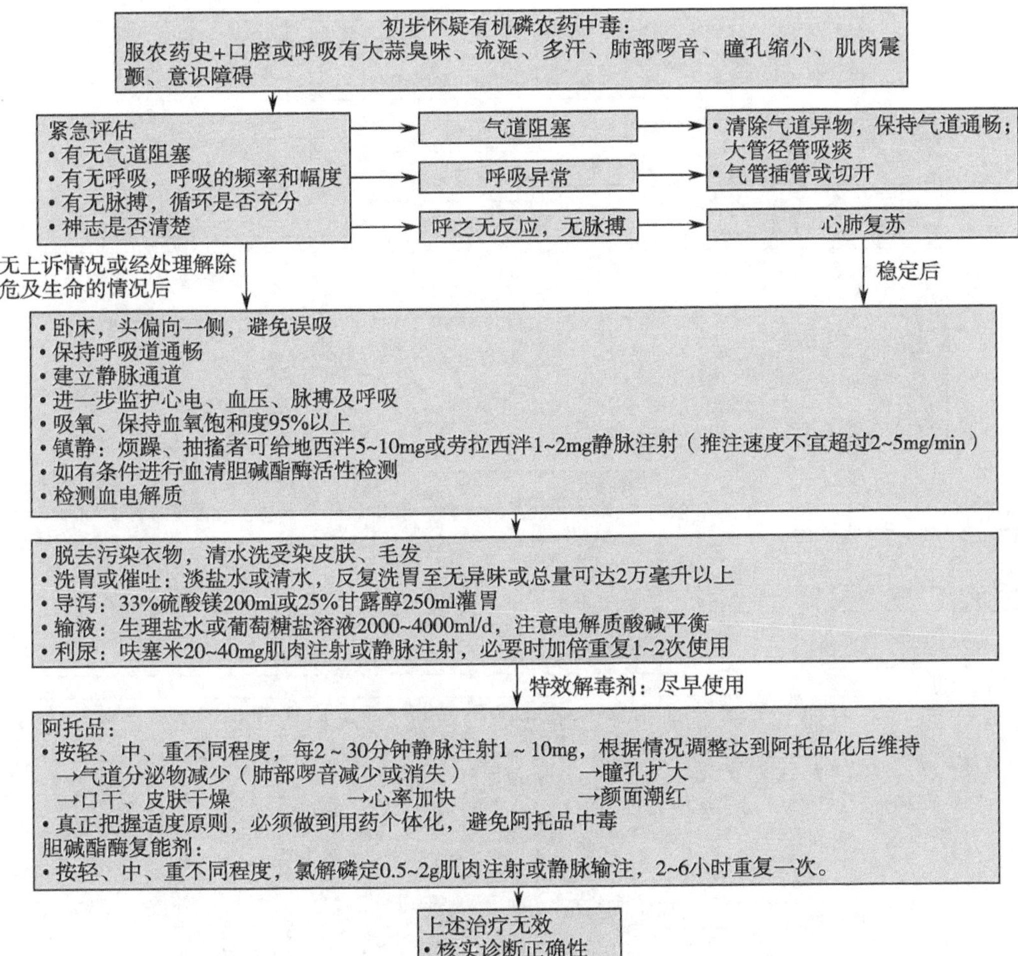

急性左心功能衰竭抢救流程

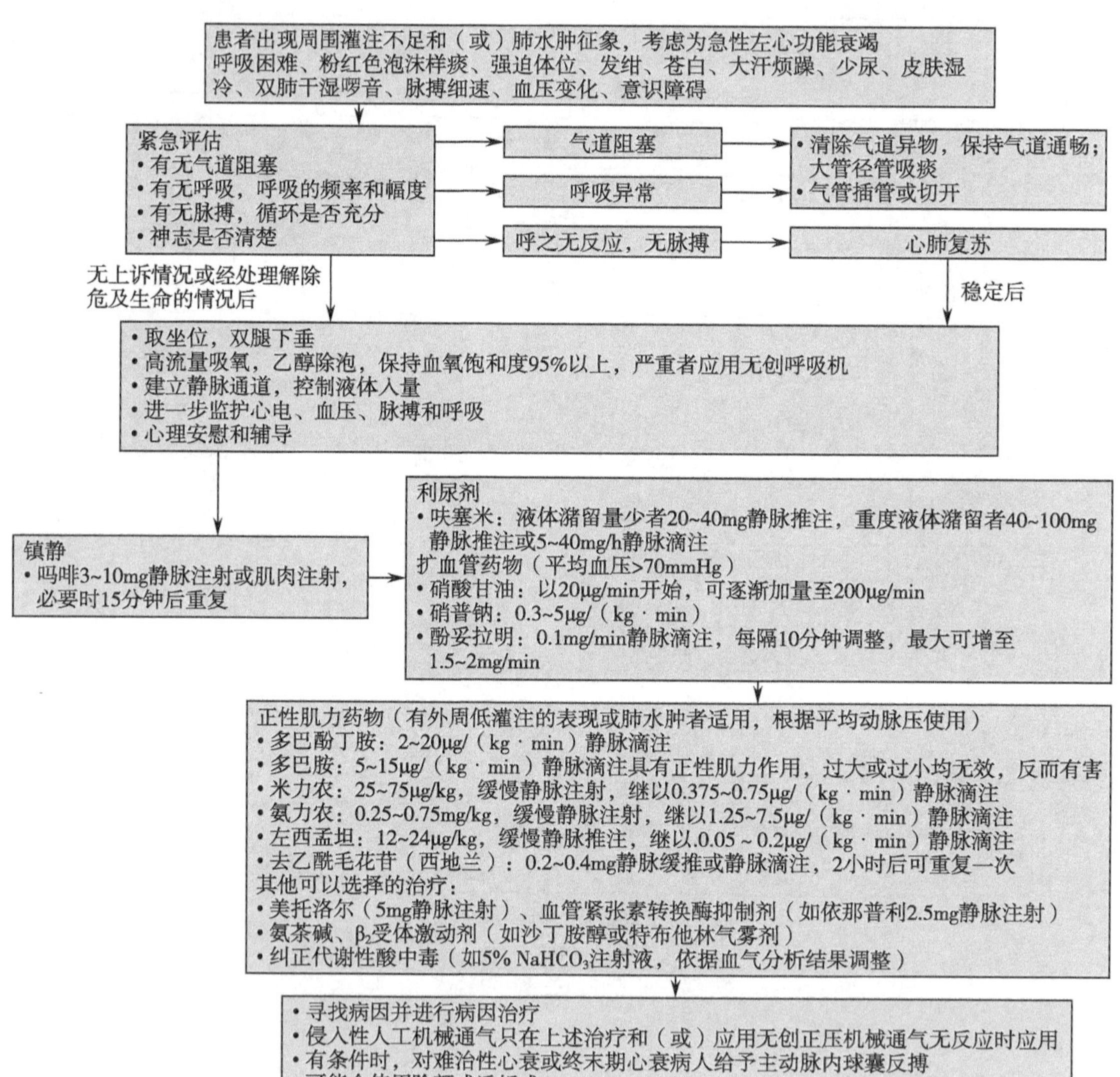

全身性强直-阵挛性发作持续状态（癫痫持续状态）抢救流程

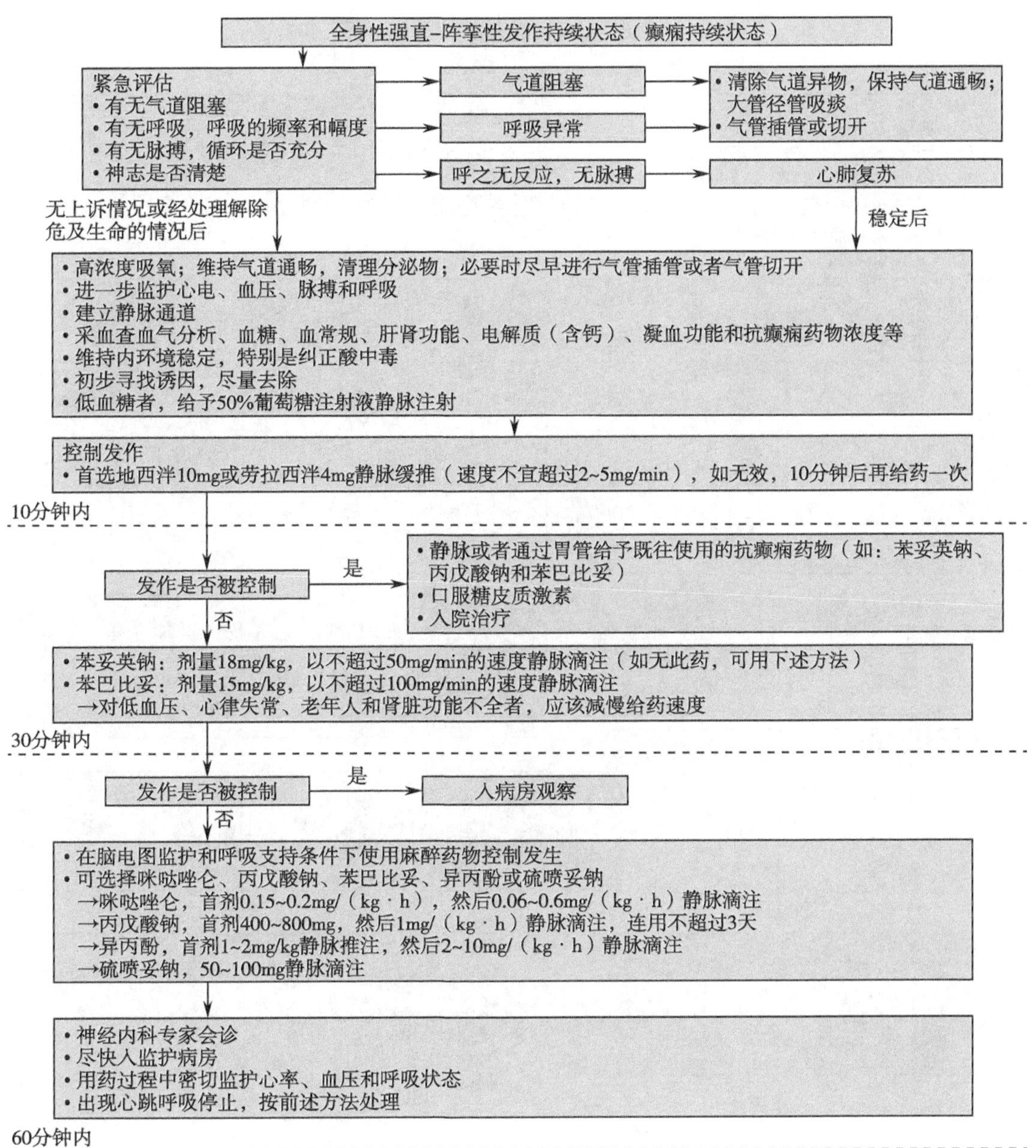

哮喘急性发作抢救流程

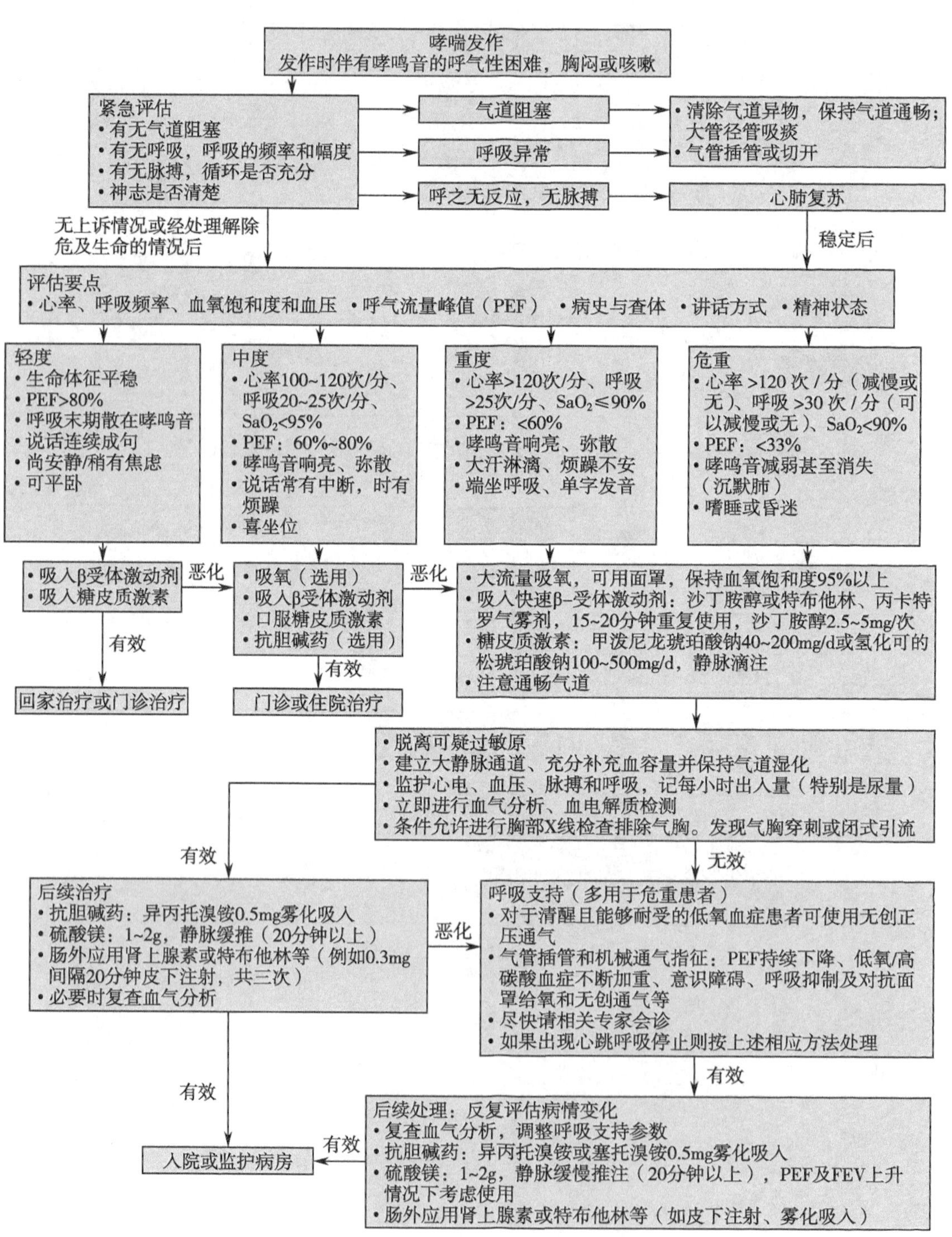
哮喘发作
发作时伴有哮鸣音的呼气性困难，胸闷或咳嗽
紧急评估
•有无气道阻塞
•有无呼吸，呼吸的频率和幅度
•有无脉搏，循环是否充分
•神志是否清楚
气道阻塞
呼吸异常
呼之无反应，无脉搏
•清除气道异物，保持气道通畅；大管径管吸痰
•气管插管或切开
心肺复苏
稳定后
无上诉情况或经处理解除危及生命的情况后
评估要点
•心率、呼吸频率、血氧饱和度和血压 •呼气流量峰值（PEF） •病史与查体 •讲话方式 •精神状态
轻度
•生命体征平稳
•PEF>80%
•呼吸末期散在哮鸣音
•说话连续成句
•尚安静/稍有焦虑
•可平卧
中度
•心率100~120次/分、呼吸20~25次/分、SaO_2<95%
•PEF：60%~80%
•哮鸣音响亮、弥散
•说话常有中断，时有烦躁
•喜坐位
重度
•心率>120次/分、呼吸>25次/分、SaO_2≤90%
•PEF：<60%
•哮鸣音响亮、弥散
•大汗淋漓、烦躁不安
•端坐呼吸、单字发音
危重
•心率>120次/分（减慢或无）、呼吸>30次/分（可以减慢或无）、SaO_2<90%
•PEF：<33%
•哮鸣音减弱甚至消失（沉默肺）
•嗜睡或昏迷
•吸入β受体激动剂
•吸入糖皮质激素
恶化
•吸氧（选用）
•吸入β受体激动剂
•口服糖皮质激素
•抗胆碱药（选用）
恶化
•大流量吸氧，可用面罩，保持血氧饱和度95%以上
•吸入快速β-受体激动剂：沙丁胺醇或特布他林、丙卡特罗气雾剂，15~20分钟重复使用，沙丁胺醇2.5~5mg/次
•糖皮质激素：甲泼尼龙琥珀酸钠40~200mg/d或氢化可的松琥珀酸钠100~500mg/d，静脉滴注
•注意通畅气道
有效
回家治疗或门诊治疗
有效
门诊或住院治疗
•脱离可疑过敏原
•建立大静脉通道、充分补充血容量并保持气道湿化
•监护心电、血压、脉搏和呼吸，记每小时出入量（特别是尿量）
•立即进行血气分析、血电解质检测
•条件允许进行胸部X线检查排除气胸。发现气胸穿刺或闭式引流
有效
无效
后续治疗
•抗胆碱药：异丙托溴铵0.5mg雾化吸入
•硫酸镁：1~2g，静脉缓推（20分钟以上）
•肠外应用肾上腺素或特布他林等（例如0.3mg间隔20分钟皮下注射，共三次）
•必要时复查血气分析
恶化
呼吸支持（多用于危重患者）
•对于清醒且能够耐受的低氧血症患者可使用无创正压通气
•气管插管和机械通气指征：PEF持续下降、低氧/高碳酸血症不断加重、意识障碍、呼吸抑制及对抗面罩给氧和无创通气等
•尽快请相关专家会诊
•如果出现心跳呼吸停止则按上述相应方法处理
有效
有效
后续处理：反复评估病情变化
•复查血气分析，调整呼吸支持参数
•抗胆碱药：异丙托溴铵或塞托溴铵0.5mg雾化吸入
•硫酸镁：1~2g，静脉缓慢推注（20分钟以上），PEF及FEV上升情况下考虑使用
•肠外应用肾上腺素或特布他林等（如皮下注射、雾化吸入）
有效
入院或监护病房

严重过敏反应抢救流程

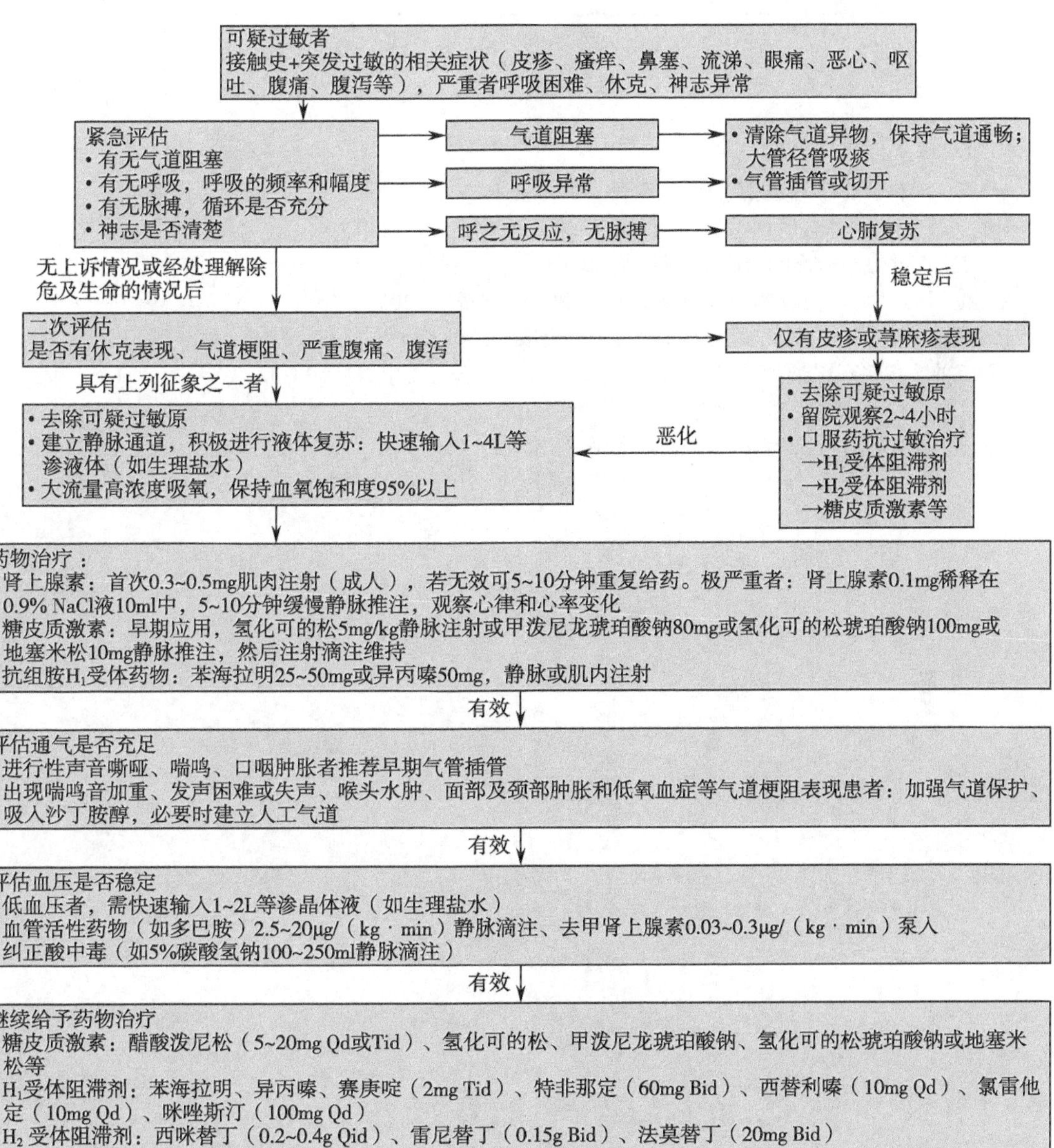
可疑过敏者
接触史+突发过敏的相关症状（皮疹、瘙痒、鼻塞、流涕、眼痛、恶心、呕吐、腹痛、腹泻等），严重者呼吸困难、休克、神志异常
紧急评估
• 有无气道阻塞
• 有无呼吸，呼吸的频率和幅度
• 有无脉搏，循环是否充分
• 神志是否清楚
气道阻塞
呼吸异常
呼之无反应，无脉搏
• 清除气道异物，保持气道通畅；大管径管吸痰
• 气管插管或切开
心肺复苏
稳定后
无上诉情况或经处理解除危及生命的情况后
二次评估
是否有休克表现、气道梗阻、严重腹痛、腹泻
仅有皮疹或荨麻疹表现
具有上列征象之一者
• 去除可疑过敏原
• 建立静脉通道，积极进行液体复苏：快速输入1~4L等渗液体（如生理盐水）
• 大流量高浓度吸氧，保持血氧饱和度95%以上
恶化
• 去除可疑过敏原
• 留院观察2~4小时
• 口服药抗过敏治疗
→H_1受体阻滞剂
→H_2受体阻滞剂
→糖皮质激素等
药物治疗：
• 肾上腺素：首次0.3~0.5mg肌肉注射（成人），若无效可5~10分钟重复给药。极严重者：肾上腺素0.1mg稀释在0.9% NaCl液10ml中，5~10分钟缓慢静脉推注，观察心律和心率变化
• 糖皮质激素：早期应用，氢化可的松5mg/kg静脉注射或甲泼尼龙琥珀酸钠80mg或氢化可的松琥珀酸钠100mg或地塞米松10mg静脉推注，然后注射滴注维持
• 抗组胺H_1受体药物：苯海拉明25~50mg或异丙嗪50mg，静脉或肌内注射
有效
评估通气是否充足
• 进行性声音嘶哑、喘鸣、口咽肿胀者推荐早期气管插管
• 出现喘鸣音加重、发声困难或失声、喉头水肿、面部及颈部肿胀和低氧血症等气道梗阻表现患者：加强气道保护、吸入沙丁胺醇，必要时建立人工气道
有效
评估血压是否稳定
• 低血压者，需快速输入1~2L等渗晶体液（如生理盐水）
• 血管活性药物（如多巴胺）2.5~20μg/（kg · min）静脉滴注、去甲肾上腺素0.03~0.3μg/（kg · min）泵入
• 纠正酸中毒（如5%碳酸氢钠100~250ml静脉滴注）
有效
继续给予药物治疗
• 糖皮质激素：醋酸泼尼松（5~20mg Qd或Tid）、氢化可的松、甲泼尼龙琥珀酸钠、氢化可的松琥珀酸钠或地塞米松等
• H_1受体阻滞剂：苯海拉明、异丙嗪、赛庚啶（2mg Tid）、特非那定（60mg Bid）、西替利嗪（10mg Qd）、氯雷他定（10mg Qd）、咪唑斯汀（100mg Qd）
• H_2 受体阻滞剂：西咪替丁（0.2~0.4g Qid）、雷尼替丁（0.15g Bid）、法莫替丁（20mg Bid）
• β肾上腺素能药：支气管痉挛者吸入沙丁胺醇气雾剂
• 其他：10%葡萄糖酸钙10~20ml静脉注射；维生素C、氨茶碱、色甘酸钠（20mg Tid）等
留观24小时或入院

主要参考文献

1. 陈灏珠. 内科学 [M]. 第 4 版. 北京：人民卫生出版社，2013.
2. 陈孝平，汪建平. 外科学 [M]. 第 8 版. 北京：人民卫生出版社，2013.
3. 万学红，卢雪峰. 诊断学 [M]. 第 8 版. 北京：人民卫生出版社，2013.
4. 葛均波，徐永健，内科学 [M]. 第 8 版. 北京：民卫生出版社，2013.
5. 王吉耀，内科学 [M]. 第 2 版. 北京：人民卫生出版社，2013.
6. 沈洪，刘中民. 急诊与灾难医学 [M]. 第 2 版. 北京：人民卫生出版社，2013.
7. 马遂. 急诊科诊疗常规 [M]. 北京：人民卫生出版社，2012.
8. 贾建平，陈生弟，神经病学 [M]. 北京：人民卫生出版社，2013.
9. 吴江，神经病学 [M]. 第 2 版. 北京：人民卫生出版社，2010.